Robert Sapolsky

Gewalt und Mitgefühl

Die Biologie des menschlichen Verhaltens

Aus dem Englischen von Hainer Kober

PIPER

Mehr über unsere Autorinnen, Autoren und Bücher:
www.piper.de

MIX
Papier | Fördert gute Waldnutzung
FSC® C083411
FSC www.fsc.org

PRODUZIERT MIT VERANTWORTUNG

Ungekürzte Taschenbuchausgabe
ISBN 978-3-492-31836-5
1. Auflage September 2021
5. Auflage Mai 2025

Titel der amerikanischen Originalausgabe:
»Behave. The Biology of Humans at Our Best and Worst«, Penguin Press, New York 2017

Für einen direkten Kontakt und Fragen zum Produkt wenden Sie sich bitte an: *info@piper.de*
Kapitel 13 und 16 übersetzt von Antoinette Gittinger
Umschlaggestaltung: zero-media.net, München nach einem Entwurf von Anzinger und Rasp, München
Satz: Greiner & Reichel, Köln
Gesetzt aus der Minion Pro
Druck und Bindung: CPI books GmbH, Leck
Printed in the EU

FÜR MEL KONNER, DER MEIN LEHRER WAR.
FÜR JOHN NEWTON, DER MEINE INSPIRATION WAR.
FÜR LISA, DIE MEINE RETTERIN WAR.

INHALT

EINLEITUNG

In der Fantasie läuft immer derselbe Film ab: Ein Team von uns hat sich den Weg in den Geheimbunker frei gekämpft. Na gut, wenn schon Fantasie, dann richtig: *Ich* habe im Alleingang seine Leibwache ausgeschaltet und bin in seinen Bunker eingedrungen, die Browning-MP im Anschlag. Er greift nach seiner Luger, ich schlage sie ihm aus der Hand. Er greift nach seiner Blausäurepille, die er bei sich trägt, weil er den Selbstmord der Gefangenschaft vorzieht. Auch die schlage ich ihm aus der Hand. Er schnaubt vor Wut, greift mich an und entwickelt übernatürliche Kräfte. Ein heftiges Handgemenge, ich gewinne die Oberhand, drücke ihn zu Boden und lege ihm Handschellen an. »Adolf Hitler«, erkläre ich, »ich verhafte Sie wegen Verbrechen gegen die Menschlichkeit.«

Das ist der Punkt, wo die ordensträchtige Fantasie endet und die Vorstellungsbilder sich verfinstern. Was würde ich Hitler antun? Die Gefühle werden so unerquicklich, dass ich in Gedanken lieber ins Passiv wechsle, um ein wenig Distanz herzustellen. Was sollte Hitler angetan werden? Wenn ich mich ein bisschen gehen lasse, kann ich es mir leicht vorstellen. Ihm das Rückenmark am Hals durchtrennen, so dass er gelähmt, aber empfindungsfähig ist. Ihm die Augen mit einem stumpfen Instrument aus dem Kopf schälen. Ihm das Trommelfell durchstechen, die Zunge herausreißen. Ihn am Leben erhalten, künstlich ernähren und beatmen, so dass er außerstande wäre, sich zu bewegen, zu sprechen, zu sehen, zu hören, aber sehr wohl in der Lage, zu fühlen. Ihm dann etwas injizieren, was wuchernde, eiternde Krebsgeschwüre in jeden Winkel seines Körpers trüge, bis sich jede seiner Körperzellen in unerträglichen Schmerzen zusammenkrampfte und sich jeder Augenblick seines unerträglichen Lebens anfühlte wie eine Ewigkeit in den Feuern der Hölle. Das ist es, was Hitler angetan werden sollte. Das ist es, was ich wünschte, es würde Hitler angetan. Das ist es, was ich Hitler antäte.

Solche Fantasien habe ich seit meiner Kindheit. Sogar heute noch manchmal. Und wenn ich mich ihnen wirklich überlasse, beschleunigt sich meine Herzfrequenz, steigt mir die Hitze zu Kopf, ballen sich meine Fäuste. Es sind alle diese Pläne für Hitler, den bösesten Menschen der Geschichte, die verruchteste Seele, die Strafe verdient wie keine andere.

Dabei gibt es allerdings ein großes Problem. Ich glaube nicht an Seelen oder das Böse, halte »verrucht« für ein Wort, das sich allenfalls für Musicals eignet, und bezweifle, dass »Strafe« etwas im »Straf«-Recht zu suchen hat. Auch dabei gibt es jedoch ein Problem – ich finde schon, dass einige Menschen den Tod verdienen, und trotzdem bin ich gegen die Todesstrafe. Ich habe mir mit Vergnügen viele gewalttätige Schundfilme reingezogen, obwohl ich für strenge Waffenkontrolle bin, und ich hatte eine Menge Spaß, als ich auf einem Kindergeburtstag – im krassen Widerspruch zu einigen verschwommenen Prinzipien meiner Grundeinstellung – in einem Laser Tag von einem Versteck aus Fremde abknallte (ein Spaß, der allerdings nur so lange dauerte, bis ein pickliger Knabe mich ausschaltete und nur ein müdes Kichern für mich übrig hatte, woraufhin ich mir ziemlich unsicher und unmännlich vorkam). Gleichzeitig kenne ich fast den ganzen Text von *Down by the Riverside* (»ain't gonna study war no more«) auswendig und weiß auch, an welchen Stellen man mitklatscht.

Mit anderen Worten, meine Gefühle und Gedanken zu dem Komplex von Gewalt, Aggression und Konkurrenz sind konfus und widersprüchlich. Wie bei den meisten Menschen.

Um es im Stil von Sonntagsrednern zu sagen: Unsere Spezies hat Probleme mit der Gewalt. Wir haben die Möglichkeit, Tausende von Atompilzen zu erzeugen, Duschköpfe und Belüftungssysteme von U-Bahnen haben Giftgas ausgespien, in Briefen wurde Anthrax verschickt, Passagierflugzeuge wurden zu Waffen; Massenvergewaltigungen können als militärische Strategie eingesetzt werden, Bomben werden auf Marktplätzen gezündet, Schulkinder mit Schusswaffen schießen andere Kinder nieder, es gibt Wohnviertel, wo jeder, vom Pizzaboten bis zum Feuerwehrmann, um seine Sicherheit fürchtet. Und dann sind da die subtileren Formen der Gewalt – etwa eine Kindheit, die von Misshandlung und Missbrauch überschattet ist, oder die Befindlichkeit einer Minderheit, wenn die Symbole der Mehrheit den Eindruck von Herrschaft und Bedrohung vermitteln. Wir laufen immer Gefahr, dass Menschen uns Schaden zufügen.

Wäre das die einzige Betrachtungsweise, hätten wir kein Problem mit unserer geistigen Einstellung zur Gewalt. Aids – ganz üble Sache, ausmerzen. Alzheimer – das Gleiche. Schizophrenie, Krebs, Unterernährung, fleischfressende Bakterien, globale Erwärmung, Kometeneinschläge auf der Erde – dito.

Das Problem ist nur, dass Gewalt nicht in diese Kategorie gehört. Manchmal haben wir überhaupt kein Problem mit ihr.

Das ist ein zentraler Punkt dieses Buchs – wir empfinden keinen Hass auf Gewalt. Wir hassen und fürchten nur die *falsche* Art von Gewalt, Gewalt im falschen Kontext. Denn im richtigen Kontext verhält es sich mit der Gewalt ganz anders. Wir geben nicht wenig Geld aus, um sie in einem Stadion zu beobachten, wir bringen unseren Kindern bei, sich zu wehren, wir sind stolz, wenn uns trotz fortgeschrittener Jahre und steifer Knochen in einem Freizeitkick am Wochenende ein gemeiner Bodycheck gelingt. In unseren Gesprächen wimmelt es von militärischen Metaphern: Da verteidigen wir unsere Position und greifen die Schwachpunkte des anderen an. Die Namen unserer Sportvereine sind ausgesprochen gewaltverherrlichend: Warriors, Vikings, Lions, Tigers und Bears. Sogar bei einer so intellektuellen Betätigung wie dem Schachspiel denken wir in diesen Kategorien: »Kasparow drängte auf einen vernichtenden Angriff, er musste den rücksichtslosen Vormarsch seines Gegners mit allen Mitteln stoppen.«[1] Wir verbrämen die Gewalt mit theologischen Rechtfertigungen, wählen Politiker, die sie bedenkenlos praktizieren, und viele Frauen entscheiden sich bei der Partnerwahl mit Vorliebe für erfolgreiche Kampfsportler. Wenn es sich um die »richtige« Art von Aggression handelt, sind wir von ihr begeistert.

Diese Mehrdeutigkeit der Gewalt – dass wir die Betätigung eines Abzugs sowohl als entsetzliche Gewalt wie als aufopfernden Patriotismus verstehen können – macht sie so problematisch. Gewalt wird daher immer ein menschlicher Erfahrungsbereich bleiben, der extrem schwer zu verstehen ist.

Dieses Buch beschäftigt sich mit der Biologie von Gewalt, Aggression und Konkurrenz – den Verhaltensweisen und Impulsen, die ihnen zugrunde liegen, den entsprechenden Akten von Individuen, Gruppen und Staaten und der Frage, ob bzw. wann diese Akte gut oder schlecht sind. In dem Buch untersuche ich, auf welche Weise Menschen einander Schaden zufügen. Aber es geht mir auch um die Frage, warum Menschen sich genau umgekehrt verhalten. Was lehrt uns die Biologie über Kooperation, Zugehörigkeit, Versöhnung, Empathie und Altruismus?

Das Buch hat zahlreiche persönliche Wurzeln. Zum einen jagt mir Gewalt eine Heidenangst ein – obwohl mir mein ganzes Leben lang alle einschlägigen Erfahrungen erspart geblieben sind. Ich bin der typische akademische Trottel, der glaubt, er müsse lediglich genügend Seiten mit seinen Gedanken über ein Phänomen füllen, vor dem er sich fürchtet, oder eine hinreichende Zahl von Vorträgen darüber halten, und es werde in aller Stille den Geist aufgeben und verschwinden. Wenn jeder nur genügend Kurse über die Biologie der Gewalt besuche und fleißig studiere, seien wir irgendwann alle in der Lage, ein friedliches Schläfchen zwischen Löwe und Lamm zu halten. Das sind die Allmachtsfantasien eines Professors, der von der Wirksamkeit seiner Tätigkeit träumt.

Dieses Buch besitzt noch eine weitere persönliche Wurzel. Ich habe eine pessimistische Ader. Man gebe mir ein Thema, und ich werde herausfinden, dass alles den Bach runtergeht. Oder es stellt sich heraus, dass alles ganz wunderbar ist – und ebendeshalb fragwürdig und traurig. Damit töte ich allen Leuten den Nerv, besonders denen, die unmittelbar mit mir zu tun haben. Als wir Kinder bekamen, wurde mir klar, dass ich diese Sache unbedingt in den Griff kriegen musste. Also begann ich nach Dingen zu suchen, um die es nicht ganz so schlecht stand. Ich fing klein an – wein' doch nicht, es kann kein T. Rex kommen und dich fressen, und Nemos Papa wird ihn schon rechtzeitig finden. Außerdem lernte ich mehr über das Thema des vorliegenden Buchs und hatte eine unerwartete Erkenntnis: Die Tendenz der Menschen, einander Schaden zuzufügen, ist weder universell noch unvermeidlich. Die Wissenschaft beginnt, uns

Wege zu zeigen, wie wir sie vermeiden können. Meinem pessimistischen Ich ist es schwergefallen, das zuzugeben, aber es besteht tatsächlich Anlass zum Optimismus.

ZUR VORGEHENSWEISE

Ich verdiene meinen Lebensunterhalt, indem ich die Neurobiologie – die Lehre vom Gehirn – und die Primatologie – die Lehre von den Tier- und Menschenaffen – miteinander verbinde. Insofern handelt es sich um ein naturwissenschaftliches, genauer, biologisches Buch. Daraus ergeben sich drei wesentliche Punkte: Erstens, Verhaltensweisen wie Aggression, Konkurrenz, Kooperation oder Empathie lassen sich nicht ohne die Biologie verstehen; diese Aussage richtet sich an eine bestimmte Gruppe von Sozialwissenschaftlern, die die Biologie für irrrelevant und ideologisch verdächtig halten, wenn es um Fragen des menschlichen Sozialverhaltens geht. Andererseits, und das ist genauso wichtig, sind wir auch aufgeschmissen, wenn wir uns *nur* auf die Biologie verlassen; das sei jenen Molekularfundamentalisten ins Stammbuch geschrieben, die meinen, die Sozialwissenschaften würden über kurz oder lang von den »wirklichen« Wissenschaften, den Naturwissenschaften, geschluckt werden. Und der dritte Punkt: Am Ende dieses Buches werden Sie erkennen, dass es sinnlos ist, zwischen Aspekten zu unterscheiden, die »biologisch« sind, und solchen, die man als, sagen wir, »psychologisch« oder »kulturell« bezeichnen würde. Alle diese Dinge sind unauflöslich miteinander verknüpft.

Es ist also augenscheinlich wichtig, die Biologie dieser menschlichen Verhaltensweisen zu verstehen. Doch leider ist die Sachlage teuflisch kompliziert. Würden wir uns beispielsweise für die Biologie des Orientierungsvermögens von Zugvögeln interessieren oder für den Paarungsreflex, der bei weiblichen Hamstern während der Ovulation auftritt, hätten wir es mit einer einfacheren Aufgabe zu tun.[2] Aber wir interessieren uns für etwas anderes, für menschliches Verhalten, menschliches Sozialverhalten und in vielen Fällen sogar für abnormes menschliches Sozialverhalten. Und da stehen wir wirklich vor einem fürchterlichen Durcheinander aus Neurochemie, Hormonen, Sinnesreizen, pränataler Umgebung, Früherfahrung, Genen, biologischer und kultureller Evolution, Umweltdruck und vielem mehr.

Wie sollen wir bei dem Versuch, das Verhalten zu verstehen, alle diese Faktoren richtig einordnen? In der Regel verwenden wir eine bestimmte kognitive Strategie, wenn wir es mit komplexen, mehrdimensionalen Phänomenen zu tun haben, das heißt, wir zerlegen die separaten Dimensionen in Kategorien, in Erklärungsschubladen. Nehmen wir an, ein Hahn steht neben Ihnen und drüben, auf der anderen Straßenseite, befindet sich ein Huhn. Nun macht der Hahn irgendeine sexuell einladende Geste, die nach Hühnerstandard eine heiße Anmache ist, und schon flitzt die gefiederte Dame hinüber, um sich mit dem Hahn zu paaren (ich habe nicht die leiseste Ahnung, ob das so funktioniert, aber nehmen wir es einfach mal an). Damit haben wir eine verhaltensbiologische Schlüsselfrage: Warum hat das Huhn die Straße überquert? Wären Sie ein Psychoneuroendokrinologe, würden Sie antworten: »Weil die Östrogenspiegel im Blut des Huhns auf ein bestimmtes Hirnareal einwirkten und sie so veranlassten, auf die Signale des Männchens zu reagieren«; wären Sie ein Bioingenieur, lautete Ihre Antwort: »Weil der Röhrenknochen im Bein der Hühnerdame als Stützpunkt für ihr Becken dient (oder so ähnlich) und ihr deshalb eine rasche Vorwärtsbewegung ermöglicht«; und wären Sie ein Evolutionsbiologe, würden Sie sagen: »Da Hühner, die auf solche Gesten reagiert haben, während sie fruchtbar waren, mehr Kopien ihrer Gene hinterließen, ist es heute ein angeborenes Verhalten bei dieser Tierart«, und so fort. Wissenschaftler denken häufig in Kategorien, in unterschiedlichen wissenschaftlichen Erklärungsdisziplinen.

Ich habe die Absicht, in dem vorliegenden Buch solche Kategorisierungen zu vermeiden. Fakten in hübsche, sauber voneinander geschiedene Schubladen einzuordnen hat seine Vorteile – beispielsweise kann es Ihnen helfen, sich besser an Fakten zu erinnern. Aber es kann auch Ihre Fähigkeit ruinieren, über diese Fakten *nachzudenken*. Häufig sind nämlich die Grenzen zwischen verschiedenen Kategorien willkürlich, doch sobald eine willkürliche Grenze existiert, vergessen wir, dass sie willkürlich ist, und lassen uns von ihrer vermeintlichen Bedeutung viel zu sehr beeindrucken. Beispielsweise ist der sichtbare Spektralbereich ein Kontinuum von Wellenlängen, die von Violett bis Rot reichen. Dabei ist es willkürlich, wo wir die Grenzen für verschiedene Farbnamen ziehen (wo wir beispielsweise den Übergang von »Blau« zu »Grün« sehen). Zum Beweis: Verschiedene Sprachen gliedern den sichtbaren Spektralbereich willkürlich an verschiedenen Punkten auf, indem sie diesen die Wörter für verschiedene Farben zuordnen. Zeigen Sie jemandem zwei ungefähr gleiche Farben. Wenn die Farbnamen-Grenze in der Sprache dieser Person zufällig zwischen den beiden Farben liegt, wird sie den Unterschied zwischen den beiden Farben überschätzen. Fallen die Farben in dieselbe Kategorie, ist der gegenteilige Effekt zu beobachten. Mit anderen Worten, wenn Sie kategorial denken, haben Sie Mühe zu erkennen, wie ähnlich oder verschieden zwei Dinge sind. Wenn Sie Ihre Aufmerksamkeit stärker auf Grenzen richten, achten Sie weniger auf Gesamtbilder.

Das erklärte theoretische Ziel dieses Buchs ist die Vermeidung kategorialer Schubladen, wenn es darum geht, die Biologie einiger unserer kompliziertesten Verhaltensweisen zu untersuchen, noch komplizierter als diejenige von Hühnern, die über die Straße laufen.

Was kann als Ersatz dienen?

Ein Verhalten hat gerade stattgefunden. Warum ist es geschehen? Ihre erste Erklärungskategorie wird neurobiologischer Art sein. Was ging in der Sekunde, bevor das Verhalten stattfand, im Gehirn der betreffenden Person vor? Betrachten Sie jetzt einen etwas größeren Bereich, Ihre nächste Erklärungskategorie, die etwas früher in der Zeit liegt. Welcher Anblick, welches Geräusch oder welcher Geruch hat Sekunden bis Minuten vorher das Nervensystem veranlasst, diese Verhaltensweise hervorzubringen? Auf zur nächsten Erklärungskategorie: Welche Hormone machten die Person Stunden bis Tage vorher empfänglich für die Sinnesreize, die das Nervensystem veranlassten, die Verhaltensweise hervorzubringen? Mittlerweile haben Sie Ihr Gesichtsfeld so erweitert, dass Sie bei Ihrem Erklärungsversuch die Neurobiologie, die sensorischen Bedingungen unserer Umgebung *und* eine kurzfristige Endokrinologie einbeziehen.

Und Sie beziehen noch mehr ein. Welche Merkmale der Umwelt haben in den Wochen bis Jahren zuvor die Hirnstruktur und -funktion der Person verändert und damit auch verändert, wie sie auf diese Hormone und Umweltreize reagierte? Dann gehen Sie noch weiter zurück – in die Kindheit des Menschen, seine fötale Umgebung, seine genetische Ausstattung. Schließlich erweitern Sie Ihr Gesichtsfeld dergestalt, dass es Faktoren einschließt, die über das Individuum hinausgehen, und Fragen berücksichtigt wie »Inwieweit hat die Kultur das Verhalten der Menschen geprägt, die in der Gruppe dieses Individuums leben?« oder »Welche Umweltfaktoren haben an der Entwicklung dieser Kultur mitgewirkt?«. Und so erweitern und erweitern Sie, bis Sie Ereignisse einbeziehen, die Jahrmillionen zurückreichen und die Evolution des Verhaltens betreffen.

Damit sind wir einen Schritt weiter – anstelle des Versuchs, das gesamte Verhalten mit Hilfe einer einzigen Disziplin zu beschreiben (zum Beispiel »Alles lässt sich mit der Kenntnis dieses bestimmten [treffen Sie Ihre Wahl:] Hormons/Gens/Kindheitsereignisses erklären«), beziehen wir eine Reihe von disziplinären Schubladen in unser Denken ein. Doch es geschieht noch etwas weniger Ersichtliches – und das ist die wichtigste Idee dieses Buchs: Wenn Sie ein Verhalten mit Hilfe einer dieser Disziplinen erklären, berücksichtigen Sie implizit alle anderen Disziplinen auch – jeder beliebige Erklärungstyp ist das Endprodukt der vorausgehenden Einflüsse. Es kann gar nicht anders sein. Wenn Sie sagen: »Das Verhalten fand statt, weil die Neurochemikalie Y im Gehirn freigesetzt wurde«, dann sagen Sie auch: »Das Verhalten fand statt, weil die massive Ausschüttung des Hormons X an diesem Morgen den Spiegel der Neurochemikalie Y anhob«, und Sie sagen: »Das Verhalten fand statt, weil die Umwelt, in der die Person aufwuchs, ihr Gehirn dazu prädisponierte, die Neurochemikalie Y in Reaktion auf bestimmte Reiztypen freizusetzen«, und Sie sagen auch: »… wegen des Gens, das für diese besondere Spielart der Neurochemikalie Y codiert«, und sobald Sie das Wort »Gen« auch nur geflüstert haben, sagen Sie auch: »… und wegen der vielen Tausend Faktoren, die die Evolution dieses besonderen Gens prägten.« Und so fort.

Es gibt keine verschiedenen disziplinären Schubladen. Stattdessen ist jede das Endprodukt all der biologischen Einflüsse, die vor ihr da waren, und sie wird die Faktoren beeinflussen, die nach ihr kommen. Daher können wir unmöglich zu dem Schluss gelangen, dass ein Verhalten von *irgendeinem* Gen, *irgendeinem* Hormon oder *irgendeinem* Kindheitstrauma verursacht wird, weil wir in der Sekunde, in der wir uns eines Erklärungstyps bedienen, de facto alle anderen beschwören. Keine Schubladen. Eine »neurobiologische«, »genetische« oder »entwicklungstheoretische« Erklärung für ein Verhalten ist nur ein Kürzel, eine bequeme Bezeichnung für den zeitlich begrenzten Versuch, das ganze multifaktorielle Phänomen aus einer bestimmten Perspektive anzugehen.

Ganz schön beeindruckend, oder? Vielleicht gar nicht so sehr. Vielleicht sage ich nur auf etwas prätentiöse Weise so etwas wie: »Wir müssen über komplexe Dinge komplex nachdenken.« Mann, was für eine tiefschürfende Erkenntnis! Vielleicht habe ich ja nur einen aufgeblasenen Pappkameraden fabriziert: »Oh, wir gehen subtil und differenziert zu Werke. Wir hüten uns vor den großen Vereinfachungen, den simplen Antworten der Neurochemiker mit ihren straßenüberquerenden Hühnern, den Evolutionsbiologen mit ihren stammesgeschichtlichen Hühnern oder den Psychologen mit ihren Hühnerpsychoanalysen; die sind doch alle in ihre kategorialen Schubladen eingesperrt.«

So sind Wissenschaftler natürlich nicht. Sie sind klug. Sie wissen, dass sie viele Blickwinkel berücksichtigen müssen. Notwendigerweise müssen sie sich in ihrer Forschung auf ein schmales Feld beschränken, denn wenn man sich so intensiv mit einem Gegenstand auseinandersetzen will, muss er überschaubar bleiben. Aber natürlich wissen sie, dass ihre besondere kategoriale Schublade nicht die ganze Wahrheit ist.

Mag sein, mag auch nicht sein. Betrachten Sie die folgenden Zitate von Wissenschaftlern, die sich ihrer Sache sehr sicher waren. Das erste Zitat:

> *Man gebe mir ein Dutzend gesunder, normal entwickelter Kinder sowie eine von mir beschriebene Umwelt, um sie aufzuziehen, und ich garantiere, daß ich ein beliebiges herausgreifen und aus ihm jeden beliebigen Spezialisten machen kann – Arzt, Rechtsanwalt, Künstler,*

Unternehmer, ja sogar Bettler und Dieb, unabhängig von Begabung, Interesse, Neigungen und Rasse.[3]

Das schrieb John Watson, einer der Gründungsväter des Behaviorismus, um 1925. Mitte des 20. Jahrhunderts beherrschte der Behaviorismus mit seiner Vorstellung, dass das Verhalten vollständig formbar sei, dass es sich in der richtigen Umwelt beliebig verändern lasse, die amerikanische Psychologie. Wir werden noch einmal auf den Behaviorismus und seine nicht unbeträchtlichen Grenzen zurückkommen. Entscheidend ist, dass Watson krankhaft auf seine Schublade fixiert war, in der es um den nachhaltigen Einfluss der Umwelt auf die Entwicklung ging: »… ich garantiere, daß ich … aus ihm jeden beliebigen Spezialisten machen kann«. Doch wir werden nicht alle mit den gleichen Möglichkeiten geboren, ganz gleich, wie wir gefördert werden.*[4]

Das nächste Zitat:

Ein normales Seelenleben hängt von funktionstüchtigen Hirnsynapsen ab, daher sind psychische Störungen als Ergebnis synaptischer Beeinträchtigungen zu betrachten … Wir müssen auf diese synaptischen Anpassungen einwirken und die Bahnen der Nervenimpulse verändern, um so die korrespondierenden Ideen zu modifizieren und das Denken in andere Richtungen zu lenken.[5]

Die synaptischen Anpassungen verändern. Hört sich heikel an. Ganz genau. Das waren die Worte, die der portugiesische Neurologe Egas Moniz etwa zu der Zeit äußerte, als er 1949 den Nobelpreis für die Entwicklung der frontalen Leukotomie erhielt. Hier war ein Wissenschaftler pathologisch auf eine Schublade festgelegt, die auf einer sehr groben Vorstellung des Nervensystems beruhte. Demzufolge musste man diese mikroskopischen Synapsen nur mit einem großen altmodischen Eispickel bearbeiten

* Kurz nach dieser Äußerung floh Watson wegen eines Sexskandals aus der akademischen Welt. Schließlich trat er als Vizepräsident einer Werbefirma wieder in Erscheinung. Wir sind vielleicht nicht fähig, Menschen nach Belieben zu verändern, aber häufig können wir sie so verändern, dass sie uns irgendeinen nutzlosen Krimskrams abkaufen.

(wie es bei den Leukotomien geschah, die man später in frontale Lobotomien umtaufte, als sie zu Fließbandoperationen wurden).

Ein letztes Zitat:

> *Die überaus große Vermehrungsziffer moralisch Schwachsinniger ist längst sicher festgestellt … [E]in sozial minderwertiges Menschenmaterial [wird] gerade durch diese Minderwertigkeit instand gesetzt …, den gesunden Volkskörper zu durchdringen und schließlich zu vernichten … Die Unbeliebtheit der sich eine Auslese »auf Anständigkeit« anmaßenden Menschen wird dann sehr verständlich, wenn man sich vor Augen hält, daß sie eine biologische Rolle übernehmen, die in der Vorzeit der Menschheit von feindlichen Außenfaktoren gespielt wurde. Nur diese trieben Selektion auf Härte, Heldenhaftigkeit, soziale Einsatzbereitschaft usw. Dennoch muß diese Rolle von irgendeiner menschlichen Körperschaft übernommen werden, wenn die Menschheit nicht mangels auslesender Faktoren an ihren domestikationsbedingten Verfallserscheinungen zugrunde gehen soll. Der rassische Gedanke als Grundlage unserer Staatsform hat schon unendlich viel in dieser Richtung geleistet … Die wirksamste rassenpflegerische Maßnahme ist daher wenigstens vorläufig sicher die möglichste Unterstützung der natürlichen Abwehrkräfte, wir müssen – und dürfen – uns hier auf die gesunden Gefühle unserer Besten verlassen und ihnen die Gedeihen und Verderben unseres Volkes bestimmende Auslese anvertrauen.*[6]

Das schrieb Konrad Lorenz, Verhaltensforscher, Nobelpreisträger, Mitbegründer der Ethologie (bitte merken) und regelmäßiger Gast in TV-Tiersendungen.[7] Der großväterliche Konrad mit seinen Lederhosen, Hosenträgern und auf ihn geprägten Gänseküken war auch ein fanatischer Nazi-Anhänger. Lorenz wurde gleich nach dem »Anschluss« Mitglied der NSDAP und Mitarbeiter im parteieigenen Amt für Rassenpolitik, wo er Polen aus gemischten polnisch-deutschen Ehen psychologisch untersuchte, um festzustellen, ob sie hinreichend germanisiert waren, um am Leben bleiben zu dürfen. Dieser Mann war krankhaft fixiert auf eine fiktive

Schublade, die ihn zu fatalen Missverständnissen hinsichtlich der Wirkungsmöglichkeiten von Genen veranlasste.

Dabei waren das keine obskuren Wissenschaftler, die drittklassige Forschung an irgendwelchen No-Name-Unis betrieben. Vielmehr gehörten sie zu den einflussreichsten Vertretern ihres Faches im 20. Jahrhundert. Sie wirkten an den Entscheidungen mit, wer lehren durfte und wie, und prägten unsere Einstellungen zu sozialen Missständen – welche sich beseitigen ließen und um welche man sich nicht zu kümmern brauche. Sie schufen die Voraussetzungen für Eingriffe, die die Gehirne von Patienten gegen deren Willen zerstörten. Und sie halfen bei der Durchführung von »Lösungen« für Probleme, die es gar nicht gab. Wenn Wissenschaftler der Meinung sind, menschliches Verhalten lasse sich gänzlich aus nur einem Blickwinkel erklären, kann das weit mehr als nur ein akademisches Problem sein.

DAS LEBEN DES MENSCHEN ALS TIER UND SEINE VIELSEITIGKEIT IN DER AGGRESSION

Unsere erste theoretische Aufgabe wird also darin bestehen, stets auf diese interdisziplinäre Art zu denken. Die zweite wird sein, die Menschen als Affen, Primaten, Säugetiere zu beschreiben. Ja, ganz recht, in gewisser Weise sind wir Tiere. Dabei werden wir herausfinden müssen, wann wir einfach wie andere Tiere sind und wann wir uns grundlegend von ihnen unterscheiden.

Manchmal sind wir tatsächlich wie irgendein anderes Tier. Wenn wir Angst haben, setzen wir das gleiche Hormon frei, das ein rangniedriger Fisch ausschüttet, wenn er von einem Stärkeren schikaniert wird. Die Biologie der Lust bedient sich bei uns der gleichen Neurochemikalien wie beim Wasserschwein. Neuronen von Menschen und Salzkrebschen arbeiten identisch. Bringen Sie zwei weibliche Ratten gemeinsam unter, und nach wenigen Wochen werden sie ihre Reproduktionszyklen so angeglichen haben, dass sie im Abstand von ein paar Stunden ovulieren. Versuchen Sie dasselbe mit zwei jungen Frauen, dann wird (wie einige, aber nicht alle, Studien zeigen) etwas Ähnliches geschehen. Man bezeichnet das als Wellesley-Effekt – ein Phänomen, das zuerst am Frauen-College Wellesley nachgewiesen wurde.[8] In gewaltsamen Auseinandersetzungen können wir uns genauso wie andere Menschenaffen verhalten – wir gehen mit Fäusten und Knüppeln aufeinander los, wir werfen mit Steinen, wir töten mit bloßen Händen.

Gelegentlich besteht also die intellektuelle Herausforderung darin, dass wir uns klarmachen, wie ähnlich wir anderen Arten sein können. In anderen Fällen müssen wir erkennen, inwiefern wir die menschliche Physiologie – obwohl sie der anderer Tierarten gleicht – auf neue Weise verwenden. Wir aktivieren die klassische Physiologie der Vigilanz, während wir einen Horrorfilm anschauen. Das Nachdenken über unsere Sterblichkeit löst eine Stressreaktion aus. Wir schütten Hormone aus, die Fürsorge und soziale Bindung fördern, haben aber lediglich ein niedliches Panda-Baby vor Augen. Das gilt sicherlich auch für Aggressionsverhalten – wir verwenden die gleichen Muskeln wie ein Schimpansenmännchen, das über einen Nebenbuhler herfällt, aber wir bedienen uns ihrer, um jemanden wegen seiner Ideologie zu attackieren.

Allerdings lässt sich unser Menschsein manchmal nur verstehen, wenn wir ausschließlich Menschen betrachten, weil die Dinge, die wir tun, einzigartig sind. Zwar haben auch einige andere Arten regelmäßigen nichtreproduktiven Sex, aber nur wir sprechen hinterher darüber, wie er war. Wir errichten Kulturen auf Glaubenssystemen, die das Leben beschreiben und erklären, und können diese Systeme über viele Generationen weitergeben, sogar zwischen zwei Personen, die durch Jahrtausende getrennt sind – denken Sie nur an die Bibel, diesen ewigen Bestseller. Entsprechend können wir anderen Schaden zufügen, indem wir Dinge tun, die evolutionär völlig neu sind und keinerlei körperliche Anstrengungen erfordern – etwa indem wir einen Abzug betätigen, unser Einverständnis durch Nicken kundtun oder einfach in eine andere Richtung blicken. Wir können passiv-aggressiv sein, mit geheucheltem Lob verurteilen, durch Hohn verletzen, durch herablassendes Interesse Verachtung ausdrücken.

Alle Arten sind einzigartig, aber wir sind einzigartig auf einige höchst einzigartige Arten.

Verdeutlichen wir uns an zwei Beispielen, wie seltsam und einzigartig Menschen sein können, wenn sie sich anschicken, einander Schaden zuzufügen und Beistand zu leisten. Das erste Beispiel betrifft, nun ja, meine Frau. Wir befinden uns im Kleinbus, die Kinder sitzen hinten, meine Frau fährt. Und dieser Penner schneidet uns so brutal, dass es um Haaresbreite kracht, wobei vollkommen klar ist, dass dieser Typ nicht zerstreut oder unaufmerksam war, sondern einfach rücksichtslos. Meine Frau hupt ihn an, und er zeigt uns den Stinkefinger. Wir sind leichenblass und außer uns vor Wut. Arschloch-wo-sind-die-Bullen-wenn-man-sie-braucht usw. Und plötzlich verkündet meine Frau, dass wir ihm hinterherfahren, damit er ein bisschen nervös wird. Zwar bin ich noch immer wütend, trotzdem scheint mir das nicht der klügste Plan der Welt zu sein. Doch meine Frau folgt ihm, wobei sie fast an seiner Stoßstange klebt.

Nach ein paar Minuten versucht der Typ, uns abzuschütteln, aber meine Frau bleibt eisern dran. Schließlich halten beide Autos an einer roten Ampel, einer, von der wir wissen, dass sie lange rot bleibt. Vor dem Mistkerl hält ein anderer Wagen. Er kann nirgends hin. Plötzlich greift sich meine Frau etwas von der Mittelkonsole, öffnet ihre Tür und sagt: »Jetzt wird es ihm leidtun.« Schüchtern wende ich ein: »Ich weiß nicht, Liebes, hältst du das wirklich für eine gu…« Aber sie ist schon draußen und beginnt an sein Fenster zu hämmern. Ich laufe hin und höre noch, wie meine Frau giftig sagt: »Wenn Sie jemandem eine solche Gemeinheit antun konnten, brauchen Sie vermutlich das hier.« Mit diesen Worten wirft sie ihm etwas durch das geöffnete Fenster ins Auto. Triumphierend kehrt sie zum Auto zurück, eine strahlende Siegerin.

»Was hast du ihm ins Auto geworfen!?«

Sie lässt sich Zeit mit der Antwort. Die Ampel wird grün, niemand ist hinter uns, wir sitzen einfach da. Gewissenhaft setzt der Rowdy seinen Blinker in Gang, fährt langsam um die Ecke und verschwindet in der Dunkelheit einer Seitenstraße. Er scheint höchstens zehn Stundenkilometer zu fahren. Wenn Autos beschämt aussehen können, dann war es bei diesem der Fall.

»Komm, sag mir, Liebes, was hast du ihm ins Auto geworfen?«

Sie gönnt sich ein kleines, boshaftes Lächeln.

»Einen Traubenlolli.« Ich war beeindruckt von ihrer passiv-aggressiven Wildheit: »Sie sind ein so gemeiner, schrecklicher Mensch, dass in Ihrer Kindheit etwas gründlich schiefgelaufen sein muss. Vielleicht kann dieser Lolli es ein wenig zurechtrücken.« Dieser Bursche würde es sich zweimal überlegen, bevor er sich wieder mit uns anlegte. Ich konnte mich kaum lassen vor Stolz und Liebe.

Und das zweite Beispiel: Mitte der 1960er Jahre stürzte ein rechter Militärputsch die indonesische Regierung – der Beginn der dreißigjährigen Diktatur von Suharto, die als Neue Ordnung bezeichnet wurde. Nach dem Putsch förderte die Regierung »Säuberungen«, welche Kommunisten, Linken, Intellektuellen, Gewerkschaftern und ethnischen Chinesen galten und rund eine halbe Million Menschenleben kosteten.[9] Massenhinrichtungen, Folter und Dorfbewohner, die in ihren Häusern verbrannt wurden. V.S. Naipaul berichtet in seinem Buch *Eine islamische Reise. Unter den Gläubigen*, er habe bei seinem Aufenthalt in Indonesien Gerüchte gehört, nach denen eine paramilitärische Gruppe, wenn sie in ein Dorf kam, um dort alle Einwohner umzubringen, absurderweise ein traditionelles Gamelanorchester mitbrachte. Schließlich begegnete Naipaul einem ehemaligen Teilnehmer an einem solchen Massaker, der keinerlei Reue verspürte, und fragte ihn nach dem Gerücht. Ja, das sei wahr. Sie hätten Gamelanmusiker, Sänger, Flöten, Gongs, das ganze Tamtam mitgebracht. Warum? Warum sie das getan hätten? Der Mann war verwirrt, weil er die Antwort offenbar für selbstverständlich hielt: »Na ja, weil es dann schöner war.«

Dorfbewohner, die zum Klang von Flöten brennen, und die Lolli-Ballistik der Mutterliebe: Wir haben das Feld abgesteckt, auf dem wir uns mit der Frage beschäftigen wollen, wie virtuos Menschen einander Schaden zufügen und Beistand leisten, und wie unauflöslich beides miteinander verknüpft ist.

1

DAS VERHALTEN

Unsere Strategie steht fest. Ein Verhalten hat stattgefunden – ein verwerfliches Verhalten, ein wunderbares oder eines, das unentschieden zwischen beidem schwankt. Welches Ereignis in der Sekunde unmittelbar zuvor hat das Verhalten ausgelöst? Das fällt in die Zuständigkeit des Nervensystems. Welches Ereignis in den Sekunden bis Minuten zuvor hat das Nervensystem veranlasst, das Verhalten hervorzubringen? Das ist das Reich der Sinnesreize, das großenteils unbewusst bleibt. Welches Ereignis hat in den Stunden bis Tagen zuvor die Empfänglichkeit des Nervensystems für solche Reize verändert? Die unmittelbare Wirkung von Hormonen. Und so fort, die ganze Strecke zurück bis zu den evolutionären Drücken, die im Laufe der Jahrmillionen die Sache ins Rollen brachten.

Eigentlich sind wir also bereit. Allerdings kommen wir angesichts dieses wuchernden, unübersichtlichen Untersuchungsfeldes nicht umhin, zunächst eine Begriffsklärung vorzunehmen. Keine angenehme Aussicht.

Es folgen einige Begriffe, die von zentraler Bedeutung für das vorliegende Buch sind: Aggression, Gewalt, Mitgefühl, Empathie, Sympathie, Konkurrenz, Zusammenarbeit, Altruismus, Neid, Schadenfreude, Bosheit, Vergebung, Versöhnung, Rache, Reziprozität und (warum nicht?) Liebe. Womit wir in einem regelrechten Definitionssumpf landen.

Woher diese Schwierigkeit? Wie in der Einleitung betont, liegt ein Grund darin, dass viele dieser Begriffe Gegenstand ideologischer Kämpfe über die Aneignung und Verzerrung ihrer Bedeutungen sind.* [1] Wörter transportieren Macht, und diese Definitionen sind vollgestopft mit – häufig äußerst subjektiven – Werturteilen. Es folgt ein Beispiel – meine Vorstellungen zum Wort »Wettbewerb«: (a) »Wettbewerb« – Ihr Laborteam versucht, der Cambridge-Gruppe bei einer Entdeckung zuvorzukommen (schöner Ansporn, aber peinlich, wenn man es zugibt); (b) »Wettbewerb« – Freizeitkick in wechselnder Zusammensetzung (vollkommen in Ordnung, solange der beste Spieler die Seiten wechselt, wenn das Ergebnis zu einseitig wird); (c) »Wettbewerb« – der Lehrer Ihrer Tochter lobt einen Preis für die schönste Kinderzeichnung aus (dämlich und vielleicht bedenklich – wenn es öfter vorkommt, sollten Sie sich möglicherweise beim Schulleiter beschweren); (d) »Wettbewerb« – welcher Gott ist es eher wert, dass man für ihn tötet? (Sollten Sie vermeiden.)

Doch auf den wichtigsten Grund, warum diese Definitionen eine solche Herausforderung darstellen, habe ich bereits in der Einleitung hingewiesen – diese Begriffe haben unterschiedliche Bedeutungen für Wissenschaftler, die sich innerhalb verschiedener Disziplinen bewegen. Hat »Aggression« etwas mit Denken oder Emotionen zu tun oder mit Muskelaktivität? Ist »Altruismus« etwas, das sich an verschiedenen Arten – unter anderem auch Bakterien – mathematisch untersuchen lässt, oder sprechen wir hier über die moralische Entwicklung bei Kindern? Implizit folgt aus diesen unterschiedlichen Blickwinkeln, dass die Disziplinen in der Regel unterschiedlich zusammenfassen und aufgliedern – die eine Gruppe von Wissenschaftlern glaubt, dass das Verhalten X aus zwei un-

* Kürzlich stieß ich auf ein verblüffendes Beispiel für eine unorthodoxe Begriffsdefinition. Sie stammte von Menachem Begin, der in seiner Eigenschaft als Ministerpräsident von Israel einer der überraschenden Architekten des Camp-David-Abkommens von 1978 war. Mitte der 1940er Jahre war er Kommandeur der Irgun, einer zionistischen paramilitärischen Untergrundorganisation, die es sich zum Ziel gesetzt hatte, die Briten aus Palästina zu vertreiben, um den Staat Israel leichter gründen zu können. Die Irgun verschaffte sich durch Erpressung und Raub Gelder für Waffenkäufe, erhängte zwei gefangene britische Soldaten und versah ihre Leichen mit Sprengfallen und führte eine Reihe von Bombenattentaten aus – unter anderem den berüchtigten Angriff auf das britische Hauptquartier im Jerusalemer King-David-Hotel, bei dem nicht nur zahlreiche britische Beamte, sondern auch eine Vielzahl arabischer und jüdischer Zivilisten getötet wurden. Und wie stellte Begin diese Aktivitäten dar? »Historisch waren wir keine ›Terroristen‹, sondern streng genommen *Anti-Terroristen* (Hervorhebung von mir).«

terschiedlichen Subtypen besteht, während die andere Gruppe meint, es komme in siebzehn Spielarten vor.

Untersuchen wir zum besseren Verständnis zwei verschiedene Arten von »Aggression«.[2] Verhaltensforscher unterscheiden zwischen offensiver und defensiver Aggression etwa am Beispiel des Eindringlings und des Verteidigers eines Reviers; die Biologie, die diesen beiden Spielarten zugrunde liegt, ist unterschiedlich. Diese Wissenschaftler differenzieren auch zwischen konspezifischer Aggression (aggressiven Handlungen zwischen Mitgliedern derselben Art) und der Abwehr eines Fressfeindes. Im Gegensatz dazu sprechen Kriminologen auch von impulsiven Aggressionen einerseits und vorsätzlicher Aggression andererseits. Anthropologen beschäftigen sich mit dem wachsenden Organisationsgrad von Aggressionen – einfachen Tötungshandlungen, Blutrache zwischen Clans, Kriegen.

Außerdem machen verschiedene Disziplinen einen Unterschied zwischen Aggressionen, die reaktiv erfolgen (in Reaktion auf eine Provokation), und spontanen Aggressionen, zwischen heißblütigen, emotionalen Aggressionen und kaltblütigen, instrumentalen Aggressionen (zum Beispiel »Ich will diesen Platz, um ein Nest zu bauen, also verzieh dich oder ich hack dir die Augen aus; ist nicht persönlich gemeint«).[3] Es gibt noch eine weitere Spielart dieses »ist nicht persönlich gemeint« – wenn man sich jemanden aussucht, nur weil er schwach und man selbst frustriert, gestresst oder verletzt ist und seine Aggression an irgendjemandem auslassen muss. Solche Aggression gegen Dritte ist weit verbreitet – erschrecken Sie eine Ratte, und sie wird den kleineren Artgenossen neben sich beißen; wenn ein Beta-Pavian einen Kampf gegen das Alpha-Männchen verliert, jagt er das Omega-Männchen;* bei steigender Arbeitslosigkeit nimmt die Häufigkeit häuslicher Gewalt zu. Unglücklicherweise kann solche Aggres-

* Ein bemerkenswertes Beispiel für dieses Verhalten habe ich bei den Pavianen gesehen, die ich in Ostafrika beobachtete. Während der rund dreißig Jahre meiner Studien habe ich eine Handvoll Fälle erlebt, auf die sich der vermeintlich spezifisch menschliche Begriff der »Vergewaltigung« anwenden lässt: Ein Pavianmännchen zwingt ein Weibchen gewaltsam zur vaginalen Penetration, das nicht im Östrus und daher nicht sexuell empfänglich ist, das sich wehrt, um den Übergriff zu verhindern, und das während des Vorgangs alle Anzeichen von Verzweiflung und Schmerz erkennen lässt. Und in jedem dieser Fälle handelte es sich bei dem Vergewaltiger um ein ehemaliges Alpha-Männchen, das wenige Stunden zuvor seine Position verloren hatte.

sionsverschiebung, wie wir in Kapitel 4 sehen werden, den Stresshormonspiegel des Täters senken; Magengeschwüre bei anderen zu verursachen wird sie Ihnen selbst möglicherweise ersparen. Und dann gibt es natürlich noch die schauderhafte Welt der Aggressionen, die weder reaktiv noch instrumentell sind, sondern aus Lust verübt werden.

Außerdem gibt es spezielle Sonderformen der Aggression – etwa die mütterliche Aggression, die häufig charakteristische endokrinologische Merkmale aufweist. Man unterscheidet zwischen Aggressionen und ritueller *Androhung* von Aggression. Beispielsweise sind bei Primaten tatsächliche Aggressionen weit weniger häufig als rituelle Drohungen (wie zum Beispiel das Entblößen ihrer Eckzähne). Entsprechend ist auch die Aggression Siamesischer Kampffische in den meisten Fällen ritueller Natur.*

Es ist keineswegs leichter, die eher positiven Begriffe definitorisch in den Griff zu bekommen. Da gilt es zu unterscheiden zwischen Empathie und Sympathie, Versöhnung und Vergebung sowie Altruismus und »pathologischem Altruismus«.[4] Ein Psychologe könnte bei dem letzten Begriff an die empathische Koabhängigkeit denken, die der Drogensucht des Partners Vorschub leistet; für einen Neurowissenschaftler beschreibt er die Folgen einer bestimmten Stirnhirnschädigung – in ökonomischen Strategiespielen verändern Probanden mit einer solchen Läsion ihre Strategien nicht, auch wenn der andere Spieler ihnen schon mehrfach in den Rücken gefallen ist und sie dessen Strategie durchaus verbalisieren können.

* Es gibt eine wunderbare Spielart ritueller menschlicher Aggression – den *Haka*-Tanz, der von den neuseeländischen Rugbymannschaften aufgeführt wird. Vor Beginn des Spiels bilden die Kiwis vor der Mittellinie eine Reihe und führen diesen neomaorischen Kriegstanz auf, mit allem, was dazugehört: rhythmischem Stampfen, drohenden Gesten, gutturalem Gebrüll und einschüchternder Mimik. Aus der Distanz, auf YouTube, ist das lustig anzusehen (noch schöner ist der Clip, in dem Robin Williams Charlie Rose mit seinen *Haka*-Drohgebärden einzuschüchtern sucht), während es, von nahem betrachtet, dem gegnerischen Team eine Heidenangst einjagt. Einige Mannschaften antworten allerdings mit Verhaltensweisen, die direkt aus dem Pavian-Repertoire stammen könnten – sie blicken den *Haka*-Tänzern ins Gesicht und versuchen, sie zum Wegblicken zu zwingen. Die rituellen Antworten anderer Teams sind rein menschlich: Die Spieler ignorieren die Drohkulisse, während sie sich seelenruhig warmmachen; sie filmen den Kriegstanz mit ihren Smartphones und verharmlosen ihn so zu einer Art touristischer Darbietung oder beklatschen das Ganze hinterher herablassend. Eine ganz besondere Reaktion erscheint zunächst rein menschlich, würde aber mit etwas Übersetzungshilfe auch von anderen Primaten verstanden werden – die Stadionzeitung einer australischen Mannschaft zeigte Fotos ihres neuseeländischen Todfeinds beim *Haka*, auf denen jeder der gegnerischen Spieler eine per Photoshop ins Bild geschmuggelte Handtasche schwenkte.

Bei den eher positiven Verhaltensweisen geht die zentrale Frage letztlich über die Semantik hinaus: Gibt es reinen Altruismus überhaupt? Kann man, wenn man Gutes tut, sein Handeln von der Erwartung der Reziprozität, des öffentlichen Lobes, der Selbstachtung oder der Verheißung des Himmelreichs trennen?

Das zeigt sich etwa an einem faszinierenden Beispiel, von dem Larissa MacFarquhar in ihrem 2009 im *New Yorker* erschienenen Artikel »The Kindest Cut« berichtet.[5] Dort geht es um Menschen, die ihre Organe nicht Familienmitgliedern oder Freunden spenden, sondern Fremden. Ein scheinbar vollkommen altruistischer Akt. Doch solche Samariter verunsichern alle Beteiligten, säen Argwohn und Skepsis. Erwarten sie eine heimliche Bezahlung? Sehnen sie sich nach Aufmerksamkeit? Wollen sie sich auf der Suche nach einer *Fatal Attraction* Zugang zum Leben des Empfängers verschaffen?

Die Autorin kommt zu dem Ergebnis, dass solche Akte aus reiner Güte verunsichern, weil sie unbeteiligt und affektlos wirken.

Damit kommt ein wichtiger Aspekt ins Spiel, der sich durch das ganze Buch zieht. Wie erwähnt, unterscheiden wir zwischen heißblütiger und kaltblütiger Gewalt. Erstere verstehen wir besser, und wir können mildernde Umstände für sie geltend machen – etwa wenn ein Mann, blind vor Schmerz und Wut, den Mörder seines Kindes tötet. Dagegen erscheint affektlose Gewalt erschreckend und unbegreiflich. Das ist der soziopathische Auftragskiller oder der Hannibal Lecter, der mordet, ohne dass sich seine Herzfrequenz auch nur um einen Schlag erhöht.*[6] Deshalb ist *kaltblütiges* Morden ein vernichtender Beschreibungsfaktor.

* Ein zugleich faszinierendes und groteskes Beispiel dafür ist das Münchhausen-Stellvertreter-Syndrom, bei dem eine Frau (es ist eine weit überwiegend weibliche Persönlichkeitsstörung) ihr Kind vorsätzlich krank macht, weil sie unter einem krankhaften Verlangen nach der Aufmerksamkeit, Fürsorge und Anteilnahme des medizinischen Systems leidet. Dabei geht es nicht um eine Mutter, die dem Kinderarzt fälschlicherweise erzählt, ihr Kind habe letzte Nacht Fieber gehabt, sondern um eine Frau, die dem Kind ein Brechmittel verabreicht, damit es sich übergibt, die ihm Gift verabreicht oder ein Kissen aufs Gesicht drückt, um Symptome eines Sauerstoffmangels hervorzurufen, häufig mit tödlichen Folgen. Ein Merkmal der Störung ist ein verblüffender Affektmangel seitens der Mütter. Angesichts solcher Taten erwartet man eigentlich alle Anzeichen rasenden Irrsinns. Stattdessen nichts als gleichgültige Kälte; als würden sie einem Tierarzt irgendeine kleine Lüge über einen angeblich erkrankten Goldfisch auftischen oder einem Kundendienstmitarbeiter eine Geschichte über einen kaputten Toaster erzählen.

Entsprechend erwarten wir, dass unsere besten, prosozialsten Handlungen warmherzig und von positiven Affekten begleitet sind. Kaltblütige Güte empfinden wir als Widerspruch in sich, als beunruhigend. Ich habe einmal eine Konferenz von Neurowissenschaftlern und buddhistischen Mönchen besucht. Dabei untersuchten Erstere, was das Gehirn Letzterer beim Meditieren tat. Einer der Forscher fragte einen Mönch, ob er manchmal die Meditation abbreche, weil ihn durch das lange Verharren im Schneidersitz die Knie schmerzten. Er antwortete: »Manchmal höre ich früher auf als geplant, aber nicht, weil ich Schmerzen habe; das nehme ich gar nicht wahr. Es ist ein Akt der Freundlichkeit gegenüber meinen Knien.« »Wow«, dachte ich, »diese Leute sind von einem anderen Stern.« Von einem coolen, beherrschbaren, aber dennoch anderen Stern. Verbrechen aus Leidenschaft und Wohltaten aus Leidenschaft verstehen wir am besten (wie wir sehen werden, spricht trotzdem einiges für leidenschaftslose Freundlichkeit).

Heißblütige Schlechtigkeit, warmherzige Güte und die beunruhigende Unstimmigkeit der kaltblütigen Spielarten verweisen auf einen zentralen Aspekt, den Elie Wiesel, der Nobelpreisträger und Überlebende der Konzentrationslager, treffend zusammenfasst: »Das Gegenteil von Liebe ist nicht Hass, sondern Gleichgültigkeit.« Wie wir sehen werden, ähneln sich die biologischen Wurzeln starken Hasses und starker Liebe in mancherlei Hinsicht.

Was uns daran erinnert, dass wir die Aggression nicht hassen; wir lehnen die falsche Art von Aggression ab, finden aber im richtigen Kontext großen Gefallen an ihr. Umgekehrt verwandeln sich unsere lobenswerteren Verhaltensweisen im falschen Kontext in ihr Gegenteil. Die motorischen Eigenschaften unserer Verhaltensweisen sind weniger wichtig und leichter zu verstehen als die Bedeutung, die unserem Handeln zugrunde liegt.

Das zeigte sich in einer eleganten Studie.[7] Versuchspersonen in einem Hirnscanner betraten einen virtuellen Raum, in dem sie entweder auf einen hilfsbedürftigen Verletzten oder einen bedrohlichen Außerirdischen trafen; die Probanden konnten die Person entweder verbinden oder erschießen. Den Abzug betätigen und eine Binde anlegen sind verschiedene Verhaltensweisen. Aber sie sind sich insofern ähnlich, als sowohl das Verbinden des Verletzten wie auch das Erschießen des Außerirdischen das »Richtige« ist. Beim Nachdenken über die Ausführung dieser beiden verschiedenen Versionen des Richtigen wurde der gleiche Schaltkreis in jener Hirnregion aktiviert, die in erster Linie für den Kontext zuständig ist, dem präfrontalen Kortex.

Mit anderen Worten, die Schlüsselbegriffe des vorliegenden Buchs sind wegen ihrer hochgradigen Kontextabhängigkeit besonders schwer zu definieren. Dem werde ich bei der Behandlung dieser Begriffe Rechnung tragen. Ich werde auf eine Einteilung in pro- oder antisoziale Verhaltensweisen verzichten – für meinen Geschmack wäre das ein zu kaltblütiges Vorgehen. Auch werde ich sie nicht als »gut« und »böse« bezeichnen – das wäre mir zu heißblütig und pathetisch. Stattdessen beschäftige ich mich in diesem Buch – um eine bequeme Kurzform für Konzepte zu verwenden, die sich eigentlich jeder Kürze verweigern – mit der Biologie unserer besten und schlimmsten Verhaltensweisen.

2

EINE SEKUNDE ZUVOR

Verschiedene Muskeln haben sich bewegt, und ein Verhalten hat stattgefunden. Vielleicht ist es eine gute Tat: Sie haben den Arm eines leidenden Menschen empathisch berührt. Vielleicht ist es eine abscheuliche Tat: Sie haben auf einen Unschuldigen gezielt und den Abzug gedrückt. Oder doch eine gute Tat: Sie haben den Abzug betätigt und gefeuert, um andere zu retten. Oder eine abscheuliche Tat: Sie haben den Arm eines Menschen berührt und damit eine Kette libidinöser Ereignisse ausgelöst, die Verrat an einem geliebten Menschen bedeuten. Handlungen, die sich, wie dargelegt, nur über den Kontext definieren lassen.

Es ist also an der Zeit, die Frage zu stellen, mit der die nächsten acht Kapitel beginnen werden: Warum hat dieses Verhalten stattgefunden?

Am Ausgangspunkt unseres Buchs wissen wir, dass verschiedene Disziplinen verschiedene Antworten hervorbringen – wegen einiger Hormone; wegen der Evolution; wegen bestimmter Kindheitserfahrungen, Gene oder kultureller Gegebenheiten. Dabei ist die zentrale Prämisse des Buchs, dass alle diese Faktoren auf das engste miteinander verknüpft sind, dass keiner allein die Antwort liefert. Doch im vorliegenden Kapitel, auf der nächstgelegenen Ebene, fragen wir: Was geschah eine Sekunde vorher und rief das Verhalten hervor? Damit begeben wir uns in den Bereich der Neurobiologie, das heißt, wir versuchen das Gehirn zu verstehen, das jene Muskeln steuerte.

Das vorliegende Kapitel ist ein Grundpfeiler des Buchs. Das Gehirn ist der zentrale Ort, an dem all die Einflüsse der vielen, in den folgenden Kapiteln zu erörternden weit auseinanderliegenden Faktoren zusammengeführt werden. Was geschah eine Stunde, ein Jahrzehnt, eine Million Jahre zuvor? Die Antworten sind Faktoren, die auf das Gehirn und das von ihm hervorgerufene Verhalten einwirkten.

Das vorliegende Kapitel hat zwei Schwierigkeiten. Erstens, es ist grauenhaft lang. Tut mir leid; ich habe mich um Kürze und Allgemeinverständlichkeit bemüht, aber es geht um die Grundlagen, und die müssen nun einmal vermittelt werden. Zweitens, auch wenn ich versucht habe, den Fachjargon nach Möglichkeit zu vermeiden, kann sich jemand ohne naturwissenschaftliche Vorkenntnisse von dem Stoff überfordert fühlen. Um das zu verhindern, sollten Sie sich vorher mit dem Anhang 1 beschäftigen.

Fragen wir jetzt also: Welche entscheidenden Dinge geschahen in der Sekunde, bevor das pro- oder antisoziale Verhalten stattfand? Oder in die Neurobiologie übersetzt: Was ging während dieser Sekunde mit den Aktionspotenzialen, Neurotransmittern und neuronalen Schaltkreisen in bestimmten Hirnregionen vor?

DREI METAPHORISCHE (ABER NICHT BUCHSTÄBLICHE) SCHICHTEN

Betrachten wir zunächst die Makroorganisation des Gehirns anhand eines Modells, das in den 1960er Jahren von dem Neurowissenschaftler Paul MacLean vorgeschlagen wurde.[1] Sein »dreieiniges Modell« unterteilt das Gehirn in drei funktionale Bereiche:

SCHICHT 1: Ein alter Teil des Gehirns, an seiner Basis gelegen, den man bei allen Arten von den Menschen bis zu den Geckos findet. Diese Schicht ist für automatische, regulatorische Funktionen zuständig. Wenn die Körpertemperatur sinkt, registriert diese Hirnregion den Vorgang und gibt den Muskeln den Befehl zu zittern. Sackt der Blutzuckerspiegel ab, wird das hier zur Kenntnis genommen und ein Hungergefühl erzeugt. Bei einer Verletzung löst ein anderer Schaltkreis eine Stressreaktion aus.

SCHICHT 2: Bei den Säugetieren hat sich eine evolutionär jüngere Region stärker ausgedehnt. Nach MacLean ist diese Schicht für Emotionen zuständig, die mehr oder weniger eine Erfindung der Säugetiere sind. Wenn Sie etwas Grausiges und Erschreckendes sehen, schickt diese Schicht ihre Befehle zur älteren Schicht 1 hinab und bringt Sie durch Ihre Emotionen zum Zittern. Fühlen Sie sich ungeliebt, wird Schicht 1 durch Schicht 2 veranlasst, ein Verlangen nach »Trostfutter« zu erzeugen. Wenn Sie ein Nagetier sind und eine Katze riechen, bringen die Schicht-2-Neuronen Schicht 1 dazu, eine Stressreaktion zu entwickeln.

SCHICHT 3: Die jüngste Schicht, die Großhirnrinde oder der Neokortex, bildet die Oberfläche des Gehirns. Bei den Primaten macht diese Schicht einen größeren Anteil des Gehirns aus als bei allen anderen Tierarten. Kognition, Gedächtnisspeicherung, sensorische Verarbeitung, Abstraktionen, Philosophie, Nabelschau – alles Aufgaben der Schicht 3. Lesen Sie einen unheimlichen Abschnitt in einem Buch, und Schicht 3 signalisiert Schicht 2, Ihnen das Gefühl von Unbehagen zu vermitteln, was wiederum Schicht 1 veranlasst, ein Muskelzittern auszulösen. Sie sehen eine Werbung für Prinzenrollen und spüren ein Verlangen – Schicht 3 beeinflusst Schicht 2 und Schicht 1. Vergegenwärtigen Sie sich, dass die Menschen, die Ihnen nahestehen, nicht ewig leben, dass Kinder in Flüchtlingslagern unvorstellbares Leid erdulden oder dass diese bescheuerten Menschen in *Avatar* den Heimatbaum der Na'vis zerstört haben (ungeachtet der Tatsache, dass *Na'vis nicht wirklich sind!*), und schon bringt Schicht 3 die Schichten 2 und 1 ins Spiel, woraufhin Sie ein Gefühl der Traurigkeit verspüren und die gleiche Stressreaktion entwickeln werden, die Sie hätten, wenn Sie vor einem Löwen fliehen würden.

Damit haben wir das Gehirn in drei funktionale Schubladen unterteilt, was die üblichen Vor- und Nachteile der Kategorisierung eines Kontinuums hat. Der größte Nachteil ist die grobe Vereinfachung. Zum Beispiel:

1. Es gibt beträchtliche anatomische Überschneidungen zwischen den drei Schichten (beispielsweise können Sie sich einen Teil des Kortex am besten als Anteil von Schicht 2 vorstellen; bitte merken).
2. Der Informationsfluss und die Befehlskette verlaufen nicht nur von oben nach unten, von Schicht 3 zu Schicht 2 zu Schicht 1. In Kapitel 15 werden wir ein seltsames, wunderbares Beispiel etwas näher untersuchen: Wenn jemand ein kaltes Getränk in der Hand hält (die Temperatur wird in Schicht 1 verarbeitet), wird er eher dazu neigen, jemandem, den er gerade kennenlernt, eine kalte Persönlichkeit zu unterstellen (Schicht 3).
3. Automatische Verhaltensaspekte (vereinfacht, die Zuständigkeit von Schicht 1), Emotionen (Schicht 2) und Denken (Schicht 3) sind untrennbar miteinander verknüpft.
4. Das dreieinige Modell weckt die irrtümliche Vorstellung, die Evolution habe sich jeder neuen Schicht gewidmet, ohne Veränderungen an der/den bereits vorhandenen Schicht/en vorzunehmen.

Trotz dieser Einschränkungen – auf die MacLean übrigens selbst hingewiesen hat – kann uns dieses Modell gute Dienste als organisatorische Metapher leisten.

DAS LIMBISCHE SYSTEM

Um unsere besten und schlimmsten Verhaltensweisen zu verstehen, müssen wir Automatismen, Emotionen und Kognition berücksichtigen. Ich beginne ein wenig willkürlich mit Schicht 2 und ihrem Fokus auf Emotionen.

Anfang des 20. Jahrhunderts glaubten die Neurowissenschaftler, es sei offensichtlich, was Schicht 2 leiste. Nehmen wir unser übliches Versuchstier, die Ratte, und untersuchen wir ihr Gehirn. Ganz vorne stoßen wir auf zwei riesige Ausstülpungen, die »Riechkolben« (einen für jede Nasenöffnung), das primäre Verarbeitungszentrum für Gerüche.

Die Naturwissenschaftler fragten sich damals, mit welchen Teilen des Gehirns diese riesigen Riechkolben der Nagetiere in Verbindung standen (das heißt, wohin sie ihre axonalen Fortsätze schickten). Welche Hirnregionen waren nur eine Synapse von der empfangenen olfaktorischen Information entfernt, welche zwei Synapsen, welche drei und so fort?

Wie sich herausstellte, erhielten Strukturen der Schicht 2 die ersten Mitteilungen. Aha, lautete der allgemeine Schluss, dann verarbeitet also dieser Teil des Gehirns die Gerüche, und so bekam er die Bezeichnung Rhinencephalon – das Riechhirn (wörtlich »Nasenhirn«).

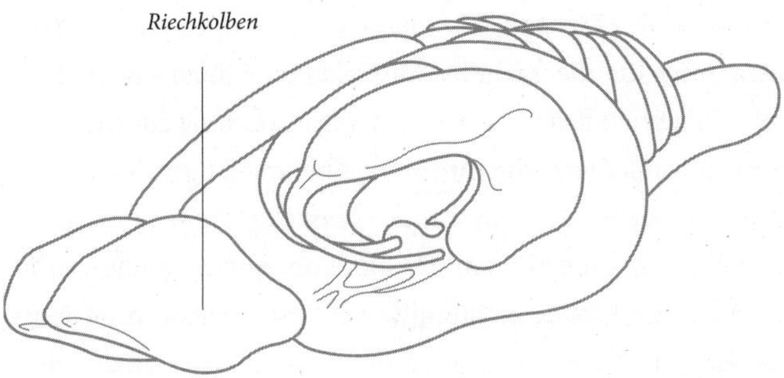

In der Zwischenzeit, in den 1930er und 1940er Jahren, begannen Neurowissenschaftler wie der junge MacLean, James Papez, Paul Bucy und Heinrich Klüver zu untersuchen, welche Funktionen die Strukturen der Schicht 2 hatten. Wenn man beispielsweise bestimmte Strukturen der Schicht 2 zerstört, führt das zum »Klüver-Bucy-Syndrom«, das heißt zu Störungen des Sozialverhaltens, vor allem in Hinblick auf Sexualität und Aggression. Sie gelangten zu dem Schluss, dass diese Strukturen, die schon bald (aus nicht ganz ersichtlichen Gründen) den Namen »limbisches System« erhielten, für Emotionen zuständig sind.

Rhinencephalon oder limbisches System? Olfaktion oder Emotion? Es folgten erbitterte Grabenkämpfe, bis jemand darauf verwies, was offenkundig war: Für eine Ratte sind Emotion und Olfaktion nahezu synonym, da fast alle Umweltreize, die Emotionen in einem Nagetier hervorrufen, olfaktorisch sind. Heute herrscht Frieden an der Forschungsfront. Bei einem Nagetier transportiert der olfaktorische Input den größten Teil der emotionalen Nachrichten aus der Welt. Im Gegensatz dazu bezieht das limbische System der Primaten seine Informationen eher aus dem visuellen Input.

Heute ist man sich einig, dass die limbische Funktion zentrale Bedeutung für die Emotionen besitzt, die für unsere besten und schlimmsten Verhaltensweisen bestimmend sind. In zahlreichen Forschungsarbeiten wurden die Funktionen ihrer Strukturen untersucht (etwa Amygdala, Hippocampus, Septum, Epiphysenstiele und Mammilarkörper).

Im Gehirn gibt es keine echten »Zentren für« bestimmte Verhaltensweisen. Das gilt in besonderem Maße für das limbische System und Emotionen. Im motorischen Kortex gibt es tatsächlich eine Unterregion, die man als »Zentrum« für die Beugung des kleinen Fingers bezeichnen könnte; andere Regionen haben eine »Zentrumsfunktion« für die Regulierung von Atmung oder Körpertemperatur. Aber es gibt ganz gewiss keine Zentren für Gefühle wie »Ich bin stinkig« oder »Ich bin scharf«, für das Gefühl bittersüßer Nostalgie, für den freundlichen Impuls, andere zu beschützen, der mit einer Spur Verachtung versetzt ist, oder für das Gefühl, das man, nun ja, Liebe nennt. Kein Wunder also, dass das Schaltsystem, das die verschiedenen limbischen Strukturen miteinander verbindet, ungeheuer komplex ist.

DAS AUTONOME NERVENSYSTEM UND DIE ALTEN KERNREGIONEN DES GEHIRNS

Die Regionen des limbischen Systems bilden komplexe exzitatorische und inhibitorische Schaltkreise. Wir können sie leichter verstehen, wenn wir uns klarmachen, dass jede limbische Struktur vor allem ein Bestreben hat – das Verhalten des Hypothalamus zu beeinflussen.

Warum? Weil er wichtig ist. Der Hypothalamus, eine limbische Struktur, ist die Schnittstelle zwischen Schicht 1 und Schicht 2, zwischen den entscheidenden regulatorischen und emotionalen Teilen des Gehirns.

Entsprechend empfängt der Hypothalamus massiven Input von Strukturen der limbischen Schicht 2, projiziert aber überproportional häufig in Regionen der Schicht 1. Das sind die evolutionär älteren Strukturen des Mittelhirns und Hirnstamms, die für automatische Reaktionen überall im Körper zuständig sind.

Für ein Reptil ist eine solche automatische Regulierung günstig. Wenn die Muskeln angestrengt sind, merken das die Neuronen im ganzen Körper und schicken Signale durch das Rückenmark hinauf in die Regionen der Schicht 1, woraufhin diese in umgekehrter Richtung Nachrichten schickt, die für höhere Herzfrequenz und erhöhten Blutdruck sorgen. Dadurch erhalten die Muskeln mehr Sauerstoff und Glukose. Wenn Sie beim Essen herzhaft zugreifen, dehnen sich die Magenwände aus; das spüren die dort eingebetteten Neuronen und geben die Informationen weiter; bald darauf weiten sich die Blutgefäße im Darm aus, so dass sich der Blutfluss verstärkt und die Verdauung erleichtert wird. Zu warm? Blut wird an die Körperoberfläche geschickt, um Wärme abzugeben.

All das geschieht automatisch oder »autonom«. Aus diesem Grund bezeichnet man die Regionen des Mittelhirns und des Hirnstamms zusammen mit ihren Projektionen in das Rückgrat und in den restlichen Körper kollektiv als das »autonome Nervensystem«.*

Und wo kommt der Hypothalamus ins Spiel? Er ist die Struktur, mittels derer das limbische System autonome Funktionen beeinflusst – die bestimmt, wie Schicht 2 sich mit Schicht 1 verständigt. Wenn Sie eine volle Blase haben, so dass deren Muskelwände sich ausdehnen, plädieren Mittelhirn/Hirnstamm für einen Besuch der Toilette. Sind Sie einem hinreichend erschreckenden Erlebnis ausgesetzt, überreden die limbischen Strukturen via Hypothalamus das Mittelhirn und den Hirnstamm, dasselbe zu tun. Auf diese Weise verändern Emotionen die Körperfunktionen, und deshalb führen alle limbischen Wege am Ende zum Hypothalamus.**

* Häufig bezeichnet man es auch als das »unwillkürliche Nervensystem«, im Gegensatz zum »willkürlichen Nervensystem«. Letzteres ist verantwortlich für bewusste, willkürliche Bewegungen und umfasst Neuronen in den »Motorregionen« des Gehirns und ihre Projektionen das Rückenmark hinab in die Skelettmuskeln.

** Wie eine warnende Vorankündigung der komplizierten Verhältnisse, mit denen wir es zu tun

Das autonome Nervensystem besteht aus zwei Teilen – dem sympathischen und dem parasympathischen Nervensystem, die weitgehend gegensätzliche Funktionen haben.

Das sympathische Nervensystem (SNS) vermittelt beispielsweise die Körperreaktionen auf erregende Umstände und ruft die berüchtigte Stressreaktion »Kampf oder Flucht« hervor. Oder um es mit dem trivialen Scherz zu sagen, der angelsächsischen Medizinstudenten im ersten Semester aufgetischt wird: Das SNS vermittelt die »vier *Fs* – Fear, Fight, Flight und … Sex«. Besonders Kerne aus dem Mittelhirn/Hirnstamm schicken lange SNS-Projektionen über das Rückenmark zu Außenposten im ganzen Körper, wo die axonalen Endigungen den Neurotransmitter Noradrenalin ausschütten. Es gibt eine Ausnahme, die uns das SNS vertrauter macht. In der Nebenniere wird nicht Noradrenalin, sondern Adrenalin freigesetzt.*

Das parasympathische Nervensystem (PNS) umfasst verschiedene Kerne von Mittelhirn und Hirnstamm, die entlang des Rückgrats in den Körper projizieren. Im Gegensatz zum SNS und den vier *Fs* ist das PNS für ruhige, vegetative Zustände verantwortlich. Das SNS beschleunigt die Herzfrequenz; das PNS verlangsamt sie. Das PNS fördert die Verdauung; das SNS hemmt sie (was durchaus vernünftig erscheint – wenn Sie um Ihr Leben rennen, um nicht irgendeinem Fressfeind als Mahlzeit zu dienen, sollten Sie keine Energie mit der Verdauung Ihres Frühstücks vergeuden).** Wie wir in Kapitel 14 sehen werden, sind Sie, wenn der Anblick eines Menschen, der Schmerzen erleidet, Ihr SNS aktiviert, von Ihrer

bekommen werden, erscheint die Tatsache, dass der Hypothalamus aus einer Reihe verschiedener Kerne besteht, deren jeder eine besondere Zusammenstellung limbischer Inputs empfängt und ebenso charakteristische Outputs an verschiedene Regionen von Mittelhirn und Hirnstamm schickt. Dabei gilt jedoch, dass jeder Hypothalamuskern zwar unterschiedliche Funktionen hat, dass sie aber alle der autonomen Regulation zuzurechnen sind.

* Um die Situation überflüssigerweise noch weiter zu verkomplizieren (was erklärt, warum sie in einer Fußnote versteckt wird), gibt es eine Synapse zwischen den SNS-Neuronen mit den langen spinalen Projektionen und den SNS-Neuronen, die die Zielzellen erreichen. Noradrenalin wird von dem zweiten Neuron in der zweigliedrigen Kette freigesetzt. Das erste Neuron in jeder Bahn schüttet Acetylcholin aus.

** Zum Beleg: Nehmen Sie an, Sie sind gestresst, nicht weil Sie vor einem Löwen davonlaufen, sondern weil Sie eine Rede halten sollen. Ihr Mund wird trocken – und damit haben Sie die erste Maßnahme Ihres SNS für die Vertagung Ihrer Verdauung auf einen günstigeren Zeitpunkt.

eigenen Betroffenheit unter Umständen zu sehr in Anspruch genommen, um helfen zu können. Bei Aktivierung des PNS verhält es sich genau umgekehrt. Da SNS und PNS gegensätzliche Funktionen haben, kann es nicht überraschen, dass das PNS an seinen axonalen Endigungen einen anderen Neurotransmitter ausschüttet – Acetylcholin.* Es gibt noch einen zweiten, ebenso wichtigen Weg, auf dem die Emotionen den Körper beeinflussen. Dabei reguliert insbesondere der Hypothalamus die Ausschüttung von Hormonen; damit werden wir uns in Kapitel 4 beschäftigen.

Das limbische System reguliert also indirekt die autonomen Funktionen und die Hormonausschüttung. Was hat das mit Verhalten zu tun? Eine Menge, weil die autonomen und hormonellen Körperzustände Rückmeldungen an das Gehirn schicken und auf diese Weise (in der Regel unbewusst) das Verhalten beeinflussen.** Machen Sie sich auf mehr gefasst in den Kapiteln 3 und 4.

DIE SCHNITTSTELLE ZWISCHEN LIMBISCHEM SYSTEM UND KORTEX

Es ist Zeit, den Kortex ins Spiel zu bringen. Wie erwähnt, ist er der jüngste Teil des Gehirns und dessen Oberfläche. (Der Name kommt von dem lateinischen Wort *cortex*, »Baumrinde«, daher sprechen wir auch von der Großhirnrinde.)

Der Kortex ist das strahlende, logische, analytische Kronjuwel der Schicht 3. Der größte Teil der sensorischen Information fließt dorthin, um entschlüsselt zu werden. Der Kortex befiehlt den Muskeln, sich zu be-

* Wie die SNS gelangt die PNS in zwei Schritten vom Gehirn zu den Zielorganen. Eine Komplikation ist der Umstand, dass SNS und PNS nicht immer vollständig gegensätzlich arbeiten; in einigen Fällen sind ihre Funktionen eher kooperativ oder sequenziell. Beispielsweise beruhen Erektion und Ejakulation auf einer so komplizierten Koordination zwischen SNS und PNS, dass man sich fragt, wie überhaupt irgendjemand von uns gezeugt werden konnte.

** Mit anderen Worten, die Schichten 2 und 3 können auf die autonomen Funktionen der Schicht 1 einwirken, die überall im Körper Ereignisse verändert, und der Körper beeinflusst seinerseits alle Teile des Gehirns. Rückkopplungsschleifen über Rückkopplungsschleifen.

wegen, er versteht und produziert Sprache, speichert Erinnerungen, beherbergt räumliche und mathematische Fertigkeiten und trifft exekutive Entscheidungen. Außerdem schwebt er über dem limbischen System und scheint insofern die Philosophen zu bestätigen, die zumindest seit Descartes auf die Dichotomie zwischen Denken und Emotion gepocht haben.

Natürlich ist das alles falsch; das zeigt sich, wenn wir eine Tasse in der Hand halten und deren im Hypothalamus verarbeitete Temperatur beeinflusst, wie kalt wir die Persönlichkeit eines anderen Menschen einschätzen. Emotionen filtern Art und Genauigkeit dessen, was erinnert wird. Durch einen Schlaganfall verursachte Schädigungen bestimmter Kortexregionen blockieren die Sprechfähigkeit; einige Patienten lenken die zerebrale Welt der Sprache auf emotionalen Umwegen durch das limbische System: Sie können singen, was sie sagen möchten. Kortex und limbisches System sind nicht voneinander getrennt, sondern durch eine Vielzahl hin- und herlaufender axonaler Projektionen miteinander verbunden. Entscheidend ist die Bidirektionalität dieser Projektionen – das limbische System verständigt sich mit dem Kortex, statt nur von ihm gegängelt zu werden. Die falsche Dichotomie zwischen Denken und Fühlen legt der Neurologe Antonio Damasio von der University of Southern California in seinem Buch *Descartes' Irrtum* dar, das inzwischen Klassikerstatus erlangt hat. Wir werden auf seine Arbeit später zurückkommen.[2]

Während der Hypothalamus auf der Schnittstelle zwischen Schicht 1 und 2 liegt, befindet sich der höchst interessante frontale Kortex auf der Schnittstelle zwischen Schicht 2 und 3.

Entscheidende Einsichten über den frontalen Kortex lieferte in den 1960er Jahren ein Gigant der Neurowissenschaft, Walle Nauta vom Massachusetts Institute auf Technology (MIT).[*3] Nauta untersuchte, welche

* Nauta war nicht nur ein überragender Wissenschaftler, sondern auch ein Mann von außerordentlicher Integrität, ein bekannter Universitätslehrer, dem es gelang, seine dreistündigen Abendseminare in Neuroanatomie fast zu einer amüsanten Veranstaltung zu machen. Am College arbeitete ich in einem Labor neben dem seinen und war so voller Ehrfurcht für den Mann, dass ich alle möglichen Entschuldigungen erfand, um immer dann die Toilette aufzusuchen, wenn ich sah, dass er diese Richtung einschlug, nur um ihm an den Urinalen ein beiläufiges »Hallo« zuwerfen zu können. (Später wuchs meine Hochachtung noch mehr, als ich entdeckte, dass seine Familie und er während des Zweiten Weltkriegs in Holland Juden vor den Nazis versteckt hatten und dass sie im Holocaust-Museum in Washington erwähnt werden.)

Hirnregionen Axone zum frontalen Kortex schicken und welche Regionen Axone von ihm empfangen. Als Nauta herausfand, dass der frontale Kortex mit dem limbischen System bidirektional verflochten ist, erklärte er den frontalen Kortex zum Quasi-Mitglied des limbischen Systems. Natürlich hielt ihn jeder für übergeschnappt. Schließlich ist der frontale Kortex der evolutionär jüngste Teil des präpotenten Kortex, und es ist kaum vorstellbar, dass sich der frontale Kortex jemals mit dem limbischen System gemein machen könnte – es sei denn, man würde seine Bewohner ehrliche Arbeit und christliche Mäßigung lehren.

Natürlich hatte Nauta recht. Je nach den Umständen stimulieren oder hemmen sich frontaler Kortex und limbisches System; sie kooperieren und stimmen sich ab oder sie streiten und arbeiten gegeneinander. Der frontale Kortex ist tatsächlich ein Ehrenmitglied des limbischen Systems, und die Interaktionen zwischen dem frontalen Kortex und (anderen) limbischen Strukturen sind über weite Strecken das Kernthema dieses Buchs.

Noch zwei Einzelheiten. Erstens, der Kortex ist keine glatte Fläche, sondern zu Windungen gefaltet. Die Windungen bilden einen Überbau aus vier getrennten Lappen, dem temporalen, parietalen, okzipitalen und frontalen Lappen, alle mit je anderen Funktionen.

Der Kortex

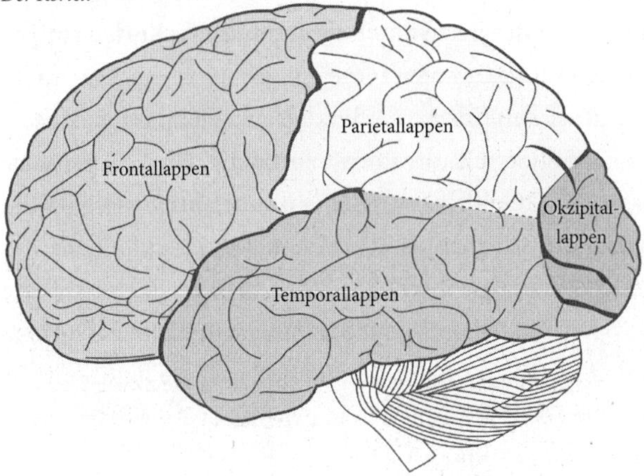

Zweitens, das Gehirn hat offensichtlich eine linke und eine rechte Seite, die sogenannten »Hälften« oder »Hemisphären«, die sich weitgehend spiegelbildlich zueinander verhalten.

Lateralisierung

- analytisches Denken
- detailorientierte Wahrnehmung
- geordnete Reihenbildung
- rationales Denken
- verbales Denken
- Vorsicht
- Planen
- mathematisches/naturwissenschaftliches Denken
- Logik
- rechtes Gesichtsfeld
- rechtsseitige motorische Fertigkeiten

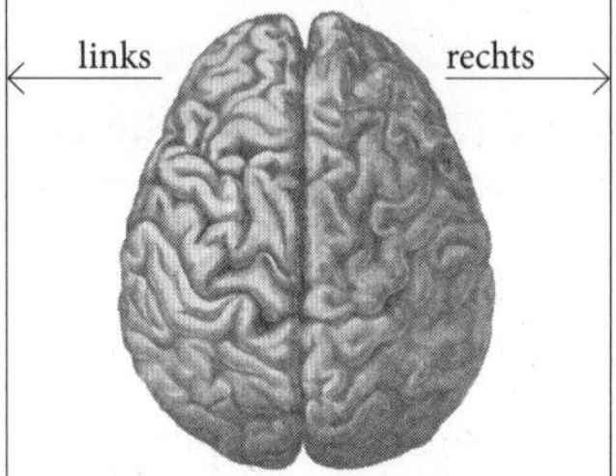

- intuitives Denken
- ganzheitliche Wahrnehmung
- zufällige Reihenbildung
- emotionales Denken
- nonverbales Denken
- abenteuerliches Verhalten
- impulsives Verhalten
- kreatives Schreiben/Kunst
- Vorstellungsvermögen
- linkes Gesichtsfeld
- linksseitige motorische Fertigkeiten

Von den relativ wenigen Mittellinienstrukturen abgesehen, treten Hirnregionen paarweise auf (eine linke und eine rechte Amygdala, Hippocampus links und rechts, Temporallappen desgleichen und so fort). Häufig sind die Funktionen lateralisiert, so dass beispielsweise die beiden Hippocampi verschiedene, wenn auch verwandte Aufgaben haben. Die größte Lateralisierung zeigt sich im Kortex; die linke Hemisphäre ist analytisch, die rechte eher für Intuition und Kreativität zuständig. Diese Gegensätze haben die Fantasie der Öffentlichkeit reichlich beschäftigt, weshalb die kortikale Lateralisierung oft maßlos überzeichnet wird: Dominanz des »linken Gehirns« ist konnotiert mit analfixierter Erbsenzählerei und die Vorherrschaft des »rechten Gehirns« mit der Fähigkeit, Mandalas zu entwerfen und mit den Walen zu singen. Tatsächlich sind die funktionellen Unterschiede zwischen den Hemisphären in der Regel gering, daher lasse ich die Lateralisierung meist außer Acht.

Damit kommen wir zur Untersuchung der Hirnregionen, die für das vorliegende Buch von zentraler Bedeutung sind: Amygdala, frontaler Kortex und das mesolimbische/mesokortikale Dopaminsystem (die Rolle von Regionen, die eher marginale Bedeutung haben, werden unter den Überschriften dieser drei erörtert). Wir beginnen mit der Struktur, von der sich durchaus behaupten lässt, sie sei maßgeblich für unsere schlimmsten Verhaltensweisen.

DIE AMYGDALA

Die unter dem Kortex im Temporallappen gelegene Amygdala* ist die archetypische limbische Struktur. Sie ist von zentraler Bedeutung für die Vermittlung von Aggression und viele eng mit ihr zusammenhängende Verhaltensweisen.

EIN ERSTER BLICK AUF AMYGDALA UND AGGRESSION

Die Bedeutung der Amygdala für Aggressionsverhalten ist durch eine überwältigende Fülle von Daten aus Forschungsarbeiten belegt, mit deren Methoden wir uns vertraut machen werden.

Zunächst ist da das korrelative »Aufzeichnungsverfahren«. Man steckt Aufzeichnungselektroden in die Amygdalae** verschiedener Tierarten und schaut, wann Neuronen Aktionspotenziale haben; wie sich herausstellt,

* Das Wort leitet sich vom griechischen ἀμυγδαλή, »Mandel«, her (danke, Wikipedia), einer Frucht, mit der die Amygdala eine entfernte Ähnlichkeit aufweist. Fatalerweise bezeichnet das Wort auch die »Gaumenmandel« (Tonsilla palatina). Unter diesen Umständen dürfte es in der Antike zu einigen aufsehenerregenden Kunstfehlerprozessen nach »Tonsillektomien« griechischer Ärzte gekommen sein.

** Die Amygdala gehört zu den »bilateralen« Strukturen, das heißt, es gibt zwei spiegelbildlich angeordnete Amygdalae, eine in jeder Hemisphäre.

ist das der Fall, wenn das Tier aggressiv ist.* Auch in ähnlichen Studien, in denen die Forscher bestimmen, welche Hirnregionen bei Aggression einen zusätzlichen Bedarf an Sauerstoff oder Glukose erkennen lassen beziehungsweise bestimmte aktivitätsbezogene Proteine herstellen, führt die Amygdala die Liste an.

Geht man über die bloße Korrelation hinaus und schädigt die Amygdala eines Tiers, gehen die Aggressionsraten zurück. Das Gleiche geschieht vorübergehend, wenn man die Amygdala temporär durch eine Novokaininjektion außer Gefecht setzt. Umgekehrt löst die Implantation von exzitatorischen Neurotransmittern (bitte merken) in der Amygdala Aggressionen aus.[4]

Zeigen wir Versuchspersonen Bilder, die Wut hervorrufen, wird die Amygdala aktiviert (wie sich beim Neuroimaging** zeigt). Die Stimulierung der Amygdala eines Patienten mittels einer eingeführten Elektrode (wie es vor bestimmten neurochirurgischen Eingriffen geschieht) erzeugt Wut.

Die überzeugendsten Daten stammen von den seltenen Patienten mit einer auf die Amygdala beschränkten Schädigung, die verschiedene Ursachen haben kann: eine bestimmte Art von Enzephalitis, eine angeborene Störung, die als Urbach-Wiethe-Syndrom bezeichnet wird, oder eine chirurgische Zerstörung der Amygdala als letztes Mittel gegen medikamentenresistente epileptische Anfälle, die dort ihren Ursprung haben.[5] Solche Patienten haben Schwierigkeiten, wütende Gesichtsausdrücke zu erkennen (während sie bei anderen Gefühlszuständen keine Mühe haben – bitte für später merken).

Und wie wirkt sich eine geschädigte Amygdala auf aggressive Verhaltensweisen aus? Das wurde an Menschen untersucht, bei denen eine Amygdalotomie vorgenommen worden war, nicht um Krampfanfälle zu verhindern, sondern um Aggressionsverhalten einzudämmen. In den 1970er Jahren riefen solche neurochirurgischen Eingriffe heftige Kontro-

* Eine Anmerkung zur Spezifität. Um sicherzugehen, dass die Amygdala tatsächlich entscheidend an der Aggression mitwirkt, müssen Sie zeigen, dass sie bei diesem Verhalten aktiver ist als andere Strukturen und dass sie bei einer Vielzahl anderer Verhaltensweisen in geringerem Maße beteiligt ist.

** Bildgebende Verfahren zur Darstellung des Gehirns [A. d. Ü.].

versen hervor. Damit meine ich nicht, dass sich ein paar Wissenschaftler auf Konferenzen nicht mehr grüßten, sondern einen gewaltigen öffentlichen Shitstorm.

Das Problem erwies sich als ein bioethisches Minenfeld, bei dem es um Fragen ging wie: Was zählt als pathologische Aggression? Wer entscheidet? Welche anderen Interventionen hat man ohne Erfolg erprobt? Kommt ein bestimmter hyperaggressiver Typus häufiger unter das Messer als andere? Was ist unter einer Heilung zu verstehen?[6]

Die meisten dieser Fälle betrafen seltene Epilepsien, die mit unkontrollierbaren Aggressionen einhergingen und bei denen man das Verhalten eindämmen wollte; die zugehörigen Studien trugen Titel wie »Klinische und physiologische Auswirkungen einer stereotaktischen bilateralen Amygdalotomie bei therapierefraktärer Aggression«. Der fäkale Hurrikan richtete sich gegen die Praxis, die Amygdala bei Menschen ohne Epilepsie, aber mit einer Vorgeschichte schwerer Aggressionen ohne deren Einverständnis auszuschalten. Das kann natürlich sehr hilfreich sein, aber auch Orwell'schen Charakter haben – es ist eine lange, dunkle Geschichte, die ich mir für ein andermal aufheben möchte.

Schränkte die Zerstörung der menschlichen Amygdala das Aggressionsverhalten ein? Ganz ohne Zweifel, wenn es sich bei der Gewalt um einen reflexartigen, rohen Ausbruch im Vorfeld eines Anfalls handelte. Doch bei einer Operation, die nur den Zweck hatte, ein bestimmtes Verhalten zu verhindern, lautet die Antwort, nun ja, vielleicht – die Verschiedenheit der Patienten und chirurgischen Verfahren, der Mangel an modernem Neuroimaging zum Nachweis, welche Teile der Amygdala bei jedem Patienten im Einzelnen zerstört wurden, und die Ungenauigkeit der Verhaltensdaten (Untersuchungsberichte, die von »Erfolgsraten« zwischen 33 und 100 Prozent berichten) lassen keine eindeutigen Schlüsse zu. Heute wird das Verfahren praktisch nicht mehr angewandt.

Die Verbindung zwischen Amygdala und Aggression zeigt sich in zwei berüchtigten Fällen von gewalttätigem Verhalten. Der erste betrifft Ulrike Meinhof, die 1968 Mitbegründerin der Roten Armee Fraktion (Baader-Meinhof-Bande) war, einer terroristischen Gruppe, die in der Bundesrepublik Bombenattentate und Banküberfälle beging. Meinhof hatte zuvor ganz konventionell als Journalistin gelebt, bevor sie sich radikalisierte und Gewalttaten verübte. 1976, während ihres Mordprozesses, wurde sie erhängt in ihrer Zelle aufgefunden (Selbstmord oder Mord? Noch immer unklar). Im Jahr 1962 war bei Meinhof ein gutartiger Gehirntumor chirurgisch entfernt worden; die Autopsie von 1976 zeigte, dass Reste des Tumors und das Narbengewebe der Operation auf die Amygdala drückten.[7]

Ein zweiter Fall betrifft Charles Whitman, den Heckenschützen, der 1966, nachdem er seine Frau und seine Mutter umgebracht hatte, vom »Texas Tower«, einem hohen Turm auf dem Campus der University of Texas in Austin, das Feuer eröffnete, 16 Menschen tötete, 32 verwundete und damit eines der ersten Schulmassaker verübte. Whitman, glücklich verheiratet und Architekturstudent, hatte einen IQ von über 135 und war tatsächlich Pfadfinder und Mitglied in einem Knabenchor gewesen. In den Jahren zuvor hatte er häufig Ärzte aufgesucht und über heftige Kopfschmerzen und Gewaltfantasien geklagt (beispielsweise den Wunsch, Menschen vom Campus-Turm aus zu erschießen). Er hinterließ Mitteilungen bei den Leichen seiner Frau und seiner Mutter, in denen er seine Liebe beteuerte und erklärte, er könne seine Taten nicht begreifen: »Ich kann rational keinen bestimmten Grund [für ihre Ermordung] angeben«, und »zweifeln Sie nicht im Geringsten daran, dass ich diese Frau von ganzem Herzen geliebt habe«. In einem Abschiedsbrief vor seinem Selbstmord bat er um eine Autopsie seines Gehirns und vermachte all sein Geld einer Stiftung für geistige Gesundheit. Die spätere Autopsie bestätigte seine Ahnung – Whitman hatte einen Tumor, ein Glioblastom, das auf seine Amygdala drückte. War der Tumor die »Ursache« für Whitmans Gewalttätigkeit? Wahrscheinlich nicht im strengen Sinn der Gleichung »Tumor der Amygdala = Mörder«, da er Risikofaktoren hatte, die mit seinen neurologischen Problemen wechselwirkten. In seiner Kindheit und Jugend wurde Whitman von seinem Vater geschlagen und musste zusehen, wie seine Mutter und seine Geschwister das gleiche Schicksal erlitten. Dieser Chorknabe und Pfadfinder hatte seine Frau wiederholt körperlich misshandelt und hatte sich als Angehöriger der US-Marines vor einem Kriegsgericht verantworten müssen, weil er einen anderen Soldaten physisch bedroht hatte.* Und es scheint sich wie ein roter Faden durch die Familiengeschichte zu ziehen – sein Bruder wurde mit 24 Jahren während einer Kneipenschlägerei ermordet.[8]

EIN GANZ ANDERER ASPEKT DER AMYGDALA-FUNKTIONEN BETRITT DIE BÜHNE

Es gibt also eine Vielzahl von Daten, die die Amygdala mit aggressivem Verhalten in Zusammenhang bringen. Doch wenn Sie Amygdala-Experten fragen, welche Verhaltensweisen ihnen bei ihrer bevorzugten Hirnstruktur als Erstes in den Sinn kommen, wird die Antwort sicherlich nicht »Aggression« lauten, sondern »Furcht« und »Angst«.[9] Entscheidend ist jedoch, dass die Gehirnregion, die am stärksten an dem Gefühl der Furcht und Angst beteiligt ist, auch hauptverantwortlich für Aggressionsverhalten ist.

Die Verknüpfung von Amygdala und Furcht wird durch ähnliche Daten belegt wie die Verbindung von Amygdala und Aggression.[10] Zu diesem Zweck wurden Labortiere verschiedenen experimentellen Verfahren unterzogen: Zerstörung der Amygdala, Nachweis von Aktivität in ihren Neuronen mit Hilfe von »Aufzeichnungselektroden«, elektrische Reizung der Neuronen oder Manipulation ihrer Gene. Alle diese Studien ergaben, dass die Amygdala eine Schlüsselrolle bei der Wahrnehmung von furchterregenden Reizen und bei dem Ausdruck von Furcht spielt. Außerdem aktiviert Furcht beim Menschen die Amygdala, wobei stärkere Aktivierung mehr Verhaltensmerkmale von Furcht erwarten lässt.

In einer Studie wurde den Versuchspersonen in einem Hirnscanner eine Version des Videospiels Pac-Man dargeboten, bei der sie in einem Labyrinth von einem Punkt verfolgt wurden; wenn er sie einholte, erhielten sie einen Stromstoß.[11] Gelang es den Teilnehmern, dem Punkt zu ent-

* Moment mal, erwartet man von den Marines denn nicht, dass von ihnen eine physische Bedrohung ausgeht? Wird ihnen das nicht in ihrer Ausbildung vermittelt? Ein schönes Beispiel für das zentrale Thema dieses Buchs – die Kontextabhängigkeit unserer besten und schlimmsten Verhaltensweisen: Die Ausbildung der Marines zielt darauf ab, dass sie eine physische Bedrohung darstellen … allerdings nur in bestimmten Kontexten.

kommen, blieb die Amygdala inaktiv. Doch deren Signalgebung nahm zu, wenn der Punkt sich näherte. Je stärker die Stromschläge, desto größer die Distanz zum Punkt bei Beginn der Amygdala-Aktivität, desto heftiger die Signalgebung und desto größer nach eigenem Bekunden das Panikgefühl der Probanden.

In einer anderen Studie warteten Probanden eine unbestimmte Zeit auf einen Stromstoß.[12] Dieser Mangel an Vorhersagbarkeit und Kontrolle war so unangenehm, dass viele sich lieber für einen sofortigen stärkeren Stromschlag entschieden. Bei den anderen führte die Phase antizipierter Furcht zu einer zunehmenden Aktivierung der Amygdala.

Daher reagiert die menschliche Amygdala mit Vorliebe auf furchterregende Reize – selbst wenn diese so flüchtig sind, dass sie unterhalb der bewussten Wahrnehmungsschwelle bleiben.

Überzeugende Daten für eine Beteiligung der Amygdala an der Angstverarbeitung liefert die Posttraumatische Belastungsstörung (PTBS). Bei PTBS-Patienten zeigt die Amygdala eine Überreaktion auf relativ geringfügige Angstreize und braucht lange, um nach der Aktivierung wieder zur Ruhe zu kommen.[13] Außerdem dehnt sich die Amygdala bei langfristiger PTBS aus. Welche Rolle der Stress bei dieser Vergrößerung der Struktur spielt, werden wir in Kapitel 4 behandeln.

Auch am Ausdruck von Angst ist die Amygdala beteiligt.[14] Nehmen Sie ein Kartenspiel, das zur Hälfte aus schwarzen und zur anderen Hälfte aus roten Karten besteht; wie viel würden Sie darauf wetten, dass die oberste Karte rot ist? Da geht es ums Risiko. Hier ist ein anderes Kartenspiel, bei dem mindestens eine Karte schwarz und mindestens eine Karte rot ist; wie viel würden Sie wetten, dass die oberste Karte rot ist? Da geht es um Uneindeutigkeit. In beiden Fällen sind die Wahrscheinlichkeiten identisch, aber die Teilnehmer an solchen Studien sind vom zweiten Szenario stärker geängstigt und aktivieren ihre Amygdala in höherem Maße. Besonders empfänglich ist die Amygdala für beunruhigende Umstände sozialer Natur. Ein ranghoher männlicher Rhesusaffe lebt in sexueller Gemeinschaft mit einem Weibchen; bei der einen Versuchsanordnung wird die Partnerin in einem anderen Raum untergebracht, in dem der Affe sie sehen kann. Bei der zweiten kommt sie zusammen mit einem Rivalen ihres Partners in den anderen Raum. Wie nicht anders zu erwarten, aktiviert diese Situation die Amygdala. Handelt es sich um Aggression oder Furcht? Offenbar um Letzteres – die Stärke der Aktivierung korrelierte nicht mit dem Ausmaß der aggressiven Verhaltensweisen und Lautäußerungen seitens des Männchens oder mit der Menge an ausgeschüttetem Testosteron. Wohl aber entsprach sie dem Ausmaß an Furcht, das zu erkennen war (zum Beispiel in Form von Zähneklappern und Sichkratzen).

Es gibt noch weitere soziale Ungewissheiten, mit denen die Amygdala verknüpft ist. In einer Neuroimaging-Studie konkurrierte ein Versuchsteilnehmer in einem Spiel mit einer Gruppe anderer Spieler; die Ergebnisse wurden so manipuliert, dass der Proband zunächst in der Mitte der Rangfolge landete.[15] Anschließend sorgten die Versuchsleiter durch entsprechende Beeinflussung der nächsten Ergebnisse dafür, dass die Rangfolgen der Teilnehmer entweder stabil blieben oder extrem schwankten. Stabile Rangfolgen aktivierten Teile des frontalen Kortex, mit dem wir uns in Kürze beschäftigen wollen. Bei Instabilität feuerten die Neuronen im frontalen Kortex *und* der Amygdala. Wenn wir nicht wissen, welchen Platz wir einnehmen, sind wir verunsichert.

In wieder einer anderen Studie untersuchte man die Neurobiologie der Konformität.[16] Stark vereinfacht, sah die Versuchsanordnung folgendermaßen aus: Ein Teilnehmer gehört zu einer Versuchsgruppe (in der sich ohne sein Wissen nur Eingeweihte befinden); allen wird »X« gezeigt, dann fragt man sie: »Was habt ihr gesehen?« Die Eingeweihten sagen alle »Y«. Lügt der Proband und sagt ebenfalls »Y«? Oft. Bei Versuchspersonen, die standhaft blieben und »X« sagten, war die Amygdala aktiviert.

Durch Stimulierung bestimmter Schaltkreise der Amygdala von Mäusen kann man die Angst ein- und ausschalten; aktiviert man andere Schaltkreise, kann die Maus nicht mehr zwischen sicheren und furchteinflößenden Situationen unterscheiden.*[17]

Die Amygdala trägt zur Vermittlung sowohl der angeborenen wie der

* Wie sieht es übrigens aus, wenn Mäuse Angst haben? Mäuse scheuen helles Licht und offene Räume – was, wie Sie sich denken können, damit zu tun hat, dass es sich um nachtaktive Tiere mit vielen Fressfeinden handelt. Daher ist ein Bestimmungsfaktor für die Angst einer Maus die Zeit, die sie braucht, um sich mitten in einen hell erleuchteten Bereich zu wagen, wo das Futter auf sie wartet.

erlernten Furcht bei.[18] Der entscheidende Vorteil der angeborenen Furcht (auch als Phobie bezeichnet) liegt darin, dass wir nicht durch Versuch und Irrtum lernen müssen, ob etwas schädlich für uns ist. Eine Ratte zum Beispiel, die in einem Labor geboren wurde und nie mit anderen Lebewesen als Artgenossen und Doktoranden zu tun hatte, reagiert bei Katzengeruch instinktiv mit Furcht und Vermeidung. Zwar aktivieren verschiedene Phobien unterschiedliche Schaltkreise im Gehirn (beispielsweise nimmt die Zahnbehandlungsphobie größere Regionen des Kortex in Anspruch als die Schlangenphobie), aber sie alle aktivieren die Amygdala.

Solche angeborenen Ängste stehen im Kontrast zu der Furcht, die wir durch Erfahrung erwerben: eine gefährliche Wohngegend, ein Brief vom Finanzamt. Eigentlich ist die Grenze zwischen angeborener und erlernter Furcht etwas verschwommen.[19] Jeder weiß, dass Menschen eine angeborene Angst vor Schlangen und Spinnen haben. Aber es gibt Leute, die sie als Haustiere halten und ihnen Kosenamen geben.* Statt unausweichlicher Furcht besitzen wir eine »Lerndisposition«, das heißt, wir lernen die Furcht vor Schlangen und Spinnen eher als die vor Pandas oder Beagles.

Das Gleiche geschieht bei anderen Primaten. Beispielsweise können Laboraffen, die nie Begegnungen mit Schlangen (oder künstlichen Blumen) hatten, leichter darauf konditioniert werden, Erstere zu fürchten als Letztere. Wie wir im nächsten Kapitel sehen werden, gibt es auch bei Menschen Lerndispositionen, indem sie sich etwa leicht konditionieren lassen, Angst vor Menschen mit einem bestimmten Aussehen zu haben.

Die verschwommene Unterscheidung zwischen angeborener und erlernter Furcht lässt sich deutlich an der Amygdala-Struktur erkennen. Die evolutionär ältere zentrale Amygdala ist von entscheidender Bedeutung für angeborene Ängste. Sie ist umgeben von der basolateralen Amygdala (BLA), deren stammesgeschichtliche Entwicklung jüngeren Datums ist und die eine gewisse Ähnlichkeit mit dem imposanten, modernen Kortex aufweist. Ebendie BLA erlernt die Ängste und übermittelt die entsprechenden Nachrichten an die zentrale Amygdala.

* Es gibt auch die radikale Abkehr von der Arachnophobie, nämlich bei all den tieftraurigen Kindern, die Charlottes Ableben in *Charlotte's Web* (dt.: *Wilbur und Charlotte*) beweinen.

Den Nachweis, dass die BLA Furcht lernt, erbrachte Joseph LeDoux von der New York University.*[20] Setzen Sie die Ratte einem angeborenen Angstauslöser aus – einem elektrischen Schlag. Wenn dieser »unkonditionierte Reiz« auftritt, kommt es zur Aktivierung der zentralen Amygdala, zur Ausschüttung von Stresshormonen, zur Mobilisierung des sympathischen Nervensystems und – als unübersehbarem Endresultat – zur Schreckstarre der Ratte: »Was war das? Was soll ich tun?« Beginnen Sie jetzt mit der Konditionierung. Bieten Sie der Ratte vor jedem Elektroschock einen Anreiz dar, der normalerweise keine Furcht hervorruft, wie etwa ein bestimmtes Geräusch. Durch wiederholte Koppelung des Tons (des konditionierten Reizes) mit dem Elektroschock (dem unkonditionierten Reiz) kommt es zur Furchtkonditionierung – der Ton alleine löst die Schreckstarre, die Ausschüttung des Stresshormons usw. aus.**

LeDoux und andere haben gezeigt, wie akustische Informationen die BLA-Neuronen anregen. Zunächst ist die Aktivierung dieser Neuronen irrelevant für die zentrale Amygdala, deren Neuronen nach dem Elektroschock feuern (aktiviert werden) sollen. Doch bei wiederholter Koppelung des Tons mit dem Schlag kommt es zu einer Neukartierung, worauf-

* Ganz wichtig: Wann immer ich in diesem Buch von Forschungsarbeiten berichte, die Lieschen Müller oder Hans Schmidt geleistet hat, meine ich in Wirklichkeit eine »Arbeit von Müller und ihrer Forschungsgruppe aus Postdoktoranden, Labortechnikern, Doktoranden und Mitarbeitern, die sich im Laufe der Jahre in alle Winde zerstreut haben«. Auf Müller und Schmidt beschränke ich mich allein der Kürze wegen, was aber beileibe nicht heißen soll, dass sie die ganze Arbeit allein geleistet hätten – naturwissenschaftliche Forschung ist stets ein Teamprozess. In diesem Zusammenhang ist noch ein anderer Punkt erwähnenswert: Überall in diesem Buch werde ich über die Ergebnisse von Studien in einer Form berichten, die in etwa lautet: »Immer wenn Sie in einer bestimmten Weise mit Hirnregion A/Neurotransmitter B/Hormon C/Gen D usw. verfahren, geschieht X.« Tatsächlich meine ich damit, dass *im Durchschnitt* – und mit einer statistisch zuverlässigen Häufigkeit – X eintritt. Es gibt immer ein hohes Maß an Streuung, unter anderem auch Individuen, bei denen gar nichts geschieht oder das Gegenteil von X eintritt.

** Das bezeichnen wir zu Ehren von Iwan Pawlow als »Pawlow'sche Konditionierung«; es handelt sich um den gleichen Prozess, bei dem Pawlows Hunde lernten, den konditionierten Reiz einer Glocke mit dem unkonditionierten Reiz von Futter zu verknüpfen, so dass schließlich Ersterer in der Lage war, den Speichelfluss der Hunde auszulösen. Weniger zuverlässig sind die Verfahren der »operanten Konditionierung«: Wie furchteinflößend oder unangenehm ein Zustand ist, zeigt sich daran, wie sehr sich jemand bemüht, diesen Zustand zu vermeiden.

hin die BLA-Neuronen die Fähigkeit erwerben, die zentrale Amygdala zu aktivieren.*

BLA-Neuronen, die auf den Ton nur reagieren, wenn eine Konditionierung stattgefunden hat, würden sich genauso verhalten, wenn der Versuchsleiter stattdessen einen Lichteffekt als Konditionierungsreiz gewählt hätte. Mit anderen Worten, diese Neuronen reagieren auf die Bedeutung des Reizes und nicht auf seine besondere Sinnesmodalität. Wenn Sie im Übrigen Ratten elektrisch stimulieren, sind diese eher geneigt, den bedingten Reiz zu fürchten; Sie haben die Schwelle für diese Assoziation gesenkt. Und wenn Sie die auditiven sensorischen Inputbahnen gleichzeitig mit den Stromstößen elektrisch stimulieren (das heißt, es gibt keinen Ton, sondern es wird nur die Nervenbahn aktiviert, die normalerweise die Nachricht von dem Ton an die Amygdala weiterleitet), bewirken Sie eine Furchtkonditionierung auf einen Ton. Sie haben einen Lernprozess organisiert, in dessen Verlauf eine falsche Furcht erworben wurde.

Es erfolgen auch synaptische Veränderungen. Sobald die Konditionierung auf einen Ton erfolgt ist, sind die Synapsen, die die Verbindung zwischen BLA und zentraler Amygdala herstellen, erregbarer geworden; wie das geschieht, zeigt die zahlenmäßige Veränderung der Rezeptoren für exzitatorische Neurotransmitter an den Dendritendornen dieser Schaltkreise.** Außerdem erhöht die Konditionierung die Spiegel der »Wachstumsfaktoren«, die ihrerseits die Entstehung neuer Verbindungen zwischen BLA und den Neuronen der zentralen Amygdala bewirken; einige der beteiligten Gene sind sogar identifiziert worden.

Nun wissen wir, wie Furcht erlernt wird.***[21] Jetzt werden die Bedin-

* Wie so oft in den Naturwissenschaften ist das alles nicht so eindeutig – einige dieser »plastischen« Veränderungen bei der Furchtkonditionierung finden auch in der zentralen Amygdala statt.

** Es wird noch komplizierter, denn die BLA-Neuronen kommunizieren wahrscheinlich mit den Neuronen der zentralen Amygdala über vermittelnde Instanzen, die man als interkalierte Zellen bezeichnet.

*** Wenn wir uns schon mit diesem Forschungsfeld befassen, dürfen wir eine Frage nicht vergessen: Wo speichern wir beim Erlernen einer neuen Furcht die Erinnerung daran? Neben der Amygdala spielt der Hippocampus eine entscheidende Rolle beim »expliziten« Erlernen nüchterner Fakten (zum Beispiel den Namen eines Menschen). Während der Hippocampus der Ort ist, wo das Kurzzeitwissen über den Namen in einer Langzeiterinnerung umgewandelt wird, befindet sich die Gedächtnisspur selbst höchstwahrscheinlich im Kortex. Der

gungen verändert – hin und wieder erklingt der Ton noch, aber es gibt keine Elektroschocks mehr. Allmählich lassen die konditionierten Furchtreaktionen nach. Wie kommt es zur »Furchtextinktion«, zur Furchtlöschung? Wie lernen wir, dass dieser Mensch doch nicht so furchterregend ist, dass »anders« nicht unbedingt »erschreckend« bedeutet? Erinnern wir uns, dass ein Teil der BLA-Neuronen auf den Ton erst reagiert, nachdem die Konditionierung stattgefunden hat. Eine andere Neuronenpopulation verhält sich umgekehrt – sie reagiert auf den Ton, erst nachdem er keine Elektroschocks mehr ankündigt (logischerweise hemmen sich die beiden Zellgruppen gegenseitig). Woher bekommen diese »erleichterten« Neuronen – »Oh, der Ton ist ja gar nicht mehr erschreckend« – ihren Input? Vom frontalen Kortex. Wenn wir die Furcht vor einem Objekt oder Ereignis verlieren, dann liegt es nicht daran, dass einige amygdaloide Neuronen ihre Erregbarkeit eingebüßt haben. Wir überwinden eine Furcht nicht, weil wir sie passiv vergessen, sondern weil wir aktiv lernen, dass kein Anlass mehr für sie besteht.*

Die Amygdala spielt auch eine logische Rolle bei sozialer und emotionaler Entscheidungsfindung. Beim Ultimatumspiel, einem Wirtschafts- und Strategiespiel für zwei Spieler, macht der erste einen Vorschlag zur Teilung einer Geldsumme, den der andere Spieler entweder akzeptieren oder ablehnen kann.[22] Im letzteren Fall bekommt keiner etwas. Die Forschungsergebnisse zeigen, dass die Ablehnung eines Vorschlags eine emotionale

Hippocampus ist – um eine Metapher zu verwenden, die vermutlich beim Erscheinen dieses Buches bereits veraltet sein wird – die Tastatur, die Verbindung, das Portal zur kortikalen Festplatte, auf der eine Erinnerung gespeichert wird. Spielt die Amygdala also nur die Rolle der Tastatur (während die Furchterinnerungen an anderer Stelle gespeichert werden), oder ist sie auch die Festplatte? Das ist eine langjährige, bis heute nicht entschiedene Debatte des Forschungsfeldes, wobei die Auffassung »Tastatur + Festplatte« von LeDoux vertreten wird, während der nicht minder brillante Forscher James McGaugh von der University of California in Irvine in der Amygdala nur die Tastatur sieht.

* Ein Beispiel für die Art von Komplexität, mit der wir es hier zu tun haben: Sowohl an der Furchtkonditionierung wie an der Furchtextinktion ist die Aktivierung inhibitorischer oder hemmender Neuronen beteiligt. Angesichts der gegensätzlichen Resultate erscheint diese Gemeinsamkeit sehr seltsam. Wie sich herausstellt, beruht die Extinktion oder Löschung auf der Aktivierung von exzitatorischen Neuronen, während zur Furchtkonditionierung die Aktivierung von inhibitorischen Neuronen erforderlich ist, die *andere* inhibitorische Neuronen hemmen, die ihrerseits auf exzitatorische Neuronen projizieren. Eine doppelte Negation liefert ein positives Ergebnis.

Entscheidung ist, ausgelöst durch den Ärger über ein schäbiges Angebot und den Wunsch, den anderen zu bestrafen. Je stärker die Amygdala-Aktivierung beim zweiten Spieler nach einem Angebot, desto wahrscheinlicher die Ablehnung. Menschen mit einer geschädigten Amygdala erweisen sich im Ultimatumspiel als atypisch großzügig und zeigen auch dann keine steigenden Ablehnungsraten, wenn sie unfaire Angebote erhalten.

Warum? Diese Leute verstehen die Regeln sehr wohl und können anderen Spielern vernünftige und strategisch sinnvolle Ratschläge geben. Außerdem verwenden sie die gleichen Strategien wie Kontrollpersonen in einer nichtsozialen Version des Spiels, wenn sie der Meinung sind, der andere Spieler sei ein Computer. Aber sie sind nicht besonders weitsichtig. Unbehelligt von dem emotionalen Aufruhr der Amygdala gelangen sie zu dem Schluss, dass ihre bedingungslose Großzügigkeit den Spielpartner zu gleicher Großzügigkeit veranlassen und sich auf lange Sicht auszahlen wird. Fragt man sie, antizipieren sie allerdings das gleiche Maß an Gegenseitigkeit wie die Kontrollgruppe.

Diese Ergebnisse lassen darauf schließen, dass die Amygdala implizit Wachsamkeit und Misstrauen in soziale Entscheidungen einführt.[23] All das dank der beschriebenen Lernprozesse. Die Autoren der genannten Studie meinten dazu: »Die Großzügigkeit unserer BLA-geschädigten Probanden kann man als pathologischen Altruismus verstehen, denn die angeborenen altruistischen Verhaltensweisen wurden infolge der BLA-Schädigung nicht durch negative soziale Erfahrung verlernt.« Mit anderen Worten, der Grundzustand ist Vertrauen, und mit Hilfe der Amygdala lernen wir Wachsamkeit und Misstrauen.

Überraschenderweise spielen die Amygdala und eines ihrer hypothalamischen Zielgebiete auch eine Rolle in der männlichen Sexualmotivation (andere hypothalamische Kerne sind von zentraler Bedeutung für die männliche Sexualleistung);* das gilt allerdings nicht für Weib-

* Wie lässt sich zwischen Sexualmotivation und Sexualleistung einer männlichen Ratte unterscheiden? Nun, Letzteres ist einfach. Man fragt, wie steht es mit der Frequenz und Latenz des kleinen Kerls in Gegenwart eines empfänglichen Weibchens? Aber die Sexualmotivation? Die misst man, indem man bestimmt, wie oft ein Männchen auf einen Hebel drückt, um Zugang zu einem Weibchen zu erhalten.

chen.* Was hat es damit auf sich? Eine Neuroimaging-Studie wirft etwas Licht auf die Frage. »Junge heterosexuelle Männer« betrachteten Bilder attraktiver Frauen (während eine Kontrollgruppe Abbildungen gutaussehender Männer anschaute). Das passive Betrachten aktivierte den eben angedeuteten Belohnungsschaltkreis. Aber auch wenn Arbeit erforderlich war – wenn ein Knopf gedrückt werden musste –, um die Bilder zu sehen, wurde die Amygdala aktiviert. Entsprechend zeigen andere Studien, dass die Amygdala am ehesten auf positive Reize reagiert, wenn die Belohnung einen anderen Wert annimmt. Einige BLA-Neuronen, die unter diesen Umständen aktiv werden, reagieren auch, wenn sich der Schweregrad eines aversiven Ereignisses verändert – diese Neuronen sprechen auf Veränderungen an, unabhängig von deren Richtung. Für sie ist »Das Ausmaß der Belohnung wird anders« gleichbedeutend mit »Das Ausmaß der Bestrafung wird anders«. Studien wie diese machen deutlich, dass die Amygdala nicht nur mit der Lust am Lusterleben befasst ist. Sie ist genauso zuständig für das ungewisse, unruhige Verlangen nach potenzieller Lust, für die Angst und Furcht und Enttäuschung, dass die Belohnung geringfügiger als erwartet ausfallen oder ganz ausbleiben könnte. An ihr liegt es, wie viel von unserer Lust und unserem Streben nach Lust den Keim zur Krankheit in sich trägt.**[24]

* Ich muss einfach die Fallgeschichte von jener Frau loswerden, deren epileptische Anfälle in der Amygdala begannen. Vor Ausbruch eines Anfalls hatte sie die Wahnvorstellung, sie sei ein Mann, einschließlich des Empfindens, eine tiefe Stimme und behaarte Arme zu besitzen.

** Im Gegensatz zu diesem Bild einer zunehmenden, prekären Erregung wird die Amygdala bei Männern und Frauen während des Orgasmus deaktiviert.

DIE AMYGDALA ALS BESTANDTEIL NEURONALER NETZWERKE IM GEHIRN

Nachdem wir die Komponenten der Amygdala kennengelernt haben, wollen wir uns mit ihren Außenverbindungen beschäftigen – das heißt mit der Frage, welche Teile des Gehirns Projektionen an sie aussenden und in welche Teile sie projiziert.[25]

EINIGE INPUTS DER AMYGDALA

SENSORISCHER INPUT. Zunächst empfängt die Amygdala, besonders die BLA, Projektionen von allen Sinnessystemen.[26] Wie könnten Sie sonst erschrecken, wenn Sie die Titelmusik aus dem *Weißen Hai* hören? Normalerweise gelangen die Informationen verschiedener Sinnesmodalitäten (Augen, Ohren, Haut …) nach dem Eintritt ins Gehirn zur Verarbeitung in die entsprechenden Kortexregionen (Sehrinde oder visueller Kortex, Hörrinde oder auditiver Kortex, Tastrinde oder somatosensorischer Kortex …). Beispielsweise aktiviert die Sehrinde eine Vielzahl von Neuronenschichten, um Bildpunkte retinaler Stimulation in erkennbare Bilder umzuwandeln; erst dann kann der visuelle Kortex der Amygdala zurufen: »Es ist ein Revolver!« Wichtig ist der Umstand, dass einige sensorische Informationen eine Abkürzung nehmen können – sie umgehen den Kortex und erreichen die Amygdala auf direktem Weg. Auf diese Weise kann die Amygdala über ein furchteinflößendes Ereignis informiert werden, bevor der Kortex den geringsten Hinweis darauf hat. Hinzu kommt, dass die Amygdala dank der extremen Erregbarkeit dieser Nervenbahn auf Reize reagieren kann, die so flüchtig oder schwach sind, dass der Kortex sie gar nicht bemerkt. Und schließlich bilden die Projektionen, die die Abkürzung genommen haben, in der BLA erregbarere Synapsen als die Nervenfasern, die vom sensorischen Kortex kommen; über diese Bahn verstärkt die emotionale Erregung die Furchtkonditionierung. Was diese Abkürzung zu leisten vermag, zeigt der Fall eines Schlaganfallpatienten mit einer Schädigung der Sehrinde, die zu »Rindenblindheit« oder »Seelenblindheit« führte. Obwohl außerstande, die meisten visuellen Informationen zu verarbeiten, erkannte er mittels der Abkürzung immer noch emotionale Gesichtsausdrücke.*

Von entscheidender Bedeutung ist dabei, dass die sensorischen Informationen die Amygdala über diese Abkürzung zwar rasch erreichen, aber nicht besonders genau sind (denn für Genauigkeit ist letztlich der Kortex zuständig). Wie wir im nächsten Kapitel sehen werden, kann das tragische Konsequenzen haben, wenn etwa die Amygdala entscheidet, sie erblicke eine Handfeuerwaffe, ehe der Kortex berichten kann, dass es sich in Wirklichkeit um ein Handy handelt.

SCHMERZINFORMATIONEN. Die Amygdala empfängt Nachrichten über Schmerz, einen wichtigen Auslöser von Furcht und Aggression.[27] Vermittelt wird er durch Projektionen aus einer alten Kernhirnstruktur, dem »periaquäduktalen Grau« (PAG); das PAG kann bei Reizung Panikattacken auslösen und ist bei Menschen mit chronischen Panikattacken vergrößert. Entsprechend der Rolle der Amygdala bei Wachsamkeit, Ungewissheit, Angst und Furcht wird die Amygdala eher durch die Unvorhersagbarkeit eines Schmerzes als durch den Schmerz selbst aktiviert. Beim Schmerz (und der Reaktion der Amygdala auf ihn) kommt es vor allem auf den Kontext an.

EKELGEFÜHLE VERSCHIEDENSTER ART. Eine hochinteressante Projektion empfängt die Amygdala vom Insellappen, einem »Ehrenmitglied« des präfrontalen Kortex, auf das wir in späteren Kapiteln ausführlich zurückkommen werden.[28] Wenn Sie (oder irgendein anderes Säugetier) von verdorbener Nahrung kosten, feuert der Insellappen und veranlasst Sie, den Bissen auszuspucken, zu würgen, Übelkeit zu empfinden und eine angewiderte Grimasse zu ziehen; der Insellappen verarbeitet gustatorischen und olfaktorischen Ekel – abscheuliche Geschmacks- und Geruchserlebnisse.

Interessanterweise wird er auch aktiviert, wenn Menschen an *moralisch* abstoßende Ereignisse denken – Verletzungen sozialer Normen oder die systematische gesellschaftliche Stigmatisierung bestimmter Personen.

* LeDoux hat diese Abkürzung am eindeutigsten für auditive Informationen nachgewiesen. Die Belege für andere Sinnesmodalität beruhen eher auf Schlussfolgerungen.

Unter diesen Umständen bewirkt die Aktivierung des Insellappens auch die der Amygdala. Wenn sich jemand in einem Spiel Ihnen gegenüber gemein und egoistisch verhält, kann man am Ausmaß ihrer Amygdala-Aktivierung vorhersagen, wie groß Ihre Empörung und Ihr Wunsch nach Rache ist. Dabei ist stets der soziale Aspekt entscheidend – Insellappen und Amygdala feuern nicht, wenn Ihnen der Dolchstoß von einem Computer versetzt wurde.

Aktiviert wird der Insellappen, wenn wir eine Kakerlake essen oder uns vorstellen, eine zu essen. Aktiviert werden Insellappen und Amygdala auch, wenn wir uns die Angehörigen des Nachbarstamms als eklige Kakerlaken vorstellen. Wie wir sehen werden, sind diese Vorgänge von zentraler Bedeutung dafür, wie unser Gehirn die Dichotomie von »Wir und Sie« verarbeitet.

Und schließlich bekommt die Amygdala einen gigantischen Input vom frontalen Kortex. Davon demnächst mehr.

EINIGE OUTPUTS DER AMYGDALA

BIDIREKTIONALE VERBINDUNGEN. Wie sich zeigen wird, kommuniziert die Amygdala mit vielen Regionen, die ihrerseits mit ihr kommunizieren – dazu gehören frontaler Kortex, Insellappen, periaquäduktales Grau und die sensorischen Projektionen, die ihre Empfänglichkeit modulieren.

SCHNITTSTELLE ZWISCHEN AMYGDALA UND HIPPOCAMPUS. Natürlich kommuniziert die Amygdala auch mit anderen limbischen Strukturen, etwa dem Hippocampus. Wie erwähnt, lernt die Amygdala in der Regel Furcht, während der Hippocampus objektive, gefühlsneutrale Fakten lernt. Doch in Augenblicken extremer Furcht verwickelt die Amygdala den Hippocampus in eine Art Furchtlernen.[29]

Zurück zu der Ratte, die einer Furchtkonditionierung unterzogen wird. Wenn sie im Käfig A ist, folgt auf einen Ton ein Stromstoß, in Käfig B bleibt der Schock aus. Dadurch kommt eine kontextabhängige Konditionierung zustande – der Ton ruft Schreckstarre in Käfig A, aber nicht in Käfig B hervor. Die Amygdala lernt den Hinweis- oder Signalreiz –

den Ton –, während sich der Hippocampus den Unterschied zwischen den Kontexten Käfig A und Käfig B einprägt. Das gekoppelte Lernen von Amygdala und Hippocampus ist sehr fokussiert – wir alle erinnern uns an die Bilder von dem Flugzeug, das in den zweiten Turm des World Trade Center einschlug, wissen aber nicht mehr, ob im Hintergrund Wolken waren. Nach dem Erregungsgrad der Amygdala entscheidet der Hippocampus, ob ein Faktoid verdient, gespeichert zu werden. Die Kopplung kann sich auch verschieben. Nehmen wir an, Sie wären in einem verrufenen Viertel der Stadt in einem kleinen Gässchen mit vorgehaltener Waffe ausgeraubt worden. Hinterher kann je nach den Umständen der Revolver der Hinweisreiz und die Gasse der Kontext oder die Gasse der Signalreiz und das verrufene Stadtviertel der Kontext sein.

MOTORISCHER OUTPUT. Im Zusammenhang mit der Amygdala gibt es noch eine zweite Abkürzung, insbesondere wenn sie mit den Motorneuronen kommuniziert, das heißt mit den für die Bewegung zuständigen Neuronen.[30] Normalerweise wendet sich die Amygdala zur Mobilisierung eines bestimmten Verhaltens – sagen wir der Flucht – an den frontalen Kortex, um dessen exekutive Zustimmung zu erhalten. Doch wenn die Amygdala ausreichend erregt ist, kommuniziert sie direkt mit den subkortikalen, motorischen Reflexbahnen. Wieder gibt es einen Zuwachs an Geschwindigkeit durch Umgehung des Kortex, im Gegenzug vermindert sich die Genauigkeit. Die Input-Abkürzung kann Sie also veranlassen, das Handy für einen Revolver zu halten. Und die Output-Abkürzung kann Sie dazu bewegen, den Abzug zu betätigen, bevor Sie es eigentlich wollen.

ERREGUNG. Letztlich dient der Amygdala-Output in den meisten Fällen dazu, überall in Gehirn und Körper Alarm auszulösen. Wie gesehen, ist das entscheidende Gebiet der Amygdala die zentrale Amygdala.[31] Von dort führen axonale Projektionen zu einer amygdaloiden Struktur in der Nähe, die wir als Bettnukleus der Stria terminalis bezeichnen (BNST). Der BNST seinerseits projiziert in jene Teile des Hypothalamus, die die hormonelle Stressreaktion auslösen (siehe Kapitel 4), sowie in Regionen des Mittelhirns und des Hirnstamms, die das sympathische Nervensystem aktivieren und das parasympathische Nervensystem hemmen. Es kommt zu einer gewissen emotionalen Erregung, Schicht 2 schickt ihre Signale in bestimmte Regionen der Schicht 1, woraufhin Herzfrequenz und Blutdruck sprunghaft ansteigen.*

Die Amygdala aktiviert auch den Locus caeruleus, eine Hirnstamm-Struktur, die mit dem sympathischen Nervensystem des Gehirns verwandt ist.[32] Es verteilt noradrenerge Projektionen über das ganze Gehirn, besonders den Kortex. Wenn Ihr Locus caeruleus schläfrig und stumm ist, sind Sie es auch. Zeigt er moderate Aktivität, sind Sie wach und aufmerksam. Und wenn er infolge eines entsprechenden Inputs der Amygdala wie wild feuert, sind alle Neuronen beteiligt.

Das Projektionsmuster der Amygdala wirft eine wichtige Frage auf.[33] Wann entfaltet das sympathische Nervensystem seine volle Kraft? Bei Furcht, Flucht, Kampf und Sex. Auch wenn Sie im Lotto gewonnen haben, glücklich auf einem Fußballfeld entlangstürmen oder gerade den Großen Fermat'schen Satz gelöst haben (falls Sie zu dieser Sorte Mensch gehören). Aus diesem Grund sind ein Viertel der Neuronen in einem Hypothalamuskern sowohl am sexuellen Verhalten als auch, bei erhöhter Intensität, am Aggressionsverhalten einer männlichen Maus beteiligt.

Das hat zwei Konsequenzen. Sowohl Sex wie Aggression aktivieren das sympathische Nervensystem, das seinerseits Verhalten beeinflussen kann: Je nachdem, ob ihr Herz rast oder langsam schlägt, begegnen Menschen Dingen und Ereignissen mit unterschiedlichen Gefühlen. Folgt daraus, dass das Muster Ihrer autonomen Erregung beeinflusst, *was* Sie fühlen? Nicht wirklich. Doch autonomes Feedback wirkt sich auf die *Intensität* dessen aus, was Sie fühlen. Davon mehr im nächsten Kapitel.

Die zweite Konsequenz hat mit dem Grundgedanken dieses Buchs zu tun. Egal, ob Sie mörderische Wut empfinden oder einen Orgasmus haben, Ihr Herz verhält sich in etwa gleich. Abermals zeigt sich, dass das Gegenteil von Liebe nicht Hass ist, sondern Gleichgültigkeit.

* Um es deutlicher auszudrücken: Das exakte Aktivitätsmuster der Unterregionen des Hypothalamus und der autonomen Relaiskerne kann je nach Art des Reizes variieren – so unterscheiden sich die Furcht und Aggression, die mit der Reaktion auf einen Fressfeind verknüpft sind, ein wenig von denen als Reaktion auf die Bedrohung durch einen Artgenossen; entsprechend fällt das Reaktionsmuster eines Nagetiers auf den Geruch einer Katze etwas anders aus als die Reaktion des Tiers auf das Erscheinen der Katze selbst.

Damit endet unser Bericht über die Amygdala. Aus der ganzen Komplexität des Jargons und der Sachverhalte kristallisiert sich vor allem ein wichtiges Thema heraus – die Doppelrolle der Amygdala bei Aggression und den verschiedenen Facetten von Furcht und Angst. Furcht und Aggression sind nicht zwangsläufig miteinander verknüpft – nicht jede Furcht ruft Aggression hervor, und nicht jede Aggression erwächst aus Furcht. In der Regel wird Aggression durch Furcht nur dann gesteigert, wenn schon vorher eine Neigung zu aggressivem Verhalten vorliegt; bei rangniederen Tieren, die keine Möglichkeit haben, ihre Aggression sicher auszudrücken, bewirkt Furcht das Gegenteil.

Deutlich zeigt sich die Trennung zwischen Furcht und Aggression bei gewalttätigen Psychopathen, die einen absoluten Gegenentwurf zur Furchtsamkeit darstellen – physiologisch und subjektiv sind sie weniger empfänglich für Schmerz; ihre Amygdalae reagieren in geringerem Maße auf typische furchterregende Reize und sind kleiner als normal.[34] Das passt ins Bild der psychopathischen Gewalttätigkeit, die keine erregte Reaktion auf Provokation, sondern rein instrumental ist, das heißt, sie benutzt andere Menschen mit emotionsloser, reueloser und reptilienhafter Gleichgültigkeit als Mittel zum Zweck.

Wir sehen also, dass Furcht und Gewalttätigkeit nicht immer unauflöslich miteinander verbunden sind. Doch ein Zusammenhang ist wahrscheinlich, wenn die ausgelöste Aggression reaktiv und wutschäumend ist. Eine Welt, in der kein amygdaloides Neuron Angst haben müsste und ein jedes unter seinem Weinstock und Feigenbaum wohnen könnte, wäre höchstwahrscheinlich sehr viel sicherer als die unsere.*

Wenden wir uns nun der zweiten der drei Hirnregionen zu, die wir eingehend betrachten.

* Micha (4,4) möge mir verzeihen.

DER FRONTALE KORTEX

Jahrzehnte habe ich mit der Untersuchung des Hippocampus zugebracht. Er war gut für mich, und ich würde gerne glauben, dass es auf Gegenseitigkeit beruhte. Doch ich denke, dass ich damals die falsche Wahl getroffen habe – möglicherweise hätte ich mich in all diesen Jahren lieber mit dem frontalen Kortex beschäftigen sollen. Denn er ist der interessanteste Teil des Gehirns.

Was macht der frontale Kortex? Zur Liste seiner Leistungen gehören Arbeitsgedächtnis, Exekutivfunktion (strategische Organisation von Wissen und anschließendes Handeln auf der Grundlage von Exekutiventscheidungen), Belohnungsaufschub, langfristige Planung, Emotionsregulation und Impulskontrolle.[35]

Das ist ein weites Feld. Ich werde diese vielfältigen Funktionen unter einer einzigen Definition zusammenfassen, die für jede Seite des vorliegenden Buchs gilt: *Der frontale Kortex veranlasst Sie, den schwierigeren Weg zu wählen, wenn es angebracht ist.*

Fangen wir mit einigen wichtigen Merkmalen des frontalen Kortex an:

- Es handelt sich um die phylogenetisch jüngste Hirnregion, die ihr ganzes Vermögen erst mit der Entwicklung der Primaten entfaltet; ein unverhältnismäßig hoher Prozentsatz der speziellen Primatengene ist dem frontalen Kortex zugeordnet. Außerdem sind diese Genexpressionsmuster weitgehend individuiert, das heißt, die interindividuelle Variabilität ist größer als die durchschnittlichen, auf das ganze Gehirn bezogenen Unterschiede zwischen Menschen und Schimpansen.
- Der frontale Kortex des Menschen ist komplexer verdrahtet als der anderer Affen und, wenn man von bestimmten Definitionen seiner Grenzen ausgeht, auch proportional größer.[36]
- Der frontale Kortex ist die Hirnregion, die als Letzte ihr endgültiges Reifestadium erreicht, wobei die stammesgeschichtlich jüngsten Teilregionen ihre Entwicklung auch als Letzte abschließen. Erstaunlicher-

weise erreichen sie ihre vollständige Funktionstüchtigkeit erst, wenn ihre Träger *Mitte zwanzig* sind. Dieser Umstand wird uns in dem Kapitel über Adoleszenz natürlich noch beschäftigen.

Schließlich besitzt der frontale Kortex noch einen speziellen Zelltyp. Im Allgemeinen besitzt das menschliche Gehirn keine besonderen Eigenschaften; wir haben keine speziellen Arten von Neuronen, Neurotransmittern, Enzymen und so fort entwickelt. Die Neuronen eines Menschen und einer Fliege sind sich bemerkenswert ähnlich; die Besonderheit ist quantitativer Natur – auf jedes Fliegenneuron kommen bei uns zig Millionen neue Neuronen und zig Milliarden neue Verbindungen.[37]

Die einzige Ausnahme ist ein unauffälliger Neuronentyp von eigenartiger Form und Konnektivität, die sogenannten Von-Economo-Neuronen (oder Spindelneuronen). Zunächst dachte man, sie seien eine Besonderheit des Menschen, aber inzwischen haben wir den Typ auch bei anderen Primaten und bei Walen, Delfinen und Elefanten gefunden* – mit anderen Worten, bei einer Auslese an sozial komplexen Tierarten.

Im Übrigen kommen die wenigen Von-Economo-Neuronen nur in zwei Unterregionen des frontalen Kortex vor, wie John Allman vom California Institute of Technology gezeigt hat. Eine haben wir bereits kennengelernt – den Insellappen, der an unseren gustatorischen und moralischen Ekelerlebnissen beteiligt ist. Die zweite ist der vordere cinguläre Kortex, ein ebenso interessantes Areal. Um einen Hinweis zu geben (einen unter vielen, wie wir sehen werden): Er ist von zentraler Bedeutung für Empathie.

Gemessen an Kriterien wie Evolution, Größe, Komplexität, individueller Entwicklung, Genetik und Neuronentyp, ist der frontale Kortex also sehr charakteristisch, wobei die menschliche Spielart besonders markant ist.

* Was nachdrücklich dafür spricht, dass sich diese Neuronen im Zuge der Stammesgeschichte getrennt voneinander entwickelten, legt man den evolutionären Abstand zwischen Primaten, Walen und Elefanten zugrunde. Beispielsweise sind die nächsten Verwandten der Elefanten die Schliefer und die Rundschwanzseekühe. Die konvergente Evolution der Von-Economo-Neuronen in drei separaten Abstammungslinien unterstreicht die These, dass diese Zellen eng mit extremer Sozialität verknüpft sind.

DIE TEILREGIONEN DES FRONTALEN KORTEX

Die Anatomie des frontalen Kortex ist äußerst kompliziert; es wird sogar diskutiert, ob einige Teile des Stirnhirns der Primaten bereits bei »einfacheren« Arten anzutreffen sind. Trotzdem gibt es einige interessante Themen allgemeinerer Natur.

Die vorderste Region ist der *prä*frontale Kortex (PFC), der zugleich der evolutionär jüngste Bereich ist. Wie erwähnt, ist der frontale Kortex von zentraler Bedeutung für die Exekutivfunktion. Innerhalb des frontalen Kortex ist er, um George W. Bush zu zitieren, der »Entscheider«. Ganz allgemein trifft der PFC die Wahl zwischen einander ausschließenden Optionen – Coke oder Pepsi; mit dem herausplatzen, was man wirklich denkt, oder es für sich behalten; den Abzug betätigen oder nicht. Und häufig muss der »Entscheider« zwischen einer stark kognitiv geprägten und einer stark emotional geprägten Lösung wählen.

Sobald der PFC entschieden hat, schickt er entsprechende Befehle über seine Projektionen an die hinter ihm liegenden restlichen Areale des frontalen Kortex. Diese Neuronen kommunizieren dann mit dem »prämotorischen Kortex« unmittelbar dahinter, der die Signale an den »motorischen Kortex« weitergibt, von wo aus sie an unsere Muskeln gesandt werden. Daraus entwickelt sich eine Verhaltenssequenz.*

Bevor wir betrachten, wie der frontale Kortex soziales Verhalten beeinflusst, wollen wir mit einem einfacheren Bereich seiner Funktionen beginnen.

* Zur Veranschaulichung: Jemand fragt sich, ob er auf einen Knopf drücken soll. Der frontale Kortex trifft die Entscheidung; wenn Sie das Aktivitätsmuster dieser Region kennen, können Sie, rund 700 Millisekunden bevor die Person weiß, wie sie sich entscheidet, die Entscheidung mit einer Genauigkeit von 80 Prozent vorhersagen.

Was bedeutet »den schwierigeren Weg wählen, weil es der richtige ist« auf dem Gebiet der Kognition (die von Jonathan Cohen an der Princeton University definiert wird als »die Fähigkeit, Denken und Handeln in Übereinstimmung mit inneren Zielen zu organisieren«)?[38] Nehmen wir an, Sie haben eine Telefonnummer in einer Stadt, in der Sie einmal gelebt haben, nachgeschaut. Der frontale Kortex behält sie nicht nur so lange, dass Sie sie wählen können, sondern macht sie auch zum Gegenstand strategischer Überlegungen. Kurz bevor Sie die Nummer wählen, vergegenwärtigen Sie sich, dass es sich um einen Teilnehmer in besagter Stadt handelt, woraufhin Sie die Vorwahl dieser Stadt aus Ihrem Gedächtnis abrufen.*

Der frontale Kortex ist auch für die Fokussierung auf eine Aufgabe zuständig. Wenn Sie den Bürgersteig verlassen, um die Straße ohne Ampel oder Zebrastreifen zu überqueren, achten Sie auf den Verkehr, schätzen die Geschwindigkeit der Fahrzeuge ab und überlegen, ob Sie Ihr Vorhaben sicher ausführen können. Treten Sie hingegen auf die Fahrbahn, um ein vorbeifahrendes Taxi anzuhalten, dann achten Sie darauf, ob ein Auto so ein erleuchtetes Taxi-Schild auf dem Dach hat. In einer großartigen Studie brachte man Affen bei, auf einen Bildschirm mit verschiedenfarbigen Punkten zu schauen, die sich in eine bestimmte Richtung bewegten; je nach dem Signal, das ertönte, mussten die Versuchstiere entweder auf die Farbe oder die Bewegung achten. Jedes Signal, das einen Aufgabenwechsel anzeigte, löste einen Aktivitätsausbruch des PFC aus und, damit verbunden, die Unterdrückung des Informationsstroms (Farbe oder Bewegung), der nun irrelevant war. So bekommt der PFC Sie dazu, den schwierigeren Weg zu wählen: Denk dran, dass die Regel sich geändert hat, wiederhol nicht die gewohnte Reaktion.[39]

Der frontale Kortex ist auch für die »Exekutivfunktion« verantwortlich – Sichtung der Informationen, Suche nach Mustern, Entscheidung für eine strategische Handlung.[40] Nehmen wir beispielsweise den folgenden

* Bei diesem etwas altmodisch anmutenden Absatz ist mir durchaus bewusst, dass sich die meisten Elemente der Verhaltenssequenz im Zeitalter von Smartphones und der ständigen Begleitung von Siri überlebt haben.

Test, der wahrhaft eine frontale Herausforderung darstellt. Der Versuchsleiter stellt einem Versuchsteilnehmer, der masochistisch genug ist, um sich auf dieses Unternehmen einzulassen, die folgende Aufgabe: »Ich gehe auf den Markt und kaufe Pfirsiche, Cornflakes, Waschpulver, Zimt …« Nachdem er sechzehn Dinge aufgezählt hat, wird der Proband aufgefordert, die Liste zu wiederholen. Vielleicht kann er sich an die ersten paar Sachen erinnern oder an die letzten, vielleicht lag er in einigen Fällen nur knapp daneben – hat etwa Muskat statt Zimt gesagt. Anschließend liest der Versuchsleiter die Liste noch einmal vor. Dieses Mal erinnert sich der Teilnehmer an ein paar Dinge mehr und erwähnt nicht noch mal fälschlich die Muskatnuss. Und das wiederholt sich nun ein ums andere Mal.

Das Ganze ist mehr als ein einfacher Gedächtnistest. Im Zuge der Wiederholungen fällt den Probanden auf, dass es vier Obstsorten, vier Reinigungsmittel, vier Gewürze und vier kohlehydrathaltige Lebensmittel gibt. Die Begriffe bilden Kategorien. Das verändert die Codierungsstrategie der Versuchspersonen, denn sie beginnen die Dinge zu semantischen Gruppen zusammenzufassen: »Pfirsiche. Äpfel. Blaubeeren – nein, ich meine, Brombeeren. Da war noch eine andere Obstsorte, weiß nicht mehr. Okay, Cornflakes, Brot, Doughnuts, Muffins. Kreuzkümmel, Muskatnuss – Mist, schon wieder! – ich meine, Zimt, Oregano …« Während der ganzen Zeit gibt der PFC die übergeordnete Gedächtnisstrategie für diese sechzehn Dinge vor.*

Der PFC ist von entscheidender Bedeutung für die Kategorisierung, das heißt für die Fähigkeit, Informationen so zu organisieren, dass wir sie mit bestimmten Etiketten versehen können. Wir erkennen, dass die PFC-Gruppen Äpfel und Pfirsiche enger zusammengehören als Äpfel und Toilettensauger. In einer einschlägigen Studie brachte man Affen bei, zwischen

* Dieser Test erinnert mich an den sogenannten California Verbal Learning Test (CVLT). Meine Frau, die sich zu Beginn ihrer Berufstätigkeit der Neuropsychologie verschrieben hatte, probierte während ihres Promotionsstudiums eine Reihe von Tests an mir aus; der CVLT war mit Abstand der schlimmste. Er war irrsinnig anstrengend – als sie damit endlich Schluss machte, war ich völlig verschwitzt. Andererseits wird sich das sehr vorteilhaft auswirken, wenn ich in ein paar Jahrzehnten dank diesem Training hervorragende Ergebnisse erziele, obwohl ich schon längst dement bin … und dann nicht in den Genuss der erforderlichen medizinischen Versorgung komme. Na ja, ich sollte vielleicht noch mal darüber nachdenken.

Bildern von Hunden und Katzen zu unterscheiden. Man konnte erkennen, dass einzelne Neuronen auf »Hund« reagierten und andere auf »Katze«. Daraufhin ließen die Forscher die Bilder miteinander verschmelzen und erzeugten Mischformen mit unterschiedlichen Prozentsätzen von Hund und Katze. Die »Hund-Neuronen« des PFC reagierten auf die Mischbilder mit einem Verhältnis von 80 Prozent Hund und 20 Prozent Katze beziehungsweise von 60 : 40 ebenso stark wie auf 100 Prozent Hund. Aber nicht auf 40 : 60 – dann begannen die »Katzen-Neuronen« zu feuern.[41]

Der frontale Kortex hilft den Underdogs, beeinflusst von Impulsen und Gedanken, mit denen wir uns den Rest dieses Buchs beschäftigen werden – lass das, das sind nicht deine Kekse; du kommst in die Hölle; Selbstdisziplin ist gut; du bist glücklicher, wenn du schlanker bist –, alles Botschaften, die einem einsam kämpfenden inhibitorischen Motoneuron eine etwas bessere Chance gewähren.

FRONTALER STOFFWECHSEL UND IMPLIZITE ANFÄLLIGKEIT

Das wirft ein interessantes Problem auf, das sowohl die sozialen wie die kognitiven Funktionen des frontalen Kortex betrifft.[42] Dieses »Wenn ich du wäre, würde ich das nicht tun« und all die anderen Weisheiten, die der frontale Kortex vom Stapel lässt, sind ermüdend. Andere Gehirnregionen reagieren auf Ereignisse von einer gewissen Zufälligkeit; der frontale Kortex dagegen folgt Regeln. Erinnern wir uns nur daran, dass unser frontaler Kortex mit etwa drei Jahren eine Regel lernte, die wir den Rest unseres Leben befolgen werden – pinkel nicht einfach, wenn dir danach ist –, und diese Regel dadurch umsetzen konnte, dass er seinen Einfluss auf die Neuronen verstärkte, die die Blasenfunktion regulieren.

Hinzu kommt, dass das frontale Mantra »Selbstdisziplin ist gut« nicht nur bemüht wird, wenn Kekse locken, sondern auch, wenn es gilt, sparsam zu wirtschaften, um die Rücklagen für den Ruhestand zu erhöhen. Die Neuronen des frontalen Kortex sind Generalisten mit einem breit gestreuten Projektionsmuster, ein Umstand, der für noch mehr Arbeit sorgt.[43]

All das kostet Energie, und so hat der frontale Kortex bei verstärktem Arbeitsaufkommen eine erhöhte Stoffwechselrate und Genaktivierung – proportional zur Energieerzeugung.[44] *Willenskraft* ist mehr als nur eine Metapher; Selbstbeherrschung erweist sich als begrenzte Ressource. Die Neuronen des Frontallappens sind kostspielige Zellen und daher auch anfällige Zellen. Aus diesem Grund ist der frontale Kortex ungewöhnlich anfällig für verschiedene neurologische Schädigungen.

Das hat mit dem Konzept der »kognitiven Belastung« zu tun. Geben Sie dem frontalen Kortex ordentlich etwas zu tun – eine schwierige Aufgabe für das Arbeitsgedächtnis, die Regulierung des Sozialverhaltens oder zahlreiche Entscheidungen beim Einkaufen. Unmittelbar danach sinkt die Leistung bei einer anderen Aufgabe des frontalen Kortex.[45] Gleiches gilt für Multitasking, bei dem die PFC-Neuronen gleichzeitig an mehreren aktivierten Schaltkreisen beteiligt sind.

Wichtig ist der Umstand, dass sich Versuchsteilnehmer nach einem Anstieg der kognitiven Belastung für den frontalen Kortex weniger prosozial verhalten* – sie sind dann weniger mitfühlend oder hilfsbereit, eher geneigt zu lügen.[46] Oder erhöhen Sie die kognitive Belastung bei einer Aufgabe, die eine schwierige emotionale Regulierung erfordert, und die Versuchsteilnehmer werden hinterher häufiger falsche Angaben zu ihrer Ernährung machen.**[47]

Der frontale Kortex ist randvoll mit kalvinistischer Selbstdisziplin angefüllt, ein Über-Ich, das bis zum Umfallen schuftet.[48] Allerdings ist einschränkend darauf hinzuweisen, dass schon bald nach Abschluss des Sauberkeitstrainings der schwierigere Weg – die Beherrschung der Blasenmuskulatur – automatisch wird. Entsprechend verhält es sich mit anderen anfangs mühevollen frontalen Aufgaben. Wenn Sie beispielsweise ein Klavierstück mit einem schwierigen Triller einüben, denken Sie jedes Mal kurz vorher: »Jetzt kommt es, lass den Ellenbogen locker hängen, halt

* Mit einer wichtigen Ausnahme, auf die wir bei der Erörterung moralischer Fragen in Kapitel 13 zu sprechen kommen werden.

** Lebhaft diskutiert wird in diesem Zusammenhang die Frage, ob durch die kognitive Belastung die »Willenskraft« oder die »Motivation« verringert wird. Für unsere Zwecke wollen wir die beiden Begriffe einfach als synonym betrachten.

das Handgelenk still.« Eine klassische Aufgabe für das Arbeitsgedächtnis. Und eines Tages bemerken Sie fünf Takte nach dem Triller, dass alles gut gegangen ist und dass Sie nicht mehr an die fatale Passage denken mussten. Der frontale Kortex hat die Verantwortung für den Triller an die Hirnregionen übertragen, die für Reflexe zuständig sind (das Kleinhirn zum Beispiel). Der Übergang zur Automatizität findet auch statt, wenn Sie eine Sportart zu beherrschen lernen, wenn Ihr Körper – bildlich gesprochen – weiß, was er zu tun hat, ohne dass Sie darüber nachdenken müssen.

Im Kapitel über Moral beschäftigen wir uns mit Automatizität in einem wichtigeren Bereich. Ist es für Ihren frontalen Kortex eine schwierige Aufgabe, nicht zu lügen, oder ist es eher eine mühelose Gewohnheit? Wie sich zeigen wird, kann uns Automatizität das Ehrlichsein erleichtern. Das erklärt auch die Antwort, die wir häufig zu hören bekommen, wenn jemand außerordentlich mutig gehandelt hat. »Was haben Sie gedacht, als Sie in den Fluss gesprungen sind, um das Kind zu retten?« »Ich habe gar nichts gedacht – bevor ich mich versah, war ich schon im Wasser.« Oft sorgt die Neurobiologie der Automatizität dafür, dass Menschen die schwierigsten moralischen Taten vollbringen, während die Neurobiologie des frontalen Kortex jemanden dazu bringt, große Mühen auf eine Semesterarbeit über das Thema zu verwenden.

FRONTALER KORTEX UND SOZIALVERHALTEN

Interessant wird es, wenn der frontale Kortex eine kognitive Mischung um soziale Faktoren erweitern muss. Beispielsweise enthält eine Region des Affen-PFC Neuronen, die feuern, wenn der Affe einen Fehler bei einer kognitiven Aufgabe begeht oder einen anderen Affen dabei beobachtet; einige feuern nur, wenn ein bestimmtes Tier den Fehler macht. In einer Neuroimaging-Studie mussten Versuchspersonen eine Wahl treffen, wobei sie das Feedback aus ihren eigenen vorausgehenden Wahlhandlungen gegen die Ratschläge einer anderen Person abwägen mussten. Unterschiedliche PFC-Schaltkreise ließen auf »belohnungsabhängige« beziehungsweise »beratungsabhängige« Entscheidungsprozesse schließen.[49]

Ergebnisse wie diese deuten auf die zentrale Bedeutung des frontalen Kortex für das Sozialverhalten hin.[50] Das bestätigt ein Vergleich zwischen verschiedenen Primaten. Generell gilt, je größer im Durchschnitt die soziale Gruppe der Primatenart, desto größer das relative Volumen des frontalen Kortex. Das gilt vor allem für die Fission-Fusion-Arten: Gelegentlich spalten sich Untergruppen ab, leben eine Zeitlang unabhängig voneinander, bis sie sich wieder zusammenfinden. Eine solche Sozialstruktur ist anstrengend, denn sie verlangt von den Mitgliedern, dass sie ihr Verhalten flexibel auf das Leben in der Untergruppe und in der großen Gruppe einstellen können. Logischerweise verfügen Primaten aus Fission-Fusion-Arten (Schimpansen, Bonobos, Orang-Utans, Klammeraffen) über eine bessere frontokortikale inhibitorische Kontrolle ihres Verhaltens als Primaten, die keine Fission-Fusion-Gesellschaften bilden (Gorillas, Kapuzineraffen, Makaken).

Bei Menschen gilt, je größer das soziale Netz einer Person (gemessen an der Zahl seiner SMS-Kontakte), desto größer eine bestimmte PFC-Unterregion (merken Sie sich das für später).[51] Toll, aber wir können nicht genau sagen, ob die Größe der Hirnregion Sozialität verursacht oder umgekehrt (vorausgesetzt, es liegt überhaupt ein kausales Verhältnis vor). Eine andere Studie löst dieses Problem; wenn Rhesusaffen nach dem Zufallsprinzip in soziale Gruppen eingeteilt werden und fünfzehn Monate in ihnen verbleiben, ist zu beobachten, dass der PFC sich umso stärker ausdehnt, je größer die Gruppe ist – soziale Komplexität lässt den frontalen Kortex wachsen.

Wir verwenden den frontalen Kortex für die schwierigeren Alternativen in sozialen Kontexten – wir loben die Gastgeber für das ungenießbare Dinner; beherrschen uns, statt den unerträglichen Arbeitskollegen zu verprügeln; machen jemandem keine sexuellen Avancen, trotz unserer Fantasien; rülpsen nicht lauthals während der Lobrede. Was der frontale Kortex leisten kann, lässt sich sehr schön erkennen, wenn er geschädigt ist.

Der erste »frontale« Patient, der berühmte Phineas Gage, wurde 1848 in Vermont diagnostiziert. Gage, Vorarbeiter eines Eisenbahnbautrupps, erlitt bei einem Unfall eine schwere Verletzung – eine explodierende Pulverladung jagte ihm ein fast sechs Kilogramm schwere eiserne Stampf-

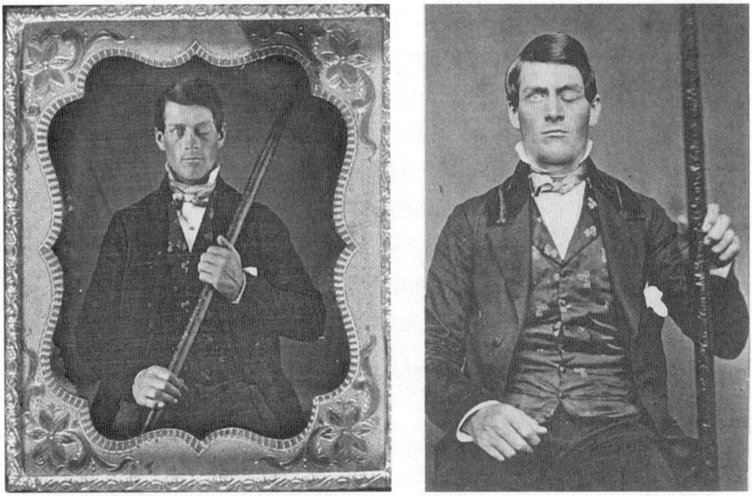

Die beiden erhaltenen Bilder von Gage und seiner Stampfstange.

stange durch den Kopf. Das Arbeitsgerät durchdrang seine linke Gesichtsseite und verließ seinen Schädel oben an der Vorderseite. Mit einem Großteil seines linken frontalen Kortex landete es 25 Meter entfernt auf dem Boden.[52]

Bemerkenswerterweise überlebte er und wurde wieder gesund. Aber der allgemein geschätzte, ausgeglichene Gage hatte sich verändert. Hören wir den Arzt, der seine Entwicklung jahrelang verfolgte:

> *Man könnte sagen, das Gleichgewicht oder die Balance zwischen seinen geistigen Fähigkeiten und seinen animalischen Impulsen sei zerstört. Er ist launisch, respektlos, ergeht sich gelegentlich in übelsten Obszönitäten (was früher nicht zu seinen Gewohnheiten gehörte), nimmt wenig Rücksicht auf seine Kollegen, schlägt alle Ratschläge und Hilfen in den Wind, wenn sie seinen Wünschen widersprechen, kann manchmal sehr eigensinnig sein, aber auch unberechenbar und wankelmütig, schmiedet unablässig Zukunftspläne, die er genauso rasch wieder verwirft für andere, die ihm verheißungsvoller erscheinen.*

Freunde sagten, er sei »nicht mehr Gage«. Da er zunächst nicht mehr in seinem alten Beruf arbeiten konnte, musste er sich als Kuriosität (mit seiner Eisenstange) von P.T. Barnum zur Schau stellen lassen. Was für eine Demütigung!

Erstaunlicherweise erholte sich Gage. Wenige Jahre nach seiner Verletzung konnte er wieder arbeiten (meist auf Postkutschen) und wurde in seinem Verhalten als weitgehend angepasst beschrieben. Sein verbliebenes rechtsseitiges frontokortikales Gewebe hatte einige der Funktionen übernommen, die bei dem Unfall verloren gegangen waren. Diese Plastizität des Gehirns ist Gegenstand von Kapitel 5.

Ein weiteres Beispiel dessen, was geschieht, wenn der frontale Kortex beeinträchtigt ist, ist die frontotemporale Demenz (FTD), die mit der Schädigung des frontalen Kortex beginnt; merkwürdigerweise sterben zunächst die mysteriösen Von-Economo-Neuronen ab, die nur bei Primaten, Elefanten und Walen vorkommen.[53] Welche Merkmale weisen Menschen mit FTD auf? Es kommt zu einer Enthemmung des Verhaltens und sozialer Unangepasstheit. Ferner sind Apathie und Antriebslosigkeit zu beobachten – bedingt durch den Umstand, dass der »Entscheider« zerstört ist.*

Etwas Ähnliches geschieht bei der Huntington-Krankheit, einer schrecklichen, mutationsbedingten Störung. Dabei werden die subkortikalen Schaltkreise zerstört, die die Muskelsteuerung koordinieren. Der Patient leidet zunehmend an unwillkürlichen, schleudernden Bewegungen. Manchmal stellt sich allerdings auch heraus, dass eine frontale Schädigung vorliegt, oft schon vor der subkortikalen Beeinträchtigung. Denn bei etwa der Hälfte der Patienten kommt es auch zu einer Enthemmung des Verhaltens – Stehlen, Aggressivität, Hypersexualität, Ausbrüche von zwanghafter, unerklärlicher Spielsucht.** Soziale Unangepasstheit und

* Apathie oder Teilnahmslosigkeit steht im Gegensatz zum Frühstadium der Alzheimer-Krankheit, in dem die Patienten zutiefst beschämt sind, wenn sie aufgrund von Gedächtnisproblemen fatale gesellschaftliche Schnitzer begehen – etwa indem sie jemanden nach dem Gesundheitszustand eines Ehepartners fragen, weil sie vergessen haben, dass der Betreffende schon vor Jahren gestorben ist.

** Ian McEwans Roman *Saturday* kreist um das enthemmte Verhalten eines an Huntington erkrankten Patienten. Brillant.

Enthemmung des Verhaltens treten auch bei Schlaganfallpatienten mit einer Schädigung des frontalen Kortex auf – beispielsweise in Form sexuell übergriffigen Verhaltens bei Achtzigjährigen.

Es gibt noch eine andere Situation, in der die Funktion des frontalen Kortex beeinträchtigt ist, mit ähnlichen Verhaltensmanifestationen – Hypersexualität, Gefühlsausbrüchen, eklatant unlogischen Handlungen.[54] Um welche Krankheit handelt es sich? Gar keine. Sie träumen. Während des REM-Schlafs, in der Traumphase, verselbständigt sich der frontale Kortex, und die Drehbuchautoren der Träume toben sich aus. Wenn man allerdings den frontalen Kortex von Träumenden stimuliert, büßen die Träume ihren Traumcharakter etwas ein; die Probanden werden sich ihrer selbst in höherem Maße bewusst. Erwähnen wir noch eine zweite nichtpathologische Situation, in der der PFC ausgeschaltet wird, so dass es zu emotionalen Tsunamis kommt: den Orgasmus.

Betrachten wir einen letzten Bereich frontaler Schädigung. Adrian Raine von der University of Pennsylvania und Kent Kiehl von der University of New Mexico berichten, dass bei kriminellen Psychopathen die Aktivität im frontalen Kortex eingeschränkt ist und dass sie (im Vergleich zu nicht-psychopathischen Straftätern und nicht-straffälligen Kontrollpersonen) eine verminderte Konnektivität des PFC mit anderen Hirnregionen aufweisen. Außerdem hatte ein erschreckend hoher Prozentsatz der Menschen, die wegen Gewaltverbrechen einsaßen, eine Vorgeschichte mit Erschütterungstraumata des frontalen Kortex.[55] Mehr davon in Kapitel 16.

DER OBLIGATORISCHE ABGESANG AUF DIE DICHOTOMIE ZWISCHEN KOGNITION UND EMOTION

Der PFC besteht aus verschiedenen Regionen, Unterregionen und Unterunterregionen – genug, um den Neuroanatomen eine auskömmliche Existenz zu sichern. Dabei sind zwei Regionen von entscheidender Bedeutung. Erstens der dorsale Teil des PFC, besonders der dorsolaterale PFC (dlPFC) – kümmern Sie sich nicht um »dorsal« oder »dorsolateral«;

das ist nichts weiter als Jargon.* Der dlPFC ist der oberste Entscheider, der rationalste, kognitivste, utilitaristischste, unsentimentalste Teil des PFC. Die phylogenetisch jüngste Region des PFC und diejenige, die als Letzte zur vollständigen Reife gelangt. Überwiegend kommuniziert sie mit anderen Kortexregionen.

Den Gegensatz zum dlPFC bildet der ventrale Teil des PFC, insbesondere der ventromediale PFC (vmPFC). Das ist die frontokortikale Region, die der visionäre Neuroanatom Nauta zum Ehrenmitglied des limbischen Systems ernannt hat, weil sie sehr eng mit diesem verschaltet ist. Logischerweise sorgt der vmPFC vor allem für den Einfluss der Emotionen auf unsere Entscheidungen. Viele unserer besten und schlimmsten Verhaltensweisen erwachsen zumindest teilweise aus Interaktionen des vmPFC mit dem limbischen System und dem dlPFC.**

Die Funktionen des kognitiven dlPFC bilden den Kern des schwierigeren Weges.[56] Er ist die aktivste frontokortikale Region, wenn jemand auf eine unmittelbare Belohnung verzichtet, um später eine größere zu bekommen. Nehmen wir ein klassisches moralisches Dilemma – darf man einen unschuldigen Menschen töten, um fünf zu retten? Wenn bei jemandem, der über diese Frage nachdenkt, der dlPFC besonders stark feuert, ist die Wahrscheinlichkeit, dass er mit Ja antwortet, größer (aber wie wir in Kapitel 13 sehen werden, hängt die Antwort auch davon ab, wie Sie die Frage stellen).

* Für den interessierten Leser eine Kurzinformation über die Richtungsangaben im Gehirn. Sie erfassen drei Dimensionen: (1) Dorsal/ventral. Dorsal = der obere Teil des Gehirns (so wie die Flosse oben auf einem horizontal schwimmenden Delfin die Dorsalflosse – Rückenflosse – ist). Ventral = der untere Teil. (2) Medial/lateral. Medial = die Mitte des Gehirns betreffend, wenn wir einen Querschnitt betrachten. Lateral = so weit wie möglich von der Mittellinie nach rechts oder nach links entfernt. Also ist der »dorsolaterale« PFC der Teil des PFC, der oben und außen gelegen ist. (3) Anterior/posterior. Der vordere oder hintere Teil des Gehirns. Lateralisierte Hirnstrukturen treten paarweise auf – eine in der linken, die andere in der rechten Hemisphäre, beide an der gleichen Stelle in der dorsalen/ventralen und anterioren/posterioren Ebene, aber an entgegengesetzten Orten der medialen/lateralen Ebene.

** Damit Sie »dlPFC« und »vmPFC« auseinanderhalten können, werde ich (nur zur Erinnerung) ständig auf ihre falsche Dichotomie anspielen – der »kognitive dlPFC« und der »emotionale vmPFC«. (Dazu eine Eselsbrücke: das »dl« des kognitiven dlPFC steht für *deliberative* (gedanklich, rational), das »vm« des emotionalen vmPFC für *very [e]motional* (sehr emotional). Dürftig, aber es hat mich schon manches Mal gerettet.)

Affen mit dlPFC-Läsionen sind nicht in der Lage, bei einer Aufgabe die Strategien zu wechseln, wenn sich die Belohnungen für die einzelnen Strategien verändern – sie bleiben bei der Strategie, die die unmittelbarste Belohnung bietet.[57] Entsprechend haben Menschen mit einer dlPFC-Schädigung Defizite beim Planen oder Belohnungsaufschub; stattdessen halten sie an Strategien fest, die unmittelbare Belohnung versprechen, und lassen kaum eine exekutive Kontrolle über ihr Verhalten erkennen.*

Bemerkenswerterweise kann die Technik der transkraniellen Magnetstimulation den Kortex eines Menschen teilweise ausschalten, wie in einer faszinierenden Studie von Ernst Fehr an der Universität Zürich geschehen.[58] Als der dlPFC ausgeschaltet war, zeigten die Versuchsteilnehmer plötzlich eine impulsive Bereitschaft, in einem strategischen Wirtschaftsspiel miserable Angebote zu akzeptieren, die sie normalerweise in der Hoffnung, noch bessere zu bekommen, abgelehnt hätten. Entscheidend war, dass das nur für soziale Situationen galt – die Ausschaltung des dlPFC blieb wirkungslos, wenn der andere Spieler ein Computer war. Außerdem beurteilten Kontroll- und Versuchspersonen mit ausgeschalteten dlPFCs miserable Angebote übereinstimmend als unfair; folglich, so der Schluss der Autoren, »verhalten sich Probanden [mit ausgeschaltetem dlPFC], als könnten sie ihre Fairness-Ziele nicht mehr erreichen«.

Welche Funktionen hat der emotionale vmPFC?[59] Diejenigen, die man angesichts des Inputs von den limbischen Strukturen erwarten würde. Er feuert, wenn die Person, der Sie die Daumen drücken, ein Spiel gewinnt oder wenn Sie harmonischer und nicht dissonanter Musik lauschen (besonders wenn Ihnen bei der Musik ein Schauer den Rücken hinunterläuft).

Wie wirkt sich eine Schädigung des vmPFC aus?[60] Viele Dinge bleiben normal – Intelligenz, Arbeitsgedächtnis, Schätzfähigkeit. Bei rein kognitiven frontalen Aufgaben können Menschen »den schwierigeren Weg

* Darüber hinaus schneiden dlPFC-Patienten bei der schwierigen Aufgabe, die Perspektive einer anderen Person einzunehmen, schlecht ab. Das gehört in den Umkreis der sogenannten Theorie des Geistes und setzt Interaktionen zwischen dem dlPFC und einer Hirnregion namens temporoparietaler Übergang (*temporo-parietal junction*, TPJ) voraus. Mehr davon in einem späteren Kapitel.

gehen« (zum Beispiel Rätsel lösen, bei denen sie einen Schritt vorwärts rückgängig machen müssen, um die Möglichkeit zu zwei neuen zu bekommen).

Die Unterschiede zeigen sich, wenn es gilt, soziale/emotionale Entscheidungen zu treffen – vmPFC-Patienten können beim besten Willen nicht entscheiden.* Sie verstehen die Optionen und können jemandem, der sich in einer ähnlichen Situation befindet, gute Ratschläge geben. Doch je stärker sie selbst betroffen und je emotionaler die Umstände sind, desto größere Probleme haben sie.

Damasio hat eine einflussreiche Theorie über emotionsbesetzte Entscheidungen entwickelt, die sich an der Philosophie von Hume und William James orientiert; damit werden wir uns bald beschäftigen.[61] In aller Kürze: Der frontale Kortex führt »Als-ob-Experimente« mit Bauchgefühlen durch – »Wie würde ich mich fühlen, wenn dieses Ergebnis einträte?« – und hat die Antwort im Kopf, wenn er die Entscheidungen trifft. Beschädigt man den vmPFC, so dass der PFC keinen limbischen Input mehr erhält, beseitigt man die Bauchgefühle und erschwert den Entscheidungsprozess.

Außerdem sind die Entscheidungen extrem utilitaristisch. vmPFC-Patienten zeigen eine atypische Bereitschaft, einen Menschen – sogar ein Familienmitglied – zu opfern, um fünf Fremde zu retten.[62] Sie sind stärker an Ergebnissen interessiert als an den ihnen zugrunde liegenden emotionalen Beweggründen, das heißt, sie würden eher jemanden bestrafen, der versehentlich getötet hat, als jemanden, der erfolglos versucht hat, jemanden zu töten, weil im zweiten Fall niemand ums Leben gekommen ist.

Mr. Spock stützt sich ausschließlich auf den dlPFC. Damit kommen wir auf einen entscheidenden Aspekt. Menschen, die auf eine klare Trennlinie zwischen Denken und Fühlen pochen, ziehen in der Regel das Denken vor, während ihnen das Fühlen nicht ganz geheuer ist. Es ist sentimental und weicht den Entscheidungsprozess auf, es singt zu laut, kleidet

* Zur Erinnerung – wie bei allen guten Studien an Patienten mit Schädigungen bestimmter Hirnregionen gibt es nicht nur eine Kontrollgruppe ohne Hirnläsionen, sondern auch eine weitere Kontrollgruppe mit Teilnehmern, bei denen andere vom PFC unabhängige Hirnregionen geschädigt sind.

sich zu auffällig und hat beunruhigende Haarbüschel unter den Achseln. Nach dieser Auffassung müssen wir nur den vmPFC loswerden, um rationaler zu werden und besser zu funktionieren.

Aber das ist nicht der Fall, wie Damasio beredt darlegt. Menschen mit einer vmPFC-Beeinträchtigung haben nicht nur Schwierigkeiten, Entscheidungen zu treffen, sondern treffen auch schlechtere.[63] Sie beweisen wenig Urteilsfähigkeit bei der Wahl ihrer Freunde und Partner und halten trotz negativen Feedbacks an ihren Verhaltensweisen fest. Betrachten wir beispielsweise einen Test mit einem Spiel, in dem sich die Belohnungsraten für verschiedene Strategien ohne Wissen der Teilnehmer verändern und diese ihre Spielstrategie wechseln können. Die Kontrollpersonen passen ihre Strategien optimal an, selbst wenn sie nicht verbalisieren können, wie sich die Belohnungsraten verändert haben. Die Probanden mit vmPFC-Schädigung sind nicht dazu in der Lage, selbst wenn sie die Veränderung verbalisieren können. Ohne einen vmPFC erkennen Sie vielleicht die Bedeutung von negativem Feedback, aber Ihnen fehlt das begleitende Bauchgefühl und daher bleiben Sie bei Ihrem bisherigen Verhalten.

Ohne dlPFC verabschiedet sich, wie gesehen, das metaphorische Über-Ich, und zurück bleiben hyperaggressive, hypersexuelle Es-Geschöpfe. Ohne vmPFC ist das Verhalten auf eine seltsam unbeteiligte Art unangemessen. Das sind die Leute, die einen Bekannten lange Zeit nicht gesehen haben und als Erstes sagen: »Hallo, Sie haben aber zugenommen.« Wenn ihnen ihre peinlich berührte Frau hinterher Vorwürfe macht, erwidern sie erstaunt: »Aber es ist doch wahr!« Der vmPFC ist kein Appendix, kein rudimentäres Anhangsgebilde des frontalen Kortex, bei dem Emotionen ähnlich wie bei einer Blinddarmentzündung ein empfindliches Gehirn in Mitleidenschaft ziehen. Vielmehr ist er ein wesentlicher Teil der Kortexregion.[64] Das wäre nicht der Fall, wenn wir uns zu Vulkaniern, also Geschöpfen ohne Emotionen, entwickelt hätten. Aber da wir nun einmal Menschen sind, hätte die Evolution nie dergleichen aus uns machen können.

Die Aktivierung von dlPFC und vmPFC kann umgekehrt korrelieren. In einer sehr eleganten Studie, in der Jazzpianisten innerhalb eines Hirnscanners ein Keyboard zur Verfügung gestellt wurde, zeigte der vmPFC erhöhte und der dlPFC verminderte Aktivität, wenn die Versuchsteilnehmer improvisierten. In einer anderen Studie wurden Probanden aufgefordert, hypothetische Straftaten zu beurteilen. Wenn sich die Teilnehmer Gedanken über die Verantwortung der Täter machten, feuerte ihr dlPFC; entschieden sie über das Strafmaß, wurde der vmPFC aktiv.* Wenn Probanden an einem Strategiespiel teilnahmen, bei dem die Wahrscheinlichkeiten für verschiedene Strategien wechselten und sie selbst stets ihre Strategien ändern konnten, kamen in den Entscheidungen zwei Faktoren zum Ausdruck: (a) das Ergebnis ihrer jüngsten Handlung (je besser dies ausfiel, desto stärker war die vmPFC-Aktivierung), und (b) die Belohnungsraten aller vorhergehenden Durchgänge, ein Aspekt, der einen langen Rückblick erforderte (je besser die langfristigen Belohnungen, desto stärker die dlPFC-Aktivierung). Aus der relativen Aktivierung der beiden Regionen ließen sich die Entscheidungen der Versuchsteilnehmer vorhersagen.[65]

Allzu vereinfacht ist die Vorstellung, dass vmPFC und dlPFC sich ständig streiten, ob Emotion oder Kognition das Sagen haben soll. Zwar lassen sich Emotion und Kognition bis zu einem gewissen Grad voneinander trennen, aber sie befinden sich selten im Gegensatz zueinander. Vielmehr sind sie eng miteinander verbunden, weil ihr Zusammenwirken eine Voraussetzung normaler Funktionen ist. Je schwieriger Aufgaben mit emotiven und kognitiven Komponenten werden (beispielsweise zunehmend komplexe Entscheidungen in einem Umfeld, das sich als zunehmend unfair erweist), desto synchroner wird die Aktivität in den beiden Strukturen.

DER FRONTALE KORTEX UND SEINE BEZIEHUNG ZUM LIMBISCHEN SYSTEM

Jetzt haben wir eine gewisse Vorstellung von den Aufgaben der verschiedenen Unterteilungen des PFC und wie Kognition und Emotion neurobiologisch interagieren. Das führt uns zu der Frage, wie der frontale Kortex und das limbische System zusammenwirken.

* Den einen oder anderen Leser wird vielleicht interessieren, dass einige der stärksten Reaktionen im orbitofrontalen Kortex, einer Unterregion des vmPFC, beobachtet wurden.

In ihren wegweisenden Studien zeigten Joshua Greene von der Harvard University und Jonathan Cohen von der Princeton University, wie die »emotionalen« und »kognitiven« Teile des Gehirns bis zu einem gewissen Grad auseinanderfallen können.[66] Dazu verwendeten sie das aus der Philosophie bekannte »Trolley-Problem«, bei dem ein außer Kontrolle geratener Straßenbahnwagen auf eine Gruppe mit fünf Leuten zurollt. Die Frage lautet, ob man eine Person töten darf, um fünf zu retten. Die Formulierung des Problems ist von entscheidender Bedeutung. In der einen Version stellt man eine Weiche, so dass der Wagen auf ein Nebengleis geleitet wird. Das rettet die fünf, aber der Straßenbahnwagen tötet einen anderen Menschen, der sich zufällig auf diesem Gleis befindet; 70 bis 90 Prozent der Befragten sagen, sie würden es tun. Im zweiten Szenario stoßen Sie die Person mit eigenen Händen vor den Wagen. Das bringt ihn zwar zum Stillstand, tötet aber den Menschen, den Sie gestoßen haben. 70 bis 90 Prozent geben an, dass sie es auf keinen Fall tun würden. Identische numerische Verhältnisse, aber vollkommen andere Entscheidungen.

Greene und Cohen boten ihren Versuchsteilnehmern die beiden Versionen dar, während sie deren Gehirne scannten. Der Gedanke, jemanden vorsätzlich und eigenhändig zu töten, aktiviert den Entscheider dlPFC, außerdem Regionen, die für emotionale Reaktionen zuständig sind und speziell auf aversive Reize reagieren (unter anderem eine kortikale Region, die durch emotional besetzte Wörter aktiviert wird), die Amygdala und den vmPFC. Je stärker die Amygdala-Aktivierung war und je mehr negative Emotionen von den Teilnehmern berichtet wurden, desto geringer die Wahrscheinlichkeit, dass sie bereit waren, die Person zu stoßen.

Und wenn es um die Frage ging, weitab vom Geschehen einen Hebel umzulegen und damit den Tod eines Menschen billigend in Kauf zu nehmen? Dann feuerte nur der dlPFC. Eine rein zerebrale Entscheidung wie die Überlegung, welcher Schraubenschlüssel für eine bestimmte Reparatur erforderlich sei. Eine großartige Studie.*

* In dem Kapitel über Moral werden wir ausführlich auf Greenes anschließende Ausführungen zur *trolleyology* (»Straßenbahnologie«) zurückkommen. Grundsätzlich zeigt sie, dass die un-

In anderen Studien wurden die Interaktionen zwischen »kognitiven« und »emotionalen« Teilen des Gehirns untersucht. Einige Beispiele:

In Kapitel 3 beschäftigen wir uns mit einigen beunruhigenden Forschungsergebnissen – stecken Sie einen durchschnittlichen Probanden in einen Hirnscanner und zeigen Sie ihm nur eine Zehntelsekunde lang das Bild eines Menschen anderer ethnischer Zugehörigkeit. Das ist so kurz, dass ihm nicht bewusst wird, was er gesehen hat. Doch dank dieser anatomischen Abkürzung ist die Amygdala informiert … und feuert. Wenn Sie ihm dagegen das Bild längere Zeit zeigen, wird die Amygdala ebenfalls aktiviert, in diesem Fall aber auch der kognitive dlPFC, der die Amygdala hemmt – in dem Bemühen zu unterdrücken, was für die meisten Menschen eine inakzeptable Anfangsreaktion ist.

In Kapitel 6 erörtere ich Experimente, in denen eine Versuchsperson in einem Spiel mit zwei anderen Teilnehmern so manipuliert wird, dass sie sich ausgeschlossen fühlt. Das führt zur Aktivierung ihrer Amygdala, des periaquäduktalen Graus (jener alten Hirnregion, die uns hilft, körperliche Schmerzen zu verarbeiten), des cingulären Kortex und des Insellappens – das alles ergibt das anatomische Abbild von Ärger, Angst, Schmerz, Ekel, Traurigkeit. Bald darauf beginnt der PFC zu feuern, da sich die Rationalisierungen zu Wort melden: »Das ist doch nur ein blödes Spiel; ich habe Freunde; mein Hund liebt mich.« Woraufhin Amygdala et al. sich wieder beruhigen. Aber was ist, wenn wir jemanden so behandeln, dessen frontaler Kortex beeinträchtigt ist? Die Amygdala beginnt immer stärker zu feuern; der Betroffene fühlt sich immer unglücklicher. Welche neurologische Erkrankung ist dafür verantwortlich? Keine. Wir haben es mit einem typischen Teenager zu tun.

Schließlich vermittelt der PFC auch Angstlöschung. Gestern hat die Ratte gelernt: »Auf diesen Ton folgt ein Stromstoß«, daher begann der Ton eine Schreckstarre auszulösen. Heute bleiben die Schocks aus, und die Ratte hat sich eine neue Wahrheit angeeignet, die sich durchsetzt –

terschiedlichen Entscheidungen auf (a) den Gegensatz zwischen unpersönlichem und persönlichem Handeln zurückgehen, das heißt zwischen dem Umlegen eines Hebels und dem eigenhändigen Stoßen, (b) den Gegensatz zwischen Mittel und Nebeneffekt, das heißt dem Tod eines Menschen als Notwendigkeit und als unbeabsichtigte Folge, (c) die psychologische Distanz zum potenziellen Opfer.

»aber nicht heute«. Trotzdem ist die erste Wahrheit noch vorhanden; zum Beweis brauchen Sie Ton und Schock nur erneut zu koppeln, und schon wird die Erstarrung nach Erklingen des Tons rascher »wiedereingesetzt«, als die Verknüpfung ursprünglich gelernt wurde.

Wo nimmt dieses »aber nicht heute« Gestalt an? Im PFC, nachdem dieser vom Hippocampus Informationen empfangen hat.[67] Der mediale PFC aktiviert hemmende Schaltkreise in der BLA, woraufhin die Ratte nicht mehr erstarrt, sobald sie den Ton vernimmt. Wenn man ganz ähnlich – allerdings unter Einbeziehung der menschlichen Kognition – Versuchspersonen dazu konditioniert, ein blaues Quadrat auf einem Bildschirm mit einem Stromstoß zu assoziieren, wird die Amygdala feuern, wenn die Person das Quadrat sieht – jedoch in geringerem Maße bei Probanden, die die Situation einer Neubewertung unterziehen, indem sie etwa an einen schönen blauen Himmel denken und so den medialen PFC aktivieren.

Damit kommen wir zur Emotionsregulation durch Denken.[68] Gedanken lassen sich schlecht regulieren (versuchen Sie einmal, nicht an ein Flusspferd zu denken), aber noch schwieriger ist es mit den Emotionen; mein Kollege und Freund James Gross von der Stanford University hat entsprechende Studien durchgeführt. Zunächst einmal unterscheidet sich der Versuch, über eine emotional besetzte Vorstellung »anders zu denken«, von dem Bemühen, den Ausdruck der Emotionen zu unterdrücken. Zeigen Sie Versuchsteilnehmern beispielsweise einen Filmausschnitt über eine Amputation. Die Teilnehmer zucken zusammen, sie aktivieren Amygdala und sympathisches Nervensystem. Jetzt wird eine Gruppe angewiesen, ihre Emotionen zu verbergen (»Ich werde einen weiteren Filmausschnitt zeigen und möchte, dass Sie Ihre emotionalen Reaktionen verbergen«). Wie gelingt das am besten? Gross unterscheidet zwischen »antizipierenden« und »reaktionsbezogenen« Strategien. Reaktionsbezogen heißt, dass man das emotionale Pferd zurück in den Stall führt, nachdem es davongelaufen ist – Sie schauen sich die nächste grauenhafte Filmsequenz an, fühlen sich höchst unbehaglich und denken: »Okay, sitz still und atme langsam.« In der Regel löst diese Reaktion eine noch intensivere Aktivierung der Amygdala und des sympathischen Nervensystems aus.

Antizipierende Strategien funktionieren im Allgemeinen besser, weil sie von Anfang an die Stalltür geschlossen halten. Es geht darum, dass Sie Ihre Gedanken und Gefühle auf etwas anderes richten (zum Beispiel auf den großartigen Urlaub im letzten Jahr) oder dass Sie das, was Sie sehen, anders denken oder fühlen (Neubewertungen der Sequenz, wie zum Beispiel »Die sind nicht echt, das sind nur Schauspieler«). Bei richtigem Einsatz der antizipierenden Strategie beginnt der PFC, vor allem der dlPFC, zu feuern, während die Aktivitäten von Amygdala und sympathischem Nervensystem eingeschränkt werden, woraufhin der subjektive Kummer nachlässt.*

Auf antizipierender Neubewertung beruht die Wirkung von Placebos.[69] Der Gedanke »Mein Finger wird gleich von einer Nadel gestochen« aktiviert die Amygdala und einen Schmerzschaltkreis im Gehirn, dann schmerzt der Nadelstich. Teilt man Ihnen hingegen mit, dass die Creme, die auf Ihren Finger aufgetragen wurde, ein wirksames Analgetikum ist, denken Sie: »Mein Finger wird gleich von einer Nadel gestochen, aber die Creme wird den Schmerz blockieren.« Der PFC feuert und dämpft die Aktivität in Amygdala und Schmerzschaltkreis sowie die Schmerzwahrnehmung.

Gedankenprozesse wie diese bilden das Herzstück einer besonders wirksamen Psychotherapie – der kognitiven Verhaltenstherapie (KVT) – für die Behandlung von Störungen der Emotionsregulation.[70] Nehmen wir als Beispiel einen Menschen mit einer sozialen Angststörung, die durch ein frühkindliches Trauma verursacht wurde. Vereinfacht ausgedrückt, ist die KVT in der Lage, Ihnen die Werkzeuge zu liefern, die Sie brauchen, um die angstauslösenden Umstände neu zu bewerten: »Erinnere dich daran, dass in der vorliegenden sozialen Situation diese schrecklichen Gefühle, die du empfindest, dem damaligen Geschehen, nicht dem jetzigen gelten.«**

* Angesichts der Verschaltung des PFC ist die wahrscheinlichste Sequenz die Aktivierung des dlPFC, dann diejenige des vmPFC und schließlich die Hemmung der Amygdala.

** Und das erstreckt sich bis zu einer Metaebene der Neubewertung. Wie Gross gezeigt hat, ist ein ausschlaggebender Faktor für das Ergebnis bei der Behandlung von sozialer Angst mit KVT die *Überzeugung* des Klienten, dass die Neubewertung wirksam sein kann.

Die Kontrolle emotionaler Reaktionen durch Gedanken wie diese ist ein ausgesprochener Top-Down-Prozess; der frontale Kortex beruhigt die überlastete Amygdala. Doch die Beziehung zwischen PFC und limbischem System kann auch bottom-up – von unten nach oben gerichtet – sein; dann nämlich, wenn sich eine Entscheidung an einem Bauchgefühl orientiert. Das ist der Schlüsselgedanke von Damasios Hypothese der somatischen Marker. Die Wahl zwischen verschiedenen Optionen kann zu einer zerebralen Kosten-Nutzen-Analyse führen. Möglicherweise sind aber auch »somatische Marker« beteiligt: interne Simulationen der emotionalen Reaktion auf verschiedene Handlungsoptionen, die im limbischen System ablaufen und deren Ergebnisse an den vmPFC übermittelt werden. Der Prozess ist kein Gedankenexperiment, sondern ein Emotionsexperiment, im Prinzip eine emotionale Erinnerung an eine mögliche Zukunft.

Ein moderater somatischer Marker aktiviert nur das limbische System.[71] »Sollte ich mich für Verhalten A entscheiden? Vielleicht nicht – die Möglichkeit von Ergebnis B flößt mir ein Gefühl der Angst ein.« Ein stärkerer somatischer Marker aktiviert auch das sympathische Nervensystem. »Sollte ich mich für Verhalten A entscheiden? Ganz gewiss nicht – ich kann spüren, wie mir angesichts der Möglichkeit von Ergebnis B die Hände feucht werden.« Wenn dieses sympathische Signal experimentell verstärkt wird, nimmt auch die Aversion zu.

Dies ist ein Bild der normalen Zusammenarbeit zwischen limbischem System und frontalem Kortex.[72] Natürlich befinden sich die Dinge nicht immer im Gleichgewicht. Ärger und Wut veranlassen Menschen beispielsweise, in ihren Entscheidungen über Strafen eher reflexartig als analytisch vorzugehen. In Belastungssituationen treffen Menschen häufig entsetzlich schlechte, gefühlsbestimmte Entscheidungen; in Kapitel 4 betrachten wir, was Stress mit der Amygdala und dem frontalen Kortex anstellt.*

* Und es gibt Umstände, in denen das limbische System den frontalen Kortex überwältigt, wo es nichts gibt, was Ähnlichkeit mit einer guten Entscheidung hätte, wo jede Option schlechter ist als die andere. Denken Sie an die Episode, die für Eltern wahrscheinlich die grauenhafteste Filmszene überhaupt ist – die Sequenz in *Sophies Entscheidung*, in der die Protagonistin ohne Vorwarnung binnen Sekunden entscheiden muss, welches ihrer beiden Kinder leben darf

Die Auswirkungen von Belastungssituationen auf den frontalen Kortex werden von dem verstorbenen Harvard-Psychologen Daniel Wegner in einem Artikel mit einem höchst treffenden Titel analysiert: »How to Think, Say or Do Precisely the Worst Thing on Any Occasion« (»Wie Sie bei jeder Gelegenheit exakt das Schlimmste sagen, denken oder tun können«).[73] Er denkt dabei an das, was Edgar Allan Poe den »Alb der Perversheit« nannte:

> *Wir sehen eine Fahrspur auf dem Weg vor uns und lenken unser Fahrrad direkt in sie hinein. Für ein Gespräch nehmen wir uns fest vor, einen wunden Punkt nicht zu erwähnen, und sterben dann tausend Tode, als wir bei der ersten Gelegenheit genau damit herausplatzen. Vorsichtig tragen wir das Glas mit Rotwein vor uns her, als wir den Raum durchqueren – keinen anderen Gedanken im Kopf als »Verschütte es nicht« –, um es dann doch vor den Augen unseres Gastgebers auf den Teppich zu kippen.*

Wegner wies eine zweistufige frontokortikale Regulation nach: (A) ein Signalstrom identifiziert X als sehr wichtig; (B) der andere stellt fest, ob die Schlussfolgerung »Mach X« oder »Mach X auf keinen Fall« lautet. Bei Stress, Ablenkung oder schwerer kognitiver Belastung können sich die beiden Ströme trennen; der A-Strom macht sich bemerkbar, ohne dass der B-Strom sagt, für welche Alternative wir uns entscheiden sollen. Die Wahrscheinlichkeit, dass Sie genau das Falsche tun, wächst nicht trotz all Ihres Bemühens, sie nimmt zu, weil Ihre Bemühungen unter dem Stress leiden.

Damit endet unser Überblick des frontalen Kortex. Das Mantra lautet, dass er Sie auf den schwierigeren Weg schickt, wenn es der richtige ist. Fünf Punkte zum Schluss:

und welches sterben soll. Um die erzwungene, die unausdenkliche Wahl zu treffen, müssen ihre frontokortikalen Neuronen Signale an den präfrontalen Kortex und weiter an den motorischen Kortex schicken, so dass sie am Ende Wörter sagt, Hände bewegt und ein Kind nach vorne schiebt. Währenddessen zeigte sich die Bidirektionalität der Schaltkreise zweifelsohne darin, dass die limbischen Strukturen dem frontalen Kortex ihre Qualen entgegenschrien.

- »Den schwierigeren Weg wählen« ist keineswegs ein Argument dafür, die eine Emotion oder Kognition höher als irgendeine andere zu bewerten. Beispielsweise ist, wie Kapitel 11 zeigen wird, unsere moralische Einstellung gegenüber der Eigengruppe am prosozialsten, wenn unsere raschen, impliziten Emotionen und Intuitionen vorherrschen, während wir gegenüber Fremdgruppen am prosozialsten eingestellt sind, wenn wir uns von unserer Kognition lenken lassen.
- Der Schluss scheint nahezuliegen, dass der PFC unbedachtes Handeln verhindert (»Lass das! Du wirst es bedauern«). Aber das trifft nicht immer zu. In Kapitel 17 werden wir beispielsweise feststellen, welch überraschendes Maß an frontokortikalem Bemühen erforderlich ist, um den Abzug einer Waffe zu betätigen.
- Wie bei allen Elementen des Gehirns gibt es auch bei der Struktur und Funktion des frontalen Kortex enorme Unterschiede; beispielsweise variiert die Stoffwechselrate des menschlichen PFC zwischen verschiedenen Individuen um einen Faktor von ungefähr 30.* Was verursacht solche individuellen Unterschiede? Lesen Sie den Rest des vorliegenden Buchs.[74]
- Wenn wir sagen, dass wir manchmal »den schwierigeren Weg wählen, weil es der richtige ist«, verwenden wir »richtig« hier in einem neurobiologischen und instrumentellen Sinn und nicht in einem moralischen.
- Betrachten wir das Lügen. Augenscheinlich hilft uns der frontale Kortex bei der mühsamen Aufgabe, der Versuchung zu widerstehen. Andererseits gehört es aber auch zu den wichtigen Aufgaben des PFC, besonders des dlPFC, glaubhaft zu lügen, den emotionalen Inhalt eines Signals zu kontrollieren, eine abstrakte Distanz zwischen Botschaft und Bedeutung herzustellen. Interessanterweise haben pathologische

* Betrachten wir beispielsweise die »repressive« Persönlichkeit. Solche Menschen haben stark reglementierte Affekte und Verhaltensweisen – sie scheuen den Ausdruck der eigenen Gefühle und haben Schwierigkeiten, die Gefühle anderer zu deuten. Sie schätzen ein geordnetes, strukturiertes, vorhersagbares Leben und können einem sagen, was es in einer Woche zu Mittag geben wird. Sie weisen erhöhte Stoffwechselraten im frontalen Kortex und eine verstärkte Ausschüttung von Stresshormonen auf, woraus ersichtlich ist, dass es sehr stressig sein kann, sich eine Welt zu bauen, in der nichts Stressiges geschieht.

Lügner eine ungewöhnlich große Menge weißer Substanz im PFC, was auf eine komplexere Verschaltung schließen lässt.[75]

Aber der »richtige Weg« dient im Kontext des frontokortikal unterstützten Lügens nun einmal einem amoralischen Zweck. Ein Schauspieler lügt seinem Publikum vor, er habe die Gefühle eines griesgrämigen dänischen Prinzen. Ein Kind verhält sich durchaus anständig und angemessen, wenn es seiner Großmutter vorlügt, es freue sich sehr über ihr Geschenk, und ihr verschweigt, dass es das Spielzeug bereits hat. Ein Staatschef löst mit unverfrorenen Lügen einen Krieg aus. Ein Investmentbanker, der auf Ponzis Spuren wandelt, betrügt seine Anleger. Eine Bäuerin lügt einen uniformierten Verbrecher an und erklärt ihm, sie habe keine Ahnung, wo die Flüchtlinge seien, die sie auf ihrem Dachboden versteckt. Wie so vieles beim frontalen Kortex hängt alles und jedes vom Kontext ab.

Woher nimmt der frontale Kortex die metaphorische Motivation, sich für den schwierigeren Weg zu entscheiden? Dazu schauen wir uns jetzt unsere letzte Bahn an – das dopaminerge »Belohnungssystem« des Gehirns.

DAS MESOLIMBISCHE/MESOKORTIKALE DOPAMINSYSTEM

Belohnung, Lust und Glück sind komplex, und das hochmotivierte Streben nach ihnen finden wir bei vielen Arten – zumindest in rudimentärer Form. Von zentraler Bedeutung für das Verständnis dieser Vorgänge ist der Neurotransmitter Dopamin.

ZELLKERNE, INPUTS UND OUTPUTS

Dopamin wird in vielen Hirnregionen produziert. Eine dieser Regionen wirkt an der Initialisierung von Bewegungen mit; wird sie geschädigt, kommt es zur Parkinson-Krankheit. Eine andere reguliert die Freisetzung eines Hypophysenhormons. Doch das uns interessierende dopaminerge System beruht auf einer stammesgeschichtlich alten Region nahe dem Hirnstamm, der Area tegmentalis ventralis (im Folgenden als »Tegmentum« bezeichnet).

Ein wichtiges Zielgebiet dieser dopaminergen Neuronen ist die letzte mehrsilbige Hirnregion, von der im vorliegenden Kapitel die Rede sein soll, der Nucleus accumbens (fortan als »Accumbens« bezeichnet). Es ist umstritten, ob der Accumbens zum limbischen System gerechnet werden soll, doch zumindest ist er in hohem Maße limbisch »angehaucht«.

Hier ein erster Eindruck von der Organisation dieses Schaltkreises:[76]

1. Das Tegmentum schickt Projektionen zum Accumbens und (anderen) limbischen Arealen wie der Amygdala und dem Hippocampus. Diese Strukturen werden kollektiv als »mesolimbische Dopaminbahn« bezeichnet.
2. Das Tegmentum projiziert außerdem in den PFC (aber bezeichnenderweise nicht in andere Kortexareale). Hier spricht man von der »mesokortikalen Dopaminbahn«. Ich werde die mesolimbische und die mesokortikale Bahn als »dopaminerges System« zusammenfassen und dabei außer Acht lassen, dass sie nicht immer gleichzeitig aktiviert werden.*
3. Der Accumbens projiziert in Regionen, die mit Bewegung befasst sind.

* Beim Menschen wird die Aktivierung des dopaminergen Systems in der Regel durch funktionale bildgebende Verfahren wie die fMRT gemessen, mit deren Hilfe sich Stoffwechselveränderungen in verschiedenen Hirnregionen nachweisen lassen. Genau betrachtet, lässt eine Zunahme des Stoffwechsels zwar meist darauf schließen, dass die Neuronen in diesen Regionen eine Vielzahl von (Dopamin freisetzenden) Aktionspotenzialen generieren, dennoch sind die beiden Vorgänge nicht identisch. Aus Gründen der Einfachheit verwende ich die Wendungen »Zunahme der dopaminergen Signalübertragung«, »Aktivierung der Dopaminbahnen« und »Dopaminfreisetzung« trotzdem synonym.

4. Die meisten Areale, die Projektionen vom Tegmentum und/oder Accumbens empfangen, projizieren natürlich an beide Strukturen zurück. Am interessantesten sind die Projektionen von Amygdala und PFC.

BELOHNUNG

Zunächst einmal geht es beim dopaminergen System um Belohnung – verschiedene angenehme Reize aktivieren Tegmentum-Neuronen und veranlassen sie zur Ausschüttung von Dopamin.[77] Zum Beleg einige Forschungsdaten: (a) Rauschdrogen wie Kokain, Heroin und Alkohol führen zur Ausschüttung von Dopamin im Accumbens; (b) wird die Freisetzung von Dopamin im Tegmentum blockiert, werden zuvor belohnende Reize aversiv; (c) chronischer Stress oder Schmerz erschöpft das Dopamin, setzt die Empfänglichkeit der Dopaminneuronen für Stimulation herab und ruft das charakteristische Depressionssymptom hervor – »Anhedonie«, die Unfähigkeit, Freude und Lust zu empfinden.

Einige Belohnungen, Sex zum Beispiel, setzen Dopamin in jeder untersuchten Tierart frei.[78] Beim Menschen genügt schon der Gedanke an Sex.[*79] Nahrung führt bei hungrigen Exemplaren jeder Tierart zur Dopaminausschüttung. Zeigen Sie einer Versuchsperson das Bild eines Milchshakes, nachdem sie einen konsumiert hat, und es wird nur selten zu einer dopaminergen Aktivierung kommen – mit anderen Worten, es herrscht Sättigung. Doch bei Versuchspersonen, die dabei sind abzunehmen, zeigt sich eine *erneute* Aktivierung. Wenn Sie versuchen, Ihre Nahrungsaufnahme einzuschränken, weckt ein Milchshake bei Ihnen nur den Wunsch nach einem weiteren.

* Hier ergibt sich übrigens ein Hinweis auf eine Welt der Geschlechterdifferenzen – dopaminerge Reaktionen auf sexuell erregende visuelle Reize sind bei Männern ausgeprägter als bei Frauen. Bemerkenswerterweise ist dieser Unterschied kein spezifisch menschliches Phänomen. Durstige Rhesusmännchen verzichten auf die Möglichkeit, Wasser zu trinken, um sich Fotos vom Genitalbereich weiblicher Rhesusaffen anzusehen (während sie an anderen Bildern von Rhesusaffen kein Interesse zeigen).

Das mesolimbische Dopaminsystem reagiert auch auf ästhetisch angenehme Erlebnisse.[80] In einer Studie lauschten die Versuchspersonen neuer Musik; je stärker die Accumbens-Aktivierung, desto größer die Neigung der Teilnehmer, die Musik hinterher positiv zu beurteilen. Zur dopinergen Aktivierung kommt es auch bei der Darbietung technischer Kulturobjekte – etwa wenn Männer sich Bilder von Sportwagen ansehen.

Besonders interessant ist die Dopaminfreisetzung bei sozialen Interaktionen.[81] Einige Ergebnisse erwecken den Eindruck, dass der Mensch besser ist als sein Ruf. In einer Studie spielten zwei Versuchsteilnehmerinnen ein strategisches Wirtschaftsspiel miteinander. Dabei wurde eine Spielerin unter zwei Bedingungen belohnt: (a) Wenn beide Spielerinnen kooperierten, erhielt jede eine moderate Belohnung, und (b) wenn eine der Teilnehmerinnen die andere hereinlegte, bekam sie eine große Belohnung und die andere nichts. Zwar verstärkten beide Belohnungen die dopaminerge Aktivität, doch der größere Zuwachs ergab sich nach der Kooperation.*

Andere Forscher untersuchten das wirtschaftliche Verhalten bei der Bestrafung von unfairen Spielern.[82] In einer Studie spielten die Versuchsteilnehmer ein Spiel, in dem Teilnehmer B seinen Mitspieler A betrügen und dafür einen Gewinn einstreichen konnte. Je nach der Runde hatte Spieler A die Möglichkeit, entweder (a) nichts zu tun, (b) Spieler B zu bestrafen, indem er diesem Geld wegnehmen ließ (ohne Kosten für A), oder (c) eine Geldeinheit zu bezahlen, damit Spieler B zwei Einheiten weggenommen wurden. Bestrafung aktivierte das Dopaminsystem, besonders wenn die Versuchspersonen für die Bestrafung des anderen bezahlen mussten; je größer der Dopaminanstieg bei der kostenlosen Bestrafung war, desto eher war der betreffende Teilnehmer bereit, für die Bestrafung zu zahlen. Normverstöße zu bestrafen ist befriedigend.

In einer anderen hervorragenden Studie untersuchte Elizabeth Phelps von der New York University das »Überbieten« in Auktionen, also die Frage, warum manche Menschen mehr bieten, als sie sich vorgenommen haben.[83] Nach Phelps kam darin der Sieg im Wettbieten als zusätzliche

* Wichtig war der Umstand, dass es nur Versuchsteilnehmerinnen gab.

Belohnung zum Ausdruck. Bei einer Auktion zu siegen hat einen ganz eigenen sozialen Wettbewerbscharakter, im Unterschied zum Erfolg in einer Lotterie. Bei einem Lotteriegewinn wie beim Sieg in einer Versteigerung wurde die dopaminerge Signalübertragung der Versuchsteilnehmer aktiviert; das Verlieren in einer Lotterie zeitigte dagegen keinerlei Wirkung, während eine Niederlage beim Wettbieten die Dopaminausschüttung hemmte. Wer in einer Lotterie nicht gewinnt, hat Pech, wer in einer Auktion überboten wird, muss seine soziale Unterlegenheit anerkennen.

Das ruft Neid auf den Plan. In einer Bildgebungsstudie lasen die Versuchsteilnehmer von den akademischen Erfolgen, der Beliebtheit, der Attraktivität und dem Reichtum einer fiktiven Person.[84] Beschreibungen, die nach Aussagen der Teilnehmer Neid hervorriefen, aktivierten Kortexregionen, die an der Schmerzwahrnehmung beteiligt sind. Dann wurde berichtet, dass die fiktive Person ein Missgeschick ereilte (sie wurde beruflich herabgestuft). Der Umstand, dass die Schmerzbahnen feuerten, als vom Glück der Person die Rede war, ließ erwarten, dass Berichte über ihr Unglück die Aktivierung dopaminerger Regionen aktivieren würden. Und so kam es – die Teilnehmer ließen Schadenfreude erkennen, als der fiktive Protagonist die Schattenseiten des Lebens kennenlernte.

Das Dopaminsystem vermittelt uns Erkenntnisse über Missgunst, Feindseligkeit und Bosheit – Erkenntnisse, die zu einem weiteren betrüblichen Ergebnis führen.[85] Ein Affe hat gelernt, dass er eine Weintraube als Belohnung erhält, wenn er einen Hebel zehnmal herunterdrückt. Nachdem er das gerade getan hat, werden zehn Einheiten Dopamin in seinen Accumbens ausgeschüttet. Jetzt kommt die Überraschung: Der Affe drückt den Hebel zehnmal herunter und erhält *zwei* Weintrauben. Wow! Zwanzig Einheiten Dopamin werden ausgeschüttet. Als der Affe dann weiterhin einen Lohn von zwei Weintrauben erhält, geht die Dopaminreaktion wieder auf zehn Einheiten zurück. Wenn wir den Affen jetzt nur mit einer einzigen Weintraube entlohnen, *sinkt* der Dopaminspiegel.

Warum? Weil das in unserer Welt der Gewöhnung nun einmal so ist: Dort ist nichts jemals wieder so gut wie beim ersten Mal.

Leider muss das so sein, weil unsere Belohnungen eine enorme Bandbreite aufweisen.[86] Die Belohnungscodierung muss nämlich die Belohnungseigenschaften so unterschiedlicher Ereignisse wie der Lösung einer Mathematikaufgabe und eines Orgasmus berücksichtigen. Dopaminerge Reaktionen auf Belohnung sind nicht absolut, sondern relativ zum Belohnungswert alternativer Ergebnisse. Das System kann den Lusterlebnissen sowohl der Mathematik als auch des Orgasmus nur gerecht werden, wenn es sich ständig neu ausrichtet, um die unterschiedliche Intensität bestimmter Stimuli gebührend zu würdigen. Die Reaktion auf jede Belohnung unterliegt dem Prozess der Habituierung oder Gewöhnung, damit das System auf das nächste neue Ereignis mit ungebremster Kraft reagieren kann.

Das hat Wolfram Schultz von der Cambridge University in einer eleganten Studie nachgewiesen.[87] Dazu lernten Affen, je nach den Umständen entweder zwei oder zwanzig Belohnungseinheiten zu erwarten. Bekamen sie überraschenderweise vier beziehungsweise vierzig Einheiten, kam es zu einem identischen Anstieg der Dopaminausschüttungen; die Ausgabe von einer oder zehn Einheiten führte zu einer entsprechenden Abnahme. Ausschlaggebend für das Belohnungssystem war die relative, nicht die absolute Größe der Überraschung.

Diese Studien zeigen, dass das Dopaminsystem bidirektional ist.[88] Es reagiert mit skalenunabhängigen Zunahmen bei unerwarteten guten Nachrichten und Abnahmen bei schlechten Nachrichten. Schultz hat nachgewiesen, dass das Dopaminsystem auf Abweichungen von Erwartungen reagiert – wenn Sie bekommen, was Sie erwarten, erfolgt ein stetes Tröpfeln von Dopamin. Bekommen Sie eine größere Belohnung und/oder bekommen Sie sie früher als erwartet, so folgt eine heftige Zunahme; weniger und/oder später, und es kommt zu einer Abnahme. Einige Neuronen des Tegmentums reagieren auf positive Abweichungen von der Erwartung, andere auf negative Abweichungen; Letztere sind passenderweise lokale Neuronen, die den inhibitorischen Neurotransmitter GABA freisetzen. Diese Neuronen sind auch an der Gewöhnung beteiligt, bei der die Belohnung, die zuvor eine heftige Dopaminreaktion hervorrief, ihre Wirkung nach und nach einbüßt.*

* Interessanterweise führt in einer Spielsituation, in der beide Ergebnisse einen Stromstoß auslösen, nach einiger Zeit der Umstand, dass man den schwächeren von zwei Stromstößen erhält, dazu, dass die Dopamin-Signalgebung aktiviert wird.

Wie nicht anders zu erwarten, empfangen diese unterschiedlich codierenden Neuronen im Tegmentum (und im Accumbens) Projektionen aus dem frontalen Kortex – denn dort werden alle Erwartungen und Abweichungen berechnet. »Okay, ich dachte, ich bekomme 5,0, und es waren nur 4,9. Was für eine Riesenenttäuschung!«

Weitere Kortexregionen mischen sich ein. In einer Studie zeigte man Probanden eine Ware, die sie kaufen konnten. Das Maß der Accumbens-Aktivierung sagte vorher, wie viel die betreffenden Teilnehmer zu bezahlen bereit waren.[89] Dann teilte man ihnen den Preis mit; betrug er weniger, als sie bereit waren auszugeben, feuerte der emotionale vmPFC; war er höher, wurde der für Ekel und Widerwillen zuständige Insellappen aktiviert. Man brauchte nur alle diese Bildgebungsdaten zusammenzufassen, um vorherzusagen, ob ein Versuchsteilnehmer die entsprechende Ware kaufen würde oder nicht.

Mit anderen Worten, bei typischen Säugetieren codiert das Dopaminsystem skalenunabhängig gute und schlechte Überraschungen einer großen Bandbreite und sorgt ständig für Gewöhnung (Habituierung) an die Neuigkeiten von gestern. Die Menschen haben sich jedoch noch eine Ergänzung einfallen lassen – sie erfinden Lusterlebnisse, die weit intensiver sind als alles, was die natürliche Welt zu bieten hat.

Als ich einmal während eines Orgelkonzerts in einer Kathedrale saß und inmitten dieses Klangtsunamis eine Gänsehaut bekam, ging mir plötzlich ein Gedanke durch den Kopf: Für einen mittelalterlichen Bauern muss dies das lauteste vom Menschen erzeugte Geräusch gewesen sein, das er jemals zu hören bekam – machtvoll und ehrfurchteinflößend auf eine Weise, die wir uns heute nicht mehr vorstellen können. Kein Wunder, dass sie sich für die Religion entschieden, die ihnen derart überwältigend angeboten wurde. Heute werden wir ständig mit Lärm zugedröhnt, der diese liebenswert altmodischen Orgeln weit in den Schatten stellt. Früher mochten die Jäger und Sammler durch einen glücklichen Zufall auf einen Bienenstock stoßen und kurzzeitig ihr festverdrahtetes Verlangen nach Nahrung stillen können. Jetzt stehen uns Hunderte sorgfältig auf den Verbrauchergeschmack zugeschnittene Lebensmittel zur Verfügung und verschaffen uns eine Überfülle von Geschmackserlebnissen, an die ein paar natürliche Lebensmittel nicht heranreichen können. Früher hatten die Menschen trotz aller Entbehrungen etliche bescheidene, mühsam erkämpfte Lusterlebnisse. Heute haben wir Drogen, die Lustexzesse und Dopamineruptionen erzeugen, die tausendmal intensiver sind als alles, was wir in der alten drogenfreien Welt erleben konnten.

Aus dieser Mischung von exzessiven, künstlichen Belohnungsquellen und der Unvermeidlichkeit von Habituierung entsteht ein Gefühl der Leere; die unnatürlich heftigen künstlichen Sinnesereignisse, synthetischen Erlebnisse und Lustempfindungen führen nämlich zu einem ebenso unnatürlichen Maß an Habituierung.[90] Das hat zwei Dinge zur Folge. Erstens, schon bald bemerken wir kaum noch die leisen und flüchtigen Lustregungen, die beim Anblick von Herbstlaub, dem Nachglanz von Mr. oder Miss Right oder durch das Versprechen auf Belohnung nach einer schwierigen und wichtigen Aufgabe in uns geweckt werden. Die andere Folge ist, dass wir uns schließlich auch an diese künstlichen Intensitätsexplosionen gewöhnen. Hätten uns Ingenieure konstruiert, würden wir umso weniger verlangen, je mehr wir konsumierten. Doch die Tragödie des Menschen liegt häufig darin, dass sein Hunger umso größer wird, je mehr er verschlingt. So muss die Lust immer stärker, intensiver und größer werden. Was gestern ein unerwartetes Vergnügen war, empfinden wir heute als unser Recht und morgen als zu wenig.

ANTIZIPATION DER BELOHNUNG

Bei Dopamin handelt es sich also um eine wenig erfreuliche, rasch zur Habituierung führende Belohnung. Doch das Dopamin hat auch interessantere Facetten. Zurück zu unserem gelehrigen Affen, der die Arbeit für eine Belohnung verrichtet. In seinem Raum geht ein Licht an und sagt ihm, dass ein neuer Durchgang beginnt. Er geht zum Hebel, drückt ihn zehnmal herunter und bekommt die Weintraube als Belohnung; das ist so oft passiert, dass bei jeder Traube nur eine geringfügige Dopaminzunahme zu verzeichnen ist.

Interessanterweise wird aber relativ viel Dopamin ausgeschüttet, wenn das Licht angeht und den Beginn eines neuen Durchgangs anzeigt, bevor der Affe anfängt, den Hebel herunterzudrücken.

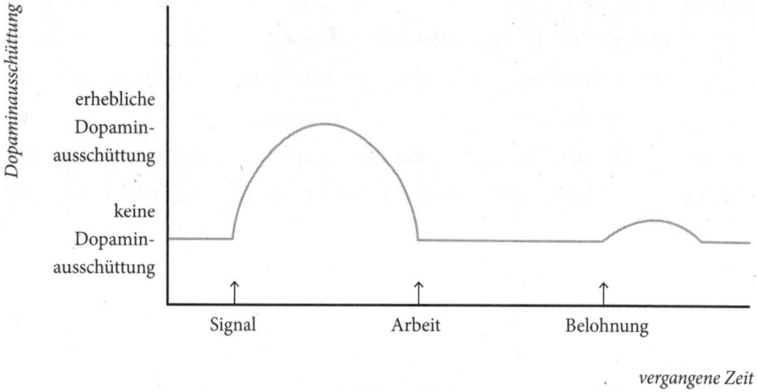

Mit anderen Worten, sobald bestimmte Belohnungskontingenzen gelernt worden sind, bezieht sich die Dopaminfreisetzung weniger auf die Belohnung als auf deren Antizipation. Entsprechend hat mein Stanford-Kollege Brian Knutson in einer Studie gezeigt, dass bei seinen Probanden die Dopaminbahn während der Antizipation einer finanziellen Belohnung aktiviert wurde.[91] Dopamin hat zu tun mit Können, Erwartung und Selbstvertrauen: »Ich weiß, wie es geht; es wird großartig werden.« Mit anderen Worten, das Lusterlebnis liegt in der Antizipation der Belohnung, während diese selbst fast nur eine Art Zugabe ist (es sei denn natürlich, die Belohnung bleibt aus, dann wird sie zur wichtigsten Sache der Welt). Wenn wir wissen, dass unser Verlangen befriedigt werden wird, gilt die Lust mehr dem Verlangen als dessen Befriedigung.* Das ist ungeheuer wichtig.

Antizipation setzt Lernen voraus.[92] Wir lernen Warren G. Hardings Zweitnamen, und die Synapsen im Hippocampus werden erregbarer. Wir lernen, dass Belohnungszeit ist, wenn das Licht angeht, und bestimmte

* Das Phänomen erinnert mich an eine höchst zynische Bemerkung eines Zimmergenossen am College, eines Burschen mit äußerst komplizierten und katastrophalen Beziehungen: »Eine Beziehung ist der Preis, den du für ihre Antizipation bezahlst.«

amygdaloide und frontokortikale Neuronen projizieren zu Dopaminneuronen, die erregbarer werden.

Das erklärt das kontextabhängige Verlangen bei Suchtkranken.[93] Denken Sie an einen Alkoholiker, der seit Jahren trocken ist. Führen Sie ihn dorthin zurück, wo der Alkoholkonsum in der Regel stattgefunden hat (also zum Kiosk an der Ecke oder in den noblen Club), und die potenzierten Synapsen – die Hinweisreize, die der Suchtkranke mit Alkohol zu assoziieren gelernt hat – nehmen ihre Tätigkeit in alter Frische wieder auf, mit der Antizipation wird neues Dopamin ausgeschüttet, und das Verlangen bahnt sich seinen Weg.

Kann ein verlässlicher Hinweis auf eine unmittelbar bevorstehende Belohnung schließlich selbst zur Belohnung werden? Huda Akil von der University of Michigan hat es nachgewiesen. Ein Licht auf der linken Seite eines Rattenkäfigs zeigt an, dass das Drücken des Hebels eine Belohnung von einer Futterrutsche auf der rechten Seite bewirken wird. Interessanterweise arbeiten die Ratten schließlich für die Möglichkeit, sich auf der linken Seite des Käfigs aufzuhalten, einfach, weil es so angenehm ist, dort abzuhängen. Das Signal hat die dopaminerge Energie dessen, was signalisiert wird, übernommen. Entsprechend werden Ratten dafür arbeiten, einen Reiz dargeboten zu bekommen, der ihnen signalisiert, dass *irgendeine* Belohnung mit einer gewissen Wahrscheinlichkeit zu erwarten ist, ohne dass sie wissen, was oder wann. Darauf beruht die Wirkung von Fetischen – im anthropologischen wie im sexuellen Sinne.[94]

Schultz' Gruppe hat gezeigt, dass die Stärke eines antizipatorischen Dopaminanstiegs von zwei Variablen abhängt. Erstens, der Größe der antizipierten Belohnung. Ein Affe hat etwas gelernt: Ein Licht bedeutet, dass man für das zehnmalige Drücken eines Hebels eine Belohnungseinheit bekommt, während ein Ton heißt, dass man für zehnmaliges Drücken zehn Einheiten bekommt. Schon bald löst ein Ton mehr antizipatorisches Dopamin aus als ein Licht. »Das wird großartig sein« kontra »Das wird *großartig* sein«.

Die zweite Variable ist außergewöhnlich. Die Regel besagt: Das Licht geht an, Sie drücken einen Hebel, Sie erhalten die Belohnung. Jetzt verändert sich die Situation. Das Licht geht an, Sie drücken den Hebel, Sie erhalten die Belohnung – aber nur in 50 Prozent der Fälle. Bemerkenswerterweise wird weit mehr Dopamin ausgeschüttet, sobald Sie das neue Szenario gelernt haben. Warum? Weil nichts die Dopaminfreisetzung so fördert wie das »Vielleicht« der intermittierenden Verstärkung.[95]

Dieses zusätzliche Dopamin wird zu einem bestimmten Zeitpunkt ausgeschüttet. Wenn das Licht in dem 50-Prozent-Szenario angeht, ruft es vor dem Drücken des Hebels den üblichen antizipatorischen Dopaminanstieg hervor. Im vorhersagbaren Szenario, bei dem das Hebeldrücken immer eine Belohnung brachte, blieben die Dopaminspiegel niedrig, bis die Belohnung eintraf, dann machte das Dopamin einen kleinen Schlenker nach oben. Doch in diesem 50-Prozent-Szenario beginnen die Dopaminspiegel zu steigen, sobald das Hebeldrücken erledigt ist, angetrieben von der Ungewissheit des »Vielleicht ja, vielleicht nein«.

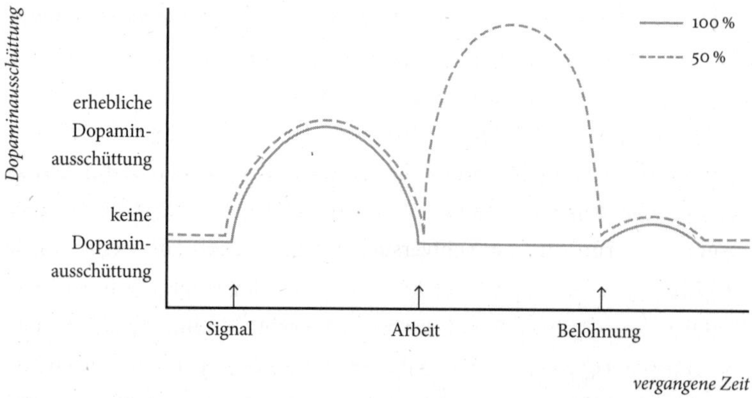

Nehmen wir weitere Abänderungen vor: Belohnungen erfolgen jetzt nur in 25 oder 75 Prozent der Fälle. Ein Wechsel von 50 auf 25 Prozent und ein Wechsel von 50 auf 75 Prozent sind genau gegensätzlich im Hinblick auf die Wahrscheinlichkeit der Belohnung. Die Arbeit von Knutsons Team zeigt, dass die Aktivierung im medialen PFC umso größer ist, je höher die Wahrscheinlichkeit einer Belohnung wird.[96] Nun verringern aber Wechsel von 50 auf 25 und von 50 auf 75 Prozent den Grad der Ungewissheit. Und der sekundäre Dopaminanstieg bei einer Belohnungswahrscheinlichkeit von 25 oder 75 Prozent ist kleiner als der für 50 Prozent. Folglich erreicht die antizipatorische Dopaminfreisetzung ihren Spitzenwert bei der größten Ungewissheit in Bezug auf den Eintritt der Belohnung.* Interessanterweise findet bei Ungewissheit die verstärkte Dopaminausschüttung meist in der mesokortikalen und nicht der mesolimbischen Bahn statt. Daraus ergibt sich der Schluss, das Ungewissheit ein kognitiv komplexerer Zustand ist als die Antizipation vorhersagbarer Belohnungen.

All das ist nicht neu für die Amateurpsychologen, die Las Vegas managen. Angesichts der astronomischen Wahrscheinlichkeiten, die gegen Gewinne im Glücksspiel sprechen, sollten Roulette und Einarmige Banditen eigentlich nicht viel antizipatorisches Dopamin mobilisieren. Doch die perfekte Verhaltensmodifikation – der 24-Stunden-Betrieb, das Fehlen aller Hinweise auf die Tages- oder Nachtzeit, der billige Alkohol, der die frontokortikale Urteilsfähigkeit sabotiert, die subtilen Tricks, die Ihnen das Gefühl geben, heute sei Ihr Glückstag – all das beeinträchtigt und verzerrt Ihre Wahrnehmung. Sie sehen Ihre Chancen in einem Licht, das Ihr Dopamin sprudeln lässt: »Ach, komm! Noch einen Versuch!«

Die Wechselbeziehung zwischen »Vielleicht« und der Disposition zu Spielsucht wird in einer Studie über »Fast-Treffer« ersichtlich – das heißt, wenn zwei von drei gleichen Bildern in einem Spielautomaten sichtbar werden. Bei normalen Kontrollpersonen traten nur minimale dopaminerge Aktivierungen nach Fehlversuchen jeglicher Art auf; wenn es sich um pathologische Spieler handelte, spielte das Dopaminsystem bei Fast-Treffern verrückt. In einer anderen Studie ging es um zwei Wettsituationen mit gleichen Belohnungswahrscheinlichkeiten, aber unterschiedlichen Informationen über Belohnungskontingenzen. In den Situationen mit weniger Information (das heißt, in denen die Ungewissheit größer war als die exakte Kenntnis der Risiken) feuerte die Amygdala und schwieg die dopaminerge Signalübertragung; klar definierte Risiken machen süchtig, während Ungewissheit lediglich beunruhigend wirkt.[97]

* Das veranlasste Greene in einem Gespräch mit mir zu der trockenen Bemerkung, Harvards Etatentwürfe gingen von der Erwartung aus, dass rund 50 Prozent der Jungakademiker Festanstellungen bekommen würden, wenn sie nur fleißig genug arbeiteten.

Beim Dopamin geht es also eher um die Antizipation der Belohnung als um diese selbst. Damit ist es an der Zeit, dem Bild noch ein weiteres Element hinzuzufügen. Betrachten wir den Affen, dem wir beigebracht haben, auf den Lichtreiz durch Hebeldrücken zu reagieren, um sich seine Belohnung zu verschaffen. Wie wir jetzt wissen, erfolgt die Dopaminausschüttung unmittelbar nach dem Signalreiz überwiegend antizipatorisch, sobald jene Beziehung hergestellt ist.

Was passiert, wenn die nach dem Lichtreiz erwartete Dopaminausschüttung nicht stattfindet?[98] Vor allem drückt der Affe den Hebel nicht mehr. Ganz ähnlich verhält es sich bei einer Ratte, deren Accumbens man zerstört hat: Sie trifft impulsive Entscheidungen, statt sich die Zeit für eine aufgeschobene, größere Belohnung zu nehmen. Wenn Sie jedoch umgekehrt, statt den Lichtreiz darzubieten, das Tegmentum elektrisch stimulieren, damit es Dopamin ausschüttet, drückt der Affe den Hebel. Beim Dopamin geht es nicht nur um Belohnungsantizipation; es fördert auch das *zielgerichtete Verhalten*, das erforderlich ist, um diese Belohnung zu bekommen; Dopamin »verknüpft« den Wert einer Belohnung mit der erforderlichen Arbeit. Es geht um die Motivation, die aus den dopaminergen Projektionen in den PFC entsteht und die wir brauchen, um uns für den schwierigeren Weg zu entscheiden (das heißt für die Arbeit).

Mit anderen Worten, beim Dopamin geht es nicht um das Glückserlebnis der Belohnung. Es geht um das Glück des Strebens nach einer Belohnung, die mit einer vernünftigen Wahrscheinlichkeit zu erwarten ist.[*99]

Das ist von zentraler Bedeutung für unser Verständnis der Motivation und ihres Versagens (beispielsweise bei einer Depression, wenn die dopaminerge Signalübertragung infolge von Stress gehemmt ist, oder bei Angstzuständen, wenn die Hemmung durch Projektionen von der Amygdala hervorgerufen wird).[100] Es verrät uns auch etwas über die Quelle der

* Ein sehr schönes Beispiel für das Glück des Belohnungsstrebens, bei dem das Belohnungsvermögen gleichermaßen im Prozess wie im Endprodukt verkörpert ist, liefert uns der Umstand, dass das mesolimbische System eine entscheidende Rolle für die Motivation des Brutpflegeverhaltens weiblicher Ratten spielt.

frontokortikalen Kraft, die der Willenskraft zugrunde liegt. Bei einer Aufgabe, die uns die Wahl lässt zwischen einer unmittelbaren und einer (größeren) aufgeschobenen Belohnung, werden die dopaminergen Projektionen zum limbischen System (das heißt die mesolimbischen Bahnen) immer dann aktiviert, wenn wir die unmittelbare Belohnung ins Auge fassen, während das frontokortikale Zielgebiet (das heißt die mesokortikale Bahn) feuert, wenn wir die aufgeschobene Belohnung erwägen. Je stärker die Aktivierung dieser zweiten Region, desto wahrscheinlicher der Belohnungsaufschub.

Diesen Studien lagen Szenarien zugrunde, in denen auf kurze Perioden intensiver Arbeit relativ rasch Belohnungen folgten.[101] Wie sieht es aus, wenn die erforderliche Anstrengung verlängert und die Belohnung beträchtlich aufgeschoben wird? In diesem Szenario kommt es zu einem sekundären Dopaminanstieg, einer graduellen Zunahme, die die fortdauernde Aktivität fördert; das Ausmaß dieser Dopaminsteigerung hängt von der Dauer des Aufschubs und der antizipierten Größe der Belohnung ab:

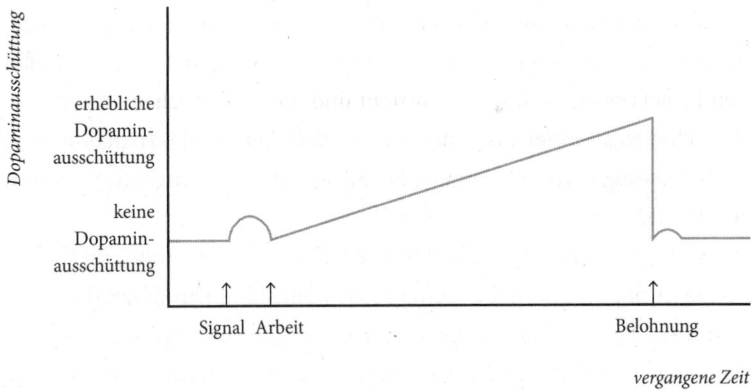

Darin zeigt sich, wie Dopamin den Belohnungsaufschub fördert. Wenn das Warten während eines Zeitabschnitts X auf eine Belohnung den Wert Z hat, müsste eine Wartezeit von 2X logischerweise den Wert ½Z haben; stattdessen nehmen wir einen »Zeitdiskont« vor – der Wert wird kleiner, er schrumpft beispielsweise auf ¼Z. Wir warten nicht gern.

Dopamin und der frontale Kortex sind an diesem Phänomen entscheidend beteiligt. Diskontkurven – ein Wert von ¼Z statt ½Z – werden im Accumbens codiert, während die Neuronen des dlPFC und des vmPFC den Zeitaufschub codieren.[102]

Das führt zu einigen komplexen Interaktionen. Wenn Sie beispielsweise den vmPFC aktivieren oder den dlPFC deaktivieren, gewinnt die kurzfristige Belohnung an Reiz. Eine sehr elegante Bildgebungsstudie von Knutson gibt Aufschluss über die steilen Diskontkurven ungeduldiger Menschen; denn deren Accumbens unterschätzt die Größe der aufgeschobenen Belohnung, während ihr dlPFC die Länge des Aufschubs überschätzt.[103]

Insgesamt zeigen die Studien, dass die an diesem Chor beteiligten Strukturen – unter anderem dopaminerges System, frontaler Kortex, Amygdala, Insellappen – verschiedene Aspekte von Belohnungsgröße, -aufschub und -wahrscheinlichkeit mit unterschiedlicher Genauigkeit codieren, lauter Aspekte, die beeinflussen, ob es uns gelingt, uns für den schwierigeren, aber richtigeren Weg zu entscheiden.[104]

Beim Menschen erwachsen die individuellen Unterschiede in der Fähigkeit zum Belohnungsaufschub aus den verschiedenen Lautstärken dieser neuronalen Stimmen.[105] Beispielsweise kommt es zu Anomalien in den Reaktionsprofilen des Dopamins bei Aufgaben mit Zeitdiskont, wenn sie Probanden mit einer Aufmerksamkeitsdefizit-/Hyperaktivitätsstörung (ADHS) gestellt werden. Entsprechend führen Suchtmittel zu einer Verzerrung des Dopaminsystems in Richtung Impulsivität.

Puh! Noch eine letzte Komplikation: Diese Studien zum Zeitdiskont betreffen meist Aufschübe in der Größenordnung von Sekunden. Obwohl das Dopaminsystem bei einer großen Zahl von Arten ähnlich ist, finden wir beim Menschen eine vollkommen neue Verhaltensweise: Wir schieben Befriedigungen für irrsinnig lange Zeiträume auf. Kein Warzenschwein schränkt seine Kalorienaufnahme ein, um im nächsten Sommer eine gute Figur im Badeanzug zu machen. Keine Rennmaus arbeitet fleißig in der Schule, um auf ein gutes College zu kommen, an eine gute Uni, um eine gute Anstellung zu erhalten, um in ein gutes Altersheim zu kommen. Wir gehen sogar noch einen Schritt über diesen beispiellosen Befriedigungsaufschub hinaus: Wir nutzen die dopaminerge Energie des beglückenden Belohnungsstrebens, um uns für Arbeit zu motivieren, die erst *nach unserem Tod* belohnt wird. Das kann je nach der Kultur, in der wir leben, die Gewissheit sein, dass die eigene Nation dem Sieg in einem Krieg näher sein wird, wenn wir unser Leben auf dem Schlachtfeld opfern, dass unsere Kinder Geld erben werden, weil wir finanzielle Opfer gebracht haben, oder dass wir die Ewigkeit im Paradies verbringen werden. Es ist eine außergewöhnliche neuronale Verschaltung, die sich dem Zeitdiskont hinlänglich widersetzt, um (einigen von) uns zu ermöglichen, sich um die Temperatur des Planeten zu sorgen, den unsere Urenkel von uns erben werden. Im Grunde wissen wir nicht, wie uns das gelingt. Wir mögen ja im Grunde zu den Tieren, Säugetieren, Primaten und Menschenaffen gehören, aber wir sind doch eine ganz besondere Art unter ihnen.

EIN LETZTER KLEINER PUNKT: SEROTONIN

In dem vorstehenden längeren Abschnitt ging es um Dopamin, aber bei einigen unserer Verhaltensweisen spielt ein weiterer Neurotransmitter, das Serotonin, eine wichtige Rolle.

Es begann mit einer Humanstudie im Jahr 1979, die zeigte, dass niedrige Serotoninspiegel im Gehirn mit erhöhter Aggression einhergehen, die in extremen Fällen bis zu Feindseligkeit und offener Gewalt reichte.[106] Eine ähnliche Beziehung zwischen Serotonin und Aggression wurde bei anderen Säugetieren beobachtet, bemerkenswerterweise sogar bei Grillen, Weichtieren und Krebsen.

Im Fortgang der Forschung ergab sich eine wichtige Einschränkung. Ein niedriger Serotoninspiegel war kein Vorhersagefaktor für vorsätzliche, instrumentelle Gewalt, sondern für *impulsive* Aggression und kognitive Impulsivität (also für starken Zeitdiskont oder Mühe bei der Hemmung habitueller Reaktionen). In anderen Studien zeigte sich ein Zusammenhang zwischen niedrigem Serotoninspiegel und impulsivem Selbstmord (unabhängig von der Schwere der begleitenden psychischen Erkrankung).[107]

Darüber hinaus verstärkt bei Mensch und Tier eine pharmakologisch abnehmende serotonerge Signalübertragung behaviorale und kognitive Impulsivität (etwa eine Impulsivität, die in einem strategischen Wirtschaftsspiel eine stabile, kooperative Beziehung zu einem anderen Spieler zerstört).[108] Wichtig ist dabei, dass steigende serotonerge Aktivität zwar nicht bei normalen Versuchspersonen zu einem Rückgang der Impulsivität führt, wohl aber bei Probanden mit einer Prädisposition zu Impulsivität, wie etwa verhaltensgestörten Jugendlichen.

Wie macht Serotonin das? Fast alles Serotonin wird in einer bestimmten Hirnregion produziert,* die zu den üblichen Verdächtigen projiziert – Tegmentum, Accumbens, PFC und Amygdala, wo das Serotonin das Dopamin bei dessen Einfluss auf zielgerichtetes Verhalten unterstützt.[109]

Das Ergebnis ist so verlässlich, wie es auf diesem Forschungsfeld sein kann.[110] Jedenfalls bis wir zu Kapitel 8 kommen und uns die Gene anschauen, die für das Serotonin zuständig sind, denn dann wird alles ein vollkommen widersprüchliches Durcheinander. Nur ein kleiner Vorgeschmack von dem, was auf uns zukommt: Eine Genvariante wurde von einigen Wissenschaftlern ganz unverhohlen als »Krieger-Gen« bezeichnet; ihr Nachweis ermöglichte der Verteidigung in einigen Totschlagsprozessen, mildernde Umstände für ihre Mandanten geltend zu machen.

* Ihre Bezeichnung – Raphe-Kerne – ist ohne Belang.

SCHLUSSFOLGERUNGEN

Damit ist unsere Einführung in das Nervensystem und seine Rolle bei pro- und antisozialen Verhaltensweisen abgeschlossen. Sie orientierte sich an drei großen Themen: dem Schwerpunkt von Furcht, Aggression und Erregung in der Amygdala; dem Schwerpunkt von Belohnung, Antizipation und Motivation im dopaminergen System; und dem Schwerpunkt von frontokortikaler Verhaltensregulierung und -hemmung. Zusätzliche Hirnregionen und Neurotransmitter werden in den nachfolgenden Kapiteln eingeführt werden. Seien Sie versichert, dass Sie inmitten dieses Informationsgebirges im Fortgang dieses Buchs mit den wichtigsten Hirnregionen, Schaltkreisen und Neurotransmittern vertraut werden.

Also, was bedeutet das alles? Fangen wir sinnvollerweise mit drei Dingen an, die sich aus diesen Informationen nicht ergeben:

1. Da ist erstens der verlockende Gedanke, dass man die Neurobiologie brauche, um das Offenkundige zu bestätigen. Beispielsweise behauptet jemand, sein heruntergekommenes, gewalttätiges Viertel jage ihm eine solche Angst ein, dass er kein normales Leben führen könne. Also packt man ihn in einen Hirnscanner und zeigt ihm Bilder diverser Viertel; erscheint dann sein eigenes, explodiert die Amygdala förmlich vor Aktivität. Die Versuchung ist groß, den allzu naheliegenden Schluss zu ziehen: »Damit ist *bewiesen*, dass die Person tatsächlich Furcht empfindet.« *Es ist ein Irrtum zu glauben, es brauche die Neurowissenschaft, um den inneren Zustand eines Menschen zu erkennen.* Ein Beispiel für diesen Trugschluss waren Berichte über die Atrophie des Hippocampus bei Kriegsteilnehmern, die unter PTBS litten; das entsprach Ergebnissen aus der Grundlagenforschung (einschließlich derjenigen aus meinem Institut), die zeigten, dass Stress den Hippocampus schädigen kann. Die Hippocampusatrophie bei PTBS machte großen Eindruck in Washington und trug nicht unwesentlich dazu bei, Skeptiker davon zu überzeugen, dass PTBS-Patienten an einer

organischen Erkrankung leiden und keine neurotischen Simulanten sind. Ich dachte, wenn die Gesetzgeber Hirnscans brauchen, um sich davon zu überzeugen, dass es sich bei Kriegsteilnehmern mit PTBS tatsächlich um organisch erkrankte Menschen handelt, dann müssen diese Gesetzgeber wohl selbst unter neurologischen Problemen leiden. Doch genau diese Scans waren nach Meinung der Parlamentarier erforderlich, um zu »beweisen«, dass PTBS eine hirnorganische Störung ist. *Aus der Überzeugung »Wenn ein Neurowissenschaftler es beweisen kann, ist das Problem des Patienten echt« ergibt sich noch ein weiterer Trugschluss: Je raffinierter die verwendete neurobiologische Technik, desto verlässlicher das Untersuchungsergebnis.* Das stimmt einfach nicht; beispielsweise kann ein guter Neuropsychologe besser als ein aberwitzig kostspieliger Magnetresonanztomograph beurteilen, was bei einem Patienten mit unauffälligen, aber durchgängigen Gedächtnisproblemen im Argen liegt. *Wir brauchen die Neurowissenschaft nicht, um zu »beweisen«, was wir denken und fühlen.*

2. Wie Pilze sind »Neuro-Wissenschaften« aus dem Boden geschossen. Einige von ihnen, wie Neuroendokrinologie oder Neuroimmunologie, sind inzwischen fest etablierte Disziplinen. Andere sind relativ neu – etwa Neuroökonomie, Neuromarketing und, kein Scherz, Neuroliteratur sowie Neuroexistenzialismus. Mit anderen Worten, ein Neurowissenschaftler mit hegemonialen Ambitionen könnte zu dem Schluss kommen, dass sich mit seinem Forschungsfeld alles erklären lässt. Womit er jene Gefahr heraufbeschwören würde, auf die Adam Gopnik vom *New Yorker* unter dem sarkastischen Stichwort »Neuroskepsis« verweist – die Gefahr, dass alles verstehen alles vergeben heiße.[111] Diese Prämisse ist ein zentraler Aspekt auf dem neuen Gebiet der »Neuroethik« oder des »Neurorechts«. Wie ich in Kapitel 16 darlegen werde, halte ich die Auffassung, Verstehen müsse zu Vergebung führen, für falsch – in erster Linie, weil ich denke, dass ein Wort wie »Vergebung« und ähnliche Begriffe (wie zum Beispiel »böse«, »Seele«, »Wille«, »Schuld«) nichts in der Naturwissenschaft zu suchen haben.
3. Schließlich besteht die Gefahr, dass man der Neurowissenschaft eine Art impliziten Dualismus unterstellt. Jemand begeht eine impulsive

und schreckliche Tat, und eine anschließende bildgebende Untersuchung offenbart, dass er keine PFC-Neuronen besitzt. Jetzt sind wir der dualistischen Versuchung ausgesetzt, sein Verhalten auf etwas nebulöse Art für »biologischer« oder »organischer« zu halten, als es der Fall wäre, wenn er die Tat mit einem normalen PFC begangen hätte. Dabei ist der schreckliche, impulsive Akt mit oder ohne PFC gleichermaßen »biologisch«. Der einzige Unterschied besteht darin, dass die Funktionen seines Gehirns ohne PFC mit unseren primitiven Forschungswerkzeugen besser zu verstehen sind.

WAS SAGT UNS ALL DAS?

Manchmal zeigen uns diese Studien, was in verschiedenen Hirnregionen geschieht. Sie werden immer perfekter. Dank höherer Zeitauflösung in den bildgebenden Verfahren lauten ihre Aussagen über Schaltkreise heute nicht mehr: »Dieser Reiz aktiviert die Hirnregionen A, B, C«, sondern »Dieser Reiz aktiviert zunächst A und B und dann C, allerdings nur, wenn B feuert«. Doch je genauer die Studien werden, desto schwieriger lässt sich feststellen, was bestimmte Regionen/Schaltkreise tun. Betrachten wir beispielsweise das fusiforme Gesichtsareal. Wie wir im nächsten Kapitel sehen werden, handelt es sich um eine Kortexregion, die auf Gesichter von Menschen und anderen Primaten reagiert. Wir Primaten sind zweifellos soziale Tiere.

Nun lässt die Arbeit von Isabel Gauthier an der Vanderbilt University allerdings darauf schließen, dass die Zusammenhänge komplizierter sind. Zeigt man Versuchspersonen Bilder verschiedener Autos, beginnt der Fusiformis zu feuern – allerdings nur bei Autofans.[112] Bei Bildern von Vögeln geschieht das Gleiche im Gehirn von Ornithologen. Der Fusiformis ist folglich nicht nur für Gesichter zuständig, sondern allgemein für die Erkennung von Dingen aus Kategorien, die für den betreffenden Menschen von Bedeutung sind.

Die Erforschung des Verhaltens ist also nützlich für das Verständnis des Gehirns – denn es ist doch interessant, dass Verhalten A aus dem Zusammenwirken der Gehirnregionen X und Y erwächst. Und manchmal ist die Erforschung des Gehirns nützlich für das Verständnis unseres Verhaltens – denn nicht weniger interessant ist der Umstand, dass die Hirnregion A von zentraler Bedeutung für das Verhalten X und das Verhalten Y ist. Für mich ist der aufschlussreichste Aspekt der Amygdala beispielsweise, dass sie sowohl an Aggression wie an Furcht beteiligt ist; wir können Erstere nicht verstehen, ohne die Bedeutung Letzterer zu würdigen.

Noch ein letzter Punkt, der eine Schlüsselidee des vorliegenden Buchs ist: So eindrucksvoll diese neurobiologischen Erkenntnisse auch sind, wir dürfen nicht aus den Augen verlieren, dass eine Verhaltensweise nicht im Gehirn »beginnt«. Das Gehirn ist nur die gemeinsame Endstrecke, in der alle in den folgenden Kapiteln behandelten Faktoren zusammentreffen und zur Entstehung des betreffenden Verhaltens beitragen.

3

SEKUNDEN BIS MINUTEN ZUVOR

Von nichts kommt nichts. Kein Gehirn ist eine Insel.

Infolge von Botschaften, die durch Ihr Gehirn schießen, haben Ihre Muskeln den Befehl erhalten, hier abzudrücken oder jenen Arm zu berühren. Jede Wette, dass kurze Zeit zuvor irgendetwas außerhalb Ihres Gehirns dieses Geschehnis ausgelöst hat – was uns zu den entscheidenden Fragen des vorliegenden Kapitels führt: (a) Welcher externe Reiz hat dies mittels welchen sensorischen Kanals und unter Aktivierung welcher Hirnregionen bewirkt? (b) Waren Sie sich dieses Umweltreizes bewusst? (c) Für welche Reize hat Ihr Gehirn Sie besonders empfänglich gemacht? Und natürlich (d), was verrät uns das über unsere besten und schlimmsten Verhaltensweisen?

Verschiedene sensorische Informationen sind in der Lage, das Gehirn zum Handeln zu bewegen. Am ehesten gewinnen wir eine Vorstellung von dieser Vielfalt, wenn wir sie bei anderen Arten betrachten. Häufig haben wir keine Ahnung davon, weil Tiere Sinneserfahrungen in Bereichen machen, die uns unzugänglich sind, oder mit Sinnesmodalitäten, von deren Existenz wir noch nicht einmal wissen. Infolgedessen müssen wir denken wie das betreffende Tier, um zu begreifen, was vor sich geht. Zunächst wollen wir untersuchen, inwieweit das für das Feld der Ethologie gilt, die Disziplin, in der man Tiere in ihrer eigenen Sprache interviewt.

UNIVERSELLE REGELN KONTRA KNUBBELIGE KNIE

Anfang des 20. Jahrhunderts entstand in Europa die Ethologie als Reaktion auf einen amerikanischen Zweig der Psychologie, den »Behaviorismus«. Er wurde begründet von jenem John Watson, der uns bereits in Kapitel 1 begegnete, während der unangefochtene Primus der neuen Wissenschaft B. F. Skinner war. Behavioristen ging es um Verhaltensuniversalien, die über Artgrenzen hinweg gültig waren. Die Adepten der neuen Wissenschaft beteten ihre Lieblingsuniversalie an, das Reiz-Reaktion-Lernen: Belohnt man einen Organismus für ein Verhalten, ist er eher geneigt, dieses Verhalten zu wiederholen, während seine Neigung zu einer solchen Wiederholung abnimmt, wenn er für das Verhalten nicht belohnt oder, schlimmer noch, bestraft wird. Die Häufigkeit jedes Verhaltens lässt sich steigern oder verringern durch die »operante Konditionierung« (ein Terminus, den Skinner prägte), das heißt durch die Kontrolle der Belohnungen und Bestrafungen in der Umwelt des Organismus.

Nach Ansicht der Behavioristen (oder »Skinnerianer«, ein Ausdruck, den Skinner gerne zum Synonym für »Behavioristen« gemacht hat) ließ sich die Häufigkeit praktisch jeden Verhaltens steigern, verringern oder sogar vollkommen »löschen«.

Wenn das Verhalten aller Organismen diesen universellen Regeln gehorchte, kann man also auch mit einer bequem zu handhabenden Tierart experimentieren. Die meisten behavioristischen Forschungsarbeiten wurden an Ratten oder Tauben – Skinners Lieblingstieren – durchgeführt. Die Behavioristen liebten Daten, nüchterne, harte Zahlen; die kamen zustande, indem Tiere in sogenannten Skinner-Boxen auf Hebel drückten oder pickten. Und alles, was auf diese Weise entdeckt wurde, ließ sich auch auf andere Arten anwenden. Eine Taube ist eine Ratte ist ein Junge, predigte Skinner, der seelenlose Hohepriester.*

* Eine moderne Legende, die sich hartnäckig hält, besagt, Skinner habe seine Tochter in einer riesigen Skinner-Box großgezogen, in der sie gelernt habe, für alle ihre Bedürfnisse Hebel zu

In mancherlei Hinsicht hatten die Behavioristen mit ihren Verhaltensbeschreibungen recht, doch bei den wirklich wichtigen Aspekten lagen sie falsch, weil viele interessante Verhaltensweisen keinen behavioristischen Regeln folgen.*[1] Wenn ein Ratten- oder Affenjunges bei einer missbräuchlichen Mutter aufwächst, fühlt es sich noch stärker an sie gebunden. Und behavioristische Regeln haben sich als falsch erwiesen, wenn Menschen die falsche Person lieben.

Währenddessen entstand in Europa die Ethologie. Im Gegensatz zur zwanghaften Fixierung der Behavioristen auf Uniformität und Universalität hatten Ethologen eine Vorliebe für Verhaltensvielfalt. Sie betonten, dass jede Art im Zuge der Evolution spezielle Verhaltensweisen in Reaktion auf spezielle Umweltanforderungen entwickelt habe und dass man Tiere unvoreingenommen in ihrem natürlichen Lebensraum beobachten müsse, um sie zu verstehen (»Das Sozialverhalten von Ratten in einem Käfig zu untersuchen ist so, als beobachte man das Sozialverhalten von Delfinen in einer Badewanne«, ist eine stehende Redensart unter Ethologen). Sie fragten: Was ist, objektiv betrachtet, das Verhalten? Wodurch wird es ausgelöst? Musste es gelernt werden? Wie hat es sich entwickelt? Welchen adaptiven Wert hat das Verhalten? Im 19. Jahrhundert gingen Pfarrer in die Natur, um Schmetterlinge zu sammeln, sich für die Farbenvielfalt ihrer Flügel zu begeistern und staunend zur Kenntnis zu nehmen, was Gott zustande gebracht hatte. Im 20. Jahrhundert gingen die Ethologen in die Natur, um Verhaltensweisen zu sammeln, sich für ihre Vielfalt zu begeistern und staunend zur Kenntnis zu nehmen, was die Evolution zustande gebracht hatte. Im Gegensatz zu den Behavioristen in ihren weißen Laborkitteln stapften die Ethologen mit Wanderschuhen in Wäldern und Wiesen umher und entblößten ihre faszinierend knubbeligen Knie.**

drücken. Später sei sie verrückt geworden, habe Selbstmord begangen, ihn verklagt, versucht, ihn umzubringen, und so fort. Alles Unsinn.

* Als ich am College war, kam Skinner einmal zum Abendessen in unser Wohnheim und hielt hinterher einen außerordentlich dogmatischen Vortrag. Während ich ihm lauschte, ging mir ein idiotischer Gedanke durch den Kopf: »Mann, der Typ ist ja ein *totaler* Skinnerianer.«

** Es ist offenkundig, welchem Lager meine Sympathien gehören, bin ich doch selbst eine Art Ethologe (doch um allen Übertreibungen vorzubeugen, wollen wir nicht vergessen, dass der höchst fragwürdige Konrad Lorenz einer der Begründer der Ethologie war). Es war ein bemerkenswerter Einfall, den drei Begründern der Ethologie – Konrad Lorenz, Niko Tinber-

SENSORISCHE VERHALTENSAUSLÖSER BEI EINIGEN ANDEREN ARTEN

Im theoretischen Bezugsrahmen der Ethologie wollen wir uns jetzt mit sensorischen Auslösern tierischen Verhaltens beschäftigen.*[2] Betrachten wir zuerst den auditiven Kanal. Tiere vokalisieren, um einzuschüchtern, etwas kundzutun und zu verführen. Vögel singen, Hirsche röhren, Brüllaffen brüllen, Orang-Utans stoßen Territorialrufe aus, die kilometerweit zu hören sind. Ein Beispiel für eine weniger auffällige Form der Informationsvermittlung liefern Pandaweibchen – wenn sie ovulieren, nehmen ihre Lautäußerungen eine höhere Tonlage an, was die Männchen attraktiv finden. Interessanterweise findet man die gleiche Verlagerung und Präferenz beim Menschen.

Wir kennen auch visuelle Verhaltensauslöser. Hunde kauern nieder, um zum Spielen aufzufordern, Vögel plustern ihr Gefieder auf, Affen entblößen beim »Drohgähnen« ihre gefährlichen Eckzähne. Und es gibt die visuellen Hinweisreize des Kindchenschemas (große Augen, kurze Schnauze, runde Stirn), Signale, die Säugetiere völlig verrückt machen und sie veranlassen, für das Junge zu sorgen. Stephen Jay Gould hat darauf hingewiesen, dass der verkannte Ethologe Walt Disney genau wusste,

gen und Karl von Frisch – 1973 den Nobelpreis für Physiologie oder Medizin zu verleihen. Die biomedizinische Gemeinschaft war entsetzt. Den Preis drei Burschen mit Fußpilz zu geben, deren wichtigste Forschungstechnik der Blick durchs Fernglas war, schien in keinem Verhältnis zu ihrer tatsächlichen Bedeutung für die Medizin zu stehen. In dem Trio war Lorenz der unermüdliche Selbstdarsteller und glattzüngige Popularisierer, Tinbergen, einer meiner Helden, der tiefsinnige Denker und großartige Experimentator und von Frisch ein E-Bass-Spieler, der nicht viel sagte.

* Wie ermittelten Ethologen, welche sensorische Information wichtig für ein Tier ist? Ein Beispiel: Bei Möwen hat der Schnabel der Mutter einen auffälligen roten Fleck. Wenn sie den Küken Futter bringt, picken diese auf den Schnabel, woraufhin die Mutter das Futter hochwürgt. Tinbergen hat bewiesen, dass der rote Fleck das Pickverhalten auslöst: mit einer Subtraktionsmethode, bei der er den roten Fleck bei den Müttern übermalte; daraufhin pickten die Küken nicht mehr. Mit einer Replikationsmethode, bei der er ein Kantholz nahm, einen roten Fleck darauf malte und es über dem Nest hin und her bewegte; die Küken begannen zu picken. Oder mit Hyperstimulation, bei der er einen *riesigen* roten Fleck auf den Schnabel der Mutter malte; die Küken pickten wie besessen. Bei dieser Methode verwendet man heute Roboter; so haben Ethologen Roboterbienen entwickelt, die sich in Bienenkolonien einschmuggeln und die Bewohnerinnen hinterlistig täuschen, indem sie Schwänzeltänze aufführen, die auf nichtexistente Trachtquellen verweisen.

welche Veränderungen er vornehmen musste, um Nagetiere in Mickey und Minnie zu verwandeln.*[3]

Die Signale mancher Tiere können wir unter normalen Umständen nicht entdecken; um sie in ihrer eigenen Sprache zu interviewen, bedarf es einer gewissen Kreativität.[4] Viele Säugetiere setzen ihre Duftmarken mit Pheromonen – Gerüchen, die Informationen über Geschlecht, Alter, Reproduktionsstatus, Gesundheit und genetische Ausstattung enthalten. Einige Schlangen sehen im Infrarotbereich, Zitteraale balzen mit elektrischen Liedern, Fledermäuse konkurrieren, indem sie sich gegenseitig die Echolotung von Nahrungsquellen mit Störsignalen erschweren, und Spinnen identifizieren Eindringlinge mit Hilfe der Vibrationsmuster in ihrem Netz. Noch ein schönes Beispiel: Wenn Sie eine Ratte kitzeln, piepst sie im Ultraschallbereich, weil ihr mesolimbisches Dopaminsystem aktiviert wird.

Erinnern wir uns an die Debatte, ob man es bei Nagern mit einem Riechhirn oder limbischen System zu tun habe, das heißt mit Geruchswahrnehmungen oder Emotionen, und an die Lösung, die Ethologen bereits bekannt war: Bei einem Nagetier werden Emotionen in der Regel durch Gerüche ausgelöst. Bei allen Arten hat die dominante Sinnesmodalität – egal ob Sehen, Hören usw. – den direktesten Zugang zum limbischen System.

UNTERHALB DES RADARS: UNTERSCHWELLIGE UND UNBEWUSSTE HINWEISREIZE

Es ist leicht zu erkennen, dass der Anblick eines Messers, der Ton einer Stimme, die Ihren Namen ruft, oder die Berührung Ihrer Hand eine rasche Änderung in Ihrem Gehirn hervorrufen kann.[5] Entscheidender aber sind die vielen unterschwelligen sensorischen Auslöser (Trigger), die so

* Betrachten wir ein schönes Beispiel für Artgrenzen überschreitende Reaktionen auf das Kindchenschema: Ein wichtiger Faktor für die Entscheidung, wie viel Geld man für eine bedrohte Tierart spenden will, ist die Augengröße der Tiere. Große Kulleraugen machen die Leute spendabler.

flüchtig oder schwach sind, dass wir sie nicht bewusst zur Kenntnis nehmen, oder die so beschaffen sind, dass sie, selbst wenn wir sie bemerken, irrelevant für ein anschließendes Verhalten erscheinen.

Unterschwellige Hinweisreize und unbewusstes Priming beeinflussen zahlreiche Verhaltensweisen, die für das vorliegende Buch ohne Belang sind. Menschen denken, dass Kartoffelchips besser schmecken, wenn sie im Mund ein krachendes Geräusch erzeugen. Uns gefällt ein neutraler Reiz besser, wenn uns, kurz bevor wir ihn sehen, eine Zwanzigstelsekunde lang das Bild eines lächelnden Gesichts dargeboten wird. Je mehr ein vermeintliches Schmerzmittel (Placebo) kostet, desto wirksamer ist es nach Auskunft der Versuchsteilnehmer. Fragt man Testpersonen, die kurz zuvor einen Absatz gelesen haben, in dem das Wort *ocean* vorkam, nach ihrem Lieblingswaschmittel, tendieren sie eher dazu, sich für die Marke *Tide* (englisch: »Gezeiten«) zu entscheiden – und verweisen anschließend auf seine Reinigungskraft.[6]

Im Lauf von wenigen Sekunden können also unbewusste sensorische Hinweisreize unser Verhalten beeinflussen.

Ein sehr beunruhigender sensorischer Hinweisreiz betrifft die ethnische Zugehörigkeit.[7] Unser Gehirn ist ungeheuer empfänglich für Hautfarben. Lässt man beispielsweise ein Gesicht kürzer als eine Zehntelsekunde (hundert Millisekunden) über einen Bildschirm flimmern – so kurz, dass die Betrachter sich nicht einmal sicher sind, überhaupt etwas gesehen zu haben – und fordert die Versuchsteilnehmer dann auf, die ethnische Herkunft des abgebildeten Gesichts zu erraten, besteht eine signifikante Wahrscheinlichkeit, dass die Vermutungen zutreffen. Auch wenn wir davon überzeugt sind, dass wir jemanden nach seinem Charakter und nicht nach seiner Hautfarbe beurteilen, hat unser Gehirn schon todsicher seine Hautfarbe registriert.

Binnen 100 Millisekunden reagieren unsere Gehirnfunktionen (wie die Neurobildgebung zeigt) bereits auf zwei bedrückende Weisen auf die verschiedenen Gesichter. Zunächst einmal zeigen vielfach bestätigte Resultate, dass die Amygdala feuert. Außerdem geht aus einem impliziten Test hervor, dass sie umso stärker feuert, je größer die rassistischen Vorurteile bei jemandem sind (bitte für später merken).[8]

Ähnlich die Ergebnisse der folgenden Experimente: Zeigt man Versuchsteilnehmern wiederholt das Bild eines Gesichts verknüpft mit einem unangenehmen Stromstoß, wird die Amygdala schon bald von dem Anblick des Gesichts allein aktiviert.[9] Elizabeth Phelps von der New York University hat gezeigt, dass die »Furchtkonditionierung« bei andersethnischen Gesichtern als bei eigenethnischen schneller geschieht. Amygdalae sind prädisponiert, Schlechtes mit denen zu assoziieren, die nicht zu uns gehören. Versuchspersonen halten neutrale andersethnische Gesichter zudem für zorniger als neutrale eigenethnische Gesichter.

Zeigt man Weißen ein schwarzes Gesicht so kurz, dass sie es nicht bewusst wahrnehmen, beginnt die Amygdala zu feuern.[10] Wird das Gesicht aber so lange gezeigt, dass eine bewusste Verarbeitung einsetzen kann, werden der anteriore cinguläre Kortex und der »kognitive« dlPFC aktiviert und hemmen die Amygdala. Der frontale Kortex übt die exekutive Kontrolle über die tieferen, dunkleren Reaktionen der Amygdala aus.

Das zweite bedrückende Forschungsergebnis: Die unterschwellige Signalisierung der ethnischen Zugehörigkeit wirkt sich auch auf das fusiforme Gesichtsareal aus, also die Kortexregion, die auf Gesichtserkennung spezialisiert ist.[11] Beispielsweise bewirkt eine Beschädigung des Fusiformis »Gesichtsblindheit« (Prosopagnosie), also die Unfähigkeit, Gesichter zu erkennen. Aus den Forschungsarbeiten von John Gabrieli am Massachusetts Institute of Technology (MIT) geht hervor, dass der Fusiformis am wenigsten bei andersethnischen Gesichtern feuert, wobei dieser Effekt bei den implizit rassistischsten Versuchspersonen am stärksten ist. Dabei hat der Effekt nichts mit Neuheit oder Unvertrautheit zu tun – zeigt man den Teilnehmern ein lila Gesicht, reagiert der Fusiformis, als sei es ein eigenethnisches Gesicht. Denn der Fusiformis lässt sich nicht täuschen – »Das ist keiner von den ›Anderen‹, sondern ein ›normales‹, mit Photoshop bearbeitetes Gesicht«.

Dazu passt der Befund, dass sich weiße Amerikaner besser an weiße Gesichter als an schwarze erinnern. Gemischtethnische Gesichter werden besser behalten, wenn sie als weiß und nicht als schwarz bezeichnet werden. Interessanterweise kommt es bei gemischtethnischen Versuchsteilnehmern, denen man gesagt hat, sie seien in der Studie einer der beiden

Ethnien zugeordnet worden, zu schwächeren fusiformen Reaktionen bei den willkürlich als andersethnisch bestimmten Gesichtern.[12]

Unsere Empfänglichkeit für ethnische Zugehörigkeiten kommt noch auf andere Weise zum Ausdruck.[13] Zeigt man Versuchsteilnehmern in einem Video, dass jemandem mit einer Nadel in die Hand gestochen wird, lassen die Teilnehmer eine »isomorph sensomotorische« Reaktion erkennen – eine empathische Verkrampfung der betreffenden Hand. Allerdings ist bei Weißen und Schwarzen die Reaktion abgeschwächt, wenn auf dem Video eine jeweils andersethnische Hand gezeigt wird; je größer der implizite Rassismus, desto schwächer die Reaktion. Entsprechend ist bei Versuchspersonen beider Ethnien zu beobachten, dass der (emotionale) mediale PFC stärker aktiviert wird, wenn einem Mitglied der eigenen Ethnie ein Missgeschick passiert, als wenn es sich um einen andersethnischen Protagonisten handelt.

Das hat weitreichende Implikationen. Joshua Correll von der University of Colorado hat seinen Versuchsteilnehmern in rascher Folge Bilder gezeigt, auf denen jemand entweder eine Pistole oder ein Handy hielt, und sie aufgefordert, (nur) auf die Leute mit Pistole zu schießen. Das erinnert schmerzlich an den Tod von Amadou Diallo im Jahr 1999. Diallo, ein in New York lebender westafrikanischer Einwanderer, entsprach der Beschreibung eines Vergewaltigers. Vier weiße Polizeibeamte wollten ihn verhaften, und als der unbewaffnete Diallo Anstalten machte, seine Brieftasche hervorzuziehen, glaubten sie, es sei eine Waffe, und feuerten 41 Schuss auf ihn ab. Die zugrunde liegende Neurobiologie betrifft »ereigniskorrelierte Potenziale« (*event-related potentials*, ERPs). Das sind reizinduzierte Veränderungen der elektrischen Gehirnaktivität (gemessen mittels EEG – Elektroenzephalografie). Bedrohliche Gesichter rufen nach weniger als 200 Millisekunden eine charakteristische Veränderung der Wellenform (die sogenannte P200-Komponente) hervor. Bei weißen Versuchspersonen bewirkt der Anblick eines Schwarzen eine ausgeprägtere P200-Wellenform als das Bild eines Weißen, egal, ob die Person bewaffnet ist oder nicht. Wenige Millisekunden später tritt eine zweite, inhibitorische Wellenform auf (die N200-Komponente), die ihren Ursprung im frontalen Kortex hat – »Lass uns das, was wir da gerade sehen, noch einmal überdenken, bevor wir schießen«. Der Anblick eines Schwarzen erzeugt eine schwächere N200-Wellenform als der eines Weißen. Je größer der P200/N200-Quotient (je größer also das Verhältnis zwischen »Ich fühle mich bedroht« und »Moment mal«), desto größer auch die Wahrscheinlichkeit, dass ein unbewaffneter Schwarzer erschossen wird. In einer anderen Studie mussten Versuchspersonen bestimmte Gegenstände anhand von Bruchstücken ihrer Bilder identifizieren. Wenn weiße Versuchsteilnehmer vorher mit unterschwelligen (extrem kurz gezeigten) Bildern von schwarzen (aber nicht weißen) Gesichtern geprimt worden waren, waren sie besser in der Lage, Bilder von Waffen (aber nicht von Kameras oder Büchern) zu erkennen.[14]

Die gleichen Vorurteile sind dafür verantwortlich, dass Angeklagte umso schwerer bestraft werden, je stärker ihre Gesichtszüge dem afroamerikanischen Stereotyp entsprechen.[15] Dagegen hatten die Geschworenen ein positiveres Bild von schwarzen (aber nicht weißen) Angeklagten männlichen Geschlechts, wenn diese große, dicke Brillen trugen; einige Strafverteidiger nutzen diesen »Nerd-Effekt« sogar, indem sie ihre Klienten mit falschen Brillen ausstatten, weshalb Staatsanwälte häufig fragen, ob diese bescheuerten Brillen echt sind. Mit anderen Worten, während wir meinen, dass Justitia blind und unparteiisch ist, lassen sich die Geschworenen unbewusst von ethnischen Stereotypen im Gesicht des Angeklagten beeinflussen.

Ein entsetzlicher Gedanke! Werden wir mit bestimmten Prädispositionen geboren? Ist es uns in die Wiege gelegt, uns vor den Gesichtern andersethnischer Menschen zu fürchten, ihre Gesichter kaum noch als Gesichter zu verarbeiten, weniger Empathie zu empfinden? Nein. Zunächst einmal gibt es enorme individuelle Unterschiede – nicht bei jedem Menschen feuert die Amygdala beim Anblick eines andersethnischen Gesichts, und diese Ausnahmen sind aufschlussreich. Darüber hinaus lässt sich die Amygdala-Reaktion auf das Gesicht eines »Anderen« durch winzige Manipulationen rasch verändern. Damit wollen wir uns in Kapitel 11 befassen.

Wie im vorhergehenden Kapitel gezeigt, können die sensorischen Informationen nach dem Eintritt ins Gehirn eine Abkürzung zur Amygdala wählen. Größtenteils werden sie über den Thalamus in die entsprechenden Kortexregionen geleitet (zum Beispiel in den visuellen oder den auditiven Kortex), wo sie dem langsamen, mühevollen Prozess der Entschlüsselung von Lichtpixeln, Schallwellen und so fort unterzogen werden, bis sich ein erkennbares Ergebnis abzeichnet. Dann endlich wird die Information (»Es ist Mozart«) an das limbische System weitergegeben.

Daneben aber gibt es, wie erwähnt, die Abkürzung vom Thalamus direkt zur Amygdala. Während die ersten Schichten, sagen wir, der Sehrinde noch bemüht sind, ein komplexes Bild auszupacken, denkt die Amygdala bereits »Das ist eine Pistole!« und reagiert. Allerdings hat die Geschwindigkeit ihren Preis: Die Information gelangt zwar rasch in die Amygdala, *ist aber häufig ungenau.*[16] Die Amygdala glaubt, sie wisse, was sie sehe, bevor der frontale Kortex auf die Bremse treten kann: Ein unschuldiger Mann greift nach seiner Brieftasche und bezahlt dafür mit dem Leben.

Es gibt noch andere Arten unterschwelliger visueller Informationen, die das Gehirn beeinflussen.[17] Beispielsweise wird das Geschlecht eines Gesichts in 150 Millisekunden verarbeitet. Das Gleiche gilt für den Sozialstatus. Soziale Dominanz sieht in allen Kulturen gleich aus – direkter Blick, offene Haltung (zum Beispiel zurückgelehnt, die Arme hinter dem Kopf), während Unterordnung durch abgewendeten Blick und schützend um den Rumpf geschlagene Arme signalisiert wird. Schon nach 40 Millisekunden können Versuchspersonen auf bildlichen Darstellungen hohen von niedrigem Status unterscheiden. Wie wir in Kapitel 12 sehen werden, feuern die logischen Areale des frontalen Kortex (vmPFC und dlPFC), wenn stabile Statusbeziehungen beurteilt werden; doch im Fall von instabilen Beziehungen wird die Amygdala aktiviert. Es ist beunruhigend, wenn wir nicht wissen, wer die Magengeschwüre bekommt und wer sie verursacht.

Auch Schönheit ist Gegenstand unterschwelliger Signalübertragung.[18] Von frühestem Alter an werden in beiden Geschlechtern und in allen Kulturen attraktive Menschen für klüger, freundlicher und ehrlicher gehalten. Wir sind eher bereit, attraktive Menschen zu wählen oder einzustellen, weniger geneigt, sie für Verbrechen zu verurteilen, und fällen, wenn sie verurteilt sind, mildere Urteile. Interessanterweise beurteilt der mediale orbitofrontale Kortex sowohl die Schönheit eines Gesichts als auch die moralische Qualität einer Verhaltensweise, und sein Aktivitätsniveau bei einer dieser Aufgaben sagt das Niveau während der anderen voraus. Das Gehirn führt ähnliche Prozesse aus, wenn es die Schönheit des Geistes, des Herzens und der Wangenknochen beurteilt. Dabei geht es von der Annahme aus, dass Wangenknochen etwas über den Geist und das Herz mitteilen. Mit dieser Frage werden wir uns in Kapitel 15 befassen.

Zwar erhalten wir unterschwellige Informationen auch von körperlichen Hinweisreizen, wie etwa der Haltung, aber die meisten Informationen liefern uns Gesichter.[19] Was sollte sonst der Fusiformis? Die Gesichtsform von Frauen verändert sich unmerklich während ihres Ovulationszyklus, und Männer ziehen weibliche Gesichter zur Zeit des Eisprungs vor. Versuchspersonen stellen mit einer statistisch signifikanten Trefferquote Vermutungen über die politische und religiöse Zugehörigkeit von Menschen an. Für ein und dasselbe Vergehen wird Menschen, die schuldbewusst aussehen – roter und gesenkter Kopf, abgewendeter Blick –, bereitwilliger vergeben.

Die Augen liefern die meiste Information.[20] Man mache Fotos von zwei Gesichtern mit unterschiedlichen Emotionen und vertausche verschiedene Teile der Gesichter durch Kopieren und Einfügen. Welche Emotion wird entdeckt? Die in den Augen.[*21]

Augen haben oft eine implizite kritische Wirkung.[22] Bringt man ein Plakat mit einem großen Augenpaar an einer Bushaltestelle an (anstelle eines Blumenbilds), wächst die Wahrscheinlichkeit, dass die Leute Abfall wegräumen. Ein Plakat mit zwei Augen an der Kaffeemaschine einer Firma sorgt dafür, dass die freiwilligen Beiträge für die Kaffeekasse sich verdreifachen. Ist ein Augenpaar auf einem Computerbildschirm zu sehen,

* Unbewusste Hinweisreize betreffen nicht immer nur Gesichter oder Haltungen. Bei statistisch vergleichbaren Gruppen oder Individuen, die einen sportlichen Wettbewerb austrugen, wirkte schon das Tragen eines roten Trikots leistungssteigernd. Nachgewiesen wurde das für Sportarten wie Boxen, Taekwondo, Ringen, Rugby, Fußball und sogar für ein Computerspiel, in dem es um Gladiatorenkämpfe ging. Das liege daran, so hat man vermutet, dass bei vielen Arten (z. B. bei Mandrillen und Webervögeln) zum männlichen Dominanzgebaren die Zurschaustellung roter Körperteile gehöre, wobei intensiveres Rot mehr Testosteron bedeute. Ich zweifle an dieser Erklärung; mir scheint, da pickt man sich bei verschiedenen Arten die Rosinen heraus.

werden die Teilnehmer an wirtschaftsstrategischen Onlinespielen großzügiger.

Auch unterschwellige auditive Hinweisreize verändern das Verhalten.[23] Kehren wir noch einmal zurück zur Amygdala-Aktivierung bei Weißen, die unterschwellige Bilder von schwarzen Gesichtern erblicken. Chad Forbes von der University of Delaware zeigt, dass die Amygdala-Aktivierung zunimmt, wenn laute Rapmusik – eine Gattung, die in der Regel eher mit Afroamerikanern als mit Weißen assoziiert wird – im Hintergrund ertönt. Das Gegenteil geschieht, wenn negative weiße Stereotype mit dröhnendem Death Metal evoziert werden.

Ein weiteres Beispiel für die Wirkung auditiver Hinweisreize liefert eine im Grunde höchst traurige Anekdote, die mein Stanford-Kollege Claude Steele erzählt, dem wir bahnbrechende Arbeiten auf dem Gebiet der Stereotypisierung verdanken.[24] Steele berichtet von einem seiner afroamerikanischen Doktoranden, der in Kenntnis der Stereotypen, die ein junger Schwarzer auf den Nobelstraßen von Palo Alto hervorruft, Vivaldi pfiff, wenn er nachts nach Hause ging. Die braven Leute sollten denken: »Gott sei Dank, das ist nicht Snoop Dogg, sondern ein toter weißer Komponist *[Erleichtertes Aufatmen]*.«

Keine Erörterung unterschwelliger Hinweisreize ist vollständig ohne Berücksichtigung des Geruchssinns, ein Thema, an dem sich Marketingspezialisten abarbeiten, seit man davon ausgeht, dass wir eines Tages Geruchskinos haben werden. Das olfaktorische System des Menschen ist verkümmert; rund 40 Prozent eines Rattenhirns dienen der Verarbeitung von Gerüchen, während es bei uns nur noch 3 Prozent sind. Trotzdem haben auch wir noch ein unbewusstes olfaktorisches Leben, und wie bei Nagern sendet unser Geruchssystem direktere Projektionen zum limbischen System als jedes andere Sinnessystem. Wie erwähnt, vermitteln Nagerpheromone Informationen über Geschlecht, Alter, Reproduktionsstatus, Gesundheit und genetische Ausstattung, außerdem verändern sie Physiologie und Verhalten des Gegenübers. Ähnliches wird in einigen (wenn auch nicht allen) Humanstudien berichtet – vom Wellesley-Effekt, der in der Einleitung vorkam, bis zu heterosexuellen Frauen, die eine Vorliebe für den Geruch von Männern mit hohem Testosteronspiegel haben.

Wichtig ist, dass Pheromone auch Furcht signalisieren. In einer Studie nahmen die Forscher von Versuchsteilnehmern Achselhöhlen-Abstriche unter zwei Versuchsbedingungen – entweder wenn die Teilnehmer nach einem nicht zu anstrengenden Lauf entspannt geschwitzt hatten, oder nachdem ihnen während ihres ersten Tandemsprungs der Angstschweiß ausgebrochen war (beim Tandem-Fallschirmsprung werden sie am Lehrer festgeschnallt, der die ganze Arbeit macht; wenn Sie also schwitzen, liegt es nicht an der körperlichen Anstrengung). Andere Probanden schnüffelten an jeder Schweißart und konnten bewusst keinen Unterschied feststellen. Doch das Schnüffeln am Angstschweiß bewirkte (im Gegensatz zum Schweiß, der auf körperliche Anstrengung zurückging) eine Aktivierung der Amygdala, eine heftigere Schreckreaktion, eine bessere Trefferquote bei der Entdeckung unterschwellig dargebotener zorniger Gesichter und eine erhöhte Wahrscheinlichkeit, dass ein nicht eindeutiger Gesichtsausdruck als ängstlich interpretiert wurde. Wenn Menschen in Ihrer Umgebung ängstlich riechen, neigt Ihr Gehirn zu dem Schluss, dass auch Sie es sind.[25]

Auch nichtpheromonale Gerüche beeinflussen uns. Wie wir in Kapitel 15 sehen werden, äußern sich Menschen, die in einem Raum mit stinkendem Abfall sitzen, konservativer über gesellschaftliche Fragen (zum Beispiel Schwulenehen), ohne indessen ihre Ansichten über, sagen wir, Außenpolitik und Wirtschaft zu ändern.

INTEROZEPTIVE INFORMATION

Neben den Informationen über die Außenwelt empfängt unser Gehirn auch ständig »interozeptive« Informationen über den inneren Zustand des Körpers. Sie fühlen sich hungrig, Ihr Rücken schmerzt, Ihr Darm wird von Blähungen gequält, Ihr großer Zeh zwickt. Solche interozeptive Informationen beeinflussen unser Verhalten ebenfalls.

Das bringt uns zur altehrwürdigen James-Lange-Theorie, benannt nach William James, einem Giganten der Psychologiegeschichte, und dem wenig bekannten dänischen Arzt Carl Lange. In den 1880er Jahren brüteten sie beide unabhängig voneinander die gleiche verquere Idee aus. Wie interagieren unsere Gefühle und die automatischen (das heißt »autonomen«) Körperfunktionen miteinander? Die Antwort scheint auf der Hand zu liegen – ein Löwe ist hinter Ihnen her, sie sind zu Tode erschreckt, und folglich beschleunigt sich ihre Herzfrequenz. James und Lange gingen von der gegenteiligen Annahme aus: Sie bemerken unterschwellig den Löwen, was zur Folge hat, dass Ihr Herz schneller schlägt; Ihr bewusstes Gehirn erhält diese interozeptive Information und gelangt zu dem Schluss: »Wow, mein Herz rast; ich muss erschreckt sein.« Mit anderen Worten, Sie entscheiden, was Sie fühlen, auf der Grundlage der Signale aus Ihrem Körper.

Es gibt Belege für diese Hypothese – drei meiner Favoriten sind: (a) Wenn man deprimierte Menschen zum Lächeln zwingt, fühlen sie sich besser; (b) wenn man Menschen anweist, eine »dominantere« Haltung einzunehmen, fühlen sie sich auch entsprechend (die Stresshormonspiegel sinken); und (c) Muskelrelaxantien verringern Angst (»Es ist immer noch ganz schrecklich, aber wenn meine Muskeln so entspannt sind, dass ich fast vom Stuhl rutsche, ist offensichtlich Besserung in Sicht«). Trotzdem lässt sich die James-Lange-Theorie in ihrer strengen Form wegen des Spezifitätsproblems nicht anwenden: Herzen rasen aus unterschiedlichen Gründen – wie kann Ihr Gehirn also entscheiden, ob es auf einen Löwen oder auf einen aufregenden, einladenden Blick reagiert? Außerdem laufen viele autonome Reaktionen zu langsam ab, um der bewussten Wahrnehmung einer Emotion zuvorzukommen.[26]

Dennoch werden unsere Emotionen von interozeptiven Informationen beeinflusst, wenn nicht sogar bestimmt. Einige Hirnregionen, die wesentlichen Anteil an der Verarbeitung sozialer Emotionen haben – PFC, Insellappen, anteriorer cingulärer Kortex und Amygdala –, empfangen eine Fülle von interozeptiven Informationen. Das trägt zur Erklärung eines verlässlichen Aggressionsauslösers bei – des Schmerzes, der die meisten dieser Regionen aktiviert. Es kann nicht oft genug gesagt werden: Schmerz verursacht keine Aggressionen, er verstärkt nur vorhandene Neigungen zur Aggression. Mit anderen Worten, Schmerz macht aggressive Menschen noch aggressiver, während er bei nicht aggressiven Individuen das Gegenteil bewirkt.[27]

Interozeptive Information kann Verhalten auch unauffälliger verändern als durch die Assoziation zwischen Schmerz und Aggression.[28] In einem Beispiel geht es um die Frage, wie viel der frontale Kortex mit der Willenskraft zu tun hat, ein Problem, das uns schon im letzten Kapitel beschäftigt hat. Verschiedene Studien, vor allem die Arbeiten von Roy Baumeister an der Florida State University, zeigen, dass sich Menschen, deren frontaler Kortex hart an einer kognitiven Aufgabe gearbeitet hat, unmittelbar hinterher aggressiver und weniger empathisch, großzügig und ehrlich verhalten. Der frontale Kortex sagt gewissermaßen: »Vergiss es! Ich bin müde und habe keine Lust, an meine Mitmenschen zu denken.«

Das erinnert an die hohen metabolischen Kosten, die der frontale Kortex verursacht, wenn er sich für den schwierigeren und mühevollen Weg entscheidet. Bei frontal anstrengenden Aufgaben sinkt der Blutzuckerspiegel, und die frontalen Funktionen verbessern sich, wenn man den Versuchsteilnehmern ein zuckerhaltiges Getränk gibt (während die Kontrollpersonen ein Diätgetränk mit Zuckerersatz bekommen). Auch bei Hunger werden Menschen weniger großzügig und aggressiver (etwa indem sie härtere Strafen für einen Gegner in einem Spiel wählen).* Man ist sich nicht einig, ob die nachlassende frontale Regulation unter diesen Umständen von einer beeinträchtigten Fähigkeit zu Selbstbeherrschung oder von beeinträchtigter Motivation zur Selbstbeherrschung zeugt. Doch in jedem Fall haben die Energiemenge, die im Lauf von Sekunden bis Minuten das Gehirn erreicht, und die Energiemenge, die der frontale Kortex braucht, etwas mit der Frage zu tun, ob der schwierigere, richtigere Weg eingeschlagen wird.

* Diese Ergebnisse sind nicht mit dem Argument zu verwechseln, dass der »Twinkie-Verteidigung« zugrunde lag. (Twinkies sind extrem zuckerhaltige kleine Kuchen.) 1978 waren in San Francisco der Bürgermeister George Moscone und der Stadtverordnete Harvey Milk – der erste bekennende Schwule in der kalifornischen Politik – von Dan White ermordet worden, einem verärgerten Ex-Mitglied des Stadtrats. Nach einem verbreiteten Missverständnis sollen Whites Verteidiger in diesem Prozess die Auffassung vertreten haben, die suchtartige Abhängigkeit ihres Mandanten von zuckerhaltigem Junkfood habe in irgendeiner Weise seine Urteilsfähigkeit und Selbstbeherrschung untergraben. Tatsächlich lautete das Argument der Verteidigung, bei White liege eine verminderte Schuldfähigkeit infolge seiner Depression vor, und sein Wechsel von einer gesunden Ernährungsweise zu Junkfood sei lediglich ein Symptom für seine depressive Erkrankung.

Die sensorischen Informationen, die Ihr Gehirn aus der Außenwelt und aus Ihrem Körper erreichen, können also Ihr Verhalten rasch, nachdrücklich und automatisch verändern. In den Minuten, bevor unser prototypisches Verhalten auftritt, können uns auch komplexere Reize beeinflussen.

UNBEWUSSTE SPRACHLICHE EFFEKTE

Wörter haben Macht. Sie können retten, heilen, aufbauen, vernichten, demoralisieren und töten. Unbewusstes Priming mit Wörtern beeinflusst pro- und antisoziale Verhaltensweisen.

Eines meiner Lieblingsbeispiele betrifft das Gefangenendilemma, das wirtschaftliche Strategiespiel, bei dem die Teilnehmer sich in verschiedenen Schlüsselsituationen des Spiels entscheiden müssen, ob sie kooperieren oder konkurrieren wollen.[29] Dabei kann das Verhalten der Teilnehmer durch »situationsbezogene Bezeichnungen« verändert werden – wenn man von dem »Wall-Street-Spiel« spricht, wird das Verhalten der Spieler weniger kooperativ. Nennt man es das »Gemeinschaftsspiel«, geschieht das Gegenteil. Ganz ähnlich kann man den Versuchsteilnehmern vor dem Spiel scheinbar zufällige Wortlisten zum Lesen geben. Wenn man verschwommene prosoziale Wörter in die Liste aufnimmt – »Hilfe«, »Harmonie«, »fair«, »gegenseitig« –, fördert man Kooperation, während Wörter wie »Rangfolge«, »Macht«, »erbittert« und »unüberlegt« die Neigung zu entgegengesetzten Verhaltensweisen verstärken. Allerdings geht es nicht darum, den Versuchsteilnehmern die christliche Bergpredigt oder Ayn Rand nahezubringen. Nur eine harmlose Wortfolge. Wörter können Gedanken und Gefühle unbewusst verändern. Der »Terrorist« des einen kann der »Freiheitskämpfer« des anderen sein; Politiker wetteifern um den Ruf, Verfechter der »Familienwerte« zu sein, und irgendwie kann man nicht gleichzeitig *pro-choice* und *pro-life* sein – für das reproduktive Selbstbestimmungsrecht von Frauen und für die Ziele der Lebensrechtsbewegung.*[30]

* Unlängst wurde uns dieses Phänomen in einer Studie sehr deutlich vor Augen geführt: Bezeichnet man jemanden als »Afroamerikaner«, bewirkt das Assoziationen mit höheren Bildungsabschlüssen und Einkommen als das Wort »Schwarzer«.

Es gibt weitere Beispiele. In einer Forschungsarbeit, für die sie den Nobelpreis bekamen, wiesen Daniel Kahneman und Amos Tversky nach, dass die Wortwahl Entscheidungen beeinflussen kann. Die Versuchspersonen entscheiden, ob sie einen hypothetischen Wirkstoff verabreichen sollen. Sagt man ihnen: »Der Wirkstoff weist eine 95-prozentige Überlebensrate auf«, sind die Versuchsteilnehmer – auch wenn sie Ärzte sind – eher bereit, ihn zu verwenden, als wenn man ihnen sagt: »Der Wirkstoff weist eine 5-prozentige Sterberate auf.«[*31] Bettet man »rüde« oder »aggressiv« (und nicht »rücksichtsvoll« oder »höflich«) in Wortfolgen ein, werden die Versuchsteilnehmer unmittelbar danach anderen deutlich häufiger ins Wort fallen. Versuchspersonen, die mit Hinweisreizen wie »Loyalität« (und nicht »Gleichheit«) geprimt werden, halten sich in wirtschaftlichen Strategiespielen stärker an ihr Team.[32]

Verbale Prime-Reize wirken sich auch auf moralische Entscheidungen aus.[33] Wie jeder Strafverteidiger weiß, können die Urteile von Geschworenen beträchtlich davon abhängen, wie anschaulich die Tat eines Angeklagten beschrieben wird. Aus bildgebenden Studien wissen wir, dass ausdrucksvollere Formulierungen den anterioren cingulären Kortex stärker anregen. Menschen verurteilen Vergehen strenger, wenn sie als »falsch« oder »unpassend« bezeichnet werden (statt als »verboten« oder »tadelnswert«).

* Aus einer jüngeren Studie geht hervor, dass sprachliche Hinweisreize sogar über Leben und Tod entscheiden können. Hurrikans gleicher Sturmstärke kosten mehr Menschenleben, wenn sie weibliche Namen erhalten, als Hurrikans mit männlichen Namen (die Stürme bekommen abwechselnd Frauen- und Männernamen). Warum? Unbewusst nehmen Menschen Hurrikans mit männlichen Namen ernster und sind eher bereit, Evakuierungsanordnungen zu befolgen. Und das, obwohl bei den Namen beider Geschlechter streng darauf geachtet wird, dass sie keinerlei inhaltliche Anspielung enthalten – wir reden hier nicht vom Hurrikan Mary Poppins oder dem Hurrikan Vlad, der Pfähler.

NOCH UNAUFFÄLLIGERE ARTEN UNBEWUSSTER HINWEISREIZE

In den Minuten, bevor ein Verhalten ausgelöst wird, beeinflussen uns noch unauffälligere Dinge als Anblicke, Gerüche, schmerzhafte Blähungen und Wörter.

In einer Studie brachten die Versuchsteilnehmer beim Ausfüllen eines Fragebogens stärkere egalitäre Grundsätze zum Ausdruck, wenn eine amerikanische Flagge im Raum hing. Ein Forscher inszenierte während eines Footballspiels auf der Zuschauertribüne Unfälle: Er rutschte aus und verletzte sich dabei scheinbar am Knöchel. Half ihm jemand? Wenn das vermeintliche Unfallopfer das Trikot des Heimatvereins trug, erhielt es mehr Hilfe, als wenn es ein neutrales Sweatshirt oder ein Trikot des Gegners trug. In einer anderen Studie ging es um eine unauffällige Manipulation der Gruppenzugehörigkeit. Einige Tage lang standen konservativ gekleidete Hispanoamerikaner während der Hauptverkehrszeit paarweise auf Bahnhöfen in vorwiegend weißen Bostoner Vororten und unterhielten sich leise auf Spanisch. Die Folge? Weiße Pendler brachten mehr negative, ausgrenzende Einstellungen gegenüber Hispanoamerikanern (jedoch nicht gegenüber anderen ethnischen Gruppen) zum Ausdruck.[34]

Das Primen von Gruppenzugehörigkeiten wird verkompliziert durch Menschen, die mehreren Gruppen angehören. Betrachten wir eine bekannte Studie an asiatisch-amerikanischen Frauen, die einen Mathematiktest absolvierten.[35] Jeder meint zu wissen, dass Frauen in Mathematik schlechter sind als Männer (wie wir in Kapitel 9 sehen werden, ist das nicht wirklich der Fall) und dass Amerikaner asiatischer Herkunft besser darin sind als andere Amerikaner. Versuchsteilnehmerinnen, die vorher durch Priming veranlasst wurden, an ihre ethnische Identität zu denken, schnitten besser ab als Teilnehmerinnen, die durch Prime-Reize dazu gebracht wurden, sich auf ihr Geschlecht zu konzentrieren.

In einem anderen Bereich solcher rasch wirkenden Gruppeneinflüsse auf das Verhalten geht man gewöhnlich von falschen Voraussetzungen aus. Die Rede ist vom »Zuschauereffekt« (oder »Genovese-Syndrom«).[36] Er hat seinen Namen von einem schrecklichen Vorfall im Jahr 1964, als die New Yorkerin Kitty Genovese außerhalb ihres Wohnblocks über einen Zeitraum von einer Stunde vergewaltigt und am Ende erstochen wurde, während 38 Leute ihre Hilfeschreie hörten und es nicht für nötig hielten, die Polizei zu rufen. Obwohl in der *New York Times* über den Vorfall berichtet wurde und die kollektive Gleichgültigkeit zum Symbol all dessen wurde, was an den Menschen auszusetzen ist, sahen die Fakten doch etwas anders aus: Es waren weniger als 38 Zeugen, niemand hatte den ganzen Vorfall mitbekommen, die Wohnungsfenster waren in dieser Winternacht fest geschlossen, und die meisten Zeugen hatten angenommen, sie hörten die gedämpften Laute eines Beziehungsstreits.*

Die mythischen Elemente des Genovese-Falls führten auch zu einem wissenschaftlichen Mythos, nämlich der Annahme, dass in einem Notfall, der mutiges Einschreiten verlangt, die Wahrscheinlichkeit, dass tatsächlich Hilfe geleistet wird, umso geringer ist, je mehr Menschen zugegen sind – »Es sind genügend Leute hier, irgendjemand wird schon was unternehmen«. Der Zuschauereffekt findet in ungefährlichen Situationen statt, und der Preis für Intervention ist allenfalls eine gewisse Unbequemlichkeit. Dagegen ist in gefährlichen Situationen die Wahrscheinlichkeit, dass eingegriffen wird, umso *größer*, je mehr Menschen anwesend sind. Warum? Vielleicht wegen der Aussicht auf Ruhm, denn je größer die Menge, desto mehr Zeugen der eigenen Heldentat.

In anderen Zusammenhängen zeigt der Effekt des sozialen Umfelds Männer in einigen ihrer unrühmlichsten Augenblicke.[37] Besonders wenn Frauen anwesend sind oder wenn Männer veranlasst werden, an Frauen zu denken, steigt ihre Risikobereitschaft, werden ihre zeitlichen Diskontkurven bei wirtschaftlichen Entscheidungen steiler, geben sie mehr Geld für Luxuswaren aus (aber nicht für alltägliche Artikel).** Außerdem macht die Attraktivität des anderen Geschlechts Männer aggressiver – sie sind

* Wenn Sie an einem entsetzlichen und gut dokumentierten Fall interessiert sind, in dem die Zuschauer mindestens so gefühllos waren, wie es von den Bewohnern der Apartmenthäuser behauptet wurde, dann googeln Sie die Ereignisse, die zum Tod der zweijährigen Wang Yue führten.

** In diesen Studien sieht die Kontrollsituation vor, dass noch ein anderer Mann zugegen ist. Und falls es Sie interessiert: Die Gegenwart von Männern hatte keine solchen Auswirkungen auf das Verhalten von Frauen.

eher bereit, ihre Gegner in konkurrenzorientierten Spielen mit Tönen von extremer Lautstärke zu bestrafen. Interessanterweise ist das nicht unvermeidlich – unter Bedingungen, bei denen Status durch prosoziale Strategien erreicht wird, verhalten sich Männer in Gegenwart von Frauen prosozialer. Glaubt man dem Titel eines einschlägigen Forschungsberichts, handelt es sich hier um einen Fall von »Male generosity as a mating signal« (»Männliche Großzügigkeit als Balzsignal«). Darauf wollen wir im nächsten Kapitel zurückkommen.

Ohne dass wir uns dessen bewusst sind, prägt also das soziale Umfeld unser Verhalten in Minutenschnelle – genauso wie die physische Umgebung.

Jetzt kommen wir zur »Broken-Windows-Theorie« der Verbrechensbekämpfung, die von James Q. Wilson und George Kelling entwickelt wurde.[38] Ihre Hypothese lautete, dass geringfügige Anzeichen städtischer Verwahrlosung – Abfall, Graffiti, zerbrochene Fensterscheiben, Trunkenheit in der Öffentlichkeit – eine schiefe Ebene sind, die unabänderlich abwärts zu größerem Verfall und steigender Kriminalität führt. Warum? Weil Abfall und Graffiti in der Regel bedeuten, dass die Menschen sich nicht mehr um ihre Umgebung kümmern oder machtlos sind, etwas gegen den Verfall zu unternehmen. Und so stellen diese Zeichen der Verwahrlosung eine Einladung zum Müllabladen und Schlimmerem dar.

Broken-Windows-Denken prägte die Amtsführung von Rudy Giuliani in den 1990er Jahren, als sich New York in ein Hieronymus-Bosch-Gemälde verwandelte. Polizeichef William Bratton führte eine Null-Toleranz-Politik auch bei kleineren Vergehen ein – so dass nun selbst Schwarzfahrer, Graffiti-Künstler, Vandalen, Bettler und die überall in der Stadt wuchernde Pest der wilden Scheibenwäscher ins Fadenkreuz der Polizei gerieten. Es kam zu einem massiven Rückgang der Schwerkriminalität. Ähnliche Ergebnisse erzielte man auch andernorts; in Lowell, Massachusetts, wurde das Null-Toleranz-System versuchsweise nur in einem Stadtteil angewendet, woraufhin auch nur in diesem Viertel die Schwerkriminalität zurückging. Kritiker fragten, ob die Wirkung der Broken-Windows-Maßnahmen nicht übertrieben würde, da die Methode zu einem Zeitpunkt erprobt worden sei, als die Verbrechensrate bereits überall in den Vereinigten Staaten zurückging (mit anderen Worten, im Gegensatz zum vorbildlichen Lowell-Beispiel fehlt es diesen Studien oft an einer Kontrollgruppe).

Um die Theorie zu testen, ging Kees Keizer von der Universität Groningen in den Niederlanden der Frage nach, ob Signalreize für einen Typ von Normverletzungen die Bereitschaft erhöhen, auch gegen andere Normen zu verstoßen.[39] Wenn Fahrräder (trotz eines entsprechenden Verbotsschilds) an einem Zaun festgekettet wurden, neigten die Leute eher dazu, (trotz eines entsprechenden Verbotsschilds) eine Abkürzung durch eine Lücke in dem Zaun zu nehmen; die Menschen warfen mehr Abfall auf den Boden, wenn die Mauern mit Graffiti bedeckt waren; sie waren eher bereit, einen 5-Euro-Schein zu stehlen, wenn Müll herumlag. Die Effekte waren erheblich, bis hin zu einer Verdoppelung der Raten von Normverstößen. Wenn ein Normverstoß die Wahrscheinlichkeit erhöht, dass die Menschen sich über dieselbe Norm hinwegsetzen, beruht das auf einem bewussten Prozess. Wenn aber das Geräusch von Feuerwerkskörpern Menschen veranlasst, mehr Abfall auf den Boden zu werfen, sind unbewusstere Prozesse am Werk.

NOCH EINE WUNDERVOLL KOMPLIZIERTE WENDUNG DER GESCHICHTE

Wir haben nunmehr gesehen, wie sensorische und interozeptive Informationen das Gehirn veranlassen, in Sekunden bis Minuten ein Verhalten zu produzieren. Nun tritt komplizierend hinzu, dass das Gehirn die *Empfänglichkeit* für diese Sinnesmodalitäten verändern kann, so dass einige Reize einen größeren Einfluss ausüben.

Ein einfaches Beispiel liefern Hunde, die wachsam die Ohren aufstellen – das Gehirn hat die Ohrmuskeln in einer Weise stimuliert, die dem Ohr ermöglicht, Geräusche leichter zu erfassen, die dann wiederum das Gehirn beeinflussen.[40] Bei akutem Stress werden alle unsere Sinnessysteme empfänglicher. Wenn Sie hungrig sind, werden Sie empfänglicher für den Geruch von Nahrungsmitteln. Wie kommt das? Zunächst einmal hat es den Anschein, als führten alle sensorischen Wege zum Gehirn. Dabei schickt das Gehirn auch neuronale Projektionen *zu* Sinnesorganen. Beispielsweise kann niedriger Blutzucker bestimmte Hypothalamusneuronen aktivieren. Diese projizieren ihrerseits zu Rezeptorneuronen in der Nase und stimulieren sie so, dass sie auf Essensgerüche reagieren. Die Stimulation reicht nicht aus, um in diesen Rezeptorneuronen Aktionspotenziale auszulösen, doch es sind jetzt weniger Moleküle notwendig, um die Neuronen zu aktivieren. Auf diese Weise lässt sich erklären, wie das Gehirn die selektive Empfänglichkeit unserer Sinnessysteme verändert.

Das gilt mit Sicherheit für die Verhaltensweisen, die uns in diesem Buch beschäftigen. Wie wir gesehen haben, transportieren Augen viele Informationen über emotionale Zustände. Daher bringt uns das Gehirn dazu, vorrangig auf die Augen zu achten. Das hat Damasio nachgewiesen, als er eine Urbach-Wiethe-Patientin untersuchte. Die Urbach-Wiethe-Krankheit zerstört selektiv die Amygdala. Wie erwartet, hatte die Patientin Schwierigkeiten, ängstliche Gesichter zu entdecken. Während die Teilnehmer in der Kontrollgruppe die Hälfte der Zeit, die sie für die Betrachtung des Gesichts aufwendeten, den Augen widmeten, beschäftigte sich die Patientin nur halb so lange mit den Augen. Als sie angewiesen wurde, sich auf die Augen zu konzentrieren, gelang es ihr besser, ängstliche Gesichter zu erkennen. Die Amygdala entdeckt also nicht nur ängstliche Gesichter, sondern sie veranlasst uns auch, Informationen über ängstliche Gesichter zu sammeln.[41]

Psychopathen haben in der Regel Schwierigkeiten, ängstliche Mienen zu erkennen (obwohl sie andere Arten von Gesichtsausdrücken mühelos erkennen).[42] Sie richten ihre Aufmerksamkeit auch weniger als normal üblich auf die Augen und verbessern ihre Furchterkennung, wenn sie angewiesen werden, sich auf die Augen zu konzentrieren. Angesichts der Amygdala-Anomalien bei Psychopathen, von denen in Kapitel 2 die Rede war, ergibt das durchaus einen Sinn.

Betrachten wir nun ein Beispiel, das uns einen Ausblick auf Kapitel 9 und die Erörterung der Kultur erlaubt. Man zeige Versuchspersonen das Bild eines Objekts, das in einen komplexen Hintergrund eingebettet ist.

Menschen aus kollektivistischen Kulturen (zum Beispiel China) neigen schon nach wenigen Sekunden dazu, sich mehr die umgebenden Kontextinformationen anzusehen – und sie besser einzuprägen –, während Menschen aus individualistischen Kulturen (etwa den USA) auf die gleiche Weise mit dem Objekt im Fokus verfahren. Weist man Versuchsteilnehmer an, sich auf den Bereich zu konzentrieren, der von ihrer Kultur normalerweise vernachlässigt wird, lässt sich eine Aktivierung des frontalen Kortex beobachten – das ist für die Teilnehmer eine schwierige Wahrnehmungsaufgabe. Die Kultur legt also buchstäblich fest, wie und wo wir die Welt betrachten.*[43]

SCHLUSS

Kein Gehirn arbeitet in einem Vakuum. Im Lauf von Sekunden bis Minuten wirkt sich die Flut von Informationen, die ins Gehirn strömt, auf die Wahrscheinlichkeit von pro- oder antisozialen Handlungen aus. Wie wir gesehen haben, reicht die Bandbreite relevanter Informationen von so einfachen wie der Hemdfarbe bis hin zu komplexen und unauffälligen wie Hinweisreizen auf Ideologien. Außerdem empfängt das Gehirn ständig interozeptive Informationen. Und besonders wichtig: Viele dieser unterschiedlichen Informationsarten sind unterschwellig. Letztlich aber ist der wichtigste Punkt dieses Kapitels, dass wir unmittelbar, bevor wir über manche unserer folgenreichsten Handlungen entscheiden, nicht die rationalen und autonomen Entscheidungsträger sind, für die wir uns gerne halten.

* Es ist wichtig, darauf hinzuweisen, dass es sich hier um Akkulturation handelt und nicht um genetische Unterschiede verschiedener Populationen – ostasiatische Amerikaner lassen das typische amerikanische Wahrnehmungsmuster erkennen.

4

STUNDEN BIS TAGE ZUVOR

Kommen wir jetzt zu unserem nächsten Schritt rückwärts in unserer Chronologie und betrachten die Ereignisse, die Stunden oder Tage passieren, bevor ein Verhalten stattfindet. Dazu begeben wir uns in das Reich der Hormone. Welche Auswirkungen haben sie auf das Gehirn und die Sinnessysteme, mit denen wir uns in den letzten beiden Kapiteln beschäftigt haben? Wie beeinflussen Hormone unsere besten und schlimmsten Verhaltensweisen?

Zwar werden wir uns in diesem Kapitel mit verschiedenen Hormonen beschäftigen, doch die meiste Aufmerksamkeit wollen wir jenem Hormon widmen, das unauflöslich mit Aggression verknüpft wird – dem Testosteron. Und um die Pointe vorwegzunehmen, Testosteron ist für aggressives Verhalten weit weniger bedeutend als gewöhnlich angenommen. Am anderen Ende des Spektrums betrachten wir im vorliegenden Kapitel auch ein Hormon, das Kultstatus hat, weil es für liebevolle, weichgezeichnete Prosozialität steht – das Oxytocin. Wie wir sehen werden, ist sein Wohlfühl-Effekt lange nicht so groß wie vermutet.

Leser, die mit Hormonen und Endokrinologie nicht vertraut sind, sei die Einführung in Anhang 2 ans Herz gelegt.

RUFMORD AN TESTOSTERON

Testosteron wird in der Schlussetappe der »Hypothalamus-Hypophysen-Gonaden-Achse« von den Hoden ausgeschüttet und wirkt auf Zellen im ganzen Körper ein (einschließlich der Neuronen natürlich). Daher ist Testosteron für alle Welt der Verdächtige Nummer eins, wenn es um die hormonellen Ursachen der Aggressionen geht.

KORRELATION UND KAUSALITÄT

Wie kommt es, dass die männlichen Individuen im gesamten Tierreich und in jeder menschlichen Kultur für den größten Teil von Aggression und Gewalt verantwortlich sind? Könnte es an Testosteron und einigen verwandten Hormonen liegen (die kollektiv als »Androgene« bezeichnet werden, ein Begriff, den ich, wenn nicht anders vermerkt, gleichbedeutend mit »Testosteron« verwenden werde)? Bei fast allen Tierarten haben die Männchen mehr Testosteron im Blut als die Weibchen (die kleine Mengen von Androgenen aus den Nebennieren abgeben). Darüber hinaus sind männliche Aggressionen besonders häufig, wenn die Testosteronspiegel am höchsten sind (während der Adoleszenz und während der Paarungszeit saisonaler Brüter).

Testosteron und Aggression sind also miteinander verbunden. Außerdem gibt es besonders zahlreiche Testosteronrezeptoren in der Amygdala, in der Zwischenstation, mittels derer die Amygdala Projektionen in das gesamte Gehirn schickt (dem Bettkern der Stria terminalis), und in ihren Hauptzielgebieten (dem Hypothalamus, dem zentralen Grau des Mittelhirns und dem frontalen Kortex). Aber das sind reine Korrelationsdaten. Der Nachweis, dass Testosteron tatsächlich Aggression *verursacht*, verlangt ein »Subtraktions-« und ein »Ersatz-Experiment«. Subtraktion – wir kastrieren ein Männchen. Sinkt das Aggressionsniveau? Ja (auch bei Menschen). Das beweist, dass ein Stoff, der von den Hoden freigesetzt wird, Aggression verursacht. Handelt es sich um Testosteron? Ersatz – wir verabreichen dem kastrierten Individuum Testosteron. Pendeln sich die ursprünglichen – vor der Kastration beobachteten – Aggressionsniveaus wieder ein? Ja (auch bei Menschen).

Also steht fest, dass Testosteron Aggression verursacht. Höchste Zeit, dass wir uns anschauen, wie falsch diese Annahme ist.

Der erste Hinweis darauf, dass die Dinge komplizierter sind, ergibt sich nach der Kastration, wenn die durchschnittlichen Aggressionsniveaus bei jeder Tierart fallen. Allerdings – und das ist entscheidend – nicht auf null. Nun gut, vielleicht war die Kastration nicht gründlich genug, und wir haben kleine Reste der Hoden vergessen. Oder die Nebenniere schüttet genügend Androgene aus, um das Aggressionsniveau zu halten. Aber selbst wenn Testosteron und Androgene vollständig beseitigt werden, bleibt eine gewisse Aggression erhalten. Folglich ist ein Teil der männlichen Aggression testosteronunabhängig.*

Das zeigt auch die Kastration einiger Sexualstraftäter, die in manchen US-Bundesstaaten vom Gesetzgeber erlaubt wird.[1] Das wird mittels der »chemischen Kastration« bewerkstelligt, der Verabreichung von Arzneistoffen, die entweder die Testosteronproduktion verhindern oder die Testosteronrezeptoren blockieren.** Die Kastration dämpft den Sexualtrieb bei jener Gruppe von Sexualstraftätern, die unter dem Einfluss von zwang- und krankhaften Impulsen handeln. Ansonsten aber verringert die Kastration die Rückfallquoten nicht; dazu heißt es in einer Metaanalyse: »Feindselige Vergewaltiger und Täter, die bei ihren Sexualstraftaten von Machtgelüsten und Zorn geleitet werden, sind nicht therapierbar [mit Antiandrogenen].«

Das führt uns zu einem höchst aufschlussreichen Punkt: Je mehr Erfahrung ein männliches Individuum vor seiner Kastration mit Aggressivität gesammelt hat, desto eher wird es sich auch hinterher aggressiv verhalten. Mit anderen Worten, desto weniger Testosteron braucht seine

* Leser, die sich für die Geschichte der Eunuchen interessieren, dürfte das nicht überraschen, waren doch Eunuchen eine Hauptstütze im kaiserlichen Heer des alten Chinas, wo sie als tapfere Soldaten gerühmt wurden.

** Einzige Ausnahme ist Texas, wo man immer noch ein Messer benutzt.

Aggressivität in Zukunft und desto mehr richtet sich diese nach seinen sozialen Lernerfahrungen.

Zum nächsten Punkt, der den Primat des Testosterons untergräbt: In welchem Zusammenhang stehen individuelle Testosteronspiegel mit Aggression? Wenn eine Person höhere Testosteronspiegel hat als eine andere oder in dieser Woche höhere als in der letzten, besteht dann eine höhere Wahrscheinlichkeit, dass sie aggressiv ist?

Ursprünglich schien die Antwort auf ein Ja hinauszulaufen, da einschlägige Studien eine Korrelation zwischen individuellen Unterschieden der Testosteronspiegel und der Aggressionsniveaus erkennen ließen. In einer typischen Studie wurden bei Gefangenen mit höheren Aggressionsraten auch höhere Testosteronspiegel festgestellt. Doch aggressives Verhalten *regt* die Testosteronsekretion *an*; kein Wunder, dass aggressive Individuen höhere Spiegel haben. Diese Studien konnten allerdings die Frage nach der Henne und dem Ei nicht klären.

Daher tun wir besser daran zu fragen, ob Unterschiede der Testosteronniveaus *vorhersagen* können, welches Individuum aggressiv *sein wird*. Bei Vögeln, Fischen, Säugetieren und insbesondere anderen Primaten lautet die Antwort im Allgemeinen Nein. Man hat diese Frage auch ausführlich am Menschen untersucht und dabei eine Vielzahl von Aggressionsmaßen zugrunde gelegt. Die Antwort ist eindeutig. Hören wir, was der britische Endokrinologe John Archer in einer gründlichen Forschungsübersicht aus dem Jahr 2006 für ein Fazit zieht: »Es gibt eine schwache und inkonsistente Beziehung zwischen Testosteronspiegeln und Aggressionen bei Erwachsenen, doch die Verabreichung von Testosteron führt bei (menschlichen) Probanden in der Regel nicht zu einer Steigerung ihrer Aggression.« Das Gehirn reagiert nicht auf Schwankungen des Testosteronspiegels innerhalb des Normalbereichs.[2]

(Anders sieht es aus, wenn man für »supraphysiologische« Niveaus sorgt – Niveaus, die höher sind, als der Körper sie normalerweise herstellen kann. Das führt uns in die Welt jener Sportler und Bodybuilder, die missbräuchlich hohe Dosen Testosteron zu sich nehmen – etwa in Form von anabolen Steroiden; unter diesen Umständen steigt das Aggressionsrisiko. Zwei Komplikationen: Es ist nicht zufällig, wer sich *entschließt*, diese Substanzen einzunehmen, und die Leute, die es tun, haben schon häufig eine Prädisposition für Aggression. Supraphysiologische Androgenniveaus erzeugen Angst und Paranoia in solchem Maße, dass daneben die gesteigerte Aggression möglicherweise nur eine nebensächliche Rolle spielt.)[3]

Mit anderen Worten, bei der Aggression geht es in der Regel mehr um soziales Lernen als um Testosteron, und so können unterschiedliche Testosteronniveaus nicht erklären, warum manche Menschen aggressiver sind als andere. Aber wie wirkt sich Testosteron dann tatsächlich auf das Verhalten aus?

FEINHEITEN DER TESTOSTERON-EFFEKTE

Wenn wir Gesichter betrachten, die starke Emotionen ausdrücken, neigen wir zu Mikroausdrücken, die sie nachahmen; Testosteron reduziert diese empathische Mimikry.*[4] Außerdem schränkt Testosteron die Fähigkeit ein, die Emotionen anderer Menschen an ihren Augen abzulesen. Bei hohen Testosteronspiegeln aktivieren die Gesichter von Fremden die Amygdala stärker als vertraute Gesichter; sie werden als weniger vertrauenswürdig eingestuft.

Im Übrigen stärkt Testosteron Selbstvertrauen und Optimismus, während es Furcht und Angst reduziert.[5] Das erklärt den »Gewinner-Effekt« bei Labortieren. Wenn ein Tier einen Kampf gewonnen hat, wächst seine Bereitschaft, an einer weiteren solchen Interaktion teilzunehmen. Zum Teil erklärt sich der wachsende Erfolg wahrscheinlich aus dem Umstand, dass Gewinnen die Testosteronausschüttung anregt, die ihrerseits die Glukoseabgabe und den Stoffwechsel in den Muskeln des Tieres verstärkt und dafür sorgt, dass dessen Pheromone furchteinflößender riechen. Ferner erhöht Gewinnen die Zahl der Testosteronrezeptoren im Bettkern der Stria terminalis (jener Zwischenstation, über die die Amygdala mit dem Rest des Gehirns kommuniziert), wodurch sie empfänglicher für das Hor-

* Wobei, wie bei allen diesen Studien, weder die Versuchsteilnehmer noch die beobachtenden Forscher wissen, ob die Teilnehmer Testosteron oder Placebos erhalten, und die Testosteronspiegel immer im normalen Bereich bleiben.

mon wird. Gewinnen – ganz gleich ob in der Leichtathletik, im Schach oder auf dem Aktienmarkt – erhöht den Testosteronspiegel.

Selbstbewusst und optimistisch. Fordern uns nicht zahllose Selbsthilfebücher auf, genau das zu sein? Doch Testosteron macht uns *allzu* selbstsicher und optimistisch – mit schlimmen Folgen. In einer Studie durften Probandenpaare beratschlagen, bevor sie bei einer Aufgabe individuelle Entscheidungen trafen. Testosteron erhöhte die Wahrscheinlichkeit, dass die Versuchsteilnehmer ihre eigene Meinung für richtig hielten und den Rat ihres jeweiligen Partners in den Wind schlugen. Testosteron macht Menschen großspurig, egozentrisch und narzisstisch.[6]

Testosteron verstärkt impulsives und risikobereites Handeln und veranlasst uns, den leichteren Weg zu wählen, auch wenn es das Dümmste ist, was wir in der gegebenen Situation tun können.[7] Der Grund dafür ist, dass Testosteron die Aktivität im präfrontalen Kortex verringert, dessen funktionale Kopplung mit der Amygdala schwächt und dafür die amygdalaische Verbindung mit dem Thalamus intensiviert – dem Ursprung der beschriebenen Abkürzung, mit deren Hilfe sensorische Informationen schneller in die Amygdala gelangen. Mit anderen Worten, der Einfluss des sekundenschnellen, aber weniger genauen Inputs wächst, und die Einwirkungsmöglichkeiten des frontalen Kortex – »Halten wir einen Augenblick inne und lassen wir uns das noch mal durch den Kopf gehen« – nehmen ab.

Es ist sicherlich ein tolles Gefühl, furchtlos zu sein, vor Selbstvertrauen zu strotzen und alles rosarot zu sehen. Kein Wunder also, dass Testosteron als sehr angenehm empfunden werden kann. Ratten sind bereit zu arbeiten (Hebel zu drücken), um sich eine kräftige Dosis Testosteron zu holen, und zeigen »konditionierte Ortspräferenzen«, das heißt, sie kehren immer wieder an die beliebig ausgewählte Ecke des Käfigs zurück, wo sie ihre Testosteroninfusionen erhalten. »Ich habe keine Ahnung, warum, aber ich fühl mich jedes Mal toll hier.«[8]

Die zugrunde liegende Neurobiologie ergibt ein schlüssiges Bild. Dopamin ist die Voraussetzung für das Zustandekommen einer konditionierten Ortspräferenz, und Testosteron verstärkt die Aktivität im ventralen Tegmentum, dem Ursprung der mesolimbischen und mesokortikalen dopaminergen Projektionen. Eine konditionierte Ortspräferenz lässt sich übrigens auch induzieren, indem man Testosteron direkt in den Nucleus accumbens injiziert, das wichtigste Zielgebiet des ventralen Tegmentums. Wenn eine Ratte einen Kampf gewinnt, erhöht sich die Zahl der Testosteronrezeptoren im ventralen Tegmentum und im Accumbens, wodurch sich die Empfänglichkeit für Wohlfühl-Effekte erhöht.[9]

Das Testosteron übt also einen gewissen Einfluss auf unser Verhalten aus. Das bringt uns jedoch nicht wesentlich weiter, weil sich alles auf zwei Weisen interpretieren lässt. Testosteron steigert die Angst – Sie fühlen sich bedroht und antworten mit reaktiver Aggressivität. Testosteron senkt die Angst – Sie fühlen sich großartig und selbstsicher und antworten mit proaktiver Aggressivität. Testosteron erhöht die Risikobereitschaft – »Wer wagt, gewinnt! Lasst uns einmarschieren.« Testosteron erhöht die Risikobereitschaft – »Wer wagt, gewinnt! Lasst uns ein Friedensangebot unterbreiten.« Testosteron vermittelt Ihnen ein Wohlgefühl – »Fangen wir die nächste Schlägerei an, die letzte lief so gut«. Testosteron vermittelt Ihnen ein Wohlgefühl – »Fassen wir uns alle an den Händen«.

Es zeichnet sich eine entscheidende vereinheitlichende Eigenschaft ab: Die Auswirkungen des Testosterons sind in hohem Maße kontextabhängig.

KONTINGENTE TESTOSTERON-EFFEKTE

Diese Kontextabhängigkeit bedeutet, dass Testosteron zwar nicht X verursacht, wohl aber, dass es das Vermögen der beteiligten Faktoren verstärkt, X zu verursachen.

Ein klassisches Beispiel liefert uns die Studie, die 1977 an Gruppen männlicher Zwergmeerkatzen durchgeführt wurde.[10] In jeder Gruppe wurde dem rangmittleren Männchen Testosteron verabreicht (sagen wir Nummer 3 von fünf Gruppenmitgliedern), was ihre jeweiligen Aggressivitätsniveaus erhöhte. Hatte das zur Folge, dass diese Burschen, bis oben hin abgefüllt mit Steroiden, begannen, die Nummern 1 und 2 in der Hierarchie herauszufordern? Nein. Sie wurden zu aggressiven Fieslingen, die die bedauernswerten Nummern 4 und 5 schikanierten. Testosteron erzeugte keine neuen sozialen Aggressionsmuster, sondern verstärkte lediglich die bestehenden.

In Humanstudien führte Testosteron nicht zu einer Erhöhung der Basisaktivitäten der Amygdala; es steigerte lediglich die Reaktion der Amygdala und die Herzfrequenz-Reaktivität beim Anblick von zornigen Gesichtern (nicht jedoch, wenn glückliche oder neutrale Gesichter gezeigt wurden). Ganz ähnlich war das Verhalten von Versuchsteilnehmern in einem strategischen Wirtschaftsspiel unter Testosteroneinfluss nicht egoistischer oder unkooperativer; allerdings waren die Teilnehmer bereit, härtere Strafen zu verhängen, wenn sie gemein behandelt wurden – das heißt, ihre »rachsüchtige, reaktive Aggressivität« wurde verstärkt.[11]

Die Kontextabhängigkeit zeigt sich auch auf der neurobiologischen Ebene; das Hormon verkürzt die Refraktärzeit von Neuronen in der Amygdala und ihren Zielgebieten im Hypothalamus.[12] Wir erinnern uns, dass die Refraktärzeiten von Neuronen auf Aktionspotenziale folgen. Das ist der Fall, wenn das Ruhepotenzial des Neurons hyperpolarisiert ist (das heißt, wenn das Neuron negativer geladen ist als gewöhnlich). Dadurch ist es weniger erregbar als sonst, und es entsteht eine Ruheperiode nach dem Aktionspotenzial. Umgekehrt bedeuten kürzere Refraktärzeiten eine höhere Frequenz der Aktionspotenziale. Verursacht Testosteron also Aktionspotenziale in diesen Neuronen? Nein. Es veranlasst sie lediglich, rascher zu feuern, *wenn* sie durch etwas anderes stimuliert werden. Entsprechend verstärkt Testosteron die Reaktion der Amygdala auf zornige Gesichter, aber nicht auf andere Gesichtsausdrücke. Das heißt, wenn die Amygdala bereits in irgendeinem Bereich des sozialen Lernens reagiert, unterstützt das Testosteron diese Reaktion.

EINE SCHLÜSSELSYNTHESE: DIE HERAUSFORDERUNGSHYPOTHESE

Die Wirkungen des Testosterons sind also kontingent und verstärkend, es unterstützt vorhandene Aggressionstendenzen und bringt sie nicht aus dem Nichts hervor. Diese Erkenntnisse regten die Entwicklung der »Herausforderungshypothese« an, eines theoretischen Begriffsrahmens, der die Wirkungen des Testosterons wunderbar zusammenfasst.[13] Der 1990 von dem brillanten Verhaltensendokrinologen John Wingfield an der University of California in Davis und seinen Kollegen vorgeschlagenen Hypothese liegt die Idee zugrunde, dass ein ansteigender Testosteronspiegel die Aggression nur während einer Herausforderung steigert. Und genau so verhält es sich.

Das erklärt, warum der Basalspiegel des Testosterons wenig mit der anschließenden Aggression zu tun hat und warum auch steigende Testosteronspiegel in der Pubertät, bei sexueller Stimulation oder mit Beginn der Paarungszeit keine Zunahme der Aggression nach sich ziehen.[14]

Im Falle von Herausforderungen sieht es allerdings anders aus.[15] Bei verschiedenen Primaten steigen die Testosteronspiegel, wenn eine Dominanzhierarchie neu gebildet oder umgestaltet wird. In sportlichen Einzel- und Mannschaftswettkämpfen – Basketball, Ringen, Tennis, Rugby, Judo und anderen – steigen die Testosteronspiegel der Teilnehmer. Meist ist ein moderater Anstieg in Erwartung des Ereignisses zu verzeichnen und ein größerer hinterher, besonders bei den Siegern.* Interessanterweise steigt unser Testosteronspiegel auch dann, wenn wir nur *zuschauen*, wie unsere

* Diese Untersuchungen zeigen manch eine Feinheit der menschlichen Psyche. Der Gewinner-Effekt zeigt sich im Testosteronspiegel weniger deutlich, wenn die Sieger das Gefühl haben, sie hätten durch Glück gewonnen oder sie hätten, obwohl Sieger, Besseres leisten können. Dagegen wird er bei Sportlern verstärkt, die besonders motiviert in den Wettkampf gehen. Nicht zuletzt können die Testosteronspiegel auch bei »Verlierern« erheblich klettern, wenn diese trotz der Niederlage weit bessere Leistungen erzielten, als sie erwartet hatten. Nach einem Marathonlauf kann es also passieren, dass der Testosteronspiegel bei einem Teilnehmer nach oben schießt, der mit den Letzten ins Ziel taumelt, aber überglücklich ist, weil er davon überzeugt war, er werde auf halber Strecke zusammenbrechen, hingegen bei dem Teilnehmer sinkt, der Dritter war, aber fest mit dem Sieg gerechnet hat. Wir gehören alle zu zahlreichen Hierarchien, aber einige der wirkungsvollsten befinden sich in unserem Kopf und richten sich nach unseren inneren Maßstäben.

Lieblingsmannschaft siegt, woraus hervorgeht, dass es bei dem Anstieg weniger um Muskeltätigkeit als um die Psychologie der Dominanz, der Identifikation und der Selbstachtung geht.

Besonders interessant ist der Umstand, dass ein Testosteronanstieg nach einer Herausforderung die Wahrscheinlichkeit von Aggressionen erhöht.[16] Bedenken Sie Folgendes: Testosteronspiegel steigen an und erreichen das Gehirn. Wenn das geschieht, weil jemand Sie herausfordert, ist Ihnen nach einer aggressiven Reaktion zumute. Kommt es zu einem entsprechenden Anstieg, weil die Tage länger werden und die Paarungszeit näher rückt, beschließen Sie, 1000 Kilometer weit in Ihre Brutgebiete zu fliegen. Und wenn die Pubertät für diesen Überfluss verantwortlich ist, führen Sie sich total blöd und albern auf, sobald das Mädchen zugegen ist, das die Klarinette in der Band spielt. Die Kontextabhängigkeit ist bemerkenswert.[*17]

Die Herausforderungshypothese hat noch einen zweiten Aspekt. Wenn der Testosteronwert nach einer Herausforderung steigt, löst er nicht unbedingt Aggression aus, sondern ruft die Verhaltensweisen ab, die erforderlich sind, um den Status zu bewahren. Das verändert die Situation grundlegend.

Nun ja, vielleicht auch nicht, da die Aufrechterhaltung des Status für, sagen wir, männliche Primaten meist auf Aggression oder Drohgebärden hinausläuft – vom Aufschlitzen des Gegners bis zum »Du hast keine Ahnung, mit wem du dich hier anlegst«-Starren.[18]

Und nun zu einem überraschend bedeutsamen Forschungsbereich.

* All diese Umstände, die Testosteronspiegel ansteigen lassen, werfen eine Frage auf: Warum macht sich der Organismus die Sache nicht einfacher und produziert ständig mehr von dem Stoff? Zum einen sind all diese Androgene Gift für das Herz-Kreislauf-System. Wichtiger aber noch ist, dass sie verschiedenen prosozialen Verhaltensweisen in die Quere kommen. Wenn beispielsweise bei monogamen Vögeln und Nagetieren zur Brutzeit die Testosteronspiegel nicht sinken, werden die Männchen ihrer Vaterrolle nicht gerecht. Ähnliches scheint auch für Menschen zu gelten: Väter haben niedrigere Testosteronspiegel als gleichaltrige verheiratete Männer ohne Kinder, und sehr involvierte Väter haben niedrigere Werte als weniger involvierte. Wenn bei Männern Pflegeverhalten geweckt wird, gehen ihre Testosteronwerte zurück – genau so, wie es bei Männern der Fall ist, die Väter werden. Männer mit niedrigen Testosteronspiegeln werden im Vergleich zu Männern mit hohen Testosteronwerten von ihren Partnerinnen als bessere Väter bewertet. Außerdem feuert ihr belohnungsrelevantes ventrales Tegmentum stärker, wenn sie ein Bild ihres Kindes sehen.

Was geschieht, wenn Sie nett sein müssen, um Ihren Status zu verteidigen? Dieser Frage sind Christoph Eisenegger und Ernst Fehr von der Universität Zürich nachgegangen.[19] Ihre Versuchsteilnehmer spielten das Ultimatumspiel (vgl. Kapitel 2), in dem man entscheidet, wie ein bestimmter Geldbetrag zwischen einem selbst und einem anderen Spieler aufgeteilt werden soll. Der andere kann die Aufteilung akzeptieren oder ablehnen; im zweiten Fall bekommt keiner der Spieler etwas. Frühere Forschungsarbeiten haben gezeigt, dass sich jemand, dessen Angebot abgelehnt wird, abgewertet und unterlegen fühlt, vor allem, wenn die Kunde davon in künftige Runden mit anderen Spielern einfließt. Mit anderen Worten, in diesem Szenario hängen Status und Ruf davon ab, dass man als fair gilt.

Und was geschieht, wenn man den Teilnehmern vorher Testosteron verabreicht? *Sie machen großzügigere Angebote.* Zu welchen Handlungen das Hormon Sie veranlasst, hängt davon ab, was unter den gegebenen Umständen als »cool« gilt. Dazu ist eine komplexe neuroendokrinologische Verdrahtung erforderlich, die besonders empfänglich für soziales Lernen ist. Es dürfte sich wohl kaum ein Forschungsergebnis finden lassen, das sich in größerem Widerspruch zum landläufigen Ruf des Testosterons befindet.

Die Studie brachte noch ein hübsches zusätzliches Ergebnis, das den Testosteronmythos noch weiter von der Wirklichkeit abrückte. Wie üblich erhielten die Versuchsteilnehmer entweder Testosteron oder Kochsalz, ohne zu wissen, worum es sich in ihrem Fall handelte. Teilnehmer, die glaubten, sie bekämen Testosteron (unabhängig davon, ob es tatsächlich der Fall war), machten weniger großzügige Angebote. Mit anderen Worten, Testosteron bringt Sie nicht unbedingt dazu, schäbig zu handeln, wohl aber die *Überzeugung*, dass es diese Wirkung hat und dass man Sie mit diesem Stoff vollgepumpt hat.

Weitere Studien zeigen, dass Testosteron unter geeigneten Umständen Prosozialität fördert. In einer Untersuchung, in der das Ansehen der Teilnehmer von ihrer Ehrlichkeit abhing, führten erhöhte Testosteronspiegel dazu, dass die männlichen Teilnehmer in einem Spiel weniger betrogen. In einer anderen Studie verfügten die Probanden über eine Geldsumme und mussten entscheiden, wie viel Geld sie behalten und wie viel sie öffentlich in einen gemeinsamen Topf geben wollten, von dem alle Spieler profitierten. Testosteron ließ die Versuchsteilnehmer prosozialer handeln.[20]

Was folgt daraus? Testosteron stärkt unsere Bereitschaft, das zu tun, was nötig ist, um einen bestimmten Status zu erwerben und zu bewahren. Entscheidend ist, was dazu nötig ist. Unter geeigneten sozialen Bedingungen und bei einer Erhöhung der Testosteronspiegel während einer Herausforderung mobilisieren die Versuchsteilnehmer alle ihre Ressourcen, um sich gegenseitig an Freundlichkeiten zu überbieten. In unserer Welt, die unter einem Übermaß an männlicher Gewalt leidet, besteht das Problem nicht darin, dass Testosteron die Aggressionsniveaus verstärkt, sondern darin, dass wir Aggressionen so häufig belohnen.

OXYTOCIN UND VASOPRESSIN: EIN MARKETINGTRAUM

Wenn es im vorangehenden Abschnitt hieß, Testosteron werde zu Unrecht verunglimpft, dann gilt für Oxytocin (und das eng verwandte Vasopressin), dass es mit einer Teflonschicht versehen ist, an der alle Vorwürfe abgleiten. Es heißt, Oxytocin mache Organismen weniger aggressiv, umgänglicher, zutraulicher und empathischer. Nach dieser Auffassung werden Individuen, die man mit Oxytocin behandelt, treuere Partner und engagiertere Eltern. Laborratten werden großzügiger und bessere Zuhörer, Fruchtfliegen beginnen zu singen wie Joan Baez. Natürlich liegen die Dinge nicht ganz so einfach, und auch Oxytocin hat eine aufschlussreiche dunkle Seite.

GRUNDLAGEN

Oxytocin und Vasopressin sind chemisch ähnliche Hormone. Die DNA-Sequenzen, aus denen ihre Gene bestehen, gleichen sich, und die beiden Gene liegen dicht nebeneinander auf demselben Chromosom. Es gab ein einziges Ur-Gen, das vor mehreren 100 Millionen Jahren im Genom zufällig »dupliziert« wurde. Im Lauf der Evolution trennten sich die DNA-Sequenzen in den beiden Kopien des Gens, wurden unabhängig voneinander und entwickelten sich zu zwei eng verwandten Genen (merken Sie sich das für Kapitel 8). Zu dieser Gen-Duplikation kam es, als die Säugetiere entstanden; andere Wirbeltiere haben nur die Ur-Version, das Vasotocin, das strukturell zwischen den beiden separaten Säugerhormonen angesiedelt ist.

Die Neurobiologen des 20. Jahrhunderts fanden Oxytocin und Vasopressin ziemlich langweilig. Die Hormone wurden in Neuronen des Hypothalamus produziert und dann über Axone in den Hypophysenhinterlappen geschickt. Nach der herrschenden Ansicht gelangten sie von dort in den Blutkreislauf, erhielten dadurch Hormonstatus und hatten fortan nie wieder etwas mit dem Gehirn zu tun. Oxytocin löste die Gebärmutterkontraktionen während der Wehen aus und regte hinterher das Einschießen der Milch an. Das Vasopressin (auch »antidiuretisches Hormon« genannt) regulierte die Wasserretention in den Nieren. Und dank ihrer ähnlichen Strukturen konnte jedes der beiden Gene auch in schwächerer Form wie das andere wirken. Ende der Geschichte.

DIE NEUROBIOLOGEN WERDEN HELLHÖRIG

Eine interessante Wendung nahmen die Dinge, als Forscher entdeckten, dass die hypothalamischen Neuronen, die Oxytocin und Vasopressin produzieren, auch Projektionen ans ganze Gehirn versenden – unter anderem an das dopaminerge ventrale Tegmentum, an Accumbens, Hippocampus, Amygdala und frontalen Kortex, alles Regionen, die reichlich mit Rezeptoren für die Hormone ausgestattet sind. Außerdem stellte sich heraus, dass

Oxytocin und Vasopressin auch in anderen Hirngebieten hergestellt und freigesetzt werden. Man entdeckte, dass diese beiden – scheinbar so langweiligen – klassischen peripheren Hormone in Wahrheit auch Gehirnfunktion und Verhalten beeinflussten. Daher wurden nun sie als »Neuropeptide« bezeichnet – neuroaktive Botenstoffe mit einer Peptidstruktur –, eine etwas hochgestochene Art, um zum Ausdruck zu bringen, dass es sich um kleine Proteine handelt (da ich keine Lust habe, jedes Mal »Oxytocin und Vasopressin« zu schreiben, werde ich von ihnen als Neuropeptiden sprechen; beachten Sie aber bitte, dass es auch andere Neuropeptide gibt).

Die ersten Ergebnisse über ihre Verhaltenseffekte erschienen durchaus sinnvoll.[21] Oxytocin bereitet den Körper eines weiblichen Säugetiers auf Geburt und Laktation vor, daher ist es nur logisch, wenn es auch das mütterliche Verhalten initiiert. Das Gehirn fährt die Oxytocinproduktion hoch, wenn eine weibliche Ratte Junge bekommmt; das geschieht mit Hilfe eines hypothalamischen Schaltkreises, dessen Funktionen sich bei männlichen und weiblichen Tieren erheblich unterscheiden. Außerdem verstärkt das ventrale Tegmentum seine Empfänglichkeit für das Neuropeptid, indem es die Zahl der Oxytocinrezeptoren erhöht. Wenn man Oxytocin in das Gehirn einer jungfräulichen Ratte injiziert, kümmert sie sich mütterlich um Junge – holt kleine Ausreißer zurück, betreibt Fellpflege und leckt die Kleinen ab. Wenn Sie bei Nagern die Wirkung des Oxytocins in einem Muttertier blockieren,*[22] wird es das mütterliche Verhalten und Säugen einstellen. Oxytocin wirkt über das Geruchssystem – es hilft dem Muttertier, den Geruch der Jungen zu erkennen. Vasopressin hat ähnliche, aber abgemilderte Wirkungen.

Schon bald gab es Ergebnisse von anderen Tierarten. Oxytocin hilft Schafen, sich den Geruch ihrer Jungen einzuprägen, und bringt weibliche Affen dazu, sich um die Fellpflege ihrer Nachkommen zu kümmern. Sprüht man einer Frau Oxytocin in die Nase (eine Möglichkeit, das Neuropeptid durch die Blut-Hirn-Schranke ins Gehirn zu schleusen), wird sie Babys schlagartig anziehender finden. Besitzen Frauen Genvarianten, die

* In Studien dieser Art geschieht das in der Regel entweder durch Verabreichung eines Wirkstoffs, der die Oxytocinrezeptoren blockiert, oder durch gentechnische Beseitigung des Oxytocin-Gens beziehungsweise des Oxytocinrezeptor-Gens.

mehr Oxytocin oder Oxytocinrezeptoren produzieren, haben sie häufigeren Körper- und Augenkontakt mit ihren Babys.

Oxytocin ist also von zentraler Bedeutung für weibliche Tiere, die säugen, die *den Wunsch haben*, ihr Junges zu säugen und sich zu erinnern, welches denn ihr Junges ist. Auch die männlichen Tiere sind beteiligt, da Vasopressin am Vaterverhalten mitwirkt. Wenn ein weibliches Nagetier Junge bekommt, erhöhen sich bei dem in der Nähe befindlichen Vater der Vasopressinspiegel und die Zahl der Vasopressinrezeptoren im gesamten Körper, einschließlich im Gehirn. Bei Affen haben erfahrene Väter mehr Dendriten an den frontokortikalen Neuronen, die Vasopressinrezeptoren enthalten. Die Verabreichung von Vasopressin verstärkt zudem väterliche Verhaltensweisen. Eine ethologische Einschränkung: Das gilt nur für Arten, bei denen die Männchen zu Vaterverhalten neigen (zum Beispiel bei Präriewühlmäusen und Weißbüschelaffen).[23]*

Vor Dutzenden Millionen Jahren entwickelten dann einige Nagetier- und Primatenarten unabhängig voneinander das Verhaltensmuster der monogamen Paarbindung und zugleich die für diesen Prozess verantwortlichen Neuropeptide.[24] Bei Weißbüschel- und Springaffen, die beide enge Paarbindungen eingehen, verstärkt Oxytocin die Bindung, indem es die Neigung der Affen fördert, lieber mit dem Partner als mit einem fremden Tier zu kuscheln. Dann wurde eine Studie durchgeführt, die peinliche Ähnlichkeiten mit dem stereotypen Verhalten menschlicher Paare offenbarte. Bei den monogamen Tamarinen ließ bei dem weiblichen Mitglied eines Paars viel Grooming (soziale Körperpflege) und Körperkontakt auf einen hohen Oxytocinspiegel schließen. Was war ein Anhaltspunkt für hohe Oxytocinspiegel bei Männchen? Häufiger Sex.

Die elegante, wegweisende Forschungsarbeit, die Thomas Insel vom National Institute of Mental Health, Larry Young von der Emory University und Sue Carter von der University of Illinois durchführten, machte eine bestimmte Art von Wühlmäusen möglicherweise zu den berühmtesten Nagetieren der Welt.[25] Die meisten Wühlmäuse (etwa die Rocky-

* Mit anderen Worten, wir haben es hier mit einem vertrauten Thema zu tun: Vasopressin verursacht das väterliche Verhalten nicht; es fördert es bei Arten, die bereits über eine entsprechende Prädisposition verfügen.

Mountains-Wühlmäuse) sind polygam. Ganz anders die Präriewühlmäuse, die sich zu lebenslangen monogamen Paaren zusammenschließen. Natürlich stimmt das nicht so ganz – zwar gehen sie mit ihren dauerhaften Beziehungen eine »soziale Paarbindung« ein, aber keine ganz perfekte »sexuelle Paarbindung«, da die Männchen gerne ein paar Sachen nebenbei laufen haben. Trotzdem gehen Präriewühlmäuse stärkere und dauerhaftere Verbindungen ein als andere Wühlmäuse, was Insel, Young und Carter veranlasste, nach den Ursachen zu forschen.

Das erste Ergebnis: Sexuelle Aktivität setzt Oxytocin und Vasopressin im Nucleus accumbens weiblicher und männlicher Wühlmäuse frei. Die naheliegende Theorie: Präriewühlmäuse schütten beim Sex mehr von der Substanz aus als polygame Artgenossen, wodurch es zu einem belohnenderen Hochgefühl kommt, das die Tiere veranlasst, sich an den Partner zu binden. Allerdings schütten Präriewühlmäuse nicht mehr Neuropeptide aus als Rocky-Mountains-Wühlmäuse. Dafür haben Präriewühlmäuse mehr einschlägige Rezeptoren im Nucleus accumbens als polygame Mäuse.* Außerdem waren männliche Präriewühlmäuse mit einer Variante des Vasopressinrezeptor-Gens, das mehr Rezeptoren im Nucleus accumbens produzierte, eher geneigt, längere Paarbindungen einzugehen. Dann führten die Forscher zwei brillante Studien durch. Zuerst veränderten sie die Gehirne männlicher Mäuse gentechnisch dergestalt, dass diese die Vasopressinrezeptoren der Präriewühlmäuse ausbildeten. Daraufhin zeigten die Männchen eine erhöhte Tendenz zu sozialer Fellpflege und Kontaktverhalten mit vertrauten (aber nicht mit fremden) Weibchen. Dann brachten die Experimentatoren die Gehirne von Rocky-Mountains-Wühlmäusen durch gentechnische Eingriffe dazu, mehr Vasopressinrezeptoren im Nucleus accumbens auszubilden; das veranlasste die Männchen, die Gesellschaft einzelner Weibchen vermehrt zu suchen.**

* Wie sich herausstellte, lag das an einem genetischen Unterschied zwischen den beiden Arten. Interessanterweise handelt es sich nicht um einen Unterschied in der DNA-Sequenz, die das Gen für den Vasopressinrezeptor bildet. Es ist ein Unterschied in der Sequenz, die den An / Aus-Schalter für das Gen konstituiert. Mehr davon in Kapitel 8.

** Das führte auf Konferenzen zu einer Reihe erbitterter Debatten über die Frage, ob es sich hierbei um einen Fall von »Gentransfer« handle (das heißt um den wertneutralen Prozess des Transfers eines neuartigen Gens in ein Individuum, um eine seiner Funktionen zu verändern) oder um eine »Gentherapie« (das heißt den Transfer eines Gens, damit diese berg-

Was für Versionen der Vasopressinrezeptor-Gene kommen bei anderen Arten vor? Im Vergleich zu Schimpansen haben Bonobos eine Variante, die für mehr Rezeptoren und weit intensivere soziale Bindungen zwischen Weibchen und Männchen sorgen (obwohl Bonobos im Gegensatz zu Präriewühlmäusen alles andere als monogam sind).[26]

Und beim Menschen? Das lässt sich schwer untersuchen, weil man diese Neuropeptide nicht in winzigen Regionen des menschlichen Gehirns betrachten kann und stattdessen ihre Spiegel im Blutkreislauf messen muss – ein reichlich indirektes Maß.

Trotzdem scheinen diese Neuropeptide an der menschlichen Paarbindung mitzuwirken.[27] Zunächst einmal sind die Oxytocinspiegel in den Anfängen einer Beziehung erhöht. Außerdem gilt: Je höher diese Spiegel, desto mehr körperliche Zuneigung, desto mehr Verhaltenssynchronisation, desto dauerhafter die Beziehungen und desto glücklicher die Paare nach Einschätzung der Interviewer.

Noch interessanter waren Studien, in denen Oxytocin (oder ein Kontrollspray) intranasal verabreicht wurde. In einem amüsanten Experiment mussten Paare einen ihrer Konflikte diskutieren; kaum hatten sie am Oxytocin geschnuppert, wurden sie nicht nur von Beobachtern positiver beurteilt, sondern setzten auch weniger Stresshormone frei. Eine andere Studie legt den Schluss nahe, dass Oxytocin die Paarbindung unbewusst stärkt. Mit einem Schuss Oxytocin – oder ohne einen – interagierten heterosexuelle männliche Versuchspersonen mit einer attraktiven Forscherin, die sie irgendwelche belanglosen Aufgaben ausführen ließ. Männer in festen Beziehungen vergrößerten den Abstand zur Frau im Durchschnitt um 10 bis 15 Zentimeter. Unverheiratete Männer ließen keinen Effekt erkennen. (Warum veranlasste das Oxytocin sie nicht, den Abstand zu verringern? Die Forscher nahmen an, dass die Versuchsteilnehmer ihr schon so nah waren, wie es der Anstand zuließ.) Wenn der Versuchsleiter ein Mann war, gab es keinen Effekt. Ferner schauten Männer in Beziehun-

bewohnenden männlichen Exemplare von der Krankheit der Untreue geheilt würden). Hätte man diese Studie stattdessen 1967 während des Summer of Love in Berkeley durchgeführt, hätte das Ziel der Gentherapie wohl eher darin bestanden, den Präriewühlmäusen zu helfen, ihre spießige mittelamerikanische Genetik zu überwinden und polygam zu werden. *The times, they are a-changin'*, um einen Nobelpreisträger aus jüngster Zeit zu zitieren.

gen nach Oxytocin-Einnahme weniger lang auf Abbildungen attraktiver Frauen. Dabei ist wichtig, dass diese Männer die abgebildeten Frauen als nicht weniger attraktiv beurteilten, sie waren einfach weniger an ihnen interessiert.[28]

Folglich erleichtern Ocytocin und Vasopressin die Bindung zwischen Eltern und Kindern und von Paaren.* Und jetzt ein wirklich rührendes Phänomen, dass die Evolution kürzlich hervorgebracht hat. Irgendwann in den letzten 50 000 Jahren (also weniger als einem Tausendstel der Zeit, seit es Oxytocin gibt) entwickelten die Gehirne von Menschen und domestizierten Wölfen eine neue Reaktion auf Oxytocin: Wenn ein Hund und sein Besitzer (aber kein Fremder) interagieren, setzen sie Oxytocin frei.[29] Je mehr Zeit sie damit verbringen, einander anzusehen, desto höher steigt der Oxytocinspiegel. Erhalten Hunde Oxytocin, blicken sie ihre Menschen länger an … was wiederum die Oxytocinspiegel der Menschen steigen lässt. Mit anderen Worten, ein Hormon, dessen Evolution im Rahmen der Mutter-Kind-Bindung stattfand, entfaltet seine Wirkung auch in dieser bizarren, beispiellosen Form einer Bindung zwischen zwei Spezies.

Entsprechend seiner Auswirkungen auf Bindungsprozesse hemmt Oxytocin die zentrale Amygdala, unterdrückt Furcht und Angst und aktiviert das parasympathische – das »ruhige, vegetative« – Nervensystem. Außerdem haben Menschen mit einer Variante des Oxytocinrezeptor-Gens, das mit besonders empathischem Elternverhalten einhergeht, auch seltener kardiovaskuläre Schreckreaktionen. Laut Sue Carter ist Oxytocin-Einfluss »eine physiologische Metapher für Sicherheit«. Oxytocin verringert auch die Aggression bei Nagetieren; Mäuse, bei denen das Oxytocinsystem abgeschaltet wurde (durch Beseitigung des Gens, das für Oxytocin oder dessen Rezeptor codiert), waren abnorm aggressiv.[30]

Andere Studien zeigten, dass Versuchsteilnehmer bei wirtschaftlichen Strategiespielen Gesichter für vertrauenswürdiger und vertrauensvoller hielten, wenn sie Oxytocin bekamen (Oxytocin blieb ohne Effekt, wenn jemand dachte, es handle sich um ein bloßes Computerspiel, woraus folgt,

* Es sei angemerkt, dass die gesamte hier erörterte Literatur über Liebesbeziehungen nur heterosexuelle Paare betrifft. Soweit ich weiß, sind in diesem Bereich kaum Untersuchungen an schwulen oder lesbischen Probanden durchgeführt worden.

dass der Effekt das Sozialverhalten betrifft).[31] Dieses gesteigerte Vertrauen war interessant. Wenn der Mitspieler sich nicht aufrichtig verhält, sind die Versuchsteilnehmer in den folgenden Runden normalerweise weniger vertrauensvoll; im Gegensatz dazu zeigten oxytocinbehandelte Investoren keine derartige Verhaltensänderung. Wissenschaftlich ausgedrückt: »Oxytocin immunisiert gegen Betrugsaversion bei Investoren«; sarkastisch: Oxytocin macht Menschen zu naiven Opfern; christlich: Oxytocin bringt Menschen dazu, die andere Wange hinzuhalten.

Nach und nach entdeckte man weitere prosoziale Effekte des Oxytocins. Versuchsteilnehmer waren besser in der Lage, fröhliche Gesichter zu erkennen (im Vergleich zu zornigen, ängstlichen oder neutralen Gesichtern) oder Wörter mit positiven (im Vergleich zu negativen) Konnotationen wahrzunehmen, wenn diese nur kurz gezeigt wurden. Außerdem macht Oxytocin großzügiger. Menschen mit der Variante des Oxytocinrezeptor-Gens, die mit engagierterem Elternverhalten einhergeht, waren nach dem Urteil von Beobachtern prosozialer (in einem Gespräch über eine Zeit persönlichen Leids) und empfänglicher für soziale Anerkennung. Außerdem sprachen Probanden nach Verabreichung von Oxytocin häufiger auf soziale Verstärkung an – sie zeigten bessere Leistungen in einer Aufgabe, bei der richtige oder falsche Antworten ein Lächeln beziehungsweise Stirnrunzeln hervorriefen (während sich kein Effekt zeigte, wenn bei richtigen oder falschen Antworten Lichter mit unterschiedlichen Farben aufleuchteten).[32]

Oxytocin ruft prosoziales Verhalten hervor und wird freigesetzt, wenn wir Adressaten prosozialen Verhaltens sind (wenn man uns in einem Spiel vertraut, freundlich berührt und so fort). Mit anderen Worten, eine Feedbackschleife voller Zuwendung und Herzlichkeit.[33]

Offenbar sind Oxytocin und Vasopressin die absoluten Superhormone im Universum.* Wir brauchten sie nur ins Trinkwassersystem zu ge-

* Wählerische Online-Käufer können jetzt »Flüssiges Vertrauen« kaufen, angepriesen als »das erste Oxytocin-Pheromonprodukt der Welt«. Vielleicht schlimmer noch, in bierernsten wissenschaftlichen Veröffentlichungen wurde Oxytocin als »Liebesdroge« oder »Kuscheldroge« (*cuddle drug*) bezeichnet. Wobei die Sache mit dem »Kuscheln« etwas verwirrend ist, weil in der einschlägigen Literatur von oxytocingesättigten Präriewühlmäusen die Rede ist, die sich zusammendrängen (*huddling*) und nicht kuscheln (*cuddling*), und bei »Zusammendrängen«

ben, um die Menschen großzügiger, vertrauensvoller und empathischer zu machen. Wir wären bessere Eltern und würden Liebe statt Krieg machen (allerdings überwiegend platonische Liebe, da Menschen in festen Beziehungen einen großen Bogen um alle anderen Interessenten machen würden). Und das Schönste – wir würden jeden Mist kaufen, weil wir in den Supermärkten und Kaufhäusern auf jede schwachsinnige Reklame hereinfielen, sobald man dort anfinge, Oxytocin durch das Belüftungssystem zu versprühen.

Okay, kommen wir ein bisschen herunter.

PROSOZIALITÄT ODER SOZIALITÄT

Fördern Oxytocin und Vasopressin Prosozialität oder soziale Kompetenz? Bringen uns diese Hormone dazu, überall fröhliche Gesichter zu sehen oder uns mehr für exakte Informationen über Gesichter zu interessieren? Letzteres ist nicht unbedingt prosozial; schließlich können wir Menschen leichter manipulieren, wenn wir genaue Informationen über ihre Gefühle besitzen.

Die Anhänger der Superhormon-Theorie verkünden die ubiquitäre Prosozialität von Oxytocin und Vasopressin.[34] Doch die beiden Neuropeptide fördern auch soziales Interesse und soziale Kompetenz. Sie bringen die Menschen dazu, ihrem Gegenüber länger in die Augen zu schauen, und erhöhen ihre Fähigkeit, die Emotionen anderer zu erkennen. Außerdem verstärken sie bei einer Aufgabe zur sozialen Erkennung die Aktivität im parietalen Übergang (jener an der Theorie des Geistes beteiligten Gehirnregion). Das Hormon verbessert die Fähigkeit, die Gedanken anderer Menschen einzuschätzen, wobei es einen interessanten Geschlechterunterschied gibt – bei Frauen wird die Erkennung von Verwandtschaftsbeziehungen geschärft, während Männer einen genaueren Blick für Dominanzbeziehungen bekommen. Außerdem erhöht Oxytocin die Fähigkeit, sich an Gesichter und ihren emotionalen Ausdruck

denkt man weniger an Love-ins als an ineinander verknotete Massen, die verzweifelt nach Atem ringen.

zu erinnern. Menschen mit der Variante des Oxytocinrezeptor-Gens, die mit »empathischem Elternverhalten« assoziiert ist, besitzen eine besondere Fähigkeit zur Einschätzung von Emotionen. Entsprechend erleichtern die Hormone Nagetieren, den Geruch eines Individuums zu lernen, nicht aber Gerüche ohne soziale Bedeutung.

Die bildgebende Forschung zeigt, dass diese Neuropeptide nicht nur mit Prosozialität, sondern auch mit sozialer Kompetenz zu tun haben.[35] Wenn Menschen Gesichter betrachten, sorgen Varianten des Gens, das für die Oxytocin-Signalgebung zuständig ist,* beispielsweise für unterschiedliche Aktivierungsniveaus der fusiformen Gesichtsregion.

Ergebnisse wie diese lassen vermuten, dass Anomalien der beiden Neuropeptide das Risiko eingeschränkter Sozialkompetenz – Autismus-Spektrum-Störungen (ASS) – erhöhen (die fusiformen Reaktionen von ASS-Patienten auf Gesichter sind bezeichnenderweise schwach und eingeschränkt).[36] Interessanterweise werden ASS mit Gen-Varianten in Zusammenhang gebracht, die an dem Wirken der beiden Hormone beteiligt sind, aber auch mit nicht genetischen Mechanismen der Abschaltung des Oxytocinrezeptor-Gens und mit geringerer Dichte der Rezeptoren selbst. Außerdem verbessern Oxytocin und Vasopressin die sozialen Fähigkeiten einiger ASS-Patienten – etwa indem sie den Blickkontakt erhöhen.

Mit anderen Worten, manchmal werden wir dank Oxytocin und Vasopressin prosozialer, aber manchmal machen sie uns auch zu gierigen und pedantischen Sammlern sozialer Informationen. Trotzdem gibt es eine Tendenz zugunsten fröhlicher Gesichter, da die Wahrnehmungsgenauigkeit bei positiven Emotionen am größten ist.[37]

Zeit für mehr Komplikationen.

* Für sehr interessierte Leser: Das Gen codiert für ein Protein namens CD38, das die Ocytocin-Freisetzung durch Neuronen bahnt.

KONTINGENTE EFFEKTE VON OXYTOCIN UND VASOPRESSIN

Erinnern wir uns an die kontingenten Effekte des Testosterons (das heißt, es macht einen Affen aggressiver, aber nur gegenüber Individuen, die er bereits dominiert). Natürlich sind die Effekte dieser Neuropeptide ebenfalls kontingent.[38]

Ein bereits erwähnter Faktor ist das Geschlecht: Oxytocin verstärkt verschiedene Aspekte sozialer Kompetenz bei Frauen und Männern. Außerdem ist die beruhigende Wirkung des Oxytocins auf die Amygdala bei Männern beständiger als bei Frauen. Wie zu erwarten, werden die Neuronen, die diese Neuropeptide herstellen, sowohl von Östrogen wie von Testosteron gesteuert.[39]

Ein wirklich interessanter kontingenter Effekt ist der Umstand, dass Oxytocin Großzügigkeit fördert – aber nur bei Menschen, die bereits großzügig sind. Das erinnert an das Testosteron – nur zu Aggression neigende Menschen macht es aggressiver. Hormone wirken fast immer nur im Kontext des Individuums und seiner Umgebung.[40]

In einer faszinierenden Studie zeigen sich kulturelle Kontingenzen der Oxytocin-Wirkungen.[41] Unter Stress neigen Amerikaner eher als Ostasiaten dazu, emotionale Unterstützung zu suchen (etwa indem sie Freunden von ihrem Problem berichten). Interessante Ergebnisse ergaben sich auch, als man Varianten des Oxytocinrezeptor-Gens bei amerikanischen und koreanischen Probanden identifizierte. Unter stressfreien Umständen spielten weder kultureller Hintergrund noch Rezeptorvariante eine Rolle für den Wunsch nach Unterstützung. Unter Stress verstärkte sich das Bemühen um Unterstützung bei Versuchsteilnehmern mit der Rezeptorvariante, die mit erhöhter Empfänglichkeit für soziale Rückmeldung und Anerkennung assoziiert ist – aber nur bei Amerikanern (einschließlich solchen koreanischer Herkunft). Wie wirkt sich also Oxytocin auf den Wunsch nach Unterstützung aus? Das hängt davon ab, ob Sie gestresst sind. Und von der genetischen Variante Ihres Oxytocinrezeptors. Und von Ihrer Kultur. Mehr davon in den Kapiteln 8 und 9.

UND DIE DUNKLE SEITE DIESER NEUROPEPTIDE

Wie wir gesehen haben, senken Oxytocin und Vasopressin die Aggression weiblicher Nagetiere. Ausgenommen die Aggression bei der Verteidigung der Jungen – diese Aggression verstärken die Neuropeptide, indem sie die zentrale Amygdala (und deren Einfluss auf die instinktive Angst) mobilisieren.[42]

Dazu passt der oben erörterte Befund, wonach Oxytocin und Vasopressin mütterliches Verhalten verstärken – eben auch das grimmig grollende »Keinen Schritt weiter« des Muttertiers. Entsprechend unterstützt Vasopressin auch die Aggression männlicher Präriewühlmäuse, die ihre Jungen verteidigen. Dieses Ergebnis verweist auf eine vertraute zusätzliche Kontingenz. Je aggressiver die männliche Wühlmaus, desto geringer die Abnahme der Aggression nach Hemmung des Vasopressinsystems. Genau wie im Fall des Testosterons spielt die Erfahrung eine Rolle: Die Aggression wird durch soziales Lernen und nicht durch ein Hormon/Neuropeptid aufrechterhalten. Außerdem verstärkt das Vasopressin die Aggression am stärksten bei Nagermännchen, die schon vorher aggressiv waren – noch ein biologischer Effekt, der vom individuellen und sozialen Kontext abhängig ist.[43]

Lassen Sie uns nun unsere Auffassung von diesen Wohlfühl-Neuropeptiden richtig auf den Kopf stellen. Da hätten wir zunächst einmal die Überzeugung, Oxytocin verstärke Vertrauen und Kooperation in einem wirtschaftlichen Strategiespiel – das gilt jedoch nicht, wenn der andere Spieler anonym ist und sich in einem anderen Raum befindet. In Spielen gegen Fremde *reduziert* Oxytocin die Kooperation, wobei es Neid weckt, wenn man Pech hat, und Schadenfreude hervorruft, wenn es gut läuft.[44]

In einer Reihe eleganter Studien hat Carsten De Dreu von der Universität Amsterdam gezeigt, wie unfreundlich und kaltherzig Oxytocin sein kann.[45] In der ersten Untersuchung bildeten männliche Versuchspersonen zwei Mannschaften; jeder Teilnehmer musste entscheiden, wie viel von seinem Geld er in einen gemeinsamen Topf seiner Mannschaft einzahlen wollte. Wie gewöhnlich erhöhte Oxytocin die Großzügigkeit. Dann spielten die Teilnehmer das Gefangenendilemma mit jemandem aus dem anderen Team.* Waren die finanziellen Einsätze hoch und die Teilnehmer entsprechend motiviert, brachte das Oxytocin sie *eher* dazu, den anderen Spieler präventiv hereinzulegen. Mit anderen Worten, Oxytocin veranlasst Sie, sich prosozialer gegen Ihresgleichen (das heißt, gegen die Mitglieder Ihrer eigenen Mannschaft) zu verhalten und – ohne konkreten Anlass – niederträchtig gegen die anderen, die eine Bedrohung darstellen. De Dreu meint, vielleicht habe sich Oxytocin während der Evolution zur Unterstützung unserer Sozialkompetenz entwickelt, damit wir besser erkennen können, wer ein Wir ist.

In De Dreus zweiter Studie wurden holländische Studenten, die sich als Probanden zur Verfügung gestellt hatten, dem Impliziten Assoziationstest (IAT) zur Messung unbewusster Vorurteile unterzogen.** Wie sich herausstellte, führte Oxytocin zu einer extremen Zunahme der Vorurteile gegen zwei Fremdgruppen, Araber und Deutsche.[46]

Dann folgte der wahrhaft aufschlussreiche zweite Teil der Studie. Die Versuchsteilnehmer mussten entscheiden, ob man einen Menschen töten dürfe, um fünf anderen das Leben zu retten. In dem Szenario trug das potenzielle Opferlamm entweder stereotype holländische Namen (Dirk, Peter), deutsche Namen (Markus, Helmut) oder arabische Namen (Ahmed, Youssef); die fünf gefährdeten Personen blieben namenlos. Bemerkenswerterweise waren die Teilnehmer nach Verabreichung des Oxytocins eher bereit, Helmut oder Ahmed zu opfern, als Dirk oder Peter mit ihren vertraut klingenden Namen.

Oxytocin, das Liebeshormon, macht uns prosozialer gegenüber Unseresgleichen und niederträchtiger gegen jedermann sonst. Uneingeschränkte Prosozialität sieht anders aus. Das ist Ethnozentrismus und

* Beim Gefangenendilemma muss jeder der beiden Spieler entscheiden, ob er kooperieren will. Wenn beide kooperieren, bekommt jeder, sagen wir, zwei Belohnungseinheiten. Wenn sie sich für Verrat entscheiden, erhält jeder eine Einheit. Kooperiert der eine und verrät der andere, bekommt der Betrüger drei Einheiten und der Geprellte gar nichts.

** Der IAT, den wir in einem späteren Kapitel eingehender betrachten werden, macht sich, kurz gesagt, den Umstand zunutze, dass wir ein paar Millisekunden länger brauchen, um Informationspaare zu verarbeiten, die widersprüchlich zu sein scheinen, als Paarungen, die sinnvoll sind; wenn Sie also Vorurteile gegen Gruppe X haben, brauchen Sie länger, um die Paarung der Gruppe X mit einem positiven Begriff zu verarbeiten – beispielsweise mit »wunderbar« – als mit einem negativen Begriff wie »gefährlich«.

Xenophobie. Mit anderen Worten, die Wirkungsweise dieser Neuropeptide ist in hohem Maße vom Kontext abhängig – von der Frage, wer wir sind, in welchem Umfeld wir uns befinden und mit wem wir es zu tun haben. Wie wir in Kapitel 8 sehen werden, gilt das Gleiche für die Regulation der für diese Neuropeptide zuständigen Gene.

DIE ENDOKRINOLOGIE WEIBLICHER AGGRESSION

Hilfe!
Dieses Thema verwirrt mich. Und zwar aus folgenden Gründen:

- Hier kann das Verhältnis zweier Hormone mehr zählen als ihre absoluten Werte, das heißt, das Gehirn reagiert in derselben Weise auf (a) zwei Einheiten Östrogen plus eine Einheit Progestoron und (b) zwei Milliarden Einheiten Östrogen und eine Milliarde Einheiten Progesteron. Dazu sind einige komplexe neurobiologische Prozesse erforderlich.
- Hormonspiegel sind extrem dynamisch, teilweise können sie sich in wenigen Stunden hundertfach verändern – noch nie standen die Hoden eines Mannes vor der Aufgabe, die Endokrinologie einer Ovulation oder einer Geburt zu steuern. Eine der Schwierigkeiten besteht darin, solche endokrinen Schwankungen in Labortieren zu erzeugen.
- Es gibt extreme Unterschiede zwischen den Arten – einige brüten das ganze Jahr hindurch, andere nur zu bestimmten Jahreszeiten; bei einigen hemmt das Stillen die Ovulation, bei anderen regt es sie an.
- Progesteron wirkt nur selten in seiner ursprünglichen Form im Gehirn. Stattdessen wird es in verschiedene »Neurosteroide« umgewandelt, die in unterschiedlichen Hirnregionen je andere Wirkungen zeitigen. Und

»Östrogen« bezeichnet einen Mix aus verwandten Hormonen, von denen keines identisch wirkt.
- Schließlich müssen wir uns von dem Mythos verabschieden, Weibchen seien immer lieb und sozial (es sei denn, natürlich, sie verteidigen ihre Jungen, was bewundernswert und vorbildlich ist).

MÜTTERLICHE AGGRESSION

Bei Nagetieren steigt das Aggressionsniveau während der Schwangerschaft und erreicht zur Zeit der Geburt einen Höchststand.*[47] Entsprechend ist das Niveau am höchsten bei Arten und Rassen mit der höchsten Infantizidgefahr.[48]

Gegen Ende der Schwangerschaft erhöhen Östrogen und Progesteron die mütterliche Aggression durch erhöhte Oxytocin-Ausschüttung in bestimmten Hirnregionen, was uns den Umstand in Erinnerung ruft, dass Oxytocin mütterliche Aggression steigert.[49]

Zwei Komplikationen illustrieren einige Prinzipien endokriner Effekte.** Östrogen trägt zur mütterlichen Aggression bei. Es kann jedoch auch Aggression *abbauen* und zur Empathie und Emotionserkennung beitragen. Wie sich gezeigt hat, gibt es zwei verschiedene Östrogenrezeptoren im Gehirn, denen die Vermittlung dieser gegensätzlichen Effekte obliegen und deren Niveaus unabhängig reguliert werden. Also gleiches Hormon, gleiche Spiegel, aber verschiedene Ergebnisse, wenn das Gehirn die Voraussetzungen für unterschiedliche Reaktionen aufweist.[50]

Die andere Komplikation: Wie erwähnt, steigert Progesteron im Zusammenwirken mit Östrogen die mütterliche Aggression. Doch auf sich allein gestellt, verringert es Aggression und Angst. Gleiches Hormon, glei-

* An mütterlicher Aggression ist die Amygdala beteiligt – keine Überraschung. Aber (erinnern wir uns an Kapitel 1 und die Diskussion über die Unterschiedlichkeit der Aggressionsarten) sie ist auch in besonderem und entscheidendem Maße abhängig von einer winzigen Gehirnregion, die bisher noch nicht erwähnt wurde, dem Nucleus premammilaris ventralis des Hypothalamus.

** Die drei nächsten Absätze können Sie überspringen, wenn Sie auch so schon genügend Komplikationen in Ihrem Leben haben.

che Spiegel, diametral entgegengesetzte Ergebnisse, je nach Vorhandensein eines zweiten Hormons.[51]

Progesteron geht sehr raffiniert zu Werke, um die Angst zu verringern. Wenn es in das Neuron eintritt, wird es in ein anderes Steroid umgewandelt;* das bindet an den GABA-Rezeptoren, die dadurch für die inhibitorischen Effekte der GABA empfänglicher werden, was auf das Gehirn beruhigend wirkt. Wir haben hier also eine direkte Kommunikation zwischen Hormonen und Neurotransmittern.

BRUTALE WEIBLICHE AGGRESSION

Nach herkömmlicher Auffassung ist, von mütterlicher Aggression abgesehen, jedes weibliche Konkurrenzverhalten passiv und versteckt. Wie die bedeutende Primatologin Sarah Blaffer Hrdy von der University of California in Davis anmerkt, hat vor den 1970er Jahren kaum jemand das weibliche Konkurrenzverhalten untersucht.[52]

Trotzdem ist Aggression zwischen weiblichen Tieren sehr häufig.[53] Das wird nicht selten mit einem psychopathologischen Argument abgetan – wenn beispielsweise eine Schimpansin anderen Tieren nach dem Leben trachtet, ist sie halt verrückt. Oder weibliche Aggression wird als endokriner »Überlauf« interpretiert. Weibliche Tiere produzieren kleine Mengen Androgene in den Nebennieren und Eierstöcken; nach der Überlauf-Theorie ist die Herstellung »echter« weiblicher Steroidhormone etwas schlampig, und so werden, sozusagen unbeabsichtigt, auch einige androgene Steroide produziert; da die »nachlässige« Evolution nicht alle Androgenrezeptoren aus den weiblichen Gehirnen entfernt habe, sei noch etwas androgengesteuerte Aggression übrig geblieben.

Diese Auffassung ist aus einer ganzen Reihe von Gründen falsch.

Weibliche Gehirne haben nicht einfach deshalb Androgenrezeptoren, weil ihnen ein ähnlicher Bauplan zugrunde liegt wie männlichen Gehirnen. Die Androgenrezeptoren weisen nämlich in weiblichen und männlichen Gehirnen eine unterschiedliche Verteilung auf, wobei die Dichte

* Es heißt Allopregnanolon.

der Rezeptoren in einigen Regionen des weiblichen Gehirns sogar größer ist. Es hat bei weiblichen Tieren eine aktive Selektion für Androgeneffekte stattgefunden.[54]

Noch wichtiger, die weibliche Aggression erscheint durchaus *schlüssig* – weibliche Tiere können ihre evolutionäre Fitness durch strategische, instrumentelle Aggression steigern.[55] Bei manchen Arten konkurrieren die Weibchen aggressiv um Ressourcen (etwa Nahrung oder Nistplätze), sorgen durch Schikanen dafür, dass die rangniederen reproduktiven Konkurrentinnen durch stressbedingte Unfruchtbarkeit außer Gefecht gesetzt werden, oder bringen gegenseitig ihre Jungen um (wie zum Beispiel bei den Schimpansen). Und bei den Vogel- und den (seltenen) Primatenarten, bei denen sich die Männchen an der Brutpflege beteiligen, konkurrieren die Weibchen aggressiv um diese Prinzen.

Bemerkenswerterweise gibt es sogar einige Arten – Primaten (Bonobos, Lemuren, Seidenaffen und Tamarine), Klippschliefer und Nagetiere (Kalifornische Maus, Goldhamster und Nacktmull) –, bei denen die weiblichen Tiere dominant und aggressiver (oft auch kräftiger) sind als die Männchen.[56] Das bekannteste Beispiel für eine Umkehrung der Geschlechterrollen ist die Tüpfelhyäne, die von Laurence Frank und seinen Kollegen an der University of California in Berkeley beschrieben wurde.* Bei typischen sozialen Fleischfressern (Löwen zum Beispiel) übernehmen Weibchen den größten Teil der Jagd, danach erscheinen die männlichen Tiere auf der Bildfläche und fressen als Erste. Bei den Hyänen jagen die sozial untergeordneten Männchen; die Weibchen scheuchen sie dann davon, damit die Jungen als Erste fressen. Interessant in diesem Zusammenhang: Bei vielen Säugetieren sind Erektionen ein Zeichen von Dominanz. Der Bursche zeigt, was er hat. Bei Hyänen verhält es sich umgekehrt – wenn ein Weibchen ein Männchen terrorisiert, bekommt dieses

* Hyänen wurden von einer längst überholten zoologischen Lehrmeinung als »Aasfresser« tituliert (eine verächtliche Bezeichnung, die nicht so recht verständlich ist, da sich doch die meisten von uns in den Supermärkten totes Fleisch holen). Dabei ernähren sie sich keineswegs von den Resten der Tiere, die von Löwen gerissen wurden, sondern sind selbst äußerst erfolgreiche Jäger. Meistens versuchen aasfressende Löwen die Hyänen von ihrer Beute zu vertreiben, und nicht umgekehrt. Echte Hyänen singen im Übrigen auch keine dämlichen Songs wie im *König der Löwen*.

eine Erektion. (»Bitte tu mir nichts! Schau, ich bin ein harmloses Männchen.«)*

Was erklärt die kompetitive Aggression von Weibchen (bei Arten mit Umkehrung der Geschlechterrolle oder bei »normalen« Tieren)? Die erwähnten Androgene bei Weibchen gehören natürlich zum Kreis der Verdächtigen, und tatsächlich haben die Weibchen bei einigen der Arten mit Rollenumkehr Androgenspiegel, die genauso hoch wie oder höher als die der Männchen sind.[57] Bei den betreffenden Hyänenarten werden die Föten derart mit mütterlichen Androgenen überschwemmt, dass »Pseudohermaphroditen« entstehen** – weibliche Hyänen haben ein falsches Skrotum, keine äußere Vagina und eine Klitoris, die genauso groß wie ein Penis ist und ebenfalls erigieren kann.*** Außerdem findet man einige der Geschlechterdifferenzen im Gehirn, die bei den meisten Säugetieren zu beobachten sind, weder bei Hyänen noch bei Nacktmullen – ein Ausdruck ihrer fötalen Androgenisierung.

Das legt den Schluss nahe, dass die verstärkte weibliche Aggression bei Arten mit Rollenumkehr auf die erhöhten Androgenspiegel zurückzuführen ist und dass die verringerte Aggression bei Weibchen anderer Arten durch ihre niedrigen Androgenspiegel hervorgerufen wird.

Doch auch hier gibt es Komplikationen. Zunächst einmal haben die Weibchen mancher Arten (beispielsweise der Meerschweinchen) hohe Androgenspiegel, sind aber nicht besonders aggressiv oder dominant gegenüber Männchen. Umgekehrt gibt es Vogelarten mit Geschlechterrollenumkehr ohne erhöhte Androgenspiegel der Weibchen. Außerdem

* Bekanntlich verlieren typische Säugetiere ihre Erektion, wenn sie in Schrecken versetzt werden. Männliche Hyänen dagegen bekommen dann eine (und wenn irgendein heruntergekommenes Männchen die Chance bekommt, sich zu paaren, ist es wahrscheinlich von Sinnen vor Angst). Ihr autonomes Nervensystem muss ganz anders verschaltet sein, damit Stress sich erektionsfördernd und nicht -hemmend auswirkt.

** Vor mehr als 2000 Jahren hat Aristoteles aus Gründen, die selbst den gelehrtesten Köpfen seiner Zeit verschlossen blieben, lebende Hyänen seziert und die Ergebnisse in seiner Abhandlung *Historia Animalium*, VI, XXX dargelegt. Er zog den falschen Schluss, es handle sich bei diesen Tieren um Hermaphroditen, die die Sexualapparate beider Geschlechter besäßen.

*** Das führt uns zu einem anderen interessanten Faktum aus der Hyänen-Welt. Wenn ein niederrangiges Weibchen von einem höherrangigen bedroht wird, bekommt das untergeordnete eine Klitoris-Erektion – »Bitte tu mir nichts! Schau, ich bin genau wie diese armseligen, harmlosen Männchen.«

lassen sich wie bei Männchen aus individuellen Androgenspiegeln der Weibchen – egal, ob bei Arten mit konventioneller oder umgekehrter Rollenverteilung – keine individuellen Aggressionsniveaus vorhersagen. Und ganz allgemein: Androgenspiegel weisen in der Regel während der weiblichen Aggressionsphasen keinen Anstieg auf.[58]

Das erscheint sinnvoll. Weibliche Aggression ist meist mit Reproduktion und Überleben der Jungen verknüpft – natürlich in Form von mütterlicher Aggression, aber auch als weibliche Konkurrenz um Partner, Nistplätze und dringend erforderliche Nahrung während Gestation und Laktation. Androgene verändern Aspekte der Reproduktion und des mütterlichen Verhaltens weiblicher Tiere. Wie Hrdy betont, müssen Weibchen die proaggressiven Vorteile der Androgene gegen ihre antireproduktiven Nachteile abwägen. Im Idealfall sollten die Androgene auf die »Aggressionsregionen« des Gehirns einwirken, aber nicht auf die Areale, die für Reproduktion und Mutterverhalten verantwortlich sind. Und wie sich herausstellt, ist genau das der Fall.*[59]

PERIMENSTRUELLE AGGRESSION UND REIZBARKEIT

Unweigerlich kommen wir jetzt zum prämenstruellen Syndrom (PMS)** – den Symptomen von Verstimmung und Reizbarkeit, die sich (neben Wasseransammlungen, Krämpfen und Akne …) zur Zeit der Menstruation einstellen. Um PMS ranken sich viele Mythen und irrige Vorstellungen (ausgenommen PMDD – die Prämenstruelle dysphorische Störung, deren Symptome tatsächlich schwer genug sind, um erhebliche Beeinträchtigungen hervorzurufen; sie betrifft zwei bis fünf Prozent der Frauen).[60]

Das Thema ist Gegenstand zweier Kontroversen: Was verursacht PMS/PMDD, und inwiefern ist es für die Frage der Aggression relevant? Die

* Das liegt an einem obskuren Hormon namens DHEA (Dehydroepiandrosteron), das nur in bestimmten Neuronen in ein Androgen umgewandelt wird. Noch merkwürdiger ist, dass einige dieser Neuronen sogar ihre eigenen Androgene herstellen.

** Zu Recht deuten viele Menschen die Abkürzung PMS als *peri*menstruelles Syndrom, was bedeutet, dass die Symptome in der Regel nicht nur unmittelbar vor Beginn der Menstruation auftreten, sondern auch noch einige Tage danach.

erste hat es schon in sich: Ist PMS/PMDD eine biologische Erkrankung oder ein soziales Konstrukt?

Schenkt man der extremen These »Es ist nur ein soziales Konstrukt« Glauben, ist PMS *vollkommen* kulturspezifisch, das heißt, es kommt nur in bestimmten Gesellschaften vor. Margaret Mead vertrat die Ansicht als Erste, als sie 1928 in *Kindheit und Jugend in Samoa* die Behauptung aufstellte, samoanische Frauen hätten während der Menstruation keine Stimmungsschwankungen. Seit Mead die Samoaner als die liebenswürdigsten, friedfertigsten und sexuell freiesten Primaten nach den Bonobos regelrecht verklärt hatte, gehörte unter Anthropologen die Behauptung zum guten Ton, dass auch die Frauen in anderen angesagten, minimal bekleideten Kulturen kein PMS hätten.* Und natürlich waren PMS-geplagte Kulturen (wie zum Beispiel die der amerikanischen Primaten) anti-samoanisch, weil die Symptome dort durch Benachteiligung und sexuelle Unterdrückung der Frauen hervorgerufen würden. Diese Auffassung ließ sogar Raum für eine sozioökonomische Kritik, mit sprachlichen Perlen wie: »PMS [ist] eine Äußerungsform für die Wut der Frauen über ihre unterdrückte Stellung in der kapitalistischen Gesellschaft Amerikas.«**[61]

Ein Ableger dieser Auffassung ist die Idee, dass in solchen repressiven Gesellschaften die Frau mit den schlimmsten PMS-Symptomen am meisten unterdrückt sei. Danach sind Frauen mit heftigen Beschwerden, je nach Artikel, ängstlich, deprimiert, neurotisch, hypochondrisch, sexuell unterdrückt, willenlos religiöser Unterdrückung preisgegeben oder Geschlechterstereotypen unterworfen und daher gezwungen, auf jede Herausforderung mit Rückzug zu antworten, statt sich ihr zu stellen. Mit anderen Worten, nicht eine einzige coole Samoanerin unter ihnen.

* Mead ist von späteren Vertretern der ozeanischen Ethnologie gnadenlos verrissen worden, weil sie ein vollkommen falsches Bild von Samoa als Garten Eden vermittelt hat. Teilweise ließ sie sich von ihrem ideologischen Wunsch verführen, Samoa auf diese Weise sehen zu wollen, und teilweise machten sich die Samoaner einen Spaß daraus, ihr alle möglichen Bären aufzubinden und dann vergnügt zu beobachten, wie ihnen die naive weiße Lady auf den Leim ging.

** Solche Literatur hat auch Sätze hervorgebracht wie den folgenden: »Diese symbolische Analyse ist konsistent mit dem hermeneutischen, bedeutungszentrierten Ansatz der ›neuen interkulturellen Psychiatrie‹.« Ich habe nicht die leiseste Ahnung, was das heißen soll.

Glücklicherweise sind diese Thesen weitgehend in der Versenkung verschwunden. Zahlreiche Studien zeigen im Laufe des Fortpflanzungszyklus normale Veränderungen in Gehirn und Verhalten, wobei sowohl Ovulation wie Menstruation zahlreiche Verhaltenskorrelate aufweisen.*[62] Folglich ist PMS einfach eine extreme, zu erheblichen Beeinträchtigungen führende Version dieser Veränderungen. Zwar ist das PMS real, aber die Symptome variieren von Kultur zu Kultur. Beispielsweise berichten perimenstruelle Frauen in China von weniger Verstimmungen als westliche Frauen (was die Frage aufwirft, ob sie weniger empfinden und/oder weniger berichten). Angesichts der mehr als hundert Symptome, die mit PMS einhergehen, ist es nicht überraschend, dass in verschiedenen Populationen jeweils andere Symptome gehäuft auftreten.

Ein starkes Indiz dafür, dass perimenstruelle Stimmungen und Verhaltensveränderungen biologischer Natur sind, ist der Umstand, dass sie auch bei anderen Primaten vorkommen.[63] Die Weibchen von Pavianen und Grünen Meerkatzen werden vor ihrer Menstruation aggressiver und unsozialer (ohne meines Wissens Probleme mit dem amerikanischen Kapitalismus zu haben). Interessanterweise wird in der Pavian-Studie von erhöhter Aggressivität nur bei dominanten Weibchen berichtet; wahrscheinlich konnten rangniedere Weibchen ihre Aggressivität nur nicht zum Ausdruck bringen.

Alle diese Ergebnisse lassen darauf schließen, dass die Stimmungs- und Verhaltensveränderungen biologische Ursachen haben. Ein soziales Konstrukt sind allerdings die Medikalisierung und Pathologisierung dieser Veränderungen als »Symptome«, »Syndrom« oder »Störung«.

Wie sehen also die biologischen Grundlagen aus? Eine vielfach vertretene Theorie geht davon aus, dass die Progesteronspiegel kurz vor der Menstruation sinken und damit ihre angstlösende und beruhigende Wirkung einbüßen. PMS würde also aus einer zu starken Reduzierung des

* Beispielsweise ist das »fusiforme Gesichtsareal« bei ovulierenden Frauen empfänglicher für Gesichter als bei menstruierenden Frauen. Entsprechend reagiert der »emotionale« vmPFC von Frauen kurz vor der Ovulation stärker auf Männergesichter als kurz von der Menstruation; je größer der Quotient von Östrogen- zu Progesteronwerten im Blut, desto stärker die Reaktionen des vmPFC in dieser präovulatorischen Phase. Außerdem finden Frauen Männergesichter, die als »aggressiv« eingestuft werden, während der Ovulation attraktiver.

Progesterons resultieren. Doch es gibt nur wenig konkrete Belege für diese Theorie.

Eine andere Theorie, für die eine gewisse Evidenz spricht, betrifft das Hormon Beta-Endorphin, berühmt, weil es bei sportlicher Betätigung ausgeschüttet wird und das verschwommene, euphorische »Läuferhoch« erzeugt. Nach diesem Modell wird PMS durch abnorm niedrige Beta-Endorphin-Spiegel hervorgerufen. Es gibt noch viele andere Theorien, aber sehr wenig Gewissheit.

Nun zu der Frage, inwieweit PMS mit Aggression verknüpft ist. In den 1960er Jahren berichtete Katharina Dalton, die 1953 den Begriff »prämenstruelles Syndrom« prägte, dass weibliche Straftäter ihre Verbrechen unverhältnismäßig häufig während ihrer perimenstruellen Periode begingen (was möglicherweise nicht erklärt, warum die Verbrechen begangen wurden, sondern warum die Täterinnen erwischt wurden).[64] Studien an einem Internat zeigten, dass perimenstruelle Schülerinnen einen unverhältnismäßig hohen Anteil der »Tadel« erhielten. Doch die Gefängnisstudien unterschieden nicht zwischen gewalttätigen und nicht-gewalttätigen Straftaten, und die Schulstudie trennte nicht zwischen aggressiven Akten und Regelverstößen wie Verspätungen. Insgesamt gibt es kaum Anhaltspunkte dafür, dass Frauen während ihrer Periode zu Aggressivität neigen oder dass gewalttätige Frauen ihre Taten häufiger während ihrer Periode verüben.

Trotzdem haben Verteidiger in Strafprozessen mit Erfolg PMS-bedingte »verminderte Schuldfähigkeit« geltend gemacht.[65] Berühmt wurde der Fall von Sandie Craddock, der 1980 der Prozess gemacht wurde, weil sie eine Kollegin ermordet hatte. Ihr Vorstrafenregister wies mehr als dreißig Verurteilungen wegen Diebstahls, Brandstiftung und Körperverletzung auf. Es war ein seltsamer, aber glücklicher Zufall, dass Craddock eine pedantische Tagebuchschreiberin war, die über Jahre nicht nur festgehalten hatte, wann sie ihre Periode hatte, sondern auch, wann sie in der Stadt unterwegs gewesen war, um sich auf ihre höchst gesetzeswidrige Art zu amüsieren. Ihre Straftaten und Menstruationen wiesen eine so enge zeitliche Übereinstimmung auf, dass sie gegen die Auflage, sich einer Progesteronbehandlung zu unterziehen, eine Bewährungsstrafe erhielt. Der Fall wurde noch seltsamer: Nach einiger Zeit reduzierte der Arzt die Progesterondosis, woraufhin sie während ihrer nächsten Periode wieder verhaftet wurde, weil sie versucht hatte, jemanden zu erstechen. Abermals Bewährung und ein bisschen mehr Progesteron.

Diese Untersuchungen lassen darauf schließen, dass nur ein kleiner Prozentsatz der Frauen zu perimenstruellen Verhaltensweisen neigt, die sich als psychotisch bezeichnen lassen und vor Gericht als mildernde Umstände gelten könnten.* Jedenfalls weisen die normalen perimenstruellen Stimmungsschwankungen und Verhaltensveränderungen keine auffällige Beziehung zu erhöhter Aggression auf.

STRESS UND LEICHTSINNIGE HIRNFUNKTIONEN

Häufig stehen wir in dem Zeitraum vor unseren wichtigsten und folgenreichsten Handlungen unter Stress. Was äußerst bedauerlich ist, weil Stress unsere Entscheidungen nur selten vorteilhaft beeinflusst.

DER GRUNDLEGENDE UNTERSCHIED ZWISCHEN DER AKUTEN UND DER CHRONISCHEN STRESSREAKTION

Fangen wir mit einem längst vergessenen Begriff aus dem Biologieunterricht an. Erinnern Sie sich noch an die »Homöostase«? Von Homöostase sprechen wir, wenn Körpertemperatur, Herzfrequenz, Blutzuckerspiegel und so fort ideale Werte aufweisen. Ein »Stressor« ist ein Stressfaktor, der das homöostatische Gleichgewicht stört – etwa der Umstand, dass Sie von einem Löwen gejagt werden, wenn Sie ein Zebra sind, oder ein Zebra

* Mit der Grundsatzfrage, welche Schlüsse wir aus der Informationsflut des vorliegenden Buchs über die Strafjustiz ziehen können, werden wir uns in Kapitel 15 beschäftigen. Ich danke meinem Forschungsassistenten Dylan Alegria für seine hervorragende Sichtung der Forschungsarbeiten über den Zusammenhang von PMS und Kriminalität.

jagen, wenn Sie ein hungriger Löwe sind. Die Stressreaktion ist ein Bündel von neuronalen und endokrinen Veränderungen, die in dem Zebra beziehungsweise in dem Löwen stattfinden und dazu dienen, ihnen über diese Krise hinwegzuhelfen und die Homöostase wiederherzustellen.*[66]

Entscheidende Ereignisse im Gehirn vermitteln den Beginn der Stressreaktion. (Warnung: Die nächsten beiden Absätze sind sehr fachwissenschaftlich und nicht unbedingt erforderlich.) Der Anblick des Löwen aktiviert die Amygdala; deren Neuronen regen Neuronen im Hirnstamm an, die ihrerseits das parasympathische Nervensystem hemmen, das sympathische Nervensystem mobilisieren und überall im Körper Adrenalin und Noradrenalin freisetzen.

Außerdem vermittelt die Amygdala den anderen Hauptstrang der Stressreaktion, indem sie den paraventrikularen Nukleus (PVN) des Hypothalamus aktiviert. Der PVN schickt Projektionen zur Basis des Hypothalamus, wo er Kortikoliberin (*Corticotropin-releasing Hormone*, CRH) freisetzt; das veranlasst die Hypophyse, das adrenokortikotrope Hormon (ACTH) auszuschütten, welches wiederum die Nebennieren zur Sekretion von Glukokortikoid anregt.

Glukokortikoide und das sympathische Nervensystem ermöglichen einem Organismus, einen physischen Stressor zu überleben, indem sie die klassische »Kampf-oder-Flucht«-Reaktion aktivieren. Egal, ob Sie das Zebra oder der Löwe sind, Sie brauchen Energie für Ihre Muskeln, und die Stressreaktion bringt Energie aus den Speicherorten in Ihrem Körper rasch in Umlauf. Außerdem erhöhen sich Herzfrequenz und Blutdruck, so dass die im Blutkreislauf befindliche Energie rascher zu den arbeitenden Muskeln befördert wird. Außerdem werden während des Stresses langfristige Projekte – Wachstum, Gewebereparaturen und Fortpflanzung – bis zum Ende der Krise aufgeschoben; schließlich haben Sie, wenn ein Löwe hinter Ihnen her ist, Besseres zu tun, als beispielsweise Ihre Gebärmutterwände zu verstärken. Beta-Endorphin wird ausgeschüttet, das

* Für echte Fans: In den letzten Jahren ist der Begriff der »Homöostase« einem modischen Modernisierungsprozess unterworfen und zum neuen, eleganten Konzept der »Allostase« gemacht worden. Im Prinzip berücksichtigt es den Umstand, dass der homöostatische Idealzustand im Körper je nach den Umständen enormen Schwankungen unterworfen ist.

Immunsystem angeregt und die Gerinnungsfähigkeit des Blutes verbessert – alles nützliche Maßnahmen für den Fall einer schmerzhaften Verletzung. Außerdem gelangen Glukokortikoide ins Gehirn, wo sie umgehend Kognition und Sinneswahrnehmung unterstützen.

Für das Zebra oder den Löwen ist das ausgesprochen adaptiv; versuchen Sie ohne Adrenalin und Glukokortikoide zu sprinten, und Sie werden nicht lange überleben. Wie wichtig diese Stressreaktion ist, zeigt auch der Umstand, dass sie ein sehr alter evolutionärer Bestandteil unserer Physiologie ist – es gibt sie bei Säugetieren, Vögeln, Fischen und Reptilien.

Weniger alt ist die Art und Weise, wie Stress sich bei schlauen, sozial hochentwickelten und stammesgeschichtlich jungen Primaten auswirkt. Bei Primaten geht die Definition eines Stressors weit über die physische Beanspruchung der Homöostase hinaus. Außerdem kann schon der *Gedanke*, man würde das Gleichgewicht der Homöostase verlieren, ein Stressfaktor sein. Eine antizipatorische Stressreaktion ist adaptiv, wenn tatsächlich eine physische Herausforderung folgt. Doch wenn Sie ständig zu Unrecht davon überzeugt sind, Sie seien im Begriff, aus dem Gleichgewicht zu geraten, sind Sie ein ängstlicher, neurotischer, paranoider oder feindseliger Primat, der unter *psychischem* Stress steht. Die Stressreaktion hat sich nicht entwickelt, um die nervösen Beschwerden zu bewältigen, die sich die Säugetiere in evolutionär jüngeren Zeiten zugelegt haben.

Wenn Sie Energie mobilisieren, während Sie um Ihr Leben rennen, kann Sie das unter Umständen retten. Geschieht das Gleiche chronisch, weil sie eine drückende 30-Jahres-Hypothek abzahlen, laufen Sie Gefahr, dass Sie sich durch diesen Stress verschiedene Stoffwechselerkrankungen einhandeln, unter anderem einen Altersdiabetes. Entsprechendes gilt für den Blutdruck: Erhöhen Sie ihn, um über die Savanne zu rennen – gut so. Erhöhen Sie ihn aufgrund von chronischem psychischem Stress, bekommen Sie einen stressbedingten Bluthochdruck. Wenn Sie Gewebewachstum und -reparatur ständig beeinträchtigen, werden Sie irgendwann den Preis dafür bezahlen. Genauso verhält es sich bei chronischer Hemmung der Reproduktionsphysiologie; bei Frauen treten Störungen der Ovulationszyklen auf, bei Männern Erektionsstörungen und sinkende Testosteronspiegel. Und schließlich stärkt die akute Stressreaktion zwar das

Immunsystem, aber chronischer Stress unterdrückt es, so dass der Organismus anfälliger für einige Infektionskrankheiten wird.*

Wir haben eine Dichotomie – wenn Sie gestresst sind wie ein normales Säugetier in einer akuten physischen Krise, ist die Stressreaktion lebensrettend. Doch wenn Sie stattdessen die Stressreaktion ständig aktivieren, weil Sie seelischen Stress haben, leidet Ihre Gesundheit. Menschen werden selten krank, weil sie die Stressreaktion nicht aktivieren können, wenn es notwendig ist. Vielmehr erkranken wir, weil wir die Stressreaktion zu oft, zu lange und aus rein psychischen Gründen aktivieren. Entscheidend ist, dass sich bei rennenden Zebras und Löwen die vorteilhaften Effekte der Stressreaktion binnen Sekunden oder Minuten bemerkbar machen. Doch wenn Sie den Stress auf den zeitlichen Rahmen des vorliegenden Kapitels ausdehnen (fortan als »Dauerstress« bezeichnet), müssen Sie mit negativen Folgen rechnen – unter anderem einigen unangenehmen Auswirkungen auf die Verhaltensweisen, von denen auf den Seiten dieses Buchs die Rede ist.

EINE KURZE ABSCHWEIFUNG: STRESS, DEN WIR LIEBEN

Egal, ob wir vor einem Löwen davonlaufen oder uns jahrelang mit Verkehrsstaus herumschlagen – es ist scheußlich. Ganz anders der Stress, den wir lieben.[67]

Wir lieben Stress, der leicht und flüchtig ist und in einem angenehmen Kontext erlebt wird. Von dem Stress, der uns mit einer Achterbahnfahrt droht, wissen wir, dass er uns allenfalls etwas beklommen macht, aber nicht den Kopf kostet; er dauert drei Minuten, keine drei Tage. Wir lieben

* Weitergehende Informationen für Interessierte: Die Unterdrückung von Immunität und Entzündungen bei chronischem Stress wird durch Glukokortikoide bewirkt. Man setzt sie daher ein, um das überaktive Immunsystem von Menschen zu unterdrücken, die beispielsweise an einer Autoimmunkrankheit leiden, um die Abstoßung eines transplantierten Organs zu verhindern oder um eine überaktive Entzündungsreaktion zu unterdrücken. Das geschieht, wenn Patienten immunsuppressive/anti-inflammatorische »Steroide« wie Kortison oder Prednison (zwei synthetische Glukokortikoide) bekommen.

Stress dieser Art, verlangen nach ihm, zahlen, um ihn zu erleben. Wie nennen wir dieses optimale Maß an Stress? Wir sprechen von Spannung, Herausforderung, Faszination, Spiel. Der entscheidende Aspekt des psychologischen Stresses ist der Verlust von Kontrolle und Vorhersagbarkeit. In sicheren Kontexten verzichten wir jedoch gerne auf Kontrolle und Vorhersagbarkeit, um uns unerwarteten Herausforderungen zu stellen – einer Spritztour in der Achterbahn, einer überraschenden Wendung, einem trickreichen Außenstürmer, einem unerwarteten gegnerischen Zug beim Schach. Überrasch mich – das macht mir Spaß.

Damit kommen wir zu einem Schlüsselkonzept – nämlich dem umgekehrten U. Die vollkommene Abwesenheit von Stress bedeutet unangenehme Langeweile. Gemäßigter, vorübergehender Stress ist wunderbar – er fördert verschiedene Gehirnfunktionen; Glukokortikoidspiegel, die sich in diesem Bereich bewegen, erhöhen die Ausschüttung von Dopamin. Ratten bemühen sich, ihre Hebel so zu drücken, dass sie genau die richtige Menge von Glukokortikoiden erhalten. Wenn allerdings der Stress größer wird und länger anhält, verschwinden diese positiven Effekte (wobei es natürlich erhebliche individuelle Unterschiede bei der Frage gibt, ab wann die stimulierende Wirkung des Stresses zu Überstimulation wird. Der Albtraum des einen ist das Hobby des anderen).*

Wir lieben das richtige Maß an Stress und würden ohne ihn verkümmern. Aber nun zurück zum Dauerstress und der rechten Seite des umgekehrten U.

* Wie bekommt das Gehirn ein umgekehrtes U hin, einen moderaten Anstieg der Glukokortikoidspiegel, der beispielsweise die Gedächtnisleistung steigert, während eine stärkere Zunahme das Gegenteil bewirkt? Eine Lösung, die das Gehirn evolutionär erworben hat, besteht darin, dass es über zwei Rezeptorsysteme für Glukokortikoide verfügt. Eines (das »MR«) reagiert auf kleine Zuwächse, die die Glukokortikoidspiegel ein wenig über den Grundwert anheben und dadurch die stimulierenden Effekte erzeugen. Die anderen (»GR«) Rezeptoren reagieren nur auf große, länger andauernde Anstiege und vermitteln die unangenehmen und schädlichen Effekte. Wie nicht anders zu erwarten, variieren die beiden Rezeptorarten je nach Hirnregion, Person und Umständen.

Das Konzept des umgekehrten U im Kontext der Kosten und Nutzen des Stresses

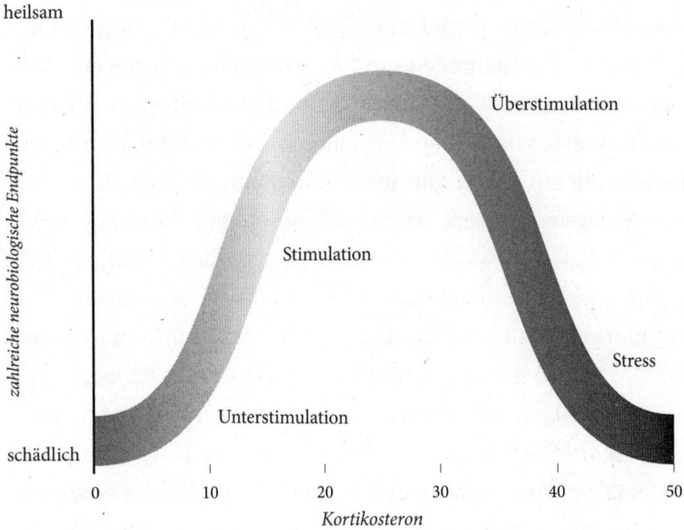

DAUERSTRESS UND DIE NEUROBIOLOGIE DER FURCHT

Zunächst einmal neigen Menschen unter Dauerstress implizit (das heißt unbewusst) dazu, verstärkt zornige Gesichter anzublicken. Außerdem wird bei Stress die sensorische Abkürzung vom Thalamus zur Amygdala aktiver und weist mehr erregbare Synapsen auf; wir haben von dem daraus resultierenden Kompromiss zwischen Geschwindigkeit und Genauigkeit gehört. Erschwerend tritt hinzu, dass Glukokortikoide die Aktivierung des (kognitiven) medialen PFC während der Verarbeitung emotionaler Gesichter reduzieren. Grundsätzlich gilt, dass Stress oder die Verabreichung von Glukokortikoiden die rasche Einschätzung von emotionalen Gesichtsausdrücken beeinträchtigt.[68]

Unter Stress arbeitet die Amygdala nicht einwandfrei. Die Region reagiert sehr stark auf Glukokortikoide und verfügt über eine Vielzahl von Glukokortikoid-Rezeptoren; Stress und Glukokortikoide erhöhen die Erregbarkeit der Amygdala-Neuronen,* vor allem in der basolateralen

* Wie oben erwähnt, erhöht Stress die Gesamterregbarkeit der Amygdala. Dazu gehört auch die *Hemmung* bestimmter Neuronen – nämlich der hemmenden GABA-Interneuronen.

Amygdala (der BLA), dank ihrer Rolle beim Furchtlernen. Hier haben wir es also mit einer weiteren kontingenten Hormonwirkung zu tun – Glukokortikoide verursachen keine Aktionspotenziale in Amygdala-Neuronen, sie erzeugen keine Erregung. Stattdessen verstärken sie bereits vorhandene Erregungen. Stress und Glukokortikoide erhöhen außerdem die Spiegel von CRH in der BLA und von einem Wachstumsfaktor, der neue Dendriten und Synapsen bildet (*Brain-derived neurotrophic Factor*, BDNF).[69]

In Kapitel 2 hörten wir, dass in furchterregenden Situationen die Amygdala die Hilfe des Hippocampus in Anspruch nimmt, um kontextuelle Informationen über das Ereignis im Gedächtnis zu speichern (zum Beispiel merkt sich die Amygdala das Messer des Räubers, während der Hippocampus sich erinnert, wo der Überfall stattfand).[70] Stress verstärkt diese Hilfsbeziehung, so dass der Hippocampus vorübergehend ein furchtbesetzter Außenbezirk der Amygdala wird. Infolge dieser glukokortikoiden Wirkungen in der Amygdala* trägt Stress dazu bei, dass wir Furchtassoziationen lernen und im Langzeitgedächtnis abspeichern.

Dadurch kommt es zu einer positiven Rückkopplungsschleife. Wie erwähnt, aktiviert die Amygdala mit Beginn der Stresssituation die glukokortikoide Stressreaktion. Und die Glukokortikoide ihrerseits erhöhen die Erregbarkeit der Amygdala.

Stress erschwert es uns auch, Furcht zu *verlernen*, das heißt, eine konditionierte Furchtassoziation zu »löschen«. Daran ist der präfrontale Kortex beteiligt, der die Furchtlöschung durch Hemmung der BLA bewirkt (wie in Kapitel 2 dargelegt); Stress schwächt den Zugriff des PFC auf die Amygdala.[71]

Wir erinnern uns, was bei der Furchtlöschung geschieht. An sich haben wir gelernt, ein Licht furchtsam mit einem Stromstoß zu assoziieren, aber heute geht das Licht fortwährend an, ohne dass ein Stromstoß erfolgt. Unter Löschung ist nicht zu verstehen, dass wir die Verknüpfung

Die Hemmung der Hemmer im Schaltkreis fördert die Aktivität der großen, exzitatorischen Neuronen, die Glutamat freisetzen.

* Außerdem, nicht ganz so eindeutig, über das sympathische Nervensystem, das die Amygdala indirekt aktiviert, indem es sich der noradrenergen Projektion zur Amygdala bedient, die vom Locus caeruleus kommt (jener Hirnstammregion, von der flüchtig in Kapitel 2 die Rede war – ihre Aktivierung löst Erregung im gesamten Gehirn aus).

von Licht und Stromstoß passiv vergessen. Vielmehr lernt die BLA aktiv, dass Licht nicht mehr mit Stromstößen gleichzusetzen ist. Folglich fördert Stress das Erlernen von Furchtassoziationen und beeinträchtigt gleichzeitig das Erlernen der Furchtlöschung.

DAUERSTRESS, EXEKUTIVFUNKTION UND URTEILEN

Stress wirkt sich noch auf einen anderen Aspekt der frontokortikalen Funktionen negativ aus. Das Arbeitsgedächtnis wird gestört; in einer Studie führte die verlängerte Verabreichung hoher Glukokortikoid-Dosen bei gesunden Versuchsteilnehmern zu Beeinträchtigungen des Arbeitsgedächtnisses, die sonst nur bei frontokortikalen Schädigungen zu beobachten sind. Das bewirken die Glukokortikoide, indem sie die noradrenerge Signalgebung im PFC so verstärken, dass daraus nicht etwa erhöhte Aufmerksamkeit folgt, sondern ein kognitiver Tumult, der an kopflose Hühner erinnert, und indem sie die Signalverbindung von der Amygdala zum PFC unterbrechen. Außerdem desynchronisiert Stress die Aktivierung in verschiedenen frontokortikalen Regionen, was die Fähigkeit schwächt, die Aufmerksamkeit zwischen verschiedenen Aufgaben zu verlagern.[72]

Diese Auswirkungen des Stresses auf frontale Funktionen führen auch zu Perseveration – man bleibt beharrlich im alten Trott, setzt ein Verhalten automatisch fort, hält an alten Gewohnheiten fest. Wir kennen das alle – was tun wir, wenn wir Stress haben, weil etwas nicht klappt? Wir wiederholen das Gleiche, immer wieder, immer schneller, immer verbissener – wir können uns nicht vorstellen, dass das Gewohnte und Vertraute nicht funktioniert. Das ist genau der Punkt, an dem der frontale Kortex Sie veranlasst, den schwierigeren, aber richtigeren Weg zu wählen – sich zur Erkenntnis durchzubringen, dass es Zeit für eine Veränderung ist. Es sei denn, es handelt sich um einen gestressten frontalen Kortex oder einen, auf den eine Menge Glukokortikoide einwirken. Bei Ratten, Affen und Menschen schwächt Stress die frontalen Verbindungen mit dem Hippocampus, die wir brauchen, um die neuen Informationen aufzunehmen, die uns zu einer neuen Strategie veranlassen würden. Gleichzeitig verstärkt

Stress die frontalen Verbindungen mit habituelleren Schaltkreisen des Gehirns.[73]

Außerdem führen die bei Stress verminderten frontalen wie auch die erhöhten amygdaloiden Funktionen zu einer Veränderung der Risikobereitschaft. Beispielsweise bewirkt der Stress von Schlafentzug oder öffentlicher Rede beziehungsweise die Verabreichung von hohen Glukokortikoid-Dosen dazu, dass sich Menschen bei Glücksspielen nicht mehr vor Verlusten schützen, sondern nur noch bestrebt sind, höhere Gewinne zu erzielen. Dabei zeigt sich eine interessante Geschlechterdifferenz – im Allgemeinen veranlassen starke Stressoren Versuchspersonen beider Geschlechter zu risikobereiterem Handeln. Doch bei schwächeren Stressoren zeigen nur die Männer eine größere Neigung zu riskantem Verhalten, während Frauen risikoscheuer werden. Ohne Stress sind Männer risikobereiter als Frauen; wieder zeigt sich, dass Hormone nur eine bereits vorhandene Tendenz verstärken.[74]

Egal, ob man unvernünftig risikobereit wird (versäumt, die Strategie zu verändern, wenn die Belohnungsrate sinkt) oder risikoscheu (versäumt, auf die entgegengesetzte Entwicklung zu reagieren), in beiden Fällen werden neue Informationen schlecht verarbeitet. Allgemein ausgedrückt, Dauerstress beeinträchtigt die Risikoeinschätzung.[75]

DAUERSTRESS UND PRO- ODER ANTISOZIALITÄT

Bei Dauerstress verarbeitet die Amygdala emotionale Sinnesinformationen rascher und weniger genau, sie dominiert die Hippocampusfunktionen und beeinträchtigt die frontokortikalen Funktionen. Wir sind ängstlicher, denken weniger klar, schätzen Risiken schlechter ein und verfallen automatisch in impulsive Verhaltensweisen, statt neue Daten aufzunehmen.[76] Das ist eine Handlungsanweisung für rasche, reaktive Aggression; Stress und akute Verabreichung von Glukokortikoiden verstärken solche Aggressionen bei Nagetieren und Menschen. Es gibt allerdings zwei vertraute Einschränkungen: (a) Stress und Glukokortikoide rufen keine Aggressionen hervor, sondern fördern lediglich die Empfänglichkeit für soziale Aggressionsauslöser; (b) das geschieht am ehesten bei Personen, die bereits eine Prädisposition für Aggression haben. Wie wir im nächsten Kapitel sehen werden, erzeugt Stress, der Wochen bis Monate anhält, ein weniger differenziertes Bild.

Es gibt einen weiteren betrüblichen Grund, warum Aggressionen durch Stress verstärkt werden – weil sie Stress reduzieren. Wenn Sie einer Ratte einen Stromstoß versetzen, steigen ihr Glukokortikoidspiegel und Blutdruck; versetzen Sie ihr genügend Stromstöße, kann es sein, dass das Tier ein »stressbedingtes« Magengeschwür bekommt. Durch verschiedene Tätigkeiten kann die Ratte den Stress der Stromstöße abmildern – wenn sie dabei in einem Laufrad rennt, frisst oder frustriert an Holz nagt. Besonders gut abmildern kann die Ratte den Stress jedoch, wenn sie Gelegenheit hat, eine andere Ratte zu beißen. Stressbedingte (oder frustbedingte) Aggressionsverschiebung lässt sich bei allen möglichen Arten beobachten. Bei Pavianen gehört beispielsweise fast die Hälfte aller Aggressionshandlungen diesem Typus an – ein ranghohes Männchen verliert einen Kampf und jagt ein subadultes Männchen, das prompt ein Weibchen beißt, welches daraufhin ein Junges schlägt. Meine Forschungsarbeiten haben gezeigt, dass ein Pavian, der einen Kampf gegen ein gleichrangiges Tier verliert, umso niedrigere Glukokortikoidspiegel hat, je mehr er dazu neigt, seine Aggression hinterher zu verschieben.[77]

Wir Menschen sind Meister stressbedingter Aggressionsverschiebung – man bedenke nur, dass in Wirtschaftskrisen die Misshandlungen von Ehepartnern und Kindern erheblich zunehmen. Oder man betrachte die Studie über den Zusammenhang von häuslicher Gewalt und Profifootball. Wenn die Heimmannschaft unerwartet verliert, steigt die Häufigkeit der Gewaltakte von Männern gegen Ehefrauen/Partnerinnen kurz darauf um zehn Prozent (während ein solcher Anstieg ausbleibt, wenn die eigene Mannschaft gewinnt oder ihre Niederlage zu erwarten war). Das Muster verstärkt sich bei höheren Einsätzen: ein Anstieg von dreizehn Prozent, wenn die Niederlage in den Play-Offs passierte, und von zwanzig Prozent, wenn es ein Spiel gegen einen direkten Konkurrenten war.[78]

Über die Neurobiologie der die Stressreaktion dämpfenden Aggressionsverschiebung wissen wir wenig. Ich vermute, dass diese Aggressionshandlungen die dopaminergen Belohnungsbahnen aktivieren – ein todsicherer Weg, um die Freisetzung von CRH zu hemmen.*[79] Viel zu häufig vermeidet man, ein Magengeschwür zu bekommen, indem man eines verursacht.

Noch eine schlechte Nachricht: Stress verstärkt unsere Neigung zum Egoismus. So stellte man in einer Studie Versuchspersonen entweder nach einem sozialen Stressor oder nach einer neutralen Situation Fragen zu moralischen Entscheidungssituationen.** Einige Szenarien waren von geringer emotionaler Intensität (»Im Supermarkt warten Sie an der Fleischtheke, und ein älterer Mann drängelt sich vor. Würden Sie sich beschweren?«), andere besaßen eine hohe Intensität (»Sie treffen die Liebe Ihres Lebens, aber Sie sind verheiratet und haben Kinder. Würden Sie Ihre Familie verlassen?«). Stress veranlasste die Teilnehmer, bei moralisch intensiven (aber nicht bei belanglosen) Entscheidungen egoistischere Antworten zu geben; je stärker die Glukokortikoidspiegel stiegen, desto egoistischer die Antworten. Außerdem gaben die Probanden bei gleicher Versuchsanordnung nach Stress an, sie würden sich in persönlichen (aber nicht unpersönlichen) Entscheidungssituationen weniger altruistisch verhalten.[80]

Damit haben wir einen weiteren kontingenten endokrinen Effekt: Stress macht Menschen egoistischer, aber nur unter höchst emotionalen und persönlichen Umständen.*** Das ähnelt einer anderen Situation beeinträchtigter frontaler Funktionen – erinnern wir uns an Kapitel 2, in dem wir erfahren haben, dass Menschen mit frontokortikaler Schädigung vernünftige Urteile über Probleme anderer fällen können, dass aber ihre Urteilsfähigkeit bei persönlichen und sehr emotionalen Fragen eingeschränkt ist.

* Die zugrundeliegende Neurobiologie ähnelt vermutlich den Vorgängen, die bei Stress in anderen Bereichen beeinträchtigter Entscheidungsfindung zu beobachten sind, zum Beispiel bei vermehrtem Essen und Trinken.

** Es handelt sich um den Trier Social Stress Test (»Trierer Stresstest«), einen fünfzehnminütigen Standardtest auf diesem Gebiet, der eine Kombination ist aus einem Scheinvorstellungsgespräch und einer Kopfrechenaufgabe, wobei beide Aufgaben vor einer Gruppe von Prüfern mit steinernen Gesichtern stattfinden.

*** Es ist darauf hinzuweisen, dass in diesen Studien ermittelt wird, was die Menschen nach eigenem Bekunden tun würden, nicht das, was sie tatsächlich tun. Mit dem Unterschied zwischen diesen beiden Situationen werden wir uns in Kapitel 13 beschäftigen, wenn es um das Verhältnis zwischen moralischem Denken und moralischem Handeln geht.

Wer sich besser fühlt, wenn er Unschuldige misshandelt oder wenn er nur an die eigenen Bedürfnisse denkt, kann nicht empathiefähig sein. Beeinträchtigt Stress die Empathie? Offenbar, sowohl bei Mäusen wie bei Menschen. Von Jeffrey Mogil an der McGill University erschien 2006 ein bemerkenswerter *Science*-Artikel, der von Empathie-Ansätzen bei Mäusen berichtete – hat eine Maus Schmerzen, sinkt die Schmerzschwelle einer zweiten Maus in ihrer Nähe, allerdings nur, wenn die andere Maus ihre Käfiggenossin ist.[81]

Man entschloss sich zu einer Anschlussstudie, die ich mit Mogils Team und der gleichen Versuchsanordnung durchführte. Die Anwesenheit einer fremden Maus löst eine Stressreaktion aus. Wenn aber die Freisetzung der Glukokortikoide vorübergehend blockiert wird, zeigen die Mäuse die gleiche »Schmerzempathie« für eine fremde Maus wie für die Käfiggenossin. Mit anderen Worten, um Mäuse zu »personifizieren«, schränken Glukokortikoide den Kreis derer ein, die genügend »Wir-Charakter« haben, um Empathie hervorzurufen. Genauso in Studien am Menschen: Schmerzempathie gegenüber ihren Freunden wurde nicht hervorgerufen, bevor nicht die Glukokortikoid-Sekretion blockiert war (entweder nach Verabreichung einer kurzfristig wirkenden Substanz oder nachdem der Versuchsteilnehmer und ein Fremder sozial interagierten). Wie in Kapitel 2 erläutert, ist der anteriore cinguläre Kortex an der Schmerzempathie beteiligt. Jede Wette, dass die Glukokortikoide die Neuronen dort in irgendeiner Weise außer Gefecht setzen oder schwächen.

Dauerstress hat also einige ziemlich unangenehme Auswirkungen auf das Verhalten. Trotzdem gibt es Umstände, unter denen Stress die besten Eigenschaften der Menschen zum Vorschein bringt. Die Arbeit von Shelley Taylor an der University of California in Los Angeles zeigt, dass *»fight or flight«* (Kampf oder Flucht) eine typisch männliche Reaktion auf Stress ist, und natürlich behandelt die wissenschaftliche Stressliteratur vorwiegend Studien von Männern an Männern.[82] Bei Frauen liegen die Dinge häufig anders. Taylor bewies, dass griffige Formulierungen keineswegs ein männliches Privileg sind, als sie die weibliche Stressreaktion mit dem Etikett *»tend and befriend«* versah – Brutpflege betreiben und sozialen Anschluss suchen. Das entspricht auffälligen Geschlechterdifferenzen bei der Stressbewältigung, wobei das *Tend-and-befriend* sehr wahrscheinlich der weiblichen Stressreaktion entspricht, an der ja eine stärkere Oxytocin-Ausschüttung beteiligt ist.

Natürlich ist die Situation nicht so einfach wie das Schema »männlich = *fight/flight* und weiblich = *tend/befriend*«. Zu jeder Gleichung gibt es viele Gegenbeispiele; Stress ruft Prosozialität bei vielen männlichen Tieren hervor, nicht nur den monogamen Seidenaffenmännchen; und wie wir gesehen haben, sind Weibchen durchaus fähig zur Aggression. Und schließlich gibt es Mahatma Gandhi und Sarah Palin.* Warum sind einige Menschen Ausnahmen von der Geschlechterregel? Nicht zuletzt um diese Frage geht es im Rest des vorliegenden Buches.

Stress kann ein Störfaktor für Kognition, Impulskontrolle, emotionale Regulierung, Entscheidungsfindung, Empathie und Prosozialität sein. Noch ein letzter Punkt. Erinnern wir uns an Kapitel 2: Der frontale Kortex, der uns veranlasst, den schwierigeren Weg zu gehen, wenn wir ihn für den richtigen halten, ist wertfrei – der »richtige Weg« ist rein instrumental zu verstehen. Das Gleiche gilt für Stress. Dessen Auswirkungen auf unsere Entscheidungen sind nur in einem neurobiologischen Sinne »nachteilig«. In einer Belastungskrise kann es passieren, dass ein Rettungssanitäter perseverativ wird und damit nicht mehr in der Lage ist, Unfallopfern zu helfen. Das ist nicht gut. In einer Belastungskrise kann auch ein soziopathischer Warlord perseverativ werden, mit dem Ergebnis, dass er in einem Dorf keine »ethnische Säuberung« mehr durchführen kann. Das ist nicht schlecht.

* Zugegeben, das war ein billiger Kalauer, in der Hoffnung, auf diese Weise ein paar Bücher mehr zu verkaufen.

EINE WICHTIGE RICHTIGSTELLUNG: ALKOHOL

In keiner Erörterung der biologischen Vorgänge in den Minuten bis Stunden vor einem Verhalten darf der Alkohol fehlen. Wir wissen doch alle, dass Alkohol Hemmungen abbaut und aggressiver macht. Falsch, und zwar auf eine Weise, die wir schon kennen – Alkohol ruft Aggressionen nur hervor (a) bei Menschen, die zur Aggression neigen (so werden Mäuse, die während der Signalübertragung im frontalen Kortex niedrigere Serotoninspiegel haben, und Menschen mit einer Oxytocinrezeptor-Genvariante, die schlechter auf Oxytocin reagiert, unter Alkohol eher aggressiv), und (b) bei Menschen, die *glauben*, dass Alkohol aggressiv macht – was einmal mehr zeigt, wie groß der Einfluss des sozialen Lernens auf die Biologie ist.[83] Alkohol wirkt bei jedem anders – beispielsweise hat so mancher Vollrausch zu einer übereilten Las-Vegas-Hochzeit geführt, die am nächsten Morgen keine besondere Begeisterung mehr hervorzurufen vermochte.

ZUSAMMENFASSUNG UND EINIGE SCHLUSSFOLGERUNGEN

- Hormone sind sehr beeindruckend; was die Vielseitigkeit und die Dauer ihrer Auswirkungen betrifft, sind sie Neurotransmittern weit überlegen. Das gilt auch für die Verhaltensweisen, die in diesem Buch eine Rolle spielen.
- Testosteron hat weit weniger mit Aggression zu tun, als gemeinhin angenommen wird. Innerhalb normaler Wertebereiche lässt sich anhand individueller Unterschiede von Testosteronspiegeln nicht vorhersagen, wer sich aggressiv verhalten wird und wer nicht. Hinzu kommt, dass ein Organismus für künftige Aggressionshandlungen umso weniger

Testosteron braucht, je häufiger er sich in der Vergangenheit aggressiv verhalten hat. Wenn Testosteron überhaupt von Bedeutung ist, dann im Sinne einer Bahnung oder Förderung – Testosteron »erfindet« oder »erzeugt« die Aggression nicht. Es macht empfänglicher für Aggressionsauslöser, vor allem diejenigen unter uns, die in besonderem Maße zu Aggressionen neigen. Außerdem fördert Testosteron aggressives Verhalten nur, wenn der Status in Frage gestellt wird. Entscheidend dabei ist aber, dass der Testosteronanstieg bei einem Statuskonflikt nicht unbedingt die Aggression erhöht; er verstärkt das, was erforderlich ist, um den Status zu bewahren. In einer Welt, in der Status für unsere besten Verhaltensweisen verliehen würde, wäre Testosteron das prosozialste aller Hormone.

- Oxytocin und Vasopressin fördern die Bindung von Mutter und Baby und die monogame Paarbindung, reduzieren Angst und Stress, verstärken Vertrauen und soziale Zugehörigkeit und machen die Menschen kooperativer und großzügiger. Allerdings ist dabei eine wichtige Einschränkung zu machen – diese Hormone verstärken Prosozialität nur in Bezug auf ein *Wir*. Haben wir es mit *Anderen* zu tun, werden wir unter dem Einfluss von Oxytocin und Vasopressin ethnozentrischer und fremdenfeindlicher. Oxytocin ist kein universelles Liebeshormon, sondern ausgesprochen parteiisch und provinziell in seiner Wirkung.
- Weibliche Aggression zur Verteidigung der Nachkommenschaft ist eine typische Adaption und wird durch Östrogen, Progesteron und Oxytocin gefördert. Dabei ist zu beachten, dass weibliche Tiere auch unter vielen anderen Umständen evolutionär erworbenes Aggressionsverhalten zeigen. Ermöglicht werden diese Aggressionen durch das Vorhandensein von Androgenen im weiblichen Organismus und durch komplexe neuroendokrine Tricks zur Erzeugung androgener Signale in »aggressiven«, aber nicht »mütterlichen« oder »auf Zugehörigkeit bedachten« Teilen des weiblichen Gehirns. Verstimmungen und Verhaltensveränderungen zur Zeit der Menstruation sind eine biologische (wenn auch konkret kaum verstandene) Realität; dagegen ist die Pathologisierung dieser Schwankungen und Veränderungen ein

soziales Konstrukt. Von seltenen, extremen Fällen abgesehen, ist die Beziehung zwischen PMS und Aggression minimal.

- Dauerstress hat zahlreiche negative Effekte. Die Amygdala wird überaktiv und verbindet sich stärker mit den Bahnen habituellen Verhaltens. Furcht lässt sich leichter erlernen als verlernen. Wir verarbeiten emotional gewichtige Informationen rascher und automatischer, aber auch ungenauer. Frontale Funktionen – Arbeitsgedächtnis, Impulskontrolle, exekutive Entscheidungsfindung, Risikobewertung und Aufgabenübertragung – sind beeinträchtigt, und der frontale Kortex hat weniger Kontrolle über die Amygdala. Darüber hinaus verhalten wir uns weniger empathisch und prosozial. Die Reduzierung des Dauerstresses ist eine Win-win-Situation für uns und für die, die mit uns zu tun haben.
- »Ich hatte getrunken« ist keine Entschuldigung für Aggression.
- Im Laufe von Minuten bis Stunden sind hormonale Effekte vorwiegend kontingent und vorbereitend. Hormone sind nicht in der Lage, Verhaltensweisen zu bestimmen, zu befehlen, zu verursachen oder zu erzeugen. Sie machen uns lediglich empfänglicher für die sozialen Auslöser emotional besetzter Verhaltensweisen und verstärken unsere bereits vorhandenen Tendenzen und Neigungen in diesen Bereichen. Und woher kommen diese bereits vorhandenen Tendenzen? Darüber werden uns die folgenden Kapitel Aufschluss geben.

5

TAGE BIS MONATE ZUVOR

Unsere Handlung hat stattgefunden – wir haben einen Abzug betätigt oder einen Arm berührt, Vorgänge, die höchst Unterschiedliches in unterschiedlichen Kontexten bedeuten können. Warum ist das gerade passiert? Wir haben gesehen, dass dieses Verhalten noch Sekunden zuvor ein Produkt des Nervensystems war, dessen Prozesse Minuten bis Stunden zuvor dem Einfluss von Sinnesreizen unterlagen, und wir haben weiterhin erfahren, dass die Empfänglichkeit des Gehirns für diese Hinweisreize durch die Effekte von Hormonen in den vorangehenden Stunden bis Tagen geprägt worden war. Welche Ereignisse in den Tagen bis Monaten zuvor wirkten auf dieses Ergebnis ein?

In Kapitel 2 haben wir den Begriff der neuronalen Plastizität kennengelernt. Die Verhältnisse in Neuronen verändern sich; die Stärke des Inputs, den die Dendriten empfangen, der Schwellenwert des Axonhügels zur Auslösung eines Aktionspotenzials, die Dauer der Refraktärzeit. Im vorhergehenden Kapitel haben wir beispielsweise erfahren, dass Testosteron die Erregbarkeit von Amygdala-Neuronen erhöht und dass Glukokortikoide die Erregbarkeit der Neuronen des präfrontalen Kortex vermindern. Wie sich zeigte, kann Progesteron GABA-erge Neuronen sogar bis zu einem gewissen Grade darin unterstützen, die Erregbarkeit anderer Neuronen zu schwächen.

Diese Spielarten neuronaler Plastizität finden im Zeitrahmen von Stunden statt. Jetzt wollen wir die stärkere Version der Plastizität betrachten, die sich im Lauf von Tagen bis Monaten vollzieht. Ein paar Monate sind genug Zeit für einen Arabischen Frühling, für einen Winter of Discontent* oder für sexuell übertragbare Krankheiten, um sich während eines Summer of Love kräftig zu verbreiten. Wie wir sehen werden, reicht die Zeit auch aus, um tiefgreifende Veränderungen in Aufbau und Beschaffenheit des Gehirns zu bewirken.

NICHTLINEARE AKTIVIERUNG

Fangen wir klein an. Wie können Ereignisse, die Monate zurückliegen, Synapsen mit veränderter Erregbarkeit hervorbringen? Wie »erinnern« sich Synapsen?

Als Neurowissenschaftler Anfang des 20. Jahrhunderts anfingen, sich mit dem Rätsel des Gedächtnisses auseinanderzusetzen, stellten sie diese Frage auf einer makroskopischeren Ebene: Wie kann sich ein Gehirn erinnern? Man gelangte zu dem naheliegenden Schluss, dass eine Erinnerung in einem einzigen Neuron gespeichert werde und dass eine neue Erinnerung folglich ein neues Neuron erforderlich mache.

Die Entdeckung, dass erwachsene Gehirne keine neuen Neuronen herstellen, machte diese Theorie zunichte. Bessere Mikroskope offenbarten die Arborisation der Dendriten und der präsynaptischen Endigungen der Axone – das heißt, ihre baumartigen Verzweigungen von schwindelerregender Komplexität. Vielleicht machte ja eine neue Erinnerung erforderlich, dass ein Neuron eine neue axonale oder dendritische Verzweigung ausbildete.

* »Der Winter der Unzufriedenheit« – oder in der Schlegel'schen Übersetzung dieser Verszeile aus *König Lear* »der Winter unseres Mißvergnügens«; gemeint ist die britische Streikwelle im Winter 1978/79 (A. d. Ü.).

Damit waren die Lehre von den Synapsen, die Neurotransmitterologie und eine modifizierte Theorie geboren: Eine neue Erinnerung verlangte die Bildung einer neuen Synapse, das heißt einer neuen Verbindung zwischen einer präsynaptischen Endigung und einem dendritischen Dorn.

Diese Spekulationen landeten ihrerseits auf dem Müllhaufen der Geschichte, als der kanadische Neurobiologe Donald Hebb 1949 die Ergebnisse seiner Forschungsarbeiten veröffentlichte. Hebb war ein Mann von solchem Weitblick, dass manche Neurowissenschaftler heute noch, fast siebzig Jahre später, Wackelkopffiguren von ihm besitzen. In seinem wegweisenden Werk *The Organization of Behavior* (»Die Organisation des Verhaltens«) schlug Hebb einen Mechanismus vor, der zum vorherrschenden Paradigma werden sollte. Zur Speicherung von Erinnerungen sind demnach keine neuen Synapsen erforderlich (ganz zu schweigen von neuen Verzweigungen oder Neuronen), sondern nur die Verstärkung *schon vorhandener* Synapsen.[1]

Was bedeutet hier »Verstärkung«? Wenn Neuron A mit Neuron B synaptisch verbunden ist, so heißt das in Hinblick auf die Verschaltung, dass ein Aktionspotenzial in Neuron A leichter eines in Neuron B auslöst. Sie sind enger aneinandergekoppelt; sie »erinnern sich«. Auf zellulärer Ebene bedeutet »Verstärkung«, dass die Erregungswelle in einem dendritischen Dorn sich weiter ausbreitet und dem fernen Axonhügel näher kommt.

Eine Fülle von Forschungsarbeiten zeigt, dass Erfahrungen, bei denen eine Synapse wiederholt zum Feuern veranlasst wird, diese verstärken, wobei der Neurotransmitter Glutamat eine wichtige Rolle spielt.

Wie wir aus Kapitel 2 wissen, bindet ein exzitatorischer Neurotransmitter an seinen Rezeptor in dem postsynaptischen dendritischen Dorn und verursacht dadurch die Öffnung eines Natriumkanals; eine gewisse Menge Natron fließt hinein und ruft eine kleine Erregung hervor, die sich daraufhin ausbreitet.

Die Signalübertragung durch Glutamat beruht auf einem raffinierteren Mechanismus, der von wesentlicher Bedeutung für das Lernen ist.[2] Sehr einfach ausgedrückt, enthalten dendritische Dornen in der Regel nur einen Rezeptortyp, diejenigen, die auf Glutamat reagieren, jedoch zwei. Der erste Typ (der »Non-NMDA-Rezeptor«) arbeitet auf die herkömmliche Weise – für jede winzige Menge Glutamat, die an diesen Rezeptoren bindet, fließt eine winzige Menge Natrium herein und verursacht eine winzige Erregung. Der zweite Typ (der »NMDA-Rezeptor«) funktioniert nichtlinear und schwellenabhängig. In der Regel reagiert er nicht auf Glutamat. Erst wenn der Non-NMDA-Rezeptor wieder und wieder durch eine lange Folge von Glutamatausschüttungen stimuliert worden ist und infolgedessen genügend Natrium hereingelassen hat, kommt es zur Aktivierung des NMDA-Rezeptors. Plötzlich reagiert er auf all das Glutamat, öffnet seine Kanäle und verursacht einen Erregungsausbruch.

Das ist die Quintessenz des Lernens. Der Dozent sagt etwas, und es geht zum einen Ohr rein und zum anderen raus. Er wiederholt, was er gesagt hat; das gleiche Spiel. Doch wenn er es oft genug sagt, geht seinen Studenten ein Licht auf, und sie haben es kapiert. Auf synaptischer Ebene entspricht die wiederholte Glutamatfreisetzung durch die präsynaptische Endigung den gebetsmühlenartigen Wiederholungen des Dozenten. Der Moment, in dem die postsynaptische Schwelle überschritten wird und die NMDA-Rezeptoren aktiviert werden, ist auf dendritischer Ebene das Äquivalent des studentischen Aha-Erlebnisses.

»AHA-ERLEBNIS« UND TATSÄCHLICHES ERINNERN

Doch das hat uns nur zum ersten Etappenziel gebracht. Der Umstand, dass mitten in der Vorlesung eine fiktive Glühlampe aufleuchtet, heißt nicht, dass sie auch noch eine Stunde später an ist, vom Abschlussexamen ganz zu schweigen. Wie können wir erreichen, dass die Erregung von Dauer ist, das heißt, dass die NMDA-Rezeptoren sich »erinnern« – dass sie auch in Zukunft leichter aktiviert werden? Wie wird der Erregung längere Dauer verliehen?

Damit ist es an der Zeit, den zentralen Begriff der LTP einzuführen –

der »Langzeitpotenzierung« (engl. *long-term potentiation*). Bei der 1966 erstmals von Terje Lømo an der Universität Oslo nachgewiesenen LTP kommt es nach der ersten Aktivierung der NMDA-Rezeptoren zu einer dauerhaft erhöhten Erregbarkeit der Synapsen.* Hunderte von produktiven Forscherleben wurden damit verbracht, den Mechanismen der LTP auf die Spur zu kommen – und schließlich fand man den Schlüssel: Wenn die NMDA-Rezeptoren aktiviert werden und ihre Kanäle öffnen, fließt nicht Natrium hinein, sondern Calcium. Das verursacht eine Vielzahl von Veränderungen; schauen wir uns einige an:

- Die Calciumwelle veranlasst, dass weitere Glutamatrezeptoren hergestellt und in die Membran des dendritischen Dorns eingefügt werden, so dass das Neuron von da an stärker auf Glutamat reagiert.**
- Das Calcium verändert auch die Glutamatrezeptoren, die sich bereits an vorderster Linie dieses dendritischen Dorns befinden; jeder ist jetzt empfänglicher für Glutamatsignale.***
- Außerdem modifiziert Calcium die Synthese bestimmter Neurotransmitter im dendritischen Dorn, die freigesetzt werden, *rückwärts* wandern und die Synapsen überqueren; auf der anderen Seite angekommen, erhöhen sie die Menge an Glutamat, das nach künftigen Aktionspotenzialen von der präsynaptischen Endigung freigesetzt wird.

Mit anderen Worten, die LTP entsteht, weil die präsynaptische Endigung des Axons lauter nach Glutamat schreit und der postsynaptische dendritische Dorn aufmerksamer zuhört.

* Obwohl man damals noch nichts von NMDA- und Non-NMDA-Rezeptoren wusste.

** Woher kommen die zusätzlichen Rezeptoren? Weit entfernt von diesem dendritischen Dorn, im Zentrum des Neurons, befindet sich der Zellkern, der die DNA und damit auch die Gene enthält, die für Glutamatrezeptoren codieren. Irgendwie muss der Kern von der Calciumwelle eines dendritischen Dorns in der tiefsten Provinz erfahren und daraufhin die Herstellung weiterer Kopien des Rezeptors veranlassen, die dann zu dem betreffenden Dorn (einem unter Zehntausenden) befördert werden. Allerdings ist das unvorstellbar schwierig. Daher liegen im Inneren der dendritischen Dornen meist zusätzliche Glutamatrezeptoren auf Lager. Die Calciumwelle ist das Signal, das sie auf die Membran des Dorns befördert.

*** Für interessierte Leser: Die Non-NMDA-Rezeptoren sind »phosphoryliert«, dadurch bleiben ihre Natriumkanäle länger geöffnet.

Wie gesagt, es gibt noch weitere Mechanismen, die der LTP zugrunde liegen, und die Neurowissenschaftler streiten darüber, welcher am wichtigsten in den Neuronen lernender Organismen ist (natürlich immer der Mechanismus, den sie gerade erforschen). Generell geht es in der Debatte um die Frage, ob prä- oder postsynaptische Veränderungen wichtiger sind.

Nach der LTP kam eine Entdeckung, die an ein Universum im Gleichgewicht denken lässt. Es handelt sich um die LTD – die Langzeitdepression –, eine erfahrungsabhängige Langzeitabschwächung der synaptischen Erregbarkeit (dabei sind interessanterweise die Mechanismen, die der LTD zugrunde liegen, nicht nur das Gegenteil der LTP). Die LTD ist auch nicht das funktionale Gegenteil der LTP – statt als Basis des allgemeinen Vergessens zu dienen, schärft sie ein Signal, indem sie es von allem Unwesentlichen befreit.

Noch eine letzte Bemerkung zur LTP. »Langzeit« ist ein relativer Begriff. Wie erwähnt, ist ein Mechanismus, der der LTP zugrunde liegt, eine Veränderung der Glutamatrezeptoren, die bewirkt, dass sie stärker auf Glutamat reagieren. Die Dauer der Veränderung könnte der Lebensdauer der Rezeptoren entsprechen, die sich zur Zeit der Langzeitpotenzierung in der betreffenden Synapse befanden. Das sind in der Regel aber nur einige *Tage*, dann sind diese Kopien von Sauerstoffradikalen so geschädigt, dass sie abgebaut und durch neue Kopien ersetzt werden (auf ähnliche Weise sind alle Proteine einer ständigen Aktualisierung unterworfen). Irgendwie werden die LTP-induzierten Veränderungen im Rezeptor auf die nächste Generation der Kopien übertragen. Wie könnten sich Achtzigjährige sonst an ihre Kindergartenzeit erinnern? Der Mechanismus ist elegant, gehört aber nicht zum Thema dieses Kapitels.

All das ist toll, aber LTP und LTD finden im Hippocampus nur dann statt, wenn wir explizite Fakten lernen, etwa eine Telefonnummer. Wir sind jedoch an anderen Lernarten interessiert – wie wir lernen, Angst zu haben, unsere Impulse zu kontrollieren, Empathie zu empfinden oder nichts mehr für einen anderen Menschen zu fühlen.

Synapsen, an denen Glutamat als Neurotransmitter fungiert, gibt es überall im Nervensystem, und LTP ist keine Besonderheit des Hippocampus. Das war eine traumatische Entdeckung für viele LTP/Hippocampus-Forscher – schließlich ist LTP doch das, was in Schopenhauers Hippocampus stattfand, als er Hegel las, und nicht das, was das Rückenmark beim Twerking veranstaltet.*

Trotzdem gibt es LTP überall im Nervensystem.**[3] Beispielsweise beruht die Furchtkonditionierung auf der Langzeitpotenzierung von Synapsen in der basolateralen Amygdala. Dank LTP lernt der frontale Kortex, die Amygdala zu kontrollieren. Auf die gleiche Weise lernen dopaminerge Systeme, einen Reiz mit einer Belohnung zu assoziieren; ein Süchtiger lernt etwa, einen bestimmten Ort mit einer Droge zu verknüpfen, so dass ihn das Verlangen überfällt, wenn er wieder in dieses Umfeld kommt.

Ergänzen wir dieses Bild noch durch Hormone und übersetzen wir einige unserer Stresskonzepte in die Sprache der neuronalen Plastizität. Gemäßigter, flüchtiger Stress (mit anderen Worten, der gute, stimulierende Stress) fördert die hippocampale LTP, während Dauerstress sie unterbricht und LTD fördert – ein Grund, warum Kognition in solchen Phasen zusammenbricht. Das ist das Konzept des umgekehrten U aus synaptischer Sicht.[4]

Außerdem bewirken Dauerstress und Glukokortikoid-Exposition die Verstärkung der LTP und die Unterdrückung der LTD in der Amygdala, was die Furchtkonditionierung unterstützt, und sie sorgen für die Unterdrückung der LTP im frontalen Kortex. Das Zusammenwirken dieser Effekte – mehr erregbare Synapsen in der Amygdala, weniger im frontalen Kortex – trägt zur Erklärung der stressinduzierten Impulsivität und der beeinträchtigten emotionalen Regulierung bei.[5]

* Tatsächlich hat LTP im Rückgrat mehr mit »neuropathischen« Schmerzen zu tun. Das sind Syndrome, bei denen eine schwere Verletzung alle möglichen unschädlichen Reize hervorruft, mit denen ein chronischer Schmerz beginnt – mit anderen Worten, Ihr Rückgrat hat »gelernt«, ständig zu schmerzen. Interessanterweise wird diese LTP unter anderem durch die Entzündung hervorgerufen, die die ursprüngliche Verletzung begleitet.

** Die Mechanismen, die der LTP andernorts im Nervensystem zugrunde liegen, unterscheiden sich häufig von denen der hippocampalen LTP – an einigen ist eine dritte Kategorie von Glutamatrezeptoren beteiligt; wieder andere sind noch nicht einmal glutamaterg. In der ursprünglichen LTP-Forschung galt die hippocampale Spielart als klassisch, kanonisch, lehrbuchfähig, göttlich etc. und alle anderen Kategorien als billige Nebenprodukte.

AUFERSTANDEN AUS DER ASCHE

Die Vorstellung, dass das Gedächtnis auf der Verstärkung vorhandener Synapsen beruht, entspricht der vorherrschenden Meinung. Ironischerweise ist jedoch die abgehalfterte Idee, wonach das Gedächtnis auf die Bildung neuer Synapsen angewiesen ist, wiederauferstanden. Forschungstechniken, mit denen sich alle Synapsen eines Neurons zählen lassen, zeigen, dass bei Ratten in einer abwechslungsreichen, anregenden Umgebung die Zahl der Synapsen im Hippocampus zunimmt.

Hochentwickelte technische Verfahren ermöglichen uns, die dendritische Verzweigung eines Neurons zeitlich zu verfolgen, während das Tier lernt. Erstaunlicherweise taucht im Laufe von Minuten bis Stunden ein neuer dendritischer Dorn auf, gefolgt von der präsynaptischen Endigung eines Axons ganz in der Nähe. Im Laufe der nächsten Wochen bilden sie eine funktionsfähige Synapse, die die neue Erinnerung stabilisiert (unter anderen Umständen ziehen sich die dendritischen Dornen zurück, und die Synapsen verschwinden).

Diese »aktivitätsabhängige Synaptogenese« ist mit LTP gekoppelt – wenn eine Synapse einer Langzeitpotenzierung unterworfen ist, kann die Calciumwelle, die sich in den Dorn ergießt, überschwappen und die Bildung eines neuen Dorns in dem angrenzenden Abschnitt der dendritischen Verzweigung auslösen.

Neue Synapsen entstehen überall im Gehirn – in den Neuronen des Motorkortex beim Erlernen einer motorischen Aufgabe oder in der Sehrinde nach intensiver visueller Simulation. Werden die Tasthaare einer Ratte ausreichend gereizt, geschieht das Gleiche in ihrem »Tasthaar-Kortex«.[6]

Wenn sich genügend neue Synapsen in einem Neuron gebildet haben, vergrößern sich darüber hinaus Länge und Zahl der Verzweigungen seines »Dendritenbaums«, wodurch auch die Stärke und Zahl der Neuronen zunehmen, mit denen es kommunizieren kann.

Auch hier tritt der Effekt des umgekehrten U bei Stress und Glukokortikoid-Exposition auf. Moderater, flüchtiger Stress (oder die Verabreichung entsprechender Glukokortikoid-Mengen) erhöht die Dornzahlen im Hippocampus; Dauerstress oder eine analoge Glukokortikoid-Exposition bewirken das Gegenteil.[7] Außerdem können schwere Depressionen oder Angststörungen – zwei Erkrankungen, bei denen es zu erhöhten Glukokortikoidspiegeln kommt – die Zahl der hippocampalen Dendriten und Dornen verringern. Schuld daran sind sinkende Werte des BDNF, jenes wichtigen Wachstumsfaktors, von dem an früherer Stelle die Rede war.

Dauerstress und Glukokortikoide sind zudem verantwortlich für den Abbau von Dendriten und Synapsen, für niedrigere Spiegel des neuronalen Zelladhäsionsmoleküls (*neural cell adhesion molecule*, NCAM), das Synapsen stabilisiert, und für eine geringere Glutamatausschüttung im frontalen Kortex. Je häufiger diese Veränderungen sind, desto stärker werden Aufmerksamkeit und Entscheidungsfähigkeit beeinträchtigt.[8]

In Kapitel 4 haben wir erfahren, dass akuter Stress die Konnektivität zwischen dem frontalen Kortex und den motorischen Arealen verstärkt, während er die Verbindungen zwischen frontalem Kortex und Hippocampus schwächt; das Ergebnis sind Entscheidungen, die gewohnheitsmäßig getroffen werden, statt neue Informationen zu berücksichtigen. Entsprechend erhöht chronischer Stress die Dornzahlen der Verbindungen zwischen frontalem und motorischem Kortex und verringert die der Bahnen zwischen frontalem Kortex und Hippocampus.[9]

Bleiben wir bei dem Unterschied zwischen Amygdala einerseits und frontalem Kortex und Hippocampus andererseits: Dauerstress erhöht die BDNF-Spiegel und führt zu einer Ausbreitung der Dendriten in der basolateralen Amygdala (BLA), was eine permanente Zunahme der Angst- und Furchtkonditionierung bewirkt.[10] Gleiches findet an der Zwischenstation statt, über die die Amygdala mit dem Rest des Gehirns kommuniziert (dem Bettkern der Stria Terminalis, BNST). Wir haben gehört, dass die zentrale Amygdala stärker mit angeborenen Phobien befasst ist, während die BLA für die Furchtkonditionierung zuständig ist. Interessanterweise scheint Stress die Intensität der Phobien oder die Dornzahl in der zentralen Amygdala nicht zu erhöhen.

Diese Effekte weisen eine bemerkenswerte Kontextabhängigkeit auf. Setzt eine Ratte große Mengen Glukokortikoide frei, weil sie verängstigt ist, schrumpfen die Dendriten im Hippocampus. Wenn sie aber die gleiche Menge ausschüttet, weil sie in einem Laufrad rennt, dehnen sich die Dendriten aus. Die Aktivierung der Amygdala scheint davon abzuhängen, ob der Hippocampus die Glukokortikoide als guten oder schlechten Stress interpretiert.[11]

Dornzahl und Astlänge im Hippocampus und im frontalen Kortex werden auch durch Östrogen erhöht.[12] Bemerkenswerterweise wachsen und schrumpfen die Dendritenbäume der Neuronen im Hippocampus während des Ovulationszyklus einer weiblichen Ratte wie ein Akkordeon, wobei die Größe der Dendritenbäume (und die kognitiven Fertigkeiten des Tiers) zugleich mit dem Östrogen Höchstwerte erreicht.*

Auf diese Weise können die Neuronen ihren Dendritenbaum vergrößern, indem sie neue dendritische Äste und Dornen bilden oder – unter anderen Umständen – das Gegenteil bewirken; häufig werden diese Effekte von Hormonen vermittelt.

AXONALE PLASTIZITÄT

Plastizität gibt es auch am anderen Ende des Neurons, wo Axone Ausläufer bilden können, die neue Richtungen einschlagen. Nehmen wir ein spektakuläres Beispiel: Wenn ein Blinder Brailleschrift liest, findet die gleiche Aktivierung des somatosensorischen Kortex statt wie bei allen anderen Menschen, allerdings mit der Besonderheit, dass auch der *visuelle* Kortex aktiv wird.[13] Mit anderen Worten, Neuronen, die normalerweise zu den Kortexregionen projizieren, in denen Signale der Fingerspitzen verarbeitet werden, verlassen die alten Bahnen und schicken ihre Projektionen zum visuellen Kortex. Betrachten wir den ungewöhnlichen Fall einer von Geburt an blinden Frau, die einen Schlaganfall in ihrem visuellen Kortex erlitt. Dadurch verlor sie die Fähigkeit, Blindenschrift zu lesen – die erhabenen Punkte auf der Seite fühlten sich abgeflacht und ungenau an –, während andere taktile Funktionen erhalten blieben. In einer

* Gleichermaßen bemerkenswert ist der Umstand, dass im Laufe des menschlichen Menstruationszyklus die Myelinmenge im Corpus callosum, dem mächtigen Faserbündel, das die beiden Gehirnhälften verbindet, ebenfalls Schwankungen unterworfen ist.

anderen Studie wurde blinden Versuchsteilnehmern beigebracht, Buchstaben mit bestimmten Tönen zu verknüpfen, so dass sie schließlich Tonfolgen als Buchstaben und Wörter hören konnten. Bei ihrem »Lesen nach Tönen« aktivierten diese Teilnehmer die Regionen ihres visuellen Kortex, die sehende Menschen beim Lesen in Anspruch nehmen. Wenn entsprechend ein Gehörloser jemanden beobachtet, der die Gebärdensprache benutzt, wird der Teil seines auditiven Kortex aktiviert, der normalerweise beim Sprechen verwendet wird.

In ähnlicher Weise kann das verletzte Nervensystem einige Areale »umkartieren« *(Remapping)*. Nehmen wir an, ein Schlaganfall hätte jene Region Ihres Kortex geschädigt, der taktile Informationen von Ihrer Hand empfängt. Die taktilen Rezeptoren in Ihrer Hand funktionieren einwandfrei, haben aber keine Neuronen, an die sie sich wenden können; daher verlieren Sie das Empfinden in Ihrer Hand. In den folgenden Monaten bis Jahren kommt es vor, dass von diesen Rezeptoren Axone in neue Richtungen sprießen und sich mühsam einen Weg in benachbarte Regionen des Kortex bahnen, um dort neue Synapsen zu bilden. Langsam kann ein eingeschränktes Tastempfinden in die Hand zurückkehren (begleitet von einem leichten Sensibilitätsverlust in dem Teil des Körpers, der normalerweise in die Kortexregion projiziert, die den heimatlosen Axonterminalen Asyl gewährt).

Nehmen wir stattdessen an, dass taktile Rezeptoren in der Hand zerstört sind und nicht mehr zu den Neuronen im somatosensorischen Kortex projizieren. Neuronen scheuen die Leere, deshalb bilden taktile Neuronen im Handgelenk möglicherweise neue, parallel verlaufende Axone, um ihre territorialen Ansprüche auf die vernachlässigte Kortexregion auszudehnen. Bei Blindheit infolge von Netzhautdegeneration werden die Projektionen zum visuellen Kortex unterbrochen. Wie beschrieben, schicken taktile Neuronen, zuständig für die Fingerspitzen und am Lesen der Blindenschrift beteiligt, Projektionen in den visuellen Kortex und richten sich dort dauerhaft ein. Oder nehmen wir eine Scheinläsion: Nachdem man Versuchspersonen lediglich fünf Tage die Augen verbunden hatte, begannen auditive Projektionen den visuellen Kortex umzukartieren (um sich wieder zurückzuziehen, sobald die Binden abgenommen wurden).[14]

Schauen wir uns an, wie taktile Neuronen der Fingerspitzen, die Informationen über Blindenschrift transportieren, bei einem blinden Menschen den visuellen Kortex umkartieren. Der somatosensorische Kortex und der visuelle Kortex liegen weit auseinander. Woher »wissen« diese taktilen Neuronen, (a) dass es im visuellen Kortex ein brachliegendes Areal gibt; (b) dass die Verschaltung mit den beschäftigungslosen Neuronen dazu beiträgt, Fingerspitzen-Informationen in »Lesen« zu verwandeln; und (c) wie sie diese axonalen Projektionen in den neuen Kortex-Kontinent entsenden sollen? Alle diese Fragen sind Gegenstand aktueller Forschung.

Was geschieht in einem blinden Menschen, wenn auditive Projektionsneuronen ihr Zielgebiet in den inaktiven visuellen Kortex ausdehnen? Er hört besser – das Gehirn kann auf Defizite in einer Region mit Kompensationen in einer anderen reagieren.

Somatosensorische Projektionsneuronen können also umkartieren. Sobald Neuronen des visuellen Kortex bei einem Blinden Brailleschrift verarbeiten, müssen *diese* Neuronen die Region, in die sie projizieren, umkartieren, womit sie in der Folge weitere Umkartierungen auslösen. Wellen von Plastizität.

Auch wenn keine Verletzungen vorliegen, finden Umkartierungen regelmäßig im gesamten Gehirn statt. Meine Lieblingsbeispiele betreffen Musiker, die im auditiven Kortex größere Repräsentationen musikalischer Klänge haben als Nichtmusiker – besonders in Bezug auf den Klang ihres eigenen Instruments und die Tonlage gesprochener Sprache; je früher die Musiker mit ihrem Beruf beginnen, desto stärker ist die Umkartierung.[15]

Für solche Umkartierung ist keine jahrelange Ausbildung erforderlich, wie die eleganten Forschungsarbeiten von Alvaro Pascual-Leone in Harvard zeigen.[16] Versuchsteilnehmer, die keine Musiker waren, lernten eine Fünf-Finger-Etüde auf dem Klavier, die sie zwei Stunden am Tag üben mussten. Binnen weniger Tage begann sich das Areal des Motorkortex zu vergrößern, das für die Bewegung dieser Hand zuständig war, allerdings hatte die Expansion ohne weitere Übung weniger als einen Tag Bestand. Wahrscheinlich war diese Vergrößerung von »Hebb'scher« Art, das heißt, nach wiederholter Inanspruchnahme kam es zu einer flüchtigen Verstärkung bereits vorhandener Verbindungen. Wenn die Teilnehmer die täglichen Übungen jedoch anstrengende vier Wochen durchhielten, blieb die Umkartierung anschließend mehrere Tage erhalten. Diese Expansion beruhte wahrscheinlich auf axonaler Aussprossung und der Bildung neuer Verbindungen. Bemerkenswerterweise fand die Umkartierung auch bei Teilnehmern statt, die sich zwei Stunden am Tag bloß *vorstellten*, sie würden die Fingerübungen durchführen.

Umkartierung ist auch im Spiel, wenn sich bei weiblichen Ratten kurz nach der Geburt die taktile Karte im Kortex vergrößert, die die Haut in der Umgebung der Brustwarzen repräsentiert. Ein ganz anderes Beispiel: Trainieren Sie drei Monate lang die Kunst des Jonglierens, und Ihre kortikale Karte für visuelle Bewegungsverarbeitung wird expandieren.*[17]

Erfahrung verändert also die Zahl und die Stärke der Synapsen, die Ausmaße des Dendritenbaums und die Projektionsziele der Axone. Zeit für die größte neurowissenschaftliche Revolution seit Jahren.

TIEFER GRABEN IM ASCHEHAUFEN DER GESCHICHTE

Wir erinnern uns an die unausgegorene, primitive Theorie, wonach für neue Erinnerungen neue Neuronen erforderlich sind – eine Vorstellung, die schon verworfen wurde, als Hebb noch Windeln trug. Danach hieß es, dass das erwachsene Gehirn keine neuen Neuronen bildet. Wir hätten zur Zeit unserer Geburt bereits die Höchstzahl an Neuronen – von da an gehe es dank Alter und Leichtsinn bergab.

* Nicht alle Umkartierungen sind logisch; einige erscheinen sogar ausgesprochen bizarr. Vor ein paar Jahren stand ich unter extremem Stress und entwickelte einen Tick – wenn ich mich über etwas richtig ärgerte, traten in dem zweiten und dritten Finger meiner linken Hand einige Sekunden lang rhythmische Kontraktionen auf. Was zum Teufel bedeutete das? Keine Ahnung, aber ich staunte über die Zufälligkeit dieser Umkartierung und fragte mich, wie es kam, dass ein unangenehmer Aufruhr im limbischen System auf diesen motorischen Schaltkreis übergriff.

Sie merken, wohin die Reise geht – erwachsene Gehirne, auch betagte menschliche Gehirne, stellen nämlich durchaus neue Neuronen her. Diese Entdeckung ist wahrhaft revolutionär, ihr Entstehungsprozess abenteuerlich.

Im Jahr 1965 stieß Joseph Altman, ein Lehrbeauftragter ohne Festanstellung am MIT, zusammen mit seinem langjährigen Mitarbeiter Gopal Das dank einer neuen Technik auf erste Anhaltspunkte für adulte Neurogenese. Eine neu gebildete Zelle enthält neu gebildete DNA. Man suche also ein Molekül, das nur in der DNA vorkommt, fülle ein Reagenzglas mit dieser Substanz und versehe jedes Molekül mit einer winzigen radioaktiven Markierung. Dann injiziere man es einer ausgewachsenen Ratte, warte etwas und untersuche ihr Gehirn. Wenn irgendwelche Neuronen diese radioaktive Markierung aufweisen, folgt daraus, dass sie während der Wartezeit entstanden sind und dass der radioaktive Marker in die neue DNA eingebunden wurde.

Genau das entdeckte Altman in einer Reihe von Studien.[18] Sogar er merkt an, dass die Arbeit ursprünglich wohlwollend aufgenommen wurde, in angesehenen Zeitschriften erschien und großes Interesse fand. Doch im Laufe weniger Jahre veränderte sich die Situation: Altman und seine Resultate wurden von den führenden Vertretern des Forschungsfeldes abgelehnt – die Ergebnisse könnten nicht stimmen. Er bekam keine Festanstellung, lehrte fortan an der Purdue University und erhielt keine Forschungsmittel für die weitere Arbeit über adulte Neurogenese.

Zehn Jahre lang herrschte Schweigen, bis Michael Kaplan, ein Lehrbeauftragter an der University of New Mexico, Altmans Arbeit mit einigen neuen Techniken weiterführte. Abermals stieß der Versuch bei den maßgeblichen Neurowissenschaftlern auf wütende Ablehnung, unter anderem auch bei Pasko Rakic von der Yale University, einem der einflussreichsten Vertreter der Disziplin.[19]

In öffentlichen Stellungnahmen verwarf Rakic Kaplans (und damit auch Altmans) Arbeit, indem er erklärte, er habe selbst nach neuen Neuronen gesucht, aber es gebe keine, und Kaplan habe andere Zellarten irrtümlich für Neuronen gehalten. Berüchtigt ist ein Satz, den er auf einer Konferenz zu Kaplan sagte: »Sie mögen in New Mexico wie Neuronen aussehen, aber nicht in New Haven.« Bald darauf gab Kaplan die Forschung auf (ein Vierteljahrhundert später veröffentlichte er inmitten der Aufregung über die Wiederentdeckung der adulten Neurogenese eine kurze Erinnerungsschrift mit dem Titel »Environmental Complexity Stimulates Visual Cortex Neurogenesis: Death of a Dogma and a Research Career« [»Umweltkomplexität regt Neurogenese im visuellen Kortex an: Tod eines Dogmas und einer Forschungslaufbahn«]).

Auf dem Forschungsfeld herrschte weitere zehn Jahre Ruhe, bis unerwartete Belege für die adulte Neurogenese aus dem Labor von Fernando Nottebohm an der Rockefeller University bekannt wurden. Nottebohm, ein brillanter und angesehener Neurowissenschaftler, der im Establishment seiner Zunft fest verankert war, forschte über die Neuroethologie des Vogelgesangs. Mit Hilfe neuer, empfindlicherer Techniken förderte er bemerkenswerte Ergebnisse zutage: In den Gehirnen von Vögeln, die jedes Jahr einen neuen Territorialgesang lernen, bilden sich neue Neuronen.

Die Qualität der Forschungsergebnisse und Nottebohms Ruf ließen all jene verstummen, die weiterhin Zweifel an der adulten Neurogenese hatten. Stattdessen stellten sie die Relevanz der Studien in Frage – oh, das ist ja schön für Fernando und seine Vögelchen, aber wie sieht es bei richtigen Arten, bei Säugetieren aus?

Doch schon bald wurde die Neurogenese mit noch neueren, noch raffinierteren Techniken überzeugend bei Ratten nachgewiesen. Entscheidenden Anteil daran hatten zwei junge Forscher – Elizabeth Gould von der Princeton University und Fred »Rusty« Gage vom Salk Institute.

Bald darauf entdeckten viele andere Neurowissenschaftler mit Hilfe dieser neuen Techniken Belege für adulte Neurogenese – unter ihnen, man höre und staune, auch Rakic.[20] Eine Gruppe neuer Skeptiker meldete sich unter Führung von Rakic zu Wort. Gewiss, das adulte Gehirn stelle neue Neuronen her, aber nur wenige, die nicht lange lebten, und es geschehe nicht dort, wo es wirklich zähle (sprich im Kortex); außerdem sei es nur an Nagetieren, nicht an Primaten nachgewiesen worden. Nicht lange, und der Nachweis wurde für Affen erbracht.*[21] Na schön, meinten die Skeptiker,

* Nottebohm erklärte, als er für einen ausgezeichneten Artikel des *New Yorker* zu diesem Thema interviewt wurde: »Pasko hat die Rolle des kompromisslosen Verteidigers der For-

aber nicht für Menschen, und im Übrigen gebe es keinen Beweis dafür, dass diese neuen Neuronen in vorhandene Schaltkreise integriert würden und dort tatsächlich funktionierten.

All das wurde schließlich bewiesen – es findet ein beträchtliches Maß an adulter Neurogenese im Hippocampus statt (wo jeden Monat rund drei Prozent der Neuronen ersetzt werden) und ein geringeres Maß im Kortex.[22] Das geschieht bei Menschen während des gesamten Erwachsenenlebens. So wird hippocampale Neurogenese beispielsweise gefördert durch Lernen, Sport, Östrogen, Antidepressiva, Umweltanreicherung sowie Hirnverletzungen* und beeinträchtigt durch verschiedene Stressoren.**[23] Überdies gliedern sich im perinatalen Gehirn die neuen hippocampalen Neuronen mit der kessen Erregbarkeit ihrer Jugendlichkeit in die vorhandenen Schaltkreise ein. Entscheidend ist dabei, dass neue Neuronen für die Integration neuer Information in präexistierende Vorlagen

schungsstandards übernommen. Das ist gut so – und sogar berechtigt … [Aber] er hat vermutlich – obwohl es mir wirklich widerstrebt, das zu sagen – den Forschungsbereich der Neurogenese im Alleingang um mindestens ein Jahrzehnt zurückgeworfen.«

* Die Tatsache, dass Hirnverletzungen, wie beispielsweise die Folgen von Schlaganfällen, Neurogenese auslösen, rief große Begeisterung hervor – wow, das Gehirn ist in der Lage, sich nach einer Verletzung selbst zu reparieren, wie toll ist das denn? Allerdings war von Anfang an klar, dass die kompensatorische Wirkung der Neurogenese, wie immer sie aussehen mag, nicht gar so überwältigend sein kann, da das Nervensystem nach vielen neurologischen Erkrankungen irreparabel ruiniert ist. Noch schlimmer, die weitere Forschung zeigte, dass die neuen Neuronen die Situation gelegentlich noch verschlechtern, indem sie an Stellen wandern, wo sie nichts zu suchen haben, oder sich auf falsche Weise in Schaltkreise eingliedern, so dass sie dort Krampfanfälle auslösen können. Um einen Begriff aus Kapitel 1 metaphorisch zu übernehmen – es scheint sich um einen Fall von pathologischem Altruismus auf neuronaler Ebene zu handeln; man hüte sich vor den Hilfsangeboten frisch geprägter Neuronen, denn es könnte sein, dass sie von Tuten und Blasen keine Ahnung haben.

** Diese Rede von verschiedenen Faktoren, die die Neurogenese entweder »fördern« oder »hemmen«, lässt viele Einzelheiten außer Acht. In der Zahl der neuen Neuronen, die in Schaltkreise eingebaut werden, sind enthalten: (a) die neuen Zellen, die aus Stammzellen im Gehirn gebildet werden; (b) die neuen Zellen, die zu Neuronen differenzieren (und nicht zu Gliazellen); und (c) die neuen Neuronen, die überleben und funktionale Synapsen bilden. Alle diese Faktoren – Lernen, körperliche Betätigung, Stress und so fort – betreffen verschiedene Kategorien. Weiter verkompliziert wird das Ganze durch den Umstand, dass nicht alle Stressoren gleich sind. Wenn ein Nagetier Glukokortikoide freisetzt, weil es glaubt, ein Fressfeind sei in der Nähe, und seine Kampf-oder-Flucht-Alarmglocken läuten, wird die Neurogenese gehemmt. Schüttet es aber die Glukokortikoide aus, weil es freiwillig in einem Laufrad rennt, wird die Neurogenese angeregt (mit anderen Worten, wir haben es hier mit dem Gegensatz zwischen »schlechtem« und »gutem« Stress zu tun).

unabdingbar sind – ein Vorgang, der als »Mustertrennung« bezeichnet wird. Sie findet statt, wenn Sie lernen, dass zwei Dinge, die Sie ursprünglich für identisch gehalten haben, in Wahrheit verschieden sind – Delfine und Tümmler, Backnatron und Backpulver, Zooey Deschanel und Katy Perry.

Adulte Neurogenese ist das angesagteste Forschungsthema in den Neurowissenschaften. In den fünf Jahren nach ihrer Veröffentlichung im Jahr 1965 wurde Altmans Arbeit (beachtliche) 29 Mal zitiert, in den vergangenen fünf Jahren mehr als tausend Mal. In aktuellen Studien wird untersucht, wie körperliche Betätigung den Prozess anregt (wahrscheinlich, weil sie die Spiegel bestimmter Wachstumsfaktoren im Gehirn erhöht), woher neue Neuronen wissen, wohin sie wandern sollen, ob Depression durch mangelnde hippocampale Neurogenese verursacht wird und ob die Neurogenese, die durch Antidepressiva angeregt wird, eine Voraussetzung für die Wirkung dieser Arzneimittel ist.[24]

Warum dauerte es so lange, bis die adulte Neurogenese akzeptiert wurde? Ich habe mich mit vielen maßgeblichen Neurologen unterhalten und bin verblüfft darüber, wie unterschiedlich ihre Meinungen sind. Das eine Extrem bildet die Ansicht, dass Skeptiker wie Rakic sich zwar ungeschickt verhalten hätten, dass sie aber für die nötige Qualitätskontrolle gesorgt hätten und dass einige der frühen Studien im Gegensatz zu dem Heldenepos, das in Umlauf sei, durchaus nicht wasserdicht gewesen seien. Am anderen Extrem findet man die Auffassung, Rakic et al. hätten sich, da sie selbst keine Beweise für die adulte Neurogenese entdeckt hätten, mit deren Existenz nicht abfinden können. Diese psychohistorische Auffassung von der alten Garde, die sich angesichts veränderter Verhältnisse am Dogma festklammert, verliert ein bisschen an Glaubwürdigkeit durch den Umstand, dass es sich bei Altman nicht um einen jungen Anarchisten und Bilderstürmer handelte; tatsächlich war er sogar etwas älter als Rakic und andere führende Skeptiker. All das muss von Historikern, Drehbuchautoren und in Bälde, wie ich hoffe, von den Leuten in Stockholm beurteilt werden.

Altman, der zu dem Zeitpunkt, da ich das hier schreibe, 89 Jahre alt ist, veröffentlichte 2011 einen Aufsatz mit seinen Erinnerungen.[25] Teilweise ist die Darstellung etwas weinerlich und verwirrt: Anfangs seien alle so aufgeregt gewesen; wie habe das passieren können? Vielleicht habe er zu viel Zeit im Labor verbracht und zu wenig auf die Vermarktung seiner Entdeckung verwandt. Es ist die Ambivalenz eines Mannes, der lange Zeit ein verachteter Prophet war und am Ende vollständig rehabilitiert wurde. Er nimmt es philosophisch: Was soll's, ich bin ein ungarischer Jude, der den Nazis aus einem Konzentrationslager entwischt ist; danach macht mir so was doch nichts aus.

EINIGE ANDERE BEREICHE DER NEUROPLASTIZITÄT

Wie wir gesehen haben, sind die Erfahrungen, die Erwachsene machen, in der Lage, die Zahl der Synapsen und dendritischen Äste zu verändern, Schaltkreise umzukartieren und die Neurogenese anzuregen.[26] Zusammengenommen sind diese Effekte unter Umständen groß genug, um die Dimensionen von Hirnregionen tatsächlich zu verändern. Beispielsweise erhöht eine Östrogenbehandlung nach der Menopause die Ausmaße des Hippocampus (wahrscheinlich durch eine Kombination aus mehr dendritischen Ästen und mehr Neuronen). Umgekehrt atrophiert der Hippocampus (und erzeugt kognitive Probleme) bei langfristiger Depression, was vermutlich auf den Stress und die meist erhöhten Glukokortikoidspiegel der Krankheit zurückzuführen ist. Gedächtnisprobleme und Schrumpfung des Hippocampus zeigen sich auch bei Patienten mit schweren chronischen Schmerzsyndromen oder dem Cushing-Syndrom (Störungen, bei denen ein Tumor extrem erhöhte Glukokortikoidspiegel verursacht). Außerdem kommt es bei dem posttraumatischen Belastungssyndrom zu einer Volumenzunahme (und, wie wir heute wissen, Hyperreaktivität) der Amygdala. In allen diesen Fällen ist unklar, inwieweit die Stress/Glukokortikoid-Effekte durch Veränderungen der Neuronenzahl oder durch eine veränderte Häufigkeit der dendritischen Prozesse hervorgerufen werden.*

Ein fantastisches Beispiel für die erfahrungsbedingte Größenveränderung einer Hirnregion betrifft den hinteren Teil des Hippocampus, der an der Erinnerung räumlicher Karten beteiligt ist. Taxifahrer verdienen sich mit räumlichen Karten ihren Lebensunterhalt, und so zeigte eine bekannte Studie die Vergrößerung dieser Hippocampusregion bei Londoner Taxifahrern. In einer Anschlussstudie wurde bei Leuten, die sich der mörderischen mehrjährigen Vorbereitung auf die Londoner Taxifahrerprüfung unterziehen, der Hippocampus vor und nach dem Test gescannt (laut *New York Times* der härteste Test der Welt). Bei den Kandidaten, die den Test bestanden, vergrößerte sich der Hippocampus im Laufe der Vorbereitungszeit.[27]

Erfahrung, Gesundheit und Hormonfluktuationen sind also in der Lage, die Größe von Teilen des Gehirns im Laufe weniger Monate zu verändern. Außerdem kann Erfahrung langfristige Veränderungen in der Zahl der Rezeptoren für Neurotransmitter und Hormone bewirken, in der Menge der Ionenkanäle und im Zustand der An/Aus-Schalter an Genen im Gehirn (was uns in Kapitel 8 beschäftigen wird).[28]

Bei Dauerstress wird das Dopamin im Nucleus accumbens dezimiert, was Ratten zu sozialer Unterordnung veranlasst und Menschen in die Depression treibt. Wenn ein Nagetier aus seinem Kampf um sein Revier siegreich hervorgeht, erhöht sich, wie im letzten Kapitel gesehen, dauerhaft die Zahl der Testosteronrezeptoren im Nucleus accumbens und ventralen Tegmentum, wodurch sich die angenehmen Effekte des Testosterons verstärken. Es gibt sogar einen Parasiten namens *Toxoplasma gondii*, der das Gehirn befallen kann; im Laufe von Wochen bis Monaten sorgt er dafür, dass Ratten weniger Angst vor dem Geruch von Katzen haben und dass Menschen generell weniger Furcht empfinden und ein wenig impulsiver werden. Im Prinzip kann sich fast alles, was sich im Nervensystem messen

* Dieses Bild der neuronalen Plastizität bedarf noch einer düsteren Ergänzung: Extremer Dauerstress und Glukokortikoid-Überexposition können Neuronen des Hippocampus abtöten. Während das auf albtraumhafte Stresszustände sicherlich zutrifft, ist nicht klar, inwieweit es auch für eher normale Spielarten des Dauerstresses gilt.

lässt, in Reaktion auf einen andauernden Reiz verändern. Wichtig ist dabei, dass diese Veränderungen oft in einer anderen Umgebung reversibel sind.*

EINIGE SCHLUSSFOLGERUNGEN

Die Entdeckung der adulten Neurogenese ist revolutionär, und das allgemeine Thema der Neuroplastizität in all seinen Spielarten besitzt enorme Bedeutung – was häufig der Fall ist, wenn sich herausstellt, dass sich etwas, von dem die Experten sagen, es könne nicht sein, als real erweist.[29] Faszinierend ist der Gegenstand auch wegen der Art des Revisionismus – Neuroplastizität verbreitet Optimismus. Bücher zum Thema haben Titel wie *Neustart im Kopf. Wie sich unser Gehirn selbst repariert* oder *Rewire Your Brain. Think Your Way to a Better Life* (»Neuverdrahtung im Gehirn. Denkwege zu einem besseren Leben«) und spielen damit auf die »neue Neurologie« an (das heißt kein Bedarf mehr für die Neurologie, sobald wir die Neuroplastizität vollständig nutzen). Wohin man blickt, regiert dabei der Traum von den unbegrenzten Möglichkeiten.

Trotz Optimismus hier einige warnende Hinweise:

- Wir erinnern uns an den Vorbehalt, den ich in anderen Kapiteln geltend gemacht habe – die Fähigkeit des Gehirns, sich unter dem Einfluss von Erfahrung zu verändern, ist wertfrei. Axonale Umkartierung bei Blinden oder Gehörlosen ist toll, faszinierend und bewegend. Es ist

* Beispielsweise ging man früher davon aus, das Phänomen, dass Erfahrung den An- und Ausschalter auf einem Gen in eine bestimmte Stellung bringen kann, sei von Dauer; wie sich jetzt herausstellt, ist das nicht der Fall. Entsprechend scheint sich die Hippocampus-Atrophie beim Cushing-Syndrom binnen eines Jahres zurückzubilden, nachdem der Tumor entfernt wurde. Eine betrübliche Ausnahme von dieser Regel ist der Umstand, dass nach den meisten Forschungsergebnissen die Atrophie des Hippocampus bei langanhaltender Depression auch nach erfolgreicher Therapie bestehen bleibt. Außerdem nimmt die Umkehrbarkeit dieser Effekte (etwa die stressbedingte Rückbildung dendritischer Prozesse) mit dem Alter ab.

super, dass Ihr Hippocampus expandiert, wenn Sie ein Londoner Taxi fahren. Gleiches gilt für die Größe und Spezialisierung des auditiven Kortex beim Triangelspieler im Orchester. Doch auf der anderen Seite ist es fürchterlich, dass ein Trauma die Amygdala vergrößert und den Hippocampus atrophiert, worunter dann Menschen mit PTBS leiden. Entsprechend ist die Expansion des für die Fingerfertigkeit zuständigen Motorkortex eine sehr gute Sache, aber sicherlich keine prosoziale Fähigkeit bei Safeknackern.

- Das Maß an Neuroplastizität ist so gut wie sicher begrenzt. Andernfalls würde jedes schwer verletzte Gehirn oder durchtrennte Rückenmark irgendwann heilen. Außerdem begegnen uns die Grenzen der Neuroplastizität auf Schritt und Tritt. Malcolm Gladwell hat untersucht, wie viel Übung Menschen mit extremen Fertigkeiten brauchten, um es zu solcher Meisterschaft zu bringen – zehntausend Stunden ist seine magische Zahl. Allerdings wird umgekehrt kein Schuh draus: Zehntausend Stunden Übung sind keine Garantie für die Neuroplastizität, die erforderlich ist, um aus uns einen Yo-Yo Ma oder LeBron James zu machen.

Die Beeinflussung der Neuroplastizität zur Funktionswiederherstellung eröffnet der Neurologie enorme, faszinierende Aussichten. Doch das Thema sprengt den Rahmen dieses Buchs. Trotz aller Möglichkeiten der Neuroplastizität ist nicht damit zu rechnen, dass wir jemals in der Lage sein werden, Menschen unvoreingenommener oder empathischer zu machen, indem wir ihnen etwa neuronale Wachstumsfaktoren in die Nase spritzen, oder die Neuroplastizität durch Gentherapie anzuregen, um so die Neigung irgendeines Idioten zur Aggressionsverschiebung zu dämpfen.

Was bringt das Thema also im Rahmen dieses Buchs? Ich denke, der Nutzen ist vor allem psychologischer Natur. Das erinnert an eine Passage aus Kapitel 2, als es um die bildgebenden Studien ging, in denen ein Volumenverlust des Hippocampus bei Menschen mit PTBS nachgewiesen wurde (sicherlich ein Beispiel für die nachteiligen Auswirkungen der Neuroplastizität). Ich machte mich da über die vielen Gesetzgeber lustig, die Gehirnscans brauchten, um zu glauben, dass Kriegsteilnehmer mit PTBS verheerende organische Beeinträchtigungen haben.

In ähnlicher Weise lässt die Neuroplastizität die funktionelle Formbarkeit des Gehirns greifbar werden und führt den »wissenschaftlichen Nachweis«, dass es sich verändert. Dass Menschen sich verändern. In der Zeitspanne, um die es im vorliegenden Kapitel geht, durchlaufen Menschen erstaunliche Entwicklungen: Menschen in der arabischen Welt von Untertanen ohne Stimme zu Freiheitskämpfern, die Tyrannen stürzten; Rosa Parks vom Opfer zum Anlass dramatischer Ereignisse, Sadat und Begin von Feinden zu Architekten des Friedens, Mandela vom Gefangenen zum Staatsmann. Sie können darauf wetten, dass Veränderungen, wie sie im vorliegenden Kapitel beschrieben wurden, in den Gehirnen all derer stattfanden, die von diesen Wandlungen verwandelt wurden. Eine andere Welt sorgt für eine andere Weltsicht, und das heißt für ein anderes Gehirn. Je greifbarer und realer die Neurobiologie erscheint, die dieser Veränderung zugrunde liegt, desto leichter lässt sich vorstellen, dass weitere Veränderungen möglich sind.

6

ADOLESZENZ ODER HE, MANN, WO IST MEIN FRONTALLAPPEN?

Dieses Kapitel ist das erste von zweien, die sich mit der Entwicklung beschäftigen. Wir haben unseren Rhythmus gefunden: Ein Verhalten hat stattgefunden; welche Ereignisse in den vorangegangenen Sekunden, Minuten, Stunden und so fort trugen zu seiner Entstehung bei? Das nächste Kapitel untersucht diese Frage im Rahmen der Entwicklung – welche Geschehnisse in der Kindheit und im fötalen Leben des Individuums trugen zu dem Verhalten bei?

Dabei unterbricht das vorliegende Kapitel diesen Rhythmus, indem es sich auf die Adoleszenz konzentriert. Wirken die biologischen Prozesse, die in den vorangehenden Kapiteln eingeführt wurden, bei Jugendlichen anders als bei Erwachsenen und rufen sie unterschiedliche Verhaltensweisen hervor? Ja.

Ein Faktum beherrscht dieses Kapitel. Kapitel 5 machte Schluss mit dem Dogma, dass erwachsene Gehirne in Stein gemeißelt wären. Ein anderes Dogma besagte, dass Gehirne schon in früher Kindheit weitgehend verdrahtet sind – schließlich weist das Gehirn bereits mit zwei Jahren ungefähr 85 Prozent des Erwachsenenvolumens auf. Aber die Entwicklung verläuft viel langsamer. Entscheidend ist, dass die letzte Gehirnregion, die es (in Bezug auf Synapsenzahl, Myelinisierung und Stoffwechsel) zu endgültiger Reife bringt, der frontale Kortex ist, der erst mit Mitte *zwanzig* vollständig online geht.[1]

Das hat zwei extrem wichtige Konsequenzen. Erstens, kein Teil des erwachsenen Gehirns wird stärker von der Adoleszenz geprägt als der frontale Kortex. Zweitens, kein Aspekt der Adoleszenz lässt sich außerhalb des Kontextes der verzögerten frontokortikalen Reifung verstehen. Wenn wir sagen, dass zum Zeitpunkt der Adoleszenz das limbische, das autonome und das endokrine System bereits auf Hochtouren arbeiten, während sich der frontale Kortex noch immer mit der Montageanleitung herumschlägt, dann erklären wir damit, warum Jugendliche so frustrierend, großartig, töricht, impulsiv, mitreißend, destruktiv, selbstzerstörerisch, selbstlos, selbstsüchtig, unmöglich und weltverändernd sind. Bedenken Sie: Adoleszenz und frühes Erwachsenenalter sind die Lebensabschnitte, in denen die Wahrscheinlichkeit am größten ist, dass man tötet, getötet wird, sein Zuhause für immer verlässt, eine Kunstform erfindet, mitwirkt am Sturz eines Diktators, ein Dorf »ethnisch säubert«, sich um Bedürftige kümmert, drogenabhängig wird, außerhalb seiner Gruppe heiratet, die Physik verwandelt, einen scheußlichen Modegeschmack entwickelt, sich bei Freizeitaktivitäten das Genick bricht, sein Leben Gott widmet, eine alte Dame beraubt oder die Überzeugung gewinnt, die ganze Geschichte habe darauf hingearbeitet, diesen Moment zum bedeutendsten, gefährlichsten und verheißungsvollsten zu machen, der von einem verlangt, sich zu engagieren und etwas zu verändern. Mit anderen Worten, es ist der Lebensabschnitt, in dem wir wie in keinem anderen Risiken eingehen, neue Herausforderungen suchen und uns Gleichaltrigen anschließen. Und all das nur, weil unser frontaler Kortex noch nicht ausgereift ist.

DIE WIRKLICHKEIT DER ADOLESZENZ

Gibt es die Adoleszenz wirklich? Besitzt sie eine qualitative Besonderheit, die sie von einem Vorher und Nachher unterscheidet, oder ist sie nur Teil einer stetigen Progression von der Kindheit zum Erwachsenenalter? Vielleicht ist »Adoleszenz« lediglich ein kulturelles Konstrukt des Westens. Als dort bessere Ernährung und Gesundheit zu einem früheren Beginn der Pubertät führten und die pädagogischen und ökonomischen Kräfte der Moderne darauf drängten, den Kinderwunsch auf ein höheres Alter zu vertagen, tat sich zwischen den beiden eine Entwicklungslücke auf. Voilà! Die Erfindung der Adoleszenz.*[2]

Wie wir sehen werden, legt die Neurobiologie den Schluss nahe, dass die Adoleszenz durchaus real ist, dass das jugendliche Gehirn nicht nur eine halbgare Version des erwachsenen Gehirns ist oder einem Kindergehirn gleicht, bei dem die Kühlkette zu lange unterbrochen war. Außerdem erkennen die meisten traditionellen Kulturen die Adoleszenz als eigenständigen Lebensabschnitt an, das heißt, Jugendliche erhalten einige, wenn auch nicht alle, Rechte und Pflichten der Erwachsenen. Das ändert nichts daran, dass der Westen die Adoleszenz mit der längsten Dauer erfunden hat.**

* Die verzögerte Volljährigkeit im Westen beruhte manchmal auf so banalen Dingen wie der Muskelmasse. Im England des 13. Jahrhunderts wurde das Alter der Volljährigkeit von fünfzehn auf einundzwanzig erhöht – da die Rüstungen schwerer wurden, waren die Männer erst in diesem Alter kräftig genug, um sich so gepanzert über das Schlachtfeld zu bewegen. Unerwähnt bleibt, ob das Volljährigkeitsalter der Pferde, die die schwereren Reiter tragen mussten, ebenfalls erhöht wurde. Doch manchmal ermöglicht der technische Fortschritt den Jugendlichen, sich schon früher auf den Tätigkeitsfeldern der Erwachsenen zu tummeln. Man hat darauf hingewiesen, dass sich die Entwicklung leichter automatischer Waffen als ein Segen für die Nützlichkeit der geschätzten 300 000 Kindersoldaten auf der Erde erwiesen hat.

** Ganz zu schweigen von der Vorstellung, dass Erwachsene danach streben sollten, sich in mancherlei Hinsicht wie Jugendliche aufzuführen – die jugendliche Vorliebe für Neues und Geselligkeit zu bewahren oder wiederzugewinnen; so laufen sie mit jugendlichen Haarmassen auf dem Kopf und Cellulite in den Oberschenkeln herum und müssen ab und zu Refraktärzeiten einlegen. Jäger und Sammler interessieren sich nicht für »zehn Jahre jünger aussehen!«. Sie wollen älter erscheinen, damit sie alle anderen herumkommandieren können.

Ein Konstrukt individualistischer Kulturen scheint allerdings die Adoleszenz als eine Phase des Generationenkonflikts zu sein; die jungen Leute in kollektivistischen Kulturen sind offenbar weniger geneigt, angesichts der Dummheit Erwachsener – allen voran der Eltern – die Augen zu verdrehen. Doch selbst in individualistischen Kulturen ist die Adoleszenz nicht immer eine Zeit der Seelenakne und des Sturm und Drangs. Die meisten von uns überstehen sie ziemlich unbeschadet.

GRUNDLAGEN DER REIFUNG DES FRONTALEN KORTEX

Aus der verzögerten Reifung des frontalen Kortex scheint sich ein naheliegendes Szenario zu ergeben: In der frühen Adoleszenz hat der frontale Kortex weniger Neuronen, dendritische Äste und Synapsen als im Erwachsenenalter, und diese Mengen nehmen bis Mitte zwanzig zu. Ganz falsch, die Mengen werden *kleiner*.

Das liegt daran, dass sich in den Säugerhirnen eine wirklich nützliche Eigenschaft entwickelt hat. Das fötale Gehirn produziert weit mehr Neuronen, als später im erwachsenen Gehirn zu finden sind. Warum? Gegen Ende der fötalen Entwicklung gibt es einen dramatischen Konkurrenzkampf in großen Teilen des Gehirns. Dabei gewinnen die Neuronen, die an die richtigen Orte wandern und sich mit möglichst vielen anderen Neuronen verschalten. Was ist mit den Neuronen, die es nicht schaffen? Sie erleiden den »programmierten Zelltod« – Gene werden aktiviert, die sie veranlassen, zu schrumpfen und zu sterben. Ihre Überreste werden dann recycelt. Neuronale Überproduktion, gefolgt von kompetitivem Pruning – »neuronalen Darwinismus« hat man diese selektive Synapseneliminierung genannt –, ermöglichte der Evolution, optimiertere neuronale Schaltkreise hervorzubringen, ein Fall, wo weniger mehr ist.

Gleiches geschieht im frontalen Kortex des Jugendlichen. Zu Beginn der Adoleszenz sind das Volumen der grauen Substanz (ein indirektes Maß für die Gesamtzahl von Neuronen und dendritischen Ästen) und die Zahl der Synapsen größer als im erwachsenen Gehirn. Im Laufe des nächsten Jahrzehnts nimmt die Dichte der grauen Substanz ab, da suboptimale dendritische Prozesse und Verbindungen eliminiert werden.*[3] Die evolutionär ältesten Unterregionen des frontalen Kortex reifen zuerst. In der nagelneuen (kognitiven) Region des dorsolateralen präfrontalen Kortex beginnt die Reduzierung der grauen Substanz gar erst gegen Ende der Adoleszenz. Die Bedeutung dieses Entwicklungsmusters wurde in einer wegweisenden Studie nachgewiesen, in der Kinder wiederholten IQ-Tests und Hirnscans bis ins Erwachsenenalter unterzogen wurden. Je länger die Verdichtung der grauen Substanz in der frühen Adoleszenz andauerte, bevor das Pruning begann, desto höher war der IQ im Erwachsenenalter.

Die frontale kortikale Reifung während der Adoleszenz dient also der Herstellung eines leistungsfähigeren Gehirns, nicht eines größeren Gehirns. Das zeigt sich in den leicht misszuverstehenden bildgebenden Studien, in denen Jugendliche und Erwachsene verglichen werden.[4] Häufig geht es dabei um die Frage, warum Erwachsene bei bestimmten Aufgaben mehr exekutive Kontrolle über ihr Verhalten haben als Jugendliche und warum ihr frontaler Kortex dabei stärker aktiviert wird. Dazu muss man eine Aufgabe finden, bei der Jugendliche – untypischerweise – das gleiche Maß an exekutiver Kontrolle haben wie Erwachsene. In diesen Situationen ist bei Jugendlichen eine höhere frontale Aktivierung festzustellen als bei Erwachsenen – gleiche Regulierung kostet den »gut geprunten« frontalen Kortex des Erwachsenen weniger Mühe.

Dass der frontale Kortex des Jugendlichen noch nicht rank und schlank ist, lässt sich auch anders zeigen. Beispielsweise bleibt die Fähigkeit Jugendlicher, Ironie zu erkennen, noch hinter der Erwachsener zurück, und wenn sie es tun, aktivieren sie den dmPFC stärker als Erwachsene. Im

* Wie nicht anders zu erwarten, erreicht das Volumen der grauen Substanz im frontalen Kortex bei Mädchen früher seinen Höhepunkt als bei Jungen. Davon abgesehen, ist besonders auffällig, dass es keine größeren Geschlechterdifferenzen im Verlauf der adoleszenten Gehirnentwicklung gibt.

Gegensatz dazu lassen Erwachsene vermehrte Aktivierung in der fusiformen Gesichtsregion erkennen. Mit anderen Worten, das Erkennen von Ironie ist für den Erwachsenen keine vorwiegend frontale Aufgabe; ein Blick auf das Gesicht genügt ihm.[5]

Was ist mit der weißen Substanz im frontalen Kortex (jenem indirekten Maß für die Myelinisierung der Axone)? Hier unterscheidet sich die Situation grundlegend von der Methode der grauen Substanz – erst Überproduktion, dann Pruning; stattdessen werden die Axone während der gesamten Adoleszenz myelinisiert. Wie in Kapitel 2 dargelegt, bekommen die Neuronen dadurch die Möglichkeit, sich rascher und koordinierter miteinander zu verständigen – im Lauf der Adoleszenz nimmt die Abstimmung unter den verschiedenen Teilen des frontalen Kortex zu, weil die Regionen mehr und mehr zu einem funktionellen Ganzen werden.[6]

Das ist wichtig. Wenn man Neurowissenschaft studiert, macht man leicht den Fehler, sich auf einzelne Hirnregionen als funktionell autarke Einheiten zu konzentrieren (und diese Tendenz verschlimmert sich, wenn Sie Ihre berufliche Laufbahn damit verbringen, nur eine einzige dieser Einheiten zu untersuchen). So kommt es zum Beispiel, dass es zwei wissenschaftlich hervorragende biomedizinische Zeitschriften gibt, *Cortex* und *Hippocampus*, deren jede Artikel über ihre bevorzugte Hirnregion bringt. Auf neurowissenschaftlichen Konferenzen, die von Zehntausenden Wissenschaftlern besucht werden, gibt es gesellige Zusammenkünfte für alle Teilnehmer, die über dieselbe obskure Hirnregion forschen – Gelegenheiten, zu plaudern, sich kennenzulernen und zarte Bande zu knüpfen. Doch in Wirklichkeit geht es im Gehirn um Schaltkreise, um die Muster funktioneller Konnektivität zwischen verschiedenen Regionen. Die zunehmende Myelinisierung des adoleszenten Gehirns zeigt, wie wichtig wachsende Konnektivität ist.

Interessanterweise scheinen andere Teile des adoleszenten Gehirns für den unterentwickelten frontalen Kortex einzuspringen und ihm einige Funktionen abzunehmen, zu denen er noch nicht in der Lage ist. Beispielsweise trägt das ventrale Striatum zur Emotionsregulation bei; wir werden darauf zurückkommen.[7]

Noch ein anderer Faktor lässt den in der Entwicklung befindlichen Kortex nicht zur Ruhe kommen – Östrogen und Progesteron bei weiblichen Jugendlichen und Testosteron bei männlichen. Wie in Kapitel 4 dargelegt, verändern diese Hormone Struktur und Funktion des Gehirns, auch des frontalen Kortex, wo Sexualhormone die Myelinisierungsrate und die Dichte der Rezeptoren für verschiedene Neurotransmitter verändern. Logischerweise sind wichtige Etappenziele der adoleszenten Reifung im Gehirn und Verhalten weniger mit dem chronologischen Alter als mit dem Zeitraum seit Einsetzen der Pubertät verknüpft.[8]

Im Übrigen ist die Pubertät mehr als nur der Ansturm von Sexualhormonen. Es geht darum, *wie* sie sich bemerkbar machen.[9] Das besondere Kennzeichen der endokrinen ovariellen Funktion ist die Zyklizität der Hormonausschüttung – »diese wiederkehrende Zeit im Monat«. Bei weiblichen Jugendlichen kommt die Pubertät nicht schon bei der ersten Menstruation zur vollen Entfaltung. In den ersten Jahren sind nur etwa die Hälfte der Zyklen von Ovulation, Östrogen- und Progesteronschüben begleitet. Diese sehr jungen Mädchen erleben also nicht nur ihre ersten Ovulationszyklen, sondern auch Schwankungen höherer Ordnung bezüglich der Frage, ob diese endokrinen ovulatorischen Schwankungen stattfinden. Der männliche Jugendliche sitzt zwar nicht auf einem vergleichbaren Hormonkarussell, aber es ist bestimmt auch nicht hilfreich, dass sein frontaler Kortex durch den priapischen Blutfluss zum Genitalapparat unter zunehmendem Sauerstoffmangel leidet.

Mit Anbruch der Adoleszenz leidet also die Leistungsfähigkeit des frontalen Kortex, weil viele hinzugekommene Synapsen den Qualitätstest nicht bestehen, die Kommunikation infolge unzureichender Myelinisierung schlampig ist und eine Vielzahl durcheinandergewürfelter Unterregionen gegeneinander arbeiten; das Striatum, das zu helfen versucht, ist eben nur ein Ersatzmann für den frontalen Kortex und bleibt in seiner Wirkung eingeschränkt. Vor allem aber schwimmt der frontale Kortex im Gezeitenstrom der Sexualhormone. Kein Wunder, dass sich unsere Jugendlichen pubertär verhalten.

DER FRONTALE KORTEX UND KOGNITIVE VERÄNDERUNGEN IN DER ADOLESZENZ

Um zu verstehen, was die Reifung des frontalen Kortex mit unseren besten und schlimmsten Verhaltensweisen zu tun hat, ist es sinnvoll, zunächst einmal zu betrachten, wie sich die Reifung im Bereich der Kognition auswirkt.

Während der Adoleszenz werden Arbeitsgedächtnis, flexible Regelauslegung, exekutive Organisation und frontale inhibitorische Regulation (etwa Aufgabendelegation) ständig verbessert. Im Allgemeinen sind diese Verbesserungen während der Aufgaben von einer zunehmenden Aktivität in frontalen Regionen begleitet, wobei das Ausmaß der Zunahme ein Vorhersagefaktor für die Genauigkeit ist.[10]

Jugendliche verbessern sich auch bei Mentalisierungsaufgaben (die Perspektive anderer zu verstehen). Dabei denke ich nicht an die emotionale Perspektive (bitte merken), sondern an rein kognitive Aufgaben, etwa die, herauszufinden, wie Objekte aus dem Blickwinkel von jemand anderem aussehen. Eine verbesserte Fähigkeit, Ironie zu verstehen, lässt auf Verbesserungen der abstrakt-kognitiven Perspektivenübernahme schließen.

FRONTOKORTIKALE VERÄNDERUNGEN DER EMOTIONSREGULATION

Ältere Teenager erleben Emotionen intensiver als Kinder oder Erwachsene, etwas, was jedem einleuchten müsste, der jemals Teenager war. Beispielsweise reagieren sie heftiger auf Gesichter, die starke Emotionen ausdrücken.*[11] Bei Erwachsenen aktiviert die »Darbietung affektiver Gesichtsausdrücke« die Amygdala; wenn sie sich an den emotionalen Inhalt gewöhnt haben, erfolgt die Aktivierung des emotionsregulierenden

* Eine interessante Ausnahme ist der Umstand, dass Jugendliche keine besonders starken Reaktionen auf widerwärtige Reize zeigen, weder auf subjektiver Ebene noch bei der Aktivierung des Insellappens.

vmPFC. In der Adoleszenz ist die vmPFC-Reaktion geringer; dadurch verstärkt sich die amygdaloide Reaktion.

In Kapitel 2 haben wir den Begriff der »Neubewertung« kennengelernt, der besagt, dass wir unsere Reaktionen auf starke emotionale Reize regulieren, indem wir anders an sie denken.[12] Wenn wir eine schlechte Note in einem Examen bekommen, ist unsere erste emotionale Regung zu denken: »Ich bin dumm.« Neubewertung kann uns dann zu dem Gedanken veranlassen, dass wir nicht genügend gelernt hatten oder erkältet waren, mit anderen Worten, dass das Ergebnis an der Situation lag und nicht an einem unveränderlichen Persönlichkeitsmerkmal.

Im Laufe der Adoleszenz verbessern sich die Neubewertungsstrategien, wobei die neurobiologischen Grundlagen auf der Hand liegen. Wir erinnern uns, dass in der frühen Adoleszenz das ventrale Striatum zu helfen versucht, indem es einige frontale Aufgaben übernimmt (ziemlich vergeblich, weil es sich an den Aufgaben einer höheren Besoldungsgruppe versucht). In diesem Alter ist also das ventrale Striatum für die Neubewertung zuständig; stärkere Aktivierung lässt auf weniger Amygdala-Aktivierung und bessere Emotionsregulation schließen. In dem Maße, wie der Jugendliche reift, übernimmt der präfrontale Kortex diese Aufgabe, und die Emotionen werden stabiler.*[13]

Wenn das Striatum ins Spiel kommt, geht es um Dopamin und Belohnung und damit auch um die jugendliche Vorliebe fürs Bungee-Springen.

* Die frontale Emotionsregulation setzt bei männlichen Jugendlichen später ein als bei weiblichen.

JUGENDLICHE RISIKOBEREITSCHAFT

In den Ausläufern der Sierras befinden sich die California Caverns, ein Höhlensystem, das nach einem anfänglich engen, gewundenen Abstieg von 9 Metern an ein steiles Gefälle von 55 Metern Tiefe führt (heute lässt es sich mit Hilfe moderner Abseiltechniken überwinden). Die Nationalpark-Ranger haben am Fuß des Hangs Skelette gefunden – Höhlenforscher, die sich einen Schritt zu weit in die Finsternis gewagt haben. Es sind ausnahmslos Skelette von Jugendlichen.

Aus entsprechenden Experimenten wissen wir, dass Jugendliche bei riskanten Entscheidungen den präfrontalen Kortex seltener als Erwachsene aktivieren; je weniger Aktivität, desto unzulänglicher die Risikoeinschätzung. Dabei nimmt diese dürftige Beurteilung eine besondere Form an, wie Sarah-Jayne Blakemore vom University College London nachgewiesen hat.[14] Man lässt Versuchsteilnehmer schätzen, wie wahrscheinlich der Eintritt irgendeines Ereignisses ist (in der Lotterie zu gewinnen, bei einem Flugzeugabsturz ums Leben zu kommen); dann teilt man ihnen die tatsächliche Wahrscheinlichkeit mit. Ein solches Feedback kann eine gute Nachricht sein (wenn etwas Gutes wahrscheinlicher ist, als der Teilnehmer geschätzt hat, oder wenn etwas Schlechtes weniger wahrscheinlich ist). Umgekehrt kann das Feedback auch schlechte Nachricht bringen. Nun fordert man die Teilnehmer auf, die Wahrscheinlichkeit derselben Ereignisse noch einmal zu beurteilen. Erwachsene berücksichtigen die Rückmeldung bei den neuen Schätzungen. Sind die Nachrichten gut, aktualisieren Jugendliche ihre Schätzungen wie die Erwachsenen, aber das Feedback über schlechte Nachrichten bleibt meist wirkungslos. (Forscher: »Wie wahrscheinlich ist es, dass Sie in betrunkenem Zustand einen Autounfall haben?« Jugendlicher: »Eins zu einer Fantastilliarde.« Forscher: »Das Risiko beträgt rund 50 Prozent; wie schätzen Sie Ihre Chancen jetzt ein?« Jugendlicher: »He, wir reden von mir; eins zu einer Fantastilliarde.«) Damit haben wir erklärt, warum Jugendliche zwei- bis viermal so häufig spielsüchtig werden wie Erwachsene.[15]

Jugendliche gehen also häufiger Risiken ein und sind in puncto Risikoeinschätzung grottenschlecht. Aber es geht nicht nur darum, dass Teenager eher bereit sind, Risiken in Kauf zu nehmen. Bei Jugendlichen und Erwachsenen ist der Wunsch, riskante Dinge zu tun, nicht gleichermaßen ausgeprägt, und wenn Erwachsene auf manche Risiken verzichten, liegt es nicht nur an ihrer frontokortikalen Reife, sondern auch an einem altersspezifischen Unterschied in Hinblick auf die Erlebnisse, die gesucht werden – Jugendliche reizt der Bungee-Jump, Erwachsene reizt es, bei ihrer salzarmen Diät zu schummeln. Ein charakteristisches Merkmal der Adoleszenz ist nicht nur größere Risikobereitschaft, sondern auch das ausgeprägtere *Novelty Seeking*, die Suche nach neuen Erfahrungen.*[16]

Die Sucht nach Neuem ist ein beherrschendes Element der Adoleszenz; sie ist die Zeit, in der sich unser Geschmack in Sachen Musik, Essen und Mode festigt; danach nimmt die Offenheit für Neues ab.[17] Was im Übrigen kein ausschließlich menschliches Phänomen ist. Bei Nagern zeigen die jugendlichen Tiere die größte Bereitschaft, neues Futter zu fressen. Besonders charakteristisch ist die adoleszente Suche nach neuen Erfahrungen für andere Primaten. In vielen sozialen Säugerarten verlassen die Jugendlichen eines Geschlechts ihre Herkunftsgruppe und schließen sich einer anderen Population an, eine klassische Methode zur Vermeidung von Inzucht. Bei Impalas gibt es häufig Gruppen, die aus verwandten Weibchen, Jungtieren und einem dominanten Männchen bestehen; die anderen Männchen treiben sich untröstlich in »Junggesellenherden« herum, alle von dem Wunsch beseelt, das dominante Männchen abzulösen. Wenn ein junges Männchen in die Pubertät kommt, wird es von dem dominanten Männchen aus der Gruppe vertrieben (und um allem Ödipus-Quatsch zuvorzukommen, dieses Tier dürfte nicht sein Vater sein, der herrschte nämlich viele dominante Männchen zuvor über den Harem).

Anders bei Primaten. Nehmen wir an, zwei Horden Paviane begegnen sich an einer natürlichen Grenze – sagen wir, einem Bach. Die Männchen bedrohen einander eine Zeitlang, aber schließlich wird es ihnen lang-

* Wobei der Gipfel der Sensationssuche bei weiblichen Individuen früher erreicht und überschritten wird als bei männlichen.

weilig, und sie setzen ihre unterbrochenen Tätigkeiten fort. Ausgenommen, es gibt einen jugendlichen Pavian unter ihnen. Der steht am Ufer des Bachs und ist fasziniert. Neue Paviane, eine ganze Horde! Er läuft fünf Schritte auf sie zu, vier zurück, nervös und erregt. Dann geht er vorsichtig hinüber, setzt sich ans andere Ufer, bereit zurückzuhuschen, falls ihn einer der neuen Paviane anblickt.

So beginnt der langsame Prozess des Wechsels, indem der junge Pavian jeden Tag etwas mehr Zeit bei der neuen Horde verbringt, bis er die Nabelschnur durchtrennt und in der neuen Gruppe übernachtet. Er wurde nicht vertrieben. Vielmehr hätte er schreien können bei dem Gedanken, noch einen einzigen Tag mit den Langweilern verbringen zu müssen, die er schon sein Leben lang kannte. Bei adoleszenten Schimpansen sind es die Weibchen, die sich nicht schnell genug aus dem Staub machen können. Wir Primaten werden als Jugendliche nicht vertrieben, sondern brennen auf neue Erfahrungen.*

Die Adoleszenz ist also eine Zeit der Risikobereitschaft und der Suche nach neuen Erfahrungen. Wie passt das Dopamin-Belohnungssystem in dieses Bild?

In Kapitel 2 haben wir gehört, dass das ventrale Tegmentum der Ursprung der mesolimbischen dopaminergen Projektionen zum Nucleus accumbens und der mesokortikalen dopaminergen Projektionen zum frontalen Kortex ist. Während der Adoleszenz nimmt in beiden Bahnen die dopaminerge Projektionsdichte und Signalgebung stetig zu (auch wenn die Suche nach neuen Erfahrungen in der Mitte der Adoleszenz ihren Höhepunkt erreicht; vermutlich macht sich dann die wachsende frontale Regulation bemerkbar).[18]

Es ist unklar, wie viel Dopamin in Antizipation einer Belohnung freigesetzt wird. Einige Studien zeigen, dass die antizipatorische Aktivierung der Belohnungsbahnen bei Jugendlichen stärker ist als bei Erwachsenen, während andere Untersuchungen zum entgegengesetzten Ergebnis kom-

* Das kann allerdings nicht erklären, warum es bei den Pavianen beispielsweise die Männchen sind, die fortgehen, bei den Schimpansen dagegen die Weibchen, noch kann es erklären, warum das *Novelty Seeking* bei Menschen so unterschiedlich ist. Darauf werden wir in Kapitel 10 indirekt zurückkommen.

men – die schwächsten dopaminergen Reaktionen bei Jugendlichen, die die größte Risikobereitschaft zeigen.[19]

Altersunterschiede bei absoluten Dopaminspiegeln sind weniger interessant als Unterschiede bei den Ausschüttungsmustern. In einer hervorragenden Studie erledigten Kinder, Jugendliche und Erwachsene in Hirnscannern einige Aufgaben, bei denen es für richtige Antworten monetäre Belohnungen unterschiedlicher Höhe gab.[20] Dabei war die präfrontale Aktivierung bei Kindern und Jugendlichen diffus und unkoordiniert. Dagegen zeigte sich bei Jugendlichen die Aktivierung im Nucleus accumbens klar umrissen. Bei Kindern bewirkte eine richtige Antwort ungefähr den gleichen Aktivitätsanstieg, unabhängig von der Höhe der Belohnung. Erwachsene hatten bei kleinen, mittleren und großen Belohnungen kleine, mittlere und große Aktivitätszunahmen im Accumbens. Und Jugendliche? Nach einer mittleren Belohnung bot sich das gleiche Bild wie bei den Kindern und Erwachsenen. Eine große Belohnung sorgte für eine gigantische Zunahme der Aktivität, viel größer als bei Erwachsenen. Und die kleine Belohnung? Die Accumbensaktivität *ging zurück.*

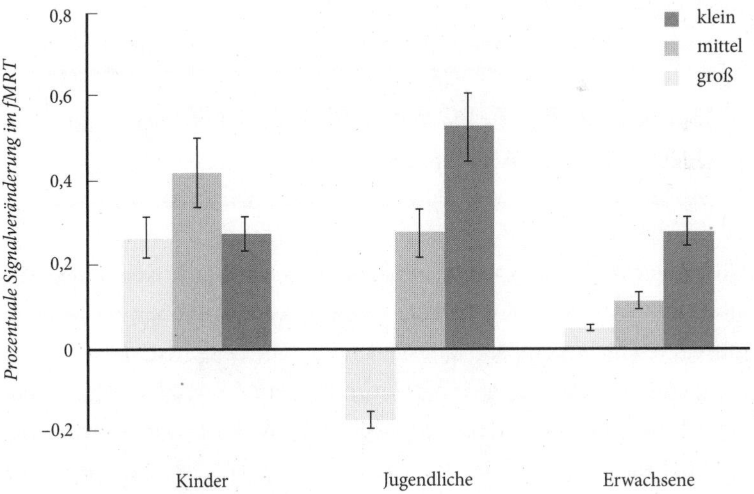

Veränderungen der dopaminergen Aktivität im »Belohnungszentrum« des Gehirns nach Belohnungen verschiedener Größenordnungen. Bei Jugendlichen sind die Hochs höher und die Tiefs tiefer.

Mit anderen Worten, Jugendliche empfinden Belohnungen, die größer als erwartet sind, positiver als Erwachsene und Belohnungen, die kleiner als erwartet sind, als aversiv. Ein rasender Kreisel, der fast außer Kontrolle gerät.

Das legt den Schluss nahe, dass bei Jugendlichen große Belohnungen übertriebene dopaminerge Signale auslösen und angemessene Belohnungen für vernünftige Handlungen als enttäuschend empfunden werden. Der unreife frontale Kortex hat keine Chance, gegen ein solches Dopaminsystem anzukommen. Allerdings gibt es einen verwirrenden Umstand.

Obwohl ihre enthemmten dopaminergen Neuronen verrücktspielen, verfügen Jugendliche über Denkfertigkeiten, die sich in vielen Bereichen der Risikowahrnehmung mit den Fähigkeiten von Erwachsenen messen können. Dessen ungeachtet werfen Jugendliche Logik und Denken häufig über Bord, um ausgesprochen jugendlich zu handeln. Laurence Steinberg von der Temple University hat eine Schlüsselsituation ausgemacht, in der Jugendliche besonders dazu neigen, unbesonnen zu agieren: wenn sie mit Gleichaltrigen (Peers) zusammen sind.

GLEICHALTRIGE, SOZIALE AKZEPTANZ UND SOZIALE AUSGRENZUNG

Über die Anfälligkeit Jugendlicher für den Peer-Druck von Freunden, vor allem von solchen, von denen sie gerne als Freunde akzeptiert würden, gibt es Geschichten zuhauf. Es lässt sich aber auch empirisch beweisen. In einer Studie von Steinberg gingen Jugendliche und Erwachsene bei einem Auto-Videospiel mit gleicher Häufigkeit Risiken ein. Fügte man zwei Gleichaltrige hinzu, um sie anzufeuern, zeigte das bei Erwachsenen keine Wirkung, es verdreifachte aber die Risikobereitschaft bei Jugendlichen. In bildgebenden Studien, in denen jugendliche Versuchsteilnehmer (über eine Gegensprechanlage) von Gleichaltrigen angefeuert wurden, sank die vmPFC-Aktivität und erhöhte sich die Aktivität des ventralen Striatums. Das galt nicht für Erwachsene.[21]

Warum haben Gleichaltrige für Jugendliche so große soziale Macht? Zunächst einmal sind Jugendliche geselliger als Kinder oder Erwachsene – und das auf eine höchst komplexe Art. Beispielsweise ging aus einer Studie im Jahr 2013 hervor, dass Teenager im Durchschnitt mehr als 400 Facebook-Freunde haben, weit mehr als Erwachsene.[22] Außerdem beruht die Geselligkeit Jugendlicher in erster Linie auf Affekten und auf der Empfänglichkeit für emotionale Signale – wir erinnern uns, dass Jugendliche auf emotionale Gesichter eine stärkere limbische und schwächere frontokortikale Reaktion zeigten. Jugendliche legen sich im Übrigen nicht 400 Facebook-Freunde zu, um Daten für ihre soziologische Doktorarbeit zu haben. Vielmehr werden sie von dem verzweifelten Wunsch nach Zugehörigkeit getrieben.

Das erklärt die Empfänglichkeit Jugendlicher für Peer-Druck und Gefühlsansteckung. Außerdem äußert sich dieser Druck in der Regel als »Devianztraining« – als wechselseitige Verstärkung negativen Verhaltens –, und das führt zu einer erhöhten Wahrscheinlichkeit von Gewalttätigkeit, Drogenmissbrauch, Straffälligkeit, ungeschütztem Sex und mangelndem Gesundheitsbewusstsein (es dürfte kaum Jugendgangs geben, in denen es Gruppenzwang zur Verwendung von Zahnseide und anschließend kleine Gesten der Freundlichkeit gibt). In einem Studentenwohnheim wird beispielsweise der exzessive Trinker seinen abstinenten Zimmergenossen eher beeinflussen als umgekehrt. Die Häufigkeit von Essstörungen breitet sich unter Gleichaltrigen mit Mustern aus, die an eine Virenepidemie erinnern. Gleiches geschieht bei Depressionen weiblicher Jugendlicher; dort kommt die Neigung zur »Co-Rumination« zum Ausdruck, dem gemeinsamen, fokussierten Grübeln über die eigenen Probleme und die der anderen, was zu einer Verstärkung ihrer negativen Gefühle führt.

Bildgebende Studien zeigen die extreme Empfänglichkeit Jugendlicher für den Einfluss von Gleichaltrigen. Fragen Sie Erwachsene, was ihrer Meinung nach andere von ihnen denken, und dann, was sie selbst von sich denken. Bei beiden Aufgaben werden zwei verschiedene, sich teilweise überschneidende Netze frontaler und limbischer Strukturen aktiviert.

Bei Jugendlichen dagegen sind die beiden Profile vollkommen gleich. »Was denkst du von dir selbst?« wird neuronal beantwortet mit: »Das, was alle anderen von mir denken.«[23]

Das verzweifelte Verlangen Jugendlicher nach Zugehörigkeit zeigt sich sehr deutlich in Studien über die Neurobiologie der sozialen Ausgrenzung. Naomi Eisenberger von der University of California in Los Angeles hat das teuflisch schlaue »Cyberball-Paradigma« entwickelt, um ihren Versuchsteilnehmern den Eindruck zu vermitteln, sie würden geschnitten.[24] Der Proband liegt in einem Hirnscanner und glaubt, es handele sich um ein Online-Spiel, an dem noch zwei weitere Spieler beteiligt sind (natürlich gibt es sie nicht – sie sind ein Computerprogramm). Jeder Spieler befindet sich an einer Stelle des Bildschirms, so dass er zusammen mit den anderen ein Dreieck bildet. Die Spieler werfen sich gegenseitig einen virtuellen Ball zu; der Versuchsteilnehmer sucht sich jemanden aus, dem er den Ball zuwirft, und geht davon aus, dass die beiden anderen es genauso machen. So wandert der Ball eine Zeitlang hin und her; dann beginnt das Experiment, unbemerkt von dem Teilnehmer – die beiden anderen Spieler werfen ihm den Ball nicht mehr zu. Er wird von diesen miesen Typen ausgegrenzt. Bei Erwachsenen werden periaquäduktales Grau, vorderer cingulärer Kortex, Amygdala und Insellappen aktiviert. Das passt, denn diese Regionen sind von zentraler Bedeutung für Schmerzwahrnehmung, Wut und Ekel.* Nach einer Verzögerung wird der ventrolaterale PFC aktiv; je stärker die Aktivierung ist, desto schweigsamer werden cingulärer Kortex und Insellappen und desto weniger Versuchsteilnehmer berichten

* Studien, die dieses Cyberball-Paradigma verwenden, haben in der Regel eine wichtige Kontrollgruppe: Der Versuchsteilnehmer befindet sich im selben virtuellen Ballspiel – drei Spieler, ein Ball –, dann wird ihm gesagt: »Hoppla, da ist ein Computerfehler. Wir haben die Verbindung zu den beiden anderen Spielern verloren. Warten Sie einen Augenblick, während wir den Fehler beheben.« Während die Panne »behoben« wird, werfen sich die beiden anderen Spieler den Ball zu. Mit anderen Worten, der Teilnehmer bleibt zwar außen vor, aber wegen technischer Probleme, nicht aus sozialen Gründen. Und keine dieser Hirnregionen ist aktiv. (Doch wenn ich das wäre und mich in einer weniger stabilen Gemütsverfassung befände, käme mir sicherlich in den Sinn, dass die anderen beiden zu dem Zeitpunkt, da der Fehler behoben wäre, sich bereits angefreundet hätten und zu der Auffassung gelangt wären, dass ihnen das Spiel ohne mich mehr Spaß machte, und mich deshalb weiterhin ausschlössen oder es, wenn sie mir den Ball doch zuwürfen, aus bloßer Herablassung täten und dadurch mein mesolimbisches Dopaminsystem augenblicklich zum Schrumpfen veranlassten.)

hinterher, sie seien verärgert gewesen. Was für einen Zweck hat diese verzögerte vlPFC-Aktivierung? »Warum werde ich ärgerlich? Das ist doch bloß ein blödes Ballspiel.« Der frontale Kortex kommt mit Perspektive, Vernunft und Emotionsregulation zu Hilfe.

Jetzt führen wir die Studie an Teenagern durch. Einige Probanden zeigen die erwachsenen Bildgebungsprofile; das sind die Jugendlichen, die nach eigenem Bekunden am unempfindlichsten auf Ablehnung reagieren und die die meiste Zeit mit Freunden verbringen. Aber bei der überwiegenden Zahl der Teenager zeigt der vlPFC kaum noch Aktivität, wenn es zur sozialen Ausgrenzung kommt; die anderen Veränderungen sind größer als bei Erwachsenen. Die Teilnehmer berichten, dass sie sich elender fühlen – den Jugendlichen fehlt die frontale Kraft, um das Erlebnis mit einem Achselzucken abzutun. Jugendliche *leiden* unter Ablehnung stärker, daher das ausgeprägte Bedürfnis, sich anzupassen.[25]

In einer Bildgebungsstudie wurde ein neuronaler Baustein der Konformität untersucht.[26] Wenn Sie sehen, wie sich eine Hand bewegt, zeigen Neuronen in den motorischen Regionen, die zur Bewegung Ihrer eigenen Hand beitragen, ein wenig Aktivität – Ihr Gehirn ist kurz davor, die Bewegung nachzuahmen. In der Studie beobachteten zehnjährige Kinder Filmsequenzen von Handbewegungen oder Gesichtsausdrücken; die Kinder, die am anfälligsten für den Einfluss von Gleichaltrigen waren (bewertet auf einer von Steinberg entwickelten Skala),* zeigten die stärkste prämotorische Aktivierung – jedoch nur für emotionale Gesichtsausdrücke. Mit anderen Worten, Kinder, die empfindlicher auf Gruppenzwang reagieren, sind eher geneigt, die emotionale Verfassung eines anderen nachzuahmen. (Angesichts des Alters der Versuchspersonen präsentierten die Autoren ihre Ergebnisse als potenzielle Vorhersagefaktoren des späteren adoleszenten Verhaltens.)**

* In dem Test sollen die Befragten angeben, welche von zahlreichen Aussagen über soziale Konformität auf sie zutreffen – »Manche Menschen stimmen ihren Freunden zu, nur um sie glücklich zu machen«, »Einige Menschen sagen Dinge, von denen sie nicht wirklich überzeugt sind, weil sie glauben, ihre Freunde würden dann mehr von ihnen halten«, und so fort.

** Einige Leser werden erkannt haben, dass die prämotorischen Neuronen, die sich anschicken, die beobachtete Bewegung nachzuahmen, »Spiegelneuronen« sind. Wie wir in einem späteren Kapitel sehen werden, ist das System der Spiegelneuronen – trotz des Riesenhypes, der um sie veranstaltet wird – faszinierend.

Die Erklärung der Konformität auf dieser atomistischen Ebene mag vielleicht vorhersagen, welche Teenager sich mit einer gewissen Wahrscheinlichkeit an Ausschreitungen beteiligen werden. Aber sie gibt uns kaum Hinweise darauf, wer sich entschließt, jemanden nicht zu einer Party einzuladen, weil die coolen Kids ihn für einen Loser halten.

In einer anderen Studie ging es um die neurobiologischen Korrelate einer abstrakteren Peer-Konformität. Wir erinnern uns, dass bei Jugendlichen das ventrale Striatum dem frontalen Kortex hilft, die soziale Ausgrenzung neu zu bewerten. In dieser Studie ließen junge Teenager, die gegen Peer-Einflüsse besonders resistent waren, die stärksten Reaktionen des ventralen Striatums erkennen. Und woher könnte ein starkes ventrales Striatum kommen? Inzwischen kennen Sie die Antwort: Sie werden es in den restlichen Kapiteln erfahren.

EMPATHIE, SYMPATHIE UND MORALISCHES DENKEN

Zur Zeit der Adoleszenz verstehen sich die Menschen in der Regel recht gut auf die Perspektivenübernahme, also darauf, die Welt mit den Augen eines anderen zu sehen. Erstmals kann man von ihnen Sätze hören wie: »Ich bin zwar noch immer anderer Meinung, aber ich kann verstehen, dass er dieser Ansicht ist, wenn man bedenkt, was er erlebt hat.«

Trotzdem sind Jugendliche noch keine Erwachsene. Im Gegensatz zu Erwachsenen liegt ihnen die Perspektivenübernahme in der ersten Person immer noch mehr als in der dritten Person (»Wie würde *ich mich* in ihrer Situation fühlen?« statt »Wie fühlt *sie sich* in ihrer Situation?«).[27] Die moralischen Urteile Jugendlicher werden zwar differenzierter, erreichen aber immer noch nicht das Erwachsenenniveau. Jugendliche haben die egalitäre Tendenz der Kindheit überwunden, Ressourcen gleich aufzuteilen. Stattdessen treffen Jugendliche überwiegend meritokratische Entscheidungen (mit einem Anflug von utilitaristischen und libertären Auffassungen); meritokratisches Denken ist differenzierter als egalitäres, weil sich Letzteres an Ergebnissen orientiert, während Ersteres die Gründe mit einbezieht. Trotzdem ist das meritokratische Denken Jugendlicher weniger komplex als das Erwachsener – beispielsweise können Jugendliche genauso gut wie Erwachsene verstehen, dass sich individuelle Umstände auf das Verhalten auswirken, das gilt aber nicht für systembedingte Faktoren.

Im Lauf ihrer Reifung gelingt es Jugendlichen zunehmend, zwischen vorsätzlich und zufällig verursachten körperlichen Schäden zu unterscheiden, wobei sie Erstere für gravierender halten.[28] Im zweiten Fall nimmt die Aktivierung dreier Hirnregionen ab, die mit der Schmerzverarbeitung zu tun haben, nämlich Amygdala, Insellappen und die prämotorischen Areale (Letztere betreffen die Tendenz, zusammenzuzucken, wenn man hört, dass jemandem Schmerz zugefügt wurde). Derweil werden dlPFC und vmPFC verstärkt aktiviert, wenn sich der Jugendliche mit absichtlich zugefügten Schäden auseinandersetzt. Mit anderen Worten, es ist eine frontale Aufgabe, den Schmerz dessen zu beurteilen, dem absichtlich körperlicher Schaden zugefügt wurde.

Während ihrer Reifung lernen Jugendliche auch, besser zwischen der Gewalt gegen Personen und der Gewalt gegen Sachen zu unterscheiden (wobei Erstere als schlimmer eingestuft wird); Gewalt gegen Personen führt jetzt zunehmend zu einer Aktivierung der Amygdala, während es sich bei der Gewalt gegen Sachen umgekehrt verhält. Interessanterweise verwischt sich der Unterschied zwischen der empfohlenen Bestrafung für absichtliche und unbeabsichtigte Schädigung von Sachen umso mehr, je älter die Jugendlichen werden. Mit anderen Worten, entscheidend an dem, absichtlich oder unabsichtlich, angerichteten Schaden ist jetzt, dass das verdammte Ding repariert werden muss – auch wenn jetzt weniger über vergossene Milch gejammert wird, aufwischen muss man sie trotzdem.*

* Ich habe noch keine Studien über reifungsbedingte Veränderungen der Einstellungen gesehen, die dazu führen können, dass die Gewalt gegen eine Sache eine extreme emotionale Betroffenheit hervorruft – beispielsweise die Zerstörung religiöser Reliquien. Wie wir in einem späteren Kapitel sehen werden, wohnt solchen symbolischen Objekten eine außerordentliche Kraft inne.

Und was ist, bezogen auf das Anliegen dieses Buchs, mit einer der wertvollsten Eigenschaften Jugendlicher – ihrer leidenschaftlichen, hingebungsvollen Fähigkeit, Schmerz und Leid der ganzen Welt zu empfinden, ihrem Bestreben, alle Ungerechtigkeit zu beseitigen? In einem späteren Kapitel werden wir zwischen Sympathie und Empathie unterscheiden – zwischen der Fähigkeit, mit dem Schmerz oder Leid eines Menschen zu fühlen, und der Fähigkeit, den Schmerz oder das Leid dieses Menschen zu fühlen. Jugendliche sind Spezialisten auf letzterem Gebiet, wobei ihr Vermögen, *wie* der andere zu fühlen, manchmal den Eindruck erweckt, sie wären dieser andere.

Diese Heftigkeit ist keine Überraschung, befinden wir uns doch an der Schnittstelle vieler Aspekte der Adoleszenz. Es gibt überbordende Emotionen und limbische Strudel. Die Hochs sind höher und die Tiefs tiefer, der empathische Schmerz brennt, und das erhebende Gefühl, das Richtige zu tun, vermittelt die Überzeugung, dass dies der Zweck unseres Hierseins ist. Ein weiterer Faktor ist die Offenheit für Neues. Ein offener Geist ist eine Voraussetzung für ein offenes Herz. Und das Verlangen nach neuen Erfahrungen ermöglicht es Jugendlichen, viele Dinge mit den Augen anderer zu sehen. Vergessen wir nicht den Egoismus der Jugend. In den letzten Jahren meiner Adoleszenz war ich häufig bei den Quäkern, und eine ihrer Redensarten lautete: »Alles, was Gott hat, bist du.« Das ist der Gott der begrenzten Mittel, er braucht nicht nur die Hilfe der Menschen, um ein Unrecht gutzumachen, sondern er braucht dafür dich, nur dich. Der Appell an den Egoismus ist maßgeschneidert für Jugendliche. Man nehme die unerschöpfliche Energie des Jugendlichen und sein Allmachtsgefühl, und es erscheint möglich, die Welt zu erretten – und warum nicht?

Wie wir in Kapitel 13 feststellen werden, erhöht weder hingebungsvolle Empathie-Fähigkeit noch anspruchsvolles moralisches Denken die Wahrscheinlichkeit, dass sich jemand für den mutigen, schwierigen Weg entscheidet. Das setzt der jugendlichen Empathie feine Grenzen.

Wie wir sehen werden, gibt es Umstände, unter denen empathische Reaktionen nicht unbedingt zum Handeln führen, etwa wenn wir lange genug nachdenken, um zu rationalisieren (»Das Problem wird übertrieben« oder »Irgendjemand wird es schon richten«). Aber zu sehr zu fühlen ist ebenfalls problematisch. Den Schmerz von jemandem zu fühlen ist schmerzlich; Menschen, die in besonderem Maße dazu neigen, empfinden so große Erregung und Angst, dass sie letztlich *seltener* prosozial handeln als andere. Tatsächlich bewirkt das persönliche Leid eine Selbstfokussierung, die Vermeidungsverhalten hervorruft – »Das ist zu schrecklich, ich muss hier weg«. Wenn der empathische Schmerz zunimmt, rückt Ihr eigener Schmerz in den Vordergrund.

Umgekehrt gilt: Je mehr es uns gelingt, unsere quälenden empathischen Emotionen zu regulieren, desto größer ist die Wahrscheinlichkeit, dass wir prosozial handeln. Ganz ähnlich: Wenn ein bedrückender, Empathie weckender Umstand unsere Herzfrequenz beschleunigt, werden wir weniger wahrscheinlich prosozial handeln als bei einem Rückgang der Herzfrequenz. Für die Frage, wer tatsächlich handelt, ist ein Vorhersagefaktor die Fähigkeit, ein wenig Abstand zu gewinnen und auf der Empathie-Welle zu reiten, statt von ihr begraben zu werden.

Wie passen da die Jugendlichen ins Bild, mit einem Herzen, das sie auf der Zunge tragen, einem limbischen System, das unter Volldampf steht, und einem frontalen Kortex, der sich verzweifelt bemüht, Schritt zu halten? Es liegt auf der Hand. Eine Tendenz zur empathischen Übererregung kann wirksames Handeln untergraben.[29]

Dieser jugendliche Empathie-Rausch mag Erwachsenen ein wenig übertrieben erscheinen. Aber wenn ich meine besten Studenten in diesem Zustand sehe, kommt mir immer der gleiche Gedanke: Es war viel einfacher, so zu sein. Mein erwachsener frontaler Kortex mag mir ermöglichen, Gutes auch ohne allzu große innere Beteiligung zu tun. Doch leider erleichtert mir dieser Mangel an innerer Beteiligung auch die Entscheidung, dass etwas nicht mein Problem ist.

JUGENDGEWALT

Natürlich erschöpft sich die Adoleszenz nicht darin, Kuchenverkäufe zu organisieren, um die globale Erwärmung zu bekämpfen. Am Ende der Adoleszenz und im frühen Erwachsenenalter erreicht die Gewalttätigkeit einen Höhepunkt; dabei ist alles vertreten – vorsätzlicher Mord und Totschlag, altmodische Faustschläge und Handfeuerwaffen, im Alleingang und organisiert (mit und ohne Uniform), gegen einen Fremden und den eigenen Partner. Und dann gehen die Zahlen plötzlich stark zurück. Völlig zu Recht hat man gesagt, die beste Maßnahme zur Kriminalitätsbekämpfung sei der 30. Geburtstag.

In gewisser Weise gleichen die biologischen Funktionen des halbwüchsigen Straßenräubers weitgehend denen des Jugendlichen, der sich einer ökologischen Bürgerinitiative anschließt und sein Taschengeld stiftet, um die Berggorillas zu retten. Verantwortlich sind die üblichen Verdächtigen – erhöhte emotionale Intensität, Wunsch nach Peer-Anerkennung, Suche nach neuen Erfahrungen und, natürlich, einmal mehr der frontale Kortex. Aber damit hören die Gemeinsamkeiten auf.

Was liegt dem Anstieg der Gewalttätigkeit in der Adoleszenz zugrunde? Die Bildgebung zeigt keine besonderen Unterschiede zwischen der Gewalt Jugendlicher und Erwachsener.[30] Bei jugendlichen und erwachsenen Psychopathen zeigen sich wenig Reaktionen des PFC und des Dopaminsystems auf negatives Feedback, schwächere Schmerzempfindlichkeit und eine geringere Kopplung zwischen Amygdala und frontalem Kortex bei Aufgaben, die moralisches Denken oder Empathie verlangen.

Der Höhepunkt des Gewaltverhaltens im Jugendalter wird im Übrigen nicht durch eine Testosteronschwemme verursacht. Wie wir in Kapitel 4 erfahren haben, verursacht Testosteron bei Jugendlichen nicht mehr Gewalttätigkeit als bei männlichen Erwachsenen. Darüber hinaus erreichen die Testosteronspiegel ihren Höhepunkt im frühen Jugendalter, die Gewalttätigkeit aber erst später.

Das nächste Kapitel beschäftigt sich mit einigen Ursachen der Jugendgewalt. Hier interessiert uns der Umstand, dass ein durchschnittlicher Jugendlicher nicht die Selbstregulation oder Urteilsfähigkeit eines durchschnittlichen Erwachsenen besitzt. Das legt den Gedanken nahe, dass jugendliche Delinquenten für ihre Straftaten weniger verantwortlich seien als Erwachsene. Eine andere Ansicht besagt, dass selbst bei eingeschränkter Urteilsfähigkeit und Selbstregulation noch genügend Schuldfähigkeit für ein angemessenes Urteil übrig bleibt. Erstere Ansicht hat sich in den USA in zwei wegweisenden Entscheidungen des Obersten Gerichts durchgesetzt.

Im ersten Fall aus dem Jahr 2005 – *Roper gegen Simmons* – entschied das Gericht mit fünf zu vier Stimmen, dass die Hinrichtung eines Straftäters, der seine Verbrechen vor dem 18. Lebensjahr begangen habe, verfassungswidrig sei, weil sie gegen den achten Verfassungszusatz verstoße, der grausame und ungewöhnliche Bestrafung verbiete. 2012, im Prozess *Miller gegen Alabama*, untersagte das Gericht aus ähnlichen Gründen – abermals in einer Fünf-zu-vier-Entscheidung – lebenslange Freiheitsstrafen gegen jugendliche Straftäter ohne Aussicht auf Bewährung.[31]

Die Begründung des Gerichts entsprach ganz und gar der Argumentation des vorliegenden Kapitels. Für die Mehrheit der Richter im Fall *Roper gegen Simmons* führte Anthony Kennedy aus:

> *Erstens, trifft man [wie jeder weiß, einen] Mangel an Reife und ein unterentwickeltes Verantwortungsgefühl häufiger bei Jugendlichen an als bei Erwachsenen, was bei jenen auch verständlicher ist. Diese Eigenschaften führen häufig zu impulsiven und unüberlegten Handlungen und Entscheidungen.*[32]

Ich bin mit diesen Entscheidungen völlig einverstanden. Doch um frühzeitig Farbe zu bekennen, ich halte das für reine Augenwischerei. Wie in Kapitel 16 ausführlich erläutert, bin ich der Meinung, dass die in diesem Buch dargelegten wissenschaftlichen Erkenntnisse das Strafrechtssystem von Grund auf verändern müssten.

EIN LETZTER GEDANKE: WARUM KANN DER FRONTALE KORTEX NICHT EINFACH ALTERSGEMÄSS HANDELN?

Wie versprochen, war das Hauptthema dieses Kapitels die verzögerte Reifung des frontalen Kortex. Warum muss diese Verzögerung sein? Weil der frontale Kortex das komplizierteste Bauprojekt des Gehirns ist?

Wahrscheinlich nicht. Der frontale Kortex verwendet die gleichen Neurotransmittersysteme wie der Rest des Gehirns und bedient sich der gleichen Neuronenarten. Neuronale Dichte und Vielfalt der Verschaltungen ähneln dem (nicht minder komplexen) Rest des Kortex. Es ist nicht sonderlich schwerer, den frontalen Kortex zu bauen, als irgendeine andere Kortexregion.

Es ist also nicht wahrscheinlich, dass das Gehirn, wenn es einen frontalen Kortex ebenso rasch wie den Rest des Kortex hätte bilden »können«, das auch getan »hätte«. Stattdessen hat meiner Meinung nach eine evolutionäre Selektion für verzögerte Reifung des frontalen Kortex stattgefunden.

Würde der frontale Kortex ebenso rasch wie der Rest des Gehirns reifen, gäbe es nicht die jugendlichen Turbulenzen, nicht die zappeligen, kribbligen Abenteuer und Kreativitätsschübe, nicht die lange Reihe von pickligen, jugendlich-genialen Schulabbrechern, die in ihren Garagen vor sich hin arbeiten, um das Feuer, die Höhlenmalereien und das Rad zu erfinden.

Mag sein. Aber diese Ad-hoc-Geschichte muss mit den Verhaltensweisen zu vereinbaren sein, die sich stammesgeschichtlich entwickelten, um Kopien von Genen zum Nutzen von Individuen und nicht zum Wohl der Art weiterzugeben (merken Sie sich das für Kapitel 10). Auf jedes Individuum, das dank jugendlichem Erfindergeist große reproduktive Erfolge feierte, kommen weit mehr, die sich in jugendlichem Leichtsinn das Genick brachen. Ich glaube nicht, dass die verzögerte Reifung des frontalen Kortex sich entwickelt hat, damit Jugendliche ungehindert ihren Überschwang ausleben können.

Vielmehr glaube ich, dass die Verzögerung dem Gehirn Gelegenheit geben soll, alles richtig zu machen. Genau, das Gehirn muss es bei allen seinen Teilen »richtig machen«. Ganz besonders aber beim frontalen Kortex. Im vorhergehenden Kapitel ging es um die Formbarkeit des Gehirns – neue Synapsen bilden sich, neue Neuronen entstehen, Schaltkreise verdrahten sich neu, Hirnregionen weiten sich aus oder ziehen sich zusammen – wir lernen, verändern uns, passen uns an. Nirgendwo ist das wichtiger als beim frontalen Kortex.

Es ist mittlerweile eine Binsenweisheit, dass die »emotionale Intelligenz« und die »soziale Intelligenz« Jugendlicher ihren Erfolg und ihr Glück als Erwachsene besser vorhersagen als IQ oder Schultests.[33] Entscheidend sind soziales Gedächtnis, emotionale Perspektivenübernahme, Impulskontrolle, Empathie, die Fähigkeit, mit anderen zusammenzuarbeiten, und Selbstregulation. Es gibt Parallelen bei anderen Primaten mit ihren großen, langsam reifenden frontalen Kortizes. Was ist beispielsweise erforderlich, damit ein männlicher Pavian »Erfolg« in seiner Dominanzhierarchie hat? Um einen hohen Rang zu *erreichen*, braucht es Muskeln, scharfe Eckzähne und gut getimte Aggression. Doch sobald der hohe Status erreicht ist, bedarf es sozialer Intelligenz, um diesen zu behalten – das Tier muss wissen, wie man geeignete Koalitionen bildet, wie man einen Rivalen einschüchtert, wie man seine Impulse so weit unter Kontrolle hat, dass man die meisten Provokationen ignorieren kann, und wie man seine Aggressionsverschiebung auf ein vernünftiges Maß einschränkt. Wie in Kapitel 2 erwähnt, geht entsprechend bei Rhesusaffen ein großer präfrontaler Kortex mit sozialer Dominanz einher.

Das Leben Erwachsener ist voller folgenschwerer Weggabelungen, an denen die richtige Abzweigung eindeutig die schwierigere ist. Uns durch sie hindurchzuführen ist zweifellos die Aufgabe des frontalen Kortex. Die Fähigkeit, dies richtig zu tun, kann nur durch umfangreiche Erfahrung erworben werden.

Das könnte die Antwort sein. Wie wir in Kapitel 8 sehen werden, wird das Gehirn in hohem Maße durch Gene beeinflusst. Doch von der Geburt bis zum frühen Erwachsenenalter ist der Teil des menschlichen Gehirns, der uns am stärksten definiert, weniger ein Produkt der Gene, mit denen wir unser Leben begonnen haben, als der Ereignisse, mit denen das Leben uns konfrontierte. Da der frontale Kortex zuletzt reift, ist er definitionsgemäß die Hirnregion, die am wenigsten durch Gene und am meisten durch Erfahrung geprägt wird. Das muss auch so sein, sonst könnten wir nicht die äußerst komplexe soziale Art sein, die wir sind. Paradoxerweise hat es den Anschein, als habe die evolutionäre Entwicklung des Gehirns dafür gesorgt, dass der frontale Kortex so weit wie möglich frei von Genen ist.

7

ZURÜCK IN DIE WIEGE, ZURÜCK IN DEN SCHOSS

Nach der Reise zum Planeten Jugend kommen wir auf unsere ursprüngliche Methode zurück. Unser Verhalten – gut, schlecht oder irgendetwas dazwischen – hat stattgefunden. Warum? Wenn wir nach dem Ursprung von Verhalten fragen, denken wir in der Regel zuerst an die Kindheit, lange bevor uns Neuronen oder Hormone in den Sinn kommen.

KOMPLEXIFIZIERUNG

Offenkundig wird in der Kindheit jeder Bereich von Verhalten, Denken und Fühlen komplexer. Entscheidend ist dabei, dass sich die wachsende Komplexität in der Regel in stereotypen, universellen Stufenfolgen entfaltet. Die meisten Forscher, die über kindliche Verhaltensentwicklung arbeiten, orientieren sich implizit an Stufen oder Stadien; dabei betrachten sie (a) die Reihenfolge, in der die Stadien auftreten; (b) wie Erfahrung das Tempo und die Zuverlässigkeit beeinflusst, mit denen diese Stufenfolge abläuft; und (c) wie dies zur Entwicklung eines Erwachsenen beiträgt, der letztlich aus dem Kind werden wird. Lassen Sie uns zunächst auf die »Stufennatur« der neurobiologischen Entwicklung näher eingehen.

EINE KURZE BESICHTIGUNG DER GEHIRNENTWICKLUNG

Die Einteilung der menschlichen Entwicklung in Stadien erscheint durchaus sinnvoll. Einige Wochen nach der Empfängnis entstehen Wellen von Neuronen und wandern an ihre Bestimmungsorte. Nach zwanzig Wochen kommt es zu einer massiven Synapsenbildung – die Neuronen beginnen miteinander zu kommunizieren. Dann werden die Axone in Myelin eingehüllt; das ist die Isolierung durch die Gliazellen (die »weiße Substanz«), die die Signalübertragung beschleunigt.

Neuronenbildung, Neuronenmigration und Synaptogenese finden bei Menschen überwiegend vor der Geburt statt.[1] Dagegen gibt es bei der Geburt nur wenig Myelin, vor allem in den evolutionär neueren Hirnregionen; wie gesehen, braucht die Myelinisierung ein Vierteljahrhundert. Die Stadien der Myelinisierung und der daraus resultierenden funktionellen Entwicklung sind stereotyp. Beispielsweise wird die Kortexregion, die von zentraler Bedeutung für das Sprachverstehen ist, einige Monate früher myelinisiert als das Zentrum für Sprachproduktion – Kinder verstehen Sprache, bevor sie sprechen können.

Die größte Bedeutung hat die Myelinisierung bei der Umhüllung der längsten Axone, die Neuronen zur Kommunikation über große Entfernungen dienen. Die Myelinisierung hat also vor allem die Aufgabe, den Hirnregionen *die Verständigung untereinander* zu erleichtern. Keine Hirnregion ist eine Insel, und die Bildung von Schaltkreisen, die weit auseinanderliegende Regionen miteinander verbinden, ist von entscheidender Bedeutung – wie sonst kann der frontale Kortex seine wenigen myelinisierten Neuronen dazu verwenden, mit den Neuronen im Kellergeschoss des Gehirns zu reden, ein Umstand, dem Sie unter anderem Ihre Sauberkeitserziehung verdanken?[2]

Wie wir gesehen haben, produzieren Säugerföten Neuronen und Synapsen im Überfluss; unwirksame oder unwesentliche Synapsen und Neuronen fallen dem Pruning, dem Zurückschneiden, zum Opfer, wodurch die Schaltkreise schlanker und effizienter werden. Eine Erkenntnis des letzten Kapitels besagte, je später eine bestimmte Hirnregion reift, desto weniger ist sie dem Einfluss von Genen unterworfen und desto mehr dem der Umwelt.[3]

STADIEN

Welche Stadien der kindlichen Entwicklung tragen zur Erklärung der guten, schlechten, halb guten und halb schlechten Verhaltensweisen bei, die in Kapitel 1 den Ball ins Rollen gebracht haben?

Die Mutter aller Stufentheorien der Entwicklung geht auf das Jahr 1923 zurück, vorgelegt von Jean Piaget, in dessen klugen und eleganten Experimenten sich vier Stadien der kognitiven Entwicklung abzeichneten:[4]

- *Sensomotorisches Stadium* (Geburt bis ~ 24 Monate). Das Denken betrifft nur das, was das Kind direkt mit den Sinnen wahrnehmen und untersuchen kann. In diesem Stadium, meist mit etwa acht Monaten, entwickeln Kinder die »Objektpermanenz«, das Verständnis dafür, dass ein Objekt, auch wenn man es nicht sehen kann, vorhanden ist – das Kind kann sich ein geistiges Bild von etwas machen, das nicht mehr da ist.*

* Wie weist man Objektpermanenz bei einem Kind nach, das noch nicht sprechen kann? Zeigen Sie einem Kind, das noch nicht in diesem Stadium ist, ein Stofftier und legen Sie dieses dann in eine Schachtel. Für das Kind existiert das Stofftier nicht mehr. Jetzt nehmen Sie es heraus, und das Kind denkt: »Komisch, woher kommt das Stofftier?« Seine Herzfrequenz steigt. Sobald das Kind die Objektpermanenz erworben hat, ernten Sie nur ein müdes Gäh-

- *Präoperationales Stadium* (~ 2 bis 7 Jahre). Das Kind kann sich vorstellen, was in der Welt vor sich geht, ohne konkrete Beispiele vor Augen zu haben. Die Gedanken werden zunehmend symbolisch; die Fantasietätigkeit ist äußerst intensiv. Trotzdem ist das Denken noch intuitiv – keine Logik, keine kausalen Beziehungen. Die Kinder scheitern an der »Volumenerhaltung«. Man füllt die identischen Bechergläser A und B mit gleichen Wassermengen. Dann gießt man den Inhalt von Becherglas B in Becherglas C, das höher und schmaler ist. Nun fragt man das Kind: »Wo ist mehr Wasser drin, in A oder C?« Kinder im präoperationalen Stadium halten sich an die Intuition – die Wasserlinie in C ist höher als in A; folglich muss in C mehr Wasser sein.
- *Konkret-operationales Stadium* (7 bis 12 Jahre). Die Kinder denken logisch und fallen nicht mehr auf den Unsinn mit den unterschiedlich geformten Bechergläsern herein. Doch die logische Verallgemeinerung von besonderen Fällen ist noch schwierig. Gleiches gilt für abstraktes Denken – beispielsweise werden Sprichwörter wörtlich interpretiert (»Der Apfel fällt nicht weit vom Stamm« heißt schlicht und einfach, dass Äpfel von Bäumen fallen).
- *Formal-operationales Stadium* (ab Adoleszenz). Abstraktion, Denken und Metakognition der Kinder nähern sich dem Niveau Erwachsener.

Auch andere Aspekte der kognitiven Entwicklung werden in Stadien dargestellt. Ein frühes Stadium liegt vor, wenn Kleinkinder Ich-Grenzen bilden – »Da ist ein ›Ich‹, getrennt von allen anderen«. Ein Mangel an Ich-Grenzen wird erkennbar, wenn ein Kind sich nicht sicher ist, wo es endet und Mama beginnt – sie hat sich in den Finger geschnitten, und das Kind behauptet, sein Finger tue ihm weh.[5]

nen, wenn Sie das Plüschtier herausziehen: »Klar, da haben Sie's doch reingelegt« – ruhige, gleichmäßige Herzfrequenz. Noch besser: Legen Sie das Stofftier in eine Schachtel und holen Sie etwas anderes heraus (sagen wir, einen Ball). Vor Erwerb der Objektpermanenz ist das Kind nicht überrascht – das Stofftier hörte auf zu existieren, und der Ball ist gerade entstanden. Ein älteres Kind mit Objektpermanenz: »He, das Stofftier hat sich in einen Ball verwandelt!« – die Herzfrequenz steigt.

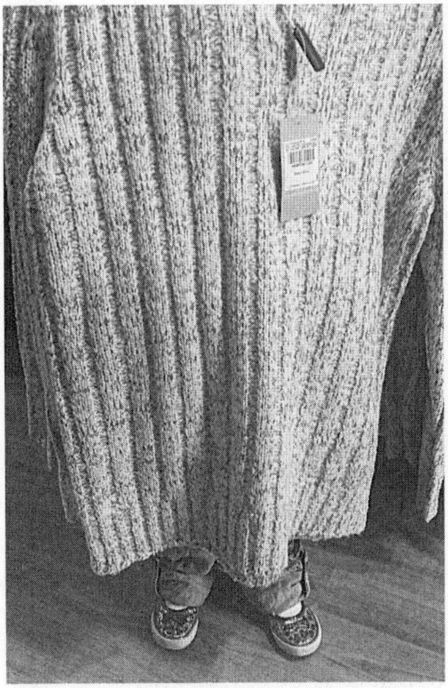

Versteckspiel mit einem Kind im Stadium »Wenn ich dich nicht sehen kann (oder auch nicht so leicht wie gewöhnlich sehen kann), dann kannst auch du mich nicht sehen«.

Das nächste Stadium ist die Erkenntnis, dass manche Menschen andere Informationen haben als man selbst. Neun Monate alte Kinder blicken in die Richtung, die ihnen jemand zeigt (etwas, was auch andere Menschenaffen und Hunde können), denn sie wissen, dass der Zeigende Informationen hat, über die sie nicht verfügen. Unterstützt wird das durch Motivation: Wo ist das Spielzeug? Wohin schauen sie? Ältere Kinder wissen grundsätzlich, dass andere Menschen auch andere Gedanken, Überzeugungen und Erkenntnisse haben als sie – ein entscheidender Schritt auf dem Weg zur Theorie des Geistes (ToM, nach englisch: *Theory of Mind*).[6]

Wie sieht es vor dem Erwerb von ToM aus? Eine Zweijährige und ein Erwachsener sehen, wie ein Keks in Schachtel A gelegt wird. Der Erwachsene verlässt den Raum, der Versuchsleiter nimmt den Keks aus A heraus und legt ihn in Schachtel B. Nun fragt man das Kind: »Wo wird der Mann nach dem Keks suchen, wenn er wieder hereinkommt?« Schachtel B – das Kind weiß es, und folglich weiß es jeder. Mit drei oder vier Jahren kann das Kind denken: »Er wird denken, es ist in A, auch wenn ich weiß, dass es in B ist.« Voilà: ToM.

Das Bestehen solcher Tests zu falschen Überzeugungen (False-Belief-

Aufgaben) markiert eine wichtige Entwicklungsetappe. Dann erreicht ToM eine Stufe komplexerer Einsichtsfähigkeit – Ironieverständnis, Perspektivenübernahme oder sekundäre ToM (Person As ToM über Person B verstehen).[7]

Für die Vermittlung von ToM sind verschiedene Kortexregionen verantwortlich: Teile des medialen PFC (Überraschung!) und einige neue Mitspieler, unter anderem der Precuneus, der Sulcus parietalis superior und der temporoparietale Übergang (TPJ nach englisch: *temporal-parietal junction*). Das lässt sich nachweisen durch Bildgebung, durch ToM-Defizite, wenn diese Regionen geschädigt sind (autistische Personen mit eingeschränkter ToM haben verminderte graue Substanz und Aktivität im Sulcus temporalis superior), und durch den Umstand, dass Personen, deren TPJ vorübergehend deaktiviert wird, die Absichten anderer nicht berücksichtigen, wenn sie diese moralisch beurteilen.[8]

Es gibt verschiedene Stadien der Blickverfolgung, dann kommen die primäre ToM, die sekundäre ToM und schließlich Perspektivenübernahme, wobei die Geschwindigkeit der Übergänge von der Erfahrung beeinflusst wird (zum Beispiel erreichen Kinder mit älteren Geschwistern ToM früher als der Durchschnitt ihrer Altersklasse).[9]

Natürlich gibt es Kritik an den Stufenmodellen der kognitiven Entwicklung. Eine hat mit dem zentralen Anliegen dieses Buchs zu tun: Der Piaget'sche Ansatz ist gefangen in einer »kognitiven« Schublade – er lässt den Einfluss sozialer und emotionaler Faktoren außer Acht.

Ein Beispiel, auf das wir in Kapitel 12 zurückkommen werden, betrifft Kinder, die noch nicht sprechen können und sicher noch nicht das Prinzip der Transitivität begriffen haben (wenn A > B und B > C, dann A > C). Wenn Sie dem Kind eine Verletzung der Transitivität bei Interaktionen zwischen Formen auf einem Bildschirm zeigen (Form A sollte Form C umwerfen, aber das Gegenteil geschieht), bleibt das Kind ungerührt und schaut nicht lange hin. Personifizieren Sie die Formen aber mit Augen und einem Mund, steigt die Herzfrequenz, das Kind schaut länger hin – »Hä, *Person* C soll *Person* A ausweichen, nicht umgekehrt«. Menschen verstehen logische Operationen zwischen Personen früher als solche zwischen Objekten.[10]

Auch der soziale und motivationale Zustand kann das kognitive Stadium verschieben. Ansätze von ToM sind eher an Schimpansen nachzuweisen, wenn sie mit einem anderen Schimpansen (aber nicht mit einem Menschen) interagieren und wenn eine Motivation in Form einer Futterquelle beteiligt ist.*[11]

Emotion und Affekt können das kognitive Stadium in bemerkenswerter Weise punktuell verändern. Ich habe ein wundervolles Beispiel dafür gesehen, als meine Tochter in ein und demselben Satz ToM *und* gescheiterte ToM bewies. Sie hatte die Vorschulen gewechselt und besuchte ihre alte Klasse. Dort berichtete sie den anderen Kindern über ihr Leben an der neuen Schule: »Dann, nach dem Mittagessen, spielen wir auf den Schaukeln. Es gibt Schaukeln in meiner neuen Schule. Und dann, danach, gehen wir rein, und Carolee liest uns eine Geschichte vor. Dann, danach …« ToM: »spielen wir auf den Schaukeln« – Moment mal, sie wissen nicht, dass es in meiner Schule Schaukeln gibt; das muss ich ihnen erzählen. Gescheiterte ToM: »Carolee liest uns eine Geschichte vor.« Carolee ist die Lehrerin an der neuen Schule. Für sie müsste die gleiche Logik gelten – erzähl ihnen, wer Carolee ist. Aber da Carolee die beste Lehrerin auf der Welt war, scheiterte ToM. Hinterher fragte ich sie: »Warum hast du ihnen nicht erzählt, dass Carolee deine Lehrerin ist?« »Na, jeder kennt Carolee.« Wie sollte es auch anders sein?

DEN SCHMERZ EINES ANDEREN EMPFINDEN

ToM führt zum nächsten Schritt – Menschen können andere *Gefühle* haben als ich, auch in Hinblick auf den Schmerz.[12] Diese Erkenntnis reicht noch nicht aus für Empathie. Schließlich nutzen Soziopathen, deren Merkmal ein pathologischer Mangel an Empathie ist, ToM meisterhaft, um jedem Menschen drei manipulative, reuelose Schritte voraus zu

* Wie würden Sie das testen? Zwei Menschen, einer mit verbundenen Augen, stehen vor einem Affen. Irgendwo ist ein Leckerbissen für den Affen versteckt. Die Binde wird entfernt, der Affe entscheidet, welcher Mensch nach dem Leckerbissen suchen soll. »Nimm nicht den, der die Augenbinde hatte. Er weiß nicht, wo der Leckerbissen ist«, denkt unser Affe, der ToM-Master of the Universe.

sein. Umgekehrt ist diese Erkenntnis auch nicht unbedingt erforderlich für Empathie, denn Kinder, die zu jung für ToM sind, lassen rudimentär erkennen, dass sie den Schmerz eines anderen Menschen mitempfinden können – ein Kleinkind wird versuchen, eine Person zu trösten, die vorgibt zu weinen, indem es ihr seinen Schnuller gibt (und die Empathie ist nur rudimentär vorhanden, weil das Kleinkind sich nicht vorstellen kann, jemand könne durch etwas anderes als es selbst getröstet werden).

Ja, sehr rudimentär. Vielleicht empfindet das Kind tiefe Empathie. Vielleicht ist es aber auch nur unglücklich über das Weinen und versucht aus reinem Eigennutz, den Erwachsenen zum Schweigen zu bringen. Die kindliche Empathie-Fähigkeit entwickelt sich stufenweise: Erst fühlt das Kind den Schmerz eines anderen, weil es *eins ist mit ihm*, dann fühlt das Kind *mit* der anderen Person, und schließlich fühlt das Kind *wie* sie.

Die Neurobiologie der kindlichen Empathie ist durchaus schlüssig. Wie in Kapitel 2 dargelegt, wird der anteriore cinguläre Kortex aktiviert, wenn Erwachsene sehen, dass jemand verletzt ist. Gleiches gilt für die Amygdala und den Insellappen, besonders in Fällen vorsätzlich zugefügten Leids – wenn der Erwachsene Zorn und Abscheu empfindet. Auch PFC-Regionen einschließlich des (emotionalen) vmPFC sind beteiligt. Die Beobachtung körperlicher Schmerzen (zum Beispiel, wenn ein Finger mit einer Nadel gestochen wird) ruft ein konkretes, stellvertretendes Muster hervor: Es kommt zur Aktivierung des periaquäduktalen Graus (PAG), einer Region, die auch für Ihre *eigene* Schmerzwahrnehmung von entscheidender Bedeutung ist, in Teilen des sensorischen Kortex, der Signale von *Ihren* Fingern empfängt, und in den Motorneuronen, die *Ihren* Fingern befehlen, sich zu bewegen.* Sie verkrampfen Ihre Finger.

Studien von Jean Decety an der University of Chicago zeigen, dass bei Siebenjährigen, die jemanden sehen, der Schmerzen hat, die Aktivierung am stärksten in den eher konkreten Regionen ist – dem PAG und dem sensorischen und dem motorischen Kortex –, wobei die PAG-Aktivität

* Diese »sensorische Motorresonanz« legt den Gedanken an »Spiegelneuronen« nahe. In Kapitel 14 werden wir untersuchen, was Spiegelneuronen bewirken (und dabei oft zu Ergebnissen kommen, die in scharfem Gegensatz stehen zu dem, was häufig angenommen wird). Die Beteiligung des PAG lässt auch an Psychopathen und ihr Empathie-Defizit denken; wie in Kapitel 2 erörtert, haben diese Personen eine ungewöhnlich niedrige Schmerzwahrnehmung.

mit der vmPFC-Aktivität gekoppelt ist, so gering diese auch sein mag. Bei älteren Kindern ist der vmPFC mit den zunehmend aktivierten limbischen Strukturen verschaltet.[13] Und bei Jugendlichen ist die stärkere vmPFC-Aktivierung mit ToM-Regionen gekoppelt. Was geht da vor sich? Die Empathie verlagert sich von der konkreten Welt des »Der Finger muss ihr *wehtun*, ich spüre plötzlich meinen eigenen Finger« zu der ToM-mäßigen Fokussierung auf Emotionen und Erfahrungen der Gestochenen.

Die Empathie kleiner Kinder macht keinen Unterschied zwischen absichtlich und unabsichtlich zugefügtem Schaden oder zwischen Schäden an Personen und Schäden an Sachen. Diese Unterscheidungen entwickeln sich erst später, etwa zu der Zeit, da das PAG seine Bedeutung als Teil empathischer Reaktionen allmählich einbüßt und der vmPFC und die ToM-Regionen stärker in den Vordergrund treten; außerdem aktiviert jetzt absichtlich zugefügter Schaden die Amygdala und den Insellappen – Zorn und Abscheu gegenüber dem Übeltäter.* Zu dieser Zeit beginnen Kinder auch erstmals zwischen selbst- und fremdverschuldeten Schmerzen zu unterscheiden.

Größere Komplexität – mit ungefähr sieben Jahren bringen Kinder ihre Empathie zum Ausdruck. Im Alter von zehn bis zwölf wird die Empathie allgemeiner und abstrakter – Empathie für die »Armen« statt für ein Individuum (Kehrseite: Kinder beginnen jetzt erstmals, Menschenkategorien mit negativen Stereotypen zu belegen).

Es gibt auch Hinweise auf ein Gerechtigkeitsgefühl. Vorschüler haben egalitäre Tendenzen (zum Beispiel: Es ist besser, der Freund bekommt einen Keks als ich). Doch bevor wir uns zu sehr an der Großzügigkeit der Jugend berauschen, sei darauf hingewiesen, dass es bereits eine Eigengruppen-Verzerrung gibt. Wenn es sich um ein fremdes Kind handelt, ist es nicht mehr weit her mit dem Egalitarismus.[14]

Die Kinder zeigen zudem eine wachsende Neigung, auf Ungerechtig-

* In dem Artikel, in dem Decety davon berichtet, erwähnt er noch ein weiteres interessantes Ergebnis. Wenn es sich um Taten handelt, bei denen Menschen zu Schaden kommen, befürworten Erwachsene in der Regel härtere Strafen für vorsätzliches Handeln. Werden Sachen beschädigt, wird auf die Unterscheidung zwischen absichtlich und unabsichtlich weit weniger Wert gelegt. »Mann, mir ist egal, ob er den Keilriemen absichtlich festgeklebt hat oder nicht – wir müssen einen neuen kaufen.«

keiten zu reagieren – etwa wenn jemand ungerecht behandelt wird.[15] Doch auch hier sei, bevor wir uns allzu sehr begeistern, darauf hingewiesen, dass es dabei eine Verzerrung gibt. Im Alter von vier bis sechs Jahren werden Kinder in allen Kulturen böse, wenn *sie selbst* übers Ohr gehauen werden. Erst mit acht bis zehn Jahren reagieren sie negativ, wenn jemand *anders* ungerecht behandelt wird. Außerdem gibt es erhebliche interkulturelle Unterschiede in der Frage, ob dieses spätere Stadium überhaupt eintritt. Das Gerechtigkeitsgefühl kleiner Kinder ist sehr eigennützig.

Schon bald nachdem Kinder begonnen haben, die ungerechte Behandlung eines anderen zu missbilligen, machen sie auch erste Versuche, vorangegangene Ungerechtigkeiten zu korrigieren (»Er sollte jetzt mehr bekommen, weil er vorher weniger gekriegt hat«).[16] In der Präadoleszenz wird der Egalitarismus durch die Akzeptanz von Ungleichheit aufgrund von Verdienst, Anstrengung oder Gemeinwohl ersetzt (»Sie sollte häufiger spielen als er; sie ist besser/hat härter trainiert/ist wichtiger für die Mannschaft«). Einige Kinder sind sogar bereit, sich für das Gemeinwohl zu opfern (»Sie sollte öfter als ich spielen; sie ist besser«).* In der Adoleszenz sind Jungen in der Regel eher bereit als Mädchen, aus utilitaristischen Gründen Ungleichheit zu akzeptieren; beide Geschlechter finden sich mit Ungerechtigkeiten ab, wenn es sich um soziale Konventionen handelt – »Da lässt sich nichts machen; das ist nun mal so«.

MORALISCHE ENTWICKLUNG

Ausgerüstet mit ToM, Perspektivenübernahme, differenziertem Empathie-Vermögen und Gerechtigkeitsgefühl, kann das Kind beginnen, sich mit der Unterscheidung von Recht und Unrecht auseinanderzusetzen.

Piaget hat darauf hingewiesen, dass es im kindlichen Spiel großenteils darum geht, Regeln für angemessenes Verhalten auszuarbeiten (Regeln,

* Das »Gemeinwohl« liegt bei Kindern – wie in allen Altersklassen – im Auge des Betrachters. In seinem Klassiker *The Moral Life of Children* (New York 1986) berichtet Robert Cole über seine Feldarbeit in den Südstaaten während der Aufhebung der Rassentrennung. Damals seien Kinder auf beiden Seiten des Grabens bereit gewesen, große Opfer für das Wohl *ihrer* ideologischen Gruppe zu bringen.

die sich durchaus von denen der Erwachsenen unterscheiden können),* und dass sich das in Stufen von wachsender Komplexität vollzieht. Das regte einen jungen Psychologen dazu an, das Thema genauer zu untersuchen – mit außerordentlich weitreichenden Folgen.

In den 1950er Jahren begann Lawrence Kohlberg, damals Doktorand an der University Chicago und später Professor in Harvard, sein monumentales Stufenmodell der moralischen Entwicklung zu formulieren.[17]

Die Kinder wurden aufgefordert, moralische Probleme zu lösen. Zum Beispiel: Die einzige Dosis des einzigen Wirkstoffs, der einer armen Frau das Leben retten kann, ist extrem kostspielig. Soll sie ihn stehlen? Warum?

Kohlberg gelangte zu dem Schluss, dass moralisches Urteilen ein *kognitiver* Prozess ist, der auf dem kindlichen Denken aufbaut, das im Zuge der Reifung immer komplexer wird. So schlug er seine berühmten drei Stufen der moralischen Entwicklung vor, jede aus zwei Teilen bestehend.

Man hat Ihnen gesagt, den verlockenden Keks, der vor Ihnen liegt, nicht zu essen. Sollen Sie ihn trotzdem essen? Hier sind die beklagenswert vereinfachten Stufen des Denkens, die in die Entscheidung einfließen:

EBENE 1: SOLL ICH DEN KEKS ESSEN? PRÄKONVENTIONELLES DENKEN

Stufe 1. Kommt drauf an. Wie wahrscheinlich ist es, dass ich bestraft werde? Bestraftwerden ist unangenehm. Wütendes Aufbegehren erreicht in der Regel seinen Höhepunkt im Alter von zwei bis vier Jahren, hinterher werden die Kinder gebändigt durch die Strafen der Erwachsenen (»Setz dich in die Ecke«) und der Gleichaltrigen (zum Beispiel durch Ächtung).

Stufe 2. Kommt drauf an. Werde ich belohnt, wenn ich mich beherrsche? Belohntwerden ist angenehm.

Beide Stufen basieren auf ich-orientiertem Gehorsam und Eigennutz

* Einmal erhielt ich von meinem damals vierjährigen Sohn eine Lektion über die private Welt der kindlichen Regelbildung. Wir waren gemeinsam in eine öffentliche Toilette gegangen und standen Seite an Seite an zwei Urinalen. Ich war ein bisschen früher als er fertig. »Ich wünschte, wir wären gleichzeitig fertig geworden«, sagte er. Warum? »Wir hätten dann mehr Punkte bekommen.«

(was ist für mich drin?). Nach Kohlberg befinden sich die Kinder in der Regel bis zum Alter von etwa acht bis zehn Jahren auf dieser Stufe.

Anlass zu Besorgnis besteht, wenn die Aggression – besonders die gefühllose und unbarmherzige Aggression – auf dieser Altersstufe nicht zurückgeht; das lässt auf ein erhöhtes Risiko für Soziopathie (eine antisoziale Persönlichkeitsstörung) im Erwachsenenalter schließen.* Entscheidend ist, dass das Verhalten künftiger Soziopathen immun gegen negatives Feedback zu sein scheint. Wie erwähnt, könnten die hohen Schmerzschwellen von Soziopathen zumindest teilweise deren Mangel an Empathie erklären – es ist schwer, den Schmerz eines anderen zu fühlen, wenn man den eigenen nicht spürt. Möglicherweise erklären sie auch die Unempfänglichkeit für negatives Feedback – warum soll man sein Verhalten ändern, wenn einem die Bestrafung nichts ausmacht?

Auf dieser Stufe versöhnen sich Kinder auch erstmals nach Konflikten und empfinden die Versöhnung als tröstlich (zum Beispiel weil die Glukokortikoid-Sekretion und die Angst zurückgehen). Diese Nutzeffekte lassen sicherlich darauf schließen, dass Eigennutz der Beweggrund für die Versöhnung ist. Das zeigt ein anderer, realpolitischer Aspekt – Kinder versöhnen sich bereitwilliger, wenn ihnen die Beziehung wichtig ist.

EBENE 2: SOLL ICH DEN KEKS ESSEN? KONVENTIONELLES DENKEN

Stufe 3. Kommt drauf an. Wer hat den Schaden, wenn ich es tue? Mag ich ihn? Was würden andere an meiner Stelle tun? Was denken die Leute von mir, wenn ich den Keks esse? Es ist anständig, an andere zu denken; es ist schön, einen guten Ruf zu haben.

Stufe 4. Kommt drauf an. Was sagt das Gesetz? Sind Gesetze unantastbar? Was ist, wenn alle dieses Gesetz übertreten? Es ist schön, eine klare Ordnung zu haben. Das ist der Richter, der die räuberischen, aber legalen Kreditpraktiken einer Bank betrachtet und denkt: »Mir tun die Opfer

* Gefühllose Aggression ist auch das Merkmal eines anderen Vorhersagefaktors für Soziopathie im Erwachsenenalter – Tierquälerei.

leid … aber ich bin hier, um zu entscheiden, ob die Bank ein Gesetz gebrochen hat … Das ist nicht der Fall.«

Konventionelles moralisches Denken ist relational (es betrifft Ihre Interaktionen mit anderen und deren Konsequenzen); die meisten Jugendlichen und Erwachsenen befinden sich auf dieser Ebene.

EBENE 3: SOLL ICH DEN KEKS ESSEN? POSTKONVENTIONELLES DENKEN

Stufe 5: Kommt drauf an. Durch welche Umstände ist der Keks dorthin gekommen? Wer hat entschieden, dass ich ihn nicht nehmen darf? Würde ich dadurch, dass ich den Keks nehme, ein Leben retten? Es ist schön, wenn klare Regeln flexibel angewendet werden. Jetzt würde der Richter denken: »Ja, das Vorgehen der Bank war legal, aber letztlich sind Gesetze dazu da, um die Schwachen vor den Mächtigen zu schützen, daher muss der Bank, ob gültiger Vertrag oder nicht, Einhalt geboten werden.«

Stufe 6: Kommt drauf an. Ist mein moralischer Standpunkt in dieser Angelegenheit wichtiger als irgendein Gesetz, ein Standpunkt, für den ich, wenn nötig, den höchsten Preis zu zahlen bereit wäre? Es ist schön zu wissen, dass es Dinge gibt, für die das Bibelwort gilt: »Ich werde nimmermehr wanken.«

Diese Ebene ist insofern egoistisch, als die Regeln und ihre Anwendung von innen kommen, Ausdruck einer Gewissensentscheidung sind und der Preis für ihre Übertretung der denkbar höchste ist – hinterher mit sich selbst zu leben. Auf dieser Ebene ist klar, dass gut zu sein und gesetzestreu zu sein nicht unbedingt gleichbedeutend sind. In seinem Lied »Pretty Boy Floyd« schrieb Woody Guthrie: »I love a good man outside the law, just as much as I hate a bad man inside the law.«*

* »Ich mag einen guten Mann, der außerhalb des Gesetzes steht, genauso, wie ich einen schlechten Mann, der innerhalb des Gesetzes steht, hasse.« Ich habe keine Ahnung, ob das für Floyd gilt, den Bankräuber (und Mörder) zur Zeit der Depression, der trotzdem eine Art Volksheld für die Armen wurde und dessen Begräbnis in Oklahoma von 20 000 bis 40 000 Menschen besucht wurde.

Stufe 6 ist ebenfalls ichbezogen und beruht implizit auf der Selbstgerechtigkeit dessen, der sich über spießbürgerliche Regelproduzenten und Erbsenzähler hinwegsetzt, der seinen eigenen Weg geht und nicht einfach ausgetretenen Pfaden folgt usw. Um Emerson zu zitieren, wie es oft geschieht, wenn es um die postkonventionelle Ebene geht: »Jede heroische Handlung findet ihren Maßstab in der Verachtung irgendeines äußeren Gutes.«[18] Das Denken der Stufe 6 kann inspirierend sein, aber auch unerträglich, wenn es von der Prämisse ausgeht, dass »gut sein« und »gesetzestreu sein« Gegensätze sind. »To live outside the law, you must be honest«,* schrieb Bob Dylan.

Kohlberg und seine Nachfolger haben kaum jemanden gefunden, der sich ständig auf Stufe 5 oder Stufe 6 befand.

Im Prinzip hat Kohlberg die moralische Entwicklung von Kindern als Forschungsfeld im Alleingang entdeckt. Sein Stufenmodell ist so fest etabliert, dass man in der Wirtschaft gerne von jemandem sagt, er sei in der Ursuppe einer primitiven Kohlberg-Stufe stecken geblieben. Wie wir in Kapitel 12 sehen werden, gibt es sogar Indizien dafür, dass Konservative und Liberale auf verschiedenen Kohlberg-Stufen argumentieren.

Natürlich hat Kohlbergs Werk auch seine Probleme.

DAS ÜBLICHE: Nehmen Sie kein Stufenmodell zu ernst – es gibt Ausnahmen, die Reifestadien sind nicht deutlich genug abgegrenzt, und Stufen können kontextabhängig sein.

DAS PROBLEM DES TUNNELBLICKS UND DER FALSCHEN EMPHASEN: Kohlberg untersuchte zunächst die üblichen nichtrepräsentativen Menschen – die Amerikaner. Wie wir in späteren Kapiteln sehen werden, gibt es bei moralischen Urteilen erhebliche interkulturelle Unterschiede. Außerdem waren die Versuchspersonen männlich, ein Umstand, den Carol Gilligan von der New York University in den 1980er Jahren kritisierte. Kohlberg und Gilligan waren sich über die allgemeine Stufenfolge einig. Allerdings zeigten Gilligan und andere, dass Mädchen und Frauen in ihren moralischen Urteilen im Allgemeinen Fürsorglichkeit höher be-

* »Um außerhalb des Gesetzes zu leben, musst du ehrlich sein.«

werten als Gerechtigkeit, ganz im Gegensatz zu Jungen und Männern. Infolgedessen neigen Frauen zu konventionellem Denken und dessen Emphase auf Beziehungen, während Männer postkonventionelle Abstraktionen vorziehen.[19]

DIE KOGNITIVE EMPHASE: Sind moralische Urteile eher ein Ergebnis des Denkens und der Vernunft oder der Intuition und der Emotion? Kohlbergianer bevorzugen Ersteres. Wie wir jedoch in Kapitel 13 sehen werden, lassen viele Organismen mit begrenzten kognitiven Fähigkeiten, unter anderem Kleinkinder und nichtmenschliche Primaten, einen rudimentären Sinn für Fairness und Gerechtigkeit erkennen. Diese Ergebnisse sprechen für das »sozial-intuitionistische« Modell moralischer Entscheidungsfindung der Psychologen Martin Hoffman und Jonathan Haidt, beide von der New York University.[20] Da stellt sich natürlich die Frage, wie moralisches Denken und moralischer Intuitionismus zusammenwirken. Wie wir sehen werden, ist (a) die moralische Intuition nicht etwa reine Emotion, sondern ein eigener kognitiver Stil, der sich vom bewussten Denken unterscheidet; und (b) das moralische Denken umgekehrt oft auffallend unlogisch. Bitte merken.

DER MANGEL AN VORHERSAGBARKEIT: Lässt sich auf der Basis irgendeines dieser Befunde tatsächlich vorhersagen, wer sich für den schwierigeren Weg entscheidet, wenn es der richtige ist? Sind Goldmedaillengewinner nach Kohlberg'scher Logik diejenigen, die bereit sind, den Preis für Whistleblowing, Überwältigen des Amokläufers oder Unterbringen von Flüchtlingen in Kauf zu nehmen? Ach was, vergessen wir die Heldentaten; ist bei ihnen wenigstens die Wahrscheinlichkeit größer, dass sie in simplen Psycho-Experimenten ehrlich sind? Mit anderen Worten, ist moralisches Denken ein Vorhersagefaktor für moralisches *Handeln*? Selten; wie wir in Kapitel 13 sehen werden, erwächst moralisches Heldentum selten aus der supertollen frontokortikalen Willenskraft. Vielmehr kommt es zustande, wenn der richtige Weg nicht der schwierigere ist.

MARSHMALLOWS

Der frontale Kortex und seine wachsende Konnektivität mit dem Rest des Gehirns bilden die neurobiologische Basis für die weitere Entwicklung des Kindes, vor allem für seine Fähigkeit, Emotionen und Verhalten zu regulieren. Bei dem berühmtesten Beweis für diese These geht es um ein höchst überraschendes Objekt – das Marshmallow.[21]

In den 1960er Jahren entwickelte der Stanford-Psychologe Walter Mischel den »Marshmallow-Test«, um den Belohnungsaufschub zu untersuchen. Ein Kind bekommt ein Marshmallow. Der Versuchsleiter sagt: »Ich gehe einen Moment aus dem Zimmer. Du kannst das Marshmallow essen, während ich fort bin. Aber wenn du wartest und es nicht isst, bis ich wiederkomme, gebe ich dir noch ein Marshmallow.« Daraufhin verlässt er den Raum. Das Kind, das durch einen Zwei-Wege-Spiegel beobachtet wird, beginnt seinen einsamen Kampf; eine Viertelstunde muss es durchhalten, bis der Versuchsleiter zurückkommt.

Als Mischel Hunderte von Drei- bis Sechsjährigen untersuchte, stieß er auf eine enorme Bandbreite – einige aßen das Marshmallow, noch bevor der Versuchsleiter den Raum verlassen hatte. Ungefähr ein Drittel schaffte die fünfzehn Minuten. Die anderen lagen dazwischen; im Durchschnitt betrug der Aufschub elf Minuten. Die Kinder verfolgten unterschiedliche Strategien bei dem Versuch, dem Lockruf des Marshmallows zu widerstehen, wie zeitgenössische Versionen des Tests auf YouTube zeigen. Einige Kinder halten sich die Augen zu, verstecken das Marshmallow oder singen, um sich abzulenken. Andere ziehen Grimassen oder sitzen auf ihren Händen. Oder sie schnüffeln an dem Marshmallow, kneifen ein winzig kleines Stück ab, um es zu essen, halten es wie eine kostbare Reliquie in die Höhe, küssen oder streicheln es.

Verschiedene Faktoren beeinflussten die Standhaftigkeit der Kinder (wie aus späteren Studien hervorgeht, die Mischel in seinem Buch beschreibt und in denen aus irgendwelchen Gründen die Marshmallows durch Brezeln ersetzt wurden). Vertrauen in das System spielte eine Rolle – wenn Versuchsleiter vorher Versprechen gebrochen hatten, warteten die Kinder nicht so lange. Veranlasste man die Kinder, daran zu denken, wie knusprig und lecker Brezeln sind (»heiße Ideenbildung« nannte Mischel das), löste sich die Selbstdisziplin in Luft auf; setzte man eine »kalte Ideenbildung« in Gang (zum Beispiel durch Verweis auf die Form der Brezeln) oder initiierte man eine alternative heiße Ideenbildung (etwa durch Erwähnung von Eiscreme), kam das der Widerstandskraft zugute.

Wie erwartet, halten ältere Kinder länger durch, indem sie wirksamere Strategien verwenden. Jüngere Kinder beschreiben Strategien wie: »Ich habe ständig daran gedacht, wie gut das zweite Marshmallow schmecken würde.« Das Problem besteht natürlich darin, dass diese Strategie nur zwei Synapsen von dem Marshmallow entfernt ist, das vor einem liegt. Ältere Kinder dagegen verwenden Ablenkungsstrategien – sie denken an Spielzeug, Haustiere, ihren Geburtstag. Danach kommen Neubewertungsstrategien (»Hier geht es nicht um Marshmallows, hier geht es darum, was ich für ein Mensch bin«). Für Mischel hat die Reifung der Willenskraft mehr mit Ablenkungs- und Neubewertungsstrategien zu tun als mit Stoizismus.

Kinder verbessern also ihre Fähigkeit zum Belohnungsaufschub. Durch Mischels nächsten Schritt wurden seine Studien zum Klassiker – er verfolgte nämlich den weiteren Lebensweg der Kinder, um festzustellen, ob die Wartezeit auf den Marshmallow irgendwelche Vorhersagen über ihr Erwachsenendasein ermöglichte.

Und ob! Fünfjährige Meister der Marshmallow-Geduldsübung schnitten (verglichen mit gleichaltrigen Probanden, die nicht warten konnten) besser bei Schultests in der Highschool ab, hatten mehr sozialen Erfolg, bewiesen größere Resilienz und waren in ihrem Verhalten weniger aggressiv und ablehnend. *Vierzig Jahre* nach den Marshmallows wiesen sie die besseren frontalen Funktionen, intensivere PFC-Aktivierungen und niedrigere BMIs auf.[22] Ein millionenschwerer Hirnscanner besitzt nicht mehr Vorhersagevermögen als ein Marshmallow. Alle besorgten Mittelschichtseltern haben, besessen von diesen Ergebnissen, Marshmallows zu ihren bevorzugten Fetischobjekten gemacht.

KONSEQUENZEN

Nun haben wir einen gewissen Eindruck von den verschiedenen Bereichen der Verhaltensentwicklung bekommen. Es ist an der Zeit, diese Dinge mit der zentralen Frage des vorliegenden Buchs zu verknüpfen. Unser Erwachsener hat ein Verhalten gezeigt, das wunderbar, schäbig oder irgendetwas dazwischen ist, und wir fragen uns, welche Kindheitsereignisse zu diesem Geschehen beigetragen haben.

Die erste Aufgabe besteht darin, die Biologie tatsächlich in unser Denken zu integrieren. Ein Kind leidet unter Mangelernährung und hat als Erwachsener beeinträchtigte kognitive Fertigkeiten. Das lässt sich leicht biologisch formulieren – Mangelernährung schädigt die Hirnentwicklung. Oder ein Kind wird von Eltern aufgezogen, die kalt und ausdruckslos sind, und fühlt sich als Erwachsener nicht liebenswert. Es ist schwerer, den biologischen Zusammenhang herzustellen und sich dem Gedanken zu verschließen, es handle sich irgendwie um ein *weniger biologisches* Phänomen. Vielleicht *weiß* man weniger über die biologischen Veränderungen, die den Zusammenhang zwischen der Gefühlskälte der Eltern und dem Erwachsenen mit dem beeinträchtigten Selbstwertgefühl erklären, als über die Beziehung zwischen Mangelernährung und Kognition. Es mag mühsamer sein, den ersten Zusammenhang biologisch zu erklären als den zweiten. Sicherlich dürfte es im ersten Fall erheblich komplizierter sein, eine primär biologische Therapie zu finden (das heißt, ein auf einem imaginären neuronalen Wachstumsfaktor beruhendes Medikament zu entwickeln, das das Selbstwertgefühl stärkt). Aber die Biologie vermittelt beide Zusammenhänge. Eine Wolke mag weniger greifbar sein als ein Ziegelstein, aber beide verdanken ihre Struktur den gleichen Gesetzen atomarer Wechselwirkung.

Wie verknüpft die Biologie die Kindheit mit den Verhaltensweisen des Erwachsenenalters? Die in Kapitel 5 behandelte neuronale Plastizität spielt in der frühen Entwicklung eine wesentliche Rolle. Die Hirnentwicklung ist der Inbegriff neuronaler Plastizität; jede noch so winzige Erfahrung hinterlässt Spuren in diesem Gehirn.

Betrachten wir nun, wie verschiedene Kindheitserfahrungen unterschiedliche Erwachsene hervorbringen.

BEGINNEN WIR GANZ AM ANFANG: DIE BEDEUTUNG DER MÜTTER

Nichts geht über Überschriften, die Allgemeinplätze verkünden. Jeder braucht eine Mutter. Sogar Nagetiere; trennt man Rattenjunge ein paar Stunden täglich von ihrer Mutter, weisen sie als ausgewachsene Tiere erhöhte Glukokortikoidspiegel auf, eingeschränkte kognitive Fähigkeiten, sie sind ängstlich und, wenn sie Männchen sind, aggressiver.[23] Mütter sind entscheidend. Nur war das bis weit ins 20. Jahrhundert hinein den meisten Fachleuten nicht bekannt. Der Westen entwickelte Betreuungstechniken, bei denen Kinder im Vergleich zu traditionellen Kulturen weniger Körperkontakt mit ihren Müttern hatten, früher alleine schliefen und, wenn sie schrien, länger warten mussten, bevor sie auf den Arm genommen wurden. Um 1900 warnte Luther Holt, der führende Experte von der Columbia University, vor der »teuflischen Praxis«, ein schreiendes Baby aufzunehmen oder zu häufig zu streicheln. Das waren die Kinder in der Welt der Reichen, die von Kindermädchen aufgezogen wurden. Kurz vor dem Zubettgehen wurden sie ihren Eltern präsentiert, um gesehen, aber nicht gehört zu werden.

Zu dieser Zeit kam es zu einem der seltsamsten One-Night-Stands der Geschichte, als nämlich die Freudianer und die Behavioristen mit vereinten Kräften erklärten, wie es zur Bindung der Kleinkinder an ihre Mütter kommt. Nach Meinung der Behavioristen liegt es natürlich daran, dass die Mütter ihre Kinder bestärken und sie mit Kalorien versorgen, wenn sie hungrig sind. Für die Freudianer liegt es, ebenso selbstverständlich, daran, dass den Babys die »Ich-Entwicklung« fehlt, die erforderlich wäre, um zu irgendetwas oder irgendjemandem außer der mütterlichen Brust eine Beziehung herzustellen. Verbindet man das mit dem Dogma des Kinder-sollen-gesehen-aber-nicht-gehört-werden, so folgt daraus, dass ein Kind, wenn sein Bedürfnis nach Nahrung, angemessener Temperatur und all den anderen materiellen Erfordernissen gestillt ist, alles hat, was es braucht. Zuwendung, Warmherzigkeit, Körperkontakt? Überflüssig.

Diese Vorstellung hat zumindest eine Katastrophe heraufbeschworen. Wenn ein Kind für längere Zeit ins Krankenhaus kam, besagte das Dogma, dass die Mutter überflüssig sei – sie trage nur zum emotionalen Aufruhr bei, und für alles Wichtige sorge das medizinische Personal. In der Regel durften Mütter ihre Kinder einmal in der Woche einige Minuten lang besuchen. Wurden Kinder längere Zeit stationär behandelt, siechten sie an »Hospitalismus« dahin und starben zuhauf an unspezifischen Infektionen und Magen-Darm-Erkrankungen, die mit ihrer ursprünglichen Erkrankung in keinerlei Zusammenhang standen.[24] Damals war aus der Keimtheorie die Überzeugung entstanden, dass hospitalisierte Kinder am besten vor jeder Berührung bewahrt und in einer sterilen Umgebung isoliert werden müssten. Bemerkenswerterweise war Hospitalismus besonders häufig in Krankenhäusern mit neumodischen Brutkästen (die man aus der Geflügelzucht übernommen hatte); die sichersten Krankenhäuser waren die ärmeren, die auf die primitive Praxis der Kinderpflege mit Körperkontakt und Streicheleinheiten zurückgreifen mussten.

In den 1950er Jahren stellte der britische Psychiater John Bowlby die Vorstellung in Frage, Babys seien einfache Organismen mit wenig emotionalen Bedürfnissen; seine »Bindungstheorie« war der Beginn unserer modernen Auffassung von der Mutter-Kind-Bindung.[*25] In seiner Trilogie *Attachment and Loss* (dt.: *Bindung – Eine Analyse der Mutter-Kind-Beziehung*) fasste Bowlby die simplen Antworten zusammen, die wir heute geben, wenn wir gefragt werden, was Kinder von ihren Müttern brauchen:

* Anders als die meisten Freudianer und Behavioristen verfügte Bowlby tatsächlich über umfangreiche Erfahrungen mit Kindern, unter anderem solchen, die in den 1940er Jahren von ihren Müttern getrennt wurden – Londoner Kinder, die man während des Krieges vor den deutschen Luftangriffen auf dem Land in Sicherheit brachte; jüdische Kinder aus Mitteleuropa, die, Hitlers Schergen nur knapp entronnen, mit dem Kindertransport nach England kamen, und natürlich Kriegswaisen. Wie sah übrigens Bowlbys eigene Kindheit aus? Er war der Sohn des königlichen Chirurgen Sir Anthony Bowlby und wurde von Kindermädchen großgezogen.

Liebe, Wärme, Zuneigung, Zuwendung, Anregung, Beständigkeit, Verlässlichkeit. Was hat ihr Fehlen zur Folge? Ängstliche, depressive und/oder bindungsunfähige Erwachsene.*

Bowlby regte eines der einflussreichsten Experimente in der Geschichte der Psychologie an – durchgeführt von Harry Harlow an der University of Wisconsin; es widerlegte das Freud'sche und behavioristische Dogma über die Mutter-Kind-Bindung.[26] Harlow zog ein Rhesusaffenbaby ohne Mutter auf, versorgte es aber mit zwei »Ersatzmüttern«. Beide bestanden aus einer Drahtröhre, die ungefähr die Form eines Torsos hatte und oben mit einem affenähnlichen Plastikkopf versehen war. Bei der einen kam eine Milchflasche aus ihrem »Torso«. Bei der anderen war der Torso mit Frotteestoff umwickelt. Mit anderen Worten, von der einen bekam das Baby Kalorien, von der anderen eine armselige Nachahmung des mütterlichen Fells. Freud und B. F. Skinner hätten sich um den Zugang zur Drahtmama gebalgt. Die Babyaffen entschieden sich jedoch für die Frotteemama.** »Der Mensch lebt nicht von Milch allein. Liebe ist ein Gefühl, das nicht auf eine Flasche – oder Brei – angewiesen ist«, schrieb Harlow.

Antworten auf die Frage, für welche Grundbedürfnisse eine Mutter sorgen muss, ergaben sich aus einem sehr kontroversen gesellschaftlichen Problem. Mit Beginn der 1990er Jahre gingen die Kriminalitätsraten in den Vereinigten Staaten stark zurück. Warum? Für Liberale war die Antwort die prosperierende Wirtschaft. Für die Konservativen die bessere finanzielle Ausstattung der Polizei, vergrößerte Gefängnisse und die ver-

* Natürlich ist Bowlbys Ableger, die Schule der »Bindungserziehung«, inzwischen so fest etabliert, dass sie unter Eltern für eine endlose Folge bedauerlicher Entwicklungen verantwortlich ist – Missverständnisse, Marotten, übersteigerte Theorien, krankhafte Gefühle neurotischer Unzulänglichkeit oder selbstgerechter Überheblichkeit. Obwohl ich damit vermutlich in ein Wespennest steche, möchte ich doch anmerken, dass es keinerlei wissenschaftliche Basis für die Behauptung gibt, eine Frau füge ihrem Kind irreparablen Schaden zu, wenn sie es nicht stillt, es nicht während des ersten Jahrzehnts in seinem Leben stillt, ihr Kind nicht binnen Sekunden nach der Geburt erfolgreich stillt, es auch nur ein einziges Mal länger als zwei Sekunden allein lässt oder gar einer Arbeit außer Haus nachgeht. Genauso wenig gibt es einen empirischen Beleg dafür, dass nicht auch ein Mann für die gleichen positiven Bindungseffekte sorgen kann – oder eine alleinerziehende berufstätige Mutter oder zwei Mütter oder zwei Väter.

** Der Kultcharakter dieser Studie ist so ausgeprägt, dass ich von Psychologen häufig spöttische Bemerkungen über Harlow gehört habe, wie beispielsweise: »Ich hatte eine beschissene Kindheit; mein Vater war nie da und meine Mutter eine Drahtmama.«

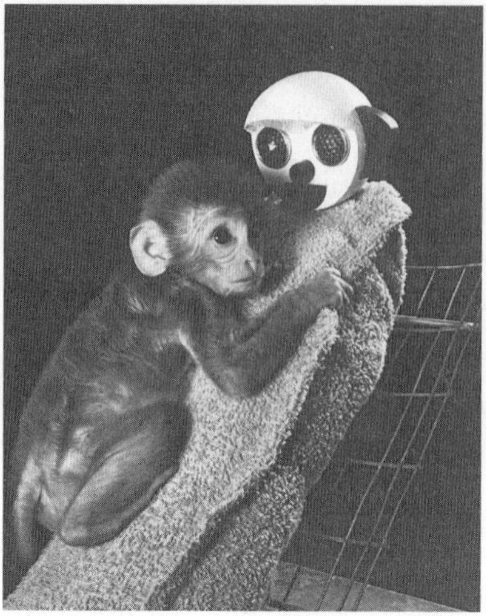

schärften Gesetze gegen Wiederholungstäter. Doch dann legten John Donohue, ein Rechtswissenschaftler von der Stanford University, und Steven Levitt, ein Wirtschaftswissenschaftler von der University of Chicago, eine Teilerklärung vor: Es war die Legalisierung der Abtreibung. In ihrer Analyse nahmen sich die Autoren Staat für Staat vor und zeigten anhand der Liberalisierung der Abtreibungsgesetze und der Demografie des Kriminalitätsrückgangs, dass mit der Möglichkeit, in einem Gebiet legale Abtreibung vornehmen zu können, die Straffälligkeit junger Erwachsener dort zwanzig Jahre später einen deutlichen Rückgang verzeichnete. Ziemlich überraschend – doch die Ergebnisse leuchten mir, so strittig und traurig sie sind, unmittelbar ein. Was ist ein entscheidender Vorhersagefaktor für eine kriminelle Karriere? Als Kind einer Mutter geboren zu werden, die sich, wenn sie gekonnt hätte, gegen Ihre Geburt entschieden hätte. Was ist das Wichtigste, was eine Mutter Ihnen geben kann? Die Gewissheit, dass sie glücklich ist, Sie zu haben.*[27]

* Interessanterweise berichtete Bowlby in seiner ersten Veröffentlichung, dass Diebe in ihrer Kindheit überdurchschnittlich häufig und lange von ihren Müttern getrennt waren. Ganz ähnlich das Ergebnis einer Studie aus dem Jahr 1994: Menschen, bei denen sowohl Geburtskomplikationen als auch eine Ablehnung durch die Mutter im Alter von einem Jahr vorgelegen hatten, begingen mit einer deutlich erhöhten Wahrscheinlichkeit achtzehn Jahre später Gewaltverbrechen (aber keine gewaltfreien Straftaten).

Harlow verdanken wir ferner eine Erkenntnis, die ein Eckpfeiler des vorliegenden Buchs ist – nämlich die Antwort auf die Frage, welchen Beitrag Mütter (und später Gleichaltrige) zur weiteren Entwicklung der Kinder leisten. Dazu entwarf er ein Experiment, das wohl die heftigsten Proteste in der Geschichte der Psychologie auslöste. Er zog Babyaffen in völliger Isolation auf, ohne Mutter oder Gleichaltrige; sie verbrachten die ersten Monate, manchmal sogar Jahre, ihres Lebens ohne Kontakt mit einem anderen Lebewesen, bevor sie in eine soziale Gruppe gebracht wurden.*

Wie nicht anders zu erwarten, erlitten sie totalen Schiffbruch. Einige saßen allein, umarmten sich und wiegten sich »autistisch« hin und her. Andere zeigten sich in ihrem hierarchischen oder sexuellen Verhalten vollkommen unangepasst.

Dabei gab es einen interessanten Aspekt. Diese in Isolation aufgewachsenen Tiere verhielten sich nicht falsch – sie zeigten nicht das Aggressionsgebaren eines Straußes oder die sexuell aufreizenden Gesten eines Geckos. Die Verhaltensweisen waren normal, wurden aber zur falschen Zeit und am falschen Ort ausgeführt – beispielsweise zeigten sie Unterwerfungsgesten gegenüber einem schwächeren Tier, das halb so groß war wie sie, oder sie bedrohten Alpha-Tiere, vor denen sie sich hätten ducken müssen. Mütter und Gleichaltrige vermitteln nicht die motorischen Bausteine festgelegter Handlungsmuster; die sind fest verdrahtet. Sie bringen den Kleinen bei, wann, wo und gegenüber wem – das heißt den angemessenen *Kontext* für diese Verhaltensweisen. Sie lehren sie, wann das Berühren eines fremden Arms oder die Betätigung eines Abzugs zu den besten oder schlimmsten unserer Verhaltensweisen gehören können.

* Die Brutalität dieser Studien war einer der Gründe für die Ausbreitung der Tierschutzbewegung. Seit ich als Teenager bei der Lektüre dieser Studien Tränen in den Augen hatte, ist mein Verhältnis zu ihnen höchst gespalten. Harlow war entsetzlich gefühlskalt, gab ungerührt zu, dass er nichts für die Affen empfand, und hat einfach zu viele dieser Deprivationsstudien durchgeführt. Doch gleichzeitig half uns seine Arbeit unter anderem, aus biologischer Sicht zu verstehen, dass frühkindlicher Verlust eine Prädisposition für Depressionen im Erwachsenenalter schafft. Angesichts der damals herrschenden Vorstellungen über Kindererziehung und die vermeintliche Bedeutungslosigkeit von Erziehungsmethoden, die wir heute für unverzichtbar halten, liegt eine gewisse Ironie darin, dass uns ausgerechnet Harlows wegweisende Arbeit so deutlich vor Augen führte, wie unmoralisch diese Forschung war.

Ein aufschlussreiches Beispiel dafür habe ich an den Pavianen beobachtet, die ich in Kenia studiere. Ein ranghohes und ein rangniederes Weibchen brachten in derselben Woche Töchter zur Welt. Das Junge des ranghöheren Tiers absolvierte jede Entwicklungsstufe früher als das andere – da waren die Ausgangsbedingungen bereits ungleich. Als die Kleinen einige Wochen alt waren, hatten sie beinahe ihre erste Interaktion. Die Tochter der untergeordneten Mama entdeckte die Tochter der dominanten Mama und wackelte hinüber, um Hallo zu sagen. Doch als sie fast da war, packte ihre rangniedere Mutter die Kleine am Schwanz und zog sie zurück.

Das war die erste Lektion über ihren Platz in jener Welt. »Siehst du sie? Sie hat einen *weit* höheren Rang als du, daher darfst du nicht einfach hingehen und mit ihr spielen. Wenn sie in der Nähe ist, bleibst du still sitzen, meidest Augenkontakt und hoffst, dass sie dir nicht wegnimmt, was du gerade isst.« Erstaunlicherweise werden diese beiden Babys in zwanzig Jahren alte Damen sein, die immer noch die hierarchischen Asymmetrien durchspielen, die sie an diesem Morgen gelernt haben.

IM STURM IST JEDE MUTTER RECHT

Harlow lieferte noch eine wichtige Erkenntnis dank einer weiteren bedrückenden Studie. Affenbabys wurden mit Drahtmüttern großgezogen, die in der Mitte ihres Torsos eine Luftdüse hatten. Wenn sich ein Baby an den Ersatz klammerte, wurde es von einem unangenehmen Luftstrahl getroffen. Was würde der kleine Affe wohl nach Meinung eines Behavioristen tun, wenn er eine solche Bestrafung erhielte? Fliehen. Doch wie in der Welt der missbrauchten Kinder und misshandelten Partner, klammerten sich die Babys nur noch fester an die Ersatzmama.

Warum entwickeln wir so häufig eine Bindung an eine Quelle negativer Verstärkung und suchen, wenn wir bekümmert sind, Trost bei der

Ursache dieses Kummers? Warum lieben wir überhaupt die falsche Person, werden missbraucht und kehren zurück, um abermals missbraucht zu werden?

Psychologische Erkenntnisse gibt es in Hülle und Fülle. Weil es Ihnen an Selbstachtung fehlt, weil Sie glauben, was Besseres kriegen Sie nicht. Oder weil Sie der coabhängigen Überzeugung sind, dass es Ihre Berufung ist, diese Person zu ändern. Vielleicht identifizieren Sie sich mit Ihrem Unterdrücker, oder Sie sind zu der Überzeugung gelangt, dass es Ihr Fehler ist und dass der Aggressor im Recht ist, dann erscheint er Ihnen nicht mehr so irrational und erschreckend. Das ist alles richtig und kann von enorm erklärendem und therapeutischem Wert sein. Regina Sullivan an der New York University hat in ihrer Arbeit jedoch Ausläufer dieses Phänomens weit entfernt von der menschlichen Psyche entdeckt.

Sullivan konditionierte Rattenjunge darauf, einen neutralen Geruch mit einem Stromstoß zu assoziieren.[28] Wenn man ein Junges, das im Alter von zehn Tagen oder älter (»ältere Junge«) konditioniert wurde, diesem Geruch aussetzte, dann geschah das, was zu erwarten war – Amygdala-Aktivierung, Glukokortikoid-Sekretion und Vermeidung des Geruchs. Wenn man das Gleiche mit einem noch jüngeren Tier machte, geschah nichts dergleichen; bemerkenswerterweise wurde das Junge von dem Geruch *angelockt*.

Wieso? Es gibt eine interessante Besonderheit bei Neugeborenen, die unter Stress stehen. Nagerföten haben keine Schwierigkeiten, Glukokortikoide auszuschütten. Doch wenige Stunden nach der Geburt schrumpfen die Nebennieren dramatisch und sind kaum noch in der Lage, Glukokortikoide abzusondern. Diese erschwerte Stimulierbarkeit des Stresssystems (SHRP, nach englisch: *stress hyporesponsive period*) bildet sich in den kommenden Wochen wieder zurück.[29]

Was ist der Zweck der SHRP? Glukokortikoide haben so viele nachteilige Auswirkungen auf die Gehirnentwicklung (bitte merken), dass die SHRP zum Lotteriespiel wird – »Ich werde keine Glukokortikoide in Reaktion auf Stress ausschütten, damit ich mich optimal entwickle; wenn ich Stress bekomme, wird Mama das schon für mich regeln«. Beraubt man Babyratten ihrer Mütter, expandieren dementsprechend ihre Nebennieren binnen Stunden, und sie erlangen ihre Fähigkeit zurück, große Mengen von Glukokortikoiden auszuschütten.

Während der SHRP scheinen die Rattenbabys einer weiteren Regel zu folgen: »Wenn Mama zugegen ist (und ich deshalb keine Glukokortikoide ausschütte), sollte ich mich an jeden starken Reiz binden. Es kann nicht schlecht für mich sein; Mama würde das nicht erlauben.« Injizieren Sie zum Beweis während der Konditionierung junger Babyratten Glukokortikoide in deren Amygdalae, dann werden diese aktiviert und die Jungen entwickeln eine Aversion gegen den Geruch. Wenn Sie umgekehrt während der Konditionierung die Glukokortikoid-Sekretion in älteren Jungen blockieren, fühlen diese sich von dem Geruch angezogen. Oder konditionieren Sie sie in Gegenwart ihrer Mutter, dann werden die Jungen keine Glukokortikoide ausschütten und den Geruch als reizvoll empfinden. Mit anderen Worten, bei jungen Ratten wirken auch unangenehme Dinge in Gegenwart der Mutter verstärkend, selbst wenn die Mutter der *Ursprung* der aversiven Reize ist. Sullivan und ihre Kollegen schreiben in ihrem eben zitierten Artikel: »Die Bindung [eines solchen Kindes] zur Bezugsperson hat sich entwickelt, damit das Kind ein Band zur Bezugsperson herstellt, unabhängig von der Qualität der Fürsorge, die es empfängt.« Im Sturm ist jede Mutter recht.

Wenn dies auch für Menschen gilt, kann es vielleicht erklären, warum Personen, die als Kinder misshandelt wurden, als Erwachsene zu Beziehungen neigen, in denen sie von ihrem Partner misshandelt werden.[30] Doch wie verhält es sich mit der Kehrseite? Wie kommt es, dass rund 33 Prozent der Erwachsenen, die als Kinder misshandelt wurden, selbst zu Misshandlern werden?

Abermals gibt es nützliche psychologische Erkenntnisse zuhauf, die vor allem von der Identifikation mit dem Misshandler und dem Bemühen, den Schrecken wegzurationalisieren, ausgehen: »Ich liebe meine Kinder, aber ich geb ihnen Saures, wenn sie es brauchen. Das hat mein Vater auch mit mir gemacht, also hat er mich geliebt.« Doch abermals ist daran ein biologisch tieferes Geschehen beteiligt – Babyaffen, die von ihren Müttern misshandelt werden, werden mit einiger Wahrscheinlichkeit selbst Mütter, die ihre Kinder misshandeln.[31]

VERSCHIEDENE WEGE ZUM SELBEN ZIEL

Ich hatte vor, nach der Erörterung der Mütter damit fortzufahren, die Folgen eines frühen Vaterentzugs für das Leben des Erwachsenen zu untersuchen, die Konsequenzen von Kindheitsarmut, von Misshandlungen oder Naturkatastrophen. Immer unter der gleichen Fragestellung – welche spezifischen biologischen Veränderungen rief jedes dieser Ereignisse in den betroffenen Kindern hervor und inwiefern erhöhten diese die Wahrscheinlichkeit spezifischer erwachsener Verhaltensweisen?

Aber der Plan ging nicht auf – die Auswirkungen dieser verschiedenen Traumata weisen untereinander mehr Ähnlichkeiten als Unterschiede auf. Zwar gibt es spezielle statistische Beziehungen (wenn Kinder häusliche Gewalt erleiden, ist es wahrscheinlicher, dass sie im Erwachsenenalter selbst zu antisozialer Gewalt neigen, als wenn sie in der Kindheit Hurrikans ausgesetzt gewesen wären), aber sie nähern sich einander doch so weit an, dass ich eine einzige Gruppe aus ihnen bilden werde. Damit folge ich übrigens einem üblichen Verfahren in der Forschung, wo man diese traumatischen Erlebnisse unter der Bezeichnung »belastende Kindheitserfahrungen« *(childhood adversity)* zusammenfasst.

Im Prinzip erhöhen belastende Kindheitserfahrungen die Wahrscheinlichkeit, dass jemand als Erwachsener unter verschiedenen Störungen leidet: (a) Depression, Angst und/oder Drogenabhängigkeit; (b) beeinträchtigte kognitive Fähigkeiten, besonders solche, die mit frontokortikalen Funktionen in Zusammenhang stehen; (c) verminderte Impulskontrolle und Emotionsregulation; (d) antisoziales Verhalten, einschließlich Gewalttätigkeit; und (e) Beziehungen, die die belastenden Erlebnisse der Kindheit wiederholen (zum Beispiel indem man bei einem Partner bleibt, der einen misshandelt).[32] Trotzdem gibt es Menschen, die eine äußerst schwierige Kindheit unbeschadet überstehen. Davon später mehr.

Jetzt wollen wir die biologischen Verbindungen zwischen Kindheitsbelastungen und dem erhöhten Risiko für solche Ergebnisse im Erwachsenenalter untersuchen.

DAS BIOLOGISCHE PROFIL

Alle diese belastenden Erfahrungen verursachen offensichtlich Anomalien in der Stressphysiologie. In zahlreichen Arten sorgen Stressoren in frühen Lebensphasen bei jungen und erwachsenen Tieren für erhöhte Glukokortikoidspiegel (nebst gesteigerten Werten bei CRH und ACTH, den Hormonen von Hypothalamus und Hypophyse, die die Glukokortikoid-Freisetzung regulieren) sowie für eine Überaktivität des sympathischen Nervensystems.[33] Die Basalspiegel von Glukokortikoiden sind erhöht – die Stressreaktion ist immer mehr oder weniger aktiviert –, und nach einem Stressor ist die Rückkehr zum Ausgangswert verzögert. Michael Meaney von der McGill University hat gezeigt, wie frühkindlicher Stress die Fähigkeit des Gehirns, die Glukokortikoid-Freisetzung zu zügeln, auf Dauer schädigen kann.

Wenn das Gehirn von Glukokortikoiden überschwemmt wird, wirkt sich das, wie in Kapitel 4 dargelegt, schädlich auf Kognition, Impulskontrolle, Empathie und so fort aus.[34] Im Erwachsenenalter ist das hippocampusabhängige Lernen beeinträchtigt. Beispielsweise weisen misshandelte Kinder, bei denen sich eine PTBS entwickelt hat, im Erwachsenenalter ein reduziertes Hippocampusvolumen auf. Der Stanford-Psychiater Victor Carrion hat wenige Monate nach einer Misshandlung ein vermindertes Hippocampuswachstum nachgewiesen. Als wahrscheinliche Ursache nimmt er an, dass die Glukokortikoide die Produktion des Wachstumsfaktors BDNF (*brain-derived neurotropic factor*) im Hippocampus einschränken.

Belastende Kindheitserfahrungen beeinträchtigen also Lernen und Gedächtnis. Entscheidend ist, dass sie sich auch negativ auf Reifung und Funktion des frontalen Kortex auswirken. Wieder sind die Glukokortikoide – durch Hemmung des BDNF – die wahrscheinlichen Übeltäter.

Der Zusammenhang zwischen belastenden Kindheitserfahrungen und der Reifung des frontalen Kortex gilt auch für Kindheitsarmut. Die Arbeit von Martha Farah an der University of Pennsylvania, Tom Boyce von der

University of California in San Francisco und anderen zeigt einen empörenden Tatbestand: Je niedriger der sozioökonomische Status eines Kindes im Alter von fünf Jahren ist, (a) desto höher sind – im Durchschnitt – die Basalspiegel der Glukokortikoide und/oder desto heftiger ist die Glukokortikoid-Stressreaktion; (b) desto dünner ist der frontale Kortex und desto niedriger sein Stoffwechsel; (c) desto unzulänglicher sind die frontalen Funktionen, die Arbeitsgedächtnis, Emotionsregulation, Impulskontrolle und exekutive Entscheidungsfindung betreffen; hinzu kommt, dass Kinder mit niedrigerem sozioökonomischem Status größere Teile des frontalen Kortex aktivieren müssen als Kinder mit höherem sozioökonomischen Status. Kindheitsarmut verzögert außerdem die Reifung des Corpus callosum, jenes Stranges von Nervenfasern, der die beiden Hemisphären miteinander verbindet und ihre Funktionen integriert. Es ist einfach unerträglich – wenn Sie so töricht sind, sich eine arme Familie für Ihre Geburt auszusuchen, dann haben Sie schon im Vorschulalter kaum noch eine Chance, die Marshmallow-Tests des Lebens zu bestehen.[35]

Erhebliche Forschungsanstrengungen wurden unternommen, um herauszufinden, wie Armut »unter die Haut geht«. Einige Mechanismen sind spezifisch menschlich – wenn Sie arm sind, ist die Wahrscheinlichkeit größer, dass Sie in der Nähe von Umweltgiften aufwachsen*[36] und ihre Kindheit in einer gefährlichen Nachbarschaft verbringen, wo es mehr Schnapsläden als Supermärkte gibt; Sie haben kaum Aussichten, eine gute Schule zu besuchen oder Eltern zu haben, die Ihnen vorlesen. Ihre Gemeinde hat wahrscheinlich wenig soziales Kapital, und um Ihre Selbstachtung dürfte es nicht zum Besten bestellt sein. Teilweise zeigen sich in der Verknüpfung aber auch jene destruktiven Effekte einer untergeordneten sozialen Stellung, wie sie in allen hierarchischen Arten anzutreffen sind. Wenn beispielsweise ein Pavianjunges eine rangniedere Mutter hat, lässt das die Vorhersage zu, dass das ausgewachsene Tier erhöhte Glukokortikoidspiegel haben wird.[37]

* Frühkindliche Bleiexposition – die häufig mit dem Leben in ärmlichen Vierteln einhergeht – beeinträchtigt die Gehirnentwicklung und ist ein Vorhersagefaktor für unzulängliche kognitive und emotionale Regulationsfähigkeiten und erhöhte Straffälligkeit im Erwachsenenalter.

Belastende Kindheitserfahrungen können also die Funktionen von Hippocampus und frontalem Kortex einschränken. Umgekehrt verhält es sich mit der Amygdala – viele Kindheitsbelastungen, und die Amygdala wird größer und hyperreaktiv. Eine Konsequenz ist ein erhöhtes Risiko von Angststörungen; wenn eine beeinträchtigte Entwicklung des frontalen Kortex hinzukommt, erklären sich daraus Probleme mit der Emotions- und Verhaltensregulation, besonders mit der Impulskontrolle.[38]

Belastende Kindheitserlebnisse beschleunigen die Entwicklung der Amygdala auf besondere Weise. Normalerweise erwirbt der frontale Kortex in der Adoleszenz die Fähigkeit, die Amygdala zu hemmen, indem er sagt: »Wenn ich du wäre, würde ich das nicht tun.« Aber nach belastenden Kindheitserlebnissen entwickelt die Amygdala die Fähigkeit, den frontalen Kortex zu hemmen, indem sie sagt: »Ich mach das jetzt, versuch doch, mich daran zu hindern.«

Kindheitsbelastungen schädigen auch das Dopaminsystem (und seine Rolle für Belohnung, Antizipation und zielgerichtetes Verhalten) auf zwei verschiedene Weisen.

Erstens, frühe Belastungen fördern die Anfälligkeit des erwachsenen Organismus für Drogen- und Alkoholabhängigkeit. Der Weg zu dieser Gefährdung ist vermutlich dreigeteilt: (a) Auswirkungen auf das Dopaminsystem in der Entwicklung; (b) exzessive Glukokortikoid-Exposition im Erwachsenenalter, die das Suchtverhalten verstärkt; (c) das Entwicklungsdefizit des frontalen Kortex.[39]

Außerdem stellen belastende Kindheitserfahrungen ein erhebliches Risiko für Depressionen im Erwachsenenalter dar. Das charakteristische Symptom der Depression ist Anhedonie, die Unfähigkeit, Freude zu empfinden, zu antizipieren oder zu suchen. Chronischer Stress entzieht dem mesolimbischen System das Dopamin und erzeugt Anhedonie.* Die Verknüpfung zwischen Kindheitsbelastungen und der Depression des Erwachsenen hängt zum einen mit den Auswirkungen auf das sich

* Wie sieht Anhedonie bei einer Ratte aus? Geben Sie einer normalen Ratte zwei Wasserflaschen, zwischen denen sie wählen kann, eine mit Wasser gefüllt, die andere mit Zuckerwasser. Die Ratte zieht das Zuckerwasser vor. Aber eine gestresste, anhedonische Ratte zeigt keine Präferenz. Das gleiche Resultat bei anderen angenehmen Dingen.

entwickelnde mesolimbische System zusammen und zum anderen mit erhöhten Glukokortikoidspiegeln im Erwachsenenalter, die ihm das Dopamin entziehen können.[40]

Die »Two-Hit-Hypothese« erklärt, warum belastende Kindheitserfahrungen das Depressionsrisiko erhöhen – sie setzen die Schwellen herab, so dass es Stressoren, die im Normalfall bewältigt werden, im Erwachsenenalter gelingt, depressive Episoden auszulösen. Diese Anfälligkeit erscheint logisch. Die Depression ist im Prinzip ein krankhaftes Empfinden von Kontrollverlust (was die klassische Beschreibung der Depression als »erlernte Hilflosigkeit« erklärt). Wenn ein Kind schwere, unkontrollierbare Belastungen erfährt, wäre die glücklichste Schlussfolgerung im Erwachsenenalter: »Das waren schreckliche Umstände, über die ich keine Kontrolle hatte.« Wenn Kindheitstraumen Depression hervorrufen, kommt es zu einer kognitiv verzerrten Übergeneralisierung: »Und das Leben wird immer schrecklich unkontrollierbar bleiben.«

ZWEI NEBENTHEMEN

Verschiedene Arten von belastenden Kindheitserfahrungen rufen also in ihrem Zusammenwirken ähnliche Probleme im Erwachsenenalter hervor. Trotzdem sollten wir zwei Belastungsarten gesondert betrachten.

BEOBACHTUNG VON GEWALT

Was geschieht, wenn Kinder Zeugen häuslicher Gewalt, von Kriegshandlungen, einem Bandenmord oder einem Amoklauf in der Schule werden? Noch wochenlang sind Konzentration und Impulskontrolle beeinträchtigt. Miterleben von Waffengewalt verdoppelt die Wahrscheinlichkeit, dass ein Kind in den folgenden zwei Jahren schwerwiegende Gewaltakte begeht. Im Erwachsenenalter kommt dann die übliche erhöhte Gefährdung durch Depression, Angst und Aggression hinzu. Dazu passt die Tatsache, dass gewalttätige Straftäter häufiger als gewaltlose Kriminelle in der Kindheit Zeugen von Gewalttaten waren.*[41]

Das passt in unser allgemeines Bild von den belastenden Kindheitserfahrungen. Ein eigenes Thema ist die Auswirkung von *medialer* Gewalt auf Kinder.

In einer unübersehbaren Fülle von Studien hat man untersucht, was Gewalt im Fernsehen, in Filmen, in Nachrichten, in Musikvideos sowie in entsprechenden Videospielen (sowohl bei aktiver Teilnahme wie beim Zuschauen) in Kindern anrichtet. Eine Zusammenfassung:

Werden Kinder Gewaltszenen im Fernsehen oder einer Filmsequenz ausgesetzt, wächst die Wahrscheinlichkeit, dass sie sich hinterher aggressiv verhalten.[42] Interessanterweise ist der Effekt bei Mädchen stärker (während ihr Aggressionsniveau insgesamt niedriger ist). Die Wirkung ist stärker, wenn die Kinder jünger sind oder wenn die Gewalt realistischer und/oder heroischer dargestellt wird. Solche Darbietungen können Kinder dazu bringen, Aggression mit mehr Akzeptanz zu begegnen – in einer Studie veranlasste die Darbietung gewalttätiger Musikvideos Mädchen im Teenagealter dazu, *Dating Violence* (Gewalt in Liebesbeziehungen) bereitwilliger hinzunehmen. Dabei ist die Gewalt der Schlüssel – durch lediglich aufregendes, anregendes oder frustrierendes Material wird die Aggression nicht verstärkt.

Massiver Konsum von Mediengewalt in der Kindheit ist ein Vorhersagefaktor für höhere Aggressionsniveaus bei jungen Erwachsenen beiderlei Geschlechts (wobei unter »Aggression« alles von Verhaltensweisen in einem experimentellen Umfeld bis hin zu Gewaltkriminalität zu verstehen ist). Auch nach Berücksichtigung von Faktoren wie Gesamtzeit des Medienkonsums, Misshandlung oder Vernachlässigung, sozioökonomischem Status, Gewaltniveau im Wohnviertel, Bildungsstand der Eltern, psychiatrischen Erkrankungen und IQ blieb der Effekt erhalten. Das ist ein verlässliches Ergebnis von beträchtlicher Größenordnung. Die

* Wenn Kinder häufiger Gewaltakte miterleben, wird bemerkenswerterweise sogar das Altern ihrer Chromosomen beschleunigt.

Korrelation zwischen dem Konsum medialer Gewalt in der Kindheit und erhöhter Aggression im Erwachsenenalter ist stärker als die statistische Beziehung zwischen Bleiexposition und IQ, Calciumeinnahme und Knochenmasse oder Asbest und Kehlkopfkrebs.

Zwei Einschränkungen: (a) Es gibt keinen Hinweis darauf, dass extrem gewalttätige Individuen (zum Beispiel Amokschützen) durch den Konsum medialer Gewalt in der Kindheit zu dem geworden sind, was sie sind; (b) man kann auch nicht ansatzweise sagen, dass der Konsum medialer Gewalt mit Sicherheit zu erhöhter Aggression führt – vielmehr sind die Effekte am stärksten bei Kindern, die bereits zu Gewalt neigen. Bei ihnen bewirkte Konsum medialer Gewalt eine Desensibilisierung und Normalisierung der eigenen Aggression.*

PHYSISCHES MOBBING

Physisch gemobbt zu werden ist meist eine andere alltägliche belastende Kindheitserfahrung, wobei die Folgen im Erwachsenenalter durchaus mit denen von Misshandlungen im Kindesalter im Elternhaus zu vergleichen sind.[43]

Es gibt allerdings eine Komplikation. Wie die meisten von uns als Kinder beobachtet, ausgenutzt oder erfahren haben, werden Mobbing-Opfer nicht zufällig ausgesucht. Bei Kindern, denen ein imaginäres »Hau mich«-Schild am Rücken klebt, findet man häufiger persönliche Probleme, psychiatrische Störungen in der Familie oder beeinträchtigte soziale und emotionale Intelligenz. Diese Kinder laufen auch so schon Gefahr, im Erwachsenenalter große Probleme zu haben. Kommt nun auch noch das Mobbing hinzu, so erscheint die Zukunft des Kindes erst recht trostlos.

Auch das Bild, das die Mobber bieten, ist keine Überraschung. Es beginnt damit, dass überproportional viele von ihnen aus Familien mit alleinerziehenden Müttern oder jüngeren Eltern mit niedrigem Bildungsstand und schlechten Berufsaussichten kommen. Im Prinzip gibt es zwei

* An dieser Stelle sei Dylan Alegria gedankt, einem wirklich hervorragenden Studenten, der mir half, diese umfangreiche Literatur zu sichten.

Profile der Kinder selbst – häufiger ist es das ängstliche, isolierte Kind mit unzulänglichen sozialen Fertigkeiten, das mobbt, weil es frustriert ist und Anerkennung sucht. In der Regel lassen diese Kinder ihre Mobbingphase hinter sich, wenn sie älter werden. Das zweite Profil ist das selbstbewusste, empathielose und sozial intelligente Kind mit einem nicht zu erschütternden sympathischen Nervensystem; das ist der künftige Soziopath.

Es gibt noch ein weiteres interessantes Ergebnis. Sie möchten ein Kind sehen, das als Erwachsener mit einiger Wahrscheinlichkeit ein seelisches Wrack sein wird? Suchen Sie sich eines, das sowohl mobbt als auch gemobbt wird, das in der Schule die Schwächeren terrorisiert und zu Hause von jemandem terrorisiert wird, der stärker ist.[44] Von den drei Kategorien (Mobber, Mobbingopfer, Mobber/Mobbingopfer) werden die Angehörigen der letzten Gruppe am ehesten schon vorher unter psychiatrischen Problemen, schlechten Schulleistungen und emotionalen Anpassungsstörungen gelitten haben. Sie neigen in höherem Maße als reine Mobber dazu, Waffen zu benutzen und andere ernsthaft zu verletzen. Als Erwachsene sind sie besonders gefährdet für Depressionen, Angststörungen und Selbstmordneigungen.

In einer Studie lasen Kinder aus den drei Kategorien Berichte über physisches Mobbing.[45] Mobbingopfer verurteilten die Schikanen und brachten ihr Mitgefühl zum Ausdruck. Mobber verurteilten das Mobbing, rationalisierten aber das Szenario (das heißt, diesmal war das Opfer schuld). Und die Kinder aus der Gruppe Mobber/Mobbingopfer? Sie sagten, Mobben sei in Ordnung. Kein Wunder, dass bei ihnen die Folgen am schlimmsten sind. »Der Schwache verdient es, gemobbt zu werden, daher ist es okay, wenn ich mobbe. Aber das heißt, dass ich verdiene, zu Hause gemobbt zu werden. Das stimmt nicht, es ist schrecklich, wenn mich dieser Verwandte mobbt. Vielleicht bin ich auch schrecklich, wenn ich jemanden mobbe. Aber das bin ich nicht, weil der Schwache verdient, gemobbt zu werden …« Ein Möbiusband aus der Hölle.*

* Ich danke Ali Maggioncalda, einem weiteren brillanten Studenten, für die Hilfe bei diesem Thema.

EINE SCHLÜSSELFRAGE

Wir haben jetzt die Konsequenzen von belastenden Kindheitserfahrungen im Erwachsenenalter und ihre biologischen Mediatoren untersucht. Eine entscheidende Frage bleibt. Ja, Misshandlungen in der Kindheit vergrößern die Wahrscheinlichkeit, dass die Betroffenen im Erwachsenenalter selbst Misshandler werden; die Beobachtung von Gewalt erhöht das Risiko von PTBS; wer als Kind einen Elternteil durch Tod verliert, wird als Erwachsener eher unter Depressionen leiden. Trotzdem werden viele, vielleicht sogar die meisten Opfer solcher Kindheitsbelastungen weitgehend normal funktionierende Erwachsene. Zwar liegt ein Schatten über der Kindheit, und Dämonen lauern in den Ecken und Winkeln des Gedächtnisses, doch alles in allem läuft es gut. Wie lässt sich diese Resilienz, diese seelische Widerstandsfähigkeit, erklären?

Wie wir sehen werden, spielen Gene und fötale Umgebung eine Rolle. Vor allem aber geht es um die Logik, die wir zugrunde gelegt haben, als wir verschiedene Trauma-Arten zu einer einzigen Kategorie zusammengefasst haben. Entscheidend ist, wie oft ein Kind vom Leben geschunden wird und wie viele Schutzfaktoren es hat. Wenn Sie als Kind missbraucht werden oder Gewalt erfahren, ist Ihre Prognose besser, als wenn Sie beides erleiden. Wachsen Sie in Armut auf, sind Ihre Zukunftsaussichten besser, wenn Ihre Familie stabil und liebevoll ist, als wenn Sie zusätzlich eine zerbrochene und hasserfüllte Familie ertragen müssen. Ganz schlicht gesagt, je mehr Belastungskategorien ein Kind bewältigen muss, desto schlechter sind seine Aussichten auf ein glückliches, erfülltes Erwachsenendasein.[46]

EIN ALBTRAUM

Was passiert, wenn *alles* schiefgeht – keine Mutter, keine Familie, minimale Interaktion mit Gleichaltrigen, sensorische und kognitive Vernachlässigung, Mangelernährung?[47]

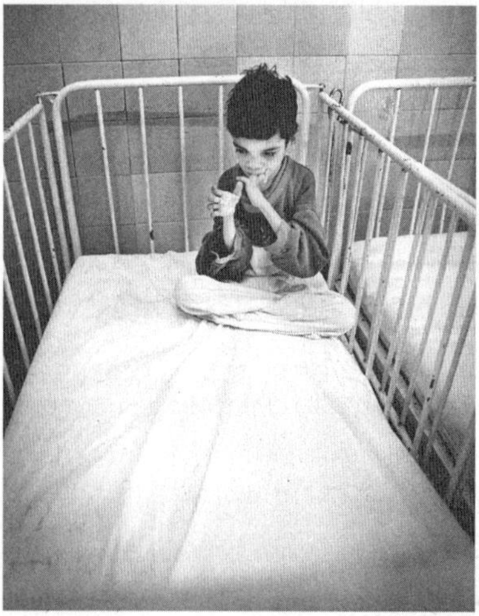

Das trifft auf die rumänischen Heimkinder zu, die immer bemüht werden, wenn demonstriert werden soll, wie albtraumhaft die Kindheit sein kann. In den 1980er Jahren verbot der rumänische Diktator Nicolae Ceauşescu Verhütungsmittel und Abtreibungen und verlangte von den Frauen, mindestens fünf Kinder zur Welt zu bringen. Bald füllten sich die Heime mit Tausenden von Säuglingen und Kindern, die von verarmten Familien abgegeben wurden (vielfach mit der Absicht, ihre Kinder zurückzuholen, wenn sich die finanzielle Situation verbessern sollte).* Die Kinder wurden in überfüllten Heimen aufbewahrt, was zu schwerwiegender Vernachlässigung und Deprivation führte. Die Geschichte kam in die Nachrichten,

* Ein schockierender Aspekt der Geschichte: Roma-Kinder wurden regelmäßig in Waisenhäuser gebracht und blieben dort, bis sie Jugendliche waren – und arbeiten konnten.

nachdem Ceauşescu 1989 gestürzt wurde. Viele Kinder wurden von Bewohnern westlicher Länder adoptiert, während die internationale Aufmerksamkeit zu einigen Verbesserungen in den Heimen führte. Seither wurden die Kinder, die im Westen adoptiert worden waren, diejenigen, die in ihre Familien zurückkehrten, und die, die in den Heimen blieben, eingehend beobachtet und untersucht, vor allem von dem Harvard-Psychologen Charles Nelson.

Als Erwachsene erwiesen sich diese Kinder größtenteils als das, was von ihnen zu erwarten war. Niedriger IQ und unzulängliche kognitive Fähigkeiten. Bindungsprobleme, die häufig an Autismus grenzten. Sehr häufig Angststörungen und Depressionen. Je länger der Heimaufenthalt, desto schlechter die Prognose.

Und ihre Gehirne? Reduziert waren: Gesamtgröße des Gehirns, graue Substanz, weiße Substanz, Stoffwechsel des frontalen Kortex, Konnektivität zwischen Regionen, Größe einzelner Hirnregionen. Das sagt eigentlich alles.

»KULTUR« – GROSS- UND KLEINGESCHRIEBEN

In Kapitel 9 werden wir die Auswirkungen der Kultur auf unsere besten und schlimmsten Verhaltensweisen betrachten. Hier wollen wir uns im Vorgriff auf das Kapitel auf zwei Fakten konzentrieren – die Kindheit ist der Zeitraum, in dem die Kultur vermittelt wird, und die Eltern sind die Agenten dieses Prozesses.

Wie die Kindheit erlebt wird, ist enormen kulturellen Unterschieden unterworfen – wie lange und wie oft Kinder gestillt werden; wie oft sie Kontakt mit den Eltern und anderen Erwachsenen haben; wie häufig jemand mit ihnen spricht; wie lange sie schreien, bevor jemand reagiert; ab welchem Alter sie alleine schlafen.

Die interkulturelle Betrachtung von Erziehungspraktiken fördert häufig die unerfreulichsten und neurotischsten Seiten der Eltern zutage –

machen es andere Kulturen besser? Da muss es doch irgendwo den perfekten Mix geben, eine Mischung aus Kwakiutl-Babynahrung, Trobriander Schlafprogramm und der Ituri-Methode, Baby-Mozart-Videos zu schauen. Aber es gibt kein anthropologisches Ideal der Kindererziehung. Kulturen (angefangen mit den Eltern) erziehen Kinder so, dass sie sich als Erwachsene entsprechend dem Wertsystem dieser Kultur verhalten, ein Punkt, auf den die Anthropologin Meredith Small von der Cornell University hinweist.[48]

Beginnen wir mit dem elterlichen Erziehungsstil, der ersten Begegnung des Kindes mit kulturellen Werten. Interessanterweise ist die einflussreichste Typologie des elterlichen Erziehungsstils – in Kleinbuchstaben – aus Überlegungen zu Kulturstilen – in Großbuchstaben – hervorgegangen.

Inmitten der Trümmerlandschaft nach dem Zweiten Weltkrieg versuchten Forscher zu verstehen, woher all die Faschisten kamen, die Hitlers, Francos, Mussolinis, Tojos und ihre Speichellecker. Was für Wurzeln hatte der Faschismus? Besonders einflussreich waren zwei Intellektuelle, die aus Hitler-Deutschland geflohen waren – Hannah Arendt (mit ihrem Buch *The Origins of Totalitarianism* aus dem Jahr 1951) und Theodor Adorno (mit dem 1950 publizierten Buch *The Authoritarian Personality*, das er zusammen mit Else Frenkel-Brunswik, Daniel Levinson und Nevitt Sanford verfasste). Vor allem Adorno untersuchte die Persönlichkeitsmerkmale der Faschisten – unter anderem extreme Konformität, Unterwerfung unter und Glaube an Autorität, Aggressivität und Anti-Intellektualismus, alles Charaktereigenschaften, die typischerweise in der Kindheit angelegt werden.[49]

Diese Untersuchungen beeinflussten die Berkeley-Psychologin Diana Baumrind, die in den 1960er Jahren drei grundlegende Erziehungsstile unterschied (sie wurden seither oft bestätigt und auf viele andere Kulturen verallgemeinert).[50] Der erste ist der *autoritative*. Regeln und Erwartungen sind klar, schlüssig und erklärbar – »Weil ich es sage« ist tabu –, sie lassen Raum für Flexibilität; Lob und Versöhnlichkeit sind wichtiger als Bestrafung; Eltern begrüßen Vorschläge und Argumente der Kinder; höchste Priorität hat das Bestreben, die Möglichkeiten und die Autonomie der

Kinder zu entwickeln. Nach den Maßstäben der gebildeten Neurotiker, die dieses Buch lesen werden (oder gar geschrieben haben …), sind die Erziehungsergebnisse im Erwachsenenalter zufriedenstellend – glückliche, erfüllte, emotional und sozial reife Menschen, unabhängig und eigenständig.

Die nächste Kategorie ist der *autoritäre* Erziehungsstil. Regeln und Forderungen sind zahlreich, willkürlich, starr und bedürfen keiner Rechtfertigung; das Verhalten wird vor allem durch Strafen beeinflusst; die emotionalen Bedürfnisse der Kinder spielen nur eine untergeordnete Rolle. Die Begründung der Eltern lautet häufig, dass wir in einer rauen, unbarmherzigen Welt leben und dass die Kinder darauf vorbereitet werden müssen. Oft bringt der autoritäre Erziehungsstil Erwachsene hervor, die äußerlich erfolgreich, gehorsam, konformistisch (nicht selten mit unterschwelliger Verbitterung, die plötzlich zum Ausbruch kommen kann) und nicht besonders glücklich sind. Hinzu kommt, dass die sozialen Fertigkeiten häufig begrenzt sind – statt aus ihren Erfahrungen zu lernen, wachsen sie als Befehlsempfänger auf.

Schließlich gibt es noch den *permissiven* Erziehungsstil – die Verirrung, die die Babyboomer in den Vereinigten Staaten vermutlich veranlasste, die Sixties zu erfinden. Es gibt kaum irgendwelche Forderungen oder Erwartungen, Regeln werden selten durchgesetzt, die Kinder bestimmen das Programm. Ergebnis im Erwachsenenalter: genusssüchtige Individuen mit verringerter Impulskontrolle, niedriger Frustrationstoleranz, unzulänglichen sozialen Fertigkeiten – all das, weil sie eine Jugend ohne Konsequenzen verbracht haben.

Baumrinds Trio wurde von den Stanford-Psychologen Eleanor Maccoby und John Martin um die neue Kategorie des *vernachlässigenden* Erziehungsstils erweitert.[51] Diese Ergänzung ergibt eine Zwei-mal-zwei-Matrix: Der Erziehungsstil ist autoritativ (hohe Anforderung, hohe Responsivität), autoritär (hohe Anforderung, niedrige Responsivität), permissiv (niedrige Anforderung, hohe Responsivität) oder vernachlässigend (niedrige Anforderung, niedrige Responsivität).

Wichtig ist der Umstand, dass jeder Stil Erwachsene mit einem ähnlichen Ansatz hervorbringt. Untereinander sind die Kulturen verschieden und praktizieren verschiedene Stile.

Wenden wir uns dem nächsten Übertragungsweg zu, auf dem Kindern kulturelle Werte vermittelt werden – den Gleichaltrigen. Darauf hat Judith Rich Harris in ihrem Buch *Ist Erziehung sinnlos?* hingewiesen. Harris, eine Psychologin, die weder an einer Universität lehrt noch einen Doktortitel hat, eroberte das Feld im Sturm, indem sie behauptete, der Einfluss des elterlichen Erziehungsstils auf die spätere erwachsene Persönlichkeit des Kindes werde übertrieben.[52] Vielmehr seien schon in überraschend jungen Jahren die Gleichaltrigen der stärkste Einfluss. Zu ihren Argumenten gehörten folgende: (a) Der elterliche Einfluss wird in Wahrheit häufig durch Gleichaltrige vermittelt. Wer beispielsweise bei einer alleinerziehenden Mutter aufwächst, ist einer erhöhten Gefahr ausgesetzt, sich als Erwachsener antisozial zu verhalten, aber nicht wegen des Erziehungsstils, sondern weil solche Kinder wegen des meist niedrigeren Einkommens in Vierteln mit abgebrühten Gleichaltrigen aufwachsen. (b) Gleichaltrige haben Einfluss auf die sprachliche Entwicklung (das heißt, die Kinder übernehmen die Dialektfärbung ihrer Freunde, nicht ihrer Eltern). (c) Auch die anderen Primaten werden in der Regel von Gleichaltrigen, nicht von ihren Müttern sozialisiert.

Das Buch war umstritten (unter anderem, weil das Thema förmlich dazu aufforderte, verzerrt dargestellt zu werden – »Psychologin beweist, dass Eltern keine Rolle spielen«), was gleichermaßen Kritik wie Beifall hervorrief.* Nachdem sich die Aufregung gelegt hat, herrscht heute die Meinung vor, dass die Einflüsse der Gleichaltrigen zwar unterschätzt werden, dass aber Eltern trotzdem eminent wichtig sind, nicht zuletzt, weil sie Einfluss darauf haben, in welchen Peer-Gruppen ihre Kinder verkehren.

Warum sind Gleichaltrige so wichtig? Peer-Interaktionen vermitteln soziale Kompetenz – welches Verhalten kontextangemessen ist, wann es gilt, Freund oder Feind zu sein, welchen Platz man in Hierarchien einnimmt. Junge Organismen bedienen sich des wunderbarsten Lernmittels, das es gibt, um solche Informationen zu erwerben – des Spiels.[53]

* Eine Randnotiz von unübertrefflicher Ironie: Nach Erscheinen des Buchs erhielt Harris einen bedeutenden Preis von der hehren American Psychological Association, einen Preis, der ausgerechnet nach dem Mann benannt war, der Jahrzehnte zuvor als Dekan der psychologischen Fakultät an der Harvard University Harris wegen mangelnder Befähigung aus dem Doktorandenprogramm geworfen hatte.

Was ist das soziale Spiel der Jungtiere? Grundsätzlich handelt es sich um eine Anzahl von Verhaltensweisen, die jugendliche Individuen in Sozialkompetenz unterweisen. Nicht ganz so allgemein sind es Fragmente der Wirklichkeit, Teile von festgelegten Handlungsmustern, eine Gelegenheit, unter sicheren Bedingungen Rollen auszuprobieren und motorische Fertigkeiten zu verbessern. Im besonderen und endokrinen Zusammenhang ist es der Beweis, dass gemäßigter und vorübergehender Stress – »Stimulation« – eine vorzügliche Sache ist. Neurobiologisch betrachtet, ist es eine Entscheidungshilfe in der Frage, welche überschüssigen Synapsen dem Pruning zum Opfer fallen sollen.

Der Kulturhistoriker Johan Huizinga bezeichnete den Menschen als »Homo Ludens« – als »spielenden Menschen« –, dessen Kennzeichen unsere strukturierten, regelgebundenen Spiele sind. Das freie Spiel aber ist universell unter sozial komplexen Arten, allgegenwärtig unter Jungtieren und auf dem Höhepunkt in der Pubertät. Mit ein wenig ethologischer Übersetzungsarbeit erweist sich, dass an allem Spiel ähnliche Verhaltensweisen beteiligt sind (das heißt, ein dominanter Hund signalisiert das Wohlwollen, das erforderlich ist, damit ein Spiel initiiert werden kann, indem er sich duckt, also klein macht; in die Pavianwelt übersetzt: Ein dominantes Jungtier präsentiert einem rangniederen Jungen sein Hinterteil).

Spielen ist von entscheidender Bedeutung. Um zu spielen, verzichten Tiere auf Futtersuche, sie verbrauchen Kalorien, lassen sich ablenken und die nötige Vorsicht gegenüber Fressfeinden vermissen. Jüngere Organismen vergeuden selbst während Hungersnöten ihre Energie im Spiel. Ein Kind, das nicht spielen kann oder will, wird als Erwachsener selten ein sozial erfüllendes Leben führen.

Vor allem aber macht das Spiel an sich Spaß – warum sonst würde man das Bruchstück einer Verhaltenssequenz in einem völlig bedeutungslosen Kontext ausführen? Während des Spiels werden dopaminerge Bahnen aktiviert; jugendliche Ratten produzieren beim Spiel die gleichen Vokalisationen wie bei der Belohnung mit Futter; Hunde verbrauchen die Hälfte ihrer Kalorien beim Schwanzwedeln, das mittels Pheromonen ihre Anwesenheit und ihre Spielbereitschaft signalisiert. Wie der Psychiater Stuart Brown, Begründer des National Institute for Play, erklärt, ist das Gegenteil von Spiel nicht Arbeit, sondern Depression. Es ist schwer zu verstehen, wie das Gehirn die verstärkenden Eigenschaften der vielfältigen Spielformen codiert. Schließlich umfasst das Spiel alles, von dem Versuch gestandener Mathematiker, einander mit Infinitesimalscherzen zu übertreffen, bis hin zu Kindern, die sich in der Kunst, Furzlaute mit der Achselhöhle zu erzeugen, hervortun wollen.

Ein wichtiger Spieltypus beruht auf Bruchstücken von Aggressionsverhalten; Harlow nennt es »Kampf-und-Tobe-Spiel« – Kinder, die ringen, jugendliche Impalas, die mit dem Kopf gegeneinanderrennen, Welpen, die sich spielerisch beißen.[54] Bei männlichen Individuen ist es in der Regel häufiger als bei weiblichen. Wie wir bald sehen werden, wird dieses Verhalten durch vorgeburtliches Testosteron gefördert. Ist das Kampf-und-Tobe-Spiel eine Vorbereitung auf den bevorstehenden Statuskampf des Lebens, oder hat der längst begonnen? Eine Mischung aus beidem.

Nicht nur die Gleichaltrigen, sondern auch die ganze Wohngegend vermittelt Kindern eine Kultur. Liegt überall Müll herum? Sind die Häuser verfallen? Was ist allgegenwärtig – Bars, Kirchen, Büchereien oder Waffenläden? Gibt es viele Parks, und kann man sie unbedenklich betreten? Wie steht es mit Plakaten, Reklameschildern und Autoaufklebern – versprechen sie religiöse oder materielle Paradiese, feiern sie den Märtyrertod oder Mitmenschlichkeit und Zusammengehörigkeit?

Und schließlich gibt es noch die Kultur auf der Ebene von Stämmen, Nationen und Staaten. Es folgen einige der allgemeinsten kulturellen Unterschiede in den Erziehungspraktiken.

KOLLEKTIVISTISCHE UND INDIVIDUALISTISCHE KULTUREN

Wie wir in Kapitel 9 sehen werden, ist der am eingehendsten untersuchte kulturelle Kontrast der zwischen den kollektivistischen ostasiatischen Kulturen und dem überindividualistischen Amerika. Kollektivistische Kulturen legen Wert auf gegenseitige Abhängigkeit, Harmonie, Einordnung sowie die Bedürfnisse und Ansprüche der Gruppe; individualistische Kulturen dagegen schätzen Unabhängigkeit, Konkurrenz sowie die Bedürfnisse und Rechte des Individuums.

Vergleicht man Mütter in individualistischen Kulturen mit denen in kollektivistischen Kulturen, sprechen Erstere im Schnitt lauter, hören lautere Musik und haben lebhaftere Gesichtsausdrücke.[55] Sie sehen ihre Aufgabe eher darin, die Kinder zu belehren, als sie zu beschützen, sie verabscheuen gelangweilte Kinder und schätzen heftigen Affektausdruck. Ihre Spiele sind auf individuellen Wettbewerb ausgerichtet, und sie fördern Hobbys, deren Schwerpunkt nicht Beobachten, sondern aktives Handeln ist. Kindern wird sprachliches Durchsetzungsvermögen vermittelt, damit sie selbständig und einflussreich werden. Zeigen Sie einer Mutter einen Cartoon mit einem Fischschwarm, dem ein einzelner Fisch voranschwimmt, und sie wird ihrem Kind erklären, das sei der Anführer.*

Mütter in kollektivistischen Kulturen dagegen verbringen mehr Zeit mit ihrem Kind, halten Kontakt mit ihm und fördern seinen Kontakt zu anderen Erwachsenen. Sie schätzen gedämpfte Affektäußerungen und lassen das Kind länger bei sich schlafen. In den Spielen geht es um Kooperation und Anpassung; spielen Mutter und Kind beispielsweise mit einem Spielzeugauto, geht es nicht darum, wozu das Auto dient (das heißt als Fortbewegungsmittel), sondern um den Prozess des Teilens (»Danke, dass du mir dein Auto gegeben hast; jetzt gebe ich es dir zurück«). Kinder werden dazu angehalten, an andere zu denken sowie Situationen zu akzeptieren und sich an sie anzupassen, statt sie zu verändern; moralisches und konformes Veralten sind fast synonym. Zeigt man hier die Zeichnung von dem Fischschwarm, heißt es, der einzelne Fisch müsse etwas falsch gemacht haben, da niemand mit ihm spielen möge.

Logischerweise erwerben Kinder in individualistischen Kulturen ToM später als in kollektivistischen – und sie aktivieren die einschlägigen Schaltkreise stärker, um das gleiche Maß an Kompetenz zu erwerben. Für ein kollektivistisches Kind bedeutet Sozialkompetenz in erster Linie, die Perspektive eines anderen einzunehmen.[56]

* Alle diese Unterschiede sind bei Vätern genauso typisch, sind aber bei Müttern weit häufiger untersucht worden.

Interessanterweise spielen Kinder im (kollektivistischen) Japan mehr virtuelle Gewaltspiele als amerikanische Kinder, trotzdem sind sie weniger aggressiv. Wenn man ferner japanische Kinder medialer Gewalt aussetzt, steigert das ihre Aggression weniger als die amerikanischer Kinder.[57] Woher der Unterschied? Daran sind möglicherweise drei Faktoren beteiligt: (a) Amerikanische Kinder spielen häufiger alleine, eine Keimstätte für Einzelgänger; (b) japanische Kinder haben selten einen Computer oder Fernseher in ihren Zimmern, daher spielen sie in der Nähe ihrer Eltern; (c) japanische Gewaltspiele haben häufiger prosoziale, kollektivistische Themen.

Mehr darüber in Kapitel 9 bei der Gegenüberstellung von kollektivistischen und individualistischen Kulturen.

EHRENKULTUREN

Diese Kulturen legen großen Wert auf Regeln der Höflichkeit, Liebenswürdigkeit und Gastfreundschaft. Bei Verletzung der eigenen Ehre, der Ehre der Familie oder des Clans wird von dem Einzelnen erwartet, Vergeltung zu üben; weigert er sich, bringt er Schande über sich und die Familie. In diesen Kulturen sind Vendetten, Rache- und Ehrenmorde an der Tagesordnung; die andere Wange wird nicht hingehalten. Eine klassische Ehrenkultur ist der amerikanische Süden, doch wie wir in Kapitel 9 sehen werden, gibt es solche Kulturen weltweit, und sie gehen mit bestimmten ökologischen Bedingungen einher. Eine besonders tödliche Mischung kommt zustande, wenn sich eine »Opferkultur« – wir haben in der letzten Woche, im letzten Jahrzehnt, im letzten Jahrtausend Unrecht erlitten – mit dem Vergeltungsethos einer Ehrenkultur verbindet.

Der Erziehungsstil in Ehrenkulturen ist in der Regel autoritär.[58] Die Kinder sind aggressiv, besonders nach Ehrverletzungen, und sind entschiedene Befürworter aggressiver Reaktionen auf Szenarien von Ehrverletzungen.

SCHICHTUNTERSCHIEDE

Wie erwähnt, lernt ein Pavianbaby seinen Platz in der Hierarchie von der Mutter. Die Statuslektionen eines menschlichen Kindes sind komplexer – sie bedienen sich impliziter Hinweise, versteckter sprachlicher Hinweise, nutzen die kognitive und emotionale Bedeutsamkeit der Vergangenheit (»Als deine Großeltern hierher ausgewandert sind, konnten sie noch nicht einmal ...«) und die Hoffnung auf die Zukunft (»Wenn du groß bist, gehst du nach ...«). Pavianmütter vermitteln ihren Kleinen den entsprechenden Verhaltenskontext; menschliche Eltern lehren ihre Kleinen, wovon sie träumen sollen.

Klassenunterschiede im Erziehungsstil westlicher Länder ähneln den Erziehungsunterschieden zwischen der westlichen Hemisphäre und der Entwicklungswelt. Im Westen halten Eltern ihre Kinder dazu an, die Welt zu erforschen, und helfen ihnen dabei. In den schlimmsten Regionen der Entwicklungswelt wird kaum mehr erwartet, als dass es einem gelingt, sein Kind am Leben zu erhalten und gegen die bedrohliche Welt abzuschirmen – und das ist schon schwierig genug.*

In westlichen Kulturen entsprechen die Klassenunterschiede bei den Erziehungsstilen Baumrinds Typologien. Bei höherem sozioökonomischem Status (SES) ist der Erziehungsstil meist autoritativ oder permissiv. Bei niedrigerem SES dagegen ist er in der Regel autoritär und kreist um zwei Themen. Das eine betrifft den Schutz. Wann sind Eltern mit höherem SES autoritär? Wenn Gefahr besteht. »Süße, mir gefällt es sehr, wenn du manche Dinge in Frage stellst, aber wenn du auf die Straße läufst und ich ›Halt‹ rufe, musst du stehenbleiben.« Eine Kindheit mit geringem SES ist voller Gefahren. Das andere Thema ist die Notwendigkeit, das Kind

* Ein Beispiel für einen solchen Erziehungsstil habe ich in den Jahrzehnten meiner Feldforschung in Kenia erlebt, wo meine nächsten Nachbarn von der westlichen Kultur kaum berührte Massai waren. Manchmal traf ich eine Frau, die ich eine Zeitlang nicht gesehen und die in der Zwischenzeit ein Kind bekommen hatte, und ich brauchte Jahre, um mir meinen lächerlichen westlichen Reflex abzugewöhnen – »Ein Baby! Wie schön! Masseltoff! Wie heißt sie?« Peinliches Schweigen – man gibt einem Kind keinen Namen (oder weigert sich vielleicht auch, ihn auszusprechen), bevor das Kleine nicht die erste malariaverseuchte Regenzeit und die erste von Hungersnot bedrohte Trockenzeit überlebt hat.

auf die erbarmungslose Welt draußen vorzubereiten – für die Armen besteht das Erwachsenendasein darin, dass Menschen mit höherem SES sie autoritär behandeln.

Schichtspezifische Erziehungsunterschiede hat die Anthropologin Adrie Kusserow vom S. Michael's College in einer klassischen Studie erforscht, indem sie Eltern in drei »Stämmen« untersuchte – Familien in Manhattans wohlhabender Upper East Side, in einem stabilen Arbeiterviertel und in einer von Armut und Verbrechen geprägten Nachbarschaft (die beiden letzten in Queens).[59] Die Unterschiede waren faszinierend.

Der Erziehungsstil im unterprivilegierten Viertel orientierte sich an einem »harten, defensiven Individualismus«. Die Nachbarschaft war geprägt von Sucht, Obdachlosigkeit, Freiheitsstrafen und Tod – das Ziel der Eltern bestand darin, ihr Kind vor der buchstäblichen und der metaphorischen Straße zu schützen. Ihre Sprache war mit Metaphern durchsetzt, in denen es darum ging, nicht zu verlieren, was man erreicht hatte, seinen Stolz zu bewahren, Härte zu beweisen, auch gegen andere. Der Erziehungsstil war autoritär, darauf ausgerichtet, das Kind abzuhärten. Beispielsweise wurden die Kinder hier von ihren Eltern weit häufiger verspottet als in den anderen Vierteln.

Im Gegensatz dazu ging es im Erziehungsstil der Arbeiterfamilien um »harten offensiven Individualismus«. Die Eltern hatten sich eine gewisse sozioökonomische Basis verschafft, und von den Kindern wurde erwartet, dass sie auf diesem prekären Weg weitergingen. Wenn die Eltern über ihre Hoffnungen für die Kinder redeten, verwendeten sie Bilder der Bewegung, des Fortschritts und des Sports – vorankommen, Neuland betreten, immer der Erste sein. Mit Fleiß und angetrieben von den Hoffnungen ganzer Generationen, wird es dem Kind vielleicht gelingen, Fuß in der Mittelschicht zu fassen.

Der Erziehungsstil in den beiden genannten Stadtvierteln legte großen Wert auf Respekt vor Autorität, besonders innerhalb der Familie. Die Kinder waren austauschbare Elemente einer Kategorie, keine Individuen – »Hierher, Kinder!«.

Im Gegensatz dazu stand der »weiche Individualismus« des Erziehungsstils in der oberen Mittelschicht.* Der Erfolg der Kinder nach herkömmlichen Maßstäben wurde als gegeben vorausgesetzt, genauso wie die Erwartungen an die körperliche Gesundheit. Weit gefährdeter war die seelische Gesundheit der Kinder; da die Kinder alle Optionen hatten, sahen die Eltern ihre Aufgabe in erster Linie darin, die Entwicklung des Kindes zu individueller »Erfüllung« zu fördern. Außerdem wurde der Begriff der Erfüllung häufig postkonventionell verstanden: »Ich hoffe, mein Kind wird nie einen unbefriedigenden Beruf nur des Geldes wegen ausüben.« Letztlich berauscht sich dieser Stamm an Geschichten von dem Hai, der, als er sich anschickte, Chef eines Riesenkonzerns zu werden, seinen Job hinschmiss, um Zimmermann zu werden oder Oboe zu spielen. Die Redeweise der Eltern war gespickt mit Metaphern von einem sich erfüllenden Potenzial – erblühen, sich entfalten, sich öffnen, wachsen. Der Erziehungsstil war autoritativ oder permissiv, geprägt von Ambivalenz gegenüber Machtunterschieden von Eltern und Kindern. Statt »Kinder, räumt den Saustall auf« erfolgte eine individualisierte, rechtfertigende Aufforderung: »Caitlin, Zach, Dakota, könntet ihr die Sachen bitte ein wenig wegräumen? Malala kommt zum Abendbrot.«**

Wir haben gesehen, dass Kindheitsereignisse – von der ersten Mutter-Kind-Interaktion bis zu den Auswirkungen der Kultur – dauerhafte Einflüsse ausüben und dass die Biologie diese Einflüsse vermittelt. Zusammen mit den vorhergehenden Kapiteln haben wir unsere Betrachtung der Umweltauswirkungen auf das Verhalten beendet – von der Sekunde,

* Die, wie Kusserow erwähnt, den größten Prozentsatz an Vätern aufwies, die bereit waren, sich interviewen zu lassen.

** Einmal wurde ich schmerzlich daran erinnert, wie allgegenwärtig die Folgen einer unterprivilegierten Jugend in meiner Berufswelt sind. Ich interviewte Bewerber für eine Stellung in meinem Labor. Dabei fragte ich jeden Kandidaten, wie er mit zwischenmenschlichen Konflikten umgeht, wobei ich nach jemandem suchte, der bereit war, eine soziale Spannung unmittelbar anzusprechen, bevor sie unterschwellig in passiv-aggressives Verhalten umschlug. Ich befragte gerade einen jungen Mann, der in Queens und nicht in der Upper East Side aufgewachsen war. Statt der Upper-East-Side-Antwort, auf die ich gehofft hatte (»Klar, ich weiß, wie schwierig es wird, wenn man nicht miteinander redet; ich werde kein Problem damit haben, jemanden zu bitten, etwas sorgsamer zu sein und mir den Pipettierer zurückzugeben, wenn er ihn ausgeliehen hat«), erhielt ich eine echte Queens-Antwort: »Kein Problem. Ich weiß, dass man im Labor keine Schlägerei anfängt; das regelt man draußen. Machen Sie sich meinetwegen keine Sorgen.«

bevor ein Verhalten stattfindet, bis zu einer Sekunde nach der Geburt. Mit anderen Worten, wir haben die »Umwelt« erledigt; Zeit für die »Gene« des nächsten Kapitels.

Doch damit lassen wir etwas Entscheidendes außer Acht: Die Umwelt beginnt nicht mit der Geburt.

NEUN LANGE MONATE

DIE KATZE IM HUT IM SCHOSS

Die Existenz pränataler Umwelteinflüsse beschäftigte die Fantasie der Öffentlichkeit dank einiger hübscher Studien, die zeigten, dass Föten gegen Ende der Schwangerschaft hören (was außerhalb des Schoßes vor sich geht) und schmecken (Fruchtwasser) und dass sie sich nach der Geburt an diese Reize erinnern und eine Präferenz für sie haben.

Das wurde experimentell nachgewiesen – injiziert man eine Kochsalzlösung mit Zitronengeschmack in das Fruchtwasser einer trächtigen Ratte, lassen ihre Jungen von Geburt an eine Vorliebe für diesen Geschmack erkennen. Außerdem gelangen bestimmte Gewürze, die von Schwangeren verzehrt werden, ins Fruchtwasser. Daher werden wir möglicherweise mit einer Präferenz für Nahrungsmittel geboren, die unsere Mütter während der Schwangerschaft aßen – eine ziemlich unorthodoxe kulturelle Weitergabe.[60]

Pränatale Effekte können auch akustisch sein, wie die anregende Forschung von Anthony DeCasper an der University of North Carolina zeigt.[61] Die Stimme einer Schwangeren ist in der Gebärmutter zu hören, daher erkennen und bevorzugen Neugeborene die Stimme der Mutter.* DeCasper verwendete ein ethologisches Skript, um das zu beweisen: Ein

* Im Gegensatz dazu erkennen Neugeborene zwar die Stimme des Vaters, lassen aber keine Präferenz für sie erkennen.

Neugeborenes kann lernen, beim Saugen eines Schnullers zwei verschiedenen Mustern zu folgen, die entweder aus kurzen oder aus langen Rhythmen bestehen. Bei einem der Muster hört es Mamas Stimme, beim anderen die Stimme einer anderen Frau. Neugeborene wollen Mamas Stimme hören. Auch sprachliche Elemente werden im Uterus gelernt – das Weinen eines Neugeborenen hat ähnliche Sprechkonturen wie die Sprache der Mutter.

Die kognitiven Fähigkeiten kurz vor der Geburt sind noch bemerkenswerter. Beispielsweise können Föten zwischen zwei Pseudowörtern unterscheiden (»biba« und »babi«). Woher wir das wissen? Ganz einfach – die Mutter sagt wiederholt »Biba, biba, biba«, während die Herzfrequenz des Fötus aufgezeichnet wird. »Langweilig (oder vielleicht auch einschläfernd)«, denkt der Fötus, und die Herzfrequenz verlangsamt sich. Dann wechselt die Mutter auf »Babi« um. Wenn der Fötus nicht zwischen den beiden Zweisilbern unterscheidet, setzt sich der Rückgang der Herzfrequenz fort. Wird hingegen der Unterschied bemerkt – »Wow, was ist das denn?« –, beschleunigt sich die Herzfrequenz. Genau davon hat DeCasper berichtet.[62]

DeCasper und seine Kollegin Melanie Spence zeigten dann (unter Verwendung des Systems zum Nachweis des Schnuller-Saug-Musters), dass Neugeborene in der Regel nicht zwischen den Lauten ihrer Mütter unterscheiden, wenn diese einen Abschnitt aus zwei rhythmisch ähnlichen Kinderbüchern vorlasen – *The Cat in the Hat* von Dr. Seuss (alias Theodor Geisel) und *The King, the Mice, and the Cheese*.[63] Neugeborene, denen die Mütter jedoch während des letzten Trimesters stundenlang aus *The Cat in the Hat* vorgelesen hatten, bevorzugten Dr. Seuss. Wow.

So bezaubernd diese Ergebnisse auch sind, uns geht es in diesem Buch nicht um pränatales Lernen solcher Art – vermutlich werden nur wenige Säuglinge mit einer Präferenz für Abschnitte aus, sagen wir, *Mein Kampf* geboren. Dagegen erweisen sich andere pränatale Umwelteinflüsse als höchst folgenreich.

JUNGENGEHIRNE UND MÄDCHENGEHIRNE, WAS IMMER DAS BEDEUTEN MAG

Beginnen wir mit einer einfachen Version dessen, was »Umwelt« für ein fötales Gehirn bedeutet: Nährstoffe, Immunbotenstoffe und, vor allem, Hormone, die vom fötalen Kreislauf zum Gehirn transportiert werden.

Sobald sich die betreffenden Drüsen in einem Fötus entwickelt haben, sind sie absolut in der Lage, ihre charakteristischen Hormone auszuschütten. Das hat erhebliche Konsequenzen. Als die Hormone in Kapitel 4 eingeführt wurden, ging es in unserer Erörterung um ihre »Aktivierungseffekte«, die Stunden oder Tage andauern können. Im Gegensatz dazu üben Hormone im Fötus »Organisationseffekte« auf das Gehirn aus und bewirken lebenslange Veränderungen der Struktur und Funktion.

Etwa acht Wochen nach der Empfängnis beginnen die fötalen Keimdrüsen ihre Steroidhormone freizusetzen (Testosteron bei männlichen, Östrogen und Progesteron bei weiblichen Föten). Ganz wichtig, Testosteron plus »Anti-Müller-Hormon« (ebenfalls von den Hoden ausgeschüttet) maskulinisieren das Gehirn.

Drei Komplikationen, die in der Reihenfolge ihrer Nennung zunehmende Verwirrung stiften:

- Bei vielen Nagetieren ist das Gehirn zum Zeitpunkt der Geburt sexuell noch nicht vollständig differenziert; diese hormonalen Effekte setzen sich nach der Geburt fort.
- Eine verwirrendere Komplikation: Überraschenderweise resultieren nur wenige Testosteron-Effekte im Gehirn daraus, dass das Hormon an Androgenrezeptoren bindet. Stattdessen dringt das Testosteron in die Zielzellen ein und wird dort seltsamerweise in Östrogen umgewandelt; daraufhin kann es an die intrazellulären Östrogenrezeptoren binden (während das Testosteron außerhalb des Gehirns seine Wirkung entweder in seiner ursprünglichen Form oder nach intrazellulärer Umwandlung in ein verwandtes Androgen, das Dihydrotestos-

teron, erzielt). Mithin verdankt das Testosteron einen Großteil seines maskulinisierenden Effekts im Gehirn der Verwandlung in Östrogen. Die Umformung des Testosterons in Östrogen findet auch im fötalen Gehirn statt. Doch halt! Unabhängig vom Geschlecht des Fötus ist der fötale Kreislauf voller mütterlichem Östrogen, dazu kommt bei weiblichen Föten noch das selbst ausgeschüttete Östrogen. Weibliche Gehirne werden also mit Östrogen überschwemmt. Warum führt das nicht zu einer Maskulinisierung des Gehirns weiblicher Föten? Höchstwahrscheinlich liegt es an dem von Föten produzierten sogenannten Alpha-Fetoprotein, welches das Östrogen im Blutkreislauf bindet und es unwirksam macht. Weder das der Mutter noch das des Fötus maskulinisiert demnach das Gehirn weiblicher Föten. Wenn nicht Testosteron und das Anti-Müller-Hormon vorhanden sind, kommt es automatisch zur Feminisierung fetaler Säugerhirne.[64]

- Und jetzt die absolut verwirrendste Komplikation. Was ist eigentlich ein »weibliches« oder »männliches« Gehirn? Hier beginnt der Streit.

Zunächst einmal, männliche Gehirne sind lediglich damit beschäftigt, fortwährend Reproduktionshormone mittels des Hypothalamus abzusondern, während weibliche Gehirne die Sekretion der Ovulationszyklen meistern müssen. Folglich bringt das fötale Leben einen Hypothalamus hervor, der im weiblichen Organismus komplexer verschaltet ist.

Doch wie steht es mit den Geschlechterdifferenzen im Verhalten, das uns interessiert? Die Frage lautet: Welcher Anteil der männlichen Aggression geht auf die pränatale Maskulinisierung des Gehirns zurück?

Praktisch 100 Prozent, wenn wir die Nagetiere betrachten. In den 1950er Jahren zeigte Robert Goy von der University of Wisconsin in seinen Forschungsarbeiten an Meerschweinchen, dass der Organisationseffekt des perinatalen Testosterons das Gehirn im Erwachsenenalter empfänglich für Testosteron macht.[65] Kurz vor der Geburt wurden trächtige Tiere mit Testosteron behandelt. Als ihre weiblichen Jungen ausgewachsen waren, erschienen sie zwar normal, waren aber in ihrem Verhalten »maskulinisiert« – sie reagierten stärker als Kontrollweibchen auf eine Testosteroninjektion, das heißt, sie zeigten eine stärkere Zunahme an Aggression und männlichem Sexualverhalten (indem sie andere Weibchen bestiegen). Außerdem ließ sich bei ihnen das typisch weibliche Sexualverhalten (die sogenannte Lordose, das heißt eine Steilstellung mit durchgedrücktem Rücken) nicht so leicht durch Östrogen hervorrufen. Mit anderen Worten, eine pränatale Testosteron-Exposition hatte maskulinisierende Organisationseffekte – diese Weibchen reagierten als adulte Tiere auf die Aktivierungseffekte von Testosteron und Östrogen wie Männchen.

Diese Ergebnisse stellten das Dogma in Frage, wonach die Geschlechtsidentität auf soziale und nicht auf biologische Einflüsse zurückgeht. Das war die Ansicht von Soziologen, die in der Schule den Biologieunterricht gehasst hatten … aber auch von Vertretern des medizinischen Establishments. Wenn ein Kind mit uneindeutigen Genitalien geboren wird (rund 1 bis 2 Prozent aller Geburten), hat es nach dieser Auffassung keine Bedeutung, mit welcher Geschlechterzugehörigkeit sie/er aufgezogen wird, solange man diese Entscheidung innerhalb der ersten achtzehn Monate trifft – man kann sich unbedenklich für den bevorzugten plastisch-chirurgischen Eingriff entscheiden.*[66]

Goy berichtete also, dass die pränatale hormonale Umgebung und nicht soziale Faktoren die geschlechtsspezifischen Verhaltensweisen des Erwachsenen bestimmten. »Aber das sind Meerschweinchen«, wurde ihm entgegengehalten. Dann untersuchten Goy und seine Mitarbeiter nichtmenschliche Primaten.

Eine rasche Zusammenfassung sexuell dimorphen (geschlechtsspezifisch unterschiedlichen) Primatenverhaltens: Südamerikanische Arten wie Seidenaffen und Tamarine, die feste Paarbeziehungen eingehen, lassen wenig Geschlechterdifferenzen im Verhalten erkennen. Dagegen sind die meisten Altweltprimaten außerordentlich dimorph. Männchen sind aggressiver, und Weibchen widmen ihrem Gesellungsbedürfnis mehr Zeit (zum Beispiel durch soziale Fellpflege oder Interaktion mit Jungtieren). Und wo wir schon bei Geschlechterdifferenz sind: In einer Studie waren adulte männliche Rhesusaffen weit interessierter an »maskulinen« Spiel-

* Diese Auffassung wurde noch auf Jahre von den meisten Medizinern vertreten. Zu einem Beispiel dafür, wie falsch dieser Ansatz sein kann, vgl. John Colapinto, *Der Junge, der als Mädchen aufwuchs*, Düsseldorf 2000.

zeugen (zum Beispiel Objekten mit Rädern) als an »femininen« (Stofftieren), während Weibchen eine leichte Vorliebe für feminine Spielzeuge bewiesen.[67]

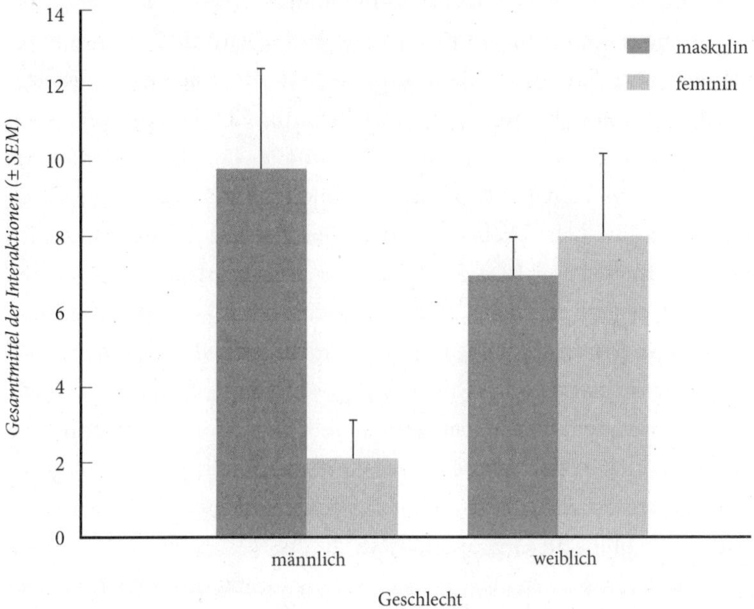

Männliche Rhesusaffen beschäftigen sich mit stereotyp »maskulinem« menschlichem Spielzeug deutlich lieber als mit »weiblichem« Spielzeug.

Was kommt als Nächstes? Weibliche Tiere lieben Romane für junge Erwachsene mit weiblichen Protagonisten? Warum sollten menschliche Spielzeuge irgendeine Bedeutung für Geschlechterdifferenzen bei Affen haben? Die Autoren vermuten, darin würden sich die höheren Aktivitätsniveaus der männlichen Tiere äußern und der Umstand, dass maskuline Spielzeuge aktiveres Spiel förderten.

Goy nahm seine Studien an sexuell hochdimorphen Rhesusaffen vor. Es gab bereits Hinweise darauf, dass Testosteron Organisationseffekte auf ihr Verhalten hatte – schon wenige Wochen nach der Geburt sind die Männchen aktiver als Weibchen und verbringen mehr Zeit mit Kampf-und-Tobe-Spielen. Das geschieht lange vor der Pubertät und deren eruptiver Testosteronsekretion. Und selbst wenn man ihre Testosteronniveaus bei der Geburt unterdrückt (so dass sie niedriger als normal, aber immer noch höher als bei den weiblichen Jungtieren sind), kämpfen und toben die Männchen mehr als die Weibchen. Das lässt darauf schließen, dass die Geschlechterdifferenz auf fötale Hormonunterschiede zurückgeht.

Das bewies Goy, indem er trächtige Weibchen mit Testosteron behandelte und deren weibliche Jungen untersuchte. Nach einer Testosteron-Exposition während der gesamten Trächtigkeit waren die weiblichen Jungen nach der Geburt »Pseudohermaphroditen« – sahen äußerlich wie Männchen aus, hatten innerlich aber weibliche Keimdrüsen. Im Vergleich mit Kontrollweibchen ließen sich diese vermännlichten Weibchen häufiger auf Kampf-und-Tobe-Spiele ein, waren aggressiver und verhielten sich auch typisch männlich, wenn sie andere Tiere bestiegen und wenn sie vokalisierten (nach einigen Kriterien im selben Maße wie Männchen). Allerdings ist darauf hinzuweisen, dass zwar die meisten, aber nicht alle Verhaltensweisen maskuliner waren und dass diese vermännlichten Weibchen sich in gleichem Maße wie die Kontrollweibchen für Neugeborene interessierten. Testosteron übt also auf einige, aber nicht alle Verhaltensweisen pränatale Organisationseffekte aus.

In weiteren Studien, die vielfach von Goys Schüler Kim Wallen an der Emory University durchgeführt wurden, erhielten trächtige Weibchen geringere Dosen Testosteron und auch die nur im letzten Trimester der Tragezeit.[68] Das Ergebnis waren weibliche Junge mit normalen Genitalien, aber vermännlichtem Verhalten. Die Autoren verwiesen auf die Bedeutung, die dieser Befund für Transgender-Individuen hat – Menschen, die die äußeren Geschlechtsmerkmale des einen Geschlechts, aber, wenn man so will, das Gehirn des anderen haben.*

* Bemerkenswerterweise hat man in diesen Studien die Gehirne von Transgender-Personen untersucht und sich dabei auf Gehirnregionen konzentriert, die in der Regel Größenunterschiede zwischen Männern und Frauen aufweisen. Unabhängig von der gewünschten Richtung der Geschlechtsumwandlung und auch unabhängig davon, ob die Person bereits eine solche Umwandlung hat vornehmen lassen, ähnelten die dimorphen Gehirnregionen von Transgender-Menschen dem Geschlecht, dem sie sich schon immer zugehörig gefühlt haben, und nicht ihrem »tatsächlichen« Geschlecht. Mit anderen Worten, Transgender-Individuen denken nicht, sie gehörten einem anderen Geschlecht an als dem, das sie tatsächlich haben. Vielmehr sind sie im Körper eines Geschlechts gefangen, das nicht wirklich das ihre ist.

Ursprünglich schien klar zu sein, dass pränatale Testosteron-Exposition auch für männliche Aggression bei Menschen verantwortlich ist. Diese Annahme beruhte auf Studien zu einer seltenen Störung, der angeborenen Nebennierenhyperplasie (CAH, nach englisch: *Congenital Adrenal Hyperplasia*). Auslöser ist eine Enzymmutation in den Nebennieren, die deshalb schon vor der Geburt damit beginnen, anstelle von Glukokortikoiden Testosteron und andere Androgene zu bilden.

Der Mangel an Glukokortikoiden verursacht ernsthafte Stoffwechselprobleme, die Ersatzhormone erforderlich machen. Und was ist mit dem Überschuss an Androgenen bei CAH-Mädchen (die in der Regel mit uneindeutigen Genitalien zur Welt kommen und als Erwachsene unfruchtbar sind)?

In den 1950er Jahren berichtete der Psychologe John Money von der Johns Hopkins University, dass CAH-Mädchen pathologisch viele spezifisch männliche Verhaltensweisen, zu wenig weibliche Verhaltensweisen und einen erhöhten IQ aufwiesen.

Das nahm natürlich allen den Wind aus den Segeln. Allerdings hatten die Studien einige Mängel. Zunächst einmal waren die IQ-Ergebnisse zweifelhaft, weil Eltern, die bereit waren, ihr CAH-Kind an diesen Untersuchungen teilnehmen zu lassen, durchschnittlich ein höheres Bildungsniveau hatten als die Kontrollpersonen. Und die geschlechtertypischen Verhaltensweisen? »Normal« entsprach den Maßstäben, die in den 1950er Jahren von den Medien verbreitet wurden – CAH-Mädchen waren demnach pathologisch an ihrem beruflichen Fortkommen interessiert und schenkten Babys wenig Aufmerksamkeit.

Hoppla, fangen wir also noch mal von vorne an. Sorgfältige zeitgenössische CAH-Studien wurden von Melissa Hines an der University of Cambridge durchgeführt.[69] Im Vergleich zu »normalen« Mädchen beteiligen sich CAH-Mädchen häufiger an Kampf-und-Tobe-Spielen, Schlägereien und körperlichen Aggressionen. Außerdem beschäftigen sie sich lieber mit »maskulinen« Spielzeugen als mit Puppen. Als Erwachsene erzielen sie in Tests geringere Punktwerte bei Zärtlichkeit und höhere bei Aggressivität. Sie selbst berichten von mehr Aggressivität und weniger Interesse an Säuglingen und Kleinkindern. Ferner ist bei CAH-Frauen die Wahrscheinlichkeit höher, dass sie lesbisch, bisexuell oder transgender sind.*

Ein wichtiger Punkt: Medikamentöse Behandlung kurz nach der Geburt normalisiert bei diesen Mädchen die Androgenspiegel, so dass die übermäßige Androgen-Exposition lediglich vor der Geburt stattfindet. Folglich scheint die pränatale Testosteron-Exposition auszureichen, Organisationsveränderungen hervorzurufen, die die Häufigkeit spezifisch männlicher Verhaltensweisen erhöhen.

Zu einer ähnlichen Schlussfolgerung führt uns die Umkehrung der CAH, das heißt die Androgenresistenz (AIS, nach englisch: *Androgen Insensitivity Syndrome*).[70] Ein Fötus ist männlich – XY-Chromosomen, Testosteron sezernierende Hoden. Doch eine Mutation in dem Androgenrezeptor macht diesen unempfänglich für Testosteron. Folglich können die Hoden Testosteron bis zum Sankt-Nimmerleins-Tag ausschütten, ohne dass die geringste Maskulinisierung stattfindet. Häufig wird das Individuum mit äußerlichen Geschlechtsmerkmalen geboren, die weiblich sind, und infolgedessen als Mädchen aufgezogen. Dann kommt die Pubertät, und das Kind bekommt seine Periode nicht. Ein Arztbesuch offenbart, dass das »Mädchen« in Wahrheit ein »Junge« ist (mit Hoden, die meist in der Nähe des Magens liegen, und einer verkürzten Vagina, die sich als Sackgasse erweist). Gewöhnlich setzt das Individuum sein Leben mit der weiblichen Identität fort, ist aber im Erwachsenenalter unfruchtbar. Mit anderen Worten, wenn männliche Föten des Menschen nicht den pränatalen Organisationseffekten des Testosterons ausgesetzt sind, kommt es zu einer typisch weiblichen Verhaltensweise und Identität.

Angesichts von CAH und AIS scheint die Sache klar – pränatales Testosteron ist ein wichtiger Erklärungsfaktor für Geschlechterdifferenzen beim Aggressionsverhalten und verschiedenen prosozialen Gesellungstendenzen des Menschen.

* Heute ist ein CAH-Test des Fötus möglich, so dass man seiner Maskulinisierung bis zu einem gewissen Grad durch eine fötale Hormonbehandlung vorbeugen kann. Diese Therapie ist von einigen Klinikern als ein Mittel beschrieben worden, die Wahrscheinlichkeit einer heterosexuellen Orientierung von CAH-Mädchen und -Frauen zu erhöhen – eine Äußerung, die den Zorn der Bioethiker und der LGBTQ-Gemeinde erregte.

Dem aufmerksamen Leser werden allerdings zwei kolossale Probleme bei dieser Schlussfolgerung nicht entgangen sein:[71]

- Erinnern wir uns, dass CAH-Mädchen mit dem Etikett »etwas ist *ganz* anders« geboren werden – das heißt den uneindeutigen Genitalien, bei denen in der Regel mehrere plastisch-ästhetische Eingriffe erforderlich sind. CAH-Mädchen und -Frauen werden nicht nur vor der Geburt vermännlicht. Sie werden auch von Eltern erzogen, die wissen, dass etwas anders ist, werden Unmengen von Ärzten vorgeführt, die ein gesteigertes Interesse an ihren Geschlechtsorganen haben, und mit allen möglichen Hormonen behandelt. Daher kann man für ihr Verhaltensprofil auf keinen Fall nur die pränatalen Androgene verantwortlich machen.
- Bei AIS-Individuen bleibt Testosteron wegen der Mutation der Androgenrezeptoren wirkungslos. Aber entfaltet Testosteron seine Wirkung im fötalen Gehirn nicht größtenteils als Östrogen und in der Wechselwirkung mit den Östrogenrezeptoren? Dieser Aspekt der Gehirn-Maskulinisierung dürfte trotz der Mutation stattgefunden haben. Komplizierend tritt hinzu, dass einige der vermännlichenden Effekte des pränatalen Testosterons bei Affen keine Umwandlung in Östrogen verlangen. Wir haben hier also Individuen, die genetisch und gonadisch männlich sind und zumindest eine gewisse Maskulinisierung des Gehirns erfahren haben, aber trotzdem erfolgreich als Mädchen aufgezogen wurden.

Es kommt noch eine weitere Komplikation hinzu – AIS-Individuen, die als Mädchen aufgezogen wurden, werden mit überdurchschnittlicher Häufigkeit homosexuell und haben eine nichtweibliche oder weder weibliche noch männliche Selbstidentifikation in Hinblick auf Sexualität und Geschlecht.

Leider gibt es nur Indizien dafür, dass Testosteron – ähnlich wie bei anderen Primaten – maskulinisierende pränatale Effekte beim Menschen hat. Außerdem stellt sich die Frage, wie *groß* diese Effekte sein könnten.

Die Antwort auf diese Frage wäre leicht, wenn wir wüssten, wie viel Testosteron die Menschen als Föten ausgesetzt waren. Was uns zu einem wirklich bizarren Ergebnis bringt, das manch einen Leser veranlassen dürfte, etwas ungeschickt mit einem Lineal zu hantieren.

Sonderbarerweise beeinflusst pränatales Testosteron die Fingerlänge.[72] Zwar ist der zweite Finger gewöhnlich kürzer als der vierte Finger, aber der Unterschied (der »2D:4D-Quotient«*) ist bei Männern größer als bei Frauen, wie man erstmals in den 1880er Jahren bemerkte. Nachweisbar ist der Unterschied bei Föten im dritten Trimester; je größer die (durch Fruchtwasseruntersuchung bestimmte) Testosteron-Exposition, desto ausgeprägter der Quotient. Außerdem haben weibliche CAH-Individuen einen männlicheren Quotienten als solche, die ihre fötale Umgebung (und damit eine gewisse Menge an Testosteron) mit einem männlichen Zwilling teilten, während männliche AIS-Individuen einen weiblicheren Quotienten haben. Die Geschlechterdifferenz beim Quotienten tritt auch bei anderen Primaten und Nagern auf. Und niemand weiß, warum diese Differenz besteht. Hinzu kommt, dass das nicht die einzige Merkwürdigkeit ist. Ein kaum wahrnehmbares vom Innenohr erzeugtes Hintergrundgeräusch (die »otoakustischen Emissionen«) lässt eine Geschlechterdifferenz erkennen, in der pränatale Testosteron-Exposition zum Ausdruck kommt. Nun erklären Sie das mal!

Der 2D:4D-Quotient ist so variabel (und die Geschlechterdifferenz so klein), dass er allein nicht genügt, um das Geschlecht eines Individuums zu bestimmen. Aber er teilt uns etwas über das Ausmaß der fötalen Testosteron-Exposition mit.

Also was sagt das (anhand des Quotienten bestimmte) Ausmaß der Exposition über das zukünftige Verhalten des Erwachsenen aus? Männer mir »maskulinerem« 2D:4D-Verhältnis haben in der Regel höhere Aggressionsniveaus und bessere Mathenoten, größeres Selbstbewusstsein, häufiger ADHS und Autismus (Krankheiten mit einem weit höheren Anteil an männlichen Patienten) sowie ein vermindertes Risiko für Depressionen und Angststörungen (Störungen mit überwiegend weiblichen Erkrankten). Die Gesichter und Handschriften dieser Männer werden als »maskuliner« eingestuft. Außerdem ist in einigen Berichten von einer verringerten Wahrscheinlichkeit für Homosexualität die Rede.

* D steht für lateinisch *digitus* = Finger.

Frauen mit einem »femininineren« Quotienten haben ein geringeres Risiko für Autismus und ein größeres für Magersucht (von der überwiegend Mädchen und Frauen betroffen sind). Sie sind seltener linkshändig (ein Merkmal, das häufiger bei Männern auftritt), sind unsportlicher und fühlen sich stärker zu sehr maskulinen Gesichtern hingezogen. Außerdem sind sie mit höherer Wahrscheinlichkeit heterosexuell oder neigen, wenn sie lesbisch sind, eher zur Übernahme stereotyper weiblicher Geschlechtsrollen.[73]

Das alles ist einer der stärksten Belege dafür, dass (a) fötale Androgen-Exposition Organisationseffekte auf adultes Verhalten bei Menschen und anderen Tierarten hat und (b) dass *individuelle Unterschiede* im Ausmaß dieser Exposition individuelle Unterschiede im adulten Verhalten vorhersagen.*[74] Die pränatale endokrine Umgebung ist Schicksal.

Nun, nicht ganz. Diese Effekte, die klein und veränderlich sind, lassen eine bedeutungsvolle Beziehung nur dann erkennen, wenn sehr viele Individuen berücksichtigt werden. Bestimmen die Organisationseffekte des Testosterons die Qualität und/oder Quantität der Aggression? Nein. Wie ist es mit dem Organisationseffekt *plus* dem Aktivierungseffekt? Auch nicht.

ERWEITERUNG DES BEGRIFFS »UMWELT«

Das fötale Gehirn kann also von Hormonen beeinflusst werden, die der Fötus freisetzt. Hinzu kommt aber, dass auch die Außenwelt die Physiologie einer Schwangeren verändert, was sich wiederum auf das fötale Gehirn auswirkt.

Das offenkundigste Beispiel für diesen Vorgang ist natürlich die Art und Weise, wie die Nahrung der Schwangeren beeinflusst, welche Nährstoffe in die fötale Blutbahn abgegeben werden.** Im Extremfall führt die

* Indessen gibt es keine schlüssigen Belege dafür, dass der Umfang der Androgen-Exposition in den Stunden bis Wochen nach der Geburt irgendein Vorhersagevermögen für das spätere Verhalten besitzt.

** Warum nicht »bestimmt« statt »beeinflusst«? Weil der weibliche Körper einen Nährstoff in einen anderen verwandeln kann, bevor er ihn an den Fötus weitergibt.

Unterernährung der Mutter zu einer allgemeinen Einschränkung der fötalen Gehirnentwicklung.*[75] Außerdem besteht die Möglichkeit, dass von der Mutter erworbene Krankheitserreger auf den Fötus übertragen werden – beispielsweise kann der protozoische Parasit *Toxoplasma gondii* eine Schwangere infizieren (meist nach Kontakt mit infiziertem Katzenkot) und schließlich das fötale Nervensystem erreichen, wo er unter Umständen schwerste Schäden hervorruft. Und natürlich gehört hier auch der mütterliche Drogenmissbrauch dazu, der Crack-Babys oder Kinder mit dem fötalen Alkoholsyndrom hervorbringt.

Wichtig ist die Tatsache, dass mütterlicherseits Stress die fötale Entwicklung beeinflusst. Es gibt indirekte Wirkungsweisen – zum Beispiel ernähren sich gestresste Menschen ungesünder und nehmen mehr Suchtstoffe. Und direktere: Stress verändert den Blutdruck und die Abwehrkräfte der Mutter, was sich wiederum auf einen Fötus auswirkt. Vor allem aber setzen gestresste Mütter Glukokortikoide frei, die in den fötalen Blutkreislauf gelangen und im Prinzip die gleichen negativen Folgen haben wie bei gestressten Säuglingen und Kindern.

Glukokortikoide erreichen das durch Organisationseffekte, die die fötale Hirnstruktur beeinflussen, sowie durch einen Rückgang der Wachstumsfaktoren, der Zahlen von Neuronen und Synapsen und so fort. Wie die pränatale Testosteron-Exposition ein erwachsenes Gehirn hervorbringt, das empfänglicher für umweltbedingte Aggressionsauslöser ist, so sorgt die pränatale Glukokortikoid-Exposition für ein erwachsenes Gehirn, das empfindlicher auf umweltbedingte Auslöser von Depression und Angststörungen reagiert.

Außerdem hat die pränatale Glukokortikoid-Exposition Effekte, in denen sich die klassische Entwicklungsbiologie mit der Molekularbiologie vermischt. Zur Erläuterung folgt eine sehr vereinfachte Exkursion in das nächste Kapitel, das sich mit den Genen beschäftigt: (a) Jedes Gen legt die Herstellung einer bestimmten Proteinart fest; (b) ein Gen muss

* Unterernährung im dritten Schwangerschaftstrimester verändert auch bestimmte Aspekte der Physiologie, woraus sich ein lebenslanges Risiko für Diabetes, Fettleibigkeit und das metabolische Syndrom ergibt – in diesem Zusammenhang spricht man auch vom »Effekt des holländischen Hungerwinters«.

»aktiviert« werden, um die Proteinproduktion zu ermöglichen, und »deaktiviert« werden, um die Produktion zu beenden – daher haben Gene An- und Ausschalter; (c) jede Zelle unseres Körpers enthält die gleiche Genbibliothek; (d) während der Entwicklung bestimmt das Muster, das der Aktivierung der einzelnen Gene zugrunde liegt, welche Zellen die Nase bilden, welche die Zehen und so fort; (e) danach behalten Nase, Zehen und andere Zellen ihr spezifisches Gen-Aktivierungsmuster dauerhaft bei.

In Kapitel 4 haben wir gesehen, dass einige Hormone Aktivierungseffekte ausüben, indem sie die An- und Ausschalter bestimmter Gene verändern (zum Beispiel der testosteronaktivierenden Gene, die am verstärkten Wachstum von Muskelzellen beteiligt sind). In der »Epigenetik« geht es um die Frage, wie sich einige hormonale Organisationseffekte aus dem ständigen An- und Ausschalten bestimmter Gene in bestimmten Zellen ergeben.[76] Sehr viel mehr davon im nächsten Kapitel.

Das kann bis zu einem gewissen Grad erklären, warum Zehen und Nase unterschiedliche Funktionen wahrnehmen. Noch wichtiger: Epigenetische Veränderungen finden auch im Gehirn statt.

Diesem Bereich der Epigenetik war 2004 eine wegweisende Studie von Meaney und seinen Kollegen gewidmet; sie wurde in einem der meistzitierten Artikel der angesehenen Zeitschrift *Nature Neuroscience* veröffentlicht. Zuvor hatten die Autoren gezeigt, dass die Jungen »aufmerksamerer« Rattenmütter (Mütter, die häufiger säugen, groomen und ihre Kleinen ablecken) adulte Tiere werden, die niedrigere Glukokortikoidspiegel haben, weniger Angst empfinden, besser lernen und eine verzögerte Hirnalterung erkennen lassen. Aus dem Artikel ging nun hervor, dass diese Veränderungen epigenetisch waren – dass das Verhalten der Mütter den An- und Ausschalter in einem Gen veränderte, das für die Stressreaktion des Gehirns relevant ist.* Wow – Mutterverhalten verändert Genregulation in Gehirnen von Rattenjungen. Bemerkenswerterweise wies Meaney dann in Zusammenarbeit mit Darlene Francis von der University of California in Berkeley nach, dass solche Rattenjungen als ausgewachsene Tiere auf-

* Für den interessierten Leser – das Gen, das für den Glukokortikoid-Rezeptor codiert.

merksamere Mütter sind und dieses Merkmal epigenetisch an die nächste Generation weitergeben.* Mit anderen Worten, adultes Verhalten ruft dauerhafte molekulare Veränderungen in den Nachkommen hervor – es »programmiert« sie, das spezifische Verhalten mit einer gewissen Wahrscheinlichkeit zu reproduzieren.[77]

Weitere Ergebnisse wurden zusammengetragen – großenteils von Meaney, seinem Mitarbeiter Moshe Szyf, ebenfalls von der McGill University, und Frances Champagne.[78] Hormonale Reaktionen auf verschiedene Erfahrungen vor der Geburt und in der Kindheit haben epigenetische Auswirkungen auf Gene, die in Zusammenhang stehen mit dem Wachstumsfaktor BDNF, mit dem Vasopressin- und Oxytocinsystem sowie der Östrogensensitivität. Diese Vorgänge wirken sich dauerhaft auf die Kognition, Persönlichkeit, Emotionalität und geistige Gesundheit des Erwachsenen aus. Beispielsweise bewirkt Kindesmissbrauch epigenetische Veränderungen in Hunderten von Genen des menschlichen Hippocampus. Außerdem fanden Stephen Suomi von den National Institutes of Health und Szyf heraus, dass sich das Mutterverhalten bei Affen auf mehr als *tausend* frontokortikale Gene epigenetisch auswirkte.**

Das ist absolut revolutionär. Jedenfalls fast. Was uns zu einer Zusammenfassung des Kapitels bringt.

* Im nächsten Kapitel werden wir uns mit der Frage beschäftigen, ob diese nichtgenetische – epigenetische – Weitergabe von Merkmalen über viele Generationen nicht einer lange Zeit abgelehnten Theorie über die Vererbung erworbener Eigenschaften ähnelt, die im 18. Jahrhundert von dem Naturforscher Jean-Baptiste Lamarck vorgeschlagen wurde.

** Anmerkung: Was nicht heißt, dass bei jedem Neuron um die tausend Gene verändert wurden. Schließlich gibt es neben den Neuronen noch Gliazellen, und bei den Neuronen gibt es eine Vielzahl verschiedener Arten. In Wirklichkeit dürfte also die durchschnittliche Zahl von Veränderungen innerhalb eines gegebenen Neurons weit weniger als tausend betragen haben. Anmerkung zur Anmerkung: was das Ganze keineswegs weniger interessant macht, sondern nur schwieriger zu untersuchen.

SCHLUSSFOLGERUNGEN

Epigenetische Umweltfaktoren, die während der Entwicklung auf das Gehirn einwirken, sind außerordentlich faszinierend. Trotzdem gilt es, den Enthusiasmus in Grenzen zu halten. Ergebnisse sind überinterpretiert worden, und je mehr Forscher sich mit dem Gegenstand beschäftigen, desto weiter geht die Qualität der Studien zurück. Hinzu kommt die Versuchung zu glauben, die Epigenetik erkläre »alles«, egal was es sei; die meisten Auswirkungen von Kindheitserlebnissen auf das Erwachsenenalter sind wahrscheinlich nicht epigenetisch, und (bitte merken) der überwiegende Teil der epigenetischen Veränderungen ist vorübergehender Natur. Besonders scharfe Kritik wird eher von Molekulargenetikern vorgebracht und nicht von Verhaltensforschern (die das Thema im Allgemeinen begrüßen); ich nehme an, dass die negativen Reaktionen Ersterer unter anderem auf ihre Abneigung zurückzuführen sind, so trivialen Phänomenen wie Rattenmüttern, die ihre Jungen ablecken, Einlass in ihre schöne Welt der Genregulation zu gewähren.

Doch es gibt noch einen tieferen Grund, die Begeisterung zu zügeln – einen, der für das ganze Kapitel von Bedeutung ist. Anregende Umgebungen, strenge Eltern, gute Wohnviertel, langweilige Lehrer, optimale Ernährung – all das verändert Gene im Gehirn. Wow. Vor nicht allzu langer Zeit ging es in der Revolution noch um die Frage, wie Umwelt und Erfahrung die Erregbarkeit von Synapsen, ihre Zahl, die neuronalen Schaltkreise, ja sogar die Zahl der Neuronen verändern. Toll. Und davor lautete die revolutionäre Kunde, dass Umwelt und Erfahrung die Größe verschiedener Hirnstrukturen verändern können. Erstaunlich.

Doch nichts von alledem ist wirklich erstaunlich. Denn anders kann es gar nicht sein. Während kaum ein Kindheitsereignis eine Verhaltensweise des Erwachsenen wirklich bestimmt, verändert praktisch alles, was in der Kindheit geschieht, die Disposition zu irgendeinem Verhalten im Erwachsenenalter. Freud, Bowlby, Harlow, Meaney – sie alle haben aus ihren unterschiedlichen Perspektiven den gleichen fundamentalen und einst revolutionären Sachverhalt hervorgehoben: Die Kindheit *ist wichtig.* Dinge wie Wachstumsfaktoren, An-/Ausschalter und Myelinisierungsprozesse vermitteln uns lediglich Einblick in die inneren Zusammenhänge dieser Tatsache.

Solche Einsichten sind außerordentlich nützlich. Sie zeigen die Stufen, die Punkt A in der Kindheit mit Punkt Z im Erwachsenenalter verbinden. Dank solcher Erkenntnisse begreifen wir, wie Eltern Kinder bekommen können, deren Verhalten ihrem eigenen ähnelt. Sie verweisen auf die Achillesfersen, die erklären, wieso negative Kindheitserlebnisse traumatisierte und traumatisierende Erwachsene hervorbringen können. Und sie deuten an, wie sich negative Konsequenzen umkehren und positive Konsequenzen verstärken lassen.

Es gibt noch einen weiteren Nutzen. Wie ich in Kapitel 5 berichtet habe, bedurfte es des Nachweises, dass bei Soldaten, die mit PTBS aus Kampfeinsätzen zurückkehrten, eine Volumenverminderung des Hippocampus vorlag, um viele einflussreiche Politiker endgültig davon zu überzeugen, dass die Störung »real« sei. Eigentlich sollte es keiner molekulargenetischen oder neuroendokrinologischen Fakten bedürfen, um zu beweisen, dass die Kindheit von eminenter Bedeutung ist und dass wir daher Kindern unbedingt Verhältnisse bieten müssen, die Gesundheit, Sicherheit, Liebe, Zuwendung und Chancengleichheit garantieren. Sollte jedoch gelegentlich genau diese Art wissenschaftlicher Beweisführung gefordert sein, müssen wir unsere einschlägigen Befunde stärker in den Blick rücken.

8

ZURÜCK ZU DER ZEIT, ALS SIE NOCH EINE BEFRUCHTETE EIZELLE WAREN

Ich muss an einen Cartoon denken, auf dem ein weißbekittelter Wissenschaftler zu einem anderen sagt: »Du kennst das, du bist am Telefon, und der andere möchte das Gespräch beenden, aber er mag es nicht aussprechen und sagt daher: ›Okay, du hast bestimmt noch eine Menge zu tun‹, als wärst *du* es, der Schluss machen möchte, obwohl in Wirklichkeit *er* es ist. Ich glaube, ich habe das Gen dafür gefunden.«

In diesem Kapitel geht es um die Fortschritte, die bei der Suche nach dem »Gen dafür« erzielt werden.

Unser prototypisches Verhalten hat stattgefunden. Inwiefern wurde es durch bestimmte Ereignisse beeinflusst, als Ei- und Samenzelle sich vereinigten, um den Träger des Verhaltens hervorzubringen und sein Genom zu erschaffen – die Chromosomen, die DNA-Sequenzen –, dessen Kopie in jeder Zelle seines Körpers vorhanden ist? Inwiefern spielten diese Gene eine ursächliche Rolle für dieses Verhalten?

Gene sind beispielsweise für Aggressionsverhalten von Bedeutung, weshalb wir weniger besorgt sind, wenn ein Kleinkind einen Basset Hound am Ohr zieht, als wenn es sich dafür einen Pit Bull aussucht. Gene sind für alles, was in diesem Buch beschrieben wird, von Bedeutung. Gene codieren für viele Neurotransmitter und Hormone. Das Gleiche gilt für die Moleküle, die diese Botenstoffe bilden oder abbauen, für deren Rezeptoren und für die Wachstumsfaktoren, die für die Plastizität des Gehirns verantwortlich sind. In der Regel gibt es von Genen verschiedene Versionen; wir bestehen alle aus einer individuellen Zusammenstellung der verschiedenen Spielarten unserer annähernd 20 000 Gene.

Allerdings ergeben sich bei diesem Thema zwei Schwierigkeiten. Erstens haben viele Menschen Probleme damit, einen Zusammenhang zwischen Genen und Verhalten zu akzeptieren. Ich erinnere mich, dass in meiner akademischen Jugend eine staatlich finanzierte Konferenz abgesagt wurde, weil dort die These vertreten wurde, Gene könnten für Gewalttätigkeit relevant sein. Dieser Argwohn gegenüber allen Theorien, die von einem Zusammenhang zwischen Genen und Verhalten ausgehen, besteht, weil eine pseudowissenschaftliche Genetik dazu benutzt wurde, alle möglichen »Ismen«, Vorurteile und Diskriminierungen zu rechtfertigen. Sie hat Rassismus und Sexismus gefördert, Eugenik und Zwangssterilisationen den Weg bereitet und die Begründung für wissenschaftlich unsinnige Versionen von Wörtern wie »angeboren« geliefert, um die Vernachlässigung unterprivilegierter Bevölkerungsschichten zu verteidigen. Mit einer grauenvollen Entstellung des Begriffs Genetik haben jene gearbeitet, die mit seiner Hilfe lynchten, »ethnische Säuberungen« durchführten und Kinder in Gaskammern schickten.*[1]

Bei der Beschäftigung mit Genetik kann sich allerdings auch das umgekehrte Problem ergeben, dass man von seinem Forschungsgegenstand

* In der Regel kam die heftigste ideologische Kritik an der Genetik aus dem linken Lager. Trotzdem – und zu meiner Überraschung – gelangte die einzige mir bekannte Studie, die sich mit diesem Aspekt beschäftigt hat, zu dem Ergebnis, dass es hinsichtlich der Tendenz, individuelle Besonderheiten der Genetik zuzuschreiben, keine Unterschiede zwischen Links und Rechts gibt. Die Differenz betrifft die Art der Unterschiede, die man auf die Genetik zurückführte. Rechte Ideologen neigten stärker zu genetischen Interpretationen ethnischer oder schichtspezifischer Unterschiede, während linke Ideologen die Genetik eher bei der sexuellen Orientierung bemühten.

allzu begeistert ist. Schließlich leben wir im Zeitalter der Genomik, mit einer personalisierten genomischen Medizin, sequenzierten Patientengenomen und populärwissenschaftlichen Veröffentlichungen, in denen es von marktschreierischen Begriffen wie »der heilige Gral« und »der Code der Codes« wimmelt. Nach reduktionistischer Auffassung muss ein komplexes Problem in seine Bestandteile zerlegt werden; wenn man diese Teile versteht, setzt man sie wieder zusammen und gewinnt auf diese Weise das Gesamtbild. Um in dieser reduktionistischen Welt Zellen, Organe, Körper und Verhaltensweisen zu begreifen, sind die geeignetsten Bestandteile für eine nähere Untersuchung die Gene.

In der übergroßen Begeisterung für Gene kommt möglicherweise das Empfinden zum Ausdruck, Menschen besäßen ein unwandelbares, unverwechselbares Wesen, eine »Essenz« (obwohl es den Essentialismus schon lange vor der Genomik gab). Betrachten wir eine Studie über den »moralischen Übertragungseffekt« auf der Grundlage von Verwandtschaftsbeziehungen.[2] Nehmen wir an, jemand habe anderen Menschen zwei Generationen zuvor Schaden zugefügt; sind die Enkel dieser Person verpflichtet, den Enkelkindern ihrer Opfer zu helfen? Die Versuchsteilnehmer hielten die Verpflichtung eines biologischen Enkels für größer als die eines Menschen, der bei seiner Geburt als Adoptivkind in die Familie kam; die biologische Verwandtschaft trug einen Makel. Ferner waren die Teilnehmer eher bereit, zwei eineiige Zwillinge, die sich seit langem aus den Augen verloren hatten, für ein Verbrechen hinter Gitter zu bringen, das einer von ihnen begangen hatte, als zwei nicht verwandte, aber völlig gleich aussehende Personen – weil Erstere, obwohl sie in unterschiedlichen Umwelten aufgewachsen waren, angeblich aufgrund ihrer identischen Gene unter einem gemeinsamen moralischen Manko litten. Nach einer verbreiteten Meinung ergibt sich der Essentialismus aus der Abstammung – das heißt aus den Genen.*

* Ich hatte auch eine persönliche Erfahrung mit extremem Essentialismus: 1976/77 wurde New York durch die Mordserie, die später unter der Bezeichnung »Son of Sam« bekannt wurde, in Angst und Schrecken versetzt. (Im Sommer 1977 verbrachte ich meine Semesterferien zu Hause in Brooklyn und kann bezeugen, dass die psychologische Wirkung dieser Morde enorm war.) Im August 1977 endete sie mit der Verhaftung von David Berkowitz, einem 23-jährigen Kleinkriminellen, der behauptete, er habe auf Befehl eines von Dämonen beses-

Im vorliegenden Kapitel werden wir uns zwischen diesen beiden Extremen bewegen und zu dem Schluss gelangen, dass die Gene zwar für die Schlüsselthemen unseres Buchs wichtig sind, aber doch in weit geringerem Maße als häufig angenommen. Zunächst werden wir uns mit der Genfunktion und -regulation beschäftigen und erkennen, dass die Macht der Gene nicht unbegrenzt ist. Anschließend untersuchen wir die genetischen Einflüsse auf das Verhalten im Allgemeinen. Schließlich schauen wir, wie sich die Gene auf unsere besten und schlimmsten Verhaltensweisen auswirken.

TEIL I: GENE VON UNTEN NACH OBEN

Beginnen wir also mit der begrenzten Macht der Gene. Wenn Sie nicht ganz sattelfest sind bei Themen wie dem zentralen Dogma (DNA codiert für RNA, und RNA codiert für Proteinsequenzen), der Tatsache, dass die Proteinstruktur die Funktion bestimmt, dem aus drei aufeinanderfolgenden Nukleotiden bestehenden Codon oder den Grundbegriffen der Punkt-, Insertions- oder Deletionsmutation, sollten Sie zunächst die Einführung in Anhang drei lesen.

senen Nachbarshundes gemordet. Einen Monat später – ich war wieder am College – läutete das Telefon. Mein Zimmergenosse nahm ab und reichte mir etwas verwirrt den Hörer. »Deine Mutter; sie scheint ziemlich aufgeregt zu sein.« »Hallo, Mom, was gibt's?« Euphorisch, erleichtert und triumphierend zugleich schrie sie in den Hörer: »David Berkowitz! Er ist adoptiert. Adoptiert! ER IST KEIN JUDE!« Auf meine Mutter wartete allerdings noch eine ironische und enttäuschende Wendung: Die biologische Mutter von Berkowitz, geborenem Richard David Falco, war Jüdin – genauso wie sein biologischer Vater, der nicht Falco hieß.

WISSEN DIE GENE, WAS SIE TUN? DER TRIUMPH DER UMWELT

Die Gene legen also Struktur, Form und Funktion der Proteine fest. Und da Proteine praktisch alles bewirken, wird die DNA zum heiligen Gral des Lebens? Keineswegs – Gene »entscheiden« nicht, wann ein Protein hergestellt wird.

Anfangs lautete das Dogma: Es gibt einen DNA-Abschnitt auf einem Chromosom, der ein einzelnes Gen konstituiert; dem folgt ein Stopp-Codon, dann kommt das nächste Gen, dann wieder das nächste ... Doch Gene folgen nicht wirklich unmittelbar aufeinander – nicht alle DNA-Abschnitte konstituieren Gene. Zwischen den Genen gibt es Segmente, die nicht-codierend sind, die nicht »transkribiert« werden.* Und jetzt eine wahrhaft verblüffende Zahl: 95 Prozent der DNA sind nicht-codierend. *Fünfundneunzig Prozent!*

Was sind das für 95 Prozent? Ein Teil ist *Junk* – Abfall –, Überreste von Pseudogenen, die von der Evolution inaktiviert wurden.**[3] Doch in ihnen verborgen liegen die Schlüssel zur Lösung des Rätsels, die Bedienungsanleitung, die angibt, *wann* bestimmte Gene zu transkribieren sind – mit anderen Worten, die An- und Ausschalter der Gentranskription. Ein Gen »entscheidet« nicht, wann es zu RNA fotokopiert werden soll, damit sein Protein hergestellt wird. Stattdessen liegt vor dem Beginn des DNA-Abschnitts, der das Gen konstituiert, ein kurzes Segment, das als Promoter*** bezeichnet wird – der »An«-Schalter. Was veranlasst das Anschalten des Promoters? Ein sogenannter Transkriptionsfaktor (TF), der an den Promoter bindet. Dadurch werden Enzyme mobilisiert, die das Gen in RNA transkribieren. Andere Transkriptionsfaktoren deaktivieren Gene.

* Terminologie: Ein Gen wird »transkribiert«, wenn jene RNA-Matrize ihrer DNA-Sequenz hergestellt wird, die dazu dient, das Protein zu erzeugen, für das sie codiert.

** Es sei darauf hingewiesen, dass »Junk-DNA« zwar Abfall sein kann, jedoch viel wahrscheinlicher DNA, deren Funktion wir bisher noch nicht erkannt haben. Einiges spricht für letztere Definition.

*** Es gibt verwandte Abschnitte nicht-codierender DNA, die zu An/Aus-Schaltern gehören, sogenannte Enhancer und Operatoren. Für unsere Zwecke werden wir uns einfach an den Begriff Promoter halten.

Das ist wichtig. Zu behaupten, ein Gen »entscheide«, wann es transkribiert wird,* ist so, als würde man sagen, ein Rezept entscheide, wann ein Kuchen gebacken wird.

Transkriptionsfaktoren regulieren also Gene. Und was reguliert Transkriptionsfaktoren? Die Antwort ist vernichtend für das Konzept des genetischen Determinismus: die Umwelt.

Beginnen wir unaufgeregt: »Umwelt« kann auch intrazelluläre Umwelt bedeuten. Nehmen wir an, einem hart arbeitenden Neuron wird die Energie knapp. Dieser Zustand aktiviert einen bestimmten Transkriptionsfaktor, der an einen spezifischen Promoter bindet; der aktiviert das nächste Gen in der Reihe (das »stromabwärts« gelegene Gen). Dieses Gen codiert für einen Glukosetransporter; wenn noch mehr Glukosetransporter-Proteine hergestellt und in die Zellmembran eingesetzt werden, erhält das Neuron einen besseren Zugang zu der im Blut zirkulierenden Glukose.

Nun zur »Umwelt«, einschließlich des benachbarten Neurons, das Serotonin für das betreffende Neuron ausschüttet. Nehmen wir an, zuvor sei nur wenig Serotonin freigesetzt worden. Wächter-Transkriptionsfaktoren in dendritischen Dornen registrieren das, machen sich auf den Weg zur DNA und binden an den stromaufwärts gelegenen Promoter des Serotoninrezeptor-Gens. Mehr Rezeptoren werden hergestellt und in die dendritischen Dornen eingefügt, die daraufhin noch stärker auf das schwache Serotoninsignal reagieren.

Manchmal kann die »Umwelt« innerhalb eines Organismus auch weit entfernt sein. Ein männlicher Organismus schüttet Testosteron aus, das vom Blutkreislauf transportiert wird und an den Androgenrezeptoren in Muskelzellen bindet. Das aktiviert eine Stufenfolge von Transkriptionsfaktoren, die mehr intrazelluläre Gerüstproteine produziert und dadurch die Zelle vergrößert (das heißt, die Muskelmasse nimmt zu).

Schließlich, und vor allem, gibt es einen »Umwelt«-Begriff, der die Außenwelt bezeichnet. Eine Tiermutter riecht ihr Junges, sprich, Duftmoleküle, die sich von dem Jungen gelöst haben, binden an Rezeptoren in ihrer Nase. Die Rezeptoren werden aktiviert, und es kommt (viele Stufen später

* Oder – um andere einschlägige Begriffe zu verwenden – wann es »aktiviert« oder »exprimiert« wird. Ich werde diese Ausdrücke austauschbar verwenden.

im Hypothalamus) zur Aktivierung eines Transkriptionsfaktors sowie zur Produktion von mehr Oxytocin. Sobald es ausgeschüttet ist, bewirkt es den Milchfluss. Sicherlich sind Gene kein deterministischer heiliger Gral, wenn sie sich durch den Geruch eines Babypos regulieren lassen. Gene werden durch alle Verkörperungen der Umwelt reguliert.

Mit anderen Worten, *Gene ergeben keinen Sinn außerhalb des Kontextes der Umwelt.* Promoter und Transkriptionsfaktoren führen Wenn-dann-Sätze ein: »Wenn du dein Baby riechst, dann aktiviere das Oxytocin-Gen.«

Jetzt wird das Ganze unübersichtlicher.

Es gibt etliche Arten von Transkriptionsfaktoren in einer Zelle, und jede von ihnen bindet an eine bestimmte DNA-Sequenz, die einen speziellen Promoter konstituiert.

Nehmen wir ein Genom, das ein einziges Gen enthält. In diesem imaginären Organismus gibt es nur ein einziges Transkriptionsprofil (das heißt, das Gen wird transkribiert), was nur einen Transkriptionsfaktor erforderlich macht.

Betrachten wir nun ein Genom, das aus den Genen A und B besteht, woraus sich ergibt, dass es drei verschiedene Transkriptionsprofile gibt – A wird transkribiert, B wird transkribiert, A und B werden transkribiert; folglich brauchen wir drei verschiedene TFs (vorausgesetzt, wir aktivieren nur ein Profil zur selben Zeit).

Drei Gene, sieben Transkriptionsprofile: A, B, C, A + B, A + C, B + C, A + B + C. Sieben verschiedene TFs.

Vier Gene, 15 Profile. Fünf Gene, 31 Profile.*

Mit zunehmender Zahl der Gene in einem Genom wächst die Zahl möglicher Transkriptionsprofile exponentiell. Genau wie die Zahl der TFs, die erforderlich sind, um diese Profile zu produzieren.

Nun zu einer weiteren Schwierigkeit, die Sie, um es im Jargon einer früheren Generation auszudrücken, umhauen wird.

* Für den interessierten Leser: Die Zahl der unterschiedlichen Transkriptionsprofile für *n* Gene beträgt $(2^n) - 1$, nicht mitgerechnet der Zustand, in dem kein Gen transkribiert wird. Wenn wir also die ungefähr 20 000 menschlichen Gene in die Gleichung einsetzen, erhalten wir eine astronomische Zahl von möglichen Transkriptionsprofilen.

Gewöhnlich sind TFs Proteine, für die Gene codieren. Zurück zu den Genen A und B. Um sie richtig nutzen zu können, brauchen Sie den TF, der Gen A aktiviert, den TF, der Gen B aktiviert, sowie den TF, der die Gene A und B aktiviert. Folglich müssen noch drei weitere Gene existieren, deren jedes für einen dieser TFs codiert. Was TFs voraussetzt, die wiederum *diese* Gene aktivieren. Und TFs für die Gene, die für diese TFs codieren …

Wow. Genome sind nicht unendlich; stattdessen regulieren TFs ihre Transkription gegenseitig und lösen auf diese Weise das lästige Unendlichkeitsproblem. Interessanterweise hat sich bei den Arten, deren Genome bisher sequenziert worden sind, gezeigt, dass der Prozentsatz der Gene, die für TFs codieren, umso größer ist, je länger das Genom ist (das heißt, grob gesagt, je mehr Gene vorhanden sind). Mit anderen Worten, *je komplexer das Genom des Organismus, desto größer der Prozentsatz des Genoms, der für die Genregulation durch die Umwelt zuständig ist.*

Zurück zu den Mutationen. Kann es Mutationen in DNA-Abschnitten geben, die Promoter konstituieren? Ja, und zwar häufiger als in den Genen selbst. In den 1970er Jahren stellten Allan Wilson und Mary-Claire King in Berkeley die zutreffende Hypothese auf, dass die Evolution von Genen weniger wichtig sei als die Evolution von Regulationssequenzen stromaufwärts von Genen (und dass die Umwelt auf diese Weise Gene reguliere). Worin zum Ausdruck kommt, dass sich ein unverhältnismäßig hoher Anteil der genetischen Unterschiede zwischen Schimpansen und Menschen in den Genen für TFs findet.

Zeit für noch ein bisschen mehr Komplexität. Nehmen wir an, Sie haben die Gene 1–10 und die Transkriptionsfaktoren A, B und C. TF-A veranlasst die Transkription der Gene 1, 3, 5, 7 und 9, TF-B die Transkription der Gene 1, 2, 5 und 6, TF-C die der Gene 1, 5 und 10. Folglich sind stromaufwärts von Gen 1 separate Promoter, die auf die TFs A, B und C reagieren; Gene können also durch mehrere TFs reguliert werden. Umgekehrt aktiviert jeder TF in der Regel mehr als ein Gen, gewöhnlich werden also mehrere Gene in *Netzwerken* aktiviert (beispielsweise veranlasst eine Zellverletzung einen TF namens NF-κB, ein Netzwerk von Entzündungsgenen zu aktivieren). Angenommen, der Promoter stromaufwärts von Gen 3, der auf Promoter TF-A reagiert, hat eine Mutation, die ihn für TF-B empfänglich macht. Das Ergebnis? Gen 3 ist jetzt als Teil eines anderen Netzwerks aktiviert. Ein ganzes Netzwerk ist auch betroffen, wenn eine Mutation in einem Gen für ein TF stattfindet und dabei ein Protein herauskommt, das an einen anderen Promoter-Typ bindet.[4]

Stellen Sie sich vor: Das menschliche Genom codiert für rund 1500 verschiedene TFs, enthält 4 000 000 TF-Bindungsstellen, und eine durchschnittliche Zelle verwendet rund 200 000 solche Stellen, um ihr unverwechselbares Genexpressionsprofil zu erzeugen.[5] Da bleibt einem die Spucke weg.

EPIGENETIK

Im vorhergehenden Kapitel war die Rede von Umwelteinflüssen, die genetische An/Aus-Schalter in einer Position fixieren. Solche »epigenetischen« Veränderungen* haben mit Ereignissen zu tun – besonders Kindheitsereignissen –, die dauerhafte Auswirkungen auf Gehirn und Verhalten haben. Erinnern wir uns etwa an die monogamen Präriewühlmäuse; wenn sich Weibchen und Männchen zum ersten Mal paaren, kommt es zu epigenetischen Veränderungen der Regulation von Oxytocin- und Vasopressinrezeptor-Genen im Nucleus accumbens, diesem Zielgebiet mesolimbischer dopaminerger Projektion.[6]

Übersetzen wir die Metapher vom »Einfrieren der An/Aus-Schalter« aus dem letzten Kapitel in die Sprache der Molekularbiologie.[7] Welche Mechanismen liegen den epigenetischen Veränderungen der Genregulation zugrunde? Ein Inputereignis aus der Umwelt bewirkt, dass sich ein chemischer Stoff eng an einen Promoter oder einige der die DNA umgebenden Strukturproteine anlagert. Das hat jeweils zur Folge, dass die TFs

* »Epigenetisch« bezeichnet im strengen Sinn die Veränderung der Genregulation und nicht der Gensequenz. Wenn ein Transkriptionsfaktor ein Gen zehn Minuten lang aktiviert, gilt das auch als epigenetisches Ereignis. Sprechen Neurowissenschaftler allerdings von der »epigenetischen Revolution«, meinen sie damit fast immer die langfristigen Mechanismen, von denen hier die Rede ist.

den Promoter nicht mehr erreichen oder richtig an ihn binden können und so das Gen zum Schweigen bringen.

Wie im letzten Kapitel betont, können epigenetische Veränderungen generationenübergreifend sein.[8] Das Dogma lautete, dass alle epigenetischen Merkmale (das heißt Veränderungen in der DNA oder in den umgebenden Proteinen) in den Ei- und Samenzellen gelöscht würden. Doch wie sich zeigt, können epigenetische Merkmale von beiden weitergegeben werden (wenn wir beispielsweise Mäusemännchen diabetisch machen, übertragen sie das Merkmal mittels epigenetischer Veränderungen in der Samenzelle auf ihre Nachkommen).

Im 18. Jahrhundert wirkte einer der großen Sündenböcke der Wissenschaftsgeschichte, der französische Biologe Jean-Baptiste Lamarck.[9] Er ist uns in Erinnerung geblieben als der Mann, der in Sachen Vererbung gründlich falschgelegen hat. Nehmen wir an, eine Giraffe reckt ständig ihren Hals, um die Blätter hoch oben in einem Baum zu erreichen; das verlängert ihren Hals. Nach Lamarck werden ihre Jungen aufgrund der »Vererbung erworbener Eigenschaften« ebenfalls längere Hälse haben.* Ein Irrer! Ein Scherzkeks! Epigenetisch vermittelte Vererbungsmechanismen – heute oft als »Neo-Lamarckismus« bezeichnet – geben Lamarck in diesem engen Bereich recht. Jahrhunderte später erfährt der gute Mann eine gewisse Anerkennung.

Nicht nur, dass die Umwelt Gene reguliert – sie kann dabei auch Wirkungen erzielen, die tagelang bis lebenslang anhalten.

* Es sei angemerkt, dass Lamarck schon lange vor Darwin und Wallace von der Evolution der Arten gesprochen hatte. Die beiden Letzteren haben den Evolutionsgedanken keineswegs erfunden, sondern nur erkannt, wie die Evolution funktioniert, nämlich durch natürliche Selektion.

DER MODULARE AUFBAU VON GENEN: EXONS UND INTRONS

Es ist an der Zeit, mit einem weiteren Dogma über die DNA Schluss zu machen. Heute wissen wir nämlich, dass für die meisten Gene kein durchgehender DNA-Abschnitt codiert. Stattdessen gibt es manchmal in der Mitte des Abschnitts ein nicht-codierendes DNA-Segment. In diesem Fall heißen die beiden separaten Abschnitte codierender DNA »Exons«, und sie werden durch ein »Intron« getrennt. Viele Gene sind in zahlreiche Exons aufgeteilt (wobei die Zahl der Introns logischerweise um eins niedriger ist als die Zahl der Exons).

Wie stellt man ein Protein aus einem »exonischen« Gen her? Die RNA-Kopie des Gens enthält ursprünglich die Exons und Introns; ein Enzym beseitigt die intronischen Teile und spleißt die Exons zusammen. Plump, aber mit großer Wirkung.

Kommen wir darauf zurück, dass jedes bestimmte Gen für ein bestimmtes Protein codiert.[10] Introns und Exons zerstören diese Einfachheit. Angenommen, ein Gen besteht aus den Exons 1, 2 und 3, getrennt durch die Introns A und B. In einem Teil des Körpers gibt es ein Enzym, das die Introns durch Spleißen herausschneidet und auch Exon 3 beseitigt, so dass es ein Protein herstellt, für das die Exons 1 und 2 codieren. Gleichzeitig schneidet an einer anderen Stelle des Körpers ein weiteres Spleiß-Enzym neben den Introns das Exon 2 heraus; dort wird also ein Protein auf der Grundlage von Exon 1 und 3 hergestellt. In wieder einem anderen Zelltyp wird ein Protein nur aus Exon 1 hergestellt … »Alternatives Spleißen« kann also aus einem einzigen DNA-Abschnitt mehrere unterschiedliche Proteine erzeugen; so viel zu der Regel »ein Gen, ein Protein« – das beschriebene Gen spezifiziert sieben Proteine (A, B, C, A-B, A-C, B-C und A-B-C). Bemerkenswerterweise werden 90 Prozent der menschlichen Gene mit Exons alternativ gespleißt. Wird ein Gen außerdem durch mehrere TFs reguliert, kann deren jedes die Transkription einer anderen Kombination von Exons steuern. Ach ja, auch Spleiß-Enzyme sind Proteine, was bedeutet, dass für jedes ein Gen codiert. Schleifen über Schleifen.

TRANSPONIERBARE GENETISCHE ELEMENTE, DIE STABILITÄT DES GENOMS UND NEUROGENESE

Nun ist es an der Zeit, uns von einer weiteren liebgewonnenen Idee zu verabschieden, der Idee nämlich, dass die Gene, die wir von unseren Eltern erben (das heißt die Gene, die wir als befruchtete Eizelle haben), unveränderlich sind. Damit kommen wir zu einem großartigen Kapitel der Wissenschaftsgeschichte. In den 1940er Jahren machte die brillante Pflanzengenetikerin Barbara McClintock eine unglaubliche Entdeckung. Sie untersuchte die Vererbung der Körnerfarbe bei Mais (ein häufig verwendetes Instrument bei Genetikern) und beobachtete Mutationsmuster, die sich durch keinen bekannten Mechanismus erklären ließen. McClintock fand nur eine einzige mögliche Erklärung: Kopien von DNA-Abschnitten waren zufällig in andere DNA-Abschnitte eingesetzt worden.

Schon klar!

Offenkundig war McClintock mit ihren (spöttisch so bezeichneten) »springenden Genen« verrückt geworden, so dass sie ignoriert wurde (was nicht ganz richtig ist, doch das braucht uns hier nicht zu interessieren). Ganz auf sich allein gestellt, machte sie unverdrossen weiter. Die Molekularrevolution der 1970er Jahre brachte schließlich ihre Ehrenrettung und die Anerkennung ihrer (wie sie jetzt genannt wurden) transponierbaren genetischen Elemente oder Transposonen. Sie wurde gefeiert, heiliggesprochen, nobelpreisgeadelt (und war ein wunderbares Vorbild, wie sie, an Ächtung und Ruhm gleichermaßen uninteressiert, bis in ihre Neunziger weiterarbeitete).

Transponierbare (oder mobile) Ereignisse erzielen selten bemerkenswerte Ergebnisse. Nehmen wir einen hypothetischen DNA-Abschnitt, der codiert für »Die befruchtete Eizelle wird in die Gebärmutter implantiert«. Es kommt zu einem transponierbaren Ereignis, in dessen Verlauf der unterstrichene Abschnitt der Aussage kopiert und zufällig an anderer Stelle eingesetzt wurde: »Die befruchtete Eimutter wird in die Gebärmutter implantiert.«

Silbensalat.

Aber manchmal wird aus »Die befruchtete Eizelle wird in die Gebärmutter implantiert« auch »Die befruchtete Eierfrucht wird in die Gebärmutter implantiert«.

Wahrlich kein alltägliches Ereignis.

Pflanzen machen sich Transposonen zunutze. Nehmen wir an, es herrscht Trockenheit; Pflanzen können nicht wie Tiere auf feuchtere Wiesen ausweichen. »Pflanzen-Stressoren«, wie zum Beispiel Trockenheiten, veranlassen in bestimmten Zellen Transpositionen, das heißt, die Pflanze mischt – bildlich gesprochen – ihre DNA-Karten neu und hofft, auf diese Weise ein neues heilbringendes Protein hervorzubringen.

Säugetiere haben weniger Transposonen als Pflanzen. Das Immunsystem ist ein Schwerpunkt für Transposonen; sie nisten sich in den außerordentlich langen DNA-Abschnitten ein, die für Antikörper codieren. Wenn ein neues Virus eindringt, erhöht die Durchmischung der DNA die Chancen, auf einen Antikörper zu stoßen, der den Eindringling attackiert.*

In unserem Zusammenhang ist entscheidend, dass Transposonen auch im Gehirn vorkommen.[11] Beim Menschen finden Transpositionsereignisse in den Stammzellen des Gehirns statt, wenn sie zu Neuronen werden, wodurch das Gehirn zu einem Mosaik von Neuronen mit unterschiedlichen DNA-Sequenzen wird. Mit anderen Worten, wenn Sie Neuronen bilden, ist die langweilige DNA-Sequenz, die Sie geerbt haben, nicht mehr gut genug. Bei *Fruchtfliegen* treten Transpositionsereignisse bemerkenswerterweise in Neuronen auf, die für die Gedächtnisspeicherung verantwortlich sind. Sogar bei Fliegen hat die Evolution dafür gesorgt, dass ihre Neuronen von der strengen Marschordnung befreit werden, die sie erben.

* Einige Parasiten haben eine brillante Gegenstrategie entwickelt, indem sie alle paar Wochen die DNA mischen, die für ihre Oberflächenproteine codiert. Mit anderen Worten, noch während der infizierte Wirt Antikörpervorräte anlegt, die ihm ermöglichen, das Oberflächenprotein zu erkennen, verändert der Parasit seine Identität und zwingt das Immunsystem des Wirtes, von vorne zu beginnen.

ZUFALL

Schließlich trägt noch der Zufall dazu bei, die Bedeutung der Gene als »Code der Codes« zu verringern. Der von den Braun'schen Bewegungen – den unregelmäßigen Teilchenbewegungen in einer Flüssigkeit – beflügelte Zufall wirkt enorm auf die winzigen Objekte ein, die in Zellen schwimmen, so auch auf die Moleküle, die die Gentranskription regulieren.[12] Dieser Vorgang beeinflusst, wie rasch ein aktivierter TF die DNA erreicht, Spleiß-Enzyme auf die Zielsegmente der RNA treffen und ein anderes Enzym der beiden Vorläufermoleküle habhaft wird, die es für eine Synthese braucht. Ich werde hier abbrechen, sonst fahre ich noch stundenlang fort.

EINIGE ECKPUNKTE ZUR VERVOLLSTÄNDIGUNG DIESES TEILS DES KAPITELS

1. Gene sind keine autonomen Akteure, die den Ablauf biologischer Ereignisse bestimmen.
2. Stattdessen werden Gene von der Umwelt reguliert, wobei »Umwelt« alle möglichen Erscheinungsformen umfasst – vom Zellinneren bis zum Universum.
3. Ein Großteil Ihrer DNA verwandelt Umwelteinflüsse in Gentranskription, statt neue Gene zu bilden; auch die Evolution verändert weit häufiger die Regulation der Gentranskription als die Gene selbst.
4. Die Epigenetik ermöglicht Umwelteffekten eine lebenslange, ja sogar generationenübergreifende Dauer.
5. Und dank der Transposonen enthalten Neuronen ein Mosaik von verschiedenen Genomen.

Mit anderen Worten, Gene *bestimmen* nicht allzu viel. Dieses Thema wird uns weiter beschäftigen, wenn wir uns den Auswirkungen der Gene auf das Verhalten zuwenden.

TEIL 2: GENE VON OBEN NACH UNTEN – VERHALTENSGENETIK

Lange bevor wir irgendetwas über Promoter, Exons oder Transkriptionsfaktoren wussten, war klar, dass man Genetik von oben nach unten erforscht – durch die Beobachtung gemeinsamer Merkmale von Verwandten. Anfang des letzten Jahrhunderts wurde daraus die wissenschaftliche Disziplin der »Verhaltensgenetik«. Wie wir sehen werden, blieb die Forschung oft in Kontroversen stecken, meist im Streit über die Größenordnung genetischer Effekte auf Merkmale wie IQ oder sexuelle Orientierung.

ERSTE VERSUCHE

Die Disziplin begann mit der allzu einfachen These, dass ein Verhalten, welches alle Familienmitglieder zeigen, genetisch sein müsse. Diese Auffassung war nicht mehr haltbar, als sich zeigte, dass auch die Umwelt die Familie beeinflusst.

Der nächste Ansatz stützte sich auf die Beobachtung, dass nähere Verwandte mehr gemeinsame Gene haben als entferntere. Man meinte, wenn ein bestimmtes Merkmal in einer Familie auftrete und bei näheren Verwandten häufiger zu beobachten sei, habe das eine genetische Ursache. Doch nähere Verwandte sind offenkundig auch in höherem Maße gemeinsamen Umwelteinflüssen ausgesetzt – nehmen wir einerseits ein Kind und seine Eltern und andererseits ein Kind und seine Großeltern.

Die Forschung wurde differenzierter. Betrachten wir die biologische Tante eines Individuums (das heißt die Schwester eines Elternteils) und den Onkel, der die Tante geheiratet hat. Einen Teil der Umwelt hat der Onkel mit dem Individuum gemeinsam, die Tante ebenso, sie aber zusätzlich einige Gene. Insofern müsste das Ausmaß, in dem die Tante dem Individuum ähnlicher ist als der Onkel, den genetischen Einfluss widerspiegeln. Doch wie wir sehen werden, hat auch dieser Ansatz seine Schwierigkeiten.

Es galt, die Methoden zu verbessern.

ZWILLINGE, ADOPTIVKINDER UND ADOPTIERTE ZWILLINGE

Einen großen Fortschritt brachten die »Zwillingsstudien«. Ursprünglich diente die Untersuchung von Zwillingen dazu, die Möglichkeit der genetischen Determinierung eines Verhaltens zu widerlegen. Betrachten wir eineiige Zwillingspaare, die 100 Prozent ihrer Gene gemeinsam haben. Nehmen wir an, aus jedem Paar hat ein Individuum Schizophrenie; hat der Zwilling sie auch? Wenn es irgendwelche Fälle gibt, in denen der andere Zwilling nicht erkrankt ist (das heißt, in denen die »Konkordanzrate« weniger als 100 Prozent beträgt), haben Sie bewiesen, dass das Genom und das epigenetische Profil – die Erbanlage – nicht allein über das Auftreten der Schizophrenie entscheiden (tatsächlich beträgt die Konkordanzrate ungefähr 50 Prozent).

Doch dann fand man eine elegantere Methode für die Zwillingsforschung; sie stützte sich auf den entscheidenden Unterschied zwischen eineiigen (monozygotischen oder MZ-)Zwillingen, die 100 Prozent ihrer Gene gemeinsam haben, und zweieiigen (dizygotischen oder DZ-)Zwillingen, die, wie alle anderen Geschwisterpaare, 50 Prozent ihrer Gene teilen. Nun verglich man MZ-Zwillingspaare mit DZ-Zwillingen gleichen Geschlechts. Jedes Paar hatte das gleiche Alter, war in der gleichen Umwelt aufgewachsen und hatte sich in derselben fötalen Umgebung entwickelt; der einzige Unterschied lag im Prozentsatz der gemeinsamen Gene. Man suche sich ein Merkmal, das bei einem Mitglied des Zwillingspaars auftritt; kommt es auch beim anderen vor? Wenn ein Merkmal häufiger von MZ- als von DZ-Zwillingen geteilt wird, so besagt die Logik, dass dieses erhöhte Maß an Gemeinsamkeit auf den genetischen Beitrag zu diesem Merkmal zurückzuführen ist.

Ein weiterer wichtiger Fortschritt erfolgte in den 1960er Jahren. Man sucht sich Individuen, die kurz nach der Geburt adoptiert worden sind. Alles, was sie mit ihren biologischen Eltern gemeinsam haben, sind Gene; alles, was sie mit ihren Adoptiveltern gemeinsam haben, ist Umwelt. Falls also die adoptierten Individuen ein Merkmal stärker mit ihren biologischen Eltern als mit ihren Adoptiveltern teilen, haben Sie einen genetischen Einfluss entdeckt. Das entspricht einem klassischen Vorgehen in Tierstudien – der Fremdpflege: Die Jungen zweier Rattenmütter werden unmittelbar nach der Geburt vertauscht. Diese Methode ermöglichte die Entdeckung, dass es bei Schizophrenie eine starke genetische Komponente gibt.[13]

Dann kam die wunderbarste, erstaunlichste, unglaublichste Entdeckung, die jemals in der Verhaltensgenetik gelang. Den Anfang machte Thomas Bouchard von der University of Minnesota im Jahr 1979, als er ein Paar eineiiger Zwillinge fand, die – stellen Sie sich vor! – bei der Geburt getrennt und von verschiedenen Familien adoptiert wurden. Bis zu ihrer Wiedervereinigung als Erwachsene hatten sie keine Ahnung von der Existenz des jeweils anderen.[14] Bei der Geburt getrennte eineiige Zwillinge sind so selten, dass Verhaltensgenetiker stets in Verzückung geraten, wenn sie auf welche stoßen, und sie alle für sich haben möchten. Bouchard gelang es schließlich, mehr als hundert solcher Paare zu untersuchen.

Was sie so attraktiv machte, war offenkundig: die gleichen Gene, verschiedene Umwelten (je verschiedener, desto besser); Verhaltensähnlichkeiten spiegeln also vermutlich genetische Einflüsse wider. Schauen wir uns ein imaginäres Zwillingspaar an, das für jeden Verhaltensgenetiker ein Gottesgeschenk wäre – eineiige Zwillingsjungen, die bei der Geburt getrennt wurden. Einer, Shmuel, wird von orthodoxen Juden im Amazonasgebiet erzogen, der andere, Wolfie, von einem Nazi in der Sahara. Nun bringt man sie als Erwachsene wieder zusammen und schaut, ob sie gleiche verschrobene Dinge tun, wie zum Beispiel die Toilette zu spülen, bevor man sie benutzt. Verblüffenderweise kam ein Zwillingspaar diesem Szenario sehr nahe. 1933 wurden die beiden Jungen in Trinidad als Kinder einer deutsch-katholischen Mutter und eines jüdischen Vaters geboren; als die Jungen sechs Monate alt waren, trennten sich die Eltern; die Mutter kehrte mit einem Sohn nach Deutschland zurück, der andere blieb in Trinidad bei dem Vater. Der eine wuchs dort und in Israel als Jack Yufe auf, ein gläubiger Jude, dessen erste Sprache Jiddisch war. Der andere, Oskar Stohr, wurde in Deutschland zu einem fanatischen Hitlerjungen erzogen. Von Bouchard wiedervereinigt und studiert, lernten sie sich argwöhnisch kennen und entdeckten an sich zahlreiche übereinstimmende Verhaltens- und Persönlichkeitsmerkmale, einschließlich der Tatsache, dass sie … die Toilette spülten, bevor sie sie benutzten. (Wie wir sehen werden, waren die Studien sehr systematisch und beschränkten sich durchaus nicht darauf, Klo-Schrullen zu dokumentieren. Allerdings gibt es in der Literatur keine Beschreibung dieses Paars, in der nicht ihr seltsamer Umgang mit der Klospülung erwähnt wird.)

Die Verhaltensgenetiker, die den Adoptions- und Zwillingsansatz verwendeten, veröffentlichten zahllose Studien, die eine Menge spezialisierter Zeitschriften wie *Genes, Brain and Behavior* und *Twin Research and Human Genetics* füllten. Insgesamt zeigten die Forschungsarbeiten durchgehend, dass die Genetik eine wichtige Rolle in etlichen Bereichen der Verhaltenswissenschaften spielt – unter anderem beim IQ und seinen Teilelementen (zum Beispiel Sprachfertigkeit und räumliches Vorstellungsvermögen)[15]*, bei Schizophrenie, Depression, bipolarer Störung, Autismus, Aufmerksamkeitsdefizitstörung, Spielsucht und Alkoholismus.

Fast genauso starke genetische Einflüsse wurden nachgewiesen für Extraversion, Umgänglichkeit, Gewissenhaftigkeit, Neurotizismus und Offenheit für Erfahrungen (bekannt als die »Big Five« oder »Großen Fünf« der Persönlichkeitsmerkmale).[16] Entsprechend auch die genetischen Einflüsse auf Religiosität, Einstellungen zu Autoritäten und zu Homosexualität** sowie die Neigung zu Kooperation und Risikobereitschaft in Spielen.

In anderen Zwillingsstudien untersuchte man die genetischen Einflüsse auf die Wahrscheinlichkeit riskanten sexuellen Verhaltens und auf die

* Es hat sogar Berichte über die Vererbbarkeit von Intelligenz bei Schimpansen gegeben.

** Ich war erfreut über diese Studie. In den Jahrzehnten zuvor hatte man in zahlreichen Untersuchungen versucht, die biologischen Wurzeln der sexuellen Orientierung zu bestimmen; in der weitaus überwiegenden Mehrheit früherer Studien ging man von der politischen Frage aus, was »falsch« sei mit den Homosexuellen. Es war also höchste Zeit, dass man sich fragte, was falsch sei mit den Homophoben.

Vorliebe für bestimmte sekundäre Geschlechtsmerkmale (zum Beispiel die Muskulatur bei Männern und die Größe der Brüste bei Frauen).[17]

Unterdessen berichten manche Sozialwissenschaftler von genetischen Einflüssen auf das politische Engagement und die politische Urteilsfähigkeit (unabhängig von der politischen Orientierung); so gibt es verhaltensgenetische Aufsätze im *American Journal of Political Science.*[18]

Gene, Gene, wohin man blickt. Erhebliche genetische Einflüsse meinte man in allen möglichen Bereichen zu entdecken, von der Häufigkeit, mit der Teenager Textnachrichten verschicken, bis zur Verbreitung von Dentalphobien.[19]

Gibt es also ein Gen »dafür«, dass Frauen auf Brustbehaarung bei Männern abfahren, »für« die Wahrscheinlichkeit der Beteiligung an Wahlen oder »für« bestimmte Gefühle gegenüber Zahnärzten? Höchst unwahrscheinlich. Stattdessen sind Gene und Verhalten häufig auf verschlungenen Wegen miteinander verknüpft.[20] Nehmen wir den genetischen Einfluss auf die Wahlbeteiligung; als der zwischen den beiden Phänomenen vermittelnde Faktor erweist sich das Gefühl von Kontrolle und Wirksamkeit. Menschen, die regelmäßig zur Wahl gehen, haben das Empfinden, dass ihre Handlungen von Bedeutung sind, und diese Kontrollüberzeugung ist Ausdruck einiger genetisch beeinflusster Persönlichkeitsmerkmale (beispielsweise viel Optimismus, wenig Neurotizismus). Doch wie sieht es mit der Beziehung zwischen Genen und Selbstsicherheit aus? Aus einigen Studien geht hervor, dass die intervenierende Variable die genetische Auswirkung auf die Körpergröße ist; größere Menschen gelten als attraktiver und werden besser behandelt, was ihre Selbstsicherheit steigert – verdammt ungerecht.*

Mit anderen Worten, die genetischen Einflüsse auf das Verhalten wirken sich oft sehr indirekt aus – ein Aspekt, der häufig auf der Strecke bleibt, wenn Medien die Verhaltensgenetik auf einen einfachen Nenner bringen – »Forscher berichten von genetischem Einfluss auf Strategieverhalten bei ›Mensch ärgere dich nicht‹«.

* Richtig, ich bin kleiner als der Durchschnitt.

DIE DEBATTEN ÜBER ZWILLINGS- UND ADOPTIONSSTUDIEN

Viele Forscher haben heftige Kritik an den Prämissen der Zwillings- und Adoptionsstudien geäußert und gezeigt, dass sie im Allgemeinen die Bedeutung der Gene überschätzen.* Die meisten Verhaltensgenetiker erkennen diese Probleme an, vertreten aber die Ansicht, dass es nur in sehr geringem Maße zu solchen Überschätzungen kommt.[21] Es folgt eine Zusammenfassung dieser fachwissenschaftlichen, aber wichtigen Debatte:

KRITIKPUNKT 1: Zwillingsstudien gehen von der Prämisse aus, dass MZ- und gleichgeschlechtliche DZ-Zwillingspaare gemeinsame Umwelten in gleicher Weise teilen (während sie ihre Gene in sehr unterschiedlichem Ausmaß teilen). Diese »Equal Environment Assumption« (EEA) – die Hypothese, dass MZ- und DZ-Zwillinge gleichen Umwelteinflüssen unterlägen – ist schlicht und einfach falsch; das fängt mit den Eltern an, die Behandlung von MZ-Zwillingen ist gleichartiger als die von DZ-Zwillingen, da für Erstere ähnlichere Umwelten geschaffen werden. Wenn dem nicht Rechnung getragen wird, wird eine größere Ähnlichkeit zwischen MZs fälschlicherweise den Genen zugeschlagen.[22]

Wissenschaftler wie Kenneth Kendler von der Virginia Commonwealth University, ein Doyen des Forschungsfeldes, haben versucht, diese Fehlerquelle zu minimieren, indem sie (a) quantifizierten, wie ähnlich die Kindheit für Zwillinge verlief (in Hinsicht auf gemeinsame Zimmer, Kleidung, Freunde, Lehrer und Widrigkeiten); (b) die Fälle von »falscher Zygotie« überprüften, in denen Eltern sich hinsichtlich des MZ/DZ-Status ihrer Zwillinge täuschten (und beispielsweise ihre DZ-Zwillinge aufzogen, als wären sie MZs); und (c) Voll-, Halb- und Stiefgeschwister verglichen, die für unterschiedlich lange Zeit zusammen großgezogen wurden. Die meisten dieser Studien zeigen, dass die Berücksichtigung der Annahme,

* In der Vergangenheit kam die heftigste Kritik an der Verhaltensgenetik als Disziplin von Nichtgenetikern, die die Motive und verborgenen sozialpolitischen Absichten hinter den genetischen Befunden in Frage stellten. Diese Frage wäre in der Vergangenheit sicherlich verschiedentlich berechtigt gewesen; doch bei den Verhaltensgenetikern, die ich kenne, ist sie völlig unangebracht. Im folgenden Kapitel werden wir uns mit einer ähnlichen Kontroverse um »verborgene Absichten« beschäftigen.

MZs würden eine ähnlichere Umwelt miteinander teilen, die genetischen Einflüsse nicht signifikant verringert.*[23] Behalten Sie das im Hinterkopf.

KRITIKPUNKT 2: MZ-Zwillinge erleben den Beginn ihres Lebens als Föten ähnlicher als andere Kinder. DZ-Zwillinge sind »dichoriotisch«, soll heißen, sie haben zwei separate Plazenten. Im Gegensatz dazu teilen 75 Prozent der MZ-Zwillinge eine Plazenta (sind also »monochoriotisch«).** Daher teilen die meisten MZ-Zwillinge den mütterlichen Blutkreislauf mehr als DZ-Zwillinge und sind daher gleichen Spiegeln an mütterlichen Hormonen und Nährstoffen ausgesetzt. Wird das nicht erkannt, wird die größere Ähnlichkeit bei MZs fälschlicherweise Genen zugeschrieben.

In etlichen Studien hat man den choriotischen Status verschiedener MZ-Paare bestimmt und dann die weitere Entwicklung in Bezug auf Kognition, Persönlichkeit und psychische Erkrankungen beobachtet. Aus den meisten Studien geht hervor, dass der choriotische Status eine bescheidene Rolle spielt, was zu einer Überschätzung des genetischen Einflusses geführt hat. Wie groß ist die Überschätzung? Dazu heißt es in einer Besprechung: »Klein, aber nicht vernachlässigbar.«[24]

KRITIKPUNKT 3: Wir erinnern uns: In Adoptionsstudien geht man davon aus, dass ein Kind, wenn es bald nach der Geburt adoptiert wird, die Gene, aber nicht die Umwelt mit seinen biologischen Eltern teilt. Doch wie sieht es mit pränatalen Umwelteffekten aus? Ein Neugeborenes hat soeben neun Monate lang die Kreislauf-Umwelt mit der Mutter geteilt. Außerdem können Ei- und Samenzellen epigenetische Veränderungen an die nächste Generation weitergeben. Werden diese verschiedenen Effekte ignoriert, könnte eine umweltbedingte Ähnlichkeit zwischen Mutter und Kind fälschlicherweise den Genen zugeschrieben werden.

Epigenetische Übertragung durch Samenzellen scheint von geringer Bedeutung zu sein. Pränatale und epigenetische Einflüsse seitens der Mutter können jedoch enorm sein – beispielsweise hat der holländische Hungerwinter gezeigt, dass Unterernährung im dritten Schwangerschafts-

* Zu ganz ähnlichen Schlussfolgerungen gelangen wir, wenn wir Kriterien wie Gewicht, Größe, BMI und verschiedene Stoffwechselmaße einbeziehen.

** Ob MZs mono- oder dichoriotisch werden, hängt davon ab, wann sich der Embryo teilt.

drittel das Risiko bestimmter Krankheiten des Erwachsenenalters um mehr als das *Zehnfache* erhöhte.

Diese Störvariable lässt sich berücksichtigen. Ungefähr die Hälfte unserer Gene bekommen wir von jedem Elternteil, aber die pränatale Umwelt stammt ganz von der Mutter. Folglich sprechen Merkmale, die mehr von den biologischen Müttern als den Vätern kommen, gegen einen genetischen Einfluss.* Die wenigen Studien, die dazu durchgeführt wurden – die Bestimmung von genetischen Einflüssen auf Schizophrenie mit Hilfe von Zwillingsstudien –, lassen darauf schließen, dass die pränatalen Effekte nicht sonderlich zu Buche schlagen.

KRITIKPUNKT 4: Adoptionsstudien gehen von der Annahme aus, dass ein Kind und seine Adoptiveltern die Umwelt, aber nicht die Gene gemeinsam haben.[25] Das könnte der Wahrheit nahekommen, wenn eine Adoption bedeuten würde, dass die Adoptiveltern durch eine Zufallswahl unter allen Menschen auf der Erde bestimmt würden. Stattdessen bringen Adoptionsstellen Kinder gerne in Familien unter, die einen ähnlichen ethnischen oder kulturellen Hintergrund haben wie die biologischen Eltern (eine Verfahrensweise, die in den USA von der National Association of Black Social Workers und der Child Welfare League empfohlen wird).** In der Regel haben Kinder und Adoptiveltern also gemeinsame Gene in einer Zahl, die über dem Zufall liegt; wenn wir das nicht in Betracht ziehen, werden wir Ähnlichkeiten zwischen ihnen fälschlicherweise der Umwelt zuschreiben.

Die Forscher geben zu, dass die Unterbringung selektiv ist, sind sich aber über die Folgen nicht einig. Die Frage bleibt offen. Bouchard berücksichtigte im Fall seiner bei Geburt getrennten Zwillinge die kulturellen, materiellen und technologischen Ähnlichkeiten zwischen den separaten Familien der Zwillingspaare und gelangte zu dem Schluss, dass Ähnlichkeit der häuslichen Umwelten infolge selektiver Unterbringung ein vernachlässigbarer Faktor sei. Ein ähnliches Ergebnis ergab sich in einer grö-

* Nicht immer; es gibt einige wirklich bizarre Mechanismen der Genübertragung – unter anderem den der »geprägten Gene« –, die diese Regel verletzen, doch die sollen uns hier nicht interessieren.

** Ich danke meiner ausgezeichneten studentischen Hilfskraft Katrina Hui für ihre Unterstützung auf diesem Gebiet.

ßeren Studie, die von Kendler und einem weiteren bedeutenden Vertreter dieser Forschungsrichtung, Robert Plomin vom King's College in London, durchgeführt wurde.

Diese Schlussfolgerungen wurden in Frage gestellt. Am heftigsten fiel die Kritik des Princeton-Psychologen Leon Kamin aus, nach dessen Auffassung die Schlussfolgerung, selektive Unterbringung sei ohne Belang, falsch ist, weil sie auf einer Fehlinterpretation der Ergebnisse, unzulänglichen analytischen Tests und übermäßigem Vertrauen in zweifelhafte retrospektive Daten beruhen. Er schrieb: »Nach unserer Ansicht dient diese Flut von Erblichkeitsschätzungen keinem wissenschaftlichen Zweck.«[26]

Hier gebe ich auf – wenn sich selbst die superintelligenten Leute, die sich ständig den Kopf über diese Fragen zerbrechen, nicht einig werden können, bin ich sicherlich nicht der Mann, der entscheiden kann, inwieweit die Forschungsergebnisse durch die selektive Unterbringung verzerrt werden.

KRITIKPUNKT 5: Adoptiveltern sind in der Regel besser ausgebildet, wohlhabender und seelisch gesünder als biologische Eltern.[27] Folglich liegt bei Adoptivfamilien eine »Bereichseinschränkung« vor, da sie homogener als biologische Familien sind; das wiederum reduziert die Möglichkeit, Umweltauswirkungen auf das Verhalten festzustellen. Wie nicht anders zu erwarten, sind nicht alle Kritiker mit den Versuchen, diese Faktoren zu berücksichtigen, zufrieden.

Also, welche Erkenntnisse hat uns dieser Gewaltmarsch durch die Kritik und Gegenkritik an den Adoptions- und Zwillingsstudien gebracht?

- Alle Beteiligten sind sich einig, dass Störvariablen aus pränataler Umwelt, Epigenetik, selektiver Unterbringung, Bereichseinschränkung und Annahmen über gleiche Umwelten unvermeidlich sind.
- Die meisten dieser Variablen bewirken, dass die Bedeutung der Gene überschätzt wird.
- Als man versuchte, diese Störvariablen zu berücksichtigen, hat sich generell gezeigt, dass sie nicht so groß sind, wie von vielen Kritikern behauptet.

- Entscheidend ist der Umstand, dass es in diesen Studien meist um psychische Störungen ging, die, obwohl sehr interessant, für das vorliegende Buch nicht von besonderer Bedeutung sind. Mit anderen Worten, niemand hat untersucht, ob diese Variablen von Belang sind, wenn es etwa um die genetischen Einflüsse auf die Neigung der Menschen geht, die moralischen Regeln ihrer Kultur zu vertreten, aber rasch mit Rationalisierungen zur Hand zu sein, wenn sie erklären, warum sie sich gerade heute über sie hinwegsetzten – der Stress und dann auch noch der eigene Geburtstag. Da ist noch viel zu tun.

DIE PROBLEMATIK VON ERBLICHKEITSSCHÄTZUNGEN

Nun wenden wir uns einem sperrigen, schwierigen, aber außerordentlich wichtigen Thema zu. Jedes Mal, wenn ich es in meinen Kursen behandle, mache ich mich wieder mit seiner Logik vertraut, weil es so kontraintuitiv ist. Trotzdem bin ich immer nur wenige Worte davon entfernt, es falsch darzustellen, wenn ich in einer solchen Lehrveranstaltung den Mund öffne.

Verhaltensgenetische Studien ergeben gewöhnlich eine Zahl, die man als »Erblichkeitswert« (Heritabilität) bezeichnet.[28] Beispielsweise gibt es Studien, die bei Merkmalen wie prosoziales Verhalten, Resilienz nach psychosozialen Belastungen, sozialer Aufgeschlossenheit, politischen Einstellungen, Aggression und Führungsqualitäten auf Erblichkeitswerte in einem Bereich von 40 bis 60 Prozent kommen.

Was ist ein Erblichkeitswert? »Was macht ein Gen?« sind mindestens zwei Fragen in einer. Wie beeinflusst ein Gen die durchschnittliche Häufigkeit eines Merkmals? Wie beeinflusst ein Gen die *Variation* zwischen Menschen in Bezug auf die Häufigkeit dieses Merkmals?

Die Unterscheidung ist außerordentlich wichtig. Was haben Gene beispielsweise damit zu tun, dass Menschen im Durchschnitt 100 Punkte in einem IQ-Test erzielen? Dann die andere Frage: Was haben Gene damit zu tun, dass eine Person besser abschneidet als eine andere?

Oder inwiefern können Gene zur Beantwortung der Frage beitragen, warum Menschen in der Regel Eiscreme mögen? Und wie viel zur Beantwortung der Frage, warum Menschen verschiedene Geschmacksrichtungen bevorzugen?

Diese Fragen verwenden zwei Begriffe, die ähnlich klingen, aber unterschiedliche Bedeutung haben. Wenn Gene die durchschnittliche Häufigkeit eines Merkmals in hohem Maß beeinflussen, wird dieses Merkmal stark *vererbt*. Wenn Gene das Ausmaß der Variabilität um diese Durchschnittshäufigkeit nachhaltig beeinflussen, besitzt dieses Merkmal eine hohe *Heritabilität*.* Sie ist ein Populationsmaß, bei dem ein Erblichkeitswert angibt, welcher Prozentsatz an der Gesamtvariation der Genetik zuzuschreiben ist.

Der Unterschied zwischen einem ererbten Merkmal und Erblichkeit schafft zumindest zwei Probleme, die den vermeintlichen Einfluss der Gene überzeichnen. Erstens, man verwechselt die beiden Begriffe (die Situation wäre einfacher, wenn man statt Erblichkeit so etwas sagen würde wie »Gentendenz«), und zwar stets in dieselbe Richtung. Häufig wird fälschlicherweise angenommen, dass bei einem Merkmal, das stark vererbt wird, auch eine hohe Erblichkeit vorliegt. Dabei erweist sich als besonders nachteilig, dass die Verwechslung meist diese Tendenz aufweist, denn wir sind gewöhnlich stärker an der Merkmalsvariabilität zwischen Menschen als an der durchschnittlichen Merkmalshäufigkeit interessiert. So ist etwa die Frage, warum einige Menschen klüger sind als andere, weit spannender als die Frage, warum Menschen intelligenter als Rüben sind.

Das zweite Problem besteht darin, dass die Forschungsergebnisse ständig die Erblichkeitsmaße übertreiben und damit den Eindruck erwecken, Gene würden individuelle Unterschiede stärker beeinflussen, als es tatsächlich der Fall ist.

Gehen wir die beiden Punkte langsam durch.

* Obwohl viele Puristen des Fachgebiets einwenden würden, dass wir in Wirklichkeit kein Merkmal erben, so erben wir doch das Material, das wir brauchen, um ein Merkmal auszubilden.

DER UNTERSCHIED ZWISCHEN EINEM VERERBTEN MERKMAL UND EINEM MERKMAL MIT EINEM HOHEN ERBLICHKEITSGRAD

Den Unterschied können wir am ehesten erkennen, wenn wir Fälle betrachten, in denen sie getrennt auftreten.

Zunächst ein Beispiel für ein Merkmal, das stark vererbt wird, aber eine niedrige Erblichkeit besitzt; es stammt von dem Philosophen Ned Block:[29] Was haben Gene mit dem Umstand zu tun, dass Menschen durchschnittlich fünf Finger pro Hand haben? Ungeheuer viel; es ist ein vererbtes Merkmal. Was haben Gene mit der Variabilität um diesen Durchschnitt zu tun? Nicht viel – die Fälle, in denen sich eine andere Zahl von Fingern an einer Hand befindet, sind überwiegend unfallbedingt. Während es sich bei der durchschnittlichen Fingerzahl um ein vererbtes Merkmal handelt, ist die Erblichkeit der Fingerzahl gering – Gene tragen wenig zur Erklärung der individuellen Unterschiede bei. Oder noch einmal anders: Nehmen wir an, Sie möchten wissen, ob die Gliedmaße eines Organismus fünf Finger hat oder einen Huf. Die Kenntnis seiner genetischen Ausstattung wird Ihnen helfen, seine Artzugehörigkeit zu bestimmen. Möchten Sie jedoch in Erfahrung bringen, ob jemand wahrscheinlich fünf oder vier Finger an seiner Hand hat, nützt Ihnen die Information, dass er seine Kreissäge mit verbundenen Augen bedient, mehr als die Kenntnis seines Genoms.

Wenden wir uns jetzt dem Gegenteil zu – einem Merkmal, das nicht stark vererbt wird, aber eine hohe Erblichkeit besitzt. Was haben Gene unmittelbar damit zu tun, dass bei Menschen die Wahrscheinlichkeit, Ohrringe zu tragen, größer ist als bei Schimpansen? Nicht viel. Betrachten wir jetzt die individuellen Unterschiede zwischen Menschen: Inwieweit ermöglichen Gene eine Vorhersage darüber, welche Personen 1958 bei einer Highschool-Party Ohrringe trugen? In enormem Maße. Im Grunde lässt sich sagen, dass sie, wenn sie zwei X-Chromosomen gehabt hätten, wahrscheinlich Ohrringe getragen hätten, ihnen das aber mit einem Y-Chromosom nicht im Traum eingefallen wäre. Die Gene hatten zwar wenig mit der Häufigkeit von Ohrringen bei Amerikanern im Jahr 1958 zu tun, die bei rund 50 Prozent lag, wohl aber mit der Frage, *welche* Amerikaner sie trugen. Zu dieser Zeit und an diesem Ort war das Tragen von Ohrringen zwar kein stark vererbtes Merkmal, hatte aber eine hohe Erblichkeit.

DIE VERLÄSSLICHKEIT VON ERBLICHKEITSMASSEN

Wir sind uns nun über den Unterschied zwischen vererbten Merkmalen und ihrem Erblichkeitsgrad im Klaren und erkennen, dass das Interesse der Leute gewöhnlich eher der Erblichkeit gilt – Sie oder Ihr Nachbar – als dem vererbten Merkmal – Sie oder ein Gnu. Wie gesehen, haben etliche Verhaltens- und Persönlichkeitsmerkmale Erblichkeitswerte von 40 bis 60 Prozent, was bedeutet, dass die Genetik ungefähr die Hälfte der Variabilität des Merkmals erklärt. Wie ich in diesem Abschnitt zeigen möchte, liegt es in der Natur der Forschung, dass solche Werte regelmäßig überzeichnet werden.[*30]

Nehmen wir an, ein Pflanzengenetiker sitzt in der Wüste und studiert eine bestimmte Pflanzenart. In diesem fiktiven Szenario reguliert ein einziges Gen, Gen 3127, das Pflanzenwachstum. Gen 3127 kommt in den Versionen A, B und C vor. Pflanzen mit Version A erreichen immer eine Höhe von 10 Zentimetern; Version B 20 Zentimeter und C 30 Zentimeter.[**] Welches Faktum hat das größte Vorhersagevermögen in Hinblick auf die Höhe einer Pflanze? Natürlich die Frage, ob sie das Gen der Version A, B oder C besitzt – ein Umstand, der alle Höhenvariabilität zwischen den Pflanzen erklärt. Das entspricht einem Erblichkeitswert von 100 Prozent.

Zur gleichen Zeit studiert 20 000 Kilometer entfernt in einem Regenwald ein zweiter Pflanzengenetiker einen Klon der gleichen Pflanze. In dieser Umwelt sind die Pflanzen mit den Versionen A, B und C 110, 120 beziehungsweise 130 Zentimeter hoch. Auch dieser Genetiker gelangt zu dem Schluss, dass die Pflanzenhöhe einen Erblichkeitswert von 100 Prozent aufweist.

* Dieser Abschnitt ist sehr stark beeinflusst von den Schriften der Genetiker Richard Lewontin von der Harvard University und David Moore vom Pitzer College sowie des Wissenschaftsjournalisten Matt Ridley.

** Genetik-Experten wird aufgefallen sein, dass ich hier die Dinge vereinfacht habe, indem ich die Heterozygotie ignoriert habe. Sie ist hier ohne Belang.

Dann stehen die beiden – wie es ein solcher Plot verlangt – auf einer Konferenz Seite an Seite und präsentieren ihre Daten, der eine seine 10, 20 und 30 Zentimeter, der andere seine 110, 120 und 130 Zentimeter. Sie fassen ihre Datensätze zusammen. Nehmen wir an, Sie möchten nun die Höhe eines Pflanzenexemplars vorhersagen, das sich irgendwo auf unserem Planeten befindet. Dabei können Sie nur eine Information bekommen: entweder welche Version von Gen 3127 die Pflanze besitzt oder in welcher Umwelt sie wächst. Was ist nützlicher? Natürlich die Information, um welche Umwelt es sich handelt. Wenn Sie diese Pflanzenart in zwei Umwelten untersuchen, stellen Sie fest, dass die Erblichkeit der Pflanzenhöhe minimal ist.

Aufgepasst! Das ist von entscheidender Bedeutung: Wenn Sie ein Gen nur in einer Umwelt untersuchen, haben Sie sich definitionsgemäß um die Möglichkeit gebracht zu beobachten, wie es sich in anderen Umwelten auswirkt (sprich, ob andere Umwelten das Gen anders regulieren). Und schon haben Sie die Bedeutung des genetischen Beitrags künstlich überhöht. Je größer die Zahl der Umwelten, in denen Sie ein genetisches Merkmal untersuchen, desto größer auch die Zahl neuer Umwelteffekte, die sich Ihnen offenbaren und den Erblichkeitswert verringern.

Wissenschaftler studieren ihre Untersuchungsgegenstände unter kontrollierten Bedingungen, um die Veränderungen irrelevanter Faktoren zu minimieren und damit sauberere und besser zu interpretierende Ergebnisse zu erhalten – indem sie beispielsweise dafür sorgen, dass die Höhe aller Pflanzen etwa zur selben Jahreszeit gemessen wird. Das überzeichnet die Erblichkeitswerte, weil Sie sich selbst die Möglichkeit genommen haben zu entdecken, dass irgendein irrelevanter Umweltfaktor in Wahrheit nicht irrelevant ist.* Ein Erblichkeitswert gibt also an, wie viel von der Variation eines Merkmals durch Gene *in der Umwelt erklärt wird, in der es untersucht worden ist.* Wenn Sie das Merkmal in mehr Umwelten untersuchen, wird der Erblichkeitswert abnehmen. Bouchard ist sich darüber

* Es folgt ein großartiges Beispiel, auf das mich mein Kollege Bud Ruby hingewiesen hat. All jene Zwillingsstudien produzieren Erblichkeitswerte, die angeben, wie groß der Einfluss der Gene auf die individuelle Variation ist. Dabei haben diese Studien definitionsgemäß eine wichtige nichtgenetische Variationsursache außer Acht gelassen – die Geschwisterfolge.

im Klaren: »Diese [aus einer verhaltensgenetischen Studie gewonnenen] Schlussfolgerungen können natürlich nur auf neue Populationen verallgemeinert werden, wenn diese ähnlichen Umwelten ausgesetzt sind wie die untersuchten Populationen.«[31]

Zugegeben, es war ein gerissener Schachzug von mir, eine Pflanze zu erfinden, die sowohl in der Wüste als auch im Regenwald wächst, nur um die Erblichkeitswerte zu demontieren. Eine echte Pflanze würde wohl kaum in beiden Umwelten wachsen. Stattdessen könnten die drei Genversionen in einem Regenwald Pflanzen mit den Höhen 10, 20 und 30 Zentimeter hervorbringen und in einem anderen Pflanzen, die 11, 21 und 31 Zentimeter hoch wären, was einen Erblichkeitswert ergäbe, der zwar weniger als 100 Prozent betrüge, aber immer noch außerordentlich hoch wäre.

In der Regel spielen Gene eine gewichtige Rolle bei der Erklärung individueller Variabilität, da jede Art in einem begrenzten Bereich von Umwelten lebt – Wasserschweine sind auf tropische Gefilde angewiesen, Eisbären auf die Arktis. Das Argument, wonach heterogene Umwelten die Erblichkeitswerte reduzieren, spielt nur eine Rolle, wenn wir irgendeine hypothetische Art betrachten, die beispielsweise sowohl in der Tundra wie in der Wüste lebt, mit unterschiedlichen Populationsdichten zurechtkommt und sich in nomadischen Horden, sesshaften bäuerlichen Gemeinschaften oder städtischen Apartmenthäusern aufhält.

Ach ja, richtig, die Menschen. Von allen Arten fallen beim Menschen die Erblichkeitswerte am stärksten aus, wenn wir uns nicht auf kontrollierte Untersuchungsbedingungen beschränken, sondern die ganze Bandbreite möglicher Lebensräume berücksichtigen. Bedenken Sie nur, wie sehr der Erblichkeitswert für das Tragen von Ohrringen mit seiner klaren Geschlechtertrennung seit 1958 zurückgegangen ist.

Nun zu einer außerordentlich wichtigen Komplikation.

WECHSELWIRKUNGEN ZWISCHEN GEN UND UMWELTEN

Zurück zu unserer Pflanze. In Umwelt A soll für die drei Genvarianten ein Wachstumsmuster von 10, 10 und 10 vorliegen, in Umwelt B dagegen von 100, 100 und 100. Betrachten wir die kombinierten Daten aus beiden Umwelten, beträgt der Erblichkeitswert null – die Variation wird ausschließlich von der Umwelt erklärt, in der die Pflanze wächst.

Jetzt haben wir es stattdessen in Umwelt A mit 10, 20 und 30 zu tun und in Umwelt B ebenfalls mit 10, 20 und 30. Die Erblichkeit beträgt 100 Prozent, während alle Variabilität in der Höhe durch genetische Variation erklärt wird.

Sagen wir jetzt, in Umwelt A läge 10, 20 und 30 vor, in Umwelt B dagegen 15, 25 und 35. Dann liegt die Erblichkeit irgendwo zwischen 0 Prozent und 100 Prozent.

Jetzt ganz anders. Umwelt A: 10, 20, 30. Umwelt B: 30, 20, 10. In diesem Fall kann von einem Erblichkeitswert überhaupt keine Rede sein, weil verschiedene Genvarianten vollkommen gegensätzliche Auswirkungen in verschiedenen Umwelten haben. Damit haben wir ein Beispiel für einen zentralen Gedanken der Genetik – *eine Wechselwirkung zwischen Gen und Umwelt*, wobei qualitative und nicht nur quantitative Effekte eines Gens sich je nach Umwelt unterscheiden. Es folgt eine Faustregel für die Identifizierung von Wechselwirkungen zwischen Gen und Umwelt, übersetzt in Alltagssprache: Sie untersuchen die Verhaltenseffekte eines Gens in zwei Umwelten. Jemand fragt: »Welche Auswirkungen hat das Gen auf ein bestimmtes Verhalten?« Sie antworten: »Das hängt von der Umwelt ab.« Dann fragt der Betreffende: »Wie wirkt sich die Umwelt auf dieses Verhalten aus?« Und Sie antworten: »Das hängt von der Version des Gens ab.« »Das hängt davon ab« = eine Wechselwirkung zwischen Gen und Umwelt.

Es folgen einige klassische Beispiele, die das Verhalten betreffen:[32]

Die Krankheit Phenylketonurie geht auf eine einzige Genmutation zurück; grob gesagt, schaltet die Mutation ein Enzym aus, das einen potenziell neurotoxischen Nahrungsbestandteil, das Phenylalanin, in einen sicheren Stoff umwandelt. Wenn Sie sich also normal ernähren, sammelt sich das Phenylalanin im Körper an und schädigt das Gehirn. Wird aber von Geburt an auf eine Phenylalanin-freie Ernährung geachtet, kann die Schädigung verhindert werden. Wie wirkt sich diese Mutation auf die Gehirnentwicklung aus? Das *hängt* von der Ernährung *ab*. Wie wirkt sich die Ernährung auf die Gehirnentwicklung aus? Das *hängt davon ab*, ob Sie diese (seltene) Mutation haben.

Eine andere Wechselwirkung zwischen Gen und Umwelt betrifft die Depression, eine Erkrankung, die mit einer Serotonin-Anomalie einhergeht.[33] Ein Gen namens 5HTT codiert für einen Transporter, der das Serotonin aus den Synapsen entfernt; wer eine bestimmte 5HTT-Variante besitzt, hat ein erhöhtes Depressionsrisiko … aber nur, wenn gleichzeitig ein Kindheitstrauma vorliegt.* Wie wirkt sich die 5HTT-Variante auf das Depressionsrisiko aus? Das hängt vom Kindheitstrauma ab. Wie wirkt sich das Kindheitstrauma auf das Depressionsrisiko aus? Das hängt von der 5HTT-Variante ab (und einer Vielzahl anderer Gene, aber Sie haben begriffen, worum es geht).

Ein weiteres Beispiel betrifft FADS2, ein Gen, das am Fettstoffwechsel beteiligt ist.[34] Eine Variante ist mit höherem IQ assoziiert, aber nur bei Stillbabys. Das gleiche Fragenpaar »Wie wirkt sich … aus« und die gleichen Antworten »Das hängt von … ab«.

Über eine letzte Wechselwirkung zwischen Gen und Umwelt wurde 1999 in einem wichtigen *Science*-Artikel berichtet. Die Studie kam durch die Zusammenarbeit dreier Verhaltensgenetiker zustande – einem von der Oregon Health Sciences University, einem von der University of Alberta und einem von der State University of New York in Albany.[35] Sie untersuchten Mausstämme mit Genvarianten, deren Zusammenhang mit bestimmten Verhaltensweisen (etwa Sucht oder Angst) bekannt war. Zunächst sorgten sie dafür, dass die Mäuse eines bestimmten Stamms in allen drei Laboratorien genetisch weitgehend identisch waren. Dann unternahmen die Forscher alle möglichen und unmöglichen Anstrengungen,

* Zur Wiederholbarkeit dieser eminent wichtigen Beobachtung hat es eine Kontroverse gegeben, die ich aufmerksam verfolgt habe. Berücksichtigt man nur die sorgfältig durchgeführten Studien mit angemessenen Stichprobengrößen und klar definierten Zielsetzungen, denke ich, dass die Ergebnisse reichlich repliziert wurden.

um während der Tests identische Bedingungen in den Labors zu schaffen.

Sie standardisierten einfach alles. Da einige Mäuse in Labors geboren wurden, andere aber von Züchtern kamen, wurden Labormäuse holprigen Fahrten in Lieferwagen unterzogen, damit sie auf die gleiche Weise durchgeschüttelt wurden wie die kommerziell gezüchteten Mäuse bei ihrer Anlieferung – nur für den Fall, dass das von Bedeutung war. Die Tiere wurden auf den Tag genau im gleichen Alter zum selben Datum und zur selben Ortszeit getestet. Sie waren im gleichen Alter entwöhnt worden und lebten in Käfigen der gleichen Marke auf gleich dicken Schichten Sägespänen, die am gleichen Wochentag gewechselt wurden. Sie wurden von Menschen, die OP-Handschuhe der gleichen Marke trugen, exakt gleich häufig berührt. Außerdem erhielten sie das gleiche Futter in einer Umgebung, die auf die gleiche Weise beleuchtet und beheizt wurde. Die Umwelt dieser Tiere hätte kaum ähnlicher sein können, wenn die drei Wissenschaftler eineiige Drillinge gewesen wären, die man bei der Geburt getrennt hätte.

Was beobachteten sie? Einige Genvarianten ließen massive Gen-Umwelt-Wechselwirkungen erkennen, wobei die Varianten radikal unterschiedliche Auswirkungen in verschiedenen Laboratorien hatten.

So sahen die Daten ungefähr aus, die sie bekamen: Betrachten wir einen Stamm namens 129/SvEvTac und einen Test, der die Auswirkungen von Kokain auf das Aktivitätsniveau misst. In Oregon steigerte das Kokain die Aktivität dieser Mäuse um 667 Zentimeter Bewegung pro fünfzehn Minuten. In Albany wurde ein Zuwachs von 701 verzeichnet. Das sind ziemlich ähnliche Zahlen, sehr schön. Und in Alberta? Eine Steigerung von mehr als 5000 Zentimetern. Das ist mit Stabhochspringen eineiiger Drillinge zu vergleichen, von denen jeder an einem anderen Ort springt; doch alles andere war bei den dreien vollkommen gleich: Training, Ausrüstung, Bodenbelag, Nachtruhe, Frühstück und die Marke der Unterwäsche. Die ersten beiden springen 5,50 beziehungsweise 5,53 Meter hoch und der dritte 33 Meter.

Vielleicht wussten die Forscher nicht, was sie taten; vielleicht waren die Labors chaotisch. Doch innerhalb jedes Labors war die Variabilität gering, was auf verlässliche Umweltbedingungen schließen ließ. Vor allem aber ließen einige Varianten keine Gen-Umwelt-Wechselwirkungen erkennen und riefen vergleichbare Wirkungen in den drei Labors hervor.

Was bedeutet das? Ganz einfach, die meisten Genvarianten reagierten so empfindlich auf die Umwelt, dass es selbst in diesen obsessiv angeglichenen Laborverhältnissen zu Gen-Umwelt-Wechselwirkungen kam. Unendlich feine (und bislang nicht ermittelte) Umweltunterschiede beeinflussten massiv, was die Gene taten.

Der Verweis auf »Wechselwirkungen zwischen Gen und Umwelt« ist ein uralter Gemeinplatz der Genetik.[36] Meine Studenten verdrehen die Augen, wenn ich ihn erwähne. *Ich* verdrehe die Augen, wenn ich ihn erwähne. Iss dein Gemüse, putz dir die Zähne und vergiss nicht zu erwähnen, dass es schwierig ist, die relativen Beiträge von Genen und Umwelt zu einem bestimmten Merkmal quantitativ zu bestimmen, wenn sie wechselwirken. Das legt eine radikale Schlussfolgerung nahe: *Es ist nicht sinnvoll zu fragen, was ein Gen tut, sondern nur, was es in einer bestimmten Umwelt tut.* Der Neurobiologe Donald Hebb fasst das Ganze sehr schön zusammen: »Die Behauptung, dass Merkmal A stärker von der Natur als von der Kultur beeinflusst wird, ist nicht begründeter als … die Aussage, die Fläche eines Rechtecks werde mehr von seiner Länge als von seiner Breite beeinflusst.« Es ist durchaus sinnvoll zu überprüfen, ob die Längen oder die Breiten die Variabilität in einer Population von Rechtecken besser erklären. Aber nicht bei einzelnen Rechtecken.

Zum Abschluss von Teil 2 dieses Kapitels noch einige wichtige Punkte:

1. Der Einfluss eines Gens auf den Durchschnittswert eines Merkmals (also auf die Frage, ob es vererbt wird) unterscheidet sich von seinem Einfluss auf die Variabilität dieses Merkmals zwischen Individuen (seine Erblichkeit).
2. Selbst im Bereich vererbter Merkmale – etwa der Vererbung von fünf Fingern beim Durchschnitt der Menschen – kann man nicht wirklich sagen, dass es eine genetische Determiniertheit in der klassischen strengen Bedeutung des Wortes gibt. Die Vererbung der Wirkung eines

Gens setzt nämlich nicht nur die Weitergabe des Gens voraus, sondern auch den Kontext, der das Gen auf diese Weise reguliert.

3. Erblichkeitswerte gelten nur für die Umwelten, in denen die Merkmale untersucht wurden. Je mehr Umwelten man bei der Untersuchung eines Merkmals berücksichtigt, desto niedriger wird der Erblichkeitswert aller Wahrscheinlichkeit nach sein.
4. Gen-Umwelt-Wechselwirkungen sind allgegenwärtig und können extrem sein. Daher können wir nicht wirklich sagen, was ein Gen »tut«, sondern nur, was es in den Umwelten tut, in denen es untersucht wurde.

Die aktuelle Forschung beschäftigt sich intensiv mit Gen-Umwelt-Wechselwirkungen.[37] Und es ist ja auch ein wirklich faszinierendes Feld: Die Erblichkeit verschiedener Aspekte der kognitiven Entwicklung ist sehr hoch (zum Beispiel rund 70 Prozent für den IQ) bei Kindern aus Familien mit hohem sozioökonomischem Status (SES), beträgt aber nur etwa 10 Prozent bei Kindern mit niedrigem SES. Ein höherer SES ermöglicht also die vollständige Entfaltung der genetischen Einflüsse auf die Kognition, während ein niedriger SES diese Einflüsse einschränkt. Mit anderen Worten, Gene sind nahezu ohne Bedeutung für die kognitive Entwicklung, wenn Sie in schrecklicher Armut aufwachsen – die negativen Effekte der Armut übertrumpfen die Genetik.* Entsprechend ist die Erblichkeit von Alkoholkonsum unter religiösen Versuchsteilnehmern geringer als unter nichtreligiösen Teilnehmern – das heißt, Ihre Gene spielen kaum eine Rolle, wenn Sie in einem religiösen Umfeld leben, das den Alkoholkonsum verurteilt. Bereiche wie dieser verdeutlichen die Möglichkeiten der klassischen Verhaltensgenetik.

* Ein interessanter Punkt, den ich Stephen Manuck von der University of Pittsburgh verdanke: Dieses Beispiel ist eine Ausnahme von der Regel, wonach Erblichkeitswerte kleiner werden, wenn man ein Merkmal in einer größeren Zahl von Umwelten untersucht. Wenn Sie in Ihrer Untersuchung nur Individuen mit geringem SES berücksichtigen, erhalten Sie einen sehr niedrigen Erblichkeitswert (~10 Prozent). Untersuchen Sie anschließend sowohl Versuchspersonen mit niedrigem als auch solche mit hohem SES (Letztere mit einem stattlichen Erblichkeitswert von rund 70 Prozent), so wird der Wert höher ausfallen.

TEIL 3: WAS HABEN GENE ALSO TATSÄCHLICH MIT DEN VERHALTENSWEISEN ZU TUN, DIE UNS INTERESSIEREN?

DIE VERBINDUNG VON VERHALTENSGENETIK UND MOLEKULARGENETIK

Die Verhaltensgenetik hat einen enormen Schritt vorwärts getan, als sie molekulare Forschungstechniken in ihre Methoden übernahm. Nachdem sie Ähnlichkeiten und Unterschiede bei Zwillingen und Adoptivkindern beobachtet hatte, suchte sie nach den Genen, die diesen Ähnlichkeiten und Unterschieden tatsächlich zugrunde lagen. Mit diesem leistungsfähigen Ansatz gelang es, verschiedene Gene zu finden, die für uns von Interesse sind. Doch zunächst unsere üblichen Vorbehalte: (a) Nicht alle diese Ergebnisse lassen sich verlässlich replizieren; (b) die Effekte sind gewöhnlich klein (mit anderen Worten, möglicherweise sind einige Gene beteiligt, aber nicht in entscheidender Weise); (c) die interessantesten Ergebnisse lassen Gen-Umwelt-Wechselwirkungen erkennen.

UNTERSUCHUNG VON KANDIDATENGENEN

Die Gensuche kann zwei Formen annehmen: Entweder man sucht nach »Kandidatengenen« oder man setzt auf genomweite Assoziationsstudien (später mehr dazu). Im ersteren Fall braucht man eine Liste mit plausiblen Verdächtigen – Gene, von denen bereits bekannt ist, dass sie mit irgendeinem Verhalten in Beziehung stehen. Nehmen wir beispielsweise an, Sie interessieren sich für ein Verhalten, an dem Serotonin beteiligt ist; dann suchen Sie natürlich nach Genen (Kandidatengenen), die für passende Proteine codieren – für Enzyme, die Serotonin bilden oder abbauen, für Pumpen, die Serotonin aus den Synapsen entfernen, oder für Serotoninrezeptoren. Sie suchen sich ein Gen aus, das Sie interessiert, und studieren es an Mäusen, aus denen Sie mit Hilfe bestimmter Molekularwerkzeuge »Knockout-Mäuse« (Tiere, bei denen Sie das betreffende Gen deaktiviert haben) oder »transgene Mäuse« (mit einer zusätzlichen Kopie des Gens) gemacht haben. Dabei nehmen Sie solche Manipulationen nur in bestimmten Gehirnregionen oder zu bestimmten Zeiten vor. Dann beobachten Sie, was sich am Verhalten verändert hat. Sobald Sie sich sicher sind, dass ein bestimmter Effekt stattgefunden hat, fragen Sie sich, ob Varianten dieses Gens zur Erklärung individueller Unterschiede bei menschlichen Spielarten des Verhaltens beitragen könnten. Ich beginne mit dem Thema, das am meisten Aufmerksamkeit auf sich gezogen hat – im besten wie im schlimmsten Sinne, überwiegend im »schlimmsten«.

DAS SEROTONINSYSTEM

Was haben Gene, die das Serotonin betreffen, mit unseren besten und schlimmsten Verhaltensweisen zu tun? Eine Menge.

In Kapitel 2 zeigte sich ziemlich deutlich, dass niedrige Serotoninspiegel impulsives antisoziales Verhalten fördern. Im Blut von Personen mit diesem Profil findet man unverhältnismäßig niedrige Spiegel von Serotonin-Abbauprodukten und im frontalen Kortex entsprechender Tiere auffallend wenig Serotonin selbst. Noch überzeugender ist der Umstand, dass Wirkstoffe, die den »serotonergen Tonus« verringern (das heißt, die Serotoninspiegel oder die Reaktivität für Serotonin senken), die impulsive Aggression verstärken; eine Erhöhung des Tonus bewirkt das Gegenteil.

Daraus ergeben sich einige einfache Vorhersagen – die folgenden Varianten sind alle mit impulsiver Aggression verknüpft, weil sie die serotonerge Signalübertragung einschränken:

1. Wenig aktive Varianten des Gens für Tryptophan-Hydroxylase (TH), ein Enzym, das an der Herstellung von Serotonin beteiligt ist.
2. Hochaktive Varianten des Gens für Monoaminoxydase-A (MAO-A), ein Enzym, das Serotonin abbaut.

3. Hochaktive Varianten des Gens für den Serotonintransporter (5HTT), der das Serotonin aus der Synapse entfernt.
4. Varianten der Gene für Serotoninrezeptoren, die weniger empfindlich auf Serotonin reagieren.

Aus einer umfangreichen Literatur geht hervor, dass die Forschungsergebnisse für jedes dieser Gene uneindeutig sind und meist im *Widerspruch* zu dem Dogma »niedriger Serotoninspiegel = Aggression« stehen. Würg!

Studien der Gene für TH und Serotoninrezeptoren liefern ein uneinheitliches Bild.[38] Im Gegensatz dazu stehen die Ergebnisse zu 5HTT, dem Gen für den Serotonintransporter, durchgehend im Widerspruch zu allen Erwartungen. Es gibt zwei Varianten, wobei die eine geringere Mengen des Transporterproteins produziert, was zur Folge hat, dass weniger Serotonin aus der Synapse entfernt wird.* Gegen alle Erwartungen ist diese Variante, die dazu führt, dass sich mehr Serotonin in der Synapse sammelt, mit mehr – und nicht weniger – impulsiver Aggression verknüpft. Nach diesem Ergebnis würde also die Formel lauten »hoher Serotoninspiegel = Aggression« (was zugegebenermaßen eine unzulässige Verkürzung ist).

Die aussagekräftigsten und kontraintuitivsten Studien betreffen die MAO-A. Sie eroberte die Szene 1993 mit einem äußerst einflussreichen *Science*-Artikel, in dem über eine holländische Familie mit einer Mutation des MAO-A-Gens berichtet wurde, die das Protein eliminiert.[39] Folglich wird das Serotonin nicht abgebaut und sammelt sich in der Synapse. Entgegen den Vorhersagen in Kapitel 2 fiel die Familie durch eine Vielzahl von antisozialen und aggressiven Verhaltensweisen auf.

Mäusestudien, in denen das MAO-A-Gen »ausgeknockt« – deaktiviert – wurde (wodurch ein Äquivalent zur Mutation der holländischen Familie entstand), führten zu dem gleichen Ergebnis: erhöhte Serotonin-

* Wir erinnern uns, dass die nicht-codierenden regulierenden Regionen des Genoms mindestens so wichtig sind wie die Regionen, die für die Gene selbst codieren. In unserem Fall unterscheiden sich die 5HTT-Varianten nicht in der DNA-Sequenz des Gens, sondern in der Sequenz für einen Promoter des Gens. Infolgedessen differieren die beiden Varianten in ihrer Reaktionsbereitschaft auf einen Transkriptionsfaktor und damit in der Menge des hergestellten Transporterproteins.

spiegel in den Synapsen und hyperaggressive Tiere mit verstärkten Furchtreaktionen.[40]

Diese Ergebnisse betrafen natürlich eine *Mutation* im MAO-A-Gen, die zu einer vollständigen Abwesenheit des Proteins führte. Schon bald konzentrierte sich die Forschung auf wenig aktive MAO-A-Varianten, die erhöhte Serotoninspiegel hervorriefen.*[41] Menschen mit dieser Variante hatten im Durchschnitt höhere Aggressions- und Impulsivitätsniveaus und zeigten beim Anblick zorniger oder ängstlicher Gesichter eine stärkere Aktivierung von Amygdala und Insellappen sowie eine geringere Aktivierung des präfrontalen Kortex. Das lässt auf ein Szenario größerer Furchtreaktivität und geringerer frontaler Furchtkontrolle schließen, ideale Voraussetzungen für reaktive Aggression. In verwandten Studien zeigten diese Individuen bei verschiedenen Aufmerksamkeitsaufgaben eine verminderte Aktivierung der frontalen Kortexregionen und bei sozialer Ablehnung eine erhöhte Aktivität des cingulären Kortex.

Wenn also die Serotonin-Abbauprodukte im Körper gemessen oder die Serotoninspiegel durch Wirkstoffe manipuliert werden, ergibt sich die Gleichung »niedriger Serotoninspiegel = Aggression«.[42] Wohingegen die genetischen Studien, vor allem die zum MAO-A-Gen, zu dem Ergebnis »hoher Serotoninspiegel = Aggression« kommen. Wie lässt sich diese Diskrepanz erklären? Wahrscheinlich ist der Hauptgrund, dass eine Manipulation durch bestimmte Wirkstoffe nur wenige Stunden oder Tage anhält, während Genvarianten ein ganzes Leben lang wirken. Mögliche Erklärungen: (a) Die wenig aktiven MAO-A-Varianten rufen nicht durchgehend höhere Serotoninspiegel in den Synapsen hervor, weil die 5HTT-Serotonin-Wiederaufnahme-Pumpe verstärkt arbeitet, um das Serotonin aus der Synapse zu entfernen, und damit die Minderleistung der MAO-A-Gene kompensiert oder sogar *über*kompensiert. Dafür gibt es Anhaltspunkte – damit das Leben noch ein bisschen komplizierter wird. (b) Diese Varianten produzieren dauerhaft erhöhte Serotoninspiegel in der Synapse, aber die postsynaptischen Neuronen kompensieren oder überkompensieren das, indem sie die Zahl der Serotoninrezeptoren verringern und damit

* Abermals betraf die Variation in der DNA-Sequenz nicht das MAO-A-Gen, sondern dessen Promoter.

die Reaktivität auf diesen Serotoninüberfluss; auch dafür gibt es Anhaltspunkte. (c) Die lebenslangen Folgen der Unterschiede in der serotonergen Signalübertragung infolge von Genvarianten rufen (im Unterschied zu den flüchtigen Unterschieden infolge von Wirkstoffen) strukturelle Veränderungen in dem sich entwickelnden Gehirn hervor. Sie ahnen es, dafür gibt es ebenfalls Belege. Während etwa die vorübergehende Hemmung der MAO-A-Aktivität mittels eines Wirkstoffs bei einem adulten Nager die impulsive Aggression mindert, macht die gleiche Vorgehensweise aus fötalen Nagern später ausgewachsene Tiere mit erhöhter impulsiver Aggression.

Himmel, ist das kompliziert! Warum quälen wir uns überhaupt durch alle diese verschlungenen Erklärungen? Weil dieser etwas obskure Winkel der Neurogenetik die Fantasie der Öffentlichkeit gefesselt hat, wobei – kein Scherz! – die wenig aktive MAO-A-Variante von Forschern und Journalisten als »Krieger-Gen« bezeichnet wurde.*[43] Dieses ganze Kriegertheater wird noch dadurch verschlimmert, dass das MAO-A-Gen X-chromosomal ist und dass sich seine Varianten bei männlichen Individuen stärker auswirken als bei weiblichen. Erstaunlicherweise sind inzwischen in mindestens zwei Fällen Gerichtsurteile für Mörder milder ausgefallen, weil die Verteidigung vorgebracht hat, der Straftäter habe eine schicksalhafte Neigung zu unkontrollierbarer Gewalt, denn er besitze die »Krieger-Variante« des MAO-A-Gens. OMG.

Verantwortungsvolle und kenntnisreiche Beobachter waren entsetzt darüber, dass solch haltloser genetischer Determinismus Eingang in die Gerichtsbarkeit fand. Die Auswirkungen der MAO-A-Varianten sind winzig. Die MAO-A ist insofern unspezifisch, als sie nicht nur Serotonin, sondern auch Noradrenalin abbaut. Vor allem aber sind die Verhaltenseffekte der Varianten unspezifisch. Beispielsweise scheint sich fast jeder an den aufsehenerregenden MAO-A-Artikel zu erinnern, mit dem der ganze Hype um Aggression begann (in einer maßgeblichen Rezension erklärte

* Zum Teil erklärt sich die allzu griffige Formulierung vom »Krieger-Gen« daraus, dass die »aggressive« Variante sehr häufig bei Maori-Populationen vorkam und dass in der traditionellen Maori-Kultur kriegerische Auseinandersetzungen an der Tagesordnung waren. Trotzdem kann keine Rede davon sein, dass *jedes* Maori-Individuum mit der »Krieger-Variante« übermäßig aggressiv ist oder dass jeder aggressive Maori die »Krieger-Variante« aufweist.

der Autor, die holländische Familie mit der Mutation sei »berüchtigt für die dauerhafte und extreme reaktive Aggression, die einige ihrer männlichen Mitglieder an den Tag legen«), tatsächlich aber litten die Familienmitglieder mit der Mutation unter einer grenzwertigen mentalen Retardierung. Außerdem waren zwar einige Individuen mit der Mutation ziemlich gewalttätig, doch bei anderen bestand das antisoziale Verhalten in Brandstiftung und Exhibitionismus. Vielleicht hat das Gen tatsächlich etwas mit der extrem reaktiven Aggression einiger Familienmitglieder zu tun, aber es erklärt in gleichem Maße, warum einige andere Familienmitglieder Exhibitionisten waren und keine aggressiven Schläger. Mit anderen Worten, es bestünde ebenso viel Anlass, über das »Lass die Hosen runter«-Gen zu philosophieren wie über das »Krieger-Gen«.

Der wahrscheinlich wichtigste Grund, den Unsinn mit dem Determinismus des »Krieger-Gens« abzulehnen, ist ein Aspekt, der inzwischen wohl absolut vorhersehbar ist: MAO-A-Auswirkungen auf das Verhalten lassen starke Wechselwirkungen zwischen Gen und Umwelt erkennen.

Das bringt uns zu einer extrem wichtigen – und von mir hochgeschätzten – Studie aus dem Jahr 2002, die Avshalom Caspi und seine Kollegen an der Duke University durchgeführt haben.[44] Die Forscher folgten einer großen Alterskohorte von der Geburt bis zum 26. Lebensjahr, wobei die Studie deren Genetik, Entwicklung und Verhalten im Erwachsenenalter erfasste. Sagte das Vorkommen der MAO-A-Variante antisoziales Verhalten der 26-Jährigen voraus (gemessen anhand einer Kombination aus psychologischen Standardtests und Verurteilungen wegen Gewaltverbrechen)? Nein, wohl aber der MAO-A-Status in Verbindung mit einem anderen Merkmal. Der Besitz der wenig aktiven Version des MAO-A-Gens verdreifachte die Wahrscheinlichkeit … aber nur bei Menschen mit einer Vorgeschichte von schweren Misshandlungen in der Kindheit. Ohne eine solche Vorgeschichte hatte die Variante nicht den geringsten Vorhersagewert. Das ist die Quintessenz der Gen-Umwelt-Wechselwirkung. Was hat eine bestimmte Variante des MAO-A-Gens mit antisozialem Verhalten zu tun? Das hängt von der Umwelt ab. »Krieger-Gen«? Bockmist.

Diese Studie ist nicht nur wichtig, weil sie eine starke Gen-Umwelt-Wechselwirkung nachweist, sondern auch, weil sie uns zeigt, was es mit der Wechselwirkung auf sich hat – sie beruht nämlich darauf, dass eine von Gewalt und Missbrauch geprägte Kindheitsumgebung mit einer bestimmten genetischen Konstitution zusammenwirken kann. In einem umfassenden Überblick zu diesem Thema heißt es: »In einer gesunden Umwelt treten erhöhte Bedrohungssensitivität, mangelhafte Emotionskontrolle und erhöhtes Furchtgedächtnis bei MAOA-L-Männern [das heißt Männern mit der »Krieger-Variante«] möglicherweise nur als Temperamentsschwankungen innerhalb eines ›normalen‹ oder subklinischen Bereichs zutage. Doch diese gleichen Merkmale in einer aversiven Kindheit – einer Umwelt, die geprägt ist von permanenter Ungewissheit, unvorhersehbarer Bedrohung, unzulänglicher Verhaltensmodellierung, mangelnder sozialer Bezugnahme und inkonsistenter Verstärkung für prosoziale Entscheidungen – könnten das Individuum für offene Aggression und impulsive Gewalt im Erwachsenenalter prädisponieren.« Auf ganz ähnliche Weise wurde die wenig aktive Variante des Serotonintransporter-Gens mit Aggressivität im Erwachsenenalter in Verbindung gebracht … aber nur, wenn sie mit einer aversiven Kindheit verknüpft war.[45] Das deckt sich exakt mit den Erkenntnissen des vorausgehenden Kapitels.

Inzwischen ist diese Wechselwirkung zwischen MAO-A-Variante und Misshandlungen in der Kindheit häufig repliziert und sogar in Hinblick auf aggressives Verhalten bei Rhesusaffen nachgewiesen worden.[46] Selbst Hinweise auf die Mechanismen, die dieser Wechselwirkung zugrunde liegen, gibt es – der Promoter des MAO-A-Gens wird durch Stress und Glukokortikoide reguliert.

Bei MAO-A-Varianten treten auch andere wichtige Gen-Umwelt-Wechselwirkungen auf. Beispielsweise ist laut einer Studie die wenig aktive MAO-A-Variante ein Vorhersagefaktor für Straffälligkeit, aber nur, wenn sie mit hohen Testosteronspiegeln gekoppelt ist (dem entspricht die Beobachtung, dass das MAO-A-Gen einen Promoter hat, der auf Androgene reagiert). In einer anderen Studie neigten Versuchsteilnehmer mit der wenig aktiven MAO-A-Variante bei einem wirtschaftlichen Strategiespiel eher zu aggressiver Vergeltung als Teilnehmer mit der hochaktiven Variante, wenn sie von dem anderen Spieler ausgenutzt wurden – jedoch nur, wenn das Verhalten des anderen zu einem großen wirtschaftlichen

Verlust führte; war der Verlust klein, unterschieden sich die Reaktionen nicht. In wieder einer anderen Studie waren Individuen mit der wenig aktiven Variante aggressiver als andere – aber nur in Situationen sozialer Ausgrenzung. Um die Effekte dieser genetischen Variante zu verstehen, müssen wir also andere, nichtgenetische Faktoren im Leben der betreffenden Individuen berücksichtigen – etwa eine aversive Kindheit oder Provokationen im Erwachsenenleben.[47]

DAS DOPAMINSYSTEM

In Kapitel 2 wurde erläutert, welche Rolle Dopamin für Belohnungserwartung und zielgerichtetes Verhalten spielt. Eingehend hat man sich mit den beteiligten Genen beschäftigt und dabei ganz allgemein nachgewiesen, dass Varianten, die eine verringerte dopaminerge Signalübertragung zur Folge haben (weniger Dopamin in der Synapse, weniger Dopaminrezeptoren oder geringere Reaktionsbereitschaft dieser Rezeptoren), mit Sensationssuche, Risikobereitschaft, Aufmerksamkeitsproblemen und Extraversion verknüpft sind. Solche Individuen müssen nach intensiveren Erlebnissen suchen, um die gedämpfte dopaminerge Signalgebung zu kompensieren.

Ein Großteil der Forschung war auf einen bestimmten Dopaminrezeptor ausgerichtet; es gibt mindestens fünf Arten (die sich in verschiedenen Hirnregionen befinden und Dopamin unterschiedlich stark und lang binden), wobei für jede dieser Arten ein Gen codiert.[48] Dabei hat sich die Forschung auf das Gen für den D4-Dopamin-Rezeptor konzentriert (das Gen heißt DRD4), der vor allem in den Neuronen des Kortex und des Nucleus accumbens anzutreffen ist. Das DRD4-Gen ist extrem variabel und kommt beim Menschen in mindestens zehn verschiedenen Spielarten vor. Ein Abschnitt des Gens wird unterschiedlich oft wiederholt, wobei die Version mit sieben Wiederholungen (die »7R«-Form) für ein Rezeptorprotein codiert, das im Kortex selten ist und eine relativ geringe Reaktivität für Dopamin aufweist. Das ist die Variante, die mit einer Vielzahl verwandter Merkmale verknüpft ist – Sensations- und Neuigkeitssuche,

Extraversion, Alkoholismus, Promiskuität, wenig einfühlsamer Elternstil, finanzielle Risikobereitschaft, Impulsivität und, vermutlich am häufigsten, ADHS (Aufmerksamkeitsdefizit-/Hyperaktivitätsstörung).

Die Konsequenzen können absolut gegensätzlich sein – 7R mag in Ihnen den Impuls auslösen, der alten Dame ihr Dialysegerät zu stehlen oder einer obdachlosen Familie die Besitzurkunde Ihres Hauses zu überlassen. Wieder kommen die Gen-Umwelt-Wechselwirkungen ins Spiel. Beispielsweise sind Kinder mit der 7R-Variante weniger großzügig als der Durchschnitt. Doch nur wenn die Bindung an die Eltern unsicher ist. 7Rs mit sicherer Elternbindung sind *überdurchschnittlich* großzügig. 7R hat also etwas mit Großzügigkeit zu tun – aber der Effekt ist vollkommen kontextabhängig. In einer anderen Studie zeigten 7R-Studenten von allen untersuchten Gruppen das geringste Interesse an Organisationen, die sich für prosoziale Ziele einsetzten, es sei denn, sie waren religiös begründet* – in dem Fall nahmen die 7Rs die *prosozialste* Haltung ein. Noch ein Merkmal – 7Rs schneiden in Aufgaben zum Belohnungsaufschub am schlechtesten ab, aber nur, wenn sie in ärmlichen Verhältnissen aufgewachsen sind. Damit sind wir wieder bei unserem Mantra: Frag nicht, was ein Gen tut; frag, was es in einem bestimmten Kontext tut.[49]

Interessanterweise beschäftigen wir uns im nächsten Kapitel mit der extrem unterschiedlichen Häufigkeit der 7R-Variante in verschiedenen Populationen. Wie wir sehen werden, ist es höchst aufschlussreich in Bezug auf die Geschichte der menschlichen Migrationsbewegungen und auf die Unterschiede zwischen kollektivistischen und individualistischen Kulturen.[50]

Nun wenden wir uns anderen Teilen des Dopaminsystems zu. Wie in Kapitel 2 dargelegt, muss das Dopamin, nachdem es an den Rezeptoren gebunden hat, aus der Synapse entfernt werden.[51] Unter anderem kann das durch Abbau mittels des Enzyms Catechol-O-Methyltransferase (COMT) geschehen. Eine Variante des COMT-Gens codiert für ein effizienteres Enzym. »Effizienter« = wirksamer beim Dopaminabbau =

* Kontrollpersonen hatten die Aufgabe, durcheinandergewürfelte Wörter zu sinnvollen Sätzen zu ordnen. Die religiös angesprochene Gruppe tat dasselbe mit Wortketten, die religiöse Begriffe enthielten.

weniger Dopamin in der Synapse = weniger dopaminerge Signalübertragung. Die hocheffiziente COMT-Variante ist mit vermehrter Häufigkeit von Extraversion, Aggression, Straffälligkeit und Verhaltensstörungen verknüpft. Außerdem ist die COMT-Variante durch eine Gen-Umwelt-Wechselwirkung, die direkt aus dem MAO-A-Lehrbuch stammen könnte, mit einer Prädisposition zu Wutausbrüchen verknüpft, aber nur, wenn sexueller Missbrauch in der Kindheit vorliegt. Interessanterweise scheinen die Varianten die frontale Regulation von Verhalten und Kognition zu betreffen, besonders bei Stress.

Neben dem Abbau können Neurotransmitter auch auf andere Art aus der Synapse entfernt werden – indem sie von der präsynaptischen Endigung wiederaufgenommen und recycelt werden.[52] Für die Dopamin-Wiederaufnahme sorgt der Dopamin-Transporter (DAT). Natürlich kommt auch das DAT-Gen in verschiedenen Varianten vor. Die Varianten, die im Striatum für höhere synaptische Dopaminspiegel sorgen (das heißt Transportervarianten, die weniger effizient sind), sind häufiger bei Menschen anzutreffen, die sich stärker an sozialen Signalen orientieren – in der Regel fühlen sie sich eher zu glücklichen Gesichtern hingezogen, mehr von wütenden Gesichtern abgestoßen und haben positivere Erziehungsstile. Wie diese Ergebnisse mit den Resultaten aus den DRD4- und COMT-Studien zu vereinbaren sind (das heißt, wie Risikobereitschaft und Präferenz für glückliche Gesichter zueinander passen), ist nicht ohne weiteres ersichtlich.

Coole Typen mit bestimmten Spielarten dieser Dopamin-assoziierten Gene sind eher geneigt, sich auf alle möglichen interessanten Verhaltensweisen einzulassen – die von gesund bis krankhaft reichen. Doch nicht so rasch:

- Diese Ergebnisse erscheinen nicht konsistent und sind zweifellos Ausdruck unerkannter Gen-Umwelt-Wechselwirkungen.
- Noch einmal, warum sollte die COMT-Welt mit Sensationssuche assoziiert sein, während es gleichzeitig die DAT-Menschen und ihre glücklichen Gesichter gibt? Beide Gene haben mit der Beendigung der dopaminergen Signalübertragung zu tun. Wahrscheinlich sind ver-

schiedene Regionen des Gehirns dafür verantwortlich, die sich in der Frage unterscheiden, ob DAT oder COMT eine größere Rolle spielt.[52]

- Die COMT-Literatur ist großenteils extrem verworren, weil das Enzym leider auch Noradrenalin abbaut. Daher betreffen die COMT-Varianten zwei vollkommen verschiedene Neurotransmittersysteme.
- Diese Effekte sind winzig. Die Erkenntnis, welche DRD4-Variante jemand besitzt, erklärt zum Beispiel lediglich 3 bis 4 Prozent der Variation jenes Verhaltens, das der Suche nach neuen Erfahrungen dient.
- Der letzte Punkt, der Verwirrung stiftet, scheint mir am wichtigsten zu sein, wird aber in der Literatur am wenigsten berücksichtigt (vermutlich, weil es verfrüht gewesen wäre). Nehmen wir an, jede Studie zeige mit absoluter Klarheit und Schlüssigkeit, dass eine DRD4-Variante ein überaus zuverlässiger Vorhersagefaktor für das Verlangen nach neuen Erfahrungen sei. Das verrät uns noch lange nicht, warum die Neuigkeitssuche für einige Menschen bedeutet, dass sie häufig ihre Schacheröffnungen wechseln, während andere meinen, es sei an der Zeit, sich nach was Neuem umzusehen, weil das Söldnerdasein im Kongo allmählich langweilig wird. Darüber werden wir weder von einem Gen noch von einer Handvoll der uns bekannten Gene Aufschluss erhalten.

DIE NEUROPEPTIDE OXYTOCIN UND VASOPRESSIN

Zeit für einen kurzen Rückblick auf Kapitel 4. Oxytocin und Vasopressin sind mit Prosozialität assoziiert – von Eltern-Kind-Bindungen über monogame Paarbeziehungen bis hin zu Vertrauen, Empathie, Großzügigkeit und sozialer Intelligenz. Erinnern wir uns an die Vorbehalte: (a) Manchmal geht es bei diesen Neuropeptiden eher um Sozialität als um Prozialität (also mehr darum, soziale Informationen zu sammeln, als mit Hilfe dieser Informationen prosozial zu handeln); (b) am ehesten fördern sie Prosozialität bei Menschen, die bereits entsprechende Neigungen zeigen (das heißt, sie machen großzügige Personen noch großzügiger, während sie bei knauserigen Menschen wirkungslos bleiben); und (c) die prosozialen Effekte entfalten sich nur innerhalb der Gruppe – gegenüber Außenseitern können die Neuropeptide für ein ausgesprochen niederträchtiges Verhalten sorgen, fremdenfeindlich und aggressiv ohne erkennbaren Anlass.

In Kapitel 4 haben wir uns auch mit der Genetik von Oxytocin und Vasopressin beschäftigt und gezeigt, dass Personen mit genetischen Varianten, die entweder zu höheren Hormonspiegeln oder zu einer größeren Zahl von Rezeptoren führten, eine Tendenz zu stabileren monogamen Beziehungen, engagierterem Erziehungsstil, größerer Fähigkeit der Perspektivenübernahme, mehr Empathie und stärkeren fusiformen Reaktionen auf Gesichter erkennen ließen. Das sind ziemlich gleichbleibende Effekte von mäßiger Größenordnung.

Inzwischen zeigen einige Studien, dass eine Variante des Oxytocinrezeptor-Gens bei Kindern mit extremer Aggression und einem kaltschnäuzigen, gefühllosen Verhaltensstil einhergeht, der auf Psychopathie im Erwachsenenalter hindeutet.[53] Eine andere Variante ist mit sozialer Isolation in der Kindheit und instabilen Beziehungen im Erwachsenenalter assoziiert. Aber leider sind diese Ergebnisse nicht interpretierbar, weil niemand weiß, ob diese Varianten zu mehr, weniger oder normaler oxytocinerger Signalübertragung führen.

Natürlich gibt es faszinierende Gen-Umwelt-Wechselwirkungen. Beispielsweise ist der Besitz einer bestimmten Variante des Oxytocinrezeptor-Gens ein Vorhersagefaktor für ein wenig einfühlsames Mutterverhalten – allerdings nur, wenn er mit einer aversiven Kindheit verknüpft ist. Eine weitere Variante ist mit Aggression assoziiert – jedoch nur, wenn die Betroffenen regelmäßig Alkohol konsumieren. Dann gibt es eine Variante, die mit einem größeren Bedürfnis nach emotionaler Unterstützung in Stresszeiten verbunden ist – bei Amerikanern (einschließlich koreanischer Amerikaner der ersten Generation), aber nicht bei Koreanern (merken Sie sich das für das nächste Kapitel).

GENE, DIE MIT STEROIDHORMONEN ASSOZIIERT SIND

Beginnen wir mit Testosteron. Das Hormon ist (wie alle anderen Steroidhormone auch) kein Protein, was bedeutet, dass es kein Testosteron-Gen gibt. Allerdings gibt es Gene für die Enzyme, die Testosteron bilden, für die Enzyme, die es in Östrogen umwandeln, und für den Testosteron-(Androgen-)Rezeptor. Die Forschung hat sich vor allem mit dem Gen für den Rezeptor beschäftigt, dessen Varianten sich hinsichtlich ihrer Reaktivität für Testosteron unterscheiden.*

Aus einigen Studien ging hervor, dass Kriminelle, die die wirksamere Variante des Gens aufwiesen, zu gewalttätigeren Straftaten neigten.[54] Bei einem verwandten Ergebnis geht es um Geschlechterdifferenzen in der Struktur des Kortex und darum, dass männliche Jugendliche mit der wirksameren Genvariante eine stärkere »Maskulinisierung« des Kortex erkennen lassen. Es kommt zu einer Wechselwirkung zwischen Rezeptorvariante und Testosteronspiegeln. Hohe basale Testosteronspiegel sagen kein erhöhtes Aggressionsniveau und keine verstärkte Amygdala-Reaktion auf bedrohliche Gesichter bei Männern voraus – es sei denn, diese haben die betreffende Genvariante. Interessanterweise ist die entsprechende Variante bei Akita-Hunden ein Vorhersagefaktor für Aggressivität.

Wie wichtig sind diese Ergebnisse? Ein entscheidendes Thema in Kapitel 4 war die Erkenntnis, dass individuelle Unterschiede der Testosteronspiegel im Normalbereich kaum individuelle Verhaltensunterschiede vorhersagen. Um wie viel größer ist die Vorhersagbarkeit, wenn kombinierte Kenntnisse über Testosteronspiegel *und* Rezeptorsensitivität vorliegen? Nicht viel. Und was, wenn Hormonspiegel *und* Rezeptorsensitivität *und* Zahl der Rezeptoren bekannt wären? Man könnte immer noch nicht viel mehr vorhersagen, aber immerhin würde es die Vorhersage verbessern.

* Für die besonders Interessierten: Der Testosteronrezeptor enthält ein sogenanntes Polyglutamin-Repeat, einen Abschnitt des Proteins, in dem die Aminosäure Glutamin wiederholt wird. Entscheidend ist dabei, dass die Zahl der Glutamin-Repeats außerordentlich variabel ist; je weniger es sind, desto leistungsfähiger ist der Androgenrezeptor. Wir erinnern uns, dass Rezeptoren für Steroidhormone wie Testosteron als Transkriptionsfaktoren fungieren; Proteine, die Polyglutamin-Repeats haben, sind häufig Transkriptionsfaktoren.

Ähnliches gilt für die Genetik des Östrogenrezeptors.[55] Beispielsweise sind verschiedene Rezeptorvarianten mit höheren Angstniveaus bei Frauen, aber nicht bei Männern assoziiert und mit größerer Häufigkeit von antisozialen Verhaltensweisen und Verhaltensstörungen bei Männern, aber nicht bei Frauen verknüpft. Für gentechnisch veränderte Mäuse gilt, dass die An- oder Abwesenheit des Rezeptor-Gens die Aggression bei weiblichen Tieren beeinflusst ... allerdings abhängig davon, wie viele Brüder der Wurf in utero hatte – womit wir wieder bei der Gen-Umwelt-Wechselwirkung sind. Noch einmal, die Größenordnung dieser genetischen Einflüsse ist winzig.

Schließlich gibt es noch die Forschung über Gene, die mit Glukokortikoiden assoziiert sind, vor allem was den Zusammenhang mit Gen-Umwelt-Wechselwirkungen angeht.[56] Beispielsweise produziert die Wechselwirkung zwischen einer Variante des Gens für einen Rezeptortyp, an dem Glukokortikoide binden (für Experten: es handelt sich um den MR-Rezeptor), und Missbrauch in der Kindheit eine Amygdala, die auf Bedrohung überreagiert. Außerdem gibt es das Protein FKBP5, das die Aktivität eines anderen Rezeptortyps für Glukokortikoide (des GR-Rezeptors) modifiziert; eine FKBP5-Variante ist mit Aggression, Feindseligkeit, PTBS und Hyperreaktivität der Amygdala auf Bedrohung assoziiert – doch nur, wenn sie mit Missbrauch in der Kindheit gekoppelt ist.

Von diesen Ergebnissen beflügelt, untersuchten Forscher zwei Kandidatengene gleichzeitig. So führt etwa das Zusammenwirken beider »Risiko-Varianten« von 5HTT und DRD4 zu einer Erhöhung des Risikos für Verhaltensstörungen bei Kindern – ein Effekt, der durch einen niedrigen sozioökonomischen Status noch verstärkt wird.[57]

Uff, all diese Seiten, und wir haben nicht mehr geschafft, als gleichzeitig zwei Gene und eine Umweltvariable zu berücksichtigen. Und selbst damit ist der Stand der Dinge nicht gerade berauschend:

- Das Übliche – die Ergebnisse sind nicht besonders konsistent von einer Studie zur nächsten.
- Das Übliche – die Effekte sind klein. Wenn wir wissen, welche Variante eines Kandidatengens (oder auch welche Varianten einer Reihe von

Genen) jemand hat, hilft uns das nicht wesentlich, sein Verhalten vorherzusagen.

- Ein Hauptgrund ist der Umstand, dass uns, selbst wenn wir Klarheit über die Wechselwirkungen von 5HTT und DRD4 gewonnen haben, noch immer rund 19 998 menschliche Gene und unendlich viel mehr Umwelten bleiben, die wir erforschen müssen. Also höchste Zeit, uns der anderen Methode zuzuwenden – alle diese 20 000 Gene auf einmal zu betrachten.

AUF GUT GLÜCK FORSCHEN, STATT DORT ZU SUCHEN, WO DAS LICHT IST

Die kleinen Effekte machen deutlich, wo die Grenzen des Kandidatengen-Ansatzes liegen; unter Wissenschaftlern sagt man, das Problem sei, dass wir nur suchen, wo das Licht ist. Die Formulierung spielt auf einen bekannten Witz an: Eines Abends stoßen Sie auf einen Mann, der den Boden unter einer Straßenlaterne absucht. Sie fragen ihn, was los sei. »Ich habe meinen Ring verloren; jetzt suche ich nach ihm.« Sie wollen ihm helfen und fragen daher: »Wo haben Sie gestanden, als Sie ihn verloren haben? Auf dieser Seite der Laterne oder auf der anderen?« – »O nein, ich stand da drüben bei den Bäumen, als er mir heruntergefallen ist.« – »Warum suchen Sie dann hier?« – »Hier ist das Licht.« Bei der Arbeit mit Kandidatengenen suchen Sie nur dort, wo das Licht ist; Sie betrachten lediglich Gene, von denen Sie bereits wissen, dass sie beteiligt sind. Bei rund 20 000 Genen dürfen Sie getrost davon ausgehen, dass es unter ihnen noch einige interessante Exemplare gibt, über die Sie bislang nichts wissen. Die Herausforderung besteht darin, sie zu finden.

Meist versucht man das mit genomweiten Assoziationsstudien (GWAS).[58] Untersuchen Sie beispielsweise das Gen für Hämoglobin und schauen Sie sich das elfte Nukleotid in der Sequenz an; fast jeder wird an dieser Stelle den gleichen DNA-Buchstaben haben. Doch es gibt kleine Hotspots der Variabilität, einzelne Nukleotide, an denen zum Beispiel zwei verschiedene DNA-Buchstaben auftreten – jeder bei ungefähr

50 Prozent der Population (wobei sich infolge der DNA-Redundanz die spezifizierte Aminosäure meist nicht verändert). Es gibt mehr als eine Million solcher »Einzel-Nukleotid-Polymorphismen« (SNP, nach englisch: *single-nucleotide polymorphisms*), die über das ganze Genom verstreut sind – in DNA-Abschnitten, die für Gene, für Promoter oder für die rätselhafte Junk-DNA codieren. Man sammelt die DNA einer großen Zahl von Menschen und prüft, ob bestimmte SNPs mit gewissen Merkmalen assoziiert sind. Wenn ein SNP, auf den das zutrifft, in einem Gen vorkommt, hat man einen Hinweis darauf, dass das Gen an dem Merkmal beteiligt sein könnte.*

In einer GWAS-Studie könnten Sie auf eine Vielzahl von Genen stoßen, die mit einem Merkmal assoziiert sind. Wenn Sie Glück haben, handelt es sich bei einigen um Kandidatengene, von denen Sie bereits wissen, dass sie mit dem Merkmal in Zusammenhang stehen. Doch andere identifizierte Gene bleiben möglicherweise rätselhaft. Jetzt müssen Sie herausfinden, was sie tun.

Bei einem verwandten Ansatz nehmen wir an, wir haben zwei Populationen, eine mit einer degenerativen Muskelerkrankung, eine andere ohne diese. Wir nehmen von jedem eine Muskelbiopsie und prüfen, welche der rund 20 000 Gene in den Muskelzellen transkriptionell aktiv sind. Mit Hilfe dieser »Mikroarray«- oder »Genchip«-Analyse kann man nur nach Genen suchen, die entweder in erkrankten oder in gesunden Muskeln transkriptionell aktiv sind, nicht in beiden. Wenn Sie sie identifizieren, haben Sie neue Kandidatengene, die Sie weiter erforschen können.**

* Und nach dieser Logik haben Sie, wenn ein Merkmal mit einer bestimmten Version eines SNPs im Promoter eines Gens assoziiert ist, einen Hinweis darauf erhalten, dass die Regulation des Gens (und nicht das Gen selbst) an diesem Merkmal mitwirken könnte. Nehmen wir ein Beispiel: Das Gen für einen Serotoninrezeptor-Typ enthält ein SNP in der dritten Base des Codons, das für die 34. Aminosäure des Proteins codiert, und eine der Varianten dieses SNPs ist mit der Reaktionsbereitschaft Schizophrener auf ein bestimmtes Medikament assoziiert.

** Für Leser, die eine Liebe zum Detail haben: Die GWAS und die Mikroarray-Analysen geben in der Regel über unterschiedliche Dinge Aufschluss. Bei Ersteren sucht man nach Genen mit einer Variante, die mit der von Ihnen erforschten Krankheit oder Verhaltensweise assoziiert ist. Bei Mikroarray-Analysen suchen Sie nach Genen, deren Expressionsprofile mit der Krankheit oder der Verhaltensweise in Zusammenhang stehen.

Diese auf gut Glück durchgeführten Fischzüge* zeigen, warum wir so wenig über die Genetik des Verhaltens wissen.[59] Betrachten wir eine klassische GWAS, in der man nach Genen suchte, die mit der Körpergröße assoziiert sind. Das war eine wahnsinnig schwierige Studie, bei der die Genome von 183 727 Menschen untersucht wurden. *183 727!* Es muss eine Heerschar von Forschern gebraucht haben, um allein die Reagenzgläser zu beschriften. Kein Wunder, dass der Artikel in der Zeitschrift *Nature*, in dem die Ergebnisse veröffentlicht wurden, fast 280 Autoren nennt.

Und die Ergebnisse? *Hunderte* von genetischen Varianten wurden für die Regulation der Körpergröße verantwortlich gemacht. Von einer Handvoll der identifizierten Gene wusste man, dass sie am Skelettwachstum beteiligt sind, der Rest war Neuland. Die genetische Variante, die für sich genommen das größte Vorhersagevermögen für die Körpergröße hatte, erklärte gerade einmal 0,4 Prozent – vier Zehntel eines Prozents – der Variation der Körpergröße, und all die vielen Hundert Varianten zusammen gaben nur über etwa 10 Prozent der Variation Aufschluss.

In einer ähnlich begeistert aufgenommenen Untersuchung führte man eine GWAS zum Body Mass Index (BMI) durch. Nicht weniger staunenswert – fast eine Viertelmillion Genome untersucht, noch mehr Autoren als in der Studie zur Körpergröße. In diesem Fall erklärte die identifizierte genetische Variante, die für sich genommen das höchste Vorhersagevermögen hatte, lediglich 0,3 Prozent der BMI-Variation. Körpergröße und BMI sind also extrem »polygene« Merkmale. Das Gleiche gilt für das Alter der Menarche (der ersten Menstruation). Weitere Gene werden übersehen, weil ihre Varianten so selten sind, dass sie von den gegenwärtigen GWAS-Techniken nicht erfasst werden. Vermutlich werden diese Merkmale also von Hunderten Genen beeinflusst.[60]

Wie steht es mit dem Verhalten? 2013 wurden in einer brillanten GWAS-Analyse die genetischen Varianten untersucht, die mit dem Bildungsstand assoziiert sind.[61] Die übliche Gigantomanie – 126 559 Versuchsteilnehmer, rund 180 Autoren. Die genetische Variante mit dem höchsten Vorhersagewert erklärte 0,02 – zwei Hundertstel eines Prozents – der Variation. Alle

* Noch mehr wissenschaftlicher Jargon – ziehen Sie ein riesiges Fischernetz durch ein Stück Ozean aus und schauen Sie, was am Ende darin hängenbleibt.

identifizierten Varianten zusammen gaben über rund zwei Prozent der Variation Aufschluss. In einem Kommentar zu den Ergebnissen fand sich diese beispiellose Untertreibung: »Kurzum, der Bildungsstand scheint ein sehr polygenes Merkmal zu sein.«

Der Bildungsstand – wie viele Jahre Highschool oder College jemand absolviert hat – ist relativ leicht zu ermitteln. Doch wie sieht es mit den weniger offenkundigen, unübersichtlicheren Verhaltensweisen aus, mit denen wir uns in diesem Buch beschäftigen? In einer Handvoll Studien hat man sich an solchen Fragestellungen versucht und ist zu ganz ähnlichen Ergebnissen gelangt – am Ende hat man immer eine Liste mit einer Vielzahl beteiligter Gene, bei denen es dann herauszufinden gilt, welche Effekte sie haben (wobei man logischerweise mit den Genen beginnt, die die stärksten statistischen Beziehungen aufweisen). Sehr schwierige Methoden, die noch in den Kinderschuhen stecken. Erschwerend kommt hinzu, dass eine GWAS-Analyse die weniger auffälligen variablen Stellen nicht erfasst;* wir können also davon ausgehen, dass wahrscheinlich noch mehr Gene beteiligt sind.[62]

Zum Abschluss dieses Abschnitts einige wichtige Punkte:[63]

1. Dieser Überblick zur Kandidatengen-Analyse kratzt noch nicht einmal an der Oberfläche. Gehen Sie auf PubMed (eine große Suchmaschine für biochemische Literatur) und geben Sie »MAO gene/behavior« ein – Ihnen werden mehr als 500 Forschungspapiere angegeben. »Serotonin transporter gene/behavior« – 1250 Papiere. »Dopamine receptor gene/behavior« – fast 2000.
2. Die Kandidatengen-Methoden zeigen, dass die Auswirkungen eines einzelnen Gens auf das Verhalten gewöhnlich winzig sind. Mit anderen Worten, wenn Sie die MAO-Variante »Krieger-Gen« haben, ist der Effekt auf Ihr Verhalten wahrscheinlich geringer als die Überzeugung, die Variante zu haben.

* Das wäre der Fall, wenn es ein Gen mit einem SNP gäbe, der unglaublich stark mit einem bestimmten Merkmal assoziiert wäre, bei dem der andere Buchstabe aber nur bei jedem tausendsten Menschen aufträte. Er würde von einer heutigen GWAS-Analyse nicht erfasst.

3. Genomweite Erhebungsmethoden lassen erkennen, dass diese Verhaltensweisen von einer Riesenzahl von Genen beeinflusst werden, wobei jedes nur eine winzige Rolle spielt.
4. Letztlich läuft das alles auf Unspezifität hinaus. So hat man etwa Varianten des Serotonintransporter-Gens mit verschiedenen Erkrankungen und Störungen in Zusammenhang gebracht – Depression, Angst, Zwangsstörungen, Schizophrenie, Bipolarer Störung, Tourette-Syndrom und Borderline-Persönlichkeitsstörung. Mit anderen Worten, das Gen gehört zu einem Netz von Hunderten von Genen, das mit Depression assoziiert ist, aber auch zu einem weiteren ebenso großen und sich mit dem ersten teilweise überschneidenden Netz, das an Angststörungen beteiligt ist, zu wieder einem anderen, das Zwangsstörungen betrifft, und so fort. Währenddessen sind wir verzweifelt bemüht, die Wechselwirkungen zwischen läppischen zwei Genen zu verstehen.
5. Und natürlich: Gen und Umwelt, Gen und Umwelt.

SCHLUSSFOLGERUNGEN

Zu guter Letzt sind Sie (und ich!) ans Ende dieses entsetzlich, aber notwendigerweise langen Kapitels gelangt. Allerdings ist es wichtig, dass wir angesichts all dieser winzigen Effekte und technischen Beschränkungen das genetische Kind nicht mit dem Badewasser ausschütten, wie es mal das erklärte gesellschaftspolitische Ziel war (als während meiner geistigen Jugend in den 1970er Jahren – eingezwängt zwischen den Erdzeitaltern der preiselbeerfarbenen Hüfthosen und der weißen John-Travolta-Anzüge – die Eiszeit »Gene haben nichts mit Verhalten zu tun« ausgerufen wurde).

Gene haben jede Menge mit Verhalten zu tun. Oder genauer, alle Verhaltensmerkmale werden bis zu einem gewissen Grad von genetischer Variabilität beeinflusst.[65] Das muss so sein, da Gene die Struktur der Proteine spezifizieren, die für alle existierenden Neurotransmitter, Hormone, Rezeptoren und so fort zuständig sind. Und sie haben viel mit individuellen Verhaltensunterschieden zu tun angesichts der Tatsache, dass sehr viele Gene polymorph sind, also in verschiedenen Spielarten vorkommen. Doch ihr Effekt ist äußerst kontextabhängig. Frag nicht, was ein Gen tut. Frag, was es tut, wenn es sich in einer bestimmten Umwelt befindet und wenn es in einem bestimmten Netz anderer Gene exprimiert wird (das heißt Gen/Gen/Gen/Gen … /Umwelt).

In unserem Zusammenhang muss es also heißen: Gene bedeuten nicht Unvermeidlichkeit. Vielmehr geht es um kontextabhängige Tendenzen, Neigungen, Möglichkeiten und Anfälligkeiten. Sie alle sind in ein Geflecht anderer – biologischer und nichtbiologischer – Faktoren eingebettet, die Gegenstand des vorliegenden Buchs sind.

Nachdem dieses Kapitel hinter uns liegt, sollten wir vielleicht eine kleine Pause einlegen und schauen, was im Kühlschrank ist.

9

JAHRHUNDERTE BIS JAHRTAUSENDE ZUVOR

Beginnen wir mit einer scheinbaren Abschweifung. In Teilen der Kapitel 4 und 7 habe ich einige vermeintliche Geschlechterdifferenzen bezüglich Gehirn, Hormonen und Verhalten widerlegt. Doch ein Unterschied hat Bestand. Er hat so gut wie nichts mit den Themen des vorliegenden Buchs zu tun, aber seien Sie nachsichtig mit mir.

Ein bemerkenswert stabiler Befund ist die bereits an Grundschülern zu beobachtende Tatsache, dass männliche Individuen in Mathematik besser sind als weibliche. Zwar ist der Unterschied gering, wenn man Durchschnittswerte betrachtet, er wächst aber in den oberen Extrembereichen der Verteilung zu einer enormen Differenz an. Beispielsweise kamen 1983 auf jedes Mädchen im höchsten Prozentrang des Mathematik-Schultests elf Jungen.

Woher kommt der Unterschied? Seit langem vermutet man, dass Testosteron der entscheidende Faktor sein könnte. Während der Entwicklung fördert Testosteron das Wachstum einer Hirnregion, die am mathematischen Denken beteiligt ist, und verabreicht man Erwachsenen Testosteron, verbessern sich ihre Leistungen in einigen mathematischen Fertigkeiten. Gut, gut, das ist biologisch.

Aber betrachten wir einen Artikel, der 2008 in *Science* veröffentlicht wurde.[1] Die Autoren untersuchten die Beziehung zwischen Testergebnissen in Mathematik und Geschlechtergleichheit in vierzig Ländern (gemessen an wirtschaftlichen, ausbildungsbezogenen und politischen Indizes für Geschlechtergleichheit; das Schlusslicht bildete die Türkei, die Vereinigten Staaten lagen im Mittelfeld und die Skandinavier natürlich an der Spitze). Und siehe da, je größer die Geschlechtergleichheit eines Landes, desto geringer die Diskrepanz der Matheleistungen. Bei den skandinavischen Ländern ist sie dann statistisch zu vernachlässigen. Wenn wir uns gar das Land mit der weltweit größten Geschlechtergleichheit anschauen – Island –, stellen wir fest, dass dort Mädchen in Mathematik *besser* sind als Jungen.*

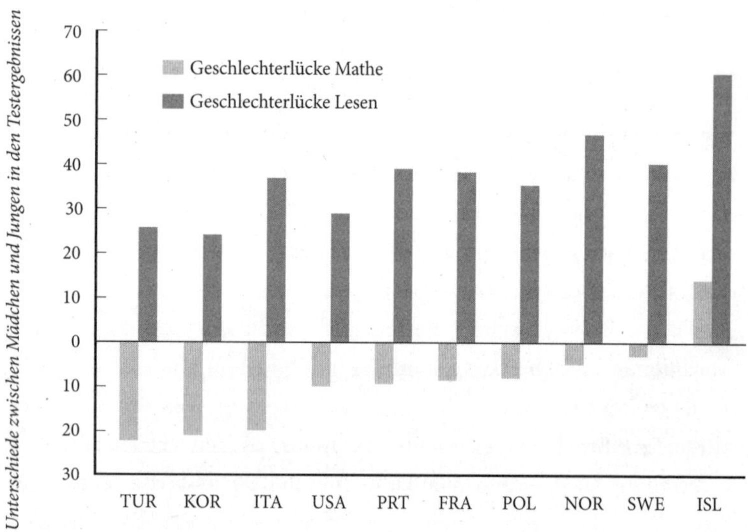

L. Guiso et al., »Culture, Gender, and Math«, Sci *320 (2008): 1164.*

Mit anderen Worten, Sie können sich zwar nie sicher sein, aber die Wahrscheinlichkeit spricht doch dafür, dass das schwedische Mädchen auf dem unteren Bild eher in der Lage sein wird, die Erdös-Hajnal-Vermutung in

* Interessant in diesem Zusammenhang: Die zweite stabile Geschlechterdifferenz im kognitiven Bereich – die Tatsache, das Mädchen besser lesen als Jungen – verschwindet nicht in Gesellschaften mit ausgeprägter Geschlechtergleichheit. Sie wird größer.

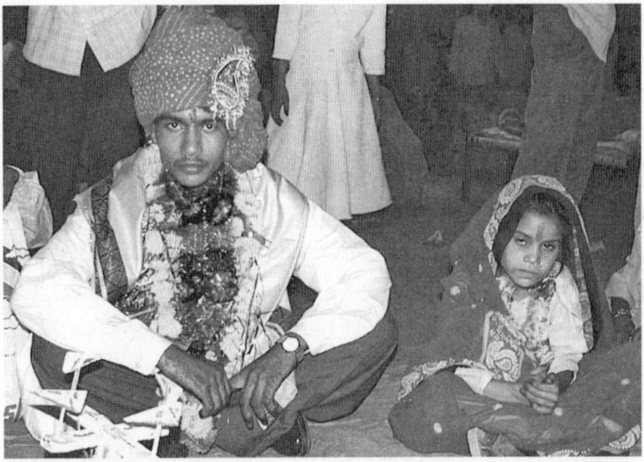

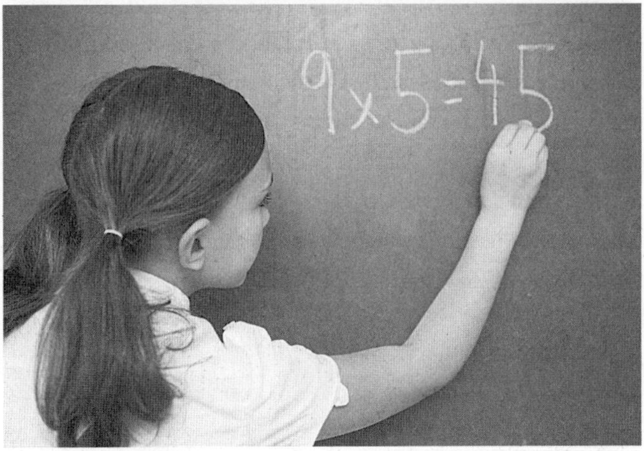

der Graphentheorie zu lösen, als das afghanische Mädchen, das auf dem Bild oben neben ihrem Ehemann sitzt.

Mit anderen, ganz anderen Worten, die Kultur spielt eine Rolle. Wir tragen sie mit uns herum, wohin wir auch gehen. Ein Beispiel: Das Ausmaß der Korruption – die mangelnde Transparenz einer Regierung in Hinblick auf den Einsatz von Macht und Finanzmitteln – in den Heimatländern von UN-Diplomaten sagt vorher, wie wahrscheinlich es ist, dass diese sich eine Menge Strafzettel im Verkehr von Manhattan einhandeln werden. Die Kultur hinterlässt Spuren von langer Dauer – Schiiten und

Sunniten schlachten sich heute noch wegen eines 1400 Jahre alten Nachfolgestreits gegenseitig ab; für 33 Länder sagt die Bevölkerungsdichte im Jahr *1500* statistisch signifikant vorher, wie autoritär die Regierung dann im Jahr 2000 war; wenn im Lauf der Jahrtausende die Hacke gegenüber dem Pflug bevorzugt wurde, so ist das ein Vorhersagefaktor für heutige Geschlechtergleichheit.[2]

Und mit anderen, ganz, ganz anderen Worten, wenn wir unsere paradigmatischen Handlungen betrachten – das Betätigen eines Abzugs, das Berühren eines Arms – und aus biologischer Sicht zu erklären versuchen, warum sie passiert sind, sollten wir die Kultur lieber auf die Liste unserer Erklärungsfaktoren setzen.

Wenden wir uns also den Zielen dieses Kapitels zu. Wir wollen

- die systematischen Muster kultureller Variation identifizieren, soweit sie unsere besten und schlimmsten Verhaltensweisen betreffen;
- untersuchen, wie unterschiedliche Arten von Gehirnen unterschiedliche Kulturen hervorbringen und unterschiedliche Arten von Kulturen unterschiedliche Gehirne erzeugen – soll heißen, wie sich Kultur und Biologie koevolutionär entwickeln;[3]
- bestimmen, welche Rolle die Ökologie bei der Formung der Kultur spielt.

DEFINITIONEN, ÄHNLICHKEITEN UND UNTERSCHIEDE

»Kultur« hat man natürlich auf verschiedene Weise definiert. Eine einflussreiche Definition stammt von Edward Tylor, einem namhaften Kulturanthropologen des 19. Jahrhunderts. Für ihn ist Kultur »jenes komplexe Ganze, das Wissen, Glauben, Kunst, Moral, Gesetz, Sitte und alle anderen Fähigkeiten und Gewohnheiten umfasst, die der Mensch als Mitglied der Gesellschaft erwirbt«.[4]

Diese Definition bezieht sich offensichtlich auf etwas, das spezifisch für Menschen ist. Jane Goodall hat in den 1960er Jahren die ganze wissenschaftliche Gemeinschaft vom Hocker gehauen, als sie von der inzwischen längst zur Selbstverständlichkeit gewordenen Tatsache berichtete, dass Schimpansen Werkzeuge herstellen. Ihre Untersuchungstiere veränderten Zweige, indem sie ihnen die Blätter abstreiften, und stießen sie dann in Termitenhügel; die Insekten bissen in den Zweig und ließen auch nicht los, wenn er von den Schimpansen herausgezogen wurde, die sich auf diese Weise einen Imbiss verschafften.

Das war erst der Anfang. In der Folgezeit fand man heraus, dass Schimpansen Werkzeuge verschiedener Art verwendeten – Ambosse aus Holz oder Stein, um Nüsse zu knacken, Bündel zerkauter Blätter, um schwer erreichbares Wasser aufzusaugen, und – nichts für zartbesaitete Beobachter – angespitzte Stöcke, mit denen sie Buschbabys aufspießten.[5] Verschiedene Populationen machen unterschiedliche Werkzeuge; neue Techniken verbreiten sich über die sozialen Netzwerke (unter den Schimpansen, die in einer Gruppe zusammenleben); Babys lernen die Fertigkeiten von ihren Müttern; Techniken gelangen von einer Gruppe in eine andere, wenn ein Tier emigriert; man hat mehr als 4000 Jahre alte »Nussknacker« von Schimpansen ausgegraben. Mein Lieblingsbeispiel rangiert irgendwo zwischen Werkzeuggebrauch und Schmuckverwendung: Ein Weibchen in Sambia hatte sich in den Kopf gesetzt, mit einem strohähnlichen Grashalm im Ohr herumzulaufen. Die Aktion hatte keine erkennbare Funktion; offenbar gefiel es ihr einfach, dass ihr ein Stück Gras aus dem Ohr ragte. Warum auch nicht. Das tat sie jahrelang, und im Laufe der Zeit breitete sich diese Praxis in ihrer Gruppe aus. Eine Fashionista.

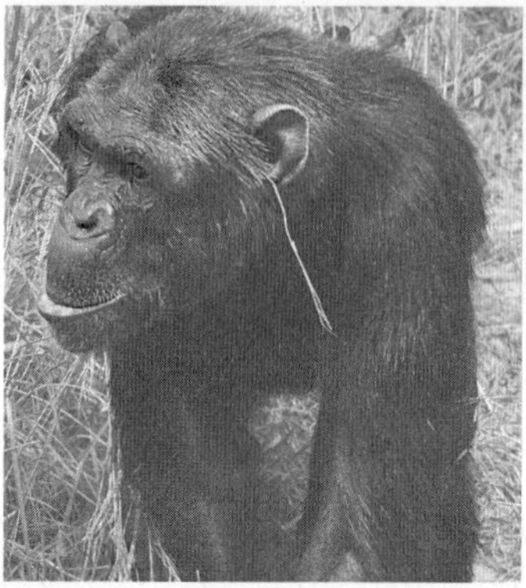

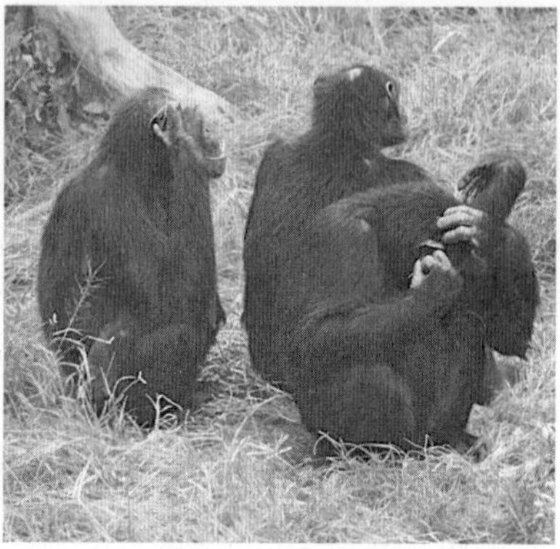

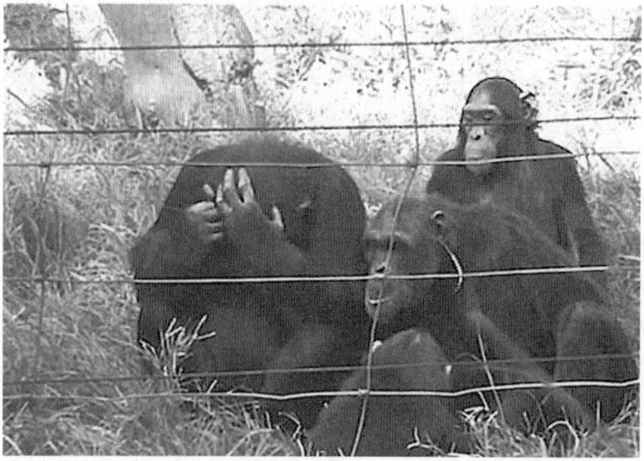

In den Jahrzehnten seit Goodalls Entdeckung hat man Werkzeuggebrauch bei Menschenaffen und Tieraffen, bei Elefanten, Seeottern und Mungos beobachtet.[6] Delfine verwenden Seeschwämme, um Fische auszugraben, die sich in den Meeresboden gewühlt haben. Vögel nutzen Werkzeuge für Nestbau und Futtersuche – so nehmen Häher und Krähen, ähnlich wie Schimpansen, Zweige, um nach Insekten zu »fischen«. Selbst bei Kopffüßlern, Reptilien und Fischen gibt es Werkzeuggebrauch.

All das ist höchst eindrucksvoll. Allerdings lässt sich bei dieser Form kultureller Übertragung kein Fortschritt erkennen – Schimpansen knacken ihre Nüsse heute weitgehend mit den gleichen Werkzeugen wie vor 4000 Jahren. Und von wenigen Ausnahmen abgesehen (später mehr davon), bleibt die nichtmenschliche Kultur auf die materielle Kultur beschränkt (im Gegensatz zu, sagen wir, der sozialen Organisation).

Die klassische Definition von Kultur lässt sich also nicht bloß auf Menschen beschränken.[7] Die meisten Kulturanthropologen waren von der Goodall'schen Revolution nicht begeistert – na toll, und demnächst berichten uns die Zoologen, Rafiki habe Simba überredet, der nächste König der Löwen zu werden – und legen heute häufig Definitionen von Kultur vor, die Schimpansen und anderes gemeine Volk ausschließen. Man bevorzugt die Theorien von Alfred Kroeber, Clyde Kluckhohn und Clifford Geertz, drei namhaften Sozialanthropologen, die davon ausgingen, in der Kultur gehe es vorwiegend um *Ideen und Symbole* statt nur um Verhaltensweisen, in denen diese sich manifestieren, oder materielle Erzeugnisse wie Feuersteinklingen oder iPhones. Zeitgenössische Anthropologen wie Richard Shweder vertreten eine affektivere, aber immer noch anthropozentrische Auffassung von der Kultur, in der es um moralische und instinktive Spielarten von Richtig und Falsch geht. Natürlich sind diese Ansichten von Vertretern der Postmoderne kritisiert worden, und zwar aus Gründen, die ich noch nicht einmal ansatzweise begreife.

Im Prinzip möchte ich mich aus diesen Debatten ganz heraushalten. Für unsere Zwecke genügt mir eine intuitive Definition von Kultur, die Frans de Waal vertritt: »Kultur« ist, wie wir mit Dingen umgehen und wie wir über sie denken, wobei die Inhalte dieser Kultur nicht genetisch weitergegeben werden.

Fallen uns, wenn wir von dieser Definition ausgehen, bei der Vielzahl der menschlichen Kulturen vor allem die Gemeinsamkeiten oder die Unterschiede ins Auge? Das hängt von unserem Geschmack ab.

Wenn Sie stärker an Gemeinsamkeiten interessiert sind, steht Ihnen reichlich Anschauungsmaterial zur Verfügung – schließlich haben etliche Menschengruppen unabhängig voneinander Landwirtschaft, Schrift, Töpferei, Einbalsamierung, Astronomie und Münzwesen erfunden. Das Extrem der Übereinstimmungen bilden die menschlichen Universalien, die man immer wieder versucht hat, in Listen zusammenzustellen. Eine der längsten und am häufigsten zitierten ist die des Anthropologen Donald Brown.[8] Es folgt ein Ausschnitt aus der Liste der von ihm vorgeschlagenen Universalien: die Existenz der Ästhetik und das Interesse an ihr, Magie, die Auffassung, dass Männer und Frauen unterschiedliche Naturen haben, Baby-Talk, Götter, Induktion veränderter Bewusstseinszustände, Ehe, Körperschmuck, Mord, Verbot bestimmter Tötungsarten, Verwandtschaftsbezeichnungen, Zahlen, Kochen, private Sexualität, Namen, Tanzen, Spiel, Unterscheidungen zwischen Recht und Unrecht, Nepotismus, Verbot bestimmter Formen der Sexualität, Empathie, Gegenseitigkeit, Rituale, Gerechtigkeitsbegriffe, Jenseitsmythen, Musik, Farbbezeichnungen, Verbote, Klatsch, binäre Geschlechterbezeichnungen, Eigengruppen-Favorisierung, Sprache, Humor, Lügen, Symbolismus, das sprachliche Konzept des »und«, Werkzeuge, Handel und Sauberkeitserziehung. Und das ist nur ein Ausschnitt.

Für die Themen dieses Kapitels sind die extremen kulturellen Unterschiede – wie das Leben empfunden wird, welche Ressourcen und Privilegien, welche Lebenschancen und Lebenswege verfügbar sind – viel interessanter. Beginnen wir mit einigen unglaublichen demografischen Statistiken, die aus kulturellen Unterschieden erwachsen: Ein Mädchen, dass in Monaco geboren wird, hat eine Lebenserwartung von 93 Jahren; bei einem Mädchen in Angola sind es nur 39. Lettland hat eine Alphabetisierungsrate von 99,9 Prozent, Niger eine von 19 Prozent. Mehr als 10 Prozent der Kinder in Afghanistan sterben im ersten Lebensjahr, rund 0,2 Prozent in Island. In Katar beträgt das Pro-Kopf-BIP 137 000 Dollar, in der Zentralafrikanischen Republik 609 Dollar. Bei einer Frau im Südsudan ist die Wahrscheinlichkeit, im Kindbett zu sterben, rund 1000 Mal höher als bei einer Frau in Estland.[9]

Auch Gewalterfahrungen sind in hohem Maße von der Kultur abhängig. Jemand in Honduras hat eine 450 Mal so große Wahrscheinlichkeit, ermordet zu werden, wie jemand, der in Singapur lebt. 65 Prozent der Frauen in Zentralafrika erleben häusliche Gewalt durch ihren Partner, 16 Prozent in Ostasien. Für eine südafrikanische Frau ist die Gefahr, vergewaltigt zu werden, hundert Mal größer als für eine Frau in Japan. Wenn Sie ein Schulkind in Rumänien, Bulgarien oder der Ukraine sind, besteht für Sie eine zehn Mal so hohe Wahrscheinlichkeit, dass Sie von den anderen Kindern permanent schikaniert und gemobbt werden, wie für ein Kind in Schweden, Island oder Dänemark (wir schauen uns das noch genauer an).[10]

Natürlich kennt man die geschlechterbezogenen kulturellen Unterschiede. Die skandinavischen Länder nähern sich einer totalen Gleichstellung an, und in Ruanda haben Frauen sogar 63 Prozent der Sitze im Parlament inne; dagegen ist es Frauen in Saudi-Arabien nicht erlaubt, das Haus ohne männliche Begleitung zu verlassen, und in Jemen, Katar und Tonga gibt es nicht eine einzige Parlamentarierin (in den Vereinigten Staaten sind es auch nur etwa 20 Prozent).[11]

Oder nehmen wir die Philippinen, dort fühlen sich 93 Prozent der Einwohner glücklich und geliebt, während es in Armenien nur 29 Prozent sind. In wirtschaftlichen Strategiespielen sind Menschen aus Griechenland und Oman eher bereit, Ressourcen dafür aufzuwenden, allzu großzügige Spieler zu bestrafen, als Schummler zurechtzuweisen, während es bei Australiern derlei »antisoziale Bestrafung« nicht gibt. Völlig verschieden sind die Kriterien für prosoziales Verhalten. Was war laut einer weltweiten Studie an den Mitarbeitern einer multinationalen Bank der am häufigsten genannte Grund, jemandem zu helfen? Bei Amerikanern war es der Umstand, dass der Betreffende einem selbst zuvor geholfen hatte; bei Chinesen die Tatsache, dass die Person höhergestellt war; in Spanien, dass es sich um einen Freund oder Bekannten handelte.[12]

Je nachdem, wo Sie der Storch absetzte, sähe Ihr Leben komplett verschieden aus. Bei dem Versuch, uns in dieser Vielfalt zu orientieren, erkennen wir allerdings einige gleichbleibende Muster, Gegensätze und Dichotomien.

KOLLEKTIVISTISCHE UND INDIVIDUALISTISCHE KULTUREN

Wie in Kapitel 7 erwähnt, werden in einem großen Teil der interkulturellen psychologischen Studien kollektivistische mit individualistischen Kulturen verglichen. Das bedeutet fast immer einen Vergleich zwischen Probanden aus kollektivistischen ostasiatischen Kulturen und Amerikanern, also Menschen, die aus dieser Mutter aller individualistischen Kulturen kommen.* Definitionsgemäß geht es in kollektivistischen Kulturen um Harmonie, Wechselbeziehungen, Konformität und um die Bedürfnisse der Gruppe als Richtschnur des Verhaltens, während in individualistischen Kulturen Dinge wie Autonomie, persönliche Leistung, Besonderheit und die Bedürfnisse und Rechte des Individuums im Mittelpunkt des Interesses stehen. Mit ein wenig Sarkasmus lässt sich die individualistische Kultur durch die klassische amerikanische Idee »Looking out for number one« – »Jeder ist sich selbst der Nächste« – zusammenfassen; das Wesen kollektivistischer Kulturen kommt in der Erfahrung amerikanischer Friedenskorps-Lehrer in solchen Ländern exemplarisch zum Ausdruck – man stelle seinen Schülern eine mathematische Aufgabe und wird feststellen, dass keiner von ihnen freiwillig die korrekte Antwort gibt, weil er sich vor seinen Klassenkameraden nicht auszeichnen und sie nicht beschämen möchte.

Die Gegensätze zwischen individualistisch und kollektivistisch sind frappierend. In individualistischen Kulturen bemühen sich die Menschen häufiger um Besonderheit und persönliche Leistung, sie verwenden öfter das Pronomen in der ersten Person Singular, definieren sich eher durch

* Wenn Sie in diesem Abschnitt von der Gegenüberstellung zwischen Amerikanern und Ostasiaten lesen und von Amerikanern und anderen Kulturen in späteren Abschnitten, werden Sie feststellen, dass der Vergleich in vielerlei Hinsichten auf einen kulturellen Gegensatz zwischen Amerikanern (und Westeuropäern) einerseits und dem Rest der Welt andererseits hinausläuft. Diese Leute sind schlicht verwestlicht, gebildet, industrialisiert, reich und demokratisch.

persönliche Attribute (»Ich bin Bauunternehmer«) als durch Beziehungen (»Ich bin Mutter/Vater«), führen ihre Erfolge lieber auf intrinsische Eigenschaften zurück (»X kann ich wirklich gut«) statt auf situative (»Ich war zur richtigen Zeit am richtigen Ort«). An die Vergangenheit erinnert man sich eher anhand von Ereignissen (»Das war in dem Sommer, als ich schwimmen lernte«) und nicht anhand von sozialen Interaktionen (»Das war der Sommer, als wir Freunde wurden«). Motivation und Zufriedenheit werden aus dem Selbst geschöpft statt aus dem Bestreben der Gruppe (was zeigt, dass der amerikanische Individualismus mehr von der Kooperationsverweigerung als vom Nonkonformismus lebt). Der Wettbewerbsdrang ist das Bestreben, alle anderen hinter sich zu lassen. Wenn Amerikaner aufgefordert werden, ein Soziogramm zu zeichnen – ein Diagramm ihres sozialen Netzes, das heißt durch Linien verbundene Kreise, die sie selbst und ihre Freunde darstellen –, neigen sie dazu, den Kreis, der sie selbst darstellt, in die Mitte der Seite und am größten zu zeichnen.[13]

Menschen aus kollektivistischen Kulturen dagegen zeigen mehr soziales Verständnis; einige Berichte lassen darauf schließen, dass sie bei Theory-of-Mind-Aufgaben besser abschneiden, dass sie ein feineres Empfinden für die Perspektive anderer haben – wobei »Perspektive« die abstrakten Gedanken des anderen ebenso umfasst wie die Vorstellung davon, wie bestimmte Objekte aus dem konkreten Blickwinkel des anderen aussehen. Wenn jemand, dem Peer-Druck folgend, eine Norm verletzt, wird eher die Gruppe verantwortlich gemacht. Außerdem ist in kollektivistischen Kulturen die Neigung größer, situative Erklärungen für bestimmte Verhaltensweisen zu geben. Der Wettbewerbsdrang äußert sich in dem Wunsch, nicht hinter allen anderen zurückzubleiben. Beim Zeichnen von Soziogrammen ist der »eigene« Kreis des Zeichners weit entfernt vom Zentrum und weit davon entfernt, der größte zu sein.

Natürlich haben diese kulturellen Unterschiede biologische Entsprechungen. Beispielsweise wird bei Versuchsteilnehmern aus individualistischen Kulturen der (emotionale) mPFC stark aktiviert, wenn sie ein Bild von sich selbst betrachten (statt des Bildes eines Verwandten oder Freundes); im Gegensatz dazu ist die Aktivierung bei ostasiatischen Versuchspersonen weit geringer.* Ein anderes Beispiel ist eine Lieblingsdemonstration von mir für interkulturelle Unterschiede in psychischen Stresssituationen – beim sogenannten freien Reproduzieren erinnern sich Amerikaner häufiger als Ostasiaten an Situationen, in denen sie jemanden beeinflusst haben; Ostasiaten dagegen fallen öfter Vorkommnisse ein, bei denen sie von jemand anderem beeinflusst wurden. Zwingt man Amerikaner dazu, ausführlich über eine Situation zu sprechen, in der sie von jemandem beeinflusst wurden, oder Ostasiaten dazu, im Einzelnen zu berichten, wie sie jemanden beeinflusst haben, schütten beide Gruppen Glukokortikoide aus, weil sie den Bericht über dieses unbehagliche Ereignis als belastend empfinden. Die Arbeiten von Jeanne Tsai und Brian Knutson, Freunde und Kollegen von mir an der Stanford University, zeigen, dass die mesolimbischen Dopaminsysteme bei europäischen Amerikanern aktiviert werden, wenn man ihnen Bilder mit freudig erregten Gesichtern vorlegt; bei Chinesen geschieht das Gleiche, wenn sie ruhige Gesichtsausdrücke betrachten.

Wie wir in Kapitel 13 sehen werden, bringen diese kulturellen Differenzen unterschiedliche Moralsysteme hervor. In extrem kollektivistischen Gesellschaften sind Konformismus und Moral praktisch synonym, und die Durchsetzung von Normen hat mehr mit Scham zu tun (»Was denken die Leute von mir, wenn ich das tue?«) als mit Schuld (»Wie könnte ich das mit meinem Gewissen vereinbaren?«). Kollektivistische Kulturen fördern eher utilitaristische und konsequentialistische moralische Standpunkte (etwa die größere Bereitschaft, einen Unschuldigen ins Gefängnis zu stecken, um einen Aufruhr zu verhindern). Die ausgeprägte kollektivistische Ausrichtung auf die Gruppe ruft ein höheres Maß an Eigengruppen-Bevorzugung hervor als bei Mitgliedern individualistischer Kulturen. So

* Das sind schwierig durchzuführende Studien, da die bildgebende Darstellung des Gehirns neben den wissenschaftlichen Kenntnissen auch eine künstlerische Ader verlangt. Außerdem ist es keine kleine Herausforderung, Daten zu vergleichen, die mit Hilfe zweier Scanner und von Scanprotokollen auf entgegengesetzten Seiten des Globus gewonnen wurden. Die Alternative – Probanden aus beiden Kulturen im selben Scanner zu untersuchen – ist auch nicht ohne; die Probanden dürften keine repräsentative Stichprobe sein, da die Hälfte von ihnen wahrscheinlich internationale Studenten sind – gut vernetzt, wohlhabend und unternehmungslustig genug, um an einem amerikanischen College zu studieren und sich in ihrem ersten Semester für eine Psychologiestudie zur Verfügung zu stellen.

betrachteten in einer Studie koreanische und europäisch-amerikanische Versuchsteilnehmer Bilder von Eigen- oder Fremdgruppen-Mitgliedern, die Schmerzen hatten. Alle Versuchspersonen berichteten von mehr subjektiver Empathie und zeigten eine stärkere Aktivierung der für die Theory of Mind zuständigen Hirnregionen (das heißt des temporoparietalen Übergangs), wenn sie Eigengruppen-Mitglieder beobachteten, aber diese Tendenz war bei koreanischen Teilnehmern erheblich stärker. Im Übrigen neigen sowohl Teilnehmer aus individualistischen wie kollektivistischen Kulturen dazu, Mitglieder der Fremdgruppe abzuwerten, aber nur Erstere beurteilen ihre Eigengruppe übertrieben positiv. Mit anderen Worten, Ostasiaten müssen ihre Gruppe nicht eigens aufwerten, um die anderen als unterlegen wahrzunehmen.[14]

Faszinierend ist die Richtung, in die einige dieser Unterschiede weisen, wie Richard Nisbett von der University of Michigan, einer der namhaftesten Vertreter dieses Feldes, mit seinen neuartigen Ansätzen gezeigt hat. Westler lösen Probleme eher linear und verlassen sich mehr auf eine sprachliche als eine räumliche Codierung. Wenn Ostasiaten aufgefordert werden, die Bewegung einer Kugel zu erklären, neigen sie eher zu relationalen Erklärungen, die sich an den Wechselwirkungen der Kugel mit ihrer Umgebung – Reibung – orientieren, während Westler sich auf intrinsische Eigenschaften wie Gewicht und Dichte konzentrieren. Westler sind genauer, wenn es gilt, Längen absolut abzuschätzen (»Wie lang ist diese Linie?«), während Ostasiaten bei relationalen Schätzungen besser abschneiden (»Wie viel länger ist diese Linie als jene?«). Oder wie wäre es hiermit: Sie haben einen Affen, einen Bären und eine Banane. Welche zwei gehören zusammen? Westler denken in Kategorien, sie wählen den Affen und den Bären – weil beide Tiere sind. Ostasiaten denken in Beziehungen und sehen den Affen und die Banane als zusammengehörig – wenn sie an einen Affen denken, stellen sie sich auch das Futter vor, das er braucht.[15]

Bemerkenswerterweise schließen die kulturellen Unterschiede auch die sensorische Verarbeitung mit ein: Während Westler Informationen fokussierter aufnehmen, gehen Ostasiaten ganzheitlicher mit ihnen um.[16] Zeigen Sie Versuchspersonen aus beiden Kulturkreisen das Bild einer Person inmitten einer unübersichtlichen Szene; Ostasiaten können sich die

Szenerie beziehungsweise den Kontext besser merken, während Westler sich eher an die Person in der Mitte erinnern. Das lässt sich sogar auf der Ebene der Blickregistrierung erkennen – in der Regel sind die Augen von Westlern zuerst auf das Zentrum eines Bildes gerichtet, während Ostasiaten die gesamte Bildfläche absuchen. Wenn Sie Westler zwingen, den ganzheitlichen Kontext eines Bildes ins Auge zu fassen, und Ostasiaten, sich auf die zentrale Person zu konzentrieren, arbeitet der frontale Kortex intensiver, soll heißen, er wird stärker aktiviert.

Wie in Kapitel 7 dargelegt, werden kulturelle Werte schon früh im Leben vermittelt. Insofern kann es nicht überraschen, dass die Kultur unsere Einstellungen zu Erfolg, Moral, Glück, Liebe und so fort prägt. Allerdings finde ich es doch verblüffend, dass diese kulturellen Unterschiede auch festlegen, worauf sich unser Blick auf einem Bild richtet, wie wir über Affen und Bananen denken oder welche physikalischen Einflussfaktoren wir berücksichtigen, wenn wir uns Gedanken über die Bahn einer Kugel machen. Der Einfluss der Kultur ist enorm.

Natürlich gibt es verschiedene Vorbehalte bei den Vergleichen zwischen kollektivistischen und individualistischen Denkweisen:

- Am offenkundigsten ist das ständige »im Durchschnitt« – beispielsweise gibt es zahlreiche Westler, die kollektivistischer sind als viele Ostasiaten. Im Allgemeinen erweisen sich Menschen, die nach verschiedenen Persönlichkeitsmaßen extrem individualistisch sind, auch in bildgebenden Verfahren als äußerst individualistisch.[17]
- Kulturen verändern sich im Laufe der Zeit. Beispielsweise geht der Konformismus in ostasiatischen Kulturen zurück (so zeigt eine Studie, dass Kinder in Japan zunehmend ausgefallenere Namen erhalten). Außerdem lässt sich der Grad der Verwurzelung eines Menschen in seiner Kultur rasch ändern. Wenn wir Versuchspersonen individualistischen oder kollektivistischen Hinweisreizen aussetzen, beeinflussen wir damit, wie holistisch sie daraufhin ein Bild verarbeiten. Das gilt in besonderem Maße für bikulturelle Personen.[18]
- Unten werden wir uns mit einigen genetischen Unterschieden zwischen kollektivistischen und individualistischen Bevölkerungen be-

schäftigen. Allerdings kann dabei von einem genetischen Schicksal keine Rede sein – den besten Beweis für diese Schlussfolgerung liefert eine der Kontrollgruppen in einer Vielzahl der einschlägigen Studien – die ostasiatischen Amerikaner. Im Allgemeinen brauchen die Nachkommen ostasiatischer Einwanderer in Amerika ungefähr eine Generation, um so individualistisch zu werden wie europäische Amerikaner.[19]

- Offenkundig sind »Ostasiaten« und »Westler« keine monolithischen Gebilde. Vergleichen Sie mal jemanden aus Beijing mit einem Bewohner der tibetanischen Steppe. Oder stecken Sie drei Menschen aus Kronberg, Kreuzberg und Krähwinkel in einen steckengebliebenen Fahrstuhl und schauen Sie, was passiert. Wie wir sehen werden, gibt es extreme Variationen innerhalb von Kulturen.

Warum entwickeln Menschen in einer Region der Erde kollektivistische Kulturen, während andere individualistisch werden? Aus mindestens zwei Gründen sind die Vereinigten Staaten das Aushängeschild für Individualismus. Erstens sind sie ein Einwanderungsland. Gegenwärtig sind 12 Prozent der Amerikaner Einwanderer, weitere 12 Prozent (wie ich) Kinder von Einwanderern und alle anderen, von den 0,9 Prozent Ureinwohnern (Indianern) abgesehen, Nachkommen von Menschen, die während der letzten 500 Jahre aus ihren Heimatländern ausgewandert sind.[20] Und wer waren diese Einwanderer? Die Menschen, die aus der besiedelten Welt kamen, waren Sonderlinge, Unzufriedene, Ruhelose, Ketzer, schwarze Schafe, Hyperaktive, Hypomanen, Misanthropen, Fernwehgeplagte, Eigenbrötler und Querdenker, die sich nach Freiheit sehnten, nach Reichtum sehnten, danach sehnten, aus ihrem stinklangweiligen, spießigen Kaff herauszukommen, die sich schlicht sehnten. Nehmen Sie den zweiten Grund hinzu: Während des größten Teils seiner Kolonialzeit und Unabhängigkeit besaß Amerika eine bewegliche Grenze – was jene Menschen ganz besonders reizte, für deren überschäumenden Optimismus die Schiffspassage in die Neue Welt noch kein ausreichender Neuanfang war – und Sie haben Amerika, das individualistische Land par excellence.

Warum liefert uns Ostasien Lehrbuchbeispiele für Kollektivismus?[21] Entscheidend ist, dass die Kultur davon geprägt ist, wie die Menschen traditionell ihr Leben bestritten, und das wiederum wird von der natürlichen Umwelt bestimmt. In Ostasien dreht sich alles um den Reis. Für den Anbau dieses Getreides, das vor ungefähr 10 000 Jahren domestiziert wurde, ist ein hohes Maß an gemeinschaftlicher Arbeit erforderlich. Nicht nur für die Knochenarbeit des Pflanzens und Erntens, die nach dem Rotationsprinzip geleistet wird, weil das ganze Dorf gebraucht wird, um den Reis einer einzelnen Familie zu ernten.* Zunächst ist kollektive Arbeit nötig, um das Ökosystem zu verändern – um in gebirgigem Gelände Terrassen anzulegen und um die Bewässerungssysteme zu warten, mit denen man die Reisfelder kontrolliert fluten kann. Außerdem muss das Wasser gerecht aufgeteilt werden – in Bali regeln die religiösen Autoritäten den Wasserzugang, was die allbekannten Wassertempel symbolisieren. Wahrhaftig erstaunlich ist das Dujiangyan-Bewässerungssystem: Es versorgt ein Reisanbaugebiet von mehr als 5000 Quadratkilometern in der Nähe der chinesischen Stadt Chengdu mit Wasser – und ist mehr als *2000* Jahre alt. Tief reichen die Wurzeln des Kollektivismus – wie des Reis – in Ostasien.**

2014 erschien in *Science* ein hochinteressanter Artikel, in dem der Autor anhand einer Ausnahme den Zusammenhang zwischen Reis und Kollektivismus noch einmal unterstreicht.[22] In manchen Regionen Nordchinas ist es schwer, Reis anzubauen, weshalb sich die Menschen dort seit Jahrtausenden lieber an Weizen halten; das führt eher zu einer individuellen als kollektiven Form der Landwirtschaft. In den Standardtests, mit denen man zwischen individualistischen und kollektivistischen Kulturen unterscheidet (indem man beispielsweise Soziogramme zeichnen lässt und nach Verbindungen zwischen Kaninchen, Hund und Karotte fragt), vermitteln sie den Eindruck von Westlern. Die Region hat zwei weitere Erkennungszeichen des Individualismus, nämlich höhere Scheidungsraten und größeren Erfindungsreichtum – mehr Patentanträge –, als in Reisanbaugebieten. Tief reichen die Wurzeln des Individualismus – wie die des Weizens – in Nordchina.

* Auch in den Vereinigten Staaten war die Landwirtschaft früher arbeitsintensiv. Doch statt das Problem kollektiv zu lösen, entschied man sich für die Sklaverei.

** Ich habe keine Ahnung, ob die Reiswurzeln tatsächlich tief reichen, aber die Metapher hat sich so angeboten, dass ich nicht widerstehen konnte.

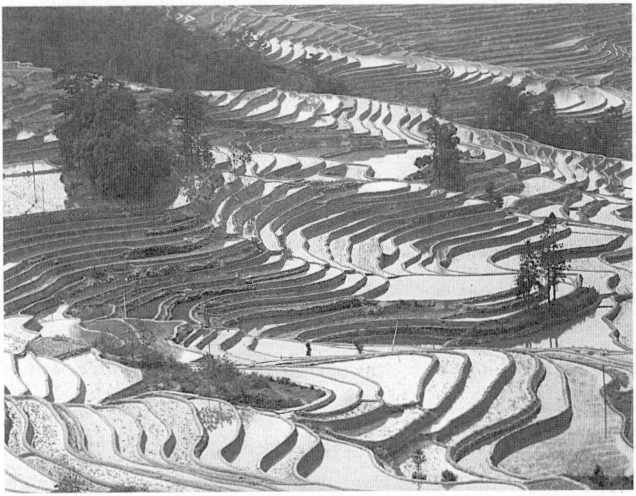

Die Verbindungen zwischen Ökologie, Produktionsweise und Kultur werden in einer der wenigen Studien verdeutlicht, die zum Vergleich zwischen kollektivistischen und individualistischen Kulturen nicht auf Asiaten und Westler als Beispiele zurückgreifen.[23] Die Autoren untersuchten eine türkische Region am Schwarzen Meer. In enger Nachbarschaft leben die Menschen dort vom Fischfang, von der Landwirtschaft auf einem schmalen Streifen Land zwischen Meer und Gebirge und als Schafzüchter in den Bergen. Alle drei Gruppen teilten sich Sprache, Religion und Genpool.

Das Hüten von Schafen ist eine einsame Beschäftigung; die türkischen Bauern und Fischer (und ihre weiblichen Pendants) waren zwar keine chinesischen Reisbauern, aber immerhin bearbeiteten sie die Felder in Gruppen und bildeten mehrköpfige Besatzungen auf den Fischerbooten. Die Schäfer dachten weniger ganzheitlich als die Bauern oder Fischer – Erstere waren besser bei der Einschätzung der absoluten Längen von Linien, die anderen beiden Gruppen bei relativen Schätzungen; wenn man den Schäfern einen Handschuh, einen Schal und eine Hand zeigte, gingen sie kategorial vor und legten Schal und Handschuh zusammen, während die anderen relational dachten und Handschuh und Hand für zusammengehörig erklärten. Die Autoren meinten dazu: »Soziale Interdependenz fördert ganzheitliches Denken.«

Mit diesem Thema beschäftigt sich auch eine andere Studie, in der jüdische Jungen aus praktizierenden orthodoxen Familien (die von endlosen gemeinsamen Regeln in Bezug auf Glaubensüberzeugungen und Verhaltensweisen beherrscht werden) mit Jungen aus weitaus individualistischeren, weltlicheren Familien verglichen wurden. Die visuelle Verarbeitung war in den orthodoxen Familien ganzheitlicher und in den weltlichen Familien fokussierter.[24]

Die Dichotomie ostasiatisch/westlich, kollektivistisch/individualistisch hat eine sehr interessante genetische Entsprechung.[25] Im letzten Kapitel war die Rede von Dopamin und DRD4, dem Gen für den D4-Rezeptor. Er ist außerordentlich variabel, mit mindestens 25 menschlichen Varianten (bei anderen Primaten ist die Variabilität geringer). Außerdem ist die Variation keine zufällige, folgenlose Drift von DNA-Sequenzen; vielmehr gab es eine starke positive Selektion für Varianten. Am häufigsten ist die 4R-Variante, die ungefähr bei der Hälfte der ostasiatischen und europäischen Amerikaner auftritt. Daneben gibt es noch die 7R-Variante, die einen Rezeptor bildet, der schwächer auf das Dopamin im Kortex reagiert und mit Neuigkeitssuche, Extraversion und Impulsivität assoziiert ist. Es gab sie zwar schon vor dem neuzeitlichen Menschen, doch vor 10 000 bis 20 000 Jahren verbreitete sie sich dramatisch. Die 7R-Variante tritt bei rund 23 Prozent der Europäer und europäischen Amerikaner auf. Und bei Ostasiaten? 1 Prozent.

Also was war zuerst da, die 7R-Frequenz oder der kulturelle Stil? Die 4R- und 7R-Varianten kommen zusammen mit 2R weltweit vor, was den Schluss nahelegt, dass sie schon vorhanden waren, als die Menschen vor 60 000 bis 130 000 Jahren von Afrika aus über den ganzen Globus ausschwärmten. Die klassische Arbeit, die Kenneth Kidd von der Yale University durchführte, zeigt einen bemerkenswerten Befund.

Wenn wir auf der linken Seite dieser Abbildung beginnen, gibt es in verschiedenen afrikanischen, europäischen und nahöstlichen Populationen eine 7R-Häufigkeit von etwa 10 bis 25 Prozent. Wenn wir auf die rechte Seite des Diagramms springen, bemerken wir eine etwas größere Häufigkeit bei den Nachkommen der Menschen, die mit dem Insel-Hopping vom asiatischen Festland nach Malaysia und Neuguinea begannen. Das

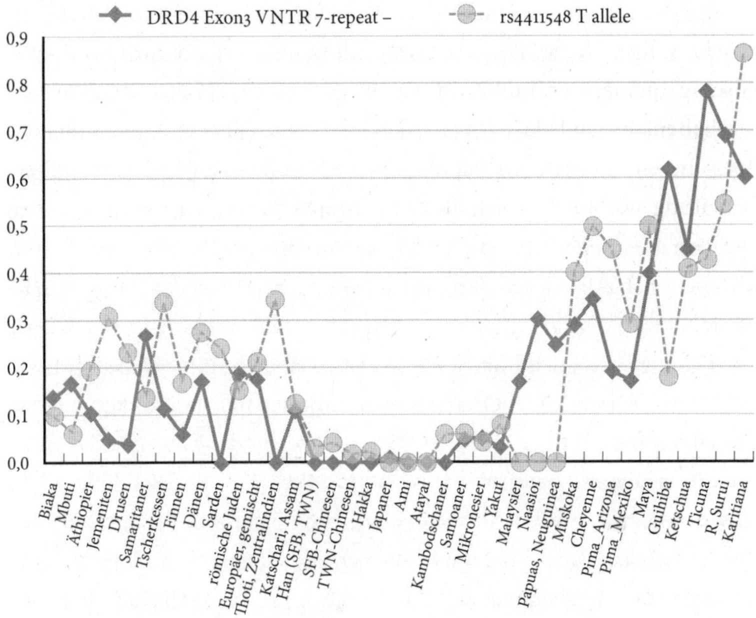

Y. Ding et al., »Evidence of Positive Selection Acting at the Human Dopamine Receptor D4 Gene Locus«, PNAS *99 (2002): 309.*

Gleiche gilt für die Menschen, deren Vorfahren vor rund 15 000 Jahren über die Beringbrücke nach Nordamerika kamen – für die Indianerstämme der Muskoke, Cheyenne und Pima. Dann folgen die Maya in Zentralamerika – rund 40 Prozent. Die Guihiba und Ketschua im Norden Südamerikas – ungefähr 55 Prozent. Schließlich die Nachkommen der Menschen, die es bis ins Amazonasbecken schafften, die Ticuna, Surui und Karitiana – mit einer 7R-Häufigkeit von rund 70 Prozent, weltweit die höchste. Sie sind also die Nachkommen der Menschen, die zunächst bis zum künftigen Standort der Innenstadt von Anchorage gelangten und dann beschlossen, noch weitere 10 000 Kilometer zurückzulegen.* Eine extreme Häufigkeit von 7R, assoziiert mit Impulsivität und Neuigkeitssuche, ist das Vermächtnis derjenigen, die die weitesten Migrationen in der Geschichte der Menschheit vollbrachten.

* Natürlich wanderte keine Einzelperson so weit – die langsame Kriechbewegung der Wanderung Richtung Süden in die westliche Hemisphäre hinein dauerte Jahrtausende.

In der Mitte des Diagramms ist die 7R-Häufigkeit dann fast null – in China, Kambodscha, Japan und Taiwan (bei den Ami und Atayal). Als die Ostasiaten mit dem Reisanbau anfingen und die kollektivistische Gesellschaft entwickelten, kam es zu einer massiven Selektion gegen die 7R-Variante; sie sei in diesen Populationen »fast verloren gegangen«, meinte Kidd.* Vielleicht haben sich die Träger von 7R den Hals gebrochen, als sie das Drachenfliegen erfanden, oder sie wurden von Unruhe gepackt und wollten nach Alaska wandern, ertranken aber, weil es die Beringbrücke nicht mehr gab. Möglicherweise waren sie als Partner nicht begehrenswert genug. Was auch immer die Ursache war, der kulturelle Kollektivismus entwickelte sich in Ostasien koevolutionär mit der Selektion gegen die 7R-Variante.**

Wir sehen also bei diesen extrem gründlich untersuchten kulturellen Gegensätzen eine Vielzahl von ökologischen Faktoren, Produktionsweisen, kulturellen Differenzen und Unterschieden in Endokrinologie, Neurobiologie und Genfrequenzen.*** Die kulturellen Gegensätze zeigen sich auf Gebieten, wo man sie erwartet – etwa Moral, Empathie, Erziehungsstile, Konkurrenz, Kooperation, Glücksdefinitionen –, aber auch auf überraschende Weise – wenn Sie etwa Ihre Augen ein paar Millisekunden auf ein Bild richten oder wenn Sie an Häschen und Karotten denken.

* Für Genetik-Interessierte, deren Kenntnisse über Kapitel 8 hinausgehen: Die gegen null gehende Häufigkeit von 7R bedeutet, dass in diesen Kulturen heterozygote Versionen von 7R keinen Nutzen bringen.

** Wie oben erwähnt, sind ostasiatische Amerikaner in der Regel schon wenige Generationen nach der Einwanderung ebenso individualistisch wie europäische Amerikaner. Das wirft die Frage auf, ob Ostasiaten, die sich zur Einwanderung entschließen, eine höhere Frequenz von 7R aufweisen als Ostasiaten im Allgemeinen (man könnte sich auch fragen, ob es in den Weizenanbaugebieten Chinas eine größere Häufigkeit von 7R gibt als in den Reisregionen). Leider, so Kenneth Kidd, könne niemand auch nur eine dieser beiden Fragen beantworten.

*** Ein weiterer auffälliger Unterschied bei den Frequenzen von Genvarianten betrifft das Gen, das für den Serotonin-Transporter codiert. Wie wir im letzten Kapitel gesehen haben, entfernt dies das Serotonin aus der Synapse und ist auf höchst verwirrende Weise mit impulsiver Aggression assoziiert. Eine Variante des Gens geht mit negativen Gefühlen, einer Aufmerksamkeitsverzerrung zugunsten negativer Reize, Angststörungen und Depressionsgefährdung einher, wenn belastende Risikofaktoren hinzukommen. Die Häufigkeit der Genvariante liegt weltweit unter 50 Prozent, beträgt aber in ostasiatischen Populationen 70 bis 80 Prozent.

PASTORALISTEN UND SÜDSTAATLER

Eine andere wichtige Verbindung zwischen Ökologie, Produktionsweise und Kultur zeigt sich in den trockenen, unfruchtbaren, weit offenen Landschaften, die nicht für den Ackerbau in Frage kommen. Das ist die Welt des nomadischen Pastoralismus – der Menschen, die mit ihren Herden durch Wüsten, Steppen und Tundren ziehen.

In Arabien sind es Beduinen, in Nordafrika Tuareg, in Ostafrika Somali und Massai, in Nordskandinavien Samen (Lappen), in Indien Gujarati, in der Türkei Yörüken, in der Mongolei Tuwiner, in den Anden Aymara. Die Herden bestehen aus Schafen, Ziegen, Rindern, Lamas, Kamelen, Yaks, Pferden oder Rentieren. Vom Fleisch, der Milch und dem Blut ihrer Tiere ernähren sich die Pastoralisten, während sie mit der Wolle und den Fellen Handel treiben.

Schon lange weisen Anthropologen auf die Ähnlichkeiten zwischen den verschiedenen pastoralistischen Kulturen hin; sie ergeben sich aus der Unwirtlichkeit der Umwelten und dem meist minimalen Einfluss von Zentralregierungen und Rechtssystemen. In diesem isolierten und harten Leben der Pastoralisten gibt es ein zentrales Faktum: Diebe können weder die Erntepflanzen der Bauern noch die vielen Hundert essbaren Pflanzen der Jäger und Sammler stehlen, wohl aber die Viehherden. Das ist der Schwachpunkt des Pastoralismus, eine Welt voller Viehdiebe und Plünderer.

Daraus erwachsen verschiedene Merkmale des Pastoralismus:[26]

Militarismus dominiert. Pastoralisten, die in Wüsten leben, sind mit ihren weit verstreuten Stammesangehörigen, die die Herden hüten, ein idealer Nährboden für Kriegerkasten. Damit verknüpft sind in der Regel (a) militärische Trophäen als Mittel zum sozialen Aufstieg; (b) der Tod in der Schlacht als Garantie für ein ruhmreiches Leben im Jenseits; (c) hohe Raten ökonomischer Polygamie und der Gewalt gegen Frauen; und (d) autoritärer Erziehungsstil. Selten sind Pastoralisten pastoral im Sinne der 6. Sinfonie von Beethoven.

Monotheismus ist relativ selten; wenn er vorkommt, ist er unverhältnismäßig häufig bei Wüstenpastoralisten anzutreffen (während Bewohner des Regenwaldes mit außergewöhnlich hoher Wahrscheinlichkeit polytheistisch sind). Das ist durchaus nachvollziehbar. Die Wüste lehrt ihre Bewohner raue, singuläre Dinge, eine Welt, die auf einfache, ausgetrocknete, in Gluthitze gebackene Grundgegebenheiten reduziert ist – Gegebenheiten, denen man sich mit tiefem Fatalismus nähert. »Ich bin der Herr dein Gott«, »Es gibt nur einen Gott, und sein Name ist Allah« und »Du sollst keine anderen Götter neben mir haben« – Gebote wie diese gibt es in Hülle und Fülle. Wie das letzte Zitat andeutet, kommt der Wüstenmonotheismus nicht immer mit nur einem übernatürlichen Wesen aus – in monotheistischen Regionen wimmelt es von Engeln, Dschinns und Teufeln. Aber sie sind natürlich einer strengen Hierarchie unterworfen und verblassen vor dem Allmächtigen Einen, der in der Regel kräftig in das Geschehen im Himmel und auf Erden eingreift. Stellen Sie sich im Gegensatz dazu einen tropischen Regenwald mit seiner überbordenden Lebensfülle vor, in dem Sie auf einem einzigen Baum mehr Ameisenarten finden können als in ganz Großbritannien. Dort muss das pralle, gleichberechtigte Nebeneinander Hunderter von Göttern als die natürlichste Sache der Welt erscheinen.

Pastoralismus fördert Ehrenkulturen. Wie in Kapitel 7 berichtet, liegen ihnen Regeln der Höflichkeit, Liebenswürdigkeit und Gastfreundschaft zugrunde, besonders dem müden Reisenden gegenüber, denn sind nicht alle Hirten auch häufig müde Reisende? Mindestens ebenso wichtig ist, dass in Ehrenkulturen Beleidigungen der eigenen Person, der Familie oder der Sippe Vergeltung verlangen. Sie zu unterlassen führt zu einer gefährlichen Rufschädigung. Wenn sie dir heute das Kamel nehmen und du tust nichts, dann nehmen sie dir morgen den Rest deiner Herde und dazu deine Frauen und Töchter.*

* Ich konnte einmal über einen längeren Zeitraum beobachten, welche Formen das annimmt, als ich mit einer Gruppe Somali reiste, die leere Benzintankwagen vom Sudan an den Indischen Ozean in Kenia fuhren, um sie dort wieder auffüllen zu lassen. Am Abend eines jeden Tages, den wir durch die Wüste gefahren waren, versammelten wir uns an einem Lagerfeuer zwischen den Lastern, kochten uns einen Topf Spaghetti und Kamelmilch. (Warum diese Zusammenstellung? Das ist eine ganz andere Geschichte …) Unweigerlich tat dann

Nur wenige Hoch- oder Tiefpunkte der Menschheitsgeschichte dürften auf Handlungen von, sagen wir, Samen zurückzuführen sein, die mit ihren Rentieren durch den Norden Finnlands wanderten, oder von Massai, die ihre Rinderherden in der Serengeti hüteten. Die ausgeprägtesten Formen der Ehrenkultur entwickelten sich vielmehr in westlichen Umfeldern. Als »Ehrenkultur« bezeichnete man das Wirken der Mafia auf Sizilien, die Gewaltmuster des ländlichen Irlands im 19. Jahrhundert sowie die Ursachen und Folgen der Rachemorde von Ghettogangs. All das geschieht unter den Bedingungen der Ressourcenkonkurrenz (einschließlich der singulären Ressource, die Seite zu sein, die den letzten Vergeltungsmord einer Vendetta verübt) und eines Machtvakuums, das durch die minimale Präsenz des Rechtsstaats zustande kommt. Es ist eine Welt, in der es gefährliche Folgen hat, wenn man sein Ansehen verliert, weil man Herausforderungen unbeantwortet lässt, wobei die Antworten fast immer gewalttätig sind. Das wohl bekannteste Beispiel für eine westliche Ehrenkultur ist der amerikanische Süden – ein Thema von Büchern, wissenschaftlichen Zeitschriften, Konferenzen und sogar eines akademischen Studienfachs: *Southern Studies*. Die wissenschaftliche Auseinandersetzung hat vor allem Nisbett mit seinen wegweisenden Studien vorangebracht.[27]

Lange Zeit hat man mit dem Süden Begriffe wie Gastfreundschaft, Ritterlichkeit und die Pflege gesellschaftlicher Umgangsformen verbunden.[28] Traditionell spielten in den Südstaaten das kulturelle Erbe und Gedächtnis, die Kontinuität der Familientradition eine große Rolle – beispielsweise hatten während der 1940er Jahre 70 Prozent der Männer im ländlichen Kentucky denselben Vornamen wie ihre Väter, weit mehr als im Norden. In Verbindung mit der geringeren Mobilität in den Südstaaten wurde die Notwendigkeit zur Verteidigung der Ehre rasch auf die Familie, den Clan

einer der sechs Somali etwas, was ein anderer als Beleidigung auffasste. Wütendes Knurren, zornige Worte, Messer, die aus Stiefeln gezogen wurden, zwei Burschen, die sich umkreisten und mit den Messern nacheinander stachen, bis die anderen sich aufrafften und die beiden beruhigten. Und im nächsten Augenblick kam die andere Seite, die Gastfreundschaft, zum Vorschein, denn jeder kam herbeigeeilt, um dafür zu sorgen, dass ich die größte Portion vom Spaghetti-Kamelmilch-Brei bekam. »Iss, iss. Du bist unser Bruder«, sagten sie, einschließlich der beiden, die sich eben noch gegenseitig abstechen wollten.

und die Heimat übertragen. Als beispielsweise die Hatfields und McCoys 1863 ihre berüchtigte fast dreißig Jahre währende Fehde begannen,* hatten sie fast ein Jahrhundert gemeinsam in einer Region an der Grenze zwischen West-Virginia und Kentucky gelebt. Das die Heimat einschließende Ehrgefühl der Südstaatler zeigt auch das Beispiel von Robert E. Lee; er war gegen die Sezession der Südstaaten und gab sogar einige mehrdeutige Erklärungen ab, die sich durchaus als Ablehnung der Sklaverei interpretieren ließen. Doch als ihm Lincoln das Oberkommando der Unionsarmee anbot, schrieb Lee: »Ich möchte unter keiner anderen Regierung leben, und es gibt kein Opfer, das ich nicht für die Erhaltung der Union zu bringen bereit wäre, von der Ehre abgesehen.« Als sich Virginia der Sezession anschloss, entschied er sich mit Bedauern, die Ehre seiner Heimat zu verteidigen und die konföderierte Armee von Nord-Virginia in den Krieg zu führen.

In den Südstaaten verließ man sich bei der Verteidigung der Ehre vor allem auf sich selbst.[29] Dem Südstaatler Andrew Jackson riet seine Mutter auf dem Sterbebett, Genugtuung für eine Kränkung niemals bei Gericht zu suchen, sondern ein Mann zu sein und die Sache selbst in die Hand zu nehmen. Was er offensichtlich beherzigte, wie eine lange Geschichte von (teils tödlichen) Duellen und Schlägereien bezeugt; an seinem letzten Tag als Präsident erklärte er, er bedaure bei seinem Ausscheiden zwei Dinge – dass es ihm nicht gelungen sei, »Henry Clay zu erschießen beziehungsweise John C. Calhoun zu hängen«. Die Gerechtigkeit selbst in die Hand zu nehmen galt als unumgänglich angesichts mangelnder Rechtsstaatlichkeit. Im 19. Jahrhundert herrschte in den Südstaaten zwischen legalem und individuellem Recht bestenfalls ein prekäres Gleichgewicht. Bertram Wyatt-Brown, ein Historiker aus den Südstaaten, schrieb: »Bürgerliches Recht und Lynchjustiz waren ethisch miteinander vereinbar. Ersteres ermöglichte den Vertretern des Rechtsstaats die traditionelle Ordnung aufrechtzuerhalten, Letzteres verschaffte einfachen Männern das Recht, den Werten der Gemeinschaft höchste Geltung zu verschaffen.«

* Ob die Fehde tatsächlich in den 1890er Jahren endete, ist eine Frage der Interpretation. Zwar riefen die Familien 1891 einen Waffenstillstand aus und beendeten die Morde, doch ihre Nachkommen lieferten sich 1979 eine Woche lang noch eine heiße Schlacht in der Spielshow *Family Feud*. Die McCoys gewannen drei von fünf Spielen, die Hatfields mehr Geld.

Entscheidend für die Vergeltung von Ehrverletzungen war natürlich die Gewalt. Stock und Stein mögen Ihr Gebein brechen,* aber Worte werden Sie dazu bringen, dem Beleidiger das Gebein zu brechen. Duelle waren an der Tagesordnung. Deren entscheidender Aspekt war nicht die Bereitschaft zu töten, sondern die Bereitschaft, für die eigene Ehre zu sterben. Viele konföderierte junge Männer, die in den Krieg zogen, wurden von ihren Müttern angewiesen, lieber in einem Sarg zurückzukommen statt als Feiglinge, die schmählich die Flucht ergriffen hatten.

Das Ergebnis all dieser Faktoren ist eine lange, immer noch nicht abgeschlossene Geschichte hoher Gewaltraten in den Südstaaten. Entscheidend dabei ist, dass es sich um eine ganz besondere Art der Gewalt handelt. Ich hörte einmal, wie sie ein Fachmann für Southern Studies anschaulich zusammenfasste, indem er beschrieb, wie seltsam es gewesen sei, den ländlichen Süden zu verlassen und das Studium in Cambridge, Massachusetts, zu beginnen, einem höchst merkwürdigen Ort, wo die Familien am 4. Juli zu Picknicks zusammenkamen, *ohne dass irgendjemand einen anderen erschoss*. Nisbett und Dov Cohen haben gezeigt, dass die hohen Gewaltraten, besonders die Tötungsraten, weißer Südstaatler nicht vorwiegend in Großstädten anzutreffen sind und auch keine Versuche darstellen, sich materielle Vorteile zu verschaffen – wir reden hier nicht von Überfällen auf Schnapsläden. Vielmehr findet die Gewalt überproportional häufig in ländlichen Gebieten statt, unter Menschen, die einander kennen, und sie ist eine Reaktion auf Ehrverletzungen (dieser schmierige Vetter hat sich eingebildet, er könnte deine Frau anmachen, und da hast du ihm eine Kugel verpasst). Außerdem zeigen Südstaatengeschworene eine ungewöhnliche Bereitschaft, solche Taten zu entschuldigen.[30]

Südstaaten-Gewalt war Gegenstand einer der raffiniertesten Psychologiestudien aller Zeiten, in der ein Wort verwendet wurde, das nicht eben häufig in wissenschaftlichen Zeitschriften anzutreffen ist. In diesem Experiment, das von Nisbett und Cohen geleitet wurde, dienten männliche Studenten als Versuchspersonen. Zunächst mussten sie sich eine Blutprobe entnehmen lassen, dann einen Fragebogen über ein unwichtiges

* Anspielung auf den englischen Kindervers: *Sticks and stones may break my bones, but names will never hurt me* (Stock und Stein brechen mein Gebein, doch Worte bringen keine Pein).

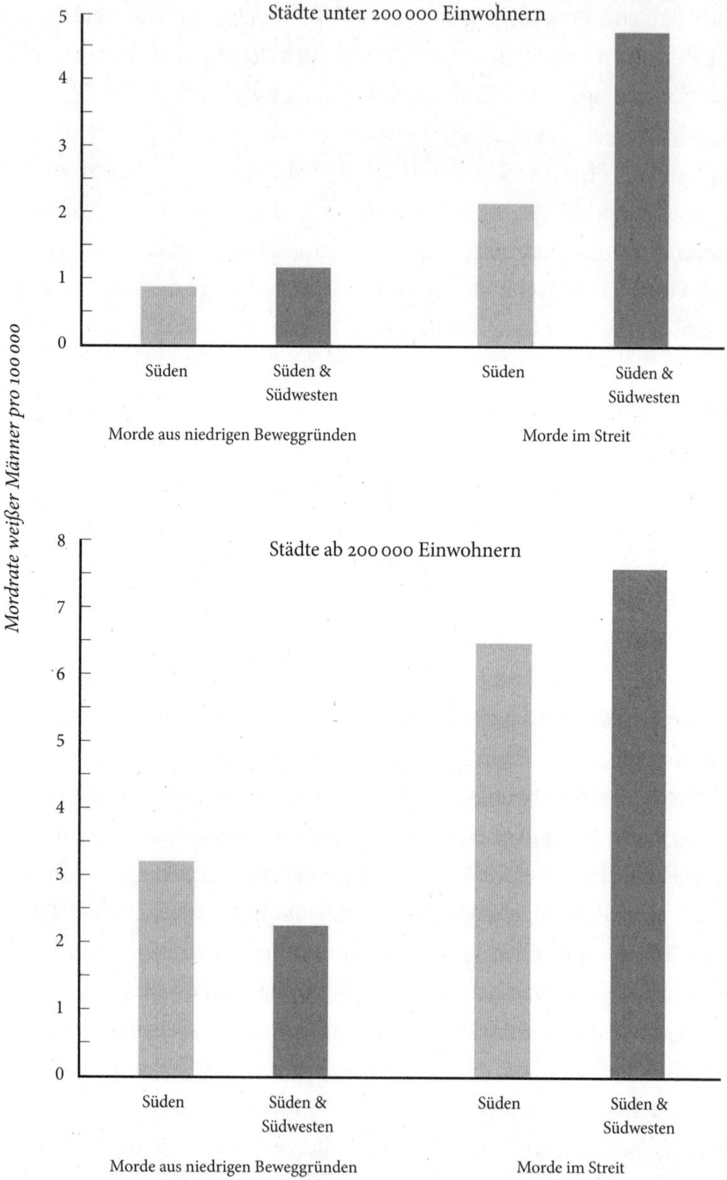

R. Nisbett und D. Cohen, Culture of Honor.
The Psychology of Violence in the South, *Boulder 1996.*

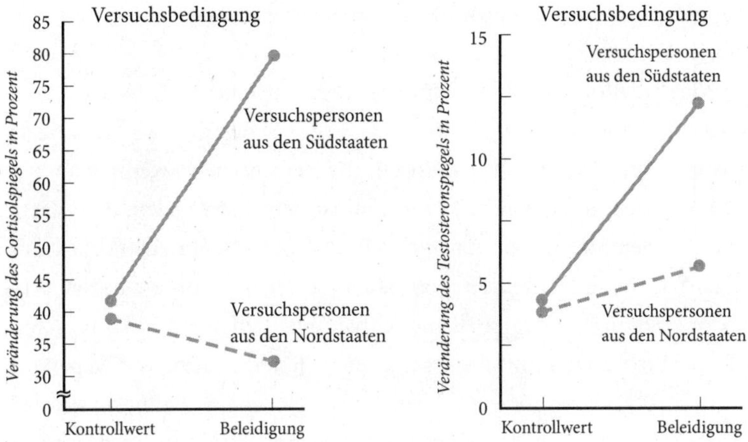

College-Studien in den Südstaaten (jedoch nicht in den Nordstaaten) zeigen heftige physiologische Reaktionen auf soziale Provokationen.

Thema ausfüllen und ihn schließlich unten im Flur abgeben. In diesem engen Korridor voller Aktenschränke fand das eigentliche Experiment statt. Die Hälfte der Teilnehmer kam unbehelligt durch den Flur. Doch die anderen Teilnehmer begegneten dort einem großen, kräftigen Burschen, der, was sie nicht wussten, ein Mitarbeiter der Versuchsleiter war. Während der Teilnehmer versuchte, sich an dem Provokateur vorbeizuquetschen, rempelte dieser ihn an und sagte laut und zornig das Zauberwort – »Arschloch« –, um dann ungerührt weiterzugehen. Der Versuchsteilnehmer gab den Fragebogen am Ende des Flurs ab.

Wie sah die Reaktion auf diese Beleidigung aus? Kommt drauf an. Im Unterschied zu allen anderen Teilnehmern kam es bei den Probanden aus dem Süden zu einem massiven Anstieg der Testosteron- und Glukokortikoidspiegel – Zorn, Wut, Stress. Dann schilderte man den Teilnehmern ein Szenario, in dem ein junger Mann beobachtet, wie ein Bekannter von ihm seiner Verlobten Avancen macht – wie geht die Geschichte weiter? Bei den Kontrollteilnehmern stellten sich die Südstaatler etwas häufiger als die Nordstaatler einen gewalttätigen Ausgang vor. Und die Teilnehmer, die beleidigt worden waren? Keine Veränderung bei den Nordstaatlern und eine enorme Zunahme an Vorstellung von Gewalt bei den Südstaatlern.

Wie sind diese westlichen Ehrenkulturen entstanden? Die Gewalt zwischen Straßengangs in Los Angeles lässt sich schwerlich auf die kriegerische Geisteshaltung zurückführen, die man erwirbt, wenn man von Kindesbeinen an Yaks hütet. Trotzdem ist versucht worden, die Ehrenkultur in den Südstaaten mit pastoralistischen Wurzeln zu erklären. Als Erster hat David Hackett Fischer 1989 diese Theorie vorgeschlagen: Früher amerikanischer Regionalismus entwickelte sich durch Kolonisten unterschiedlicher Herkunft in verschiedenen Teilen Amerikas.[31] Es gab die aus East Anglia stammenden Pilgerväter in Neuengland, Quäker aus den North Midlands, die sich in Pennsylvania und Delaware niederließen, südenglische Vertragsknechte, die nach Virginia gingen. Und der Rest der Südstaatler? Überdurchschnittlich viele Hirten aus Schottland, Irland und Nordengland.

Natürlich ist die Hypothese nicht ganz unproblematisch. Pastoralisten von den Britischen Inseln siedelten sich vorwiegend im Hügelland des Südens an, während die Ehrenkultur in den Tiefebenen ausgeprägter ist. Andere haben die Ansicht vertreten, der Südstaatenethos der Vergeltungsgewalt gehe auf das weiße Albtraumszenario von Sklavenaufständen zurück. Doch die meisten Historiker finden, dass viel für Fischers Idee spricht.

NACH INNEN GERICHTETE GEWALT

Die Gewalt von Ehrenkulturen richtet sich nicht nur gegen Bedrohungen von außen – die Kameldiebe des Nachbarstamms, den Penner in der Raststätte, der das Mädchen irgendeines Burschen angemacht hat. Die Gewalt hat vielmehr die gleiche Funktion, wenn die Ehre von innen bedroht ist. In Kapitel 11 untersuchen wir, wann Normverletzungen durch Mitglieder der eigenen Gruppe vertuscht, entschuldigt oder nachsichtig beurteilt werden und wann sie mit strengen öffentlichen Strafen geahndet werden. Letzteres ist der Fall, wenn es heißt: »Du hast uns vor den Augen aller anderen entehrt« – ein zentrales Thema der Ehrenkultur. Damit sind wir beim Problem der Ehrenmorde.

Was macht einen Ehrenmord aus? Jemand tut etwas, was nach Ansicht der anderen den Ruf der Familie befleckt. Daraufhin ermordet ein Familienmitglied den/die Nestbeschmutzer/in – häufig öffentlich –, wodurch der Gesichtsverlust wettgemacht wird. Irre.

Einige Merkmale von Ehrenmorden:

- Während sie früher weit verbreitet waren, sind sie heute hauptsächlich auf traditionelle Muslime, Hindus und Sikhs beschränkt.
- Opfer ist gewöhnlich eine junge Frau.
- Ihr häufigstes Verbrechen? Die Weigerung, eine arrangierte Ehe einzugehen. Die Absicht, sich von einem Ehemann scheiden zu lassen, der sie misshandelt hat und/oder mit dem sie als Kind zwangsverheiratet wurde. Der Besuch einer Schule oder Universität. Der Widerstand gegen die Zwänge orthodoxer Glaubensvorschriften – etwa das Tragen eines Kopftuchs. Die Tatsache, dass sie einen missliebigen Mann heiratet, mit ihm zusammenlebt, ein Verhältnis mit ihm hat, mit ihm befreundet ist oder mit ihm spricht. Untreue. Übertritt zu einem anderen Glauben. Mit anderen Worten, ihre Weigerung, als weibliches Wesen das Eigentum ihrer männlichen Verwandten zu sein. Häufig wird sie auch – unbegreiflich und grausig – Opfer eines Ehrenmordes, weil sie vergewaltigt wurde.
- In den seltenen Fällen, in denen Männer Ehrenmorden zum Opfer fallen, geht es meist um Homosexualität.

Man hat die Frage diskutiert, ob es sich bei Ehrenmorden »nur« um häusliche Gewalt handle und ob in der krankhaften Fixierung der Westler auf diese Verbrechen nicht ein anti-muslimisches Vorurteil zum Ausdruck komme;[32] wenn irgendein baptistischer Typ in Alabama seine Frau umbringe, weil sie die Scheidung wolle, bezeichne niemand das als »christlichen Ehrenmord«, in dem eine tiefe religiöse Barbarei zum Ausdruck komme. Doch Ehrenmorde unterscheiden sich in der Regel von der »alltäglichen« häuslichen Gewalt in mehrfacher Hinsicht: (a) Letztere wird

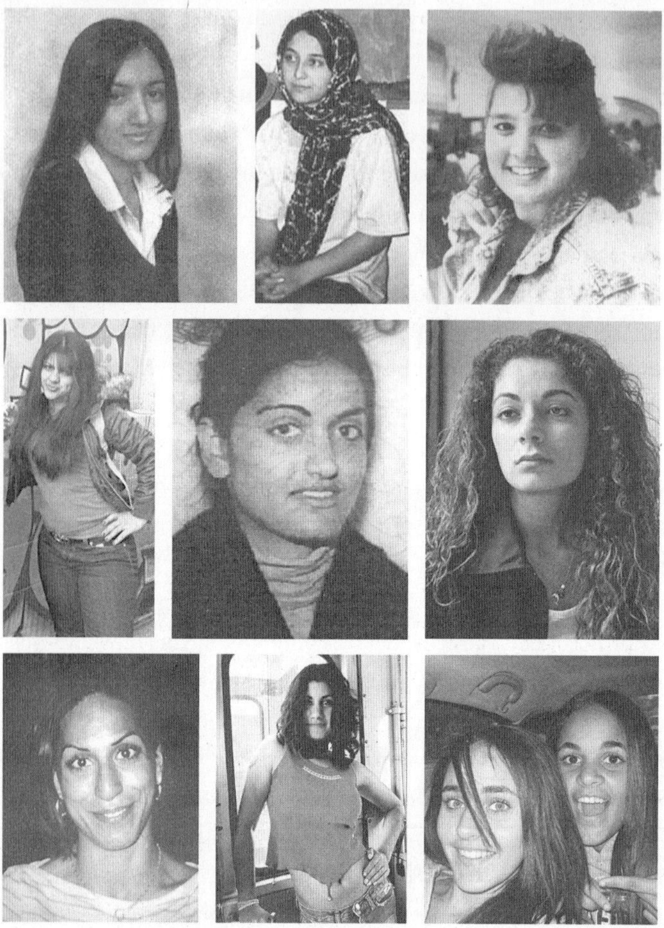

Von links nach rechts und von oben nach unten: Shafilea Ahmed, England, von Vater und Mutter ermordet, nachdem sie sich einer arrangierten Eheschließung verweigert hatte; 17 Jahre. Anooshe Sediq Ghulam, Norwegen, mit 13 verheiratet; vom Ehemann ermordet, nachdem sie die Scheidung verlangt hatte, 22 Jahre. Palestina Isa, USA, von den Eltern ermordet, weil sie sich mit einem andersgläubigen Jungen angefreundet hatte, amerikanische Musik hörte und heimlich eine Teilzeitstelle angenommen hatte; 16 Jahre. Aqsa Parvez, Kanada, von Vater und Bruder ermordet, weil sie sich weigerte, einen Hijab zu tragen; 16 Jahre. Ghazala Khan, Dänemark, von neun Familienmitgliedern ermordet, weil sie sich weigerte, eine arrangierte Ehe einzugehen; 19 Jahre. Fadime Sahindal, Schweden, vom Vater ermordet, weil sie sich weigerte, eine arrangierte Ehe einzugehen; 27 Jahre. Hatun Surucu Kird, Deutschland, vom Bruder ermordet, nachdem sie sich von dem Vetter hatte scheiden lassen, mit dem sie als 16-Jährige eine Zwangsehe hatte eingehen müssen; 23 Jahre. Hina Salem, Italien, vom Vater ermordet, weil sie eine arrangierte Eheschließung verweigert hatte; 20 Jahre. Amina und Sarah Said, USA, beide Schwestern von den Eltern ermordet, weil diese fanden, die Mädchen seien zu verwestlicht; 18 und 17 Jahre.

gewöhnlich von dem Partner verübt, Erstere von männlichen Blutsverwandten, häufig mit der Billigung und Hilfe der weiblichen Verwandten. (b) Erstere sind selten ein Akt spontaner Leidenschaft, sondern häufig Taten, die mit der Zustimmung der anderen Familienmitglieder geplant werden. (c) Ehrenmorde werden häufig mit religiösen Gründen rationalisiert, ohne Reue erzählt und von religiösen Führern gebilligt. (d) Ehrenmorde werden öffentlich verübt – wie anders ließe sich denn auch die »Ehre« der Familie wiederherstellen? –, und als Täter wird häufig ein minderjähriger Verwandter bestimmt (zum Beispiel ein jüngerer Bruder), um das Strafmaß für die Tat zu minimieren.

Aufgrund ziemlich schlüssiger Kriterien können wir also davon ausgehen, dass es sich nicht »nur« um häusliche Gewalt handelt. UNO und Frauenrechtsgruppen schätzen, dass jährlich 5000 bis 20 000 Ehrenmorde verübt werden. Und sie sind nicht etwa auf ferne, exotische Gegenden beschränkt. Sie geschehen auch überall im Westen, wo Patriarchen erwarten, dass ihre Töchter unberührt von dieser Welt bleiben, in die sie sie gebracht haben, und wo die erfolgreiche Integration der Töchter in diese Welt die Bedeutungslosigkeit der Patriarchen verkündet.

SCHICHTKULTUREN UND EGALITÄRE KULTUREN

Ein anderer interessanter Ansatz, über die Unterschiede zwischen Kulturen nachzudenken, geht von der Frage aus, wie ungleich die Ressourcen (Land, Nahrung, materielle Güter, Macht, Prestige und so fort) verteilt sind.[33] Jäger-und-Sammler-Gesellschaften waren während der Hominiden-Geschichte, wie wir bald sehen werden, überwiegend egalitär. Ungleichheit entwickelte sich, als nach der Domestizierung von Tieren und der Erfindung des Ackerbaus »Sachen« – Dinge, die man besitzen und anhäufen konnte – erfunden wurden. Je mehr Sachen als Folge von Überschuss, Arbeitsteilung und technologischer Entwicklung, desto größer die potenzielle Ungleichheit. Außerdem nimmt die Ungleichheit enorm zu, wenn Kulturen die Vererbung von Besitz innerhalb der Familien erfinden. Einmal erfunden, wurde die Ungleichheit allgegenwärtig. In traditionellen Gesellschaften mit pastoraler Tierhaltung oder kleinbäuerlicher Landwirtschaft ist die Verteilung des Reichtums genauso ungleich wie in den meisten Industriegesellschaften – oder noch ungleicher.

Warum haben Schichtkulturen den Planeten beherrscht und die egalitäreren Gesellschaften in der Regel ersetzt? Der Populationsbiologe Peter Turchin meint, dass Schichtkulturen ideal für Eroberungen geeignet sind – in ihnen sind die Befehlsketten schon vorgegeben.[34] Sowohl die theoretische wie die empirische Forschung gelangten außerdem zu dem Schluss, dass in instabilen Umwelten Schichtgesellschaften »besser [als egalitäre Kulturen] in der Lage sind, Ressourcenmangel zu überleben, indem sie die Mortalität in die unteren Schichten verlagern«. Das heißt, wenn die Zeiten schwierig sind, wird der ungleiche Zugang zu Reichtum zur ungleichen Verteilung von Not und Tod. Es sei angemerkt, dass Schichtung nicht die einzige Lösung für solche Instabilität ist – Jäger und Sammler können ihre Habe einfach zusammenpacken und weiterziehen.

Viele Jahrtausende nach der Erfindung der Ungleichheit weisen westliche Gesellschaften an den Extrempunkten des Ungleichheitsspektrums erstaunliche Unterschiede auf.

Ein Unterschied betrifft das »soziale Kapital«. Wirtschaftliches Kapital ist die kollektive Menge an Gütern, Dienstleistungen und finanziellen Ressourcen. Soziales Kapital ist die kollektive Menge an Ressourcen wie Vertrauen, Gegenseitigkeit und Kooperation. Mit zwei einfachen Fragen können Sie sehr viel über das soziale Kapital einer Gesellschaft in Erfahrung bringen. Erstens: »Kann man den Menschen im Großen und Ganzen trauen?« Eine Gesellschaft, in der die meisten Menschen die Frage mit Ja beantworten, ist eine Gemeinschaft mit weniger Schlössern und Riegeln, mit Menschen, die gegenseitig auf ihre Kinder aufpassen und sich in Situationen einmischen, in denen man leicht wegsehen könnte. Die zweite Frage lautet, in wie vielen Organisationen jemand mitwirkt – von reinen Freizeitvereinen (etwa dem Bowlingclub) bis zu den wirklich wichtigen Organisationen (Gewerkschaften, Mietervereinigungen, Genossenschaftsbanken). Eine Gemeinschaft mit einem hohen Maß an solcher Mitwirkung ist eine Gesellschaft, in der die Menschen das Gefühl haben, etwas bewirken zu können, und in der die Arbeit der Institutionen so transparent ist, dass die Menschen glauben, dass Veränderung möglich ist. Menschen, die sich hilflos fühlen, treten nicht in Organisationen ein.

Einfach gesagt, Kulturen mit mehr Einkommensungleichheit haben weniger soziales Kapital.[35] Vertrauen setzt Gegenseitigkeit voraus, und Gegenseitigkeit setzt Gleichheit voraus, während Hierarchie bestimmt wird durch Herrschaft und Asymmetrie. Außerdem ist eine Kultur, die äußerst ungleich im Hinblick auf die materiellen Ressourcen ist, fast immer auch ungleich in Hinblick auf die Beteiligung an der Macht, auf die Möglichkeit, etwas zu bewirken und wahrgenommen zu werden. (Wenn beispielsweise die Ungleichheit zunimmt, sinkt im Allgemeinen der Prozentsatz der Menschen, die sich die Mühe machen, zur Wahl zu gehen.) Fast definitionsgemäß können Sie keine Gesellschaft haben, in der es zugleich extreme Einkommensungleichheit und soziales Kapital in Hülle und Fülle gibt. Oder ohne wissenschaftlichen Jargon: Wenn die Ungleichheit größer wird, gehen die Leute unfreundlicher miteinander um.

Das lässt sich auf unterschiedliche Weise zeigen, indem man etwa westliche Länder, Provinzen, Groß- und Kleinstädte untersucht. Je größer die Einkommensungleichheit ist, desto geringer ist die Bereitschaft der Menschen (in einem experimentellen Umfeld), jemandem zu helfen, und desto weniger großzügig und kooperativ zeigen sie sich auch in Wirtschaftsspielen. Oben habe ich in diesem Kapitel interkulturelle Raten des Mobbings und der »antisozialen Bestrafung« erörtert, bei der Probanden allzu großzügige Teilnehmer an Wirtschaftsspielen härter bestrafen als Schummler.* Untersuchungen dieser Phänomene haben erbracht, dass ein hohes Maß an Ungleichheit und/oder geringe Werte für soziales Kapital in einem Land hohe Raten für Mobbing und antisoziale Bestrafung vorhersagen.[36]

* Was hat es mit der antisozialen Bestrafung auf sich? Nach der gängigen Interpretation werden die Leute für ihre Großzügigkeit bestraft, weil sie dadurch alle anderen schlecht aussehen lassen und die Erwartung wecken, dass sich die übrigen Teilnehmer ebenfalls großzügig zeigen werden.

In Kapitel 11 werden wir untersuchen, welche psychologischen Faktoren uns in unseren Einstellungen zu Menschen mit anderem sozioökonomischen Status beeinflussen; dabei ist es wenig überraschend, dass Menschen an der Spitze der Einkommensverteilung versuchen, Rechtfertigungen für ihren Status zu finden.[37] Je größer die Ungleichheit, desto hartnäckiger halten die Mächtigen an Mythen über die verborgenen Segnungen der Unterordnung fest – »Sie mögen arm sein, aber zumindest sind sie glücklich/ehrlich/geliebt«. Dazu meinen die Autoren eines einschlägigen Artikels: »Ungleiche Gesellschaften brauchen wohl Ambivalenz zur Stabilisierung des Systems: Einkommensungleichheit entschädigt Gruppen, indem sie ihnen ein partiell positives Image verschafft.«

Ungleiche Kulturen machen Menschen also weniger freundlich. Ungleichheit macht die Menschen auch weniger gesund. Das trägt zur Erklärung eines außerordentlich wichtigen Phänomens des Gesundheitswesens bei, nämlich des Verhältnisses »sozioökonomischer Status (SES)/Gesundheitsgradient« – für alle Kulturen gilt: Je ärmer wir sind, desto schlechter unsere Gesundheit, desto höher die Häufigkeit und Schwere zahlreicher Krankheiten und desto geringer unsere Lebenserwartung.[38]

In einer Fülle von Forschungsarbeiten wurde der SES-Gesundheitsgradient untersucht. Vier Dinge lassen sich sofort ausschließen: (a) Der Gradient ist nicht darauf zurückzuführen, dass der schlechte Gesundheitszustand dem SES der Betroffenen schadet. Vielmehr ist ein bereits in der Kindheit vorliegender SES ein Vorhersagefaktor für eine beeinträchtigte Gesundheit im Erwachsenenalter. (b) Es ist nicht so, dass die Armen eine miserable Gesundheit hätten und alle anderen gleich gesund wären. Vielmehr verschlechtert sich der durchschnittliche Gesundheitszustand mit jeder Sprosse, die wir, ganz oben beginnend, die SES-Leiter heruntersteigen. (c) Der Gradient lässt sich nicht auf den schlechteren Zugang der Armen zur Gesundheitsversorgung zurückführen; er liegt auch in Ländern mit universeller Gesundheitsversorgung vor, ist unabhängig von der Inanspruchnahme der Gesundheitssysteme und tritt auch bei Krankheiten auf, die nichts mit dem Zugang zur Gesundheitsversorgung zu tun haben (zum Beispiel beim Typ-1-Diabetes, den auch fünf Gesundheitschecks pro Tag nicht verhindern können). (d) Nur etwa ein Drittel des Gradienten lässt sich zurückführen auf einen niedrigeren SES, der einhergeht mit mehr Gesundheitsrisiken (zum Beispiel Blei im Trinkwasser, Zigaretten- und Alkoholkonsum) und weniger Schutzfaktoren (alles von besseren Matratzen für schmerzende Arbeiterrücken bis zu Mitgliedschaften in Fitnesszentren).

Was ist also die Hauptursache für den Gradienten? Die außerordentlich wichtigen Forschungsarbeiten von Nancy Adler an der University of California in San Francisco haben gezeigt, dass nicht so sehr Armut *an sich* einen schlechten Gesundheitszustand vorhersagt, sondern eher das *Gefühl*, arm zu sein – das heißt, der subjektive SES (etwa die Antwort auf die Frage »Wie schätzen Sie Ihre finanzielle Situation ein, wenn Sie sich mit anderen vergleichen?«) sagt den Gesundheitszustand mindestens ebenso gut vorher wie der objektive SES.

Dieses Bild wurde durch die interessanten Arbeiten des Sozialepidemiologen Richard Wilkinson von der University of Nottingham ergänzt: Armut an sich ist kein Vorhersagefaktor für schlechte Gesundheit; es ist die Armut inmitten ausgeprägter Einkommensungleichheit. Der sicherste Weg, um jemandem das Gefühl zu geben, er sei arm, besteht darin, ihm unter die Nase zu reiben, was er nicht hat.

Was könnte dazu führen, dass ein hohes Maß an Einkommensungleichheit (unabhängig vom absoluten Armutsniveau) die Gesundheit der Armen beeinträchtigt? Zwei einander überschneidende Erklärungsmodelle:

Eine *psychosoziale* Erklärung hat Ichiro Kawachi von der Harvard University vorgeschlagen. Wenn das soziale Kapital (infolge von Ungleichheit) abnimmt, wächst die psychische Belastung. Berge von Literatur beschäftigen sich mit der Frage, wie dieser Stress – Verlust von Kontrolle, Vorhersagbarkeit, Frustventilen und sozialer Unterstützung – die Stressreaktion chronisch aktiviert, was, wie in Kapitel 4 geschildert, die Gesundheit auf vielfältige Weise untergräbt.

Eine *neomaterialistische* Erklärung liefern Robert Evans von der University of British Columbia und George Kaplan von der University of Michigan. Wenn Sie die Gesundheit und Lebensqualität der Durchschnittsbevölkerung in einer Gesellschaft verbessern möchten, geben Sie Geld für öffentliche Güter aus – bessere öffentliche Verkehrsmittel, sicherere Straßen, saubereres Wasser, bessere öffentliche Schulen, umfassende Gesundheitsversorgung. Doch je mehr Einkommensungleichheit herrscht, desto größer ist der finanzielle Abstand zwischen den Reichen und dem Durchschnitt und desto geringer ist der unmittelbare Nutzen, den sich die Reichen von der Verbesserung der öffentlichen Güter versprechen. Stattdessen erwarten sie mehr von Steuersenkungen und Investitionen in private Güter – ein Chauffeur, eine bewachte Wohnanlage, Wasser in Flaschen, Privatschulen, private Krankenversicherung. Dazu heißt es bei Evans: »Je ungleicher die Einkommen in einer Gesellschaft sind, desto größer werden die Nachteile öffentlicher Ausgaben für die Bessergestellten und desto mehr Ressourcen werden ihnen für die Organisation einer wirksamen politischen Opposition (etwa für Lobbyarbeit) bleiben.« Diese »Sezession der Reichen« verstärkt Evans zufolge »den privaten Reichtum und das öffentliche Elend«. Soll heißen, schlechtere Gesundheit für die Habenichtse.[39]

Der Zusammenhang zwischen Ungleichheit und Gesundheit erklärt auch, warum Ungleichheit zu mehr Kriminalität und Gewalt führt. Ich könnte die vorhergehenden Absätze einfach kopieren und einfügen, müsste nur »schlechte Gesundheit« durch »hohe Kriminalität« ersetzen und könnte alles so stehen lassen. Armut ist kein so verlässlicher Vorhersagefaktor für Kriminalität wie Armut inmitten von Überfluss. Beispielsweise ist das Ausmaß der Einkommensungleichheit ein wichtiger Vorhersagefaktor für die Rate von Gewaltkriminalität in allen amerikanischen Bundesstaaten und in allen Industrienationen.[40]

Warum führt die Einkommensungleichheit zu mehr Kriminalität? Wieder gibt es die psychosoziale Perspektive – Ungleichheit bedeutet weniger soziales Kapital, weniger Vertrauen, weniger Kooperation und nicht zuletzt Leute, die sich weniger umeinander kümmern. Und ebenso gibt es den neomaterialistischen Blickwinkel – Ungleichheit bedeutet stärkeren Rückzug der Reichen vom Beitrag zum Allgemeinwohl. So hat Kaplan beispielsweise gezeigt, dass Staaten mit mehr Einkommensungleichheit für das wichtigste Instrument der Kriminalitätsbekämpfung – die Bildung – verhältnismäßig weniger Geld ausgeben. Wie schon bei Ungleichheit und Gesundheit wirken auch hier die psychosozialen und neomaterialistischen Linien zusammen.

Noch ein letzter bedrückender Punkt zu Ungleichheit und Gewalt. Wie wir gesehen haben, wird bei einer Ratte, die einen Stromstoß erhält, eine Stressreaktion aktiviert. Doch wenn die Ratte nach dem Elektroschock Gelegenheit erhält, über eine andere Ratte mit wütenden Beißattacken herzufallen, verringert sich die Stressreaktion. Gleiches gilt für Paviane – wenn Sie ein niederrangiges Tier sind, steht Ihnen ein probates Mittel zur Verfügung, um ihre Glukokortikoid-Ausschüttung zu verringern: Sie lenken Ihre Aggression einfach auf ein Tier, das in der Hackordnung noch weiter unten rangiert. Etwas Ähnliches erleben wir bei uns – trotz der tiefsitzenden Angst der Konservativen vor den Armen, die sich erheben, um die Reichen abzuschlachten, gilt: Wenn Ungleichheit in Gewalt umschlägt, sehen sich meist die Armen den Übergriffen anderer Armer ausgesetzt.

Es gibt eine wunderbare Metapher für die Folgen sozialer Ungleichheit.[41] Die Häufigkeit von »Randalen« im Flugzeug – ein Passagier bekommt während eines Flugs aus irgendeinem nichtigen Anlass einen entsetzlichen und gefährlichen Wutanfall – hat zugenommen. Wie sich herausstellt, gibt es für solche Vorkommnisse einen zuverlässigen Vorhersagefaktor: Wenn das Flugzeug einen erste-Klasse-Bereich hat, steigt die Wahrscheinlichkeit, dass ein Passagier der Economy Class einen solchen Anfall bekommt, um fast das Vierfache. Zwingt man die Economy-Passagiere, beim Boarding durch die erste Klasse zu gehen, verdoppelt sich die Wahrscheinlichkeit noch einmal. Nichts ist mit einem Flug zu vergleichen, bei dem Sie gleich zu Anfang daran erinnert werden, wo Sie sich in der Klassenhierarchie einzuordnen haben. Und um die Parallele zu den Gewaltverbrechen zu vervollständigen: Wenn der Wutanfall in der Economy Class durch die Erinnerung an Ungleichheit verstärkt wird, ist das Ergebnis nicht ein durchgeknallter Economy-Passagier, der in die erste Klasse stürmt und marxistische Slogans brüllt, sondern der Typ, der gegenüber der alten Dame, die neben ihm sitzt, oder gegenüber der Flugbegleiterin ausfallend wird.*

* Wenn Economy-Passagiere beim Boarding durch die erste Klasse geführt werden, wächst ironischerweise bei den Erste-Klasse-Passagieren die Rate der aus ihrem Anspruchsdenken resultierenden Wutanfälle sogar noch stärker an.

BEVÖLKERUNGSGRÖSSE, BEVÖLKERUNGSDICHTE, BEVÖLKERUNGSHETEROGENITÄT

Das Jahr 2008 markierte einen Meilenstein in der Entwicklung der Menschheit, einen Übergangspunkt, der sich seit 9000 Jahren vorbereitete: Zum ersten Mal lebte die Mehrheit der Menschen in Städten.

Der Weg des Menschen von der Wandersiedlung zur Megapolis hat ihm zum Vorteil gereicht. In der entwickelten Welt sind die Stadtbewohner im Vergleich zur ländlichen Bevölkerung durchschnittlich gesünder und reicher; größere soziale Netze fördern Innovationen; durch den Skaleneffekt – die günstigeren wirtschaftlichen Bedingungen der Massenproduktion – hinterlassen Großstädte pro Kopf ihrer Einwohner geringere Spuren in der Umwelt.[42]

Stadtleben verändert auch das Gehirn. Das zeigte sich 2011 an Probanden aus einer Reihe von Großstädten, Kleinstädten und ländlichen Wohngebieten, die während eines Gehirnscans einem experimentellen sozialen Stressor ausgesetzt wurden. Das entscheidende Ergebnis besagte, dass die Amygdala während dieses Stressors umso stärker reagierte, je größer die Bevölkerung war, in der die betreffende Versuchsperson lebte.*[43]

In unserem Zusammenhang ist der Umstand am wichtigsten, dass Städter etwas tun, was eine vollkommene Neuheit unter Primaten darstellt: Sie begegnen ununterbrochen Fremden, die sie nie wiedersehen werden, was anonymen Taten überhaupt erst Vorschub leistet. Schließlich ist der Kriminalroman erst im 19. Jahrhundert erfunden worden und spielt meist in Großstädten – im traditionellen Milieu stellt sich die Frage nach dem Täter nicht, da jeder weiß, was alle anderen getan haben.

Gesellschaften mit wachsenden Bevölkerungszahlen mussten Mechanismen zur Normdurchsetzung unter Fremden erfinden. Beispielsweise zeigt sich in vielen traditionellen Kulturen, dass die Bestrafung für Normverletzungen umso strenger und der Wunsch nach Gleichbehandlung

* Die Arbeit regte eine erstaunliche Anzahl von Artikeln in der Publikumspresse an, deren Titel alle Variationen auf »Stress and the City« waren.

Fremder umso stärker ist, je größer die Gruppe ist. Außerdem entwickelten größere Gruppen das Prinzip des *third-party punishment* (wir werden uns im nächsten Kapitel ausführlicher damit beschäftigen) – statt die Normverletzer von den Opfern bestrafen zu lassen, wird die Bestrafung durch unbeteiligte Dritte wie Polizisten oder Gerichte durchgeführt. Im Extremfall wird nicht nur das Opfer von einem Verbrechen in Mitleidenschaft gezogen, sondern das Kollektiv, die ganze Bevölkerung, daher das amerikanische »The People Versus …« (»Das Volk gegen …«).*[44]

Letztlich fördert das Leben in großen Bevölkerungen auch die Entstehung des ultimativen strafenden Dritten. Wie Ara Norenzayan von der University of British Columbia nachgewiesen hat: Erst wenn Gesellschaften so groß werden, dass man regelmäßig Fremden begegnet, erscheinen die »Großen Götter« auf der Bildfläche – Gottheiten, die sich mit menschlicher Moral befassen und unsere Übertretungen bestrafen.[45] Gesellschaften, in denen es häufig zu anonymen Interaktionen kommt, neigen dazu, das Strafen ihren Göttern zu übertragen.** Im Gegensatz dazu reagieren die Götter von Jägern und Sammlern höchst willkürlich auf unser Verhalten – mal ist es ihnen egal, ob wir brav oder unartig sind, mal nicht. Außerdem hat Norenzayan in weiteren Studien zu einer Reihe von traditionellen Kulturen gezeigt, dass Versuchspersonen sich in einem finanziellen Allokationsspiel umso großzügiger gegenüber Fremden ihres eigenen Glaubens verhalten, je tiefer sie davon überzeugt sind, dass ihre moralistischen Götter allwissend und strafend sind.

Was ist, von der Größe abgesehen, mit der Bevölkerungsdichte? In einer Studie, in der 33 entwickelte Länder erfasst wurden, prüfte man, wie »rigide« jede Nation war: In welchem Maß wird Autokratie praktiziert, Dissens unterdrückt, Verhalten kontrolliert, Übertretung bestraft, das Leben durch religiöse Orthodoxie geregelt, bestimmtes Verhalten von Mit-

* Gegenwärtig erlebt die Online-Welt eine kulturelle Evolution. Sie ringt mit der Frage, wie sie mit dem unerträglichen Verhalten einiger Teilnehmer an Online-Aktivitäten umgehen soll, die sich hinter ihrer Anonymität verstecken. Psychologen, die mit riesigen Datenbanken ausgerüstet sind, führen sogar Experimente durch, um festzustellen, wie man solche Verhaltensweisen durch Top-down-Ansätze (zum Beispiel durch staatliche Verbote) und durch Peer-Interventionen (die Eingriffe von anderen Usern) eindämmen kann.

** Es gibt bemerkenswerte Ähnlichkeiten zwischen solchen moralisierenden Religionen.

bürgern als unangemessen angesehen (zum Beispiel im Fahrstuhl singen, im Vorstellungsgespräch fluchen)?[46] Höhere Bevölkerungsdichte sagte rigidere Kulturen vorher – höhere Dichte sowohl in der Gegenwart wie auch bemerkenswerterweise in der Vergangenheit, im Jahr 1500.

Die Frage, wie sich die Bevölkerungsdichte auf das Verhalten auswirkt, brachte ein wohlbekanntes Phänomen ins Spiel – bekannt, aber meist nicht verstanden.

In den 1950er Jahren fragte sich John Calhoun vom National Institute of Mental Health, was mit dem Verhalten von Ratten bei höheren Populationsdichten geschieht – ein Forschungsansatz, der durch Amerikas unaufhaltsam wachsende Städte angeregt wurde.[47] In seinen Artikeln für Wissenschaftler und Laien gab Calhoun eine unmissverständliche Antwort: Extrem enges Zusammenleben bringt »deviantes« Verhalten und »Sozialpathologie« heraus. Die Ratten wurden gewalttätig; die adulten Tiere töteten und fraßen sich gegenseitig; Weibchen wurden gegenüber ihren Jungen aggressiv; bei Männchen zeigte sich eine wahllose Hypersexualität (so versuchten sie sich mit Weibchen zu paaren, die nicht in der Brunst waren).

Die Schriften zu diesem Thema, angefangen mit Calhouns Artikeln, benutzen eine sehr bilderreiche Sprache. Die blutleere Beschreibung »sehr enges Zusammenleben« wurde durch »crowding« (Überfülle) ersetzt. Von aggressiven Männchen hieß es, sie seien zu »Berserkern« geworden, aggressive Weibchen wurden als »Amazonen« betitelt. Ratten, die in diesen »Rattenslums« lebten, wurden zu »sozialen Drop-outs«, »Autisten« oder »jugendlichen Straftätern«. A. S. Parkes, ein Experte für Rattenverhalten, bezeichnete Calhouns Ratten als »unmütterliche Mütter, Homosexuelle und Zombies« (genau das Trio, das man in den 1950er Jahren liebend gern zur Dinnerparty eingeladen hätte).[48]

Die Arbeit war außerordentlich einflussreich und wurde zum Lehrstoff für angehende Psychologen, Architekten und Stadtplaner; mehr als eine Million Nachdrucke wurden von Calhouns ursprünglichem Artikel im *Scientific American* geordert; Soziologen, Journalisten und Politiker stellten einen direkten Vergleich zwischen den Mietern in bestimmten sozialen Wohnungsbauprojekten und Calhouns Ratten an. Die Kernbotschaft schlug hohe Wellen in den Vereinigten Staaten, die kurz vor den chaotischen Sixties standen: Innenstädte sind Brutstätten der Gewalt, seelischer Erkrankungen und sozialer Devianz.

Dabei waren Calhouns Ratten weit komplizierter (ein Gesichtspunkt, der in seinen populärwissenschaftlichen Schriften zu kurz kam). Hohe Populationsdichte macht Ratten nicht aggressiver. Nur aggressive Ratten werden dann aggressiver. (Das deckt sich mit dem Befund, dass weder Testosteron noch Alkohol noch mediale Gewalt die Gewaltbereitschaft durchweg erhöht. Sie machen vielmehr gewaltbereite Individuen empfänglicher für gewaltauslösende soziale Reize.) Nichtaggressive Individuen dagegen werden von großer Populationsdichte eingeschüchtert. Mit anderen Worten, sie verstärkt bereits vorhandene soziale Tendenzen.

Calhouns irrtümliche Schlussfolgerungen über Ratten gelten noch nicht einmal für Menschen. In einigen Großstädten – beispielsweise in Chicago um 1970 – sagte eine höhere Bevölkerungsdichte in einem Stadtviertel tatsächlich mehr Gewalt vorher. Doch einige der am dichtesten besiedelten Städte der Welt – Hongkong, Singapur und Tokio – weisen minimale Gewaltraten auf. Sehr dichtes Zusammenleben ist weder bei Ratten noch bei Menschen gleichbedeutend mit Aggression.

Bisher haben wir betrachtet, wie es sich auswirkt, wenn man mit vielen Menschen in enger Nachbarschaft zusammenlebt. Welche Folgen hat es, wenn man mit Menschen verschiedener *Art* zusammenlebt? Vielfalt. Heterogenität. Beimischung. Mosaizismus.

Da fallen mir zwei gegensätzliche Narrative ein:

Die Fernsehserie *Mister Rogers' neighborhood*: Wenn Menschen aus verschiedenen Kulturen, Ethnien oder Religionen zusammenleben, empfinden sie eher die Ähnlichkeiten als die Unterschiede, überwinden die Stereotype und nehmen sich als Individuen wahr. Der Handel blüht und fördert Fairness und Gerechtigkeit. Mischehen lösen die Gegensätze auf, und schon bald sehen Sie Ihr Enkelkind auf »deren« Seite der Stadt spielen. Stellen Sie sich einfach durcheinandergewürfelte Erbsen vor.

Sharks gegen die Jets *(West Side Story)*: Zwischen Menschen verschiedener Art, die in enger Nachbarschaft leben, kommt es zu Reibereien und Streitigkeiten. Die stolze kulturelle Identifikation der einen Seite empfindet die andere Seite als feindselige Herausforderung, öffentliche Räume werden zu Schauplätzen von Revierkämpfen, Schulhöfe zu Bühnen für Tragödien.

Überraschung: Beides kommt vor; im Schlusskapitel betrachten wir Umstände, unter denen Intergruppen-Kontakte eher zu dem einen oder dem anderen Ergebnis führen. Im Moment ist die Frage, wie wichtig die räumliche Beschaffenheit der Heterogenität ist, am interessantesten. Stellen Sie sich eine Region vor, in der lauter Menschen aus Elbonia und Kerplakistan leben, zwei feindselige Gruppen, deren jede eine Hälfte der Bevölkerung stellt. Beim einen Extrem ist das Land in der Mitte aufgeteilt, jede Gruppe bewohnt eine Seite, daher gibt es nur eine Grenze zwischen den beiden Bevölkerungsteilen. Beim anderen Extrem haben wir ein Mikroschachbrett einander abwechselnder Ethnien, wobei jedes Quadrat des Gitters genau eine Person enthält, so dass es eine ungeheure Zahl von Grenzen zwischen Elboniern und Kerplakis gibt.

Intuitiv müssten beide Szenarien Konflikten entgegenwirken. Unter der Bedingung maximaler Trennung verfügt jede Gruppe über die kritische Masse, die ihr lokale Souveränität ermöglicht, und die Gesamtlänge der Grenze und damit das Maß an Reibung zwischen den Gruppen sind auf ein Minimum beschränkt. Im Szenario der maximalen Mischung ist keine Fläche ethnischer Homogenität groß genug, um eine Selbstidentität zu fördern, die einen öffentlichen Raum dominieren kann – da beeindruckt es keinen, wenn jemand zwischen den Füßen eine Fahne hisst und seinen Quadratmeter zum Elbonianischen Reich oder zu einer Kerplakistanischen Republik erklärt.

In der Wirklichkeit jedoch befinden sich die Dinge immer zwischen den beiden Extremen und variiert die Durchschnittsgröße der einzelnen »ethnischen Fläche«. Beeinflusst die Flächengröße – und damit das Ausmaß der Grenzen – die Beziehungen zwischen den Volksgruppen?

Das wurde in einem faszinierenden Artikel des New England Complex Systems Institute untersucht – einer Forschungsstätte ganz in der Nähe des MIT, die ihren Namen zu Recht trägt.[49] Zunächst konstruierten die Autoren eine Elbonier-Kerplaki-Mischung, wobei sie die Individuen nach dem Zufallsprinzip als Pixel auf einem Gitter verteilten. Die Pixel erhielten ein gewisses Maß an Beweglichkeit nebst einer Tendenz, sich mit anderen Pixeln der gleichen Art zusammenzufinden. Im Zuge dieser Selbstorganisation bildeten sich Umrisse und Formen heraus – Inseln und Halbinseln von Elboniern inmitten eines Meers von Kerplakis oder umgekehrt, eine Konstellation, bei der man intuitiv von einem hohen Potenzial für Intergruppen-Gewalt ausgeht. Im weiteren Verlauf der Selbstorganisation geht die Zahl solcher isolierter Inseln und Halbinseln wieder zurück. Das Zwischenstadium, das die Zahl der Inseln und Halbinseln maximiert, maximiert auch die Zahl der Menschen, die in einer Enklave inmitten der jeweils anderen Gruppe leben.*

Dann untersuchten die Autoren eine balkanisierte Region – nämlich auf dem Balkan: in Ex-Jugoslawien 1990. Das war, kurz bevor Serbien, Bosnien, Kroatien und Albanien den schlimmsten bewaffneten europäischen Konflikt seit Ende des Zweiten Weltkriegs begannen – den Krieg, der unserem Gedächtnis Orte wie Srebrenica und Menschen wie Slobodan Milošević einbrannte. Mit einer ähnlichen Analyse und ethnischen Inseln, deren Durchmesser zwischen zwanzig und sechzig Kilometer variierten, bestimmten sie die Orte, an denen die Gefahr gewalttätiger Auseinandersetzungen theoretisch am größten war; bemerkenswerterweise ließen sich anhand dieser Ergebnisse die Schauplätze größerer Kämpfe und Massaker des Balkankrieges vorhersagen.

Die Autoren schreiben, Gewalt könne »eher aus der Konfiguration der Grenzen zwischen den Gruppen als infolge inhärenter Konflikte zwischen Gruppen selbst entstehen«. Dann zeigten sie, dass auch die *Klarheit* der Grenzen eine Rolle spielt. Eindeutige natürliche Hindernisse – Gebirgszüge oder Flüsse zwischen den Gruppen – sorgen für gute Nachbarschaft. »Der Frieden hängt nicht von integrierter Koexistenz ab, sondern von wohl definierten topografischen und politischen Grenzen, die die Gruppen trennen und innerhalb eines einzelnen Landes partielle Autonomie ermöglichen«, lautet der Schluss der Autoren.

* Die Autoren verwendeten mathematische Verfahren aus der Chemie, mit denen man die Mischung verschiedener Lösungsarten bestimmt, und mathematische Techniken aus der Physik, die dazu dienen, die Beiträge einander überlagernder Wellen zu errechnen. Ich habe nicht die geringste Ahnung von alldem, aber volles Vertrauen in die Peer-Review von *Science*, der anspruchsvollsten Wissenschaftszeitschrift des Landes.

Also erklären nicht nur Größe, Dichte und Heterogenität von Bevölkerungen die Gewalt zwischen verschiedenen Gruppen, sondern auch die Muster und die Klarheit der Gebietsaufteilung. Auf diese Fragen werden wir im letzten Kapitel noch einmal zurückkommen.

DIE RÜCKSTÄNDE KULTURELLER KRISEN

In Krisenzeiten – Londoner »Blitz«, New York nach dem 11. September, San Francisco nach dem Loma-Prieta-Erdbeben 1989 – rücken die Menschen zusammen.* Das ist schön. Doch eine chronische, allgegenwärtige, zermürbende Bedrohung wirkt sich nicht unbedingt genauso auf Menschen oder Kulturen aus.

Die Urbedrohung der Menschheit – der Hunger – hat historische Spuren hinterlassen. Kommen wir noch einmal auf die Studie über Unterschiede im Hinblick auf die Rigidität von Ländern zurück (wobei das Kennzeichen von »rigiden« Ländern Autokratie, Unterdrückung von Dissens und die Omnipräsenz und Durchsetzung von Verhaltensnormen war).[50] Was für Länder sind rigider?** Neben den oben erwähnten Korrelaten der hohen Bevölkerungsdichte gibt es dort auch mehr historischen Nahrungsmangel, geringere Nahrungsmengen und weniger Eiweiß und

* Ich war während des Erdbebens in San Francisco. Damals hat man viel Aufhebens davon gemacht, dass die noblen Hotels in der Stadtmitte den Menschen, die ein Dach über dem Kopf brauchten, Unterkunft gewährten. Allerdings ist darauf hinzuweisen, dass nur Menschen in den Genuss dieser Großzügigkeit gelangten, die durch das Erdbeben obdachlos geworden waren, nicht die Menschen, die schon vorher obdachlos waren. Für sie bedeutete das Erdbeben nur einen weiteren Tag, an dem sie zusehen mussten, wo sie blieben. Angeblich verlangten die Hotels eine Kreditkarte von den Menschen, nicht weil ihnen die Zimmer in Rechnung gestellt wurden, sondern als Beweis dafür, dass sie zu der Sorte Mensch gehörten, deren Obdachlosigkeit zählte. Vermutlich ist die Geschichte erfunden. Es ist kaum vorstellbar, dass die Rezeptionisten Plastikkarten brauchten, um zwischen den beiden Gruppen zu unterscheiden.

** Welches waren die »rigidesten« Länder? Pakistan, Malaysia, Indien, Singapur und Südkorea. Die am wenigsten rigiden? Ukraine, Estland, Ungarn, Israel und die Niederlande.

Fett in der Ernährung. Mit anderen Worten, es sind Kulturen, die chronisch von einem leeren Magen bedroht sind.

Kulturelle Rigidität wird auch durch Umweltzerstörung vorhergesagt – weniger landwirtschaftliche Flächen oder sauberes Wasser, mehr Verschmutzung. In ähnlicher Weise tragen die Vernichtung von Lebensräumen und der Rückgang der Tierpopulationen dazu bei, dass sich die Konflikte in Kulturen verschärfen, die auf Wildfleisch angewiesen sind. Ein zentrales Thema in dem brillanten Buch *Kollaps: Warum Gesellschaften überleben oder untergehen* von Jared Diamond ist die Tatsache, dass Umweltzerstörung den gewaltsamen Untergang vieler Kulturen erklärt.

Dann gibt es noch die Krankheiten. In Kapitel 15 werden wir auf die »Verhaltensimmunität« zu sprechen kommen, auf die Fähigkeit zahlreicher Arten, Hinweise auf Krankheiten bei anderen Individuen zu erkennen; wie wir sehen werden, lösen versteckte Hinweise auf Infektionskrankheiten Fremdenfeindlichkeit aus. Entsprechend ist die historische Häufigkeit von Infektionskrankheiten ein Vorhersagefaktor für die Offenheit einer Kultur gegenüber Außenseitern. Weitere Vorhersagefaktoren für kulturelle Rigidität sind hohe historische Häufigkeit von Pandemien, hohe Säuglings- und Kindersterblichkeit und eine höhere kumulative Durchschnittszahl von Jahren, die durch übertragbare Krankheiten verloren gingen.

Offenbar beeinflusst auch das Wetter die Häufigkeit von organisierter Gewalt. Wenn wir die Jahrhunderte der europäischen Kriege betrachten, sehen wir, dass im tiefsten Winter und in der Anbausaison häufig Pausen eingelegt wurden.[51] Noch größer ist die Fähigkeit von Wetter und Klima, Kulturen zu prägen. Der kenianische Historiker Ali Mazrui meint, ein Grund für den historischen Erfolg Europas im Vergleich zu Afrika sei das Wetter gewesen – die westliche Art der Vorausplanung beruhe auf der jährlichen Wiederkehr des Winters.* Wetterveränderungen im großen Stil haben bekanntlich erhebliche Folgen. Die Rigiditätsstudie kam zu dem Ergebnis, dass kulturelle Rigidität auch durch eine Geschichte

* Dagegen lässt sich jedoch einwenden, dass die Menschen in den Tropen ebenfalls jährliche Wetterschwankungen vorhersehen müssen. Kein Schwede hat jemals für die Regenzeit vorausplanen müssen.

von Überflutungen, Dürreperioden und Wirbelstürmen vorhergesagt wird. Ein weiterer wichtiger Aspekt ist die Südliche Oszillation, El Niño genannt, die mehrjährige Fluktuation der durchschnittlichen Wassertemperaturen im äquatorialen Pazifik. El Niño, der etwa alle zwölf Jahre kommt, bringt wärmeres, trockeneres Wetter (im Gegensatz zu den La-Niña-Jahren) und geht in vielen Entwicklungsländern mit Trockenperioden und Hungersnöten einher. Während der letzten fünfzig Jahre hat El Niño die Wahrscheinlichkeit innerstaatlicher Konflikte ungefähr verdoppelt, wobei er meist schon lange schwelende Streitigkeiten zu Flächenbränden entfachte.

Die Beziehung zwischen Dürre und Gewalt ist knifflig. Bei den im vorstehenden Absatz erwähnten innerstaatlichen Konflikten starben viele Menschen in Kämpfen zwischen Regierungs- und Nichtregierungstruppen (es handelte sich um Bürgerkriege oder Aufstände). Man kämpfte also nicht um Wasserlöcher oder Weidegründe, sondern um die modernen Vorzüge der Macht. Doch in traditionellen Umfeldern kann eine Trockenheit bedeuten, dass man mehr Zeit braucht, um Nahrung zu suchen oder um Wasser für die Feldfrüchte zu schleppen. Überfälle, um die Frauen der anderen Gruppe zu stehlen, verlieren an Bedeutung, und warum soll man anderen Stämmen die Rinder stehlen, wenn man noch nicht einmal die eigenen füttern kann? Der Konflikt schläft ein.

Etwas Ähnliches lässt sich bei Pavianen beobachten. Normalerweise müssen Paviane in reichen Ökosystemen wie der Serengeti nur wenige Stunden pro Tag auf Futtersuche gehen. Das ist einer der Gründe, warum Primatologen die Tiere so ins Herz geschlossen haben; denn dieser Umstand lässt ihnen rund neun Stunden am Tag für ihre sozialen Machenschaften – anbandeln, raufen und Zwietracht säen. 1984 gab es eine verheerende Trockenheit in Ostafrika. Zwar fanden die Paviane noch genügend Nahrung, aber die Tiere mussten jede wache Minute nutzen, um genügend Kalorien zu bekommen; die Aggressionen ließen nach.[52]

Ökologische Zwänge können also Aggression verstärken oder verringern. Das wirft die wichtige Frage auf, wie sich die globale Erwärmung auf unsere besten und schlimmsten Verhaltensweisen auswirken wird. Es wird zweifellos einige Vorteile geben. Manche Regionen werden längere

Wachstumsperioden haben, so dass das Nahrungsangebot wächst und die Spannungen zurückgehen. Einige Menschen entgehen den Konflikten, weil sie damit beschäftigt sind, ihre Häuser vor dem steigenden Meer zu schützen oder Ananas in der Arktis anzubauen. Doch ungeachtet des Gezänks über die Einzelheiten der Vorhersagemodelle herrscht Einigkeit darüber, dass die globale Erwärmung die globalen Konflikte verschärfen wird. Zunächst einmal erhöhen steigende Temperaturen die Reizbarkeit der Menschen – während des Sommers nimmt in Großstädten bei jedem Temperaturanstieg um 3 Grad die interpersonale Gewalt um 4 Prozent und die Gruppengewalt um 14 Prozent zu. Doch die schlechte Nachricht der globalen Erwärmung ist globaler – Wüstenbildung, Verlust von Ackerland durch Anstieg des Meeresspiegels, mehr Dürreperioden. Eine einflussreiche Metaanalyse prognostizierte für das Jahr 2050 in manchen Regionen 16 Prozent und 50 Prozent Zuwachs bei interpersonaler Gewalt beziehungsweise Gruppengewalt.[53]

UND WARUM NICHT: RELIGION

Zeit für einen raschen Abstecher ins Reich der Religion, bevor wir uns im Schlusskapitel näher mit ihr beschäftigen.

Es gibt unendlich viele Theorien, die erklären, warum Menschen ständig Religionen erfinden. Das liegt nicht nur daran, dass Menschen sich zum Übernatürlichen hingezogen fühlen; in einem Forschungsüberblick heißt es: »Micky Maus hat übernatürliche Kräfte, aber niemand betet sie an und würde für sie kämpfen – oder töten. Unser soziales Gehirn kann vielleicht erklären, warum Kinder in aller Welt von sprechenden Teetassen fasziniert sind, aber Religion ist viel mehr als das.« Warum entsteht Religion? Weil sie Eigengruppen kooperativer und stabiler macht (im nächsten Kapitel werden wir mehr davon hören). Weil Menschen, wenn sie sich dem Unbekannten gegenübersehen, eine Personifizierung, eine

Handlungsinstanz und Kausalität brauchen. Vielleicht ist das Erfinden von Gottheiten ja auch ein emergentes Nebenprodukt der Architektur unserer sozialen Gehirne.[54]

Weit erstaunlicher als diese Spekulationen ist die Vielfalt der Religionen, die wir erfunden haben. Sie unterscheiden sich in Bezug auf Zahl und Geschlecht der Götter; in der Frage, ob es ein Jenseits gibt, wie es aussieht und was erforderlich ist, um hineinzukommen; ob die Götter über die Menschen urteilen oder in ihre Geschicke eingreifen; ob wir sündig oder rein geboren werden und ob die Sexualität diese Zustände verändern kann; ob der Mythos eines Religionsstifters von Anfang an der eines Heiligen ist (so sehr, dass zum Beispiel Männer den Stifter im Säuglingsalter aufsuchen) oder der eines Genussmenschen, der sich läutert (etwa Siddhārthas Wandlung vom Höfling zum Buddha); ob es das Ziel der Religion ist, neue Anhänger zu gewinnen (etwa mit aufregenden Neuigkeiten – dass mich ein Engel in Manchester, New York, aufgesucht und mir goldene Teller geschenkt hat) oder vorhandene Mitglieder fester an den Glauben zu binden (wir haben einen Bund mit Gott geschlossen, also bleib bei uns). Und so weiter und so weiter.

Es gibt einige charakteristische Muster in dieser Variation. Wie oben erwähnt, haben Wüstenkulturen eine Tendenz zu monotheistischen Religionen. Nomadische Pastoralisten neigen dazu, Krieg und Tapferkeit im Kampf als Voraussetzungen für den Eintritt in ein gutes Leben nach dem Tod zu betrachten. Ackerbauern erfinden Götter, die das Wetter verändern. Wenn Gesellschaften so groß werden, dass sie anonyme Handlungen ermöglichen, beginnen sie, wie oben erwähnt, moralisierende Götter zu erfinden. Götter und religiöse Orthodoxie haben mehr Einfluss in Kulturen mit häufigen Bedrohungen (Kriegen, Naturkatastrophen), mit Ungleichheit und hoher Kindersterblichkeit.

Bevor wir dieses Thema auf das letzte Kapitel vertagen, noch drei offenkundige Punkte: (a) Religion spiegelt die Werte der Kultur wider, von der sie erfunden oder übernommen wurde, und vermittelt diese Werte höchst effektiv; (b) Religion bringt unsere besten und schlimmsten Verhaltensweisen zum Vorschein; (c) sie ist kompliziert.

Wir haben jetzt verschiedene kulturelle Faktoren betrachtet – Kollektivismus und Individualismus, egalitäre und hierarchische Ressourcenverteilung und so fort. Zwar könnte man noch andere Aspekte berücksichtigen, aber es wird Zeit, zum letzten Thema des Kapitels zu kommen – einem Thema, das eine Debatte auslöste, die sich zu einem wahren Shitstorm auswuchs und die so alt ist wie die verwitterten Gesteinsschichten in der Olduvai-Schlucht und so frisch wie der Po eines Neugeborenen, einem Thema, bei dem sich Friedensforscher an die Kehle gehen.

HOBBES ODER ROUSSEAU

Genau, diese Burschen.

Ein paar Schätzungen: Die anatomisch modernen Menschen traten vor ungefähr 200 000 Jahren in Erscheinung, die ihrem Verhalten nach modernen Menschen vor rund 40 000 bis 50 000 Jahren; die Domestizierung von Tieren ist 10 000 bis 20 000 Jahre alt, die Landwirtschaft rund 12 000 Jahre. Nach der Pflanzendomestizierung dauerte es noch einmal etwa 5000 Jahre, bis die Hochkulturen in Ägypten, dem Nahen Osten, China und der Neuen Welt gegründet wurden. Wann in diesem Bogen der Geschichte wurde der Krieg erfunden? Stärkt oder schwächt die materielle Kultur die Neigung, Kriege zu führen? Geben erfolgreiche Krieger mehr Kopien ihrer Gene weiter? Hat uns die Zentralisierung der Autorität durch die Zivilisation tatsächlich zivilisiert, indem sie uns mit einer Schicht gesellschaftsvertraglicher Selbstbeschränkung versah? Sind die Menschen im Laufe der Geschichte in ihrem Verhalten untereinander anständiger oder weniger anständig geworden? Ja, es geht um diesen Gegensatz: auf der einen Seite das Leben im Naturzustand – garstig, roh und kurz –, auf der anderen der edle Wilde.

Im Gegensatz zu den Jahrhunderten, in denen sich Philosophen wahre Schlammschlachten lieferten, geht es heute in den Auseinandersetzungen über Hobbes und Rousseau um konkrete Daten. Einige sind archäologischer Natur; Forscher haben anhand archäologischer Funde versucht, die Häufigkeit und das Alter der Kriegführung zu bestimmen.

Wie nicht anders zu erwarten, verbringen die Teilnehmer einschlägiger Konferenzen die Hälfte der Zeit mit Definitionsgerede. Ist »Krieg« nur organisierte und fortgesetzte Gewalt zwischen Gruppen? Setzt er Waffen voraus? Eine stehende Armee (wenn auch nur saisonal)? Eine Armee mit Hierarchie und Befehlskette? Werden die Kämpfe durch Verwandtschaftsbeziehungen bestimmt, handelt es sich dann um Blutrache oder Stammeskriege?

ZERSPLITTERTE KNOCHEN

Die meisten Archäologen gingen von einer verkürzten operativen Definition aus, nach der zahlreiche Menschen gleichzeitig einen gewaltsamen Tod erleiden. 1996 fasste der Archäologe Lawrence Keeley von der University of Illinois die vorliegende Literatur in einem sehr einflussreichen Buch zusammen: *War Before Civilization. The Myth of the Peaceful Savage*, in dem er vermeintlich nachwies, dass die archäologische Evidenz für Krieg umfangreich und alt ist.[55]

2011 gelangte Steven Pinker von der Harvard University zu einer ähnlichen Schlussfolgerung in seinem Buch *Gewalt. Eine neue Geschichte der Menschheit*.[56] Zum Teufel mit den Klischee-Zensoren, man kann dieses Buch nicht erwähnen, ohne es »monumental« zu nennen. In seinem monumentalen Werk vertritt Pinker die Auffassung, dass (a) die Gewalt und die schlimmsten Schrecken der Unmenschlichkeit in den letzten 500 Jahren dank der regulierenden Kräfte der Zivilisation zurückgegangen sind; und (b) die Kriege und die Barbarei, die diesem Wandel vorausgingen, so alt wie die Menschheit sind.

Keeley und Pinker dokumentieren die allgegenwärtige Brutalität in prähistorischen Stammesgesellschaften – Massengräber voller Skelette, die eine Vielzahl von Brüchen aufweisen, eingeschlagene Schädel, »Abwehrbrüche« (die entstehen, wenn jemand den Arm hebt, um einen

Ötzi in seinem gegenwärtigen Zustand (unten links) und in einer künstlerischen Rekonstruktion (rechts). Anmerkung: Sein Mörder, immer noch auf freiem Fuß, hat wahrscheinlich ganz ähnlich ausgesehen.

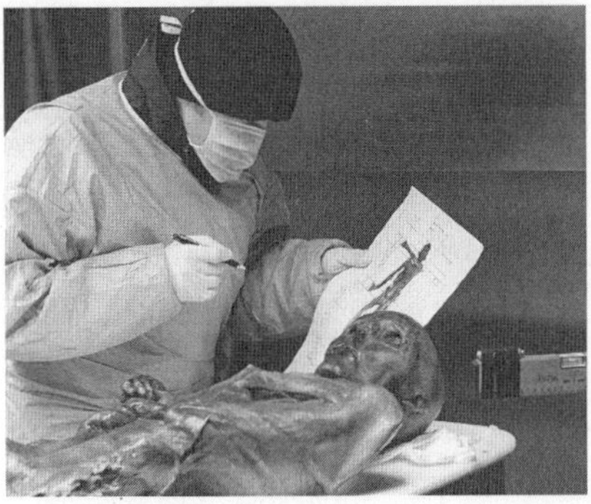

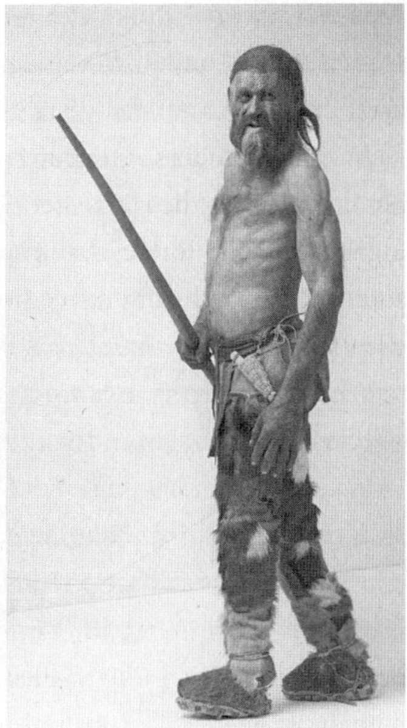

Schlag abzuwehren), Steingeschosse, die sich in Knochen gebohrt haben. Einige Ausgrabungsstätten lassen auf eine Schlacht schließen - wenn es sich vor allem um Skelette junger Männer handelt. Andere deuten auf wahllose Massaker hin - verstümmelte Skelette beider Geschlechter und aller Altersgruppen. An einigen Orten ist zu erkennen, dass die Besiegten Kannibalen zum Opfer fielen.

In ihren voneinander unabhängigen Forschungsüberblicken präsentieren Keeley und Pinker Evidenz für vorstaatliche Stammesgewalt, die von Fundorten in der Ukraine, in Frankreich, Schweden, Niger und Indien sowie von zahlreichen präkolumbianischen Ausgrabungsstätten in Amerika stammt.[57] Zu diesen Orten gehört auch der Schauplatz des ältesten dieser Massaker, der 12000 bis 14000 Jahre alte Jebel-Sahaba-Fundplatz am Nil im Nordsudan, ein Friedhof für 59 Männer, Frauen und Kinder, von denen fast die Hälfte Steingeschosse in ihren Knochen stecken haben. Auch der Schauplatz des größten Massakers zählt dazu, der 700 Jahre alte Crow Creek in South Dakota, ein Massengrab mit mehr als 400 Skeletten, von denen 60 Prozent Anzeichen eines gewaltsamen Todes aufweisen. Rund 15 Prozent der an den 21 Fundplätzen entdeckten Skelette wiesen Anhaltspunkte für einen »Tod im Krieg« auf. Natürlich kann man auch im Krieg so getötet werden, dass die Knochen keine Spuren von Brüchen oder Geschossen zeigen, was vermuten lässt, dass der Prozentsatz der durch Kriege bewirkten Todesfälle noch höher war.

Keeley und Pinker dokumentieren außerdem, dass prähistorische Siedlungen sich häufig mit Palisaden und Befestigungen schützten. Und dann gibt es natürlich noch das Musterbeispiel für prähistorische Gewalt, nämlich Ötzi, den 5300 Jahre alten Tiroler »Mann aus dem Eis«, den man 1991 in einem schmelzenden Gletscher an der italienisch-österreichischen Grenze gefunden hat. In seiner Schulter steckte eine Pfeilspitze.

Keeley und Pinker dokumentieren also das Massensterben in Kriegen, die Kultur und Zivilisation lange vorausgingen. Fast ebenso wichtig ist, dass beide (beginnend mit Keeleys Untertitel) den Archäologen ein verborgenes Bestreben unterstellen, diese Evidenz nicht zur Kenntnis nehmen zu wollen. Warum hat es die, um Keeleys Ausdruck zu verwenden, »Pazifizierung der Vergangenheit« gegeben?

In Kapitel 7 haben wir gesehen, dass der Zweite Weltkrieg eine Generation von Sozialwissenschaftlern hervorbrachte, die versuchten, die Wurzeln des Faschismus zu verstehen. Nach Keeleys Ansicht schreckte die Archäologengeneration, die nach dem Zweiten Weltkrieg aufwuchs, vor dem Trauma des Krieges zurück, indem sie die Beweise ignorierte, die verrieten, dass die Menschen sich sehr lange auf diesen Weltkrieg vorbereitet hatten. Pinker, der aus der Perspektive einer jüngeren Generation schreibt, hält diese Schönfärberei der prähistorischen Gewalt für eine besondere Marotte der in Ehren ergrauten Archäologen, die wehmütig an ihre Highschool-Zeit zurückdenken, als sie Gras rauchten und John Lennons »Imagine« lauschten.

Keeley und Pinker erhielten kräftigen Gegenwind von vielen namhaften Archäologen, die ihnen eine »Verkriegerung der Vergangenheit« vorwarfen. Besonders lautstark meldete sich R. Brian Ferguson von der Rutgers University zu Wort, dessen Veröffentlichungen Titel trugen wie »Pinker's List: Exaggerating Prehistoric War Mortality«. Keeley und Pinker werden aus verschiedenen Gründen kritisiert:[58]

1. Einige der Fundplätze, die angeblich Belege für Kriege enthielten, weisen tatsächlich nur einen Fall eines gewaltsamen Todes auf, was eher auf Mord als auf Krieg schließen lässt.
2. Zu den Kriterien, die sie veranlassten, auf gewaltsame Todesfälle zu schließen, gehörten Skelette, die man in unmittelbarer Nähe zu Pfeilspitzen gefunden hatte. Doch viele dieser Artefakte dienten in Wirklichkeit anderen Zwecken oder waren einfach Steinsplitter. Beispielsweise hielt Fred Wendorf, der die Ausgrabungen in Jebel Sahaba leitete, die meisten der vermeintlichen Projektile, die bei den Skeletten lagen, für Schutt.[59]
3. Viele der gebrochenen Knochen waren in Wirklichkeit verheilt. Statt aus Kriegen stammten die Brüche möglicherweise aus den rituellen Keulenkämpfen, die man in vielen Stammesgesellschaften sehen kann.
4. Dass ein menschlicher Knochen von einem Menschen und nicht von einem anderen Fleischfresser angenagt wurde, lässt sich schwer nachweisen. Eine enorm aufwendige Forschungsarbeit zeigte, dass in einem Pueblo-Dorf um das Jahr 1100 Kannibalismus praktiziert wurde – der menschliche Kot dort enthielt die menschliche Version des muskelspezifischen Proteins Myoglobin.[60] Daraus folgt, dass die Pueblo-Bewohner Menschenfleisch gegessen haben. Doch selbst wenn der Kannibalismus einwandfrei nachgewiesen wird, lässt sich nicht entscheiden, ob es sich um Exo- oder Endokannibalismus handelte (das heißt, ob besiegte Feinde gegessen wurden oder verstorbene Angehörige, was in einigen Stammeskulturen der Fall ist).
5. Vor allem aber wird Keeley und Pinker vorgeworfen, sie würden sich die Rosinen aus den vorliegenden Daten herauspicken und nur Fundplätze mit mutmaßlichen Kriegstoten erörtern, statt die ganze Literatur zu berücksichtigen.* Wenn man die vielen Tausend prähistorischen

* Pinkers Antwort auf den Vorwurf der Rosinenpickerei lautet folgendermaßen: »In *Gewalt. Eine neue Geschichte der Menschheit* habe ich alle mir zugänglichen veröffentlichten Schätzzahlen zu Pro-Kopf-Raten gewaltsamer Todesfälle in der archäologischen und anthropologischen Literatur zusammengetragen.« S. Pinker, »Violence: Clarified«, *Science* 338 (2012): 327. Wenn ich richtig verstehe, was er sagen will, macht er es sich ein bisschen einfach. Scherzhaft gesagt, würde das bedeuten, dass man in seine Gewaltanalyse keine Quäker einbezieht, weil noch niemand, der über sie forscht, etwas veröffentlicht hat wie: »Geschätzte Pro-Kopf-Ra-

Knochenreste aus Hunderten Ausgrabungsstätten weltweit einbezieht, liegen die Raten gewalttätiger Todesfälle weit unter 15 Prozent. Darüber hinaus gibt es Regionen und Perioden, in denen keinerlei Hinweise auf kriegsähnliche Gewalt vorliegen. Die Schadenfreude, mit der die Verallgemeinerungen von Keeley und Pinker widerlegt werden, ist unüberhörbar (so schreibt Ferguson in dem oben zitierten Werk: »Über einen Zeitraum von 10 000 Jahren kommt in der südlichen Levante *nicht ein einziger Fall vor, von dem sich mit Sicherheit sagen ließe: ›Da herrschte Krieg.‹* [seine Hervorhebung] Irre ich mich? Nennen Sie mir den Ort.«). Diese Kritiker kommen also zu dem Schluss, dass Kriege vor Beginn der Hochkulturen selten waren. Die Unterstützer von Keeley und Pinker erwidern, dass man blutige Ereignisse wie Crow Creek oder Jebel Sahaba nicht einfach ignorieren könne und dass das Nichtvorhandensein von Beweisen (für prähistorische Kriege an vielen dieser Fundstätten) kein Beweis für das Nichtvorhandensein der Sache selbst sei.

Daraus ergibt sich eine zweite Strategie für zeitgenössische Hobbes-gegen-Rousseau-Debatten, nämlich zeitgenössische Menschen in vorstaatlichen Stammesgesellschaften zu studieren. Wie häufig führen sie Krieg?

PRÄHISTORIKER IN FLEISCH UND BLUT

Wenn Forscher schon endlos darüber streiten können, wer oder was an einem 10 000 Jahre alten menschlichen Knochen geknabbert hat, kann man sich lebhaft vorstellen, was für Debatten sich an noch lebenden Menschen entzünden können.

Keeley und Pinker gelangen zusammen mit Samuel Bowles vom Santa Fe Institute zu dem Schluss, dass Kriege in zeitgenössischen nichtstaatlichen Gesellschaften fast universell sind. Das ist die Welt der Kopfjäger in

ten der Todesfälle in Quäkergemeinden infolge von mafiaartigen Hinrichtungen in Nachtclubs: null; infolge von raketenbestückten Drohnenangriffen: null; infolge von schmutzigen Bomben, die mit gestohlenem Plutonium hergestellt wurden: null …«

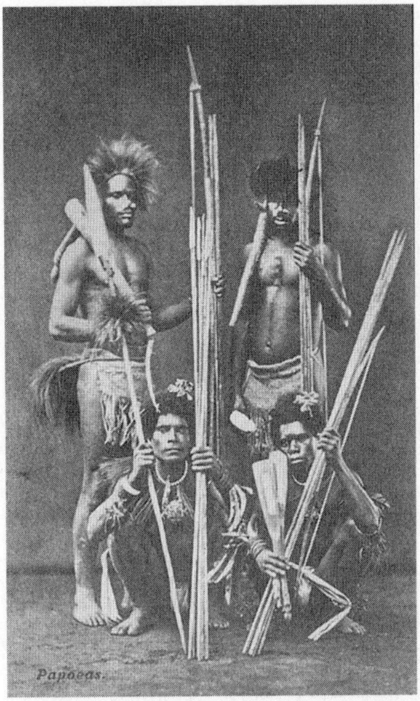

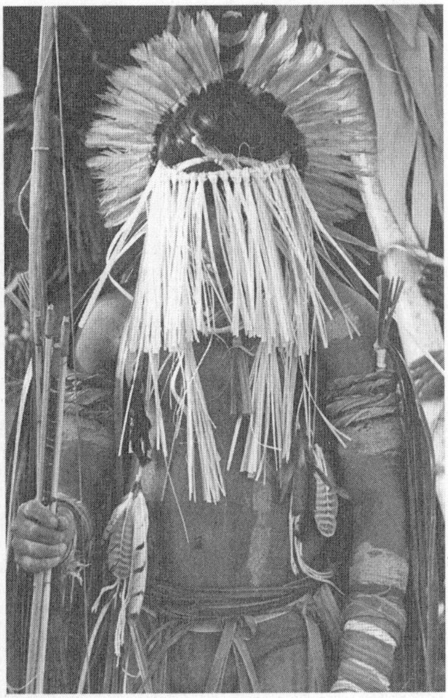
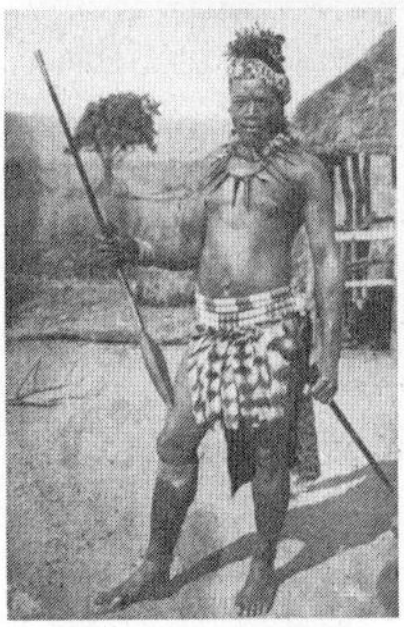
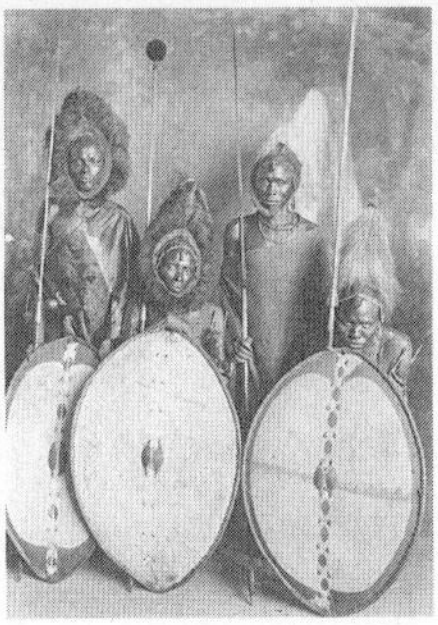

Im Uhrzeigersinn,
oben links beginnend: Neuguinea, Amazonasgebiet, Zulu, Massai.

Neuguinea und Borneo, der Massai- und Zulukrieger in Afrika, der Bewohner des Amazonasbeckens auf ihren Beutezügen im Regenwald. Wenn keine Befriedung von äußeren Kräften wie Regierungen erfolgt, sind nach Keeleys Schätzung 90 bis 95 Prozent der Stammesgesellschaften in kriegerische Konflikte verwickelt, viele ständig und ein hoher Prozentsatz weit häufiger als staatlich organisierte Gesellschaften. Keeley meint, die wenigen friedlichen Stammesgesellschaften würden gewöhnlich nur deshalb keine Kriege führen, weil sie besiegt worden seien oder unter der Herrschaft eines Nachbarstamms stünden. Er beschuldigt die zeitgenössischen Anthropologen, dass sie die Gewalt ständig untertrieben, weil sie von den letzten Überlebenden der Vergangenheit ein friedliches Bild vermitteln wollten.

Keeley versuchte außerdem, die Theorie zu entkräften, dass Stammesgewalt überwiegend rituell sei – die Auffassung, man gäbe sich damit zufrieden, den Oberschenkel eines Gegners mit einem Pfeil zu durchbohren oder ein oder zwei Köpfe mit einer Kriegskeule blutig zu schlagen. Nach Keeleys Ansicht ist die Gewalt in nichtstaatlichen Kulturen sehr wohl tödlich. Mit einem gewissen Stolz scheint er zu dokumentieren, wie verschiedene Kulturen Kriegswaffen verwendeten, die durchaus Schaden anrichten sollten. Oft klingt er fast gereizt und beleidigt, wenn er auf die beschwichtigenden Anthropologen zu sprechen kommt, die meinen, indigenen Gruppen fehle es an der nötigen Organisation, Selbstdisziplin und puritanischen Arbeitsethik, um richtige Blutbäder anrichten zu können. So berichtet er von der Überlegenheit von Stammeskriegern über westliche Armeen, etwa wenn er beschreibt, dass im Krieg zwischen Engländern und Zulus die Speere der Zulus genauer trafen als die britischen Gewehre der damaligen Zeit und dass die Briten nicht gewonnen hätten, weil sie die besseren Kämpfer waren, sondern weil sie die überlegene Logistik hatten, die ihnen ermöglichte, längere Kriege zu führen.

Wie Keeley gelangt Pinker zu dem Schluss, dass der Krieg in traditionellen Kulturen fast allgegenwärtig gewesen sei, und er berichtet, dass bei den Kriegen von Stämmen wie den Gebusi und Mae Enga in Neuguinea 10 bis 30 Prozent der Beteiligten umgekommen seien, bei den Waorani und Jivaro im Amazonasbecken sogar 35 bis 60 Prozent. Pinker legt eine Schätzung für die gewaltbedingten Todesraten vor. Danach liegt diese Rate in Europa gegenwärtig bei 1 Toten pro 100 000 Einwohnern im Jahr. Während der amerikanischen Kriminalitätswellen in den 1970er und 1980er Jahren waren es fast 10, in Detroit rund 45. Deutschland und Russland kamen während ihrer Kriege im 20. Jahrhundert im Durchschnitt auf 144 beziehungsweise 135. Im Gegensatz dazu belief sich in den 27 nichtstaatlichen Gesellschaften, die Pinker in seine Untersuchung einbezog, die durchschnittliche Zahl der Toten auf 524. Bei den Grand Valley Dani in Neuguinea, den Piegan Blackfoot der Great Plains in Amerika und den

Dinka im Sudan betrug die Zahl der jährlichen Toten auf dem Höhepunkt ihrer kriegerischen Aktivitäten fast 1000, was in etwa gleichbedeutend mit dem Tod eines Bekannten pro Jahr ist. Spitzenreiter sind die Kato, ein kalifornischer Stamm, der in den 1840er Jahren mit 1500 Toten pro 100 000 Personen im Jahr den Sieg davontrug.

Kein Überblick über die Gewalt in indigenen Kulturen ist vollständig ohne die Yanomamö, einen Stamm, der im Amazonasgebiet von Brasilien und Venezuela lebt. Laut Lehrmeinung greifen sich die Dörfer beinahe ständig gegenseitig an; unter Männern gehen fast 30 Prozent der Todesfälle auf das Konto von Gewaltakten; nahezu 70 Prozent der Erwachsenen haben einen nahen Verwandten durch Gewalteinwirkung verloren; 44 Prozent der Männer haben schon gemordet.[61] Ein lustiges Völkchen.

Ihren Bekanntheitsgrad verdanken die Yanomamö Napoleon Chagnon, einem der berühmtesten und umstrittensten Anthropologen, einem unbeugsamen, streitsüchtigen, kompromisslosen akademischen Querkopf, der diesen Stamm erstmals in den 1960er Jahren studierte. 1967 begründete er den Ruf der Yanomamö mit dem anthropologischen Klassiker *Yanomamo. The Fierce People.** Dank seiner Veröffentlichungen und seiner ethnografischen Filme über die Gewalt der Yanomamö ist deren grimmiger Kampfesmut – und der seine – in der Anthropologie zum Begriff geworden.**

* Dt.: *Die Yanomamö. Leben und Sterben der Indianer am Orinoco*, Berlin 1994.

** Als Chagnon während meines Grundstudiums in einem meiner anthropologischen Kurse eine Vorlesung als Gastprofessor hielt, hatten sich die Studenten zu seinen Ehren als Yanomamö verkleidet (zum Teufel, nein, ich nicht – ich bin zu verklemmt); offenbar gehörte es zum guten Ton bei Anthropologiestudenten, seine Gastvorlesungen auf diese Weise in eine Karnevalssitzung zu verwandeln; wahrscheinlich war ihm das auf die Dauer ziemlich lästig, weil er den Überraschten spielen und sich anschließend mit ihnen fotografieren lassen musste. Chagnon geriet 2000 ins Zentrum einer hitzigen Debatte, als der Journalist Patrick Tierney in seinem Buch *Darkness in El Dorado. How Scientists and Journalists Devastated the Amazon* den Vorwurf erhob, Chagnon und ein Mitarbeiter hätten unter den Yanomamö einen Völkermord durch eine Masernepidemie verursacht und sie auch sonst als Versuchspersonen ethisch missbraucht. Zunächst wurde Chagnon von der American Anthropological Association verurteilt, was allgemein dahingehend interpretiert wurde, dass er nicht nur schuldig gesprochen wurde, weil die Vorwürfe zutrafen, sondern auch weil er ein aggressives, alle Regeln der Zunft verschmähendes Enfant terrible war. Schließlich wurde Chagnon sowohl von der AAA wie von einer unabhängigen Untersuchungskommission vollkommen rehabilitiert, weil sich gezeigt hatte, dass Tierneys Vorwürfe teils schlampig recherchiert und

Ein zentrales Thema des nächsten Kapitels ist die Tatsache, dass Evolution im Kern bedeutet, Kopien der eigenen Gene an die nächste Generation weiterzugeben. 1988 veröffentlichte Chagnon den bemerkenswerten Bericht, in dem er schrieb, Yanomamö-Männer, die Killer seien, hätten mehr Frauen und Nachkommen als durchschnittliche Männer und würden daher auch mehr Kopien ihrer Gene weitergeben. Daraus folgte, dass Sie für Ihr genetisches Erbe Wunder vollbringen können, wenn Sie sich im Krieg besonders hervortun.

Fast alle diese nichtstaatlichen Stammeskulturen, die für unsere prähistorische Vergangenheit stehen, haben eine Geschichte tödlicher Kriege, einige praktisch ununterbrochen, und diejenigen, die sich im Morden besonders hervortun, sind evolutionär erfolgreicher. Ganz schön finster.

Zahlreiche Anthropologen melden freilich entschiedenen Widerspruch gegen jeden Aspekt dieses Bildes an:[62]

- Kommen wir noch einmal auf das Rosinenpicken zurück. In Pinkers Analyse der Gewalt unter Jägern und Sammlern, Gärtnern und Hirten sowie anderen Stammesgruppen stammen alle Beispiele aus dem Amazonasgebiet oder aus dem Hochland von Neuguinea. Globale Erhebungen ergeben weit geringere Raten der Kriegsführung und Gewalt.
- Pinker hat diese Kritik vorhergesehen und die Keeley-Karte ausgespielt – die angebliche Pazifizierung der Vergangenheit –, die ihm erlaubte, die niedrigeren Raten in Frage zu stellen. Insbesondere hat er diesen Vorwurf gegen die Anthropologen erhoben, die über die bemerkenswert gewaltlosen Semai in Malaysia berichtet haben (er nennt diese Gruppe etwas abschätzig »Anthropologen des Friedens«, was fast so klingt, als wollte er sagen: »Die glauben noch an den Weihnachtsmann«). Daraufhin schickte diese Gruppe einen geharnischten Brief an *Science*, in dem sie nicht nur schrieb, sie seien »Friedensanthro-

teils gefälscht waren. Chagnons jüngstes Buch, seine Memoiren, trägt den Titel *Noble Savages. My Life Among Two Dangerous Tribes – the Yanomamö and the Anthropologists* (»Edle Wilde. Mein Leben zwischen zwei gefährlichen Stämmen – den Yanomamö und den Anthropologen«).

pologen« und keine »Anthropologen des Friedens«,* außerdem seien sie objektive Wissenschaftler, die die Semai unvoreingenommen untersucht hätten, und keine Horde Hippies (sie fühlten sich sogar zu der Erklärung bemüßigt, dass die meisten von ihnen keine Pazifisten seien). Pinkers Antwort: »Es ist ermutigend zu hören, dass ›Anthropologen des Friedens‹ ihre Disziplin heute eher empirisch als ideologisch verstehen, eine begrüßenswerte Veränderung gegenüber den Tagen, als viele Anthropologen Manifeste unterzeichneten, auf denen sie ihre ›korrekte‹ Einstellung zur Gewalt dokumentierten, und als sie andersdenkende Kollegen zensierten, mundtot machten und mit verleumderischen Gerüchten diffamierten.« Uff, seinen akademischen Gegnern vorzuwerfen, sie unterzeichneten Manifeste, ist wie ein Tritt in den Unterleib.[63]

- Als andere Anthropologen die Yanomamö studierten, berichtete keiner von ihnen von so viel Gewalt wie Chagnon.[64] Darüber hinaus wurde sein Bericht über den erhöhten Reproduktionserfolg mörderischer Yanomamö von dem Anthropologen Douglas Fry an der University of Alabama in Birmingham zerpflückt, der zeigte, dass Chagnons Ergebnis ein Artefakt schlechter Datenanalyse ist: Chagnon verglich die Zahl der Nachkommen alter Männer, die Menschen in Schlachten getötet hatten, mit denen anderer Männer, die nicht getötet hatten, und fand bei Ersteren signifikant mehr Kinder. Allerdings: (a) Chagnon berücksichtigte die Altersunterschiede nicht – die, die getötet hatten, waren im Durchschnitt über ein Jahrzehnt älter als die Letzteren, woraus folgte, dass sie ein gutes Jahrzehnt mehr Zeit hatten, Nachkommen zu produzieren. (b) Noch wichtiger war die Tatsache, dass es die falsche Analyse war, um die gestellte Frage zu beantworten – es geht nicht um den Reproduktionserfolg älterer Männer, die in ihrer Jugend getötet haben. Es gilt, den Reproduktionserfolg *aller* zu berücksichtigen, die einmal getötet haben, einschließlich der vielen, die selbst als junge Krieger getötet wurden, was ihren Reproduktionserfolg erheb-

* Eine Unterscheidung, die ein wenig an Charlie den Thunfisch aus der Fernsehwerbung meiner Kindheit erinnert, dem von einem Konservenhersteller mitgeteilt wurde, er wolle Thunfisch, der gut schmecke, und keinen Thunfisch mit gutem Geschmack.

lich einschränkt. Andernfalls ist es so, als gelange man anhand einer Studie an Kriegsveteranen zu dem Schluss, dass Krieg nicht tödlich sei.

- Außerdem lassen sich Chagnons Ergebnisse nicht verallgemeinern – in mindestens drei weiteren Studien anderer Kulturen fand man keinen Zusammenhang zwischen Gewalt und Reproduktionserfolg. Beispielsweise untersuchten Luke Glowacki und Richard Wrangham von der Harvard University die Nyangatom in Südäthiopien, einen nomadischen Hirtenstamm. Wie andere Pastoralisten in ihrer Region unternehmen die Nyangatom regelmäßig Raubzüge, um ihren Nachbarn Vieh zu stehlen.[65] Die Autoren stellten fest, dass die häufige Teilnahme an großen, offenen Schlachten kein Vorhersagefaktor für einen erhöhten, lebenslangen Reproduktionserfolg war. Wohl aber wurde ein solcher Erfolg von der häufigen Teilnahme an »verstohlenen Raubzügen« vorhergesagt, bei denen eine kleine Gruppe dem Feind bei Nacht unbemerkt Rinder entwendet. In dieser Kultur war also die Tatsache, dass man sich als furchterregender Krieger in offenen Raubzügen bewährte, kein Vorhersagefaktor dafür, dass man viele seiner Gene weitergeben konnte; ganz anders, wenn man ein raffinierter, verschlagener Viehdieb auf leisen Sohlen war.
- Diese indigenen Gruppen sind *kein* Abbild unserer prähistorischen Vergangenheit. Zum einen verfügen viele über Waffen, die tödlicher sind als die prähistorischen Waffen (ein vernichtender Vorwurf, dem sich Chagnon ausgesetzt sah, besagt, dass er den Yanomamö häufig Äxte, Macheten und Flinten für ihre Mitarbeit in seinen Studien gegeben hat). Zum anderen leben diese Gruppen oft in beeinträchtigten Lebensräumen, ein Umstand, der zu verstärkter Ressourcenkonkurrenz führt, zumal sie von der Außenwelt zunehmend eingeengt werden. Nicht zuletzt kann der Kontakt mit der Außenwelt katastrophal sein. Pinker zitiert Forschungsarbeiten, in denen hohe Gewaltraten bei den Amazonasstämmen der Aché and Hiwi genannt werden. Als Fry allerdings die Originalberichte zurate zog, stellte er fest, dass *alle* Toten der Aché und Hiwi von Ranchern umgebracht worden waren, die versuchten, die indigenen Völker von ihrem Land zu vertreiben.[66] Das verrät uns nichts über unsere prähistorische Vergangenheit.

Beide Seiten dieser Auseinandersetzung meinen, dass viel auf dem Spiel steht. Gegen Ende seines Buchs äußert Keeley eine ziemlich seltsame Sorge: »Die Lehren von der befriedeten Vergangenheit führen zwingend zu dem Schluss, dass das einzige Mittel gegen ›die fürchterliche Geißel des Krieges‹ die Rückkehr zu tribalistischen Verhältnissen und die Zerstörung der gesamten Zivilisation ist.« Mit anderen Worten, wenn diese närrischen Archäologen nicht aufhören, die Vergangenheit zu befrieden, werden die Leute ihre Antibiotika und Mikrowellengeräte wegwerfen, sich mit rituellen Narbenverzierungen schmücken und auf Lendenschurze umsteigen – und wohin wird uns das bringen?

Die Kritiker auf der anderen Seite dieser Debatte haben tiefere Sorgen. Zum einen hat man das falsche Bild, das beispielsweise von den Amazonasstämmen gezeichnet wurde – Menschen von ununterbrochener Gewalttätigkeit –, dazu benutzt, um den Landraub, den man an ihnen beging, zu rechtfertigen. Stephen Corry von Survival International, einer Menschenrechtsorganisation, die sich für indigene Stammesvölker einsetzt, meint dazu: »Pinker propagiert das fiktive, kolonialistische Bild eines rückständigen ›blutrünstigen Wilden‹, das die Diskussion über hundert Jahre zurückwirft und immer noch dazu verwendet wird, solche Stämme zu vernichten.«[67]

Rufen wir uns inmitten dieser aufgeheizten Debatte in Erinnerung, was uns an diesen Punkt geführt hat. Ein Verhalten hat stattgefunden, das gut, schlecht oder beides ist. In welcher Weise haben kulturelle Faktoren, die bis in die Anfänge der Menschheit zurückreichen, zu diesem Verhalten beigetragen? Vieh in einer mondlosen Nacht zu stehlen, Ihren Maniokgarten sich selbst zu überlassen, um Ihre Nachbarn am Amazonas zu überfallen, Befestigungsanlagen zu errichten oder alle Männer, Frauen und Kinder in einem Dorf abzuschlachten – all das ist ohne Bedeutung für diese Frage. Alle diese Studienobjekte sind nämlich Hirten, Ackerbauern oder Gärtner – Lebensweisen, die erst in den letzten 10 000 bis 14 000 Jahren entstanden, nachdem der Mensch Pflanzen und Tiere domestiziert hatte. Im Kontext der Hunderttausende von Jahren umfassenden Hominidengeschichte ist es fast ebenso neumodisch, ein Kamelhirte oder Bauer zu sein, wie der Versuch, als Lobbyist für die Grundrechte von Robotern zu werben. Denn den größten Teil der Geschichte waren Menschen Jäger und Sammler, und das ist ein ganz anderes Paar Schuhe.

KRIEGE DER JÄGER UND SAMMLER DAMALS UND HEUTE

Rund 95 bis 99 Prozent der Hominidengeschichte wurden in kleinen, nomadischen Horden verbracht, die nach essbaren Pflanzen suchten und gemeinsam jagten. Was wissen wir über die Gewalt der Jäger und Sammler (der Einfachheit halber fortan JS genannt)?

Da die prähistorischen JS nur wenig materielle Besitztümer hatten, die dann auch noch Zehntausende von Jahren überstanden haben, stehen uns nicht sehr viele archäologische Befunde zur Verfügung. Erkenntnisse über ihr Denken und ihre Lebensweise verdanken wir Höhlenmalereien, die bis zu 40 000 Jahre alt sind. Zwar zeigen die Malereien überall auf der Welt Menschen, die jagen, jedoch kaum eine eindeutige Darstellung zwischenmenschlicher Gewalt.

Der paläontologische Befund ist sogar noch spärlicher. Bislang ist nur ein Schauplatz eines JS-Massakers entdeckt worden, er ist 10 000 Jahre alt und liegt im nördlichen Kenia; damit werden wir uns später befassen.

Wie gehen wir mit diesem Mangel an Informationen um? Ein Verfahren ist komparativ – wir schließen auf die Natur unserer fernen Vorfahren, indem wir sie mit existierenden nichtmenschlichen Primaten vergleichen. Frühe Versionen dieser Methode waren die Schriften von Konrad Lorenz und Robert Ardrey, der 1966 in seinem Bestseller *The Territorial Imperative* die Ansicht vertrat, die menschlichen Ursprünge seien aus gewalttätigem Territorialverhalten hervorgegangen.[68] Die einflussreichste moderne Spielart dieser Theorie stammt von Richard Wrangham, vor allem in einem Buch, das er 1997 zusammen mit Dale Peterson schrieb: *Demonic Males. Apes and the Origins of Human Violence.* Nach Wrangham liefern Schimpansen die deutlichsten Hinweise auf das Verhalten der frühsten Menschen. Und das Bild, das dabei entsteht, ist blutig. Dabei überspringt er die JS vollständig: »Wir kommen daher wieder auf die Yanomami zurück. Lassen sie den Schluss zu, dass zwischen Gewalt bei Schimpansen und Krieg unter Menschen ein Zusammenhang besteht? Eindeutig.« Wrangham fasst seinen Standpunkt wie folgt zusammen:

> *Die geheimnisvollen Jahrtausende vor der eigentlichen Menschheitsgeschichte, die unbeschriebenen Blätter vor der Zeit Jerichos, haben die kollektive Fantasie des Menschen angeregt und einige Autoren zur Erschaffung primitiver Paradiese, andere zur Gründung längst vergessener Matriarchate veranlasst. Träume sind gut und schön, aber der nüchterne, wache Verstand sagt uns, dass wir, wenn wir die Linie von unserem schimpansenartigen Urahn bis zum modernen, Mauern und Gefechtsplattformen errichtenden Menschen, also die ganze 5 Millionen Jahre lange Zeit bis zur Gegenwart, überblicken, unvermeidlich stets auf das Phänomen männlicher Aggression stoßen, was Lebensstil, Technik und Bewusstsein unserer Ahnen geprägt hat.*

Das ist Hobbes durch und durch nebst einer an Keeley erinnernden Verachtung für die Träumer, die die Vergangenheit befrieden wollen.

Diese Auffassung ist scharf kritisiert worden: (a) Wir sind weder Schimpansen noch ihre Nachkommen; sie haben sich etwa im gleichen Tempo entwickelt wie die Menschen, seit sich unsere Wege bei einem gemeinsamen Vorfahren getrennt haben. (b) Wrangham geht bei den Verbindungen, die er zwischen Arten herstellt, willkürlich und beliebig vor; beispielsweise vertritt er die Ansicht, dass das revolutionäre Gewalterbe des Menschen nicht nur in unserer engen Verwandtschaft mit Schimpansen wurzelt, sondern auch in unserer fast ebenso engen genetischen Beziehung zu Gorillas, die konkurrenzorientierten Infantizid praktizieren. Das Problem liegt darin, dass Gorillas sehr friedliche Tiere sind, ein Umstand, den Wrangham außer Acht lässt, wenn er die menschliche Gewalttätigkeit von Gorillas herleitet. (c) Besonders deutlich wird Wranghams Rosinenpickerei im Hinblick auf Artverwandtschaften, wenn er die Bonobos ignoriert, die ein viel geringeres Gewaltniveau haben als Schimpansen, sich durch soziale Dominanz ihrer Weibchen auszeichnen und kein feindseliges Territorialverhalten an den Tag legen. Vor allem aber haben die Menschen mit Bonobos ebenso viele Gene gemeinsam wie mit Schimpansen, ein Umstand, der nicht bekannt war, als *Demonic Males* erschien (bemerkenswerterweise haben sich Wranghams Ansichten seither gemildert).

Nach Ansicht vieler Fachleute sind die meisten Einsichten in das Verhalten unserer JS-Vorfahren von der Untersuchung zeitgenössischer JS zu erwarten.

Einst bestand die Welt der Menschen nur aus JS; heute sind von dieser Welt nur noch die wenigen Refugien übrig, in denen kleine Menschengruppen ein reines JS-Leben führen. Dazu gehören die Hadza in Nordtansania, die Mbuti-»Pygmäen« im Kongo, die Batwa in Ruanda, die Gunwinggu im australischen Outback, die Bewohner der Andamanen-Inseln in Indien, die Batak auf den Philippinen, die Semang in Malaysia und verschiedene Inuit-Kulturen in Nordkanada.

Einst nahm man an, dass bei JS die Frauen das Sammeln übernehmen, während die Männer den größten Teil der Kalorien durch die Jagd beisteuern. Tatsächlich aber wird der Löwenanteil der Kalorien durch Sammeln gewonnen, und die Männer verbringen viel Zeit damit, allen zu erzählen, wie großartig sie auf der letzten Jagd waren und wie viel großartiger sie auf der nächsten sein werden; bei einigen Hazda-Gruppen liefern die Großmütter mütterlicherseits mehr Kalorien für die Familie als die Jäger.[69]

Der Verlauf der menschlichen Geschichte wird gern mit stetigem Fortschritt gleichgesetzt; entscheidend ist dabei die Auffassung, die Landwirtschaft sei das Beste, was die Menschen jemals erfunden hätten; ich werde diesen Mythos später demontieren. Ein Hauptargument der Landwirtschafts-Lobby ist die Vorstellung, die vorgeschichtlichen JS seien halb verhungert gewesen. In Wirklichkeit arbeiten JS gewöhnlich weniger Stunden für ihr täglich Brot als traditionelle Bauern, haben eine höhere Lebenserwartung und sind gesünder. Der Anthropologe Marshall Sahlins meint, JS seien die originäre Überflussgesellschaft gewesen.

Es gibt einige demografische Merkmale, die heutige JS miteinander teilen.[70] Einst galt die Lehrmeinung, dass die Zusammensetzung von JS-

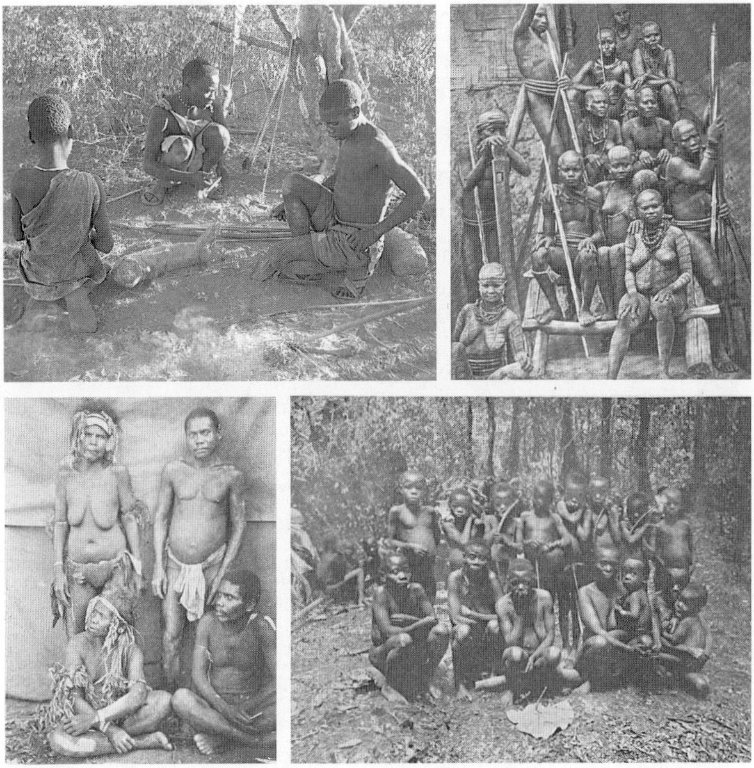

Im Uhrzeigersinn von oben: Hadza, Mbuti, Andamanen, Semang

Horden relativ stabil sei, was zu einem relativ hohen Verwandtschaftsgrad innerhalb der Gruppe führe. Neuere Forschungsarbeiten lassen darauf schließen, dass die Verwandtschaft lange nicht so eng wie vermutet ist, wenn man die fließenden Verschmelzungs- und Trennungsvorgänge in nomadischen JS-Gruppierungen berücksichtigt. Wie sich bei den Hadza zeigt, ist eine Konsequenz solcher fließenden Übergänge, dass sich besonders kooperative Jäger zusammenfinden, um gemeinsam zu jagen. Mehr dazu im nächsten Kapitel.

Was ist mit unseren besten und schlimmsten Verhaltensweisen bei zeitgenössischen JS? Bis in die 1970er Jahre hinein war die Antwort eindeutig: JS sind friedlich, kooperativ und egalitär. Fließende Übergänge zwischen den Horden dienen als Ventil zur Verhinderung individueller

Gewalttätigkeit (das heißt, wenn zwei Gruppenmitglieder einander an die Kehle gehen, schließt sich eines einer anderen Gruppe an), und Nomadentum beugt der Gewalt zwischen Gruppen vor (statt dass man mit der Nachbarhorde Krieg führt, jagt man einfach in einem anderen Tal).

Das Standardbeispiel für die friedliche Gemütsverfassung der JS waren die !Kung in der Kalahari.*[71] Der Titel einer frühen Monografie über sie – Elizabeth Marshall Thomas' *The Harmless People* von 1959** – bringt es auf den Punkt.*** Die !Kung verhalten sich zu den Yanomamö wie Joan Baez zu Sid Vicious und den Sex Pistols.

Natürlich war dieses Bild der !Kung im Besonderen und der JS im Allgemeinen überfällig für eine Revision. Die fand statt, als die Feldstudien lang genug dauerten, um zu dokumentieren, ob und wann die !Kung sich gegenseitig umbringen, wie es Carol Ember von der Yale University 1978 in ihrer einflussreichen Studie tat.[72] Wenn Sie eine Gruppe von dreißig Menschen beobachten, wird es in der Regel lange dauern, bis Sie auf einer Pro-Kopf-Basis Tötungsraten haben, die annähernd denen von Detroit entsprechen (der Standardvergleich, der immer angestellt wurde). Das Eingeständnis, dass JS gewalttätig seien, galt als reinigende Abkehr von der anthropologischen Romantik der 1960er Jahre, ein heftiger Schlag ins Gesicht jener Anthropologen, die ihre Objektivität geopfert hatten, um mit dem Wolf zu tanzen.

* !Kung sprechen eine Klicksprache, wobei das Ausrufezeichen am Anfang ihres Namens eine Notation für den Klicklaut ist. Umgangssprachlich bezeichnet man sie als »Buschmänner«. Sie gehören zur größeren Kulturgruppe der Khoisan, die in Botswana, Namibia, Angola und Südafrika leben. Wenn Sie sich einen Eindruck verschaffen wollen – in dem Film *Die Götter müssen verrückt sein* waren !Kung die Darsteller. Es sei darauf hingewiesen, dass »!Kung« die häufigste Bezeichnung ist, dass sie selbst und die meisten heutigen Anthropologen aber stattdessen den Ausdruck »Ju/'hoansi« verwenden.

** Dt.: *Meine Freunde, die Buschmänner. Bei den Nomaden der Kalahari*, Berlin u. a. 1962.

*** Ich war Zögling eines anthropologischen Fachbereichs, in dem sich eine starke Fangemeinde der !Kung gebildet hatte, und übertrug nun diese Begeisterung auf alles, was mit den afrikanischen JS zu tun hatte (was vermutlich zum Teil daran lag, dass sie alle klein sind). Der winzige Rest eines JS-Stamms, der alternativ als Ndorobo oder Okiek bezeichnet wird, lebt in einem Waldgebiet nördlich der Serengeti in Kenia. Diese Menschen unterhalten eine seltsam symbiotische Beziehung zu den benachbarten Massai; sie tauchen aus dem Wald auf, um Tauschhandel zu treiben oder um als Schamanen in einer Massai-Zeremonie mitzuwirken. Sie sind klein, schweigsam und in Tierfelle gekleidet. Mit großem Vergnügen habe ich beobachtet, wie sie die hochgewachsenen, mit Speeren bewaffneten Massai verunsichern. Meine Massai-Freunde machten sich über mein obsessives Interesse an den Ndorobo lustig.

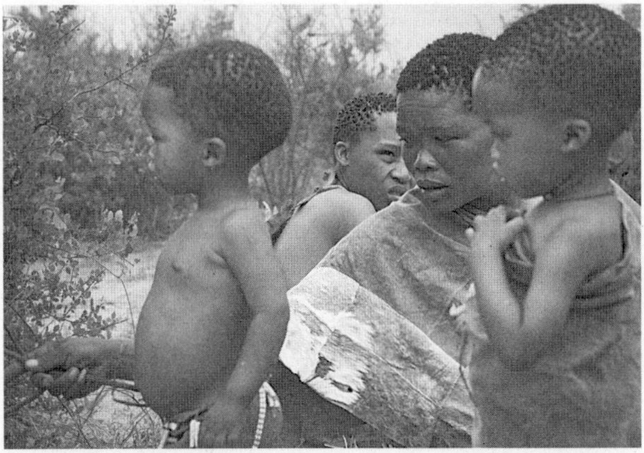

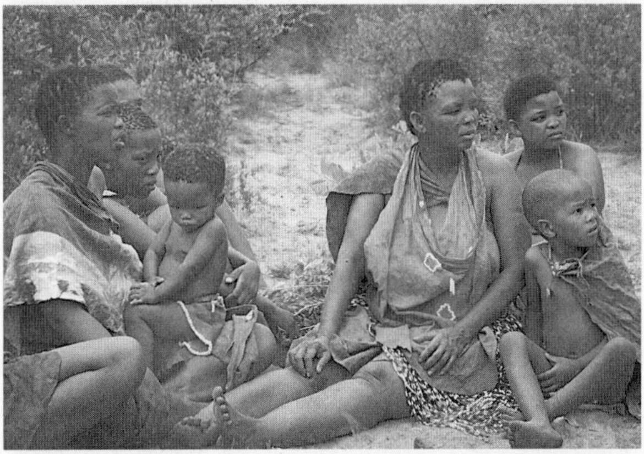

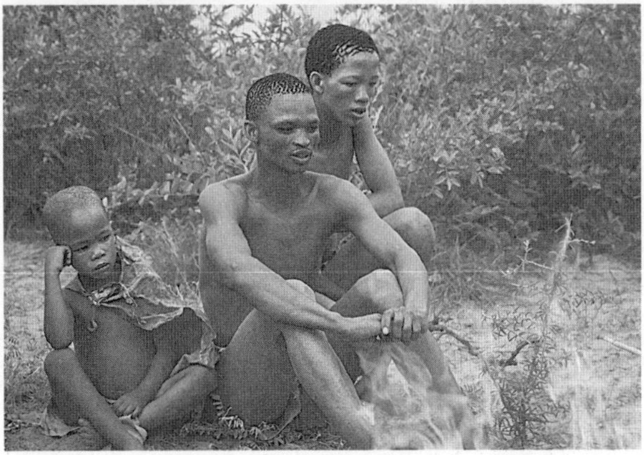

Jäger und Sammler der !Kung aus der Kalahari

Zur Zeit von Pinkers Synthese war die JS-Gewalt bewiesen, und der Prozentsatz der Todesfälle, die kriegerischen Ereignissen zugeschrieben wurden, betrug im Durchschnitt rund 15 Prozent, erheblich mehr als in modernen westlichen Gesellschaften. Die zeitgenössische JS-Gewalt spricht entschieden für Hobbes, der sagt, Krieg und Gewalt seien für die gesamte menschliche Geschichte bestimmend.

Zeit für die Kritik:[73]

- Falschetikettierung – bei einigen JS, die von Pinker, Keeley und Bowles angeführt werden, handelt es sich in Wirklichkeit um Jäger und Gärtner.
- Viele Fälle von angeblichen JS-Kriegen erweisen sich bei näherem Hinsehen als Einzeltötungen.
- Einige gewalttätige JS-Kulturen auf den Great Plains waren nicht traditionell, weil sie ein entscheidendes Hilfsmittel benutzten, das es im Pleistozän nicht gab – domestizierte Pferde, auf denen sie in die Schlacht ritten.
- Wie nichtwestliche Ackerbauern oder Hirten entsprechen auch zeitgenössische JS nicht unseren Vorfahren. Durch Handel wurden Waffen eingeführt, die erst während der letzten 10 000 Jahre erfunden wurden. Die meisten JS-Kulturen sind im Laufe von Jahrtausenden durch Ackerbauern und Hirtenvölker in immer unwirtlichere und ressourcenärmere Ökosysteme verdrängt worden.
- Und noch einmal das Thema der Rosinenpickerei, also das Versäumnis, Fälle friedlicher JS anzuführen.
- Vor allem aber gibt es mehr als nur eine Art von JS. Nomadische JS repräsentieren den ursprünglichen Typus, der seit Hunderttausenden von Jahren vorhanden ist.[74] Doch neben den Reitervölkern – JS 2.0 – gibt es »komplexe« JS, die sich unterscheiden – gewalttätig, sesshaft und nicht besonders egalitär, meist weil sie auf einer sehr reichen Nahrungsquelle sitzen, die sie gegen Außenstehende verteidigen. Mit anderen Worten, eine Übergangsform, die sich von den reinen JS unterscheidet. Viele der Kulturen, die Ember, Keeley und Pinker anführen, sind komplexe JS. Das gilt auch für Nataruk, diesen in Nordkenia gele-

genen Fundort, an dem vor 10 000 Jahren ein Massaker stattgefunden hat – Skelette von 27 unbegrabenen Menschen, die mit Keulen, Stichwaffen oder Steingeschossen umgebracht wurden. Die Opfer waren sesshafte JS, die an einer flachen Bucht des Turkana-Sees lebten, auf einem unverbauten Seegrundstück mit üppigen Fischgründen und reichlich Wild, das zum See kam, um dort zu trinken. Genau die Art von Immobilie, die die Begehrlichkeit anderer weckt.

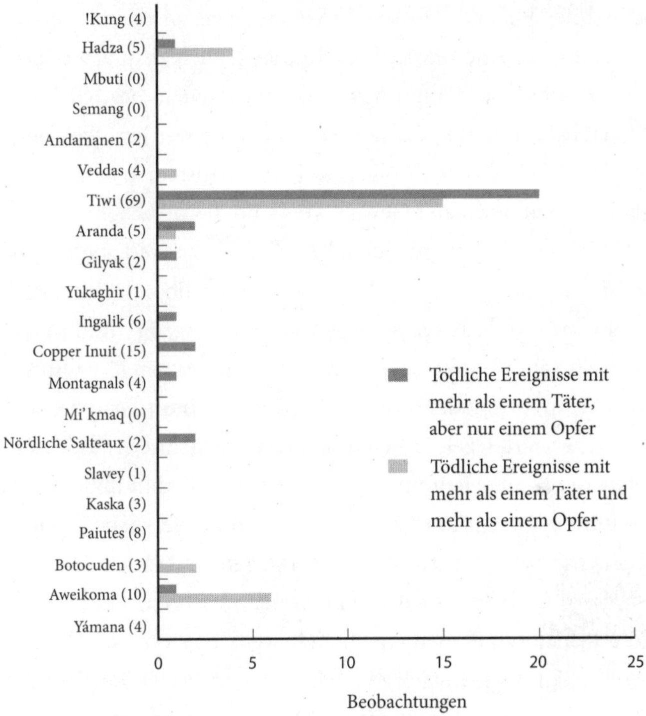

D. P. Fry und P. Söderberg, »Lethal Aggression in Mobile Forager Bands and Implications for the Origins of War«, Sci *341 (2013): 270.*

Die intelligentesten und aufschlussreichsten Analysen der JS-Gewalt verdanken wir Fry sowie Christopher Boehm von der University of Southern California. Sie entwerfen ein komplexes Bild.

Meiner Meinung nach hat Fry am schlüssigsten dargelegt, welche

Rolle der Krieg in diesen Kulturen spielt. 2013 haben er und der finnische Anthropologe Patrik Söderberg in einem bemerkenswerten *Science*-Artikel alle in der ethnographischen Literatur berichteten Fälle tödlicher Gewalt zusammengestellt, die sich bei »reinen« nomadischen JS ereigneten (also bei JS, die in einem stabilen Ökosystem lebten und eingehend untersucht wurden, bevor es zu verstärkten Kontakten mit der Außenwelt kam). Die Stichprobe umfasste 21 solche Gruppen weltweit. Nur in einer Minderzahl der Kulturen fanden Fry und Söderberg Ereignisse, die sich als Krieg bezeichnen ließen (definiert durch das etwas unscharfe Kriterium von Konflikten, bei denen es mehrere Tote gab). Nicht gerade viel. Das ist wahrscheinlich der beste Näherungswert, den wir jemals bezüglich der Kriegshäufigkeit bei unseren JS-Vorfahren bekommen werden. Trotzdem sind diese reinen JS keine in der Wolle gefärbten Pazifisten; in 86 Prozent der Kulturen kam es zu tödlicher Gewalt. Was sind die Ursachen?

2012 liefert Boehm in seinem Buch *Moral Origins. The Evolution of Virtue, Altruism, and Shame* ebenfalls einen Überblick über die Literatur, wobei er nicht ganz so schlüssige Kriterien anwendet wie Fry und so auf eine Liste von ungefähr fünfzig relativ »reinen« nomadischen JS-Kulturen kommt (mit überproportionaler Berücksichtigung von Inuit-Gruppen aus der Arktis).[75] Wie erwartet, geht die Gewalt meist von Männern aus. Überwiegend stehen die Tötungshandlungen mit Frauen in Verbindung – zwei Männer, die um eine bestimmte Frau kämpfen, oder Versuche, Frauen aus einer Nachbargruppe zu entführen. Natürlich gibt es Männer, die ihre Frauen töten, gewöhnlich weil sie ihnen Ehebruch vorwerfen. Es gibt Fälle von Kindstötungen durch Frauen, und andere werden getötet, weil sie der Zauberei beschuldigt werden. Gelegentlich wird jemand wegen eher alltäglicher Vergehen ermordet, etwa weil er Essen gestohlen hat oder sich weigert, sein Essen zu teilen. Sehr häufig handelt es sich um Tötungshandlungen aus Vergeltung, und Fry wie Boehm berichten von Tötungen, die Todesstrafen ähneln, weil sie Sanktionen für schwere Normverletzungen sind. Welche Normen bewerten nomadische JS am höchsten? Fairness, indirekte Gegenseitigkeit und Vermeidung von Despotismus.

FAIRNESS. Wie erwähnt, waren die JS die ersten Menschen, die kooperativ jagten und mit Nichtverwandten teilten.[76] Am auffälligsten ist das bei Fleisch. Meist wird es von erfolgreichen Jägern mit weniger erfolgreichen (und deren Familien) geteilt; Individuen, die eine wichtige Rolle bei Jagden spielen, bekommen nicht unbedingt mehr Fleisch als alle anderen; ganz wichtig, die erfolgreichsten Jäger entscheiden selten, wie das Fleisch aufgeteilt wird – das übernehmen in der Regel unbeteiligte Dritte. Es gibt faszinierende Hinweise auf das Alter dieses Prozederes. Großwildjagden durch Homininen vor 400 000 Jahren sind belegt; Knochen von damals zerlegten Tieren weisen chaotische, kreuz und quer verlaufende Knochenmarkierungen auf, die darauf schließen lassen, dass sich jeder bedienen durfte. Doch 200 000 Jahre vor unserer Zeit taucht das zeitgenössische JS-Muster auf – parallele Schnitte in regelmäßigen Abständen, die darauf schließen lassen, dass einzelne Individuen die Tiere zerlegten und das Fleisch verteilten.

Das heißt allerdings nicht, dass das Teilen bei reinen JS ein reibungsloser Vorgang wäre. So merkt Boehm beispielsweise an, dass die !Kung ständig klagen, sie seien bei der Fleischverteilung benachteiligt worden. Das ist das Hintergrundrauschen sozialer Regulation.

INDIREKTE GEGENSEITIGKEIT. Im nächsten Kapitel beschäftigen wir uns mit reziprokem Altruismus zwischen Paaren von Individuen. Boehm weist darauf hin, dass nomadische JS sich stattdessen auf indirekte Gegenseitigkeit spezialisieren. Person A ist altruistisch gegenüber B; Bs soziale Verpflichtung besteht jetzt nicht unbedingt darin, sich A gegenüber ebenso altruistisch zu verhalten, sondern kann auch dadurch abgegolten werden, dass B gegenüber C altruistisch handelt. C zeigt sich dann altruistisch gegenüber D und so fort … Diese stabilisierende Kooperation ist ideal für Großwildjäger, bei denen zwei Regeln gelten: (a) Ihre Jagden sind gewöhnlich erfolglos; und (b) wenn sie einmal erfolgreich sind, haben sie gewöhnlich mehr Fleisch, als ihre Familie verzehren kann, daher können sie es genauso gut an die anderen verteilen. Sehr treffend heißt es, es gebe für einen JS keine bessere Investition gegen künftigen Hunger, als die Mägen der anderen jetzt mit Fleisch zu füllen.

VERMEIDUNG VON DESPOTISMUS. Wie wir ebenfalls im nächsten Kapitel sehen werden, besteht ein beträchtlicher Selektionsdruck für die Entlarvung von Betrug (wenn jemand seinen Teil einer reziproken Beziehung nicht erfüllt). Für nomadische JS ist es weniger wichtig, versteckten Betrug zu kontrollieren, als gegen offensive Einschüchterung und Machtdemonstrationen vorzugehen. JS sind ständig auf der Hut vor Störenfrieden, die sich wichtigmachen.

JS-Gesellschaften wenden viel *kollektive* Mühe auf, um Fairness, indirekte Gegenseitigkeit und Vermeidung von Despotismus durchzusetzen. Das erreichen sie mit einem wahrhaft furchterregenden Mechanismus der Normdurchsetzung – dem Klatsch. JS klatschen endlos, und wie Polly Wiessner von der University of Utah beobachtet hat, geht es meistens um das übliche Thema: Normverletzung durch Individuen mit hohem Status.[77] Regenbogenpresse am Lagerfeuer.* Der Klatsch dient verschiedenen Zwecken. Er hat die Aufgabe, die Realität zu testen (»Geht das nur mir so, oder hat er sich tatsächlich total bescheuert aufgeführt?«), Neuigkeiten zu verbreiten (»Dreimal darfst du raten, wer heute einen Krampf im Fuß bekam, als es bei der Jagd brenzlig wurde«) und Konsens herzustellen (»Irgendwas muss mit diesem Typ geschehen«). Klatsch ist eine Waffe zur Normdurchsetzung.

In JS-Kulturen sind ähnliche Sanktionen üblich – man begegnet Störenfrieden mit kollektiver Kritik, Bloßstellung, Spott, Ausgrenzung, der Weigerung, Fleisch mit ihnen zu teilen, nicht-tödlicher physischer Bestrafung, man stößt sie aus der Gruppe aus oder beschließt – als letzten Ausweg –, sie zu töten (was entweder durch die ganze Gruppe oder durch einen dazu bestimmten »Scharfrichter« geschieht).

Boehm dokumentiert solche vom Kollektiv beschlossene Tötungen in fast der Hälfte der reinen JS-Kulturen. Bei welchen Normverletzungen werden sie verhängt? Bei Mord, versuchter Machtergreifung, Verwendung bösartiger Magie, Diebstahl, Weigerung zu teilen, Verrat der Gruppe

* Boehm weist mit Nachdruck darauf hin, dass Anthropologen nie wirklich wissen können, was sich zwischen ihren Forschungssubjekten abspielt, bis sie Zugang zu deren Klatsch bekommen. Während meines Pavian-Forschungsprojekts waren während vieler Saisons Massai-Männer in meinem Lager, die ich ziemlich gut kannte. Daher meinte ich, ich wüsste über die wichtigen Ereignisse in ihrer Gemeinschaft Bescheid. Schließlich traf meine künftige Frau ein, um mir bei der Feldforschung zu helfen, und erst von diesem Zeitpunkt an, nachdem sie sich mit einigen der Frauen angefreundet hatte, erfuhren wir die wirklich interessanten Dinge – wer mit wem schlief oder nicht schlief.

gegenüber Außenstehenden und natürlich bei Verstößen gegen sexuelle Tabus. Zu allen diesen Strafen kommt es gewöhnlich erst dann, wenn andere Interventionen wiederholt erfolglos geblieben sind.

Also, Hobbes oder Rousseau? Nun, eine Mischung beider, würde ich sagen, was uns auch nicht weiterhilft. Dieser lange Abschnitt macht deutlich, dass wir einige sorgfältige Unterscheidungen treffen müssen, zwischen (a) JS und anderen traditionellen Weisen, sein Auskommen zu haben; (b) nomadischen JS und sesshaften; (c) Datensätzen, die die ganze Literatur erfassen, und solchen, die sich auf extreme Beispiele beschränken; (d) Mitgliedern traditioneller Gesellschaften, die sich gegenseitig umbringen, und Landräubern, die von außen kommen und mit Gewehren bewaffnet sind; (e) Schimpansen als unseren Vettern und Schimpansen, die irrtümlich für unsere Vorfahren gehalten werden; (f) Schimpansen als unseren nächsten Vorfahren und Schimpansen nebst Bonobos als unseren nächsten Vorfahren; (g) Kriegen und Morden, wobei viele der Letzteren möglicherweise den Kriegen zuzurechnen sind, weil es sich um Tötungen im Rahmen gruppeninterner Kooperation handelt; (h) zeitgenössischen JS, die in stabilen, ressourcenreichen Lebensräumen mit minimalen Kontakten zur Außenwelt leben, und zeitgenössischen JS, die in Randgebiete ihrer einstigen Lebensräume abgedrängt werden und Kontakte zu Nicht-JS unterhalten. Sobald Sie diese Unterscheidungen vorgenommen haben, müsste sich nach meiner Ansicht eine klare Antwort herauskristallisieren. Die JS, die die Erde Hunderttausende von Jahren bevölkerten, waren vermutlich keine Engel und absolut imstande, Morde zu begehen. Doch »Krieg« – sowohl in der Form, in der er unsere moderne Welt heimsucht, wie auch in der bescheideneren Bedeutung, in der er unsere Vorfahren beschäftigte – scheint eine Seltenheit gewesen zu sein, bis die Menschen ihre nomadische JS-Lebensweise aufgaben. Der weit überwiegende Teil unserer Geschichte als Art ist also nicht geprägt von eskalierenden Konflikten. Und paradoxerweise ergibt sich bei Keeley stillschweigend der gleiche Schluss – er schätzt zwar, dass 90 bis 95 Prozent der Gesellschaften Kriege geführt haben. Doch wen zählt er zu den Ausnahmen? Nomadische JS.

Womit wir zur Landwirtschaft kommen. Um ganz ehrlich zu sein, ich denke, dass ihre Erfindung eine der schlimmsten Fehler der Menschheit überhaupt war – gleichrangig mit dem New-Coke-Debakel und dem Ford Edsel. Landwirtschaft macht die Menschen abhängig von einigen domestizierten Feldfrüchten und Tieren statt von Hunderten wilden Nahrungsquellen und damit anfällig für Dürreperioden, Pflanzenpest und zoonotische Krankheiten. Landwirtschaft zwingt zur Sesshaftigkeit und veranlasst die Menschen dazu, etwas zu tun, das keinem Primaten mit Sinn für Hygiene und öffentliche Gesundheit jemals einfiele, nämlich in der Nähe seiner Fäkalien zu leben. Landwirtschaft sorgt für Überproduktion und damit fast zwangsläufig für eine ungleiche Verteilung des Überschusses. Diese erzeugt wiederum Unterschiede des sozioökonomischen Status, die alles in den Schatten stellen, was andere Primaten mit ihren Hierarchien an Ungleichheit zustande bringen. Und von da an ist es nur noch ein kleiner Schritt für die Menschheit bis zu Onkel Dagobert, der Donald Duck schikaniert, und zu den Menschen, die pausenlos »*Oklahoma*« singen.

Vielleicht ist es ein wenig übertrieben. Trotzdem habe ich wenig Zweifel, dass es erst möglich wurde, die Hunde des Krieges loszulassen, als die Menschen mit der Domestizierung von Teosinte und Erdbirne, Auerochse und Einkorn – und natürlich Wölfen – begannen.

EINIGE SCHLUSSFOLGERUNGEN

In der ersten Hälfte des Kapitels haben wir untersucht, wo wir sind, in der zweiten, wie wir aller Wahrscheinlichkeit nach hierhergekommen sind.

»Wo wir sind« ist eine Frage, die vielfältiger kultureller Variation unterworfen ist. Unter unserem biologischen Blickwinkel ist der faszinierendste Aspekt, dass Gehirne Kulturen prägen, die Gehirne prägen, die Kulturen … Deshalb sprechen wir von *Ko*evolution. Wir haben einige Anhaltspunkte für Koevolution in der strengen Bedeutung des Wortes gesehen – wo es zwischen Kulturen signifikante Unterschiede in der Verteilung von verhaltensrelevanten Genvarianten gibt. Aber solche Einflüsse sind ziemlich klein. Äußerst bedeutsam ist allerdings die Kindheit, eine Zeit, in der Kulturen ihre Individuen darauf vorbereiten, ebendiese Kultur zu verbreiten und weiterzugeben. In diesem Zusammenhang ist wahrscheinlich der wichtigste Aspekt der Genetik und Kultur die verzögerte Reifung des frontalen Kortex – die genetische Programmierung dieser noch jungen Hirnregion, die bewirkt, dass sie sich freier von Genen entfalten kann als andere Bereiche des Gehirns. Stattdessen wird sie von der Umwelt so geformt, dass sie kulturelle Normen aufnehmen kann. Um noch einmal auf ein Thema von den ersten Seiten dieses Buchs zurückzukommen – wir brauchen kein besonders hoch entwickeltes Gehirn, um die motorischen Voraussetzungen zu erwerben, die nötig sind, um jemandem einen Schlag zu versetzen. Aber es ist schon ein sehr gut geratener, von der Umwelt formbarer frontaler Kortex erforderlich, um die kulturspezifischen Regeln zu lernen, die uns sagen, wann es in Ordnung ist, Schläge auszuteilen.

Bei einem anderen Thema aus der ersten Kapitelhälfte geht es darum, dass sich kulturelle Unterschiede auf ungeheuer wichtige, erwartbare Weise manifestieren – etwa in der Frage, wen man töten darf (einen feindlichen Soldaten, eine untreue Ehefrau, ein Neugeborenes vom »falschen« Geschlecht, einen älteren Vater, der zu schwach ist, um zu jagen, eine halbwüchsige Tochter, die die Kultur aufnimmt, in der sie lebt, statt die Kultur, aus der ihre Eltern aufgebrochen sind). Aber die Manifestationen können auch in überraschenden Situationen auftauchen – zum Beispiel wenn es darum geht, wohin Ihre Augen in den ersten Millisekunden schauen, wenn Sie ein Bild sehen, oder ob der Anblick eines Kaninchens Sie veranlasst, an andere Tiere zu denken, oder zu überlegen, was Kaninchen essen.

Ein anderes Schlüsselthema ist der paradoxe Einfluss der Ökologie. Ökosysteme haben weitreichenden Einfluss auf die Kultur – dann aber kann diese Kultur exportiert werden und Jahrtausende an vollkommen andersgearteten Orten weiterleben. Um es ganz deutlich zu sagen: Die meisten Menschen auf der Erde haben ihre Vorstellungen über Geburt und Tod und alles dazwischen und danach von vorschriftlichen Hirtenvölkern geerbt.

Die eben abgeschlossene zweite Hälfte des Kapitels befasst sich mit der Schlüsselfrage, wie wir hierhergekommen sind – waren es mehrere Hunderttausend Jahre Hobbes oder Rousseau? Ihre Antwort auf diese Fragen wird sich entscheidend darauf auswirken, was Sie mit einer Tatsache anfangen, die wir im letzten Kapitel betrachten werden – dass nämlich die Menschen im Laufe des letzten halben Jahrtausends möglicherweise dazu gelangt sind, weniger grausam miteinander umzugehen.

10

DIE EVOLUTION DES VERHALTENS

Endlich kommen wir zu den Grundlagen. Gene und Promoter sind der Evolution unterworfen. Gleiches gilt für Transkriptionsfaktoren, Transposasen und Spleißenzyme. Natürlich auch für jedes Merkmal, das genetischen Einflüssen ausgesetzt ist (das heißt für alles), oder wie es der Genetiker Theodosius Dobzhansky formuliert: »Nichts in der Biologie ergibt einen Sinn, außer im Licht der Evolution.« Das gilt auch für dieses Buch.[1]

GRUNDKURS EVOLUTION

Die Evolution beruht auf drei Prinzipien: (a) Bestimmte biologische Merkmale werden genetisch vererbt; (b) Mutationen und Genrekombination rufen Variation in diesen Merkmalen hervor; (c) einige dieser Varianten vermitteln mehr »Fitness« als andere. Unter diesen Bedingungen nimmt mit der Zeit die Häufigkeit »fitterer« Genvarianten in einer Population zu.

Wir beginnen damit, einige verbreitete Missverständnisse auszuräumen.

Erstens die Behauptung, die Evolution fördere das *Überleben* des Fittesten. In der Evolution geht es um Reproduktion, die Weitergabe von Genkopien. Ein Organismus, der viele Hundert Jahre lebt, sich aber nicht fortpflanzt, ist evolutionär unsichtbar.* Der Unterschied zwischen Überleben und Reproduktion zeigt sich bei der »antagonistischen Pleiotropie«. Dabei geht es um Merkmale, die die produktive Fitness früh im Leben erhöhen, aber die Lebenserwartung verringern. Beispielsweise haben Primatenprostatae hohe Stoffwechselraten, die die Beweglichkeit der Samenzellen erhöhen. Vorteil: größere Fruchtbarkeit; Nachteil: erhöhtes Risiko für Prostatakrebs. Spektakuläre Ausmaße hat die antagonistische Pleiotropie bei Lachsen, die sich auf eine endlose Wanderung zu ihren Laichgründen begeben, wo sie sich fortpflanzen und dann sterben. Ginge es in der Evolution ums Überleben und nicht um die Weitergabe von Genkopien, gäbe es keine antagonistische Pleiotropie.[2]

Ein anderes Missverständnis liegt in der Annahme, dass die Evolution für Präadaptionen selektieren kann – Merkmale, die sich erst in der Zukunft als nützlich erweisen. Das geschieht nicht; die Selektion betrifft immer Merkmale, die sich auf die Gegenwart beziehen. Damit verwandt ist das Missverständnis, lebende Arten seien irgendwie besser angepasst als ausgestorbene. Letztere waren genauso gut angepasst, bis die Umweltbedingungen sich so veränderten, dass diese Arten dran glauben mussten; das gleiche Schicksal erwartet uns. Schließlich gibt es noch das Missverständnis, dass die Evolution direktional, also gerichtet für größere Komplexität selektieren kann. Gewiss, wenn einst nur einzellige Organismen lebten und es heute mehrzellige gibt, dann hat sich die durchschnittliche Komplexität erhöht. Trotzdem selektiert die Evolution nicht notwendigerweise für größere Komplexität – denken Sie nur an die Bakterien, die die Menschen mit ihren Seuchen dezimieren.

Das letzte Missverständnis ist, dass die Evolution »nur eine Theorie« sei. Ich werde einmal mutig voraussetzen, dass Leser, die bis hier gekommen sind, an die Evolution glauben. Gegner kommen unweigerlich mit jenem ärgerlichen Scheinargument an, wonach die Evolution unbewiesen

* Wir werden gleich eine Ausnahme davon sehen, bei der nichtreproduzierende Individuen Verwandten bei der Fortpflanzung helfen.

sei, weil sie (wie in diesem Zusammenhang immer wieder vorgebracht) nur eine »Theorie« sei (wie etwa die Keimtheorie). Beweise für die Wirklichkeit der Evolution sind unter anderem:

- Zahlreiche Beispiele, in denen Veränderungen von Selektionsdrücken im Laufe von Generationen die Genfrequenzen von Populationen verändert haben (etwa Bakterien, die ihre antibiotische Resistenz entwickelten). Außerdem gibt es Beispiele für Arten (überwiegend Insekten aufgrund ihrer kurzen Generationszeiten), die im Begriff sind, sich aufzuteilen.
- Umfangreiche fossile Evidenz für Übergangsformen in zahlreichen taxonomischen Abstammungslinien.
- Molekulare Evidenz. Wir teilen ca. 98 Prozent unserer Gene mit den anderen Menschenaffen, ca. 96 Prozent mit Tieraffen, ca. 75 Prozent mit Hunden, ca. 20 Prozent mit Fruchtfliegen. Daraus lässt sich schließen, dass unser letzter gemeinsamer Vorfahr mit anderen Menschenaffen in jüngerer Zeit gelebt hat als unser letzter gemeinsamer Vorfahr mit Tieraffen und so fort.
- Geografische Evidenz. Um Richard Dawkins' Vorschlag zum Umgang mit einem Fundamentalisten aufzugreifen, der behauptet, alle Arten seien in ihrer heutigen Form aus Noahs Arche gestiegen: Wie ist es möglich, dass alle 37 Lemurenarten, die auf dem Berg Ararat im armenischen Hochland an Land gingen, nach Madagaskar wanderten, ohne unterwegs zu sterben und Fossilien zu hinterlassen?
- Unintelligentes Design – Merkwürdigkeiten, die sich nur durch die Evolution erklären lassen. Warum haben Wale und Delfine rudimentäre Beinknochen? Weil sie von einem vierbeinigen Landtier abstammen. Wozu brauchen wir Haaraufrichtemuskeln in unserer Haut, die eine vollkommen nutzlose Gänsehaut produzieren? Weil wir uns bei unserer jüngsten Artbildung von anderen Menschenaffen getrennt haben, deren Haaraufrichtemuskeln mit Haaren verbunden waren und die die Haare bei emotionaler Erregung aufrichteten.

  Genug. Bevor ich mich in Rage rede.

Grundsätzlich prägt die Evolution die Merkmale eines Organismus auf zwei Arten. Die »sexuelle Selektion« selektiert für Merkmale, die Angehörige des anderen Geschlechts anziehen, die »natürliche Selektion« für Merkmale, die die Weitergabe von Genkopien durch andere Mittel unterstützen – zum Beispiel gute Gesundheit, besondere Fertigkeiten bei der Futtersuche, Vermeidung von Fressfeinden.

Die beiden Prozesse können gegeneinander arbeiten.[3] Bei Wildschafen beeinflusst beispielsweise ein Gen die Horngröße der männlichen Schafe. Eine Variante produziert große Hörner, die die soziale Dominanz verbessern, ein Plus für die sexuelle Selektion. Die andere produziert kleine Hörner, die metabolisch sparsamer sind und den Männchen ermöglichen, länger zu leben und sich zu paaren (wenn auch mit geringerer Frequenz). Was ist besser – vorübergehender, aber größerer Reproduktionserfolg oder dauerhafter, aber geringerer Erfolg? Eine Zwischenform.* Oder bedenken Sie, welchen Preis der Pfauhahn für seinen protzigen Federschmuck im Hinblick auf die natürliche Selektion zahlt – es kostet seinen stolzen Besitzer ein metabolisches Vermögen, ihn wachsen zu lassen, er schränkt die Bewegungsfreiheit ein und macht ihn für Fressfeinde zur

* Das heißt, der heterozygote Zustand. Im Interesse der Neulinge auf diesem Gebiet habe ich mich mit Bedauern entschieden, Homozygotie und Heterozygotie im Haupttext beiseitezulassen und sie stattdessen in die Fußnoten zu verbannen. Eine kurze Einführung: Ein Punkt, den ich im Genetik-Kapitel einfach übergangen habe, ist die Tatsache, dass die meisten Arten, einschließlich der Menschen, »diploid« sind, das heißt, es gibt in jeder Zelle zwei Chromosomensätze, die die gleichen Gene enthalten. Ei- und Samenzellen sind Spezialzellen und haploid – sie besitzen nur eine einzige Kopie eines Chromosoms. Wenn sie zusammenkommen, ist die Eizelle, aus der Sie entstehen sollen, befruchtet (das heißt, diploid). Sie haben also zwei Kopien von jedem Gen, eine von jedem Elternteil. (Fußnote zur Fußnote: Die Ausnahme ist eine spezielle Gruppe von Genen in Mitochondrien, die fast ausschließlich von der Mutter stammen.) Wenn beide Kopien des Gens Sequenzen haben, die für identische Kopien eines Proteins codieren, ist das Gen »homozygot«. Gibt es zwei verschiedene Versionen, ist das Gen »heterozygot«. Was für ein Merkmal wird durch die heterozygote Kombination eines Gens spezifiziert? Manchmal ist das Resultat ein Merkmal, das einen Zwischenzustand der beiden möglichen Formen der Homozygotie bildet. Häufiger produziert die heterozygote Form allerdings ein Merkmal, das mit einer der beiden homozygoten Formen identisch ist. Mit anderen Worten, eine der Versionen »gewinnt« und wird als die »dominante« Version des Gens bezeichnet. Im Gegensatz dazu nennt man Gene, die ein Merkmal nur in der homozygoten Form hervorbringen, »rezessiv«. Wenn Sie das übermäßig verwirrend finden, so kann ich Ihnen versichern, dass Sie den Rest des Buches trotzdem ohne Schwierigkeiten lesen können.

leichten Beute. Aber er erhöht natürlich die Fitness des Tieres bei der sexuellen Selektion.

Wichtig ist der Umstand, dass kein Selektionstypus zwangsläufig für »die« adaptivste Version eines Merkmals selektiert, die alle anderen ersetzt. Es gibt auch eine frequenzabhängige Selektion, bei der die seltenere Version zweier Merkmale vorzuziehen ist, oder die balancierte Selektion, bei der mehrere Merkmalsversionen im Gleichgewicht gehalten werden.

VERHALTEN KANN DURCH DIE EVOLUTION GEFORMT WERDEN

Organismen sind erstaunlich gut angepasst. Ein Wüstennager besitzt Nieren, die ihm eine außerordentliche Fähigkeit zur Wasserretention verschaffen. Das riesige Herz einer Giraffe kann Blut den langen Hals hinauf bis ins Gehirn pumpen. Die Beinknochen von Elefanten sind stark genug, um Elefanten tragen zu können. Nun, das kann gar nicht anders sein: Wüstennager, deren Nieren sich nicht so gut auf die Retention verstanden, haben keine Kopien ihrer Gene weitergereicht. Der Evolution wohnt also eine gewisse Logik inne – die natürliche Selektion formt aus Merkmalen Adaptivität.

Ein wichtiger Gesichtspunkt ist, dass die natürliche Selektion nicht nur auf Anatomie und Physiologie einwirkt, sondern auch auf Verhalten – mit anderen Worten, das Verhalten ist einem evolutionären Prozess unterworfen und kann durch Selektion so optimiert werden, dass es adaptiv wird.

Verschiedene Unterdisziplinen der Biologie beschäftigen sich mit der Evolution des Verhaltens. Am bekanntesten dürfte die Soziobiologie sein, die von der Annahme ausgeht, dass die Prägung des Sozialverhaltens durch die Evolution ein Optimierungsprozess ist, ähnlich wie die biochemische Optimierung die Größe eines Giraffenherzens bestimmt.[4] Die Soziobiologie entstand in den 1970er Jahren und brachte schließlich den

Ableger der Evolutionspsychologie hervor – die Lehre von der evolutionären Optimierung psychologischer Merkmale; wie wir sehen werden, waren beide Disziplinen äußerst umstritten. Aus Gründen der Einfachheit und Bequemlichkeit werde ich die Wissenschaftler, die sich mit der Evolution des Verhaltens beschäftigen, als »Soziobiologen« bezeichnen.

DAS ABLEBEN DER GRUPPENSELEKTION

Befassen wir uns zunächst mit einem tief verwurzelten Missverständnis hinsichtlich der Evolution des Verhaltens. Schuld daran waren Marlin Perkins und seine Fernsehsendung *Mutual of Omaha's Wild Kingdom*, die in den 1960er Jahren die Amerikaner mit diesem Gebiet vertraut gemacht hat.

Eine tolle Sendung. Perkins war der Gastgeber. Jim, sein Assistent, stellte gefährliche Sachen mit Schlangen an. Und fortwährend kam ein nahtloser Übergang von der Sendung zu Werbeeinspielungen von Mutual of Omaha – »Genauso, wie Löwen sich stundenlang paaren, wünschen Sie sich eine Feuerversicherung für Ihr Eigenheim«.

Leider verbreitete Perkins dabei völlig abstruse Ideen über die Evolutionslehre. In der Sendung sah das folgendermaßen aus: Es dämmert über der Savanne; am Flussufer grast eine Herde Gnus. Am anderen Ufer ist das Gras grüner, und alle haben Appetit darauf, aber im Wasser wimmelt es von räuberischen Krokodilen. Die Gnus zögern und zaudern, bis sich plötzlich ein älteres Gnu nach vorne drängt und sagt: »Ich opfere mich für euch, meine Kinder«, und in den Fluss springt. Während sich die Krokodile gierig auf das Tier stürzen, durchqueren die anderen Gnus sicher den Fluss.

Warum tat das alte Gnu das? Marlin Perkins antwortete mit souveräner Autorität: weil Tiere bei ihrem Verhalten das Wohl der Art im Sinn haben.

Klar doch, Verhalten entwickelt sich durch »Gruppenselektion« zum

Wohl der Art. Diese Idee wurde Anfang der 1960er Jahre von V.C. Wynne-Edwards vertreten, war aber so grundfalsch, dass sie ihren Schöpfer zum Lamarck der modernen Evolutionsbiologie machte.*[5]

Tieren geht es bei ihrem Verhalten nicht um das Wohl der Art. Was hatte es dann aber mit diesem Gnu auf sich? Wenn Sie genauer hinschauen, sehen Sie, was tatsächlich geschah. Wie kam das Gnu dazu, die Situation zu retten? Weil es alt und schwach war. »Zum Wohl der Art«? Blödsinn! Sie haben den alten Knaben ins Wasser gestoßen.

Die Gruppenselektion wurde widerlegt, weil in theoretischen und empirischen Studien Verhaltensmuster nachgewiesen wurden, die mit diesem Konzept unvereinbar waren. Entscheidend trugen dazu zwei Götter der Evolutionsbiologie bei, George Williams von der Stony Brook University, New York, und W.D. (»Bill«) Hamilton aus Oxford.[6] Nehmen wir die »eusozialen Insekten«, bei denen die meisten Individuen nichtreproduktive Arbeiterinnen sind. Warum verzichten sie auf die Fortpflanzung, um der Königin zu helfen? Das ist doch offensichtlich Gruppenselektion. Hamilton wies nach, dass das einzigartige genetische System der eusozialen Insekten eine Kolonie von Ameisen, Bienen oder Termiten zu einem einzigen Organismus macht. Wenn Sie also fragen, warum Arbeiterameisen auf die Fortpflanzung verzichten, ist das so, als würden Sie fragen, warum Ihre Nasenzellen den Freuden der Reproduktion entsagen. Eusoziale Insekten konstituieren also eine »Gruppe« ganz besonderer Art. Dann untersuchte Williams, inwieweit die normaleren genetischen Systeme anderer Arten – von nicht-eusozialen Arten bis zu uns – unvereinbar mit dem Prinzip der Gruppenselektion sind. Das Verhalten von Tieren dient nicht dem Wohl der Art. Sie wollen mit ihrem Verhalten die Zahl der Kopien ihrer Gene maximieren, die an die nächste Generation weitergegeben werden.**

* Der arme Wynne-Edwards war eigentlich ein wichtiger Vertreter der Evolutions- und Verhaltenslehre, ging aber, weil die Menschen dumm und oberflächlich sind, nur in die Geschichte ein als der Mann, der die Gruppenselektion in den Sand gesetzt hatte. Ich zum Beispiel habe nicht die geringste Ahnung, was der Gute sonst noch geleistet hat. Sein vollständiger Name lautete Vero Copner Wynne-Edwards, was vermutlich erklärt, warum er – vermutlich schon als Kleinkind – immer nur »V.C. Wynne-Edwards« genannt wurde.

** Die Besonderheit des genetischen Systems eusozialer Insekten liegt darin, dass eine sterile Arbeiterin mehr Kopien ihrer Gene weitergibt, wenn sie der Königin bei der Reproduktion

Das ist der Grundpfeiler der Soziobiologie, der in Dawkins' griffiger Formel vom »egoistischen Gen« berühmt wurde. Schauen wir uns die Bausteine an.

INDIVIDUELLE SELEKTION

Das Ziel, möglichst viele Kopien der eigenen Gene weiterzugeben, lässt sich am einfachsten erreichen, indem man die Reproduktion maximiert. Das meint der Aphorismus »Ein Huhn ist für ein Ei die Möglichkeit, ein weiteres Ei zu machen« – Verhalten ist nur ein Epiphänomen, ein Mittel, Genkopien an die nächste Generation weiterzureichen.

Dem Konzept der individuellen Selektion gelingt es besser als dem der Gruppenselektion, fundamentale Verhaltensweisen zu erklären. Eine Hyäne stürzt sich auf einige Zebras. Was würde das nächststehende Zebra tun, wenn es ein Gruppenselektionist wäre? Stehenbleiben und sich für die Gruppe opfern. Ein individuell-selektionistisches Zebra hingegen würde davonrennen, als wäre der Teufel hinter ihm her. Oder betrachten wir Hyänen, die gerade ein Zebra gerissen haben. Bei gruppenselektionistischer Einstellung würden alle beim Fressen ruhig warten, bis sie an der Reihe sind. Individuelle Selektion: wildes Jeder-wie-er-kann. Und genau das geschieht.

Doch halt, sagt der Gruppenselektionist, würde die Zebraart nicht davon profitieren, wenn die schnellsten Tiere überlebten und ihre Schnellläufer-Gene weitergeben würden? Gleiches gilt für den Gruppennutzen der grimmigsten Hyänen, die am meisten Futter ergattern.

Je mehr Nuancen des Verhaltens beobachtet werden, desto gewunde-

hilft, als wenn sie sich selber fortpflanzt. Inzwischen ist die Welt der eusozialen Insekten in ihren Grundfesten erschüttert worden, weil man entdeckt hat, dass bei einigen Arten (zum Beispiel den Termiten) ein konventionelleres genetisches System am Werk ist. Im Augenblick sind die Forscher noch dabei, den Fragen, die sich daraus ergeben, auf den Grund zu gehen.

ner müssen die Argumente werden, die man braucht, um an der Gruppenselektion festhalten zu können. Doch eine einzige Beobachtung macht der Gruppenselektion den Garaus.

1977 machte die Harvard-Primatologin Sarah Blaffer Hrdy eine bemerkenswerte Beobachtung – Languren in der indischen Region von Mount Abu bringen sich gegenseitig um.[7] Man wusste bereits, dass einige männliche Primaten sich in Dominanzkämpfen gegenseitig töten – na gut, das versteht man, so sind die Kerle eben. Doch Hrdy berichtete etwas anderes: Männliche Languren brachten Babys um.

Als man anfing, ihrer sorgfältigen Dokumentation Glauben zu schenken, fand man rasch eine Antwort – da Babys niedlich sind und Aggressionen hemmen, muss etwas Krankhaftes passieren.[8] Vielleicht war die Populationsdichte bei den Languren von Mount Abu zu groß und alle litten Hunger, oder es gab einen Überschuss an männlicher Aggression, oder die infantizidären Männchen waren Zombies. Irgendetwas nachweislich Anomales musste es sein.

Hrdy widerlegte diese Erklärung und zeigte, dass der Infantizid einem aufschlussreichen Muster folgt. Langurenweibchen leben in Gruppen mit einem einzigen Paarungsmännchen. Daneben gibt es rein männliche Gruppen, die gelegentlich das Männchen der Weibchengruppe vertreiben; nach Dominanzkämpfen untereinander verjagt das erfolgreiche Männchen die anderen. Seine neue Gruppe besteht aus Weibchen mit den Babys seines Vorgängers. Entscheidend ist dabei, dass die durchschnittliche Verweildauer eines Paarungsmännchens (ungefähr 27 Monate) kürzer ist als der durchschnittliche Zeitraum zwischen zwei Geburten. Kein Weibchen ovuliert, weil alle ihre Jungen säugen; folglich wird dieses neue Alpha-Tier selbst vertrieben werden, bevor eines der Weibchen sein Junges entwöhnt hat und wieder ovuliert. Alles umsonst, er hat keines seiner Gene weitergegeben.

Was bleibt ihm logischerweise zu tun? Die Babys zu töten. Das mindert den Reproduktionserfolg des Vorgängers, und die Weibchen beginnen, da sie nicht mehr säugen, wieder mit der Ovulation.*

* Es sei darauf hingewiesen, dass niemand behauptet, ein Langur denke bewusst über sein Handeln nach. Das macht er ebenso wenig wie ein Salinenkrebs, der eine optimale Repro-

Das ist die männliche Perspektive. Was ist mit den Weibchen? Ihnen ist ebenfalls daran gelegen, die Weitergabe ihrer Genkopien zu maximieren. Sie kämpfen gegen das neue Männchen und schützen ihre Jungen. Außerdem haben Weibchen die Strategie des »Pseudoöstrus« entwickelt – der den falschen Eindruck erweckt, sie seien in der Brunst. Sie paaren sich mit dem Männchen. Und da Männchen keine Ahnung von der weiblichen Langurenbiologie haben, fallen sie darauf rein – »He, ich habe mich heute Morgen mit ihr gepaart, und jetzt hat sie schon ein Junges; ich bin der Größte«. Häufig stellen sie daraufhin ihre mörderischen Attacken gegen die vorhandenen Jungen ein.

Trotz anfänglicher Skepsis ist die Kindstötung aus Konkurrenzgründen unter ähnlichen Umständen bei 119 Arten dokumentiert, so zum Beispiel bei Löwen, Flusspferden und Schimpansen.[9]

Eine Variante tritt bei Hamstern auf; weil Männchen nomadisch sind, ist mit hoher Wahrscheinlichkeit kein Junges, dem ein männlicher Hamster begegnet, von ihm selbst. Daher versucht er es zu töten (erinnern Sie sich an die Regel, dass man niemals einen männlichen Hamster in einen Käfig mit Jungtieren stecken darf?). Eine andere Version beobachtet man bei Wildpferden und Dscheladas; ein neues Männchen misshandelt trächtige Weibchen so lange, bis sie eine Fehlgeburt haben. Oder stellen Sie sich vor, Sie seien eine trächtige Maus und ein neues, infantizidäres Männchen sei eingetroffen. Wenn Sie werfen, werden Ihre Jungen getötet und damit alle Energien, die Sie in die Trächtigkeit investiert haben, hinfällig. Die logische Reaktion? Beschränken Sie Ihre Verluste durch den »Bruce-Effekt«, der dafür sorgt, dass trächtige Weibchen eine Fehlgeburt haben, wenn sie ein neues Männchen riechen.[10]

Konkurrenzbedingter Infantizid tritt also bei zahlreichen Arten auf (unter anderem auch bei weiblichen Schimpansen, die manchmal Junge

duktionsstrategie evolutionär erworben hat. Das »Ziel« eines Tiers ist der »Wunsch«, Kopien seiner Gene weiterzugeben; deshalb »beschließt« es, X zu tun. Das ist nur die Kurzform einer Formulierung, die in etwa lautet: »Im Laufe von Jahrtausenden haben Individuen, die X getan haben, Kopien ihrer Gene häufiger weitergegeben, woraufhin es zu einem allgemeinen Verhaltensmerkmal dieser Art geworden ist.« Tiere wissen ebenso wenig über Evolutionsbiologie, wie Prototypen von Tragflächen in einem Windkanal etwas über Aerodynamik wissen.

von nichtverwandten Weibchen töten).[11] Keine dieser Verhaltensweisen lässt sich ohne genbasierte individuelle Selektion erklären.

Individuelle Selektion zeigt sich mit herzzerreißender Deutlichkeit bei Berggorillas, meinen Lieblingsprimaten.[12] Sie sind hochgradig gefährdet und leben in sehr hoch gelegenen kleinen Regenwaldnestern im Grenzgebiet von Uganda, Ruanda und der Demokratischen Republik Kongo. Es gibt nur noch rund 1000 Gorillas, weil ihr Bestand durch Umweltzerstörung, von Menschen übertragene Krankheiten, Wilderei und Ausläufer der Kriege an diesen Grenzen dezimiert wurde. Aber auch, weil Berggorillas konkurrenzbedingten Infantizid praktizieren. Logisch aus Sicht eines Individuums, das die Kopien seiner Gene in der nächsten Generation maximieren will, aber zugleich ein Faktor, der diese wunderbaren Tiere an den Rand des Aussterbens bringt. Schwerlich ein Verhalten, das dem Wohl der Art dient.

VERWANDTENSELEKTION

Um das nächste Grundkonzept zu verstehen, müssen Sie überlegen, was es heißt, dass Sie mit jemandem verwandt sind und »Ihre« Gene weitergeben.

Nehmen Sie an, Sie haben einen eineiigen Zwilling, der das gleiche Genom wie Sie hat. Das führt zu der verblüffenden, unwiderleglichen Schlussfolgerung, dass es im Hinblick auf die Weitergabe der Gene an die nächste Generation keine Rolle spielt, ob Sie sich fortpflanzen oder sich opfern, damit Ihr Zwilling sich fortpflanzt.

Was ist mit einem Vollgeschwister, das kein eineiiger Zwilling ist? Wie wir aus Kapitel 8 wissen, teilen Sie 50 Prozent Ihrer Gene mit ihm.* Wenn Sie also einmal reproduzieren und sterben, damit er zweimal reproduzie-

* Oder richtiger: Für jedes Gen gibt es eine 50-prozentige Wahrscheinlichkeit, dass Sie die gleiche Variante teilen.

ren kann, läuft das evolutionär auf dasselbe hinaus. Für Halbgeschwister – 25 Prozent gemeinsame Gene – gilt eine entsprechende Rechnung …

Als der Genetiker J. B. S. Haldane einmal gefragt wurde, ob er sein Leben für einen Bruder opfern würde, soll er gescherzt haben: »Ich würde mein Leben bereitwillig für zwei Brüder oder acht Cousins hingeben.« Sie können Kopien Ihrer Gene an die nächste Generation weitergeben, indem Sie sich reproduzieren, aber auch indem Sie Verwandten – insbesondere nahen Verwandten – helfen, sich fortzupflanzen. Hamilton formalisierte das durch eine Gleichung, in die er Kosten und Nutzen der Hilfe für andere aufnahm, gewichtet nach dem Verwandtschaftsgrad, der zwischen den Beteiligten besteht. Das ist der Kern der Verwandtenselektion.* Das erklärt die wichtige Tatsache, dass in zahllosen Arten die Entscheidung, mit wem man kooperiert, konkurriert oder sich paart, von dem Verwandtschaftsgrad abhängt, in dem man zu dem Betreffenden steht.

Säugetiere begegnen der Verwandtenselektion zum ersten Mal kurz nach der Geburt, wo dieses Phänomen außerordentlich offenkundig ist: Weibchen sorgen selten für die Jungtiere anderer Mütter. Bei zahlreichen Primaten gehen die Mutter eines Neugeborenen und ein halbwüchsiges Weibchen manchmal eine Beziehung ein, die ihre Vor- und Nachteile hat – die Mutter lässt ihr Junges gelegentlich in der Obhut des jugendlichen Tiers. Für die Mutter besteht der Vorteil darin, dass sie auf Futtersuche gehen kann, ohne das Junge buchstäblich am Hals zu haben; der Nachteil ist, dass die Babysitterin möglicherweise inkompetent ist. Für das jugendliche Weibchen hat das Arrangement den Vorteil, dass es Erfahrung im Mutterverhalten sammelt; der Nachteil liegt in der Mühe, die die Fürsorge für ein Junges kostet. Lynn Fairbanks von der University of California in Los Angeles hat die Vor- und Nachteile solcher »allomütterlichen Pflege« quantifiziert (und dabei auch berücksichtigt, dass die späteren Kinder jugendlicher Weibchen, die Mutterverhalten einüben, eine bessere Überlebenschance haben). Und wer wird häufig als »Allomutter« eingesetzt? Die jüngeren Schwestern des Weibchens.[13]

* Auch als »inklusive Fitness« bezeichnet, weil eine genbasierte Perspektive nicht nur den unmittelbaren Reproduktionserfolg (Darwin'sche Fitness), sondern auch die Vorteile einbezieht, die sich aus dem Erfolg anderer Verwandter ergeben, gewichtet nach dem Verwandtschaftsgrad.

Eine Erweiterung der allomütterlichen Pflege ist die kooperative Fortpflanzung von Neuweltaffen, wie etwa den Marmosetten. In ihren sozialen Gruppen pflanzt sich nur ein Weibchen fort, während die anderen – in der Regel jüngere Verwandte – bei der Kinderpflege helfen.[14]

In dem Umfang, in dem ein Primatenmännchen sich an der Pflege eines Jungen beteiligt, kommt zum Ausdruck, wie sicher er sich seiner Vaterschaft ist.[15] Bei Marmosetten, die eine stabile Paarbindung eingehen, übernehmen Männchen den größten Teil der Kinderpflege. Bei Pavianen dagegen, bei denen sich ein Weibchen während ihres Brunstzyklus mit mehreren Männchen paart, investieren nur die wahrscheinlichen Väter (das heißt die Männchen, die sich mit dem Weibchen an ihrem fruchtbarsten Tag, dem Tag ihrer auffälligsten Brunstschwellung, paarten) in das Wohlergehen des Kindes, indem sie ihm bei seinen Kämpfen helfen.*

Wie häufig man soziale Körperpflege (Allogrooming) betreibt, hängt bei vielen Primaten davon ab, wie eng man miteinander verwandt ist. Bei Pavianen verbringen Weibchen ihr ganzes Leben in ihrer Herkunftsgruppe (während die Männchen in der Pubertät zu anderen Gruppen abwandern); infolgedessen haben erwachsene Weibchen komplexe kooperative Verwandtschaftsbeziehungen und erben ihren Dominanzrang von der Mutter. Bei Schimpansen verhält es sich umgekehrt – die Weibchen gehen in der Pubertät fort, so dass es verwandtschaftsbedingte adulte Kooperation nur bei Männchen gibt (etwa wenn Gruppen verwandter Männchen einzelne Männchen aus Nachbargruppen angreifen). Verteidigt ein Langurweibchen sein Junges gegen ein neues Männchen, helfen ihr meist ältere weibliche Verwandte.

Außerdem wissen Primaten, was Verwandtschaft ist. Dorothy Cheney und Robert Seyfarth von der University of Pennsylvania, die mit wild lebenden südlichen Grünmeerkatzen arbeiteten, haben einen interessanten Zusammenhang beobachtet: Wenn Tier A sich gemein gegenüber Tier B verhält, ist B hinterher mit höherer Wahrscheinlichkeit gemein gegenüber As *Verwandten*. Und wenn sich A schäbig gegen B aufführt, sind Bs *Verwandte* mit höherer Wahrscheinlichkeit schäbig gegenüber A. Schließlich,

* Der Ausdruck »investieren« verdeutlicht eine quasi-ökonomische Orientierung einiger Analysen auf diesem Gebiet.

wenn A sich gemein gegenüber B verhält, verhalten sich Bs Verwandte mit höherer Wahrscheinlichkeit schäbig gegenüber As *Verwandten*.[16]

In eleganten »Playback«-Experimenten nahmen Cheney und Seyfarth zunächst Stimmproben von den Meerkatzen in einer Gruppe auf. Dann versteckten sie Lautsprecher in einigen Büschen, und als alle sich in der Nähe versammelt hatten, spielten sie eine Aufzeichnung ab, auf der der Hilfeschrei eines Jungen zu hören war. Daraufhin blickten alle Weibchen die Mutter des Kleinen an: »He, das ist Madges Kind. Was wird sie tun?« (Wie dieses Experiment außerdem zeigt, können Affen Stimmen erkennen.)

In einer Studie an wild lebenden Pavianen warteten Cheney und Seyfarth, bis zwei nicht verwandte Weibchen in der Nähe des Busches mit dem Lautsprecher saßen, und spielten dann drei Vokalisationen ab: (a) Laute von Verwandten der beiden Weibchen, die miteinander kämpfen; (b) Laute einer Verwandten des einen Weibchens im Kampf mit einer unbeteiligten Dritten; (c) Laute zweier zufällig ausgewählter Weibchen im Kampf miteinander.[17] Wenn eine Verwandte eines Weibchens an dem Kampf beteiligt war, blickte dieses länger in Richtung des Lautsprechers, als wenn keine Verwandte im Spiel war. Und wenn Verwandte der beiden Weibchen miteinander kämpften, erinnerte das höherrangige das andere an seinen Platz in der Hierarchie, indem es dieses davonjagte.

Eine andere Playback-Studie brachte etwas virtuelle Realität in die Pavian-Welt.[18] Pavian A dominiert Pavian B. Durch Schneiden und Verkleben der Aufzeichnungen der Vokalisationen hört man von Pavian A einen Dominanzlaut und von B den typischen Laut des rangniederen Tiers, einen Unterordnungslaut. Als das geschah, blickte kein Pavian zu den Büschen hinüber – A > B, langweiliger Status quo. Doch als Pavian A einen *Unterordnungslaut* ausstößt, nachdem B einen *Dominanzlaut* von sich gegeben hat – eine Rangumkehrung –, richten sich alle Blicke auf die Büsche (»Hast du auch mitbekommen, was ich eben gehört habe?«). Dann ein drittes Szenario – eine Dominanzumkehrung zwischen zwei Mitgliedern derselben Familie. Doch niemand schaut hin, weil es uninteressant ist. (»Familien sind nun einmal verrückt. Du solltest meine sehen – da gibt es diese dramatischen Dominanzumkehrungen, und eine Stunde später liegen wir uns alle wieder in den Armen.«) Paviane »klassifizieren andere gleichzeitig nach individuellem Rang und Verwandtschaft«.

Andere Primaten haben also ein bemerkenswert differenziertes Verhältnis zu Verwandtschaftsbeziehungen; diese bestimmen das Muster von Kooperation und Konkurrenz.

Auch bei Nichtprimaten gibt es Verwandtenselektion. Interessant ist das folgende Beispiel: Im Vaginaltrakt eines Weibchens können sich Spermien ansammeln, was ihnen ermöglicht, schneller zu schwimmen. Bei einer Hirschmausart, in der sich Weibchen mit mehreren Männchen paaren, sammelt sich nur das Sperma eines bestimmten Individuums oder das eines seiner nahen Verwandten an.[19]

Betrachten wir Verhaltensbeispiele: Eichhörnchen und Präriehunde stoßen Warnrufe aus, wenn sie einen Fressfeind sichten. Es ist gefährlich, weil der Rufer damit auf sich aufmerksam macht, und häufiger ist solch ein Altruismus, wenn Verwandte in der Nähe sind. Soziale Gruppen, deren Organisationen an weiblichen Verwandten ausgerichtet ist, findet man bei zahlreichen Arten (zum Beispiel Löwenrudel, in denen sich weibliche Verwandte gegenseitig um ihre Jungen kümmern). Außerdem haben Löwenrudel meist nur einen Sexualpartner, doch wenn es ausnahmsweise zwei sind, handelt es sich wahrscheinlich um Brüder. Es gibt eine verblüffende Ähnlichkeit mit dem Menschen. Die meisten Kulturen haben früher die Polygynie erlaubt, während Monogamie die seltene Ausnahme war. Noch seltener ist die Polyandrie – mehrere Männer sind mit einer Frau verheiratet. Sie existiert in Nordindien, Tibet und Nepal, wo die Polyandrie »adelphisch« (also »brüderlich«) ist – eine Frau heiratet alle Brüder einer Familie, von dem strammen jungen Mann bis zu seinem Bruder im Kleinkindalter.*[20]

* Solche brüderliche Polyandrie kommt in ressourcenarmen Regionen vor und dient im Wesentlichen dazu, das Bevölkerungswachstum einzudämmen und zu verhindern, dass das Land der Familie, wenn es im Erbfall immer wieder unter allen Söhnen einer Familie aufgeteilt wird, am Ende nicht einmal mehr für das Existenzminimum reicht. Stattdessen werden alle Brüder mit der einen Frau verheiratet, die sexuellen Zugang zu ihnen allen hat; die Brüder »glauben«, dass sie alle, bis hin zum Bruder im Kleinkindalter, im gleichen Maße biologisch für die Kinder verantwortlich sind.

Daraus ergibt sich eine schwierige Konsequenz der Verwandtenselektion.

Diese scharfen Cousins und Cousinen. Wenn man sich Fitnessvorteile verschafft, indem man Verwandten hilft, Kopien ihrer Gene weiterzugeben, kann man ihnen dann nicht viel einfacher helfen, indem man sich mit ihnen paart? Scheußlich, Inzucht schwächt die Fruchtbarkeit und erzeugt jene genetischen Unannehmlichkeiten, unter denen die europäischen Königshäuser leiden.*[21] Die Gefahren der Inzucht machen also die Vorteile der Verwandtenselektion zunichte. Theoretische Modelle lassen darauf schließen, dass das ideale Gleichgewicht bei Heiraten zwischen Cousins und Cousinen dritten Grades erreicht wird. Tatsächlich haben viele Arten eine Vorliebe für die Paarung mit Cousins ersten bis dritten Grades.[22]

Das geschieht bei Insekten, Eidechsen und Fischen, wobei diese verwandten Paarungspartner mehr Zeit und Energie in die Aufzucht ihrer Nachkommen investieren als nichtverwandte Eltern. Eine Tendenz zur Paarung zwischen Cousins und Cousinen findet man auch bei Wachteln, Fregattvögeln und Zebrafinken, während sich die Weibchen der monogamen Rauchschwalben und Tibetmeisen heimlich mit ihren Cousins paaren. Ähnliche Präferenzen treten bei einigen Nagern auf (unter anderem bei der Madagassischen Riesenratte [Votsotsas], die schon durch ihren Namen befremdlich wirkt, auch ohne dass man von dem Geschnacksel mit ihren Cousins weiß).[23]

Und wie steht es mit den Menschen? Ganz ähnlich. Frauen ziehen den Geruch von Männern mittleren Verwandtschaftsgrades dem nichtverwandter Männer vor. In einer Studie, die Daten aus 160 Jahren über jedes Ehepaar in Island erfasste (dem Mekka der Humangenetiker wegen seiner genetischen und sozioökonomischen Homogenität), resultierten die höchsten Reproduktionserfolge aus Verbindungen zwischen Cousins und Cousinen dritten und vierten Grades.[24]

* Vieles spricht dafür, dass Inzucht für den Untergang des spanischen Zweigs der Habsburger-Dynastie verantwortlich war.

VERWANDTE ERKENNEN?

Diese Ergebnisse über Verwandtenselektion setzen voraus, dass Tiere Verwandtschaftsgrade erkennen. Wie gelingt ihnen das?

Einige Arten haben ein angeborenes Erkennungsvermögen. Setzen Sie beispielsweise eine Maus in die Mitte einer Versuchsarena, an deren einem Ende sich ein nichtverwandtes Weibchen befindet und am anderen eine Vollschwester aus einem anderen Wurf, der Ihre Maus noch nie begegnet ist. Die Maus verbringt mehr Zeit mit der Schwester, was die Vermutung nahelegt, dass es eine genetisch bedingte Verwandtenerkennung gibt.

Wie ist das zu erklären? Nager produzieren olfaktorische Pheromone mit individuellen Signaturen, die von Genen aus dem sogenannten Haupthistokompatibilitätskomplex (MHC, nach englisch: *major histocompatibility complex*) stammen. Diese supervariable Gengruppe codiert für spezifische Proteine, die die Signatur eines Individuums bilden. Dieses Phänomen wurde zuerst von Immunologen untersucht. Was macht das Immunsystem? Es unterscheidet zwischen Ihnen und Eindringlingen – »Selbst« und »Nicht-Selbst« – und greift Letztere an. Alle Ihre Zellen tragen Ihr spezifisches, vom MHC stammendes Protein, und die Wächterzellen des Immunsystems greifen jede Zelle an, die nicht über dieses Protein-Passwort verfügt. Die vom MHC codierten Proteine kommen auch in Pheromonen vor und sorgen dort für eine spezifische olfaktorische Signatur.

Dieses System kann mitteilen, dass es sich bei der Maus um John Smith handelt. Aber wie informiert es außerdem darüber, dass es Ihr Bruder ist, den Sie noch nie zuvor getroffen haben? Je enger die Verwandtschaft, desto ähnlicher die Gruppe von MHC-Genen und desto ähnlicher auch die olfaktorische Signatur. Olfaktorische Neuronen einer Maus enthalten Rezeptoren, die am stärksten auf das eigene MHC-Protein der Maus reagieren. Wenn also der Rezeptor maximal stimuliert wird, folgt daraus, dass die Maus an ihrer eigenen Achselhöhle schnüffelt. Wird er fast maximal stimuliert, handelt es sich um einen nahen Verwandten. Eine mittlere Simulation, ein entfernter Verwandter. Überhaupt keine (obwohl das MHC-

Protein von anderen Geruchsrezeptoren entdeckt wird), dann ist es die Achselhöhle eines Flusspferds.*

Die olfaktorische Erkennung von Verwandten erklärt ein faszinierendes Phänomen. In Kapitel 5 haben wir betrachtet, wie das erwachsene Gehirn neue Neuronen produziert. Bei Ratten löst Trächtigkeit eine Neurogenese im olfaktorischen System aus. Warum dort? Damit die olfaktorische Erkennung in Hochform ist, wenn das Tier sein Neugeborenes erkennen muss; wenn die Neurogenese nicht stattfindet, ist das Mutterverhalten beeinträchtigt.[25]

Außerdem kann Verwandtenerkennung auch auf geprägten sensorischen Hinweisreizen beruhen. Woher weiß ich, welches Neugeborene ich säugen soll? Dasjenige, das wie meine Vaginalflüssigkeit riecht. Die Nähe welchen Kindes suche ich? Des Jungtiers, das nach Mamas Milch riecht. Viele Huftiere verwenden solche Regeln. Desgleichen Vögel. Woran erkenne ich, welcher Vogel Mama ist? An dem besonderen Gesang, den ich gelernt habe, bevor ich geschlüpft bin.

Aber es gibt auch Arten, die Verwandtschaft durch logisches Denken bestimmen; ich vermute, dass männliche Paviane ihre wahrscheinlichen Nachkommen durch statistische Schlussfolgerungen identifizieren: »Wie viel Zeit ihrer stärksten Brunstschwellung hat die Mutter mit mir verbracht? Die ganze Zeit. Okay, es ist mein Kind. Dann will ich mich entsprechend verhalten.« Was uns zu der Art bringt, die über die kognitivste Strategie verfügt, nämlich zu uns. Wie gehen wir bei unserer Verwandtenerkennung vor? Alles andere als genau, mit interessanten Konsequenzen.

Wir beginnen mit einer langen, sehr theorielastigen Art von Pseudo-Verwandtenerkennung. Was ist, wenn Sie von der Regel ausgehen, dass Sie

* Allerdings beruht nicht alle olfaktorische Verwandtenerkennung auf MHC-Proteinen; es gibt zahlreiche andere Quellen für eine individuelle olfaktorische Signatur. Beachten Sie auch, dass dies jenes oben erwähnte Phänomen der Verwandtenselektion erklären kann, bei dem sich kooperative Spermienschwärme bilden, die alle von einem bestimmten Individuum oder einem nahen Verwandten stammen. Wie kommt es dazu? Die MHC-Proteine an der Oberfläche der Spermien dienen als Klettverschluss – wenn zwei Spermien identische Proteine haben (d. h. wenn sie von demselben Individuum stammen), schließen sie sich sehr eng zusammen; bei einem nahen Verwandten nicht ganz so sehr, aber immer noch ziemlich eng; bei entfernteren Verwandten weniger eng und so fort.

mit Individuen, die auffällige Merkmale mit Ihnen gemeinsam haben, kooperieren, als wären Sie mit ihnen verwandt? Das erleichtert die Weitergabe von Genkopien, wenn Sie ein Gen (oder Gene) mit drei Eigenschaften besitzen: (a) es erzeugt dieses auffällige Signal; (b) erkennt es bei anderen; und (c) veranlasst Sie, mit anderen zu kooperieren, die dieses Signal haben. Es ist eine Art primitiver, abgespeckter Verwandtenselektion.

Hamilton stellte Vermutungen über die Existenz eines fiktiven »Grünbart-Effekts« an. Hat ein Organismus ein Gen, das sowohl für einen grünen Bart als auch für die Kooperation mit anderen Grünbärtigen codiert, werden die Grünbärtigen sehr erfolgreich sein, wenn sie mit Nicht-Grünbärtigen zusammenkommen.[26] Folglich ist »die entscheidende Voraussetzung für Altruismus eine Verwandtschaft am Genort für Altruismus [das heißt nur in einem einzigen vielseitigen Grünbart-Gen] und keine genealogische Verwandtschaft über das ganze Genom«.[27]

Grünbart-Gene existieren. Manche Hefezellen bilden kooperative Aggregate, die nicht unbedingt identisch oder auch nur eng verwandt sein müssen. Es könnte jede Hefe sein, die für ein Zelloberflächen-Adhäsionsprotein codiert, das sich an Kopien desselben Moleküls auf anderen Zellen anheftet.[28]

Auch Menschen verfügen über Grünbart-Effekte. Entscheidend ist aber, dass wir uns in der Frage unterscheiden, was als Grünbart-Effekt zählt. Wenn wir ihn eng definieren, bezeichnen wir ihn als Engstirnigkeit. Verbinden wir ihn obendrein mit der Ablehnung aller Menschen ohne das Grünbart-Merkmal, handelt es sich um Fremdenfeindlichkeit. Betrachten wir das Grünbart-Merkmal jedoch als Teil unserer Art, haben wir es mit einem Gefühl tiefer Menschlichkeit zu tun.

REZIPROKER ALTRUISMUS

Manchmal ist ein Huhn also für ein Ei die Möglichkeit, ein weiteres Ei zu machen, Gene können eben egoistisch sein, und manchmal geben wir bereitwillig unser Leben für zwei Brüder oder acht Cousins hin. Muss es immer um Konkurrenz gehen, um Individuen oder Gruppen von Verwandten, die *mehr* Kopien ihrer Gene weitergeben als die anderen, *fitter* sind, *mehr* Reproduktionserfolg haben? Ist die treibende Kraft der Verhaltensevolution immer die Tatsache, dass jemand besiegt wird?

Keineswegs. Eine Ausnahme ist elegant, wenn auch speziell. Erinnern Sie sich an Schere/Stein/Papier? Das Papier wickelt den Stein ein; der Stein macht die Schere stumpf; die Schere schneidet das Papier. Könnten Steine den Wunsch haben, jede Schere zu vernichten? Keineswegs. Denn dann würde das Papier die Steine vernichten, indem es sie einwickelte. Jeder Teilnehmer hat einen Anlass zur Zurückhaltung, dadurch kommt ein Gleichgewicht zustande.

Bemerkenswerterweise treten solche Gleichgewichte auch in lebenden Systemen auf, wie sich in einer Studie über das Bakterium *Escherichia coli* zeigte.[29] Die Autoren züchteten drei Kolonien von *E. coli*, jede mit einer Stärke und einer Schwäche. Um es zu vereinfachen: Stamm 1 sondert ein Toxin ab. Stärke: Er kann konkurrierende Zellen abtöten. Schwäche: Die Herstellung des Toxins ist energieaufwendig. Stamm 2 ist anfällig für das Toxin, weil er einen Membrantransporter besitzt, der Nahrungsstoffe aufnimmt; über diesen Transporter gelangt das Toxin in die Zelle. Stärke: Es gelingt ihm, Nahrung zu besorgen. Schwäche: Anfälligkeit für das Toxin. Stamm 3 hat den Transporter nicht, ist deshalb nicht anfällig für das Toxin und produziert es auch nicht. Stärke: Er ist nicht belastet mit der Herstellung des Toxins und unempfänglich für die Giftstoffe. Schwäche: Er absorbiert nicht so viele Nährstoffe. Folglich verursacht die Zerstörung von Stamm 2 durch Stamm 1 den Untergang von Stamm 1 durch Stamm 3. Die Studie zeigte, dass die Stämme in einem Gleichgewicht leben konnten, bei dem jeder sein Wachstum begrenzte.

Toll. Aber es entspricht nicht ganz unserer intuitiven Vorstellung von Kooperation. Schere/Stein/Papier verhält sich zur Kooperation wie der Frieden dank einer auf Kernwaffen beruhenden gegenseitig zugesicherten Zerstörung zum Garten Eden.

Was uns neben individueller Selektion und Verwandtenselektion zu einem dritten Grundpfeiler führt: dem reziproken Altruismus. »Ich kratz dir den Rücken, wenn du ihn mir kratzt. Eigentlich könnte ich gut darauf verzichten, deinen Rücken zu kratzen, wenn ich damit durchkäme. Auf jeden Fall habe ich dich im Auge, falls du das Gleiche versuchst.«

Trotz all der Dinge, die Sie möglicherweise von der Verwandtenselektion erwarten – auch nichtverwandte Tiere kooperieren häufig. Fische schwimmen in einem Schwarm, Vögel fliegen in Formation. Meerkatzen stoßen Warnrufe aus, die sie in Gefahr bringen, und helfen damit allen anderen Meerkatzen. Vampirfledermäuse, die in Gemeinschaftskolonien leben, füttern gegenseitig ihre Jungen.*[30] Je nach Art betreiben nichtverwandte Primaten soziale Fellpflege, greifen Fressfeinde an und teilen ihr Fleisch.

Warum sollten Nichtverwandte kooperieren? Weil sich so die »Last« auf viele Schultern verteilt. Wenn Sie mit anderen Fischen im Schwarm schwimmen, ist die Wahrscheinlichkeit geringer, dass Sie gefressen werden (die Konkurrenz um den sichersten Ort – das Zentrum des Schwarms – erzeugt die Konfiguration, die Hamilton als »Geometrie der egoistischen Herde« bezeichnet hat). Vögel, die in einer V-Formation fliegen, sparen Energie, indem sie den Aufwind des vordersten Vogels nutzen (was die Frage aufwirft, wer in dieser Position hängenbleibt). Wenn Schimpansen soziale Fellpflege betreiben, haben sie weniger Parasiten.[31]

Im Jahr 1971 beschrieb der Biologe Robert Trivers in einem bahnbrechenden Artikel die evolutionäre Logik und die Parameter, die nichtverwandte Organismen zu »reziprokem Altruismus« veranlassen könnten – das heißt, sich in Erwartung von Gegenseitigkeit zu entscheiden, eine Fitnessminderung in Kauf zu nehmen, um die Fitness eines nichtverwandten Individuums zu erhöhen.[32]

* Das Beispiel ist ein wenig strittig, weil die Fledermauskolonien häufig aus irgendwie verwandten Weibchen bestehen, so dass man hier auch mit der Verwandtenselektion argumentieren könnte.

Man braucht kein Bewusstsein, um reziproken Altruismus zu entwickeln; wir erinnern uns an die Metapher der Tragfläche im Windkanal. Doch es sind einige Voraussetzungen erforderlich, damit der reziproke Altruismus auftreten kann. Natürlich muss die Art sozial sein. Außerdem müssen soziale Interaktionen so häufig vorkommen, dass der Altruist und der Schuldner einander mit einiger Wahrscheinlichkeit wiederbegegnen. Und es ist notwendig, dass sich die Individuen gegenseitig erkennen.

Obwohl in zahlreichen Arten reziproker Altruismus praktiziert wird, versuchen einige Individuen häufig zu betrügen (sich also vor der Gegenleistung zu drücken), wobei sie gleichzeitig kontrollieren, ob andere ihnen gegenüber das Gleiche versuchen. Das führt direkt in die realpolitische Welt des Betrugs und der Gegenstrategien, in der sich die Beteiligten in ein ausuferndes Wettrüsten verstricken. Man bezeichnet das als »Rote-Königin-Szenario« nach jener Roten Königin in dem Buch *Alice hinter den Spiegeln*, die immer schneller und schneller laufen muss, um am gleichen Fleck zu bleiben.[33]

Das wirft zwei wichtige, miteinander zusammenhängende Fragen auf:

- Wann ist es nach den kühlen, objektiven Berechnungen der evolutionären Fitness am besten zu kooperieren und wann ist es am besten zu betrügen?
- In einer Welt mit nichtkooperativen Bewohnern ist es nachteilig, der erste Altruist zu sein. Wie konnten dann Kooperationssysteme jemals entstehen?*

* Um die Länge des vorliegenden Kapitels zu begrenzen, musste ich mich dazu zwingen, in diese Fußnote die Beschreibung eines Systems reziproken Altruismus zu verbannen, das in der einzelligen Amöbe *Dictyostelium discoideum* (Schleimpilz) vorkommt. Um sich fortzupflanzen, müssen die einzelnen Zellen sich zu einer strukturierten Kolonie verbinden, in der sich rund 80 Prozent der Zellen fortpflanzen, während sich die übrigen mit einer nichtreproduktiven Unterstützerrolle zufriedengeben. Wenn die Kolonie zwei verschiedene genetische Amöbenlinien aufweist, kommt es zu einer Kooperation, die darin besteht, dass jede Linie ungefähr 20 Prozent ihrer Zellen für die wenig unterhaltsame Unterstützerrolle abstellt. Allerdings haben sich einige Linien stammesgeschichtlich so entwickelt, dass sie zu betrügen versuchen, indem sie alle ihre Zellen heimlich in den Reproduktionspool überführen, und andere Linien sind infolge ihrer ganz anderen Entwicklung bestrebt, Betrüger zu entdecken und die Interaktion mit ihnen zu verweigern. So exprimieren die Amöben ein Zelloberflächenprotein, ein sogenanntes Adhäsionsmolekül, mit dessen Hilfe die Zellen an-

GROSSE FRAGE NR. 1: WELCHE KOOPERATIONSSTRATEGIE IST OPTIMAL?

Während die Biologen noch damit beschäftigt waren, diese Fragen zu formulieren, begannen andere Forscher bereits, sie zu beantworten. In den 1940er Jahren entwickelte der Universalgelehrte John von Neumann, einer der Väter der Computerwissenschaft, die »Spieltheorie«. Sie ist die Lehre von der strategischen Entscheidungsfindung. Etwas anders ausgedrückt, ist sie die mathematische Beschäftigung mit der Frage, wann es angebracht ist zu kooperieren und wann zu betrügen. Man hatte das Thema bereits im Hinblick auf Wirtschaft, Diplomatie und Kriegführung untersucht. Spieltheoretiker und Biologen mussten also nur einmal miteinander reden. Das geschah um 1980 im Zusammenhang mit dem Gefangenendilemma (GD), das in Kapitel 3 vorgestellt wurde. Nun wollen wir uns die Parameter etwas genauer anschauen.

Zwei Mitglieder einer Gang, A und B, werden verhaftet. Die Staatsanwaltschaft hat keine Beweise, um sie wegen einer größeren Straftat verurteilen zu lassen, kann sie aber wegen eines geringeren Vergehens anklagen, für das die beiden Gangmitglieder ein Jahr Gefängnis bekämen. A und B können sich nicht miteinander verständigen. Die Staatsanwaltschaft bietet beiden einen Deal an – sage gegen den anderen aus, und deine Strafe wird verringert. Es gibt vier mögliche Ergebnisse:

- A und B weigern sich beide, gegeneinander auszusagen: jeder bekommt ein Jahr.
- A und B sagen beide gegeneinander aus: jeder bekommt zwei Jahre.
- A sagt gegen B aus, der den Mund hält: A wird auf freien Fuß gesetzt, und B bekommt drei Jahre.
- B sagt gegen A aus, der den Mund hält: B wird entlassen, und A bekommt drei Jahre.

einander haften und die Kolonie bilden. Ein Antibetrügermechanismus besteht beispielsweise darin, ein Adhäsionsmolekül zu exprimieren, welches das Adhäsionsprotein einer Betrügerlinie nicht erkennt (das heißt, nicht daran bindet).

In jedem Gefangenendilemma geht es also um die Frage, ob man sich seinem Partner gegenüber loyal verhält (»kooperiert«) oder die Zusammenarbeit verweigert (»defektiert«). Die Gedanken überschlagen sich: »Das Beste ist zu kooperieren. Schließlich ist er mein Partner; er wird auch kooperieren, und dann sitzen wir nur ein Jahr. Aber was ist, wenn ich kooperiere, und er fällt mir in den Rücken? Er kommt raus, und ich sitz drei Jahre ab. Besser, ich defektiere. Aber was ist, wenn wir beide defektieren? – Das sind zwei Jahre für uns beide. Also vielleicht doch defektieren, falls er kooperiert …« So geht es pausenlos im Kreis herum.*

Wenn Sie GD nur einmal spielen, gibt es eine rationale Lösung. Falls Sie als Gefangener A defektieren, läuft Ihre Strafe im Schnitt auf ein Jahr hinaus (null Jahre, wenn B kooperiert, zwei Jahre, wenn B defektiert); wenn Sie kooperieren, beträgt der Durchschnitt zwei Jahre (ein Jahr, wenn B kooperiert, drei Jahre, wenn B defektiert). Folglich sollten Sie defektieren. In den Einmal-Versionen von GD ist es immer optimal zu defektieren. Nicht sehr ermutigend im Hinblick auf den Zustand der Welt.

Nehmen wir an, es gibt zwei Runden GD. Die optimale Strategie für die zweite Runde ist identisch mit der Strategie für die Version mit einer einzigen Runde – Sie müssen also stets defektieren. Dadurch aber wird die erste Runde zu einer Einmal-Version – und deshalb gilt es auch dort zu defektieren.

Wie sieht es mit einem Drei-Runden-Spiel aus? Sie defektieren in der dritten Runde, wodurch Ihr Drei-Runden-Spiel auf ein Zwei-Runden-Spiel zurückfällt. Deshalb defektieren Sie in der zweiten Runde, woraus folgt, dass Sie auch in der ersten Runde defektieren.

Es ist immer optimal, in Runde Z, der Schlussrunde, zu defektieren.

* Vor einigen Jahren lief in Großbritannien eine Spielshow mit dem Namen *Golden Balls*. In der letzten Runde einer Reihe von Wettbewerben saßen sich zwei Kandidaten gegenüber und spielten eine abgeänderte Version des GD. Es gab einen Geldtopf (bis zu mehreren 10 000 Pfund); jeder Spieler hatte unabhängig von dem anderen die Wahl zwischen »Teilen« oder »Stehlen«. Wenn beide sich für Teilen entschieden, wurde das Geld aufgeteilt. Wenn einer Teilen wählte und der andere Stehlen, bekam der Trottel nichts und der Defektor alles. Entschieden sie sich beide für Stehlen, gingen sie beide leer aus. YouTube ist voll mit Videoclips verschiedener Episoden, die einen beschämenden Suchtcharakter haben. Schauen Sie sich auch die *Radiolab*-Analyse der Show an: www.youtube.com/watch?annotation_id=annotation_1155372699&feature=iv&src_vid=SoqjK3TWZE8&v=zUdBd7BDNu8.

Und deshalb ist es immer optimal, in Runde Z-1 zu defektieren, und folglich auch in Runde Z-2 … Wenn also zwei Individuen ein Spiel mit einer *bekannten* Rundenzahl beginnen, schließt die optimale Strategie Kooperation aus.

Doch was ist, wenn die Rundenzahl unbekannt ist (ein »iteriertes« GD)? Dann werden die Dinge interessant. Das ist der Punkt, an dem sich Spieltheoretiker und Biologen treffen.

Den Anstoß gab der Politologe Robert Axelrod von der University of Michigan. Er erklärte seinen Kollegen, wie GD funktioniert, und fragte sie, welche Strategie sie in einem Spiel mit unbekannter Rundenzahl verwenden würden. Die Strategien wiesen enorme Unterschiede auf und waren teilweise haarsträubend kompliziert. Anschließend programmierte Axelrod die verschiedenen Strategien und ließ sie im Rundlaufverfahren zu einem simulierten Turnier antreten. Welche Strategie hat gewonnen beziehungsweise sich als die optimale erwiesen?

Diese Strategie schlug Anatol Rapaport vor, ein Mathematiker von der University auf Toronto; wenn man dem mythischen Heldenepos Glauben schenken darf, so war es die einfachste Strategie. Kooperiere in der ersten Runde, danach tue stets das, was der andere Spieler in der Runde zuvor getan hat. Sie erhielt die Bezeichnung *Tit for Tat*, eine englische Redewendung, die so viel heißt wie »Gleiches mit Gleichem vergelten«. Schauen wir uns das Ganze etwas genauer an:

Sie kooperieren (K) in der ersten Runde, und wenn der andere Spieler ebenfalls stets kooperiert (K), kooperieren Sie beide fröhlich bis zum Sonnenuntergang:

Beispiel 1:
Sie: K K K K K K K K K K …
Er: K K K K K K K K K K …

Nehmen wir an, der andere Spieler beginnt zu kooperieren, doch in Runde zehn erliegt er den Einflüsterungen des Teufels und defektiert (D). Sie haben kooperiert, daher müssen Sie einen Rückschlag einstecken:

Beispiel 2:
Sie: K K K K K K K K K K
Er: K K K K K K K K K D

Also wenden sie ihm gegenüber Tit for Tat an und bestrafen ihn in der nächsten Runde:

Beispiel 3:
Sie: K K K K K K K K K K D
Er: K K K K K K K K K D?

Ist er dann zur Kooperation zurückgekehrt, folgen Sie seinem Beispiel; es herrscht wieder Frieden:

Beispiel 4:
Sie: K K K K K K K K K K D K K K …
Er: K K K K K K K K K D K K K K …

Defektiert er weiter, tun Sie es auch:

Beispiel 5:
Sie: K K K K K K K K K K D D D D D …
Er: K K K K K K K K K D D D D D D …

Nehmen wir an, Sie spielen gegen jemanden, der ständig defektiert. Dann sieht die Situation so aus:

Beispiel 6:
Sie: K D D D D D D D D D …
Er: D D D D D D D D D D …

Das ist die Tit-for-Tat-Strategie. Beachten Sie, dass sie nie zum Sieg führen kann. Im besten Fall gibt es ein Unentschieden – dann nämlich, wenn Sie gegen jemanden spielen, der ebenfalls Tit for Tat verwendet oder dessen

Strategie einfach »immer kooperieren« ist. In allen anderen Fällen müssen Sie eine knappe Niederlage hinnehmen. Doch das Aufeinandertreffen anderer Strategien kann zu katastrophalen Verlusten führen. Wenn wir eine Gesamtrechnung aufmachen, gewinnt Tit for Tat. Es verliert fast jede Schlacht, gewinnt aber den Krieg – oder vielmehr den Frieden. Mit anderen Worten, Tit for Tat treibt andere Strategien in die Vernichtung.

Vier Dinge sprechen für Tit for Tat: Es besitzt eine Tendenz zur Kooperation (sie ist sein Ausgangszustand). Aber es ist nicht naiv und bestraft Defektoren. Es ist versöhnlich – wenn der Defektor wieder zur Kooperation bereit ist, dann ist es auch Tit for Tat. Und die Strategie ist einfach.

Axelrods Turnier löste eine Flut von Arbeiten über Tit for Tat in GD und ähnlichen Spielen aus (mehr davon später). Dann kam es zu einem entscheidenden Ereignis – Axelrod und Hamilton taten sich zusammen. Biologen, die sich mit der Evolution des Verhaltens beschäftigten, wünschten sich ebenso quantitative Methoden, wie sie von Forschern verwendet wurden, die etwa die Evolution der Nieren von Wüstenratten untersuchten. Und da gab es die Welt der Sozialwissenschaftler, die über genau dieses Thema forschten, auch wenn sie es nicht wussten. GD lieferte einen theoretischen Rahmen für die Beschäftigung mit der strategischen Evolution von Kooperation und Konkurrenz, wie Axelrod und Hamilton 1981 in einem Artikel darlegten (der so bekannt wurde, dass die beiden Autorennamen zu einem einzigen Begriff verschmolzen: »Wie ist deine Vorlesung heute gelaufen?« »Schrecklich, ich hinke weit hinter meinem Plan her; bin noch nicht einmal zu Axelrod und Hamilton gekommen«).[34]

Als die Evolutionsbiologen ihre Zusammenarbeit mit den Politologen begannen, führten sie reale Gegebenheiten in die Spielszenarien ein. In einem Fall zeigte sich dabei eine Schwachstelle im Tit for Tat.

Wenden wir uns den Signalfehlern zu – eine Nachricht wird missverstanden, jemand vergisst, jemandem etwas zu sagen, oder es gibt ein störendes Rauschen im System. Wie in der Wirklichkeit.

Bei zwei Individuen, die in Runde 5 eine Tit-for-Tat-Strategie anwenden, ist es zu einem Signalfehler gekommen. Hier ist, was beide meinen:

Beispiel 7:
Sie: K K K K K
Er: K K K K K

Doch infolge eines Signalfehlers denken Sie, dass Folgendes geschehen ist:

Beispiel 8:
Sie: K K K K K
Er: K K K K D

Sie denken: »Was für ein Mistkerl, defektiert er einfach.« Also defektieren Sie in der nächsten Runde ebenfalls. Dabei meinen Sie, dass Folgendes geschehen ist:

Beispiel 9:
Sie: K K K K K D
Er: K K K K D K

Da er von dem Signalfehler nichts weiß, denkt er, dass Folgendes geschehen ist:

Beispiel 10:
Sie: K K K K K D
Er: K K K K K K

Er denkt: »Was für ein Mistkerl, defektiert er einfach.« Folglich defektiert er in der nächsten Runde ebenfalls. »Oh, du hast noch nicht genug? Das kannst du haben«, denken Sie und defektieren. »Oh, du hast noch nicht genug? Das kannst du haben«, denkt er:

Beispiel 11:
Sie: K K K K K D K D K D K D K D K D …
Er K K K K D K D K D K D K D K D K …

Bei möglichen Signalfehlern ist ein Paar Tit-for-Tat-Spieler anfällig dafür, in dem Hin und Her von Defektion steckenzubleiben.*

Die Entdeckung dieser Anfälligkeit veranlasste den Evolutionsbiologen Martin Nowak von der Harvard University, Karl Sigmund von der Universität Wien und Robert Boyd von der University of California in Los Angeles, zwei Lösungen vorzuschlagen.[35] »Großzügiges Tit for Tat«: Vergeltung nur, wenn die andere Seite zweimal nacheinander defektiert hat. »Versöhnliches Tit for Tat«: Dem anderen wird automatisch ein Drittel der Defektionen nachgesehen. Beide vermeiden apokalyptische Signalfehler-Szenarien, sind aber anfällig für Ausnutzung.**

Eine Lösung für diese Anfälligkeit besteht darin, die Häufigkeit der Versöhnlichkeit auf die Wahrscheinlichkeit eines Signalfehlers abzustimmen (wobei »Tut mir leid, dass ich schon wieder zu spät komme; der Zug hatte Verspätung« sicherlich einen plausibleren und verzeihlicheren Eindruck hinterlässt als »Tut mir leid, dass ich schon wieder zu spät komme, meine Auffahrt ist *erneut* von einem Meteoriten getroffen worden«).

Eine andere Lösung für die Anfälligkeit des Tit for Tat bei Signalfehlern ist die Verwendung einer veränderlichen Strategie. Entscheiden Sie sich am Anfang, in einem Meer von unterschiedlichen Strategien – davon

* Eugene Burdick und Harvey Wheeler gingen 1962 in ihrem geopolitischen Thriller *Fail-Safe* (dt.: *Feuer wird vom Himmel fallen*, Reinbek 1964) von der Möglichkeit einer Tit-for-Tat-Lösung für einen Signalfehler aus. Eine elektronische Fehlschaltung veranlasst die Besatzung einer nuklear bewaffneten Bomberstaffel der Air Force zu der Annahme, die Vereinigten Staaten würden von der UdSSR mit Kernwaffen angegriffen; die Staffel hat den Auftrag, Moskau zu zerstören. Die Amerikaner und Sowjets sehen, was passiert. Vergeblich versucht die militärische Führung der USA, die Bomber zurückzurufen. Die Sowjets halten das amerikanische »Ups! Tschuldigung« für eine Finte und bereiten einen umfassenden Gegenschlag vor. Der (JFK nachempfundene) amerikanische Präsident versucht seine ehrliche Absicht, den Angriff abzubrechen, dadurch unter Beweis zu stellen, dass er Abfangjäger schickt, die den Sowjets helfen sollen, die Bomberstaffel abzuschießen. Bei einigen gelingt es, andere kommen durch, der überwiegende Teil der sowjetischen Militärführung ist immer noch davon überzeugt, dass es sich um eine Finte handelt. Schließlich schlägt der amerikanische Präsident als letztes Mittel zur Verhinderung eines totalen nuklearen Konflikts ein Tit for Tat vor – er gibt den Befehl, eine Bombe entsprechender Stärke auf New York City abzuwerfen. Was für ein apokalyptischer Signalfehler! Dieses Buch hat mir als Kind eine Heidenangst eingejagt. Regelmäßig habe ich den Himmel über meiner Heimatstadt New York abgesucht, in der Erwartung, den unvermeidlichen Bomber zu erblicken.

** Mit anderen Worten: »Ups, sorry, unser Fehler, dass Sankt Petersburg ausradiert wurde. Wir dachten, wir hätten das Problem nach dem Schlamassel mit Moskau beseitigt.«

viele mit einer ausgeprägten Tendenz zur Defektion – für Tit for Tat. Wechseln Sie, sobald sich diese anderen Strategien erledigt haben, zum Versöhnlichen Tit for Tat über, das Tit for Tat überlegen ist, sobald Signalfehler auftreten. Was bedeutet dieser Übergang vom kompromisslosen, strafenden Tit for Tat zu einer Strategie der Versöhnlichkeit? Vertrauensbildung.

Andere Entwürfe simulieren lebende Systeme. Der Informatiker John Holland von der University of Michigan führte »genetische Algorithmen« ein – Strategien, die im Laufe der Zeit mutieren.

Ein anderer die Wirklichkeit einbeziehender Entwurf bestand darin, die »Kosten« bestimmter Strategien einzurechnen – bei Tit for Tat beispielsweise die Kosten für die Kontrolle und die Bestrafung von Betrug – teure Alarmsysteme, Polizeigehälter und Bau von Gefängnissen. All das ist überflüssig in einer Welt ohne Signalfehler, die ausschließlich von Tit for Tat praktizierenden Individuen bevölkert ist, wobei Tit for Tat durch das kostengünstigere Immer-Kooperieren ersetzt werden kann.

Wenn also Signalfehler auftreten, wenn sich unterschiedliche Kosten für unterschiedliche Strategien ergeben und wenn es zu Mutationen kommt, zeichnet sich ein Kreislauf ab: Eine heterogene Population von Strategien, darunter auch solche ausbeuterischer, nichtkooperativer Art, wird zunächst durch Tit for Tat, dann durch Versöhnliches Tit for Tat und schließlich durch Immer-Kooperieren ersetzt – bis eine Mutation wieder eine ausbeuterische Strategie einführt, die sich wie ein Buschfeuer ausbreitet, ein Wolf unter Immer-Kooperieren-Schafen. Der Kreislauf beginnt von vorne …[*36] Eine wachsende Zahl von Modifikationen sorgte

* Eine besonders raffinierte ausbeuterische Strategie heißt Pavlov. Wenn Sie GD spielen, sind die vorteilhafteren Ergebnisse für Sie, nach ihrer Rangfolge: (a) Sie defektieren, während die andere Person ein Weichei ist, das kooperiert; (b) Sie kooperieren beide; (c) Sie defektieren beide; (d) Sie sind das Weichei, das kooperiert, während der andere defektiert. Von ihrem Temperament her neigt die Pavlov-Strategie zum Kooperieren, doch hin und wieder, vollkommen zufällig, defektiert sie. Unabhängig von diesen gelegentlichen Zufallsaktionen lautet die Regel, dass Sie, wenn Ihr Spiel zu einem der beiden besseren Ergebnisse geführt hat, sich beim nächsten Mal genauso verhalten; war das Ergebnis eines der beiden schlechteren Ergebnisse, ändern Sie Ihre Vorgehensweise das nächste Mal. Die Folge: Wenn Sie gegen Immer-Kooperieren oder eine extreme Form von Versöhnlichem Tit for Tat spielen, werden Ihre gelegentlichen Zufallsdefektionen entweder nie oder selten bestraft, so dass Sie den anderen Spieler gründlich ausbeuten können.

für immer größere Wirklichkeitsnähe der Modelle. Schon bald hatten die computerisierten Spielstrategien Sex miteinander, was so ziemlich die aufregendste Sache gewesen sein dürfte, die die beteiligten Mathematiker je erlebt hatten.

Begeistert entwickelten die Evolutionsbiologen zusammen mit den theoretischen Wirtschaftswissenschaftlern, den theoretischen Diplomaten und theoretischen Militärstrategen immer kompliziertere Modelle. Die eigentliche Frage lautete jedoch, ob das Verhalten von Tieren tatsächlich mit diesen Modellen zu vereinbaren ist.

Bei einem bizarren Tiersystem scheint Kooperation durch Tit for Tat erzwungen zu werden; es handelt sich um den Schwarzen Hamletfisch, der stabile Paarbindungen eingeht.[37] An sich gibt es keine Besonderheit. Der Fisch kann das Geschlecht ändern (was bei einigen Fischarten vorkommt). Wie üblich ist die Fortpflanzung für das Weibchen metabolisch aufwendiger als für das Männchen. Daher wechseln sich die Partner in der anstrengenderen Rolle des Weibchens ab. Nehmen wir an, Fisch A und Fisch B haben den Geschlechtertausch bis jetzt brav eingehalten; zuletzt war A das metabolisch geforderte Weibchen und B das geruhsame Männchen. Nehmen wir weiter an, B betrügt, indem es Männchen bleibt und A so zwingen möchte, als Weibchen weiterzumachen. Doch A verwandelt sich in ein Männchen und bleibt in diesem Zustand, bis B sein soziales Gewissen wiederentdeckt und Weibchen wird.

Eine andere vielfach zitierte Studie lässt auf eine Tit-for-Tat-Strategie bei Stichlingen schließen.[38] Ein Stichling schwimmt in einem Aquarium mit einer gläsernen Trennwand, hinter der sich ein großer Buntbarsch befindet, ein schrecklicher Anblick für den Stichling. Die Situation erkundend, flitzt der Stichling vor und zurück. Senkrecht zur Trennwand der beiden Fische wird jetzt ein Spiegel in das Aquarium eingesetzt. Dank dem Spiegel scheint es jetzt neben dem ersten Buntbarsch einen *zweiten* zu geben. Beängstigend, wäre da nicht noch ein geheimnisvoller zweiter Stichling, der wie aus dem Nichts aufgetaucht ist und der sich den zweiten Buntbarsch immer dann genauer ansieht, wenn unser Held den ersten Barsch von nahem betrachtet – »Ich habe keine Ahnung, wer dieser Bursche ist, aber wir sind ein erstaunlich aufeinander abgestimmtes Team«.

Überzeugen Sie den Stichling jetzt davon, dass sein Partner defektiert. Verändern Sie den Winkel des Spiegels so, dass das Spiegelbild des Stichlings nach hinten abgelenkt wird. Wenn der Fisch jetzt nach vorne schießt, macht sein Spiegelbild das natürlich auch, bleibt aber – so ein Schuft! – in sicherem Abstand zurück (eine halbe Körperlänge genügt, um die Gefahr, dem Fressfeind zum Opfer zu fallen, deutlich zu mindern). Wenn der Fisch glaubt, sein Partner defektiere, stellt er seine Vorwärtsbewegungen ein.

Komplexer ist das Tit for Tat offenbar bei einigen Tieren, die mehrere Rollen in ihren sozialen Gruppen haben.[39] Kommen wir noch einmal auf die Playback-Technik mit Löwen zurück. Aus einem Busch (oder von einem lebensgroßen Löwenmodell) ertönt das Brüllen eines fremden Männchens. Vorsichtig nähern sich Löwen, um der Sache auf den Grund zu gehen, ein riskantes Vorhaben. Dabei bleiben einige Löwen ständig etwas zurück. Die Duldung dieser habituellen Furchtsamkeit erschien unvereinbar mit dem Anspruch auf Gegenseitigkeit, bis sich zeigte, dass diese Tiere in anderen Bereichen die Führungsrolle übernahmen (zum Beispiel bei der Jagd). Ähnlich scheint es sich beim Damara-Graumull zu verhalten. Die sozialen Gruppen des Graumulls und seines nahen Verwandten, des Nacktmulls, ähneln denen sozialer Insekten – mit nichtreproduktiven Arbeiterinnen und Arbeitern und einer allein für die Fortpflanzung zuständigen Königin.* Forscher bemerkten einige Arbeiter, die nie arbeiteten und erheblich dicker waren als die anderen Tiere. Wie sich herausstellte, haben sie zwei Spezialaufgaben: Während der Regenzeit graben sie sich durch überflutete, zusammengestürzte Tunnel des Baus, und wenn notwendig, übernehmen sie die riskante Aufgabe, an anderer Stelle eine neue Kolonie zu gründen.

* Damit ist noch nicht einmal ansatzweise die Merkwürdigkeit des Nacktmulls beschrieben. Er lebt unter der Erde, hat riesige Schneidezähne und keine Körperbehaarung, so dass er aussieht wie eine mit Säbelzähnen bewehrte Wurst. Außerdem braucht er bemerkenswert wenig Sauerstoff, hat so gut wie keine Schmerzrezeptoren in der Haut, lebt ungefähr zehnmal so lange wie andere Nager (bis zu dreißig Jahre) und besitzt eine bemerkenswerte Widerstandskraft gegen Krebs. Aus diesem Grund erklärte die Wissenschaftszeitschrift *Nature* den Nacktmull vor einigen Jahren zum Wirbeltier des Jahres, was weit bedeutender und eindrucksvoller ist als ein Spitzenplatz auf der vom Magazin *People* veröffentlichten Liste der fünfzig schönsten Menschen der Welt.

Ich bin nicht davon überzeugt, dass man Tit-for-Tat-Reziprozität eindeutig bei anderen Arten hat nachweisen können. Aber Zoologen vom Mars hätten sicherlich auch Schwierigkeiten, ihre strikte Anwendung bei Menschen zu dokumentieren – schließlich trifft man häufig auf Paare, bei denen der eine alle Arbeit erledigt und der andere nichts anderes macht, als Ersterem in gewissen Abständen kleine, bunt bedruckte Papierrechtecke auszuhändigen. Entscheidend ist, dass Tiere Reziprozitätssysteme haben, die empfindlich auf Betrug reagieren.

GROSSE FRAGE NR. 2: WIE KANN KOOPERATION JEMALS BEGINNEN?

Eine Handvoll Tit-for-Tat-Spieler kann also eine Mischung aus anderen Strategien, einschließlich hochgradig ausbeuterischer und nichtkooperativer Versionen, ausschalten, indem sie zwar die Schlachten verlieren, aber den Krieg gewinnen. Doch was ist, wenn es nur einen Tit-for-Tat-Spieler in einer Population von 99 Immer-Defektoren gibt? Tit for Tat hat keine Chance. Immer-Defektoren, die gegeneinander spielen, erzielen beide das zweitschlechteste Ergebnis, das möglich ist. Doch ein Tit-for-Tat-Spieler, der es mit einem Immer-Defektor zu tun hat, schneidet noch schlechter ab, denn er erzielt in der ersten Runde das Weichei-Resultat, bevor er de facto zum Immer-Defektor wird. Daraus erwächst die zweite große Herausforderung für den reziproken Altruismus: Vergessen Sie die Frage, mit welcher Strategie die Kooperation am besten zu fördern ist; es geht darum, wie Sie *überhaupt* einen Anfang finden. In einem Meer von Immer-Defektoren wird das erste Individuum – egal, ob Schwarzer Hamletfisch, Mull oder *Dictyostelium*-Amöbe –, das nach der Lektüre von Gandhi, Mandela, Axelrod und Hamilton den ersten altruistischen Schritt wagt, vollkommen niedergemacht, so dass es auf ewig hinter allen anderen zurückbleibt. Man kann das höhnische Lachen der Immer-Defektor-Amöben fast hören.

Machen wir es Tit for Tat etwas leichter, Fuß zu fassen. Betrachten wir zwei Tit-for-Tat-Spieler zwischen 98 Immer-Defektoren. Beide werden Schiffbruch erleiden – es sei denn, sie finden zueinander und bilden einen stabilen kooperativen Kern, bei dem die Immer-Defektoren entweder zu Tit for Tat wechseln oder untergehen müssen. Ein Kristallisationskeim der Kooperation breitet sich in der Population aus.

An diesem Punkt kommt der Grünbart-Effekt den Kooperatoren zu Hilfe. Auffällige Merkmale von Kooperatoren können dazu beitragen, dass sie sich gegenseitig erkennen. Ein anderer Mechanismus ist räumlicher Natur, bei ihm hilft das Kooperationsmerkmal selbst den Kooperatoren, einander zu finden.

Möglicherweise gibt es noch einen anderen Weg als Starthilfe für reziproken Altruismus. Gelegentlich findet ein geografisches Ereignis statt (sagen wir, eine Landbrücke verschwindet), das die Untergruppe einer Population für Generationen isoliert. Was geschieht in einer solchen »Gründerpopulation«? Inzucht, die die Kooperation durch Verwandtenselektion fördert. Schließlich taucht die Landbrücke wieder auf, die durch Inzucht entstandene kooperative Gründerpopulation vereinigt sich mit der Hauptgruppe, und die Kooperation breitet sich in der Gesamtpopulation aus.*

Wir kommen auf die Frage, wie Kooperation beginnt, im letzten Kapitel zurück.

* Auf die Bedeutung von Gründerpopulationen hat Ernst Mayr von der Harvard University hingewiesen, einer der bedeutendsten Evolutionsbiologen überhaupt; nach seiner Ansicht waren kleine Gründerpopulationen die treibende Kraft der Artbildung; die Auffassung, dass vorübergehende Gründerpopulationen ein Mittel zur Einführung der Kooperation in einer größeren Population sein können, ist nur eine Erweiterung seines Ansatzes. Erstaunlicherweise hat Mayr noch mit über neunzig Jahren vier vielbeachtete Bücher veröffentlicht, das letzte 2004 mit hundert Jahren, kurz vor seinem Tod (*What Makes Biology Unique?* [dt.: *Konzepte der Biologie*, Stuttgart 2006]). Der Mann war eine ungeheure Inspirationsquelle – aus einer Vielzahl von Gründen.

AUF DREI BEINEN STEHEN

Wir haben nun die drei Grundpfeiler der Verhaltensevolution kennengelernt – individuelle Selektion, Verwandtenselektion und reziproken Altruismus. Außerdem haben wir gesehen, wie diese drei Konzepte Verhaltensweisen erklären können, die sonst verwirrend wären. Einige betreffen die individuelle Selektion, deren Standardbeispiel der konkurrenzbedingte Infantizid ist. Andere Verhaltensweisen lassen sich am besten durch Verwandtenselektion erklären – warum es Gruppenaggressionen zwischen männlichen Individuen nur bei einigen Primatenarten gibt; warum manche Arten erbliche Rangordnung haben; warum Paarungen zwischen Cousins und Cousinen häufiger sind, als man erwarten würde. Bei wieder anderen Verhaltensweisen geht es um reziproken Altruismus. Warum sonst sollte eine Vampirfledermaus im Wissen um die Bedeutung der Gruppenselektion Blut für das Kind einer anderen Fledermaus hochwürgen?

Betrachten wir noch einige weitere Beispiele.

PAARBINDUNG UND TURNIER-ARTEN

Nehmen wir an, Sie haben zwei neue Primatenarten entdeckt. Obwohl Sie beide seit Jahren beobachten, bleibt Ihr Wissen überschaubar: In Art A sind bei Männchen und Weibchen Körpergröße, Färbung und Muskulatur ähnlich; in Art B sind die Männchen viel größer und muskulöser als die Weibchen und haben eine sehr auffällige Gesichtsfärbung (Jargon: Art B hat einen ausgeprägten »Sexualdimorphismus«). Wir werden gleich sehen, dass diese beiden Fakten Ihnen erlauben, eine Vielzahl von Aussagen über diese Arten zu treffen.

Bei welcher Art gibt es dramatische, aggressive Konflikte um Dominanzränge zwischen den Männchen? Bei Art B, in der Männchen für Kampffertigkeiten und Imponiergehabe evolutionär selektiert wurden.

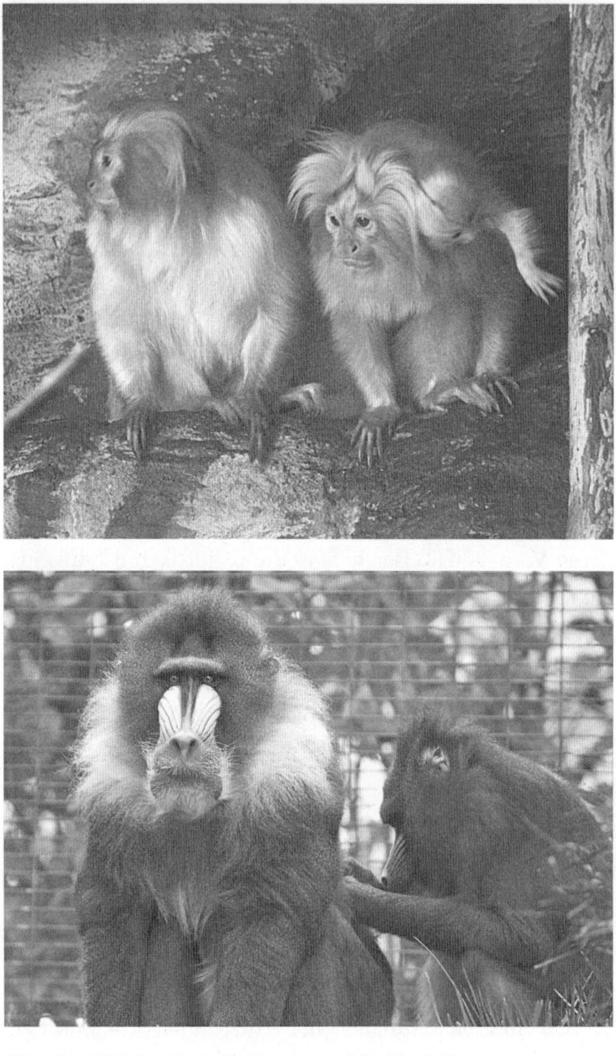

Männchen-Weibchen-Paare der Tamarine und der Mandrille

Dagegen sind die Männchen in Art A kaum aggressiv – deshalb sind sie auch nicht für Muskeln selektiert worden.

Was ist mit der Variabilität des männlichen Reproduktionserfolgs? Bei der einen Art sind 5 Prozent der Männchen für fast die gesamte Paarung zuständig; in der anderen pflanzen sich alle Männchen einige Male fort.

Die erste Beschreibung trifft auf Art B zu – denn darum geht es in all den Hierarchiekämpfen –, die zweite auf Art A.

Wenn sich in der einen Art ein Männchen mit einem Weibchen paart und dieses Junge zur Welt bringt, übernimmt das Männchen einen Großteil der Brutpflege. In der anderen Art dagegen gibt es bei den Männchen kein derartiges »Elterninvestment«. Na klar: Im ersten Fall handelt es sich um Art A; die wenigen Art-B-Männchen, die die meisten Jungen zeugen, kümmern sich ganz gewiss nicht um die Kinderpflege.

Eine Art hat eine Tendenz zu Zwillingsgeburten, die andere nicht. Das ist einfach – die Zwillingsgeburten kommen in Art A vor, wo zwei Paar Elternhände zur Verfügung stehen.

Wie wählerisch sind die Männchen im Hinblick auf die Weibchen, mit denen sie sich paaren? In Art B paaren sich die Männchen mit jedem Weibchen, jederzeit und überall – es kostet sie nur ein paar Spermien. Dagegen sind Männchen in Art A mit ihrer Regel »Machst du sie trächtig, kümmerst du dich um die Kinderpflege« erheblich wählerischer. Welche Art bildet, dies vorausgesetzt, stabilere Paarbindungen? Natürlich Art A.

Die Männchen welcher Art haben – relativ zur Körpergröße – größere Hoden und höhere Spermienzahlen? Die von Art B, sie sind bei jeder sich bietenden Gelegenheit zur Paarung bereit.

Was erwarten Weibchen von einem potenziellen Partner? Art-B-Weibchen bekommen von einem Männchen nichts außer Genen, daher sollten es gute sein. Das ist eine Erklärung für die extravaganten sekundären Geschlechtsmerkmale von Männchen – »Wenn ich so viel Energie auf Muskeln und Neongeweihe verschwenden kann, muss ich in toller Form sein und genau die Art Gene besitzen, die du dir für deine Kinder wünschst«. Weibchen der Art A dagegen erwarten von Männchen stabiles, geselliges Verhalten und die Fähigkeit zur Brutpflege. Das zeigt sich zum Beispiel bei Vogelarten, die das Verhaltensmuster der Art A aufweisen; dort stellen die Männchen während der Balz ihre Befähigung zur Brutpflege unter Beweis – indem sie das Weibchen symbolisch mit Würmern füttern, um zu zeigen, dass sie kundige Wurmsucher sind. In diesem Zusammenhang eine Frage: Wo wird ein Weibchen seine Nachkommen eher im Stich lassen, um durch Paarung mit einem weiteren Männchen mehr Kopien seiner Gene weiterzugeben – in den Vogelversionen der Art A oder der Art B? Solches »Fremdgehen« ist typisch für Art A, weil das Männchen bei den Jungen bleibt und sich um sie kümmert.

Damit zusammenhängend, konkurrieren in Art A die Weibchen aggressiv miteinander, um eine Paarbindung mit einem besonders begehrenswerten (das heißt auf die Vaterrolle vorbereiteten) Männchen einzugehen. In Art B dagegen brauchen die Weibchen nicht zu konkurrieren, weil sie von den attraktiven Männchen lediglich Spermien bekommen, und davon sind genug für alle da.

Interessanterweise haben wir hier eine allgemeine und verlässliche Dichotomie zwischen zwei sozialen Systemen beschrieben, in der A eine Art mit »Paarbindung« ist, B eine »Turnier«-Art.*

	Paarbindung	*Turnier*
männliches Elternverhalten	extensiv	minimal
wählerisches Paarungsverhalten der Männchen	hoch	niedrig
Variabilität des männlichen Reproduktionserfolgs	niedrig	hoch
Hodengröße, Spermienzahl	klein/niedrig	groß/hoch
Niveau der Aggression zwischen Männchen	niedrig	hoch
Grad des Sexualdimorphismus bei Körpergewicht, Physiologie, Färbung und Lebenserwartung	niedrig	hoch
Weibchen selektieren für	Erziehungsfertigkeiten	gute Gene
Fremdgehrate	hoch	niedrig

Zu Primaten mit Paarbindung gehören südamerikanische Tieraffen wie Marmosetten, Tamarine und Nachtäffchen, unter den Menschenaffen die Gibbons (Beispiele für Nicht-Primaten sind Schwäne, Schakale, Bi-

* Zwei technische Anmerkungen: Die soziale Monogamie paarbindender Arten ist nicht immer verknüpft mit sexueller Monogamie. Der Begriff »Turnier« wird von einigen Forschern nur zur Beschreibung von Arten verwendet, in denen sich tatsächlich alle Männchen zur Balz versammeln, um sich der Konkurenz zu stellen (das gilt beispielsweise für Beifußhühner und einige Huftiere), aber er dient in vielen Fällen, so auch hier, dazu, um promiske Paarungssysteme mit mehreren männlichen und weiblichen Tieren zu bezeichnen.

ber und natürlich die Präriewühlmäuse aus Kapitel 4). Zu den klassischen Turnier-Arten zählen unter anderem Paviane, Mandrille, Rhesusaffen, Südliche Grünmeerkatzen und Schimpansen (und aus der Welt der Nicht-Primaten Gazellen, Löwen, Schafe, Pfaue, See-Elefanten und andere). Nicht alle Arten passen perfekt in das eine oder andere Extrem (wir kommen darauf zurück). Entscheidend ist jedoch die innere Logik, nach der man, ausgehend von den beschriebenen evolutionären Prinzipien, die Merkmale dieser beiden verschiedenen Artengruppen einander zuordnen kann.

ELTERN-KIND-KONFLIKT

Ein anderes Verhaltensmerkmal stellt die Verwandtenselektion auf den Kopf. Bislang haben wir Wert auf die Feststellung gelegt, dass Verwandte viele Gene und evolutionäre Ziele miteinander teilen. Doch von eineiigen Zwillingen abgesehen, ist es durchaus üblich, dass Verwandte nicht *alle* Gene oder Ziele gemeinsam haben. Das kann zu Konflikten führen.

Beispielsweise gibt es den Eltern-Kind-Konflikt. Ein klassisches Beispiel ist die Frage, ob ein Weibchen ihrem Jungen die bestmögliche Nahrung geben soll, die dessen Überleben garantiert, dafür aber die Nahrung ihrer anderen (gegenwärtigen oder künftigen) rationiert. Das ist der Entwöhnungskonflikt.[40]

Bei Primaten führt das zu endlosen Trotzanfällen.[41] Manch eine Pavianmutter sieht erschöpft und mürrisch aus. Drei Schritte hinter ihr zockelt ihr Junges und gibt ein denkbar klägliches Winseln und Wimmern von sich. Alle paar Minuten versucht es, bei der Mutter zu trinken; gereizt stößt die Mutter es weg, gibt ihm sogar einen Klaps. Verstärktes Wimmern. Das ist der Entwöhnungskonflikt zwischen Mutter und Kind; solange die Mutter säugt, wird sie wahrscheinlich nicht ovulieren, was ihr künftiges Reproduktionspotenzial einschränkt. Evolutionär bedingt, entwöhnen Pavianmütter ihre Kleinen in dem Alter, in dem diese sich selbst ernähren können, und Pavianjunge versuchen, ebenfalls evolutionär bedingt, diesen Tag hinauszuschieben. Interessanterweise drängen Weibchen, wenn sie älter werden und die Wahrscheinlichkeit abnimmt, dass sie noch einmal Junge haben, nicht mehr so nachdrücklich auf die Entwöhnung.*

Es gibt auch einen Mutter-Fötus-Konflikt. Sie sind ein Fötus mit einer evolutionären Agenda. Was wollen Sie? So viel Nahrung von Mama wie möglich. Wen schert es, wie sich das auf deren künftiges Reproduktionspotenzial auswirkt? Die Mutter strebt derweilen ein Gleichgewicht zwischen gegenwärtigen und künftigen Reproduktionsaussichten an. Bemerkenswerterweise haben Fötus und Mutter einen Stoffwechselkonflikt, der das Insulin betrifft, das Hormon der Bauchspeicheldrüse, das bei einem Anstieg des Blutglukosespiegels ausgeschüttet wird, wodurch es zur Glukose-Aufnahme in den Zielzellen kommt. Der Fötus setzt ein Hormon frei, das die Zellen der Mutter unempfänglich für das Insulin macht (also »insulinresistent«); außerdem schüttet er ein Enzym aus, das das Insulin der Mutter abbaut. Die Mutter nimmt weniger Glukose aus dem Blut auf, so dass für den Fötus mehr bleibt.**

INTERSEXUELLER GENETISCHER KONFLIKT

Bei einigen Arten hat der Fötus im Konflikt mit der Mutter einen Verbündeten – den Vater. Betrachten wir eine Art, in der die Männchen migratorisch sind, das heißt, sich mit Weibchen paaren, dann weiterziehen und sich nie wieder sehen lassen. Wie steht ein Männchen zum Konflikt zwischen Mutter und Fötus? Es sorgt dafür, dass der Fötus, sprich sein Kind, so viel Nahrung wie möglich bekommt, selbst wenn dies das künf-

* Bei ihrer Feldforschung mit Schimpansen berichtete Jane Goodall über den Fall von Flint, dem jüngsten Kind der schon sehr alten Flo; sie hat Flint nie ganz entwöhnt, und so blieb er bis in die Adoleszenz äußerst abhängig von ihr. Als sie in hohem Alter starb, ging mit Flint eine Veränderung vor, die man nur als reaktive Depression bezeichnen kann: Er stellte jede Nahrungsaufnahme und soziale Interaktion ein; einen Monat später starb er.

** Wie wird eine extreme Spielart dieser Insulinresistenz von Ärzten genannt? Schwangerschaftsdiabetes. Mit anderen Worten, wir sind wieder beim Schubladendenken innerhalb von Disziplingrenzen – wenn Sie ein Gynäkologe sind, sprechen wir über eine Krankheit. Sind Sie ein Evolutionsbiologe, sprechen wir über einen besonders heftigen Streit zwischen Mutter und Fötus.

tige Reproduktionspotenzial der Mutter mindert. Was soll's? Schließlich wird das nächste Kind nicht von ihm sein. Er ist 150-prozentig auf der Seite seines Fötus.

Das kann zur Erklärung einer rätselhaften, merkwürdigen Eigenschaft der Genetik beitragen. Normalerweise arbeitet ein Gen völlig gleich, unabhängig davon, von welchem Elternteil es stammt. Doch einige seltene Gene sind »geprägt«; wie sie wirken oder ob sie überhaupt aktiviert werden, hängt von ihrem Ursprung ab. Ihren Zweck hat der Evolutionsbiologe David Haig von der Harvard University in einer kreativen Synthese herausgefunden. Väterlich geprägte Gene fördern stärkeres fötales Wachstum, während mütterlich geprägte Gene die entgegengesetzte Wirkung entfalten. Beispielsweise codieren einige väterliche Gene für leistungsfähige Versionen von Wachstumsfaktoren, während mütterliche Gene für Rezeptoren von Wachstumsfaktoren codieren, die relativ reaktionsarm sind. Ein vom Vater stammendes Gen, das im Gehirn exprimiert wird, macht Neugeborene zu gierigeren Konsumenten von Muttermilch. Die von der Mutter stammende Version wirkt dem entgegen. Es ist ein Wettrüsten, bei dem der Vater seinen Sprössling ohne Rücksicht auf die künftigen Reproduktionspläne der Mutter zu mehr Wachstum anstachelt und die Mutter dieses Bestreben mit einer ausgewogeneren Reproduktionsstrategie kontert.*

Turnier-Arten, in denen Männchen minimal in den künftigen Reproduktionserfolg eines Weibchens investieren, haben zahlreiche geprägte Gene, Arten mit Paarbindung nicht.[42] Wie sieht es beim Menschen aus? Wir kommen gleich dazu.

* Dieses Wettrüsten zeigt sich in zwei verschiedenen Krankheiten. Die normale Entwicklung befindet sich im Gleichgewicht zwischen den vom Vater stammenden wachstumsfördernden Genen und den von der Mutter kommenden Genen, die entsprechende Gegenmaßnahmen organisieren. Was ist, wenn eine Mutation in einem vom Vater geprägten Gen stattfindet und es aus der Gleichung entfernt? Die für die Gegenwirkung zuständigen mütterlichen Gene, die jetzt auf keinen Widerstand mehr stoßen, schränken das Wachstum des Fötus so massiv ein, dass keine Einnistung erfolgt. Und wie sieht es im umgekehrten Fall aus, wenn eine Mutation das weibliche Gen außer Gefecht setzt, so dass die wachstumsfördernden väterlichen Gene ihre Wirkung ungehindert entfalten können? Unkontrolliertes Wachstum der Plazenta, das zu einem aggressiven Krebs führt, dem Choriokarzinom.

MULTILEVEL-SELEKTION

Wir haben also individuelle Selektion, Verwandtenselektion und reziproken Altruismus. Und was geschah in den letzten Jahren? Die Gruppenselektion tauchte wieder auf und schlich sich durch die Hintertür herein.

Die »Neo-Gruppenselektion« beendete eine lang anhaltende Debatte über die »Einheit der Selektion«.

GENOTYP VERSUS PHÄNOTYP, UND DIE SINNVOLLSTE SELEKTIONSEBENE

Um das zu verstehen, wollen wir *Genotyp* und *Phänotyp* einander gegenüberstellen. Genotyp = die genetische Ausstattung eines Organismus. Phänotyp = die von diesem Genotyp hervorgerufenen Merkmale, die für die Außenwelt erkennbar sind.*

Nehmen wir an, es gibt ein Gen, das beeinflusst, ob Ihre Augenbrauen zwei getrennte Hälften sind oder eine durchgehende Monobraue bilden.

Ihnen ist aufgefallen, dass das Vorkommen der Monobraue in einer Bevölkerung rückläufig ist. Welche Ebene ist für das Verständnis dieses Tatbestands wichtiger – die Genvariante oder der Phänotyp der Augenbrauen? Aus Kapitel 8 wissen wir, dass Genotyp und Phänotyp wegen der Wechselwirkungen zwischen Gen und Umwelt nicht bedeutungsgleich sind. Vielleicht ist irgendein pränataler Umwelteffekt dafür verantwortlich, dass eine Version des Gens – und nicht die andere – abgeschaltet wird. Vielleicht gehört eine Untergruppe der Bevölkerung einer Religion an, die

* Neurowissenschaftler verwenden häufig den Begriff »Endophänotyp«, im Grunde genommen »ein Merkmal, das wir früher auf der phänotypischen Ebene nicht entdecken konnten, das uns aber heute dank bestimmter Erfindungen zugänglich ist; daher nennen wir es einen Endophänotyp, also ein neuerdings beobachtbares Merkmal, das sich gewissermaßen in Ihrem Inneren befindet«. Ihre Blutgruppe ist ein Endophänotyp, der sich durch die Analyse einer Blutprobe bestimmen lässt; die Größe Ihrer Amygdala ist ein Endophänotyp, den man mit einem Hirnscanner erkennen kann.

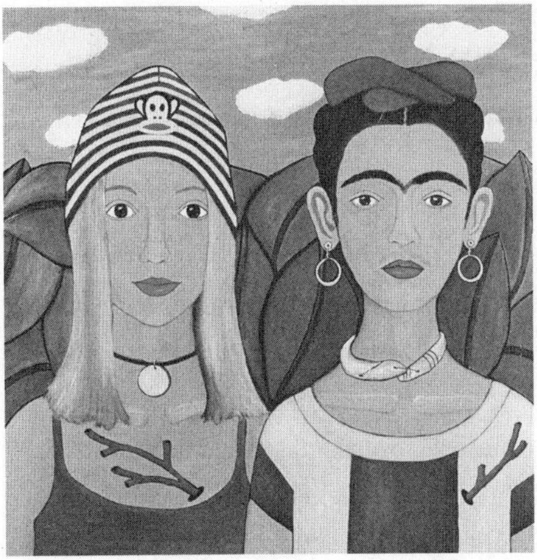

von ihren Gläubigen verlangt, in Gegenwart des anderen Geschlechts die Augenbrauen zu bedecken; damit bleibt der Augenbrauenphänotyp von der sexuellen Selektion unberührt.

Sie sind ein Doktorand, dessen Forschungsthema der Rückgang der Monobraue ist, und müssen nun entscheiden, ob Sie Ihr Problem auf der genotypischen oder phänotypischen Ebene untersuchen wollen. Genotypisch: Sequenzierung der Augenbrauen-Genvarianten und der Versuch, ihre Regulation zu verstehen. Phänotypisch: Untersuchung von, sagen wir, Erscheinungsbild der Augenbrauen und Partnerwahl oder der Frage, ob Monobrauen mehr Wärme aus dem Sonnenlicht absorbieren und dadurch den frontalen Kortex schädigen, was zu unangemessenem Sozialverhalten und verringertem Reproduktionserfolg führen könnte.

Das war die Debatte – lässt sich Evolution besser durch die Konzentration auf den Genotyp oder den Phänotyp verstehen?

Lange Zeit war Richard Dawkins der prominenteste Vertreter der genzentrierten Auffassung, mit seinem eingängigen Mem vom »egoistischen Gen« – das Gen wird an die nächste Generation weitergereicht, das Ding, dessen Varianten sich im Laufe der Zeit verbreiten oder schwinden. Außerdem ist ein Gen eine klare und charakteristische Buchstabenfolge, reduktiv und unwiderleglich, während phänotypische Merkmale verschwommener, weniger eindeutig sind.

Das ist der Kern des Konzepts »Ein Huhn ist für ein Ei die Möglichkeit, ein weiteres Ei zu machen« – der Organismus ist für das Genom nur ein Vehikel, das für seine Replikation in der nächsten Generation sorgt, und Verhalten ist nur das flüchtige Epiphänomen, das die Replikation erleichtert. Diese genzentrierte Auffassung lässt sich in zwei Ansichten unterteilen. Die eine besagt, dass das Genom (also die Gesamtheit aller Gene, regulatorischen Elemente und so fort) die geeignetste Ebene ist, um die Dinge zu verstehen. Nach dem radikaleren Ansatz, den Dawkins vertritt, ist die beste Ebene die der individuellen Gene – das heißt die Ebene der egoistischen Gene und nicht die der egoistischen Genome.

Trotz einiger Anhaltspunkte für eine Selektion auf der Ebene des einzelnen Gens (ein etwas unklares Phänomen namens intragenomischer Konflikt, mit dem wir uns nicht näher beschäftigen wollen) glauben die meisten Fachleute, die das Gen oder die Gene für wichtiger als den Phänotyp halten, der Egoismus des einzelnen Gens sei eine Art Nebenschauplatz, und geben der Ebene der Genomselektion den Vorrang.

Daneben wurde aber auch von Ernst Mayr, Stephen Jay Gould und anderen die These vertreten, dass der Phänotyp den Genotyp aussticht. Ihnen geht es in erster Linie darum, dass für den Phänotyp und nicht den Genotyp selektiert wird. Gould schrieb: »Ganz gleich, wie viel Macht Dawkins den Genen zusprechen möchte, eins kann er ihnen nicht geben, nämlich die direkte Sichtbarkeit im Prozess der natürlichen Selektion.« Nach dieser Auffassung sind Gene und die Häufigkeit ihrer Varianten nur das, was bei der phänotypischen Selektion herauskommt.[43]

Dawkins hat eine wunderbare Metapher vorgeschlagen: Ein Kuchenrezept ist ein Genotyp, und der Geschmack des Kuchens ist der Phänotyp.* Die Parteigänger des Genotyps behaupten, es werde das Rezept, die Wortfolge, die einen stabilen Replikator konstituiere, weitergegeben. Stimmt nicht, sagen die Phänotypisten, es sei nicht das Rezept, im Geschmack komme mehr zum Ausdruck als nur das Rezept – einige Bäcker

* Mittlerweile sollte deutlich geworden sein, wie häufig Betrachtungen über die Evolution mit Metaphern und Analogien arbeiten. Das führte zu einer wunderbaren Meta-Analogie, die allgemein dem Biologen Steve Jones vom University College London zugeschrieben wird: »Die Evolution verhält sich zur Analogie wie eine Statue zu Vogelmist.«

seien fähiger als andere, und es gebe Wechselwirkungen zwischen Rezept und Umwelt, was zur Folge habe, dass bei gleichem Rezept unterschiedlich schmeckende Kuchen herauskämen, wenn diese auf verschiedenen Höhen gebacken würden und so fort. Die Frage, ob Rezept oder Geschmack, lässt sich auch ganz praktisch formulieren. Wenn Ihre Bäckerei nicht genügend Kuchen verkauft, tauschen Sie dann das Rezept oder den Bäcker aus?

Ist diese Ausschließlichkeit denn notwendig? Es bietet sich doch eine sentimentale Lösung an: In unserem bunten Zelt der evolutionären Vielfalt ist Platz für eine Vielzahl von Auffassungen und Mechanismen. Unterschiedliche Umstände verlangen unterschiedliche Selektionsebenen. Manchmal ist die geeignetste Ebene die des einzelnen Gens, manchmal die des Genoms, manchmal die eines einzelnen phänotypischen Merkmals, manchmal die Gesamtheit aller phänotypischen Merkmale des Organismus.[44] Damit sind wir beim Konzept der Multilevel-Selektion.

DIE RENAISSANCE DER GRUPPENSELEKTION

Fortschritt, hurra! Manchmal ist es sinnvoll, die Aufmerksamkeit auf das Rezept zu richten, und manchmal, sich vor allem um den Backprozess zu kümmern; das Rezept ist das, was repliziert wird, der Geschmack das, was gewählt wird.

Aber es gibt noch eine andere Ebene. Manchmal lässt sich der Kuchenabsatz am wirksamsten verbessern, indem man nicht das Rezept oder den Geschmack ändert, sondern etwas anderes – Werbung, Verpackung oder die Wahrnehmung, ob der Kuchen ein Grundnahrungsmittel oder ein Luxusprodukt ist. Gelegentlich lassen sich die Verkaufszahlen auch dadurch verändern, dass man das Produkt mit einer bestimmten Verbrauchergruppe verbindet – denken Sie an Produkte, die mit Fair-Trade-Praktiken werben, die aus einer Black-Muslim-Bäckerei kommen oder die von den christlich- fundamentalistischen Chick-fil-A-Schnellrestaurants angeboten werden. In diesen Fällen können Rezept und Geschmack von ideologischen Aspekten der Kaufentscheidung überlagert werden.

An diesem Punkt fügt sich die Neo-Gruppenselektion in die Multilevel-Selektion ein – die Idee, dass einige erbliche Merkmale für das Individuum »maladaptiv« – letztlich also schädlich –, jedoch für die Gruppe adaptiv sein könnten. Das Ganze ist geprägt von Kooperation und Prosozialität, wie wir sie aus der Analyse der Tit-for-Tat-Spieler kennen, die sich in einem Meer von Immer-Defektoren finden. Formaler ausgedrückt: A dominiert B, aber eine *Gruppe* von Bs dominiert eine Gruppe von As.

Es folgt ein sehr schönes Beispiel für Neo-Gruppenselektionismus: Als Hühnerfarmer möchten Sie, dass Ihre Hühnergruppen so viele Eier wie möglich legen. Nehmen Sie die fleißigsten Eierleger aus jeder Gruppe, bilden Sie aus ihnen eine Gruppe von Superhühnern, die nach menschlichem Ermessen überaus produktiv sein müssten. Doch leider bleibt die Eierproduktion kläglich.[45]

Warum war jeder Superstar die Eierkönigin in ihrer ursprünglichen Gruppe? Weil sie auf den untergeordneten Hühnern so lange aggressiv herumhackte, bis diese in ihrer Fruchtbarkeit beeinträchtigt waren. Wenn Sie alle diese bösartigen Individuen zusammenlegen, wird eine Gruppe von untergeordneten Hühnern ihnen in der Eierproduktion überlegen sein.

Damit sind wir unendlich weit entfernt von der Aussage »Tiere verhalten sich zum Wohle ihrer Art«. Hier handelt es sich vielmehr um die Bedingung eines genetisch beeinflussten Merkmals, das zwar auf individueller Ebene adaptiv ist, sich aber im Rahmen einer Gruppe und der Konkurrenz mit anderen Gruppen (etwa um eine ökologische Nische) als maladaptiv erweist.

Es hat erheblichen Widerstand gegen den Neo-Gruppenselektionismus gegeben. Teilweise ist der Widerspruch instinktiv und wird oft von der alten Garde geleistet: »Ja toll, da haben wir endlich alle *Wild-Kingdom*-Videos konfisziert, und jetzt sollen wir wieder ›Hau den Maulwurf‹ mit dem sentimentalen Mist der Gruppenselektion spielen?« Doch grundsätzlicher ist der Widerstand, der von Leuten kommt, die zwar die schlechte alte Gruppenselektion von der Neo-Gruppenselektion unterscheiden und einräumen, dass es Letztere geben kann, sie aber für sehr selten halten.

Mag sein, wenn man das gesamte Tierreich betrachtet. Aber beim Menschen spielt die Neo-Gruppenselektion eine sehr häufige und folgenreiche Rolle. Gruppen konkurrieren um Jagdgründe, Weideland, Wasserquellen.

Kulturen verstärken die Intensität der Selektion zwischen Gruppen und verringern die Selektion innerhalb von Gruppen durch Ethnozentrismus, religiöse Intoleranz, Rassenpolitik und so fort. Der Wirtschaftswissenschaftler Samuel Bowles vom Santa Fe Institute betont, dass Intergruppenkonflikt wie Krieg die treibende Kraft für Intragruppenkooperation (*parochial altruism*, engstirniger, diskriminierender Altruismus) ist; Intergruppenkonflikt bezeichnet er als »Geburtshelfer des Altruismus«.[46]

Die meisten Fachleute akzeptieren inzwischen sowohl die Multilevel-Selektion wie auch die Möglichkeit von Neo-Gruppenselektion, besonders bei Menschen. Vor allem zwei Wissenschaftler haben zu dieser Rückkehr zu den alten Begriffen beigetragen. Der Erste ist David Sloan Wilson von der State University of New York in Binghamton, der sich seit Jahrzehnten um die Anerkennung der Neo-Gruppenselektion bemüht (obwohl er sie nicht wirklich als »Neo« ansieht, sondern eher als eine Gruppenselektion der alten Art, die endlich ein wenig wissenschaftliche Strenge angenommen hat). Im Allgemeinen stieß er auf Ablehnung, woraufhin er begann, seine Auffassung mit eigener Forschung zu belegen – von Studien zum Sozialverhalten der Fische bis zu solchen zur Evolution der Religion. Nach und nach überzeugte er einige Leute, vor allem den anderen Wissenschaftler, der das Konzept später vertrat, Edward O. Wilson von der Harvard University (nicht mit Ersterem verwandt). E. O. Wilson ist vermutlich der wichtigste Naturforscher der zweiten Hälfte des 20. Jahrhunderts, ein Architekt der Soziobiologie und anderer Forschungsfelder, ein Gott der Biologie. Lange hatte E. O. Wilson die Ideen von David Sloan Wilson abgelehnt. Vor einigen Jahren tat der achtzigjährige E. O. Wilson dann etwas Außergewöhnliches – er bekannte, dass er sich geirrt habe. Anschließend veröffentlichte er mit dem anderen Wilson einen wegweisenden Artikel – »Rethinking the Theoretical Foundation of Sociobiology«. Ich habe größte Hochachtung für die beiden Männer – als Menschen wie als Wissenschaftler.[47] Es scheint also so etwas wie Entspannung zwischen den Vertretern der verschiedenen Selektionsebenen stattgefunden zu haben. Aus unserem dreibeinigen Stuhl der individuellen Selektion, der Verwandtenselektion und des reziproken Altruismus scheint jetzt ein stabileres Sitzmöbel mit vier Beinen geworden zu sein.

UND WIR

Wie passen die Menschen in dieses Bild? Unser Verhalten entspricht den Vorhersagen dieser evolutionären Modelle in hohem Maße. Bis man genauer hinsieht.[48]

Beginnen wir damit, einige Missverständnisse aufzuklären. Erstens, wir stammen nicht von Schimpansen ab. Oder von irgendeinem noch existierenden Tier. Die Schimpansen und wir haben einen gemeinsamen Vorfahren, der vor ungefähr fünf Millionen Jahren lebte (und die Genomik zeigt, dass die Schimpansen sich genauso fleißig weiterentwickelt haben wie wir).[49]

Außerdem gibt es Missverständnisse bei der Frage, welcher Affe unser »engster Verwandter« ist. Nach meiner Erfahrung entscheidet sich jemand, der die Entenjagd und Country Music liebt, gewöhnlich für den Schimpansen, während jemand, der sich vegetarisch ernährt und über Oxytocin Bescheid weiß, in der Regel den Bonobo vorzieht. Die Wahrheit ist, dass wir mit beiden gleichermaßen verwandt sind und 98–99 Prozent unserer DNA mit ihnen gemeinsam haben. Svante Pääbo vom Max-Planck-Institut für evolutionäre Anthropologie in Leipzig hat nachgewiesen, dass 1,6 Prozent des menschlichen Genoms einen höheren Verwandtschaftsgrad zu Bonobos als zu Schimpansen aufweisen und 1,7 Prozent einen höheren Verwandtschaftsgrad zu Schimpansen als zu Bonobos.*[50] Ungeachtet all unserer leidenschaftlichen Wünsche und Entschuldigungen sind wir weder Bonobos noch Schimpansen.

Wenden wir uns jetzt der Frage zu, wie sich die theoretischen Bausteine der Verhaltensevolution auf Menschen anwenden lassen.

* Pääbo ist ein fantastischer Wissenschaftler, der Bahnbrechendes bei der Sequenzierung alter DNA geleistet hat; als Erster hat er die Genome von Mammuts und Neandertalern sequenziert.

PROMISKES TURNIER ODER MONOGAME PAARBINDUNG?

Ich kann der Versuchung nicht widerstehen, mit einer unwiderstehlichen Frage anzufangen: Sind wir nun eine Art mit Paarbindung oder eine Turnier-Art?[51]

Die westliche Zivilisation gibt keine eindeutige Antwort. Wir preisen stabile, auf Treue basierende Beziehungen und sind doch äußerst anfällig für Reize, Versuchung und Alternativen. Seit Scheidungen rechtlich erlaubt sind, scheitert ein hoher Prozentsatz der Ehen, tatsächlich aber wird ein kleinerer Prozentsatz der verheirateten Menschen geschieden – das heißt, die hohe Scheidungsrate geht auf das Konto der Leute, die eine Neigung zu Serienscheidungen haben.

Auch die Anthropologie hilft uns nicht weiter. Die meisten Kulturen haben die Polygynie erlaubt. Doch innerhalb solcher Kulturen sind die meisten Menschen (sozial) monogam. Allerdings würde der überwiegende Teil der Männer wahrscheinlich polygam leben, wenn sie sich mehr Frauen kaufen könnten.

Wie steht es mit dem sexuellen Dimorphismus des Menschen? Männer sind rund 10 Prozent größer und 20 Prozent schwerer als Frauen, sie brauchen 20 Prozent mehr Kalorien und haben eine sechs Jahre kürzere Lebenserwartung. Menschen sind damit dimorpher als monogame Arten und weniger dimorph als polygame Arten. Entsprechend verhält es sich mit unauffälligeren sekundären Geschlechtsmerkmalen wie der Länge der Eckzähne – Männer haben im Durchschnitt etwas längere Eckzähne als Frauen. Außerdem weisen Männer im Vergleich zu, sagen wir, monogamen Gibbons proportional größere Hoden und höhere Spermienzahlen auf … schneiden aber ziemlich kläglich ab, wenn man sie mit den polygamen Schimpansen vergleicht. Und wenn wir noch einmal die geprägten Gene betrachten, in denen genetische Konkurrenz zwischen den Geschlechtern zum Ausdruck kommt, so sind sie bei Turnier-Arten zahlreich und bei Arten mit Paarbindung nichtexistent. Wie sieht es bei den Menschen aus? Sie haben ein paar solcher Gene, aber nicht viele.

Das wiederholt sich Maßzahl um Maßzahl. Wir sind weder klassisch monogam noch polygam. Wie jedermann – von Dichtern bis Scheidungsanwälten – bestätigen kann, sind wir von Natur aus zutiefst uneindeutig – ein wenig polygyn, schweben wir irgendwo dazwischen.*

INDIVIDUELLE SELEKTION

Auf den ersten Blick scheinen wir ein sehr schönes Beispiel für eine Art zu sein, bei der die Triebkraft des Verhaltens die Maximierung des Reproduktionserfolgs ist, bei der ein Mensch für ein Ei die Möglichkeit sein kann, ein weiteres Ei zu machen, bei der egoistische Gene triumphieren. Denken Sie nur an die traditionellen Vergünstigungen mächtiger Männer: polygam zu sein. Pharao Ramses II., der heute unpassenderweise mit einer Kondommarke assoziiert wird, hatte 160 Kinder und konnte wahrscheinlich keines von Moses unterscheiden. In dem halben Jahrhundert bis zu seinem Tod im Jahr 1953 hat Ibn Saud, der Gründer der Saudi-Dynastie, mehr als 3000 Nachkommen gezeugt. Genetische Studien lassen darauf schließen, dass heute etwa 16 Millionen Menschen von Dschingis Khan abstammen. Und in den letzten Jahrzehnten wurden von König Sobhuza II. von Swasiland, Ibn Sauds Sohn König Saud, dem Diktator Jean-Bédel Bokassa der Zentralafrikanischen Republik sowie verschiedenen fundamentalistischen Mormonenführern jeweils mehr als hundert Kinder gezeugt.[52]

Beim Menschen zeigt sich der Trieb des Mannes, seinen Reproduktionserfolg zu maximieren, in einem entscheidenden Faktum – der häufigste Grund individueller menschlicher Gewalt ist die Konkurrenz zwischen Männern um den direkten oder indirekten Reproduktionszugang zu Frauen. Und dann gibt es noch die verstörend verbreitete männliche Gewalt gegen Frauen, um sie sexuell gefügig zu machen oder für Zurückweisung zu bestrafen.

* Eine großartige Analyse dieses Phänomens liefern der Psychologe David Barash und die Psychiaterin Judith Lipton von der University of Washington in ihrem Buch *The Myth of Monogamy* (New York 2002).

Etliche menschliche Verhaltensweisen würden einem Pavian oder See-Elefanten durchaus sinnvoll erscheinen. Aber das ist nur die halbe Wahrheit. Trotz Ramses, Ibn Saud und Bokassa verzichten viele Menschen auf Fortpflanzung, häufig aus theologischen oder ideologischen Gründen. Eine ganze Sekte – United Society of Believers in Christ's Second Appearing, die *Shaker* – wird bald ausgestorben sein, weil ihre Anhänger zölibatär leben. Und schließlich müssen wir den vermeintlichen Egoismus der menschlichen Gene, welcher der individuellen Selektion zugrunde liegt, mit der Bereitschaft mancher Menschen vereinbaren, sich für Fremde zu opfern.

An früherer Stelle des Kapitels habe ich den konkurrenzbedingten Infantizid als einen überzeugenden Beleg für die Bedeutung der individuellen Selektion präsentiert. Gibt es etwas Ähnliches beim Menschen? Die Psychologen Martin Daly und (die verstorbene) Margo Wilson von der McMaster University in Kanada machten eine erstaunliche Beobachtung, als sie sich die Muster von Kindesmisshandlung ansahen – ein Kind läuft weit größere Gefahr, von einer Stiefmutter oder einem Stiefvater misshandelt oder getötet zu werden als von einem biologischen Elternteil. Der Zusammenhang zum konkurrenzorientierten Infantizid lässt sich leicht herstellen.[53]

Dieses Ergebnis, der »Aschenputtel-Effekt«, wurde zwar von Humansoziobiologen akzeptiert, aber von anderer Seite massiv kritisiert. Einige Kritiker vertraten die Ansicht, dass der sozioökonomische Status nicht hinreichend berücksichtigt worden sei (Familien, in denen es nicht zwei biologische Eltern, sondern ein Stiefelternteil gibt, haben im Allgemeinen weniger Einkommen und mehr wirtschaftlichen Stress, bekannte Ursachen für Aggressionsverschiebung). Andere glauben, es handele sich um eine Beobachtungsverzerrung – bei gleicher Misshandlung ist es wahrscheinlicher, dass die Jugendbehörde sie eher bei einem Stiefelternteil als bei einem biologischen Elternteil entdeckt. Und schließlich war das Resultat unabhängig in einigen, aber nicht in allen Studien repliziert. Ich denke, das Urteil ist in dieser Sache noch nicht gefällt.

VERWANDTENSELEKTION

Inwieweit gilt das Prinzip der Verwandtenselektion für Menschen? Wir haben bereits einige Beispiele gesehen, die sehr gut ins Bild passen – etwa die brüderliche Polyandrie in Tibet, die seltsame Vorliebe von Frauen für den Geruch ihrer Cousins, das universelle Vorkommen der Vetternwirtschaft.

Außerdem sind Menschen in allen Kulturen von Verwandtschaftsbeziehungen besessen, daher die ausgefeilten Systeme der Verwandtschaftsbezeichnungen (gehen Sie in einen Zeitschriftenladen und schauen Sie sich die Glückwunschkarten an, die nach Verwandtschaftskategorien geordnet sind – für eine Schwester, einen Bruder, einen Onkel und so fort). Im Gegensatz zu anderen Primaten, die ihre Herkunftsgruppe verlassen, wenn sie in die Adoleszenz kommen, bleiben Menschen traditioneller Gesellschaften, die jemanden aus einer anderen Gruppe heiraten und sich dieser Gruppe anschließen, weiterhin in Kontakt mit ihrer Ursprungsfamilie.[54]

Von den Hochlandbewohnern Neuguineas bis zu den Hatfields und McCoys richten sich Fehden und Vendetten stets an den Verwandtschaftsgrenzen der Clans und Sippen aus. In der Regel hinterlassen wir Geld und Grundbesitz unseren Nachkommen und nicht Fremden. Vom alten Ägypten bis Nordkorea und selbst bis zu den Kennedys und Bushs waren und sind die Herrschaftsverhältnisse dynastisch. Hier ist eine Versuchsanordnung für die Bestimmung der menschlichen Verwandtenselektion: Versuchsteilnehmern wurde ein Szenario geschildert, in dem ein Bus auf einen Menschen und einen nicht weiter beschriebenen Hund zuraste, und es ließ sich nur einer retten. Für wen entschieden sich die Teilnehmer? Das hing vom Verwandtschaftsgrad ab – vom Geschwister (1 Prozent zog den Hund dem Geschwister vor) über die Großmutter (2 Prozent), einen entfernten Cousin (16 Prozent) bis hin zu einem Fremden (26 Prozent).[55]

Ein weiterer Anhaltspunkt für die Bedeutung der Verwandtschaft in menschlichen Interaktionen ist die Tatsache, dass wir in vielen Ländern und amerikanischen Bundesstaaten nicht gezwungen werden können, vor Gericht gegen einen Verwandten ersten Grades auszusagen. Und wenn bei Menschen der (emotionale) vmPFC geschädigt ist, werden sie so emotionslos utilitaristisch, dass sie sich entscheiden, Familienmitgliedern Schaden zuzufügen, um Fremde zu retten.[56]

Es gibt ein faszinierendes historisches Beispiel, das zeigt, wie verstörend es wirkt, wenn jemand Fremde seiner Verwandtschaft vorzieht. Das ist die Geschichte von Pawlik Morosow, eines halbwüchsigen Jungen in Stalins Sowjetunion.[57] Der junge Pawlik war nach offizieller Darstellung ein Vorzeigebürger, ein glühender, fahnenschwenkender Patriot. 1932 entschied er sich für den Staat und gegen seinen Verwandten – er denunzierte seinen Vater (wegen vermeintlichen Schwarzhandels), woraufhin dieser prompt verhaftet und hingerichtet wurde. Kurz darauf wurde der Junge umgebracht, angeblich von Verwandten, die offenbar eine engere Beziehung zur Verwandtenselektion hatten als Pawlik.

Die Propagandisten des Regimes schlachteten die Geschichte aus. Standbilder vom jungen Märtyrer der Revolution wurden errichtet. Man schrieb Gedichte und Lieder auf ihn. Schulen erhielten seinen Namen. Eine Oper wurde komponiert und ein hagiografischer Film gedreht.

Als die Geschichte bekannt wurde, berichtete man Stalin von dem Jungen. Und wie reagierte der Mann, der von dieser bedingungslosen Treue gegenüber dem Staat am meisten profitierte? Sagte er: »Wenn doch alle meine Bürger so rechtschaffen wären; dieser junge Bursche gibt mir Hoffnung für unsere Zukunft?« Nein. Laut seinem Biografen Vejas Liulevicius von der University of Tennessee soll Stalin, als man ihm von Pawlik berichtete, verächtlich aufgelacht und gesagt haben: »Was für ein Ferkel, seiner Familie so was anzutun.« Und dann ließ er seine Propagandisten von der Leine.

Also selbst Stalin war mit den meisten Säugetieren einer Meinung: Irgendetwas stimmte nicht mit diesem Kind. Die sozialen Interaktionen der Menschen sind tief in der Verwandtenselektion verwurzelt; von seltenen Ausnahmen wie Pawlik Morosow abgesehen, ist Blut dicker als Wasser.

Natürlich nur so lange, wie wir nicht genauer hinsehen.

Zunächst einmal, ja, alle Kulturen sind besessen von Verwandtschaftsbezeichnungen, aber die Bezeichnungen überschneiden sich häufig nicht mit tatsächlichen biologischen Verwandtschaftsbeziehungen.

Natürlich finden Vendetten zwischen verschiedenen Clans statt, aber es gibt auch Kriege, wo die Kombattanten auf verschiedenen Seiten enger miteinander verwandt sind als Kämpfer auf derselben Seite. Manche Brüder gehörten in der Schlacht von Gettysburg feindlichen Lagern an.[58]

Verwandte und ihre Heere führten Thronfolgekriege gegeneinander; unbekümmert schürten und förderten die Cousins George V. von England, Nikolaus II. von Russland und Wilhelm II. von Deutschland den Ersten Weltkrieg. Manchmal kommt es auch zu intrafamiliärer individueller Gewalt (allerdings extrem selten, wenn der gemeinsam verbrachte Zeitraum eingerechnet wird). Es gibt Vatermorde – häufig Racheakte für eine lange Geschichte von Misshandlung und Missbrauch – und Brudermorde. Bei Letzteren geht es selten um Konflikte von wirtschaftlicher oder reproduktiver Bedeutung – gestohlene Geburtsrechte von biblischen Ausmaßen, jemand schläft mit der Frau des Bruders –, sondern meist um lange schwelende Reizthemen und Meinungsverschiedenheiten, die unvermittelt in tödlichen Streit ausarten (Anfang Mai 2016 wurde in Florida beispielsweise ein Mann wegen Mordes mit bedingtem Vorsatz angeklagt, weil er seinen Bruder im Streit über einen Cheeseburger umgebracht hatte). Und dann gibt es noch, wie gesehen, die grausige Häufigkeit der Ehrenmorde in manchen Teilen der Welt.[59]

Die rätselhaftesten Fälle intrafamiliärer Gewalt aus Sicht der Verwandtenselektion sind Kindstötungen – Eltern, die ihre Kinder umbringen. Meist handelt es sich dabei um eine Mischform von Mord und Selbstmord, schwere psychische Störungen oder Misshandlungen, die ohne Absicht tödlich verlaufen.*[60] Und schließlich gibt es die Fälle, in denen eine Mutter ein ungewolltes Kind tötet, das sie als hinderlich empfindet – ein Eltern-Kind-Konflikt im Schatten des Wahnsinns.[61]

* Vor kurzen habe ich in der *Kenya Daily Nation* von einem Fall gelesen, der fassungslos macht, nicht nur weil er gegen alle Grundsätze der Verwandtenselektion verstößt, sondern auch weil er in seiner Unmenschlichkeit alle Grenzen überschreitet. In Teilen von Tansania herrscht der weit verbreitete Glaube, dass die Organe von Albinos magische Kräfte haben, deshalb werden dort zu diesem Zweck erschreckend viele Albinos ermordet. Der Artikel berichtete von einem fünfjährigen Albinomädchen im benachbarten Kenia und dem Plan, sie nach Tansania zu schmuggeln, um sie an einen Schamanen zu verkaufen, der sie für ihre Organe töten würde. Die Drahtzieher? Der Stiefvater und der Vater des Mädchens.

Während wir einerseits unseren Nachkommen Geld vererben, spenden wir es andererseits auch Fremden am anderen Ende der Welt (danke, Bill und Melinda Gates) und adoptieren Waisenkinder von anderen Kontinenten. (Zwar mischen sich, wie wir in einem späteren Kapitel sehen werden, in karitatives Handeln auch egoistische Beweggründe, und die meisten Menschen adoptieren Kinder, weil sie keine eigenen bekommen können – trotzdem verletzen beide Handlungsweisen das Prinzip der strengen Verwandtenselektion.) Und dort, wo das Land nach dem Erstgeburtsrecht vererbt wird, ist die Geburtsfolge wichtiger als der Verwandtschaftsgrad.

Wir haben also Lehrbuchbeispiele für Verwandtenselektion, aber auch krasse Ausnahmen.

Warum gibt es bei Menschen so ausgeprägte Abweichungen von der Verwandtenselektion? Meiner Ansicht nach hat das häufig mit der Art und Weise zu tun, wie Menschen Verwandte erkennen. Wir können es nicht mit Gewissheit, durch angeborene Erkennung von MHC-assoziierten Pheromonen – also nach Art von Nagern (obwohl wir in der Lage sind, Verwandtschaftsgrade bis zu einem gewissen Maße am Geruch zu erkennen). Es gelingt uns auch nicht durch Prägung auf Sinnesreize, indem wir etwa entscheiden: »Dieser Mensch ist meine Mutter, denn ich weiß noch, dass ihre Stimme am lautesten war, als ich ein Fötus war.«

Stattdessen findet bei uns die Verwandtenerkennung auf kognitiver Ebene statt, durch Nachdenken. Doch entscheidend – und nicht immer rational – ist eine allgemeine Regel: Wir behandeln Menschen wie Verwandte, wenn sie uns das *Gefühl* vermitteln, Verwandte zu sein.

Ein faszinierendes Beispiel ist der Westermarck-Effekt, der an den Heiratsmustern bei Menschen nachgewiesen wurde, die im israelischen Kibbuz-System aufgewachsen sind.[62] Gemeinschaftliche Kindererziehung ist von zentraler Bedeutung für das Ethos dieses traditionellen sozialistisch-landwirtschaftlichen Kibbuz-Ansatzes. Die Kinder wissen, wer ihre Eltern sind, und interagieren ein paar Stunden pro Tag mit ihnen. Ansonsten aber leben, lernen, spielen, essen und schlafen die Kinder mit ihrem Jahrgang in Gemeinschaftsquartieren, in denen Kindermädchen und Lehrer beschäftigt sind.

In den 1970er Jahren untersuchte der Anthropologe Joseph Shepher die Unterlagen über alle Ehen, die jemals zwischen Menschen aus dem gleichen Kibbuz geschlossen wurden. Unter den fast 3000 Fällen gab es nicht einen einzigen, in dem zwei Individuen geheiratet hatten, die während ihrer ersten sechs Lebensjahre in derselben Altersgruppe gewesen waren. Natürlich unterhielten Personen aus gleichen Peer-Gruppen liebevolle, enge und lebenslange Beziehungen. Aber ohne sexuelle Anziehung. »Ich liebe ihn/sie über alles, aber sexuell? Igitt, er/sie ist doch wie ein Geschwister für mich.« Wer vermittelt das Gefühl, ein Verwandter (und daher kein potenzieller Liebespartner) zu sein? Jemand, mit dem zusammen Sie in der Badewanne saßen, als Sie Kinder waren.

Wie irrational ist das? Kommen wir noch einmal zurück auf die Versuchspersonen, die entscheiden sollen, ob sie den Menschen oder den Hund retten. Die Entscheidung hing nicht nur davon ab, wer die Person war (Geschwister, Cousin, Fremder), sondern auch, wer der Hund war – fremder oder eigener Hund. Bemerkenswerterweise würden *46 Prozent* der Frauen eher ihren Hund als einen fremden Touristen retten. Was würde ein vernünftiger Pavian, Pfeifhase oder Löwe daraus schließen? Dass diese Frauen der Meinung sind, sie seien enger mit einem neotenisierten Wolf verwandt als mit einem anderen Menschen. Warum sonst sollten sie so handeln? »Ich würde mein Leben bereitwillig für acht Cousins oder meinen wunderbaren Labradoodle Sadie hingeben.«

Die menschliche Irrationalität bei der Unterscheidung zwischen Verwandten und Nichtverwandten führt uns mitten hinein in unsere besten und schlimmsten Verhaltensweisen, denn hier geschieht etwas Entscheidendes – wir können durch *Manipulation* dazu gelangen, uns mit anderen mehr oder weniger verwandt zu fühlen, als wir es tatsächlich sind. Im ersteren Fall sind die Folgen sehr positiv – wir adoptieren, stiften, setzen uns ein für, empfinden Empathie mit. Wir betrachten jemanden, der sehr verschieden von uns ist, und sehen Ähnlichkeiten. Man nennt das Pseudoverwandtschaft. Und der umgekehrte Fall? Eines der Instrumente von Propagandisten und Ideologen, die Hass auf Fremdgruppen – Schwarze, Juden, Muslime, Tutsi, Armenier, Roma – schüren, besteht darin, diese

Gruppen als Tiere, Ungeziefer, Kakerlaken, Bazillen zu diffamieren, das heißt, sie als so verschieden darzustellen, dass sie kaum noch als Menschen zählen. Man bezeichnet das als Pseudospezifikation, ein Vorgang, der, wie wir in Kapitel 15 sehen werden, für einige unserer schlimmsten Momente verantwortlich ist.

REZIPROKER ALTRUISMUS UND NEO-GRUPPENSELEKTIONISMUS

Dazu lässt sich nicht viel mehr sagen, als dass wir jetzt bei dem interessantesten Thema des Kapitels angelangt sind. Als Axelrod sein Turnier im Rundlaufverfahren veranstaltete, erkundigte er sich nicht bei Fischen nach ihren Strategien für das Gefangenendilemma. Er fragte Menschen.

Wir sind die Art, die eine nie dagewesene Kooperation zwischen nichtverwandten Individuen, ja, vollkommen Fremden, zustande bringt. *Dictyostelium*-Kolonien erblassen vor Neid angesichts der menschlichen Fähigkeit, La Ola durch ein ganzes Fußballstadion zu schicken. Wir arbeiten kollektiv als Jäger und Sammler oder als IT-Manager zusammen. Gleiches geschieht, wenn wir in den Krieg ziehen oder Katastrophenopfern am anderen Ende der Welt helfen. Wir arbeiten im Team, wenn wir Flugzeuge kapern und in Gebäude steuern oder wenn wir den Friedensnobelpreis verleihen.

Regeln, Gesetze, Verträge, Strafen, soziales Gewissen, eine innere Stimme, Moral, Ethik, göttliche Vergeltung, Kindergartenlieder über das Teilen – sie alle sind dem dritten Bein der Verhaltensevolution zu verdanken, wonach es evolutionär vorteilhaft ist, wenn Nichtverwandte kooperieren. Manchmal.

Eine Manifestation dieser ausgeprägten menschlichen Tendenz wurde unlängst von Anthropologen bestätigt. Nach herkömmlicher Ansicht waren die kooperativen, egalitären Beziehungen von Jägern und Sammlern ein Ausdruck des hohen Verwandtschaftsgrades innerhalb der Gruppe – also der Verwandtenselektion. Nach der Der-Mann-der-Jäger-Version der Jäger und Sammler erklärte sie sich aus der Virilokalität (der Residenzregel, dass eine Frau, wenn sie heiratet, fortan in der Gruppe ihres neuen Ehemannes lebt), während es die coole Jäger-und-Sammler-Version mit der Matrilokalität (dem Gegenteil) verknüpfte. Doch eine Studie an mehr als 5000 Menschen aus 32 Jäger-und-Sammler-Gesellschaften weltweit* zeigte, dass nur rund 40 Prozent der Menschen innerhalb solcher Gruppen Blutsverwandte sind.[63] Mit anderen Worten, die Kooperationsbereitschaft der Jäger und Sammler – der soziale Grundpfeiler von 99 Prozent der Homininengeschichte – beruht mindestens ebenso sehr auf reziprokem Altruismus zwischen Nichtverwandten wie auf Verwandtenselektion (natürlich unter dem Vorbehalt aus Kapitel 9, dass die zeitgenössischen Jäger und Sammler einen zuverlässigen Eindruck von den vorgeschichtlichen Gruppen vermitteln).

Menschen verstehen sich also ausgezeichnet auf die Kooperation zwischen Nichtverwandten. Wir haben uns bereits mit den Umständen beschäftigt, die reziproken Altruismus fördern; darauf werden wir im Schlusskapitel zurückkommen. Doch der Gruppenselektionismus verdankt seine Renaissance nicht nur der Erkenntnis, dass Gruppen netter Hühner produktiver sind als Gruppen gemeiner Hühner. Er ist der entscheidende Aspekt der Kooperation und Konkurrenz zwischen menschlichen Gruppen und Kulturen.

Damit weichen die Menschen von den strengen Vorhersagen bezüglich der Verhaltensevolution ab. Das ist relevant, wenn wir drei wichtige Kritikpunkte der Soziobiologie betrachten.

* Beispielsweise !Kung-Buschmänner aus der Kalahari in Botswana, australische Aborigines-Gruppen, Mbuti-Pygmäen aus dem Kongo, nordkanadische Inuit und Stammesgruppen aus dem Amazonasgebiet.

DAS ÜBLICHE: WO SIND DIE GENE?

Ich habe bereits oben auf eine Voraussetzung des Neo-Gruppenselektionismus hingewiesen, dass nämlich Gene an einem Merkmal beteiligt sind, das sich stärker zwischen Gruppen als innerhalb von ihnen unterscheidet. Das gilt für alle Aspekte dieses Kapitels. Die erste Voraussetzung für die Evolution eines Merkmals ist seine Erblichkeit. Doch das wird häufig vergessen, da evolutionäre Modelle stillschweigend genetische Einflüsse voraussetzen. Kapitel 8 hat gezeigt, wie angreifbar die Idee ist, dass es »das Gen« oder auch die Gene »für« Aggression, Intelligenz, Empathie und so fort gibt. Noch weniger Aussicht hätte daher wohl die Suche nach einem Gen oder nach Genen für die Maximierung Ihres Reproduktionserfolgs durch so etwas wie »wahllosen Sex mit jeder verfügbaren Frau« oder durch den Entschluss, »die Kinder im Stich zu lassen und einen neuen Partner zu suchen, weil der Vater sie aufziehen wird«.

Daher ist von Kritikern oft die Aufforderung zu hören: »Zeigt uns die Gene, deren Existenz ihr behauptet.« Worauf Soziobiologen antworten: »Zeigt uns eine sparsamere Erklärung als diese Annahme.«

DIE NÄCHSTE HERAUSFORDERUNG: IST EVOLUTIONÄRE VERÄNDERUNG KONTINUIERLICH UND GRADUELL?

Der Begriff »Evolution« schleppt kontextabhängiges Gepäck mit sich herum. Wenn Sie sich im Bible Belt befinden, ist die Evolution eine linke Erfindung, die Gott, Moral und die menschliche Ausnahmestellung besudelt. Für extreme Linke dagegen ist Evolution ein reaktionäres Konzept, die langsame Veränderung, die die reale Veränderung verhindert – »Alle Reformen untergraben die Revolution«. Es geht im Folgenden also um die Frage, ob Evolution nicht doch mehr mit rascher Revolution als mit langsamer Reform zu tun hat.

Eine grundlegende soziobiologische Prämisse besagt, dass evolutionäre Veränderung graduell erfolgt, in winzigen Schritten. Wenn ein Selektionsdruck sich graduell verändert, verbreitet sich eine nützliche Genvariante im Genpool einer Population. Sobald sich genügend Veränderungen angesammelt haben, kann die Population sogar eine neue Art konstituieren (»phyletischer Gradualismus«). Im Laufe von Millionen Jahren verwandeln sich Dinosaurier allmählich in Hühner, Organismen treten in Erscheinung, die sich als Säugetiere erweisen, sobald bestimmte Drüsensekretionen sich in evolutionären Zeiträumen zu Milch wandeln, Daumen werden bei Proto-Primaten allmählich opponierbar. Die Evolution ist graduell, kontinuierlich.

Im Jahr 1972 schlugen Stephen Jay Gould und der Paläontologe Niles Eldredge vom American Museum of Natural History eine Idee vor, die eine Zeitlang vor sich hin glomm, bis sie in den 1980er Jahren zur hellen Flamme entfacht wurde. Die beiden Wissenschaftler vertraten die Auffassung, die Evolution sei nicht graduell. Über lange Zeitstrecken passiere vielmehr gar nichts, und dann träten evolutionäre Ereignisse in plötzlichen dramatischen Sprüngen auf.[64]

PUNKTUIERTES GLEICHGEWICHT

Ihre Hypothese, die sie punktuiertes (durchbrochenes) Gleichgewicht nannten, war in der Paläontologie verankert. Die fossilen Befunde zeigen, wie wir alle wissen, Gradualismus – die Vorfahren des Menschen lassen immer größere Schädel, aufrechtere Haltung und so fort erkennen. Wenn zwei Fossilien sich in chronologischer Progression erheblich unterscheiden – wenn also ein Sprung im Gradualismus auftritt –, muss es eine Zwischenform geben, die das »fehlende Bindeglied« *(missing link)* aus der Zeit zwischen den beiden Fossilien darstellt. Hat man genügend Fossilien in einer Fossilreihe, sieht die Abfolge gradualistisch aus.

Eldredge und Gould konzentrierten sich auf Bereiche, in denen eine Fülle von vollkommen chronologischen Fossilfunden vorlagen (beispielsweise Trilobiten und Schnecken), die aber keinen Gradualismus erkennen ließen. Stattdessen gibt es lange Perioden der Stasis, unveränderter Fossilbefunde, bis dann während eines paläontologischen Wimpernschlags ein rascher Übergang zu einer ganz anderen Form erfolgte. Möglicherweise habe sich die Evolution überwiegend in dieser Form vollzogen, meinen die Autoren. Was löst punktuierte Ereignisse plötzlicher Veränderung aus? Ein jäher, massiver Selektionsfaktor, der die meisten Exemplare einer Art tötet, so dass nur Individuen mit einem bisher unbedeutenden genetischen Merkmal übrig bleiben, das sich nun als lebenswichtig erweist – ein »evolutionärer Flaschenhals«. Warum stellt das durchbrochene Gleichgewicht eine Herausforderung für soziobiologisches Denken dar? Der soziobiologische Gradualismus geht davon aus, dass jeder noch so kleine Unterschied in der Fitness zählt, dass sich jeder winzige Vorteil eines Individuums gegenüber einem anderen bei der Weitergabe an künftige Generationen in evolutionärer Veränderung niederschlägt. An jedem Punkt hat die Optimierung von Konkurrenz, Kooperation, Aggression und Elterninvestment sofort evolutionäre Folgen. Wenn stattdessen überwiegend evolutionäre Stasis herrscht, sind große Teile dieses Kapitels als überwiegend irrelevant zu betrachten.*

* Damit verwandt war die Vorstellung, dass der größte Teil der Verhaltensevolution nichts mit den komplexen sozialen Faktoren der Artgenossen zu tun hat, sondern mit abiotischen (das

Die Soziobiologen waren nicht erfreut. Sie nannten die Vertreter des punktuierten Gleichgewichts *jerks* (während die Parteigänger des punktuierten Gleichgewichts ihre Gegner als *creeps* bezeichneten. Kapiert? *Creeps* und *jerks* sind nicht nur saftige Schimpfwörter, sondern bringen auch folgende Beziehung zum Ausdruck: punktuiertes Gleichgewicht = Evolution in einer Reihe von ruckartigen Bewegungen *[jerks]*; Soziobiologie = Evolution als ein gradueller, kriechender *[creeping]* Prozess).* Die gradualistischen Soziobiologen reagierten mit starken Gegenbeweisen verschiedener Form:

Es sind nur Schneckengehäuse. Erstens gibt es einige sehr vollständige Fossilreihen, die gradualistisch sind. Und dann vergesst nicht, sagten die Gradualisten, diese Typen mit ihrem punktuierten Gleichgewicht reden von Triboliten- und Schneckenfossilien. Die Fossilfunde, an denen wir am meisten interessiert sind – Primaten, Homininen –, sind zu lückenhaft, um zu entscheiden, ob sie gradualistisch oder punktuiert sind.

Wie lang ist bei ihnen ein Wimpernschlag? Und dann sagten die Gradualisten, denkt daran, dass diese Aficionados des punktuierten Gleichgewichts Paläontologen sind. Sie sehen in den Fossilfunden lange Phasen der Stasis und dann extrem rasche Veränderungen – Wimpernschlag-Veränderungen. Aber bei Fossilien kann ein Wimpernschlag, eine nicht auflösbar kurze Zeitspanne, 50 000 bis 100 000 Jahre betragen. Das ist Zeit genug für die blutrünstige Evolution, sich zu entfalten. Das ist keine vollständige Widerlegung, denn wenn ein paläontologischer Wimpernschlag so lang ist, dann ist eine paläontologische Stasis ein wahrhaft monströses Zeitmaß.

Sie lassen die wichtigen Dinge außer Acht. Ein zentraler Einwand ist die Erinnerung daran, dass Paläontologen versteinerte Objekte studieren.

heißt nichtbiologischen) Drücken. Das Verhalten hätte sich also vorwiegend für den Umgang mit der Umwelt und nicht für die Konkurrenz mit anderen Individuen entwickelt. Auch hier wäre in unserem Zusammenhang die gradualistische Bedeutung der interindividuellen Konkurrenz geringer, als die Soziobiologen glaubten. Diese hervorgehobene Bedeutung von abiotischen Selektionsdrücken wurde in besonderem Maße von sowjetischen Evolutionsbiologen vertreten, woran wahrscheinlich nicht nur die marxistische Ideologie, sondern auch der schreckliche russische Winter schuld war.

* Wer sagt, dass Wissenschaftler nicht auch geistreich sein können?

Fossile Knochen, Schalen und Gehäuse, Insekten in Bernstein. Keine Organe – Gehirne, Hypophysen, Eierstöcke. Keine Zellen – Neuronen, endokrine Zellen, Eizellen, Samenzellen. Keine Moleküle – Neurotransmitter, Hormone, Enzyme. Mit anderen Worten, nichts von den interessanten Dingen. Diese aufgeblasenen Propheten des punktuierten Gleichgewichts verbringen ihre berufliche Laufbahn damit, zig Millionen Schneckengehäuse zu vermessen, um uns anhand dieser Daten dann zu erzählen, dass unsere Vorstellungen von der Evolution des Verhaltens falsch sind?

Das eröffnet die Möglichkeit zu einer Art Kompromiss. Mag sein, dass sich das Homininenbecken tatsächlich auf punktuierte Weise entwickelt hat – mit langen Perioden der Stasis und plötzlichen Phasen rascher Veränderung. Möglicherweise war die Evolution der Hypophyse ja ebenfalls zu verschiedenen Zeiten punktuiert. Und vielleicht entwickelten sich ja die Steroidhormonrezeptoren und die Organisation der frontokortikalen Neuronen und die Erfindung von Oxytocin und Vasopressin alle auf die gleiche Weise, wobei aber jede punktuierte Veränderung zu einer anderen Zeit stattfand. Durch Überschneidung und Mittelung dieser punktuierten Muster erhalten Sie wieder ein gradualistisches Bild. Das bringt uns allerdings nicht sehr viel weiter, weil dabei das Vorkommen zahlreicher evolutionärer Flaschenhälse vorausgesetzt wird.

Wo ist die Molekularbiologie? Eines der stärksten gradualistischen Gegenargumente war molekularer Art. Mikromutationen, die aus Punkt-, Insertions- und Deletionsmutationen bestehen und die Funktion vorhandener Proteine leicht verändern, sind durch und durch gradualistisch. Doch welche Mechanismen der molekularen Evolution erklären rasche, dramatische Veränderungen und lange Perioden der Stasis?

In Kapitel 8 haben wir gesehen, dass uns die letzten Jahrzehnte viele mögliche molekulare Mechanismen für rasche Veränderungen gebracht haben. Das ist die Welt der Makromutationen: (a) traditionelle Punkt-, Insertions- und Deletionsmutationen in Genen, deren Proteine verstärkende Netzwerkeffekte haben (Transkriptionsfaktoren, Spleißenzyme, Transposonen), in einem Exon, in mehreren Proteinen für Enzyme exprimiert, die an der Epigenetik beteiligt sind; (b) traditionelle Mutationen in Promotern, die das Wann/Wo/Wieviel der Genexpression verändern (wir erinnern uns, dass eine Promoterveränderung aus polygamen Wühlmäusen monogame Wühlmäuse macht); (c) nicht-traditionelle Mutationen wie die Verdoppelung oder Deletion ganzer Gene. Alles Mittel für große, rasche Veränderungen.

Aber wie sieht es mit einem molekularen Mechanismus für Stasis aus? Bewirken Sie eine Zufallsmutation in einem Transkriptionsfaktor-Gen und schaffen Sie dadurch ein neues, nie zuvor gleichzeitig exprimiertes Gencluster. Wie groß ist die Wahrscheinlichkeit, dass es keine Katastrophe gibt? Erzeugen Sie die Zufallsmutation eines Gens für ein Enzym, das epigenetische Veränderungen vermittelt, so dass ein zufällig verändertes Muster der Gen-Stilllegung hervorgerufen wird. Richtig, das müsste hervorragend klappen. Platzieren Sie ein transposables Element mitten in ein Gen, verändern Sie ein Spleißenzym so, dass es verschiedene Exone in mehreren Proteinen mischt und anpasst. Beides verspricht große Schwierigkeiten. Implizit bedeutet das Stasis, Widerstand gegen evolutionäre Veränderung – es sind sehr besondere Makroveränderungen in Zeiten ganz besonderer Herausforderungen erforderlich, damit es klappt.

Zeigt uns echte rasche Veränderungen. Ein letztes Gegenargument der Gradualisten bestand in der Forderung, Echtzeit-Belege für rasche evolutionäre Veränderung bei Tierarten vorzulegen. Es gibt sie zuhauf. Ein Beispiel ist das wunderbare Forschungsprojekt des russischen Genetikers Dmitri Beljajew, der in den 1950er Jahren sibirische Silberfüchse domestizierte.[65] Er züchtete gefangene Tiere mit dem Ziel, dass sie die Nähe von Menschen bereitwillig ertrugen. Nach 35 Generationen hatte er zahme Füchse gezüchtet, die sich anschmiegten, wenn man sie auf den Arm nahm. Einwandfrei punktuiert, würde ich sagen. Das Problem ist nur, dass es sich hier um eine künstliche und keine natürliche Selektion handelte.

Interessanterweise ist das Gegenteil in Moskau geschehen, wo es seit dem 19. Jahrhundert eine mittlerweile 30 000 Tiere zählende Population von verwilderten Hunden gibt (und wo einige der heutigen Hunde es zu Ruhm brachten, weil sie gelernt haben, mit der Moskauer U-Bahn zu fahren).[66] Die meisten Moskauer Hunde sind heute Nachkommen von vielen Generationen verwilderter Hunde. Im Laufe der Zeit haben sie eine evo-

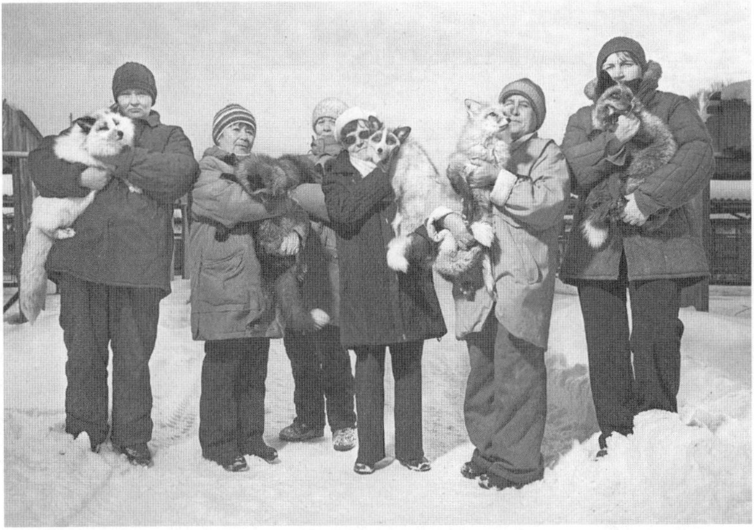

lutionäre Entwicklung durchlaufen, die dazu geführt hat, dass sie eine besondere Rudelstruktur haben, Menschen meiden und nicht mehr mit dem Schwanz wedeln. Mit anderen Worten, sie sind zu wolfsähnlichen Tieren geworden. Höchstwahrscheinlich sind die ersten Generationen dieser verwilderten Populationen einer strengen Selektion für diese Merkmale unterworfen gewesen. Aus ihren Nachkommen besteht die heutige Population.*[67]

Auch im menschlichen Genpool hat sich mit der Ausbreitung der Laktasepersistenz eine rasche Veränderung ergeben – und zwar im Gen für das Enzym Laktase, das für die Verdauung der Laktose sorgt. Dieses Gen

* Die Füchse und Moskauer Hunde weisen eine faszinierende Besonderheit auf: Beide wurden in erster Linie oder ausschließlich für Verhaltensmerkmale selektiert. Doch mit diesen Merkmalen ergaben sich auch Veränderungen ihres Erscheinungsbildes: Die Füchse sind *niedlich* – kürzere Schnauzen, rundere Ohren, geringelte Schwänze, größere farbliche Vielfalt als bei herkömmlichen Füchsen. Und bei den Moskauer Hunden findet man das genaue Gegenteil. Wenn Sie eine Art domestizieren wollen, dann züchten Sie sie für den Abbruch ihrer Entwicklung – ein Hund ist im Prinzip ein Wolfsbaby, das mit Menschen interagiert, als wären sie alle seine Mama, und das die niedlichen Babymerkmale aufweist. Entsprechend verhält es sich mit den Füchsen und genau umgekehrt mit den Moskauer Hunden. Es gibt Belege für die Annahme, dass die Domestizierung mit unverhältnismäßig vielen Genen assoziiert ist, die mit der Entwicklung des Gehirns verknüpft sind.

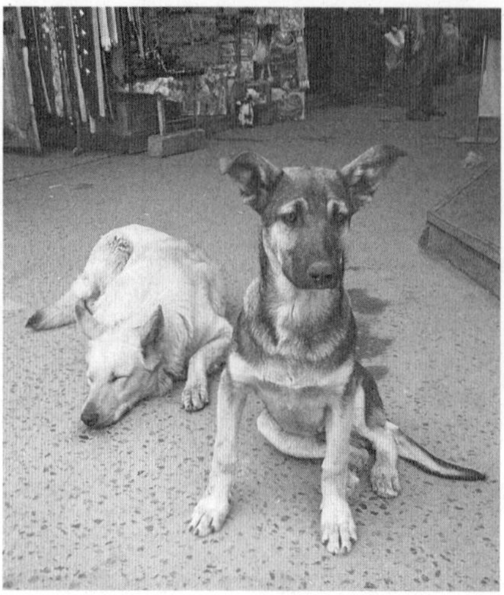

Verwilderte Moskauer Hunde

besteht nach der Kindheit fort (»persistiert«), so dass wir auch im Erwachsenenalter noch Milchprodukte verzehren können.[68] Die neue Variante findet sich häufig in Populationen, die von Milchprodukten leben – Hirtenvölkern wie den mongolischen Nomaden oder den ostafrikanischen Massai. Praktisch nichtexistent ist sie in Bevölkerungen, die nach dem Abstillen keine Milch mehr verzehren – Chinesen und Südostasiaten. Die Evolution und Ausbreitung der Laktasepersistenz fand im Bruchteil eines geologischen Wimpernschlags statt – in den letzten rund 10 000 Jahren hat sie sich in Koevolution mit der Domestizierung milchproduzierender Tiere entwickelt.

Andere Gene haben sich sogar noch schneller in der Menschheit verbreitet. Beispielsweise trat eine Genvariante mit Namen ASPM, die während der Hirnentwicklung an der Zellteilung beteiligt ist, im Laufe der letzten 5800 Jahre in Erscheinung und erreichte rund 20 Prozent der Menschen.[69] Gene, die Resistenz gegen Malaria vermitteln (auf Kosten anderer Krankheiten wie Sichelzellenanämie oder Thalassämie), sind noch jünger.

Allerdings erscheinen Jahrtausende nur Schneckenhaus-Fanatikern so kurz. Die Evolution ist freilich auch in Echtzeit beobachtet worden. Ein klassisches Beispiel ist die Arbeit der Evolutionsbiologen Peter und Rosemary Grant von der Princeton University, die im Laufe von Jahrzehnten auf den Galapagos-Inseln beträchtliche evolutionäre Veränderungen an Darwinfinken nachgewiesen haben. Bei Menschen haben sich evolutionäre Veränderungen in Genen ereignet, die am Stoffwechsel beteiligt sind, als Bevölkerungen von einer traditionellen zu einer westlichen Ernährungsweise wechselten (so bei den Bewohnern der Pazifikinsel Nauru oder den Indianern des Pima-Stammes in Arizona). Die ersten Generationen, die auf westliche Ernährungsweisen umgestiegen waren, litten katastrophal häufig an Übergewicht, Bluthochdruck, Typ-2-Diabetes und frühem Tod – alles infolge »knausriger« Genotypen, die es in Jahrtausenden spärlicher Ernährungsweisen zu einer bemerkenswerten Fähigkeit in der Speicherung von Nährstoffen gebracht hatten. Doch innerhalb weniger Generationen begannen die Diabetesraten zurückzugehen, weil sich in der Bevölkerung metabolisch »nachlässigere« Genotypen auszubreiten begannen.[70]

Es gibt also Beispiele für rasche Veränderungen der Genfrequenzen in Echtzeit. Lassen sich auch Beispiele für Gradualismus finden? Das ist schwer zu beweisen, weil graduelle Veränderungen nun einmal … graduell sind. Ein sehr schönes Beispiel zeigt die jahrzehntelange Forschungsarbeit von Richard Lenski an der Michigan State University. Er hat 58 000 Generationen *E.-coli*-Bakterien unter konstanten Bedingungen gezüchtet, was in der menschlichen Evolution ungefähr einer Million Jahren entspricht. Im Lauf der Zeit haben sich viele Kolonien *allmählich* unterschiedlich entwickelt und besser angepasst.[71]

In der Evolution findet also sowohl Gradualismus wie punktuierte Veränderung statt; welcher Prozess es im Einzelfall ist, hängt wahrscheinlich von den beteiligten Genen ab – beispielsweise hat sich die Evolution von Genen, die in einigen Hirnregionen exprimiert wurden, rascher vollzogen als in anderen Regionen. Und egal, wie schnell die Veränderungen sind, es gibt immer ein gewisses Maß an Gradualismus – noch nie hat ein weibliches Individuum das Exemplar einer neuen Art geboren.[72]

EINE LETZTE HERAUSFORDERUNG, MIT POLITIK GEWÜRZT: IST ALLES ADAPTIV?

Wie wir gesehen haben, nimmt die Häufigkeit der Genvarianten, die für eine bessere Adaption der Organismen an ihre Umwelt sorgen, mit der Zeit zu. Doch was ist mit dem umgekehrten Fall – ist aus der Tatsache, dass ein Merkmal in einer Population verbreitet ist, zu schließen, dass es sich in der Vergangenheit entwickelt hat, *weil* es adaptiv war?[73]

Der »Adaptionismus« setzt das in der Regel voraus; beim adaptionistischen Ansatz versucht man zu bestimmen, ob ein Merkmal tatsächlich adaptiv ist, und wenn ja, welche Selektionskräfte es hervorgebracht haben. Ein Großteil des soziobiologischen Denkens ist seinem Wesen nach adaptionistisch.

Diese Tatsache war Gegenstand beißender Kritik von Wissenschaftlern wie Stephen Jay Gould und dem Harvard-Genetiker Richard Lewontin, die den Ansatz abfällig mit den absurden »Just-so-Geschichten« verglichen, die Rudyard Kipling sich ausdachte, um seiner Tochter zu »erklären«, wie bestimmte Merkmale entstanden sind: Wie der Elefant seinen Rüssel bekam (weil er sich auf ein Tauziehen mit einem Krokodil einließ), wie das Zebra seine Streifen erhielt und wie die Giraffe zu ihrem langen Hals kam. Nach Meinung ihrer Kritiker haben die Soziobiologen einen ähnlichen Ansatz: Warum sollte man sich nicht fragen, wie das Pavianmännchen zu seinen dicken Eiern gekommen sei und warum das Gorillamännchen sich mit kleinen begnügen müsse. Man beobachtet ein Verhalten, denkt sich eine Just-so-Geschichte aus, die Adaption voraussetzt, und wer die beste Story vorweisen kann, so der Vorwurf, hat gewonnen. Zum Beispiel, wie der Evolutionsbiologe zu seinem Lehrstuhl gekommen ist. Nach Auffassung der Kritiker fehlt es den soziobiologischen Maßstäben an wissenschaftlicher Strenge. Andrew Brown, einer dieser Kritiker, meinte: »Das Problem der Soziobiologie bestand darin, dass sie zu viel erklärte und zu wenig vorhersagte.«[74]

Laut Gould entwickeln sich Merkmale häufig aus einem bestimmten

Grund und werden später für einen anderen Zweck kooptiert (»Exaptation« ist die ausgefallene Bezeichnung dafür); beispielsweise gab es Federn schon, bevor die Evolution Vögel mit der Fähigkeit zum Fliegen ausstattete; ursprünglich schützten sie die Tiere vor Kälte.[75] Erst später gewann ihre aerodynamische Verwendung Bedeutung. Entsprechend konnte nach einer Verdopplung eines Gens für einen Steroidhormonrezeptor (wie viele Kapitel zuvor erwähnt) eine Kopie zufällig in seiner DNA-Sequenz driften und auf diese Weise einen »verwaisten« Rezeptor bilden, für den es keine Verwendung gab – bis ein neues Steroidhormon produziert wurde, das zufällig an diesen Rezeptor band. Diesen Zufalls- oder Hilfscharakter meint der Aphorismus: »Die Evolution ist ein Bastler, kein Ingenieur.« Sie arbeitet mit allem, was zur Verfügung steht, wenn sich der Selektionsdruck verändert, und erzielt damit ein Ergebnis, das vielleicht nicht das adaptivste ist, aber zufriedenstellend, gemessen an dem Ausgangsmaterial. Tintenfische sind keine besonderen Schwimmer im Vergleich zu Fächerfischen (Höchstgeschwindigkeit: 110 Stundenkilometer). Aber sie sind verdammt gut für Organismen, deren Ururgroßeltern Weichtiere waren.

Nun existieren aber einige Merkmale, nicht weil sie adaptiv sind, meinen die Kritiker, oder weil sie für etwas anderes adaptiert wurden, sondern sie wurden kooptiert, sie waren Ballast, der mit selektierten Merkmalen herumgeschleppt wurde. Hier führten Gould und Lewontin ihre berühmten »Spandrillen« ein; so geschehen 1979 in dem Aufsatz »The Spandrels of San Marco and the Panglossian Paradigm: A Critique of the Adaptationist Programme«. Eine Spandrille ist ein architektonisches Fachwort für den Raum zwischen zwei Bögen, wobei Gould und Lewontin die Verzierungen auf den Spandrillen des Markusdoms in Venedig vor Augen hatten.*

Nach Goulds und Lewontins Ansicht würde ihr stereotyper Adaptionist diese Spandrillen betrachten und zu dem Schluss gelangen, dass sie erbaut wurden, um Raum für die Verzierungen zu bieten. Mit anderen Worten, dass die Spandrillen sich wegen ihres adaptiven Wertes als Raum für Verzierungen entwickelt haben. In Wirklichkeit diente ihre Evolution keinem Zweck – wenn Sie eine Reihe von Bögen bauen (die ganz ohne

* Augenscheinlich echauffierte man sich angesichts der Tatsache, dass die Bögen des Markusdoms nicht ganz der architektonischen Definition von Spandrillen entsprechen. Was solls's!

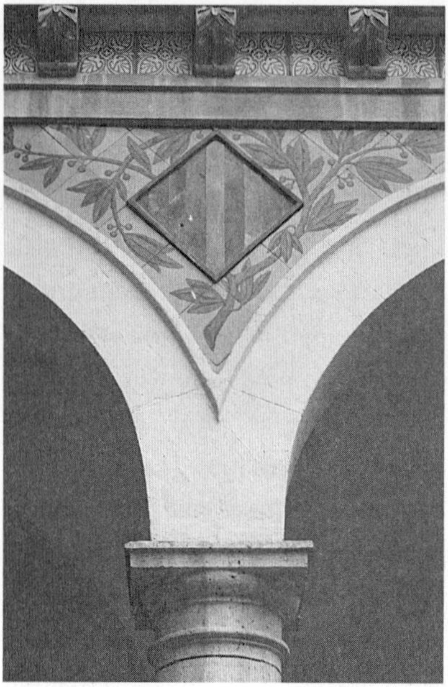

Zweifel dem adaptiven Zweck dienen, eine Kuppel zu tragen), ist ein leerer Raum zwischen jedem Bogenpaar ein unvermeidliches Nebenprodukt. Keine Adaption. Und solange diese Zwischenräume als evolutionärer Ballast der Selektion für die adaptiven Bögen mitgenommen werden mussten, konnte man sie ebenso gut mit Verzierungen bemalen. So betrachtet sind die männlichen Brustwarzen Spandrillen – bei weiblichen Individuen erfüllen sie einen adaptiven Zweck, bei den männlichen gab es sie als Ballast dazu, weil es keine besondere Selektion *gegen* ihr Vorkommen bei männlichen Exemplaren gab.* Gould und Lewontin vertraten die Ansicht, dass zahlreiche Merkmale, die Adaptionisten veranlassten, Just-so-Geschichten zu ersinnen, lediglich Spandrillen seien.

Die Soziobiologen antworteten auf den Vorwurf des Spandrillismus mit dem Hinweis, dass es im Grunde nicht mehr wissenschaftliche Strenge verrate, etwas eine Spandrille zu nennen, als ihm adaptiven Wert bei-

* Ausführlich debattiert und spekuliert wurde über die Frage, ob der weibliche Orgasmus eine Spandrille sei, ein Ballast, der von der Selektion mitgeschleppt wurde, die die Männer mit ihm ausstattete. Genug davon. Die Narretei nimmt überhand …

zumessen.[76] Soll heißen, im ersteren Fall denke man sich halt Just-*not*-so-Geschichten aus. Der Psychologe David Barash und die Psychiaterin Judith Lipton verglichen die Spandrilliten mit der Figur Topsy in *Onkel Toms Hütte*, die erklärt, sie sei nicht erschaffen worden, sondern »einfach gewachsen«. Wenn man den Adepten des Spandrillismus für bestimmte Merkmale Belege für Adaption vorlege, kämen sie zu dem Schluss, diese Merkmale seien bloßer Ballast ohne adaptiven Zweck und würden Erklärungen liefern, die nichts erklärten – »einfach gewachsene Geschichten«.

Außerdem, so die Soziobiologen, sind die adaptionistischen Ansätze strenger als das Gould'sche Zerrbild; statt alles zu erklären und nichts vorherzusagen, sagen die soziobiologischen Ansätze eine Menge vorher. Ist der konkurrenzorientierte Infantizid eine Just-so-Geschichte? Nein, man kann mit einiger Genauigkeit vorhersagen, ob er bei einer Art vorkommt, wenn man deren Sozialstruktur berücksichtigt. Auch der Vergleich zwischen Paarbindung und Turnier ist es nicht, denn wir können eine Fülle von Informationen über Verhalten, Physiologie und Genetik von Arten aus dem gesamten Tierreich vorhersagen, wenn wir lediglich ihr Ausmaß an Dimorphismus kennen. Außerdem hinterlässt die Evolution Spuren ihrer Selektion für adaptive Merkmale, wenn es Anhaltspunkte für »Spezialdesign« (*special design*) gibt – komplexe, nützliche Funktionen, bei denen sich mehrere Merkmale für ein und dieselbe Funktion zusammenschließen.

All das wäre das typisch allgemeine, amüsante Akademikergeschwätz, wenn diese ganze Kritik an Adaptionismus, Gradualismus und Soziobiologie nicht eine politische Komponente hätte. Das verrät schon der Titel des Spandrill-Artikels: das »Panglossian paradigm«. Er bezieht sich auf Voltaires Dr. Pangloss und dessen absurden Glauben, wir lebten trotz Not und Elend in der »besten aller möglichen Welten«. Diese Kritik wittert hinter dem Adaptionismus den naturalistischen Fehlschluss – die Auffassung, dass alles, was die Natur hervorbringe, gut sein müsse. »Gut« in dem Sinne, dass, wenn das Problem der Wasserretention in Wüsten gelöst werde, dies auf nicht näher zu erläuternde Art auch moralisch »gut« sei. Dass es irgendwie so »gedacht« sei, wenn einige Ameisenarten Sklaven halten, wenn männliche Orang-Utans häufig Weibchen vergewaltigen und wenn Hominninenmännchen seit Hunderttausenden von Jahren die Milch direkt aus der Tüte trinken.

Wenn der naturalistische Trugschluss in diesem Kontext als Kritik vorgebracht wird, liegt darin eine gewisse Schärfe. In ihren jungen Jahren war die Soziobiologie des Menschen äußerst kontrovers – Konferenzen wurden bestreikt, Vorträge unterbrochen, Zoologen bei Vorlesungen von der Polizei beschützt, lauter höchst ungewöhnliche Vorkommnisse. In einem überlieferten Fall hat man E. O. Wilson bei einem Vortrag tätlich angegriffen.* Anthropologische Fachbereiche zerfielen in zwei feindliche Lager, kollegiale Beziehungen gingen in die Brüche. In besonderem Maße galt es für die Harvard University, wo viele der Hauptakteure zu finden waren – Wilson, Gould, Lewontin, Trivers, Hrdy, der Primatologe Irven DeVore, der Genetiker Jonathan Beckwith.

Der Konflikt hatte sich so zugespitzt, weil der Soziobiologie vorgeworfen wurde, sie benutze die Biologie, um den Status quo zu rechtfertigen – als konservativer Sozialdarwinismus, der impliziere, dass Gesellschaften nicht von ungefähr von Gewalt, ungleicher Verteilung der Ressourcen, kapitalistischer Klassenstruktur, männlicher Vorherrschaft, Fremdenfeindlichkeit und Ähnlichem geprägt seien, sondern dass solche Dinge eben in unserer Natur lägen und dass die Evolution sie aus guten Gründen damit ausgestattet habe. Die Kritiker verwendeten den Gegensatz zwischen »Ist und Soll«, indem sie sagten: »Die Soziobiologen suggerieren, dass ein unfairer Aspekt des Lebens vorhanden *ist*, weil es so sein *soll*.« Und die Soziobiologen antworteten, indem sie das Verhältnis von Ist/Soll auf den Kopf stellten: »Wir finden auch, dass das Leben fair sein *sollte*, aber die Wirklichkeit *ist* nun einmal, wie sie *ist*. Die Behauptung, wir propagierten etwas, weil wir darüber berichten, ist so, als würfe man Onkologen vor, sie befürworteten Krebs.«

Der Konflikt hat auch eine persönliche Färbung. Das lag daran, dass zufällig (oder auch nicht, das hängt von Ihrem Blickwinkel ab) die erste Generation der amerikanischen Soziobiologen alle weiße Südstaatler wa-

* Na ja, nicht ganz so dramatisch – jemand hat ihm einen Krug Wasser über den Kopf gegossen. Aber immerhin.

ren – Wilson, Trivers,* DeVore, Hrdy; im Gegensatz dazu wurde die erste Generation ihrer lautstärksten Kritiker ausschließlich von Wissenschaftlern gebildet, die aus dem Nordosten kamen und städtische, jüdische Linke waren – Gould, Lewontin, Beckwith, Ruth Hubbard von der Harvard University, Leon Kamin von der Princeton University und Noam Chomsky vom MIT. Man kann sehen, warum der Vorwurf, es gebe da »eine verborgene Agenda«, von beiden Seiten erhoben wurde.**

Es ist unschwer zu erkennen, warum das punktuierte Gleichgewicht ähnliche ideologische Kämpfe auslöste, geht diese Theorie doch von der Prämisse aus, in der Evolution habe man es meist mit langen Perioden der Stasis zu tun, die von jähen Phasen revolutionären Aufruhrs unterbrochen würden. In ihrer ursprünglichen Veröffentlichung versicherten Gould und Eldredge, es sei ein Naturgesetz, »dass eine neue Qualität sprunghaft auftaucht, wenn die langsame Akkumulation quantitativer Veränderungen, gegen die sich ein stabiles System lange gewehrt hat, dieses schließlich zu einem raschen Übergang von einem Zustand in einen anderen zwingt«. Damit stellten sie die kühne Behauptung auf, dass der

* Dieses eingängige Bild wurde allerdings dadurch kompliziert, dass Trivers ein Freund und Koautor von Huey Newton war, dem Gründer der Black-Panther-Partei.

** Ich hatte das große Glück, in dem Jahr, als Wilson seine *Soziobiologie* veröffentlichte und die Hölle losbrach, als Erstsemester zu meinem Biologie- und Anthropologiestudium nach Harvard zu kommen. Zwar verfolgte ich mit ungeheurem Vergnügen die intellektuellen Feuerwerke, die da abgebrannt wurden, aber mir blieb natürlich nicht verborgen, dass sich der persönliche Charakter der Angriffe auf einige der Hauptakteure vernichtend auswirkte – beispielsweise intonierten Demonstranten bei Wilsons Vorträgen regelmäßig Sprechchöre, in denen sie ihm absurderweise vorwarfen, ein genozidärer Rassist zu sein. Diese Jahre verschafften mir die Möglichkeit, einige der Mitwirkenden von nahem zu beobachten und einige wenige von ihnen sogar flüchtig kennenzulernen. Beide Lager verfügten über etwa die gleiche Zusammensetzung aus tollen, bewundernswerten Vorbildern und arroganten, unerträglichen Egozentrikern. Meine Lieblingsgeschichte aus dieser Zeit: Viele Soziobiologen gefielen sich in der Rolle des kantigen, hartgesottenen Machos. Eines Tages stürzte ich in das Büro von Professor X, einem Exemplar dieser Sorte, um ihm einen Artikel zu zeigen, den ich gerade gelesen hatte. Professor X war bekannt für ein soziobiologisches Modell zu einem bestimmten Verhalten, und dieser Artikel stammte von seinem Gegner Professor Z, der das Modell mit seitenlangen statistischen Analysen in der Luft zerriss. »Wow, haben Sie diesen Artikel gesehen? Was halten Sie davon?«, fragte ich idiotischerweise. Professor X blätterte *rückwärts* durch den Aufsatz und warf hin und wieder einen Blick auf die Gleichungen. Schließlich warf er die Zeitschrift abschätzig auf den Schreibtisch und ließ das ultimative soziologische Verdammungsurteil vom Stapel: »Wo andere einen Schwanz haben, hat Professor Z einen Rechenschieber.«

Erkenntnisansatz des dialektischen Materialismus nicht nur über die ökonomischen Zusammenhänge hinaus in die naturalistische Welt hineinreiche, sondern auch ontologisch verwurzelt sei in der Wesensgleichheit der Dynamik beider Welten zur Lösung unlösbarer Widersprüche.* Marx und Engels als Tribolit und Schnecke.**

Schließlich beruhigten sich die Gemüter. Die überhitzten Reaktionen auf die Konfrontation von Adaptionismus und Spandrillen, Gradualismus und punktuierter Veränderung und auf die bloße Vorstellung von einer Soziobiologie des Menschen legten sich. Das politische Getue verlor seinen Reiz, die demografischen Gegensätze zwischen den beiden Lagern nahmen ab, die allgemeine Qualität der Forschung verbesserte sich erheblich, und alle Beteiligten legten sich ein paar graue Haare und ein bisschen mehr Gelassenheit zu.

Das schuf die Voraussetzungen für einen vernünftigen, gemäßigten Mittelweg der weiteren Forschung. Es gibt eindeutige empirische Belege für Gradualismus wie für punktuierte Veränderung und für molekulare Mechanismen, die beiden zugrunde liegen. Es gibt weniger Adaption, als extreme Adaptionisten behaupten, aber auch weniger Spandrillen als von den Spandrilliten verkündet. Mag sein, dass die Soziobiologie zu viel erklärt und zu wenig vorhersagt, trotzdem sagt sie viele allgemeine Merkmale von Verhalten und sozialen Systemen einer großen Zahl verschiedener Arten voraus. Auch wenn die Idee der Gruppenselektion aus den Gräbern sich selbst opfernder älterer Gnus auferstanden ist, so bleibt diese vermutlich ein seltenes Vorkommnis. Allerdings tritt sie höchstwahrscheinlich am ehesten in der Art auf, um die es im vorliegenden Buch geht. Und schließlich ist all das in der durch und durch realen, wenn auch höchst komplexen Evolution verankert.

Bemerkenswerterweise haben wir diesen ersten Teil des Buchs beendet. Ein Verhalten hat stattgefunden; was geschah in dem Zeitraum zwischen einer Sekunde und eine Million Jahre zuvor, was uns bei der Erklärung

* Ich habe keine Ahnung, was ich da eben geschrieben habe …

** Dito.

helfen könnte, warum es stattgefunden hat? Einige Themen sind wiederholt zur Sprache gekommen:

- Der Kontext und die Bedeutung eines Verhaltens sind gewöhnlich interessanter und komplexer als die Mechanik des Verhaltens.
- Um etwas zu verstehen, müssen wir Neuronen *und* Hormone *und* frühe Entwicklung *und* Gene *und* tausend andere Dinge berücksichtigen.
- Dies sind keine getrennten Kategorien – es gibt nur wenige klar umrissene kausale Faktoren, also hoffen Sie nicht auf *die* Gehirnregion, *den* Neurotransmitter, *das* Gen, *den* kulturellen Einfluss oder das *eine* Irgendwas, das ein Verhalten erklären könnte.
- Anstelle von Ursachen geht es in der Biologie oft um Neigungen, Möglichkeiten, Anfälligkeiten, Prädispositionen, Bestrebungen, Interaktionen, Modulationen, Kontingenzen, Wenn-dann-Beziehungen, Kontextabhängigkeiten, Verstärkung oder Abschwächung vorhandener Tendenzen. Kreise und Schleifen und Spiralen und Möbiusstreifen.
- Niemand hat gesagt, es sei leicht. Aber das Thema lohnt die Mühe.

So kommen wir jetzt zum zweiten Teil, in dem wir dieses Material zusammenfassen, um die Verhaltensbereiche zu betrachten, in denen es besonders wichtig ist.

11

WIR GEGEN SIE

Als Kind habe ich 1968 die Originalversion von *Planet der Affen* gesehen. Als zukünftiger Primatologe war ich hingerissen, habe mir den Film mehrmals angesehen und liebte die lausigen Affenkostüme.

Jahre später kam mir eine herrliche Anekdote über die Dreharbeiten des Films zu Ohren, die Charlton Heston und Kim Hunter, seine Stars, erzählten: Mittags aßen die Darsteller der Schimpansen und der Gorillas in getrennten Gruppen.[1]

Nicht umsonst heißt es (eine Äußerung, die meist Robert Benchley zugeschrieben wird): »Es gibt zwei Arten von Menschen auf der Welt –

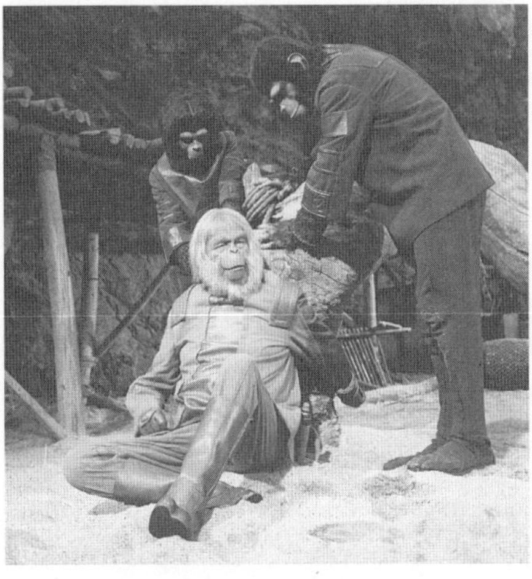

diejenigen, die die Welt in zwei Arten von Menschen unterteilen, und diejenigen, die es nicht tun.« Die erste Sorte ist in der Überzahl. Und es hat enorme Folgen, wenn wir die Menschen in »Wir« und »Sie« aufteilen, in Eigengruppe und Fremdgruppe, in »die Menschen« (das heißt unsere Art) und die Anderen.

In diesem Kapitel beschäftigen wir uns mit unserem Hang, Wir/Sie-Dichotomien zu bilden und Erstere zu bevorzugen. Ist diese Einstellung universell? Wie veränderbar sind »Wir-« und »Sie-Kategorien«? Besteht die Hoffnung, dass sich Kastengeist und Fremdenfeindlichkeit des Menschen besiegen lassen, so dass eines Tages Hollywoods Schimpansen und Gorillas an einem Tisch essen?

DIE STÄRKE VON WIR/SIE

Unser Gehirn bildet Wir/Sie-Dichotomien (fortan aus Gründen der Kürze »Wir/Sie-Bildung« genannt) mit verblüffender Geschwindigkeit.[2] Wie in Kapitel 3 erörtert, aktiviert eine 50 Millisekunden lange Darbietung des Gesichts eines Menschen mit anderen rassischen Merkmalen die Amygdala, während das fusiforme Gesichtsareal inaktiver bleibt als bei Gesichtern aus unserem Kulturkreis – all das innerhalb weniger Hundert Millisekunden. Ungefähr genauso schnell gruppiert das Gehirn Gesichter nach Kriterien wie Geschlecht oder Sozialstatus.

Rasche, automatische Voreingenommenheit gegen ein Sie lässt sich mit dem höchst raffinierten Impliziten Assoziationstest (IAT) nachweisen.[3]

Nehmen wir an, Sie haben ein unbewusstes Vorurteil gegen Trolle. Der stark vereinfachte IAT sieht so aus: Ein Computerbildschirm zeigt für winzige Bruchteile von Sekunden entweder Bilder von Menschen, von Trollen oder von Wörtern mit positiver Konnotation (zum Beispiel »ehrlich«) beziehungsweise mit negativer Bedeutung (etwa »hinterlistig«). Manchmal lautet die Anweisung: »Wenn Sie einen Menschen oder einen positiven Begriff sehen, drücken Sie den roten Knopf; ist es ein Troll oder ein negativer Begriff, drücken Sie den blauen Knopf.« Manchmal heißt es auch kürzer: »Mensch oder negativer Begriff, drücke Rot; Troll oder positiver Begriff, drücke Blau.« Infolge Ihres Vorurteils gegen Trolle empfinden Sie die Verknüpfung eines Trolls mit einem positiven Begriff oder eines Menschen mit einem negativen Begriff als disharmonisch und befremdend. Daher zögern Sie einige Millisekunden, bevor Sie einen der Knöpfe drücken.

Das ist eine automatische Reaktion; Sie sind nicht wütend über die sippenorientierten Geschäftspraktiken der Trolle oder über ihre Brutalität in der Schlacht von Irgendwo im Jahr 1523. Sie verarbeiten Wörter und Bilder und legen unbewusst eine kleine Pause ein, aufgehalten von der Dissonanz, die die Verknüpfung von Troll und »liebenswert« oder von Mensch und »übelriechend« in Ihnen auslöst. Wenn Sie genügend Versuchsdurchgänge absolvieren, wird das Verzögerungsmuster zutage treten und Ihr Vorurteil offenbaren.

Die Bruchlinie des Gehirns, die »Uns« von »Ihnen« trennt, kam in der Diskussion des Oxytocins in Kapitel 4 zur Sprache. Demnach fördert das Hormon Vertrauen, Großzügigkeit und Kooperation gegenüber »Uns«, jedoch gemeineres Verhalten gegenüber »Ihnen« – mehr präventive Aggression in wirtschaftlichen Strategiespielen, mehr Bereitschaft für die Opferung von »Ihnen« (jedoch nicht von »Uns«) für das Allgemeinwohl. Oxytocin übersteigert die Wir/Sie-Bildung.

Das ist hochinteressant. Wenn Sie Brokkoli mögen, aber Blumenkohl verabscheuen, werden diese Präferenzen nicht von einem Hormon verstärkt. Gleiches gilt für eine Vorliebe für Schach und eine Abneigung gegen Backgammon. Die gegensätzliche Wirkung des Oxytocins auf »Uns« und »Sie« beweist, wie ausgeprägt diese Dichotomisierung ist.

Welche Bedeutung die Wir/Sie-Bildung hat, wird auch durch eine bemerkenswerte Beobachtung unterstrichen – bei anderen Arten tritt sie ebenfalls auf. Auf den ersten Blick scheint das nicht so besonders zu sein. Schließlich töten Schimpansen Männchen aus anderen Gruppen, führen sich Pavianhorden bedrohlich auf, wenn sie anderen begegnen, geraten alle Tiere in einen Zustand erhöhter Alarmbereitschaft, wenn sie Fremden begegnen.

Das bringt einfach zum Ausdruck, dass Tiere durch die Begegnung mit einem anderen, einem »Sie«, nicht freundlich gestimmt werden. Doch einige Arten haben einen umfassenderen Begriff von »Wir« und »Sie«.[4] Beispielsweise kommt es vor, dass sich Schimpansengruppen teilen, die zahlenmäßig zu groß geworden sind. Schon bald entwickeln sich mörderische Feindseligkeiten zwischen den Ex-Gruppengenossen. Bemerkenswerterweise kann man mit einer Affen-Entsprechung des IAT nachweisen, dass auch andere Primaten zu einer automatischen Wir/Sie-Bildung neigen. In einer Studie wurden den Tieren entweder Bilder von Mitgliedern ihrer eigenen Gruppe oder Bilder von Mitgliedern der Nachbargruppe gezeigt; dazwischen wurden den Tieren Bilder von positiv besetzten Dingen (etwa Obst) oder negativ besetzten Dingen (etwa Spinnen) vorgelegt. Die Affen schauten dissonante Paarungen (zum Beispiel Gruppenmitglieder mit Spinnen) länger an. Diese Affen kämpfen mit Nachbarn nicht nur um Ressourcen. Sie verbinden auch negative Assoziationen mit Ihnen: »Diese Typen sind wie widerliche Spinnen, aber wir, *wir* sind wie köstliches tropisches Obst.«*

Zahlreiche Experimente bestätigen, dass das Gehirn in Millisekunden Bilder auf der Grundlage von minimalen Hinweisreizen bezüglich Rasse oder Geschlecht verarbeitet.[5] Oder denken Sie an die »minimalen Gruppenparadigmen«, die Henri Tajfel von der University of Bristol in den 1970er Jahren einführte. Selbst wenn die Gruppen auf der Grundlage von schwach ausgeprägten Unterschieden gebildet worden waren (etwa, ob jemand auf einem Bild die Zahl von Punkten über- oder unterschätzt hatte), entwickelten sich trotzdem schon bald, wie Tajfel zeigte, Eigengruppenverzerrungen, wie zum Beispiel verstärkte Kooperation. Diese Prosozialität hat mit Gruppenidentifikation zu tun – Menschen lassen ihre Ressourcen lieber anonymen Mitgliedern der Eigengruppe zukommen.

* Zwei wichtige Punkte: Diese Intergruppenverzerrung ließ sich an Männchen, aber nicht an Weibchen nachweisen und war besonders ausgeprägt, wenn die Männchen die Bilder anderer Männchen betrachteten. Zweitens, der Artikel wurde kurz nach seinem Erscheinen zurückgezogen; offenbar ließ ein Fehler bei der Datencodierung einige der Ergebnisse zweifelhaft erscheinen; doch die beschriebenen Resultate wurden von diesen Fehlern nicht berührt, und ich denke, sie sind absolut valide. Dass die Autoren, allesamt hervorragende Forscher, den Artikel zurückzogen, war eine lobenswerte Vorsichtsmaßnahme.

Allein schon die Zusammenfassung zu Gruppen aktiviert engstirnige Vorurteile, egal, wie schwach die Basis ist, auf der die Gruppenbildung vorgenommen wurde. Im Allgemeinen verstärken minimale Gruppenparadigmen eher unsere Meinung von »Uns«, als dass sie unsere Meinung von »Ihnen« schmälern. Ich vermute, das ist nur eine magere gute Neuigkeit – aber immerhin widerstehen wir der Versuchung, uns einzureden, dass Leute, die beim Münzwurf »Kopf« erzielt haben (im Gegensatz zu unseren bewundernswerten »Zahl«-Würfen), ihre Toten essen.

Die Macht der minimalen, willkürlichen Gruppenzusammenstellung mit dem Ziel, eine Wir/Sie-Bildung auszulösen, erinnert an die »Grünbart-Effekte« aus Kapitel 10. Erinnern wir uns, dass diese sich zwischen Prosozialität infolge von Verwandtenselektion und Prosozialität infolge von reziprokem Altruismus bewegten: Sie brauchten ein willkürliches, auffälliges genetisch basiertes Merkmal (zum Beispiel einen grünen Bart), das eine Tendenz signalisiert, altruistisch gegenüber anderen Grünbärten zu handeln – unter diesen Umständen entwickeln sich Grünbärte prächtig.

Wir/Sie-Bildung, die auf minimalen gemeinsamen Merkmalen beruht, ist eher ein psychologischer als ein genetischer Grünbart-Effekt. Wir empfinden positive Assoziationen bei Menschen, die höchst belanglose Merkmale mit uns teilen.

Ein herrliches Beispiel dafür liefert eine Studie, in der die Versuchsteilnehmer sich mit einem Forscher unterhielten, der, ohne dass sie es ahnten, ihre Bewegungen nachahmte (beispielsweise die Beine übereinanderschlug, wenn sie es taten) oder nicht nachahmte.[6] Eine solche Mimikry ist nicht nur angenehm, weil sie das mesolimbische Dopaminsystem aktiviert, sie verstärkte auch die Bereitschaft der Teilnehmer, dem Versuchsleiter zu helfen, etwa indem sie ihm den Stift aufhoben, der ihm hinuntergefallen war. Ein unbewusstes Wir-Gefühl, aus dem Umstand geboren, dass sich jemand genauso in einen Sessel fläzt wie Sie.

Damit wird eine unsichtbare Strategie an eine willkürliche Grünbart-Markierung gebunden. Was trägt zur Definition einer bestimmten Kultur bei? Werte, Überzeugungen, Zuschreibungen, Ideologien. Sie alle sind unsichtbar, bis sie mit willkürlichen Markierungen wie Kleidung, Schmuck oder Dialekt verbunden werden. Betrachten wir zwei wertbehaftete Vorstellungen über den Umgang mit Kühen: (A) sie essen; (B) sie verehren. Zwei A oder zwei B werden in einem Gespräch über den Umgang mit Kühen friedlicher miteinander umgehen als ein A und ein B zusammen. Was könnte jemanden zuverlässig kennzeichnen, der die Einstellung A hat? Vielleicht ein Stetson und Cowboystiefel. Und eine B-Person? Möglicherweise ein Sari oder eine Nehru-Jacke. Diese Markierungen waren ursprünglich willkürlich – das Kleidungsstück, das als Sari bezeichnet wird, hat an sich keine Eigenschaften, die auf den Glauben schließen ließen, dass Kühe heilig sind, weil ein Gott sie hütet. Und es gibt keine zwingende Verknüpfung zwischen Fleischverzehr und der Form eines Stetsons – er schützt Ihre Augen und Ihren Hals vor der Sonne, was nützlich ist, egal, ob Sie Kühe hüten, weil Sie Steaks lieben oder weil Sie dem Gott Krishna nacheifern möchten. Studien zu Minimalen Gruppen verdeutlichen unsere Neigung, aus willkürlichen Unterschieden verzerrte Wir/Sie-Einstellungen zu bilden. Anschließend verknüpfen wir willkürliche Markierungen mit bedeutungshaltigen Werten und Überzeugungen.

Und dann geschieht etwas mit diesen willkürlichen Markierungen. Wir (zum Beispiel Primaten, Ratten, Pawlow'sche Hunde) können darauf konditioniert werden, etwas so Willkürliches wie eine Klingel mit einer Belohnung zu assoziieren.[7] Bleibt der Klingelton, wenn sich die Assoziation konsolidiert, trotzdem »nur« eine Markierung, die das bevorstehende Vergnügen symbolisiert, oder wird er selbst zum Vergnügen? Eine elegante Studie über das mesolimbische Dopaminsystem zeigt, dass in einer beträchtlichen Untergruppe von Ratten das willkürliche Signal selbst zur Belohnung wird. Entsprechend gewinnt ein willkürliches Symbol für einen Schlüsselwert der Wir-Gruppe allmählich Leben und Wirkungsmacht für sich, so dass es sich vom Signifikanten zum Signifikat wandelt. Beispielsweise wird die Verteilung von Farben und Mustern auf einem Stück Tuch, das eine Nationalflagge darstellt, zu einem Objekt, für das Menschen töten und sterben.*

* Ein eindrucksvolles Beispiel dafür ist der Erste indische Unabhängigkeitskrieg von 1857, der auch als Sepoyaufstand bezeichnet wird. Indische Soldaten – Sepoys –, die in der Armee der Britischen Ostindien-Kompanie dienten, rebellierten, als bekannt wurde, dass die Kugeln, die an sie ausgegeben wurden, entweder mit dem Talg von Kühen oder dem Speck von Schweinen eingefettet worden waren – schlimme Vergehen in den Augen der hinduistischen

Wie stark die Wir/Sie-Bindung ist, zeigt sich auch darin, dass sie sich schon bei Kindern bemerkbar macht. Mit drei oder vier Jahren ordnen Kinder Menschen bereits nach Ethnie und Geschlecht ein, haben mehr negative Ansichten über solche »Sie« und finden andersethnische Gesichter zorniger als eigenethnische.[8]

Es beginnt sogar noch früher. Säuglinge lernen eigenethnische Gesichter besser als andersethnische. (Woher wir das wissen? Zeigen Sie einem Kleinkind wiederholt das Bild eines Menschen; jedes Mal schaut das Kind kürzer hin. Jetzt zeigen Sie ihm ein anderes Bild – wenn es die beiden Gesichter nicht auseinanderhalten kann, schenkt es dem Bild kaum einen Blick. Wenn es das Gesicht jedoch als neu erkennt, lässt das Kind eine gewisse Aufregung erkennen und blickt länger hin.)[9]

Vier wichtige Gedanken zur Dichotomisierung bei Kindern:

- Lernen Kinder diese Vorurteile von ihren Eltern? Nicht unbedingt. Kinder wachsen in Umwelten auf, deren nichtzufällige Reize stillschweigend den Weg zur Dichotomisierung bahnen. Wenn ein Kind nur Gesichter von einer einzigen Hautfarbe sieht, wird das auffälligste Merkmal des ersten Gesichts, das eine andere Hautfarbe hat, die Hautfarbe sein.
- Ethnische Dichotomien entstehen in einer entscheidenden Entwicklungsphase. Wenn beispielsweise Kinder vor Abschluss des achten Lebensjahrs von andersethnischen Paaren adoptiert werden, entwickeln sie noch die Fähigkeit zur Gesichtererkennung bei Menschen gleicher ethnischer Zugehörigkeit wie der ihrer Adoptiveltern.[10]
- Kinder lernen Dichotomien, ohne dass irgendwelche bösen Absichten am Werk sind. Wenn eine Kindergärtnerin sagt: »Guten Morgen,

beziehungsweise muslimischen Soldaten. Wohlgemerkt, hier führten keine britischen Kolonialherren einen Angriff auf die zentralen kulturellen Werte einer der beiden Gruppen – etwa indem sie Mohammed zum falschen Propheten erklärten oder den Polytheismus verboten. Praktisch jede Kultur auf der Erde hat ihre Ernährungsvorschriften, die oft ziemlich willkürlich sind und früher nur auf die zentralen Wertvorstellungen verweisen sollten (beispielsweise kreisen die jüdischen Speisegesetze um komplizierte zoologische Tatbestände wie die Frage, ob eine Art eine gespaltene Klaue hat), doch im Laufe der Zeit gewannen sie großen Einfluss. Als der Sepoyaufstand endete, waren mehr als 100 000 Inder getötet worden.

Jungs und Mädchen«, lernen die Kinder, dass die Unterteilung der Welt auf diese Weise sinnvoller ist, als zu sagen: »Guten Morgen euch, die ihr schon einen Zahn verloren habt, und euch, bei denen das noch nicht passiert ist.« Es ist überall, von dem englischen »she« und »he« bis hin zu den Sprachen wie dem Französischen und Deutschen, die auf die Geschlechterdichotomisierung so versessen sind, dass sie auch unbelebte Objekte mit Geschlechtsdrüsen ehrenhalber ausstatten.*[11]

- Bei manchen Kindern scheint die ethnische Wir/Sie-Bildung besonders tief verwurzelt zu sein, denn gerade Eltern, die in besonderem Maße bestrebt sind, diese Dichotomisierung zu vermeiden, scheitern mit ihren Bemühungen oft kläglich. In entsprechenden Studien hat sich gezeigt, dass es Liberalen nicht selten äußerst unangenehm ist, ethnische Fragen mit ihren Kindern zu diskutieren. Stattdessen versuchen sie, den Verlockungen der Wir/Sie-Bildung mit Abstraktionen entgegenzuwirken, die für Kinder völlig nichtssagend sind – »Ist es nicht wunderbar, dass alle Menschen Freunde sein können?«, oder: »Barney ist lila. Und wir lieben Barney.«

Die Macht der Wir/Sie-Bildung zeigt sich also (a) an der Geschwindigkeit, mit der das Gehirn Gruppenunterschiede verarbeitet, und an der extrem geringen Zahl von Sinnesreizen, die für diesen Prozess erforderlich sind; (b) an der unbewussten Automatizität dieser Verarbeitungsvorgänge; (c) am Vorkommen der Wir/Sie-Bildung bei anderen Primaten und sehr kleinen Kindern; und (d) an der Tendenz, Gruppen nach willkürlichen Unterschieden zu bilden und diesen Markierungen dann enorme Bedeutung zu verleihen.

* Auch belebte; das wird historisch zwar zweifellos seinen Sinn haben, macht die Sache aber nicht viel besser. So ist auf Französisch die Niere männlich, aber die Blase weiblich; die Luftröhre ist weiblich, die Speiseröhre männlich.

WIR

Wir/Sie-Bildung beruht in der Regel unter anderem darauf, dass wir die Verdienste von »Uns« in Bezug auf bestimmte Kernwerte herausstreichen – wir sind korrekter, klüger, moralischer und verdienstvoller, wenn es darum geht, zu erkennen, was die Götter wollen/die Wirtschaft zu leiten/Kinder zu erziehen/diesen Krieg zu führen. Wir-heit bedeutet auch, dass wir die Verdienste unserer willkürlichen Markierungen herausstreichen, und das kann recht mühevoll sein – es ist nicht leicht rational zu erklären, warum unser Essen schmackhafter, unsere Musik berührender, unsere Sprache logischer oder poetischer ist.

Vielleicht drehen sich unsere Gefühle über »Uns« mehr um gemeinsame Verpflichtungen sowie um die Bereitschaft zur beziehungsweise die Erwartung von Gegenseitigkeit als um Überlegenheit.[12] Das Wesen einer Wir-Gesinnung ist eine nichtzufällige Gruppenbildung, die eine überdurchschnittliche Häufigkeit positiver Interaktionen hervorruft. Wie wir in Kapitel 10 gesehen haben, besteht die logische Strategie in einem nur aus einer Runde bestehenden Gefangenendilemma darin, zu defektieren. Kooperation bewährt sich, wenn Spiele eine ungewisse Zahl von Runden haben, und dank unserer Fähigkeit, dafür zu sorgen, dass uns unser Ruf vorauseilt. Gruppen absolvieren definitionsgemäß Spiele mit einer ungewissen Zahl von Runden und haben die Möglichkeit, die Neuigkeit zu verbreiten, dass jemand ein Idiot ist.

Dieses Gefühl der Verpflichtung und Reziprozität unter »Uns« zeigt sich in Wirtschaftsspielen, in denen sich Spieler vertrauensvoller, großzügiger und kooperativer gegenüber Mitgliedern der Eigengruppe als solchen der Fremdgruppe verhalten (selbst bei minimalen Gruppenparadigmen, bei denen die Spieler wissen, dass die Gruppenbildung willkürlich ist).[13] Schimpansen zeigen dieses Vertrauen sogar in Situationen, in denen sie sich entscheiden müssen zwischen (a) dem garantierten Erhalt normalen Futters (b) und dem Zugang zu ganz wunderbarem Futter, allerdings unter der Bedingung, dass ein anderer Schimpanse es mit ihnen teilt. Für das zweite, Vertrauen voraussetzende Szenario entscheiden sich Schimpansen, wenn das andere Tier ein Grooming-Partner ist.

Wenn man Menschen primt, ein Gewaltopfer als einen von »Uns« und nicht als einen von »Ihnen« zu sehen, erhöht sich die Wahrscheinlichkeit, dass sie eingreifen. Und denken Sie an die Fußballfans aus Kapitel 3, die eher bereit sind, einem verletzten Zuschauer zu helfen, wenn er die Fankleidung der eigenen Mannschaft trägt.[14]

Um prosoziales Verhalten gegenüber Mitgliedern der Eigengruppe zu verstärken, sind noch nicht einmal unmittelbare Interaktionen erforderlich. In einer Studie fanden Bewohner eines ethnisch polarisierten Viertels einen offenen frankierten Fragebogen auf dem Bürgersteig in der Nähe eines Briefkastens. Die Leute waren eher bereit, den Fragebogen einzuwerfen, wenn in den Antworten Sympathie für einen Wert zum Ausdruck kam, der der ethnischen Gruppe des Finders entsprach.[15]

Verpflichtung gegenüber der Eigengruppe zeigen Menschen, die es für wichtiger halten, Wiedergutmachung für Vergehen gegen »Uns« zu leisten als für solche gegen »Sie«. Im ersten Fall entschädigen die Menschen gewöhnlich diejenigen, denen Unrecht geschehen ist, und handeln prosozialer gegenüber der Gruppe im Allgemeinen. Häufig besteht diese Wiedergutmachung gegenüber der Eigengruppe jedoch in noch antisozialerem Verhalten gegenüber einer anderen Gruppe. In solchen Szenarien kommt noch hinzu, dass sich die Person umso schlimmer gegenüber »Ihnen« verhält, je schuldiger sie sich wegen ihrer Normverletzung gegenüber der Eigengruppe fühlt.[16]

Also manchmal hilft jemand »Uns«, indem er »Uns« unmittelbar hilft, und manchmal, indem er »Ihnen« Schaden zufügt. Das wirft die grundsätzliche Frage nach der Eigengruppen-Bevorzugung auf: Besteht das Ziel darin, dass die eigene Gruppe gut abschneidet, oder einfach darin, dass »Wir« besser abschneiden als »Sie«? Wenn Ersteres der Fall ist, geht es um die Maximierung des absoluten Eigengruppen-Wohls, und welche Vor- und Nachteile »Sie« haben, spielt keine Rolle. Ist Letzteres der Fall, geht es darum, die Lücke zwischen »Uns« und »Ihnen« zu maximieren.

Beides kommt vor. Besser abschneiden statt gut abschneiden ist sinnvoll in Nullsummenspielen, in denen beispielsweise nur eine Mannschaft gewinnen kann und in denen es egal ist, ob sie mit 1:0, 10:0 oder 10:9 gewinnt. Außerdem wird bei leidenschaftlichen Sportfans das mesolimbische Dopaminsystem in ähnlicher Weise aktiviert, gleichgültig, ob die eigene Mannschaft gewinnt oder ein verhasster Rivale gegen eine unbeteiligte dritte Mannschaft verliert.*[17] Das ist die Schadenfreude, die dafür sorgt, dass deren Leid unsere Freud ist.

Problematisch ist es, wenn Nicht-Nullsummenspiele als Nullsummenspiele (der Gewinner bekommt alles) betrachtet werden.[18] Es lässt nicht auf viel Verstandestiefe schließen, wenn Sie denken, Sie hätten den Dritten Weltkrieg gewonnen, wenn »Wir« hinterher zwei Lehmhütten und drei Feuersteine haben und »Sie« von jedem nur eins.** Eine schreckliche Spielart dieser Denkweise setzte sich gegen Ende des Ersten Weltkriegs durch, als die Alliierten wussten, dass sie mehr Ressourcen (das heißt Soldaten) hatten als Deutschland. Daher verkündete der britische Oberkommandierende Douglas Haig eine Strategie der »pausenlosen Abnutzung«, die vorsah, dass die Briten ständig in die Offensive gingen, egal wie viele Männer fielen – solange die Deutschen mindestens genauso viele verloren.

Daher geht es der Eigengruppen-Bevorzugung oft mehr darum, dass »Wir« »Sie« schlagen, als dass es »Uns« einfach gut geht. Das ist die Quintessenz der Duldung von Ungleichheit im Namen von Loyalität. Entsprechend stärkt die Förderung von Loyalität die Bevorzugung der Eigengruppe und die Identifikation mit ihr, während die Förderung von Gleichheit das Gegenteil bewirkt.[19]

* Die betreffende Studie an radikalen Fans der Yankees und Red Sox ergab auch, dass das Muster in den Scans am deutlichsten bei den Versuchsteilnehmern ausgeprägt war, deren Gefühle gegenüber den Fans der anderen Mannschaft nach eigenem Bekunden am aggressivsten waren (nach statistischer Berücksichtigung des allgemeinen Aggressionsniveaus des Teilnehmers).

** Vor Jahren habe ich einmal einen äußerst zynischen Witz gehört, der sich an dem Nullsummenprinzip orientierte, wonach alles, was schlecht für »Sie« ist, automatisch gut für »Uns« ist: Gott erscheint allen Staatschefs der Erde und verkündet, dass er wegen der menschlichen Sündhaftigkeit die Erde zerstören werde. Der amerikanische Präsident beruft sein Kabinett ein und sagt: »Ich habe eine gute und eine schlechte Nachricht. Gott existiert, aber wird die Erde zerstören.« Der Staatschef der Sowjetunion versammelt seine Ratgeber um sich und sagt: »Ich habe eine schlechte und eine noch schlechtere Nachricht. Gott existiert, und er wird die Erde zerstören.« Und der Premierminister von Israel teilt seinem Kabinett mit: »Ich habe eine gute und eine großartige Nachricht. Gott existiert, und er wird die Palästinenser für uns vernichten.«

Verbunden mit Eigengruppen-Loyalität und -Bevorzugung ist eine erhöhte Empathie-Fähigkeit. Beispielsweise wird die Amygdala aktiviert, wenn wir ängstliche Gesichter sehen, aber nur, wenn sie Gruppenmitgliedern gehören; handelt es sich um Mitglieder einer Fremdgruppe, kann die Tatsache, dass »Sie« Furcht zeigen, sogar eine gute Nachricht sein – wenn »Sie« Angst haben, nur zu! Denken Sie auch an den »isomorph sensomotorischen« Reflex aus Kapitel 3, der für eine Verkrampfung Ihrer Hand sorgt, wenn Sie beobachten, wie eine Hand mit einer Nadel gestochen wird; der Reflex ist stärker, wenn es sich um eine eigenethnische Hand handelt.[20]

Wie wir gesehen haben, sind die Menschen eher bereit, Wiedergutmachungen für Vergehen gegen »Uns« als gegen »Sie« zu leisten. Was ist mit Reaktionen auf andere Mitglieder der Eigengruppe, die eine Norm verletzen?

Am häufigsten kommt es vor, dass man »Uns« eher vergibt als »Ihnen«. Wie wir sehen werden, wird das häufig rationalisiert – uns ist das passiert, weil es besondere Umstände waren; »Sie« bauen Mist, weil »Sie« sind, wie sie sind.

Etwas Interessantes kann passieren, wenn das Vergehen eines Mitglieds der Gruppe bewirkt, dass deren schmutzige Wäsche ans Licht kommt und ein negatives Stereotyp bestätigt. Die anschließende Scham der Eigengruppe kann eine strenge Bestrafung nach sich ziehen, die als Signal für Außenstehende gedacht ist.[21]

Die Vereinigten Staaten mit ihren Rationalisierungen und Ambivalenzen im Hinblick auf ethnische Zugehörigkeit liefern viele Beispiele dafür. Nehmen Sie Rudy Giuliani, der in Brooklyn in einer italoamerikanischen Enklave aufwuchs, die vom organisierten Verbrechen beherrscht wurde (Giulianis Vater saß eine Zeitlang wegen bewaffneten Raubüberfalls im Gefängnis und arbeitete dann für seinen Schwager, einen Kredithai der Mafia). Zu nationalem Ruhm brachte Giuliani es 1985, als er die Anklage gegen die »Fünf Familien« im Mafia Commission Trial (Mafiakommissionsprozess) vertrat und sie im Grunde zerschlug. Er war wild entschlossen, das Vorurteil, welches »Italoamerikaner« mit organisierter Kriminalität gleichsetzt, zu entkräften. Zu seiner Leistung sagte er: »Wenn das nicht genügt, das Mafia-Vorurteil loszuwerden, dann gibt es wahrscheinlich kein Mittel, um es zu überwinden.« Wenn Sie einen Staatsanwalt suchen, der den Mafiosi die Hölle heißmacht, dann suchen Sie sich einen stolzen Italoamerikaner, der über die Vorurteile, die er der Mafia verdankt, außer sich ist vor Wut.[22]

Ähnliche Beweggründe sagte man weithin Chris Darden nach, dem afroamerikanischen Staatsanwalt, der an dem Prozess gegen O. J. Simpson teilnahm. Gleiches gilt für den Prozess gegen Julius und Ethel Rosenberg sowie Morton Sobell, alles Juden, die angeklagt wurden, für die Sowjetunion spioniert zu haben. Die zuständigen Staatsanwälte waren zwei Juden, Roy Cohn und Irving Saypol, und den Vorsitz führte mit Irving Kaufman ein jüdischer Richter – sie alle eifrig bestrebt, dem Stereotyp vom Juden als illoyalem »Internationalisten« entgegenzuwirken. Nachdem die Todesurteile verhängt worden waren, wurde Kaufman vom American Jewish Committee, der Anti-Defamation League und den Jewish War Veterans geehrt.[*23] Wie Giuliani, Darden, Cohn, Saypol und Kaufman zeigen, kann Zugehörigkeit zu einer Gruppe bedeuten, dass das Verhalten eines anderen dem eigenen Image schadet.[**24]

Das wirft ein allgemeineres Problem auf, nämlich unser Gefühl für Verpflichtung und Loyalität gegenüber »Uns« als Ganzem. An dem einen Extrem kann es sich um eine Vertragsbeziehung handeln. Was unter Umständen durchaus wörtlich zu verstehen ist, beispielsweise bei Berufssportlern in Mannschaftssportarten. Man geht davon aus, dass Spieler, die einen Vertrag unterzeichnen, ihr Bestes geben und den Erfolg der

* Diese Szenarien, in denen Mitglieder ethnischer oder religiöser Gruppen großen Wert darauf legen, ein Mitglied der Eigengruppe zu bestrafen, das in beschämender Weise gehandelt hat, können sich als zweischneidig erweisen – welche Handlungsweise stellt ein beschämendes Verhalten dar? 1969, während des Prozesses gegen die Chicago Seven, in dem der jüdische Richter Julius Hoffman den Vorsitz führte, beleidigte und verhöhnte der Hauptprovokateur der Angeklagten, der Jude Abbie Hoffman (nicht verwandt), den Richter, indem er schrie: »Sie sind eine *shanda fur die goyim* [jiddisch für »Schande vor den Heiden«]. Sie hätten lieber Hitler dienen sollen.«

** Das sorgt gegenwärtig für eine tiefe Verstimmung bei vielen Angehörigen der muslimisch-amerikanischen Gemeinde, die das Gefühl haben, sie müssten den fundamentalistischen islamischen Terrorismus verurteilen, um nicht unter schwerwiegenden Verdacht zu geraten. »Ich weigere mich zu verurteilen, nicht weil ich nicht verurteile, sondern … weil ich damit zu verstehen geben würde, dass ich einverstanden bin, befragt zu werden«, erklärte der arabisch-amerikanische Schriftsteller Amer Zahr.

Mannschaft über die Selbstinszenierung stellen. Aber die Verpflichtungen haben ihre Grenzen – es wird nicht erwartet, dass die Spieler ihr Leben für die Mannschaft geben. Und wenn sie verkauft werden, dann dienen sie nicht als Fünfte Kolonne und verschieben Spiele in ihrem neuen Trikot, um ihrer alten Mannschaft zu helfen. Der Kern einer solchen Vertragsbeziehung ist die Austauschbarkeit von Arbeitgeber und Arbeitnehmer.

Am anderen Extrem finden sich natürlich »Wir«-Mitgliedschaften, die nicht austauschbar oder verhandelbar sind. Schiiten lassen sich nicht gegen Sunniten austauschen und irakische Kurden nicht gegen Sami-Hirten in Finnland. Es wäre ein merkwürdiger Kurde, der ein Sami werden wollte, und seine Vorfahren würden sich wahrscheinlich im Grabe umdrehen, wenn er sein erstes Rentier streichelte. Konvertiten sind häufig das Ziel wütender Vergeltungsaktionen derer, die sie verlassen haben – denken Sie an Meriam Ibrahim, der 2014 im Sudan zum Tode verurteilt wurde, weil er zum Christentum übergetreten war; und von der Gruppe, der sie sich angeschlossen haben, müssen sie Verdächtigungen ertragen. Die Gewissheit, dauerhaft zu einer Gruppe zu gehören, ist mit ausgeprägten Elementen der Wir-heit verbunden. Sie unterschreiben keinen Baseball-Vertrag auf Treu und Glauben und mit dem vagen Versprechen eines Gehalts. Doch eine Wir-heit, die sich auf geheiligte Werte gründet, bei der das Ganze größer als die Summe seiner Teile ist, bei der sich nicht einklagbare Verpflichtungen über Generationen, Jahrtausende, sogar bis ins Jenseits erstrecken, bei der, ob zu Recht oder zu Unrecht, immer nur das »Wir« zählt – eine solche Wir-heit ist das Wesen von religiös geprägten Beziehungen.

Natürlich sind die Dinge komplizierter. Manchmal wirft man einem Sportler vor, der sich entschließt, die Mannschaft zu wechseln, er verrate ein heiliges Vertrauen. Denken Sie an den vermeintlichen Verrat von LeBron James, als er beschloss, die Cavaliers seiner Heimatstadt Cleveland zu verlassen, und dann an seine Rückkehr, die wie die Wiederkunft Christi gefeiert wurde. Am anderen Extrem der Gruppenmitgliedschaft gibt es Menschen, die konvertieren, emigrieren, sich assimilieren und schließlich, vor allem in den Vereinigten Staaten, zu einem höchst ungewöhnlichen »Wir« finden – nehmen Sie Ex-Gouverneur Bobby Jindal aus Louisiana, der ungeachtet seines ausgeprägten Südstaaten-Akzents und christlichen Glaubens als Piyush Jindal, Sohn indisch-hinduistischer Eltern, geboren wurde. Und bedenken Sie, wie komplex die, um einen fürchterlichen Ausdruck zu verwenden, Unidirektionalität der Austauschbarkeit ist – die muslimischen Fundamentalisten, die Meriam Ibrahim hinrichteten, praktizieren zugleich Zwangskonversionen *zum* Islam mit vorgehaltener Waffe.

Wenn es um die Beziehung der Menschen zum Staat geht, kann das Wesen der Gruppenmitgliedschaft höchst strittig sein. Ist diese Beziehung vertraglicher Natur? Die Menschen bezahlen Steuern, gehorchen Gesetzen, dienen in der Armee; der Staat stellt soziale Dienstleistungen zur Verfügung, baut Straßen und hilft nach Hurrikans. Oder gründet er sich auf heilige Werte? Die Menschen begegnen dem Staat mit absoluter Gehorsamkeit, und der Staat liefert ihnen die Mythen des Vaterlands. Nur wenige solche Bürger können sich vorstellen, dass sie, hätte der Storch sie irgendwo anders abgesetzt, zutiefst von der angeborenen Richtigkeit einer anderen Spielart des Exzeptionalismus überzeugt wären und zu einer anderen Militärmusik im Stechschritt marschieren würden.

DIESE »SIE«

So wie es genormte Formen gibt, wie wir »Uns« sehen, so gibt es auch bestimmte Muster, die bestimmen, wie wir »Sie« sehen. Sehr häufig nehmen wir »Sie« als bedrohlich, böse und wenig vertrauenswürdig wahr. Ein interessantes Beispiel sind Außerirdische in Filmen. In einer Analyse an fast hundert einschlägigen Filmen, beginnend mit Georges Méliès' bahnbrechendem Werk *Reise zum Mond* aus dem Jahr 1902, stellen fast 80 Prozent dieser Streifen die Außerirdischen als heimtückisch dar, während sie in den restlichen Filmen als freundlich oder neutral auftreten.* In Wirtschaftsspielen behandeln Versuchspersonen andersethnische Menschen implizit als weniger vertrauenswürdige Teilnehmer, von denen man nicht unbedingt Reziprozität erwarten kann. Weiße lesen in afroamerikanische Gesichter mehr Zorn hinein als in weiße Gesichter, und ethnisch uneindeutige Gesichter mit zornigem Ausdruck werden eher der anderen Ethnie zugeordnet. Weiße Versuchsteilnehmer plädieren häufiger dafür, jugendliche Straftäter wie Erwachsene abzuurteilen, wenn sie geprimt wurden, die Straftäter für Schwarze (und nicht Weiße) zu halten. Die unbewusste Wahrnehmung von »Ihnen« als bedrohlich kann bemerkenswert abstrakt sein – Baseball-Fans neigen dazu, die Entfernung zum Stadion der rivalisierenden Mannschaft zu unterschätzen, während Amerikaner, die eine feindselige Einstellung zu mexikanischen Einwanderern haben, die Entfernung von Mexico City unterschätzen.

Doch »Sie« rufen nicht nur ein Gefühl der Bedrohung hervor, manchmal ist es auch Ekel. Erinnern wir uns an den Insellappen, der bei den meisten Tieren mit ekelhaften Geschmackserlebnissen zu tun hat – wenn sie beispielsweise in verdorbenes Futter beißen –, doch bei Menschen kommen noch moralischer und ästhetischer Abscheu hinzu. Bilder von Drogensüchtigen oder Obdachlosen aktivieren in der Regel den Insellappen und nicht die Amygdala.[25]

Am Abscheu vor den abstrakten Überzeugungen einer anderen Gruppe ist der Insellappen nicht von Natur aus beteiligt, der evolutionär entwickelt wurde, um uns vor ekelhaften Geschmacks- und Geruchserlebnissen zu bewahren. Aber Wir/Sie-Markierungen bieten eine Art Anknüpfungspunkt. Wenn wir angeekelt sind, weil »Sie« abstoßende, hei-

* Beispiele für Filme mit »guten Außerirdischen« sind *Der Tag, an dem die Erde stillstand* (1951), *Unheimliche Begegnung der dritten Art* (1977), *Cocoon* (1985), *Avatar* (2009) und natürlich *E. T. – Der Außerirdische* (1982). Zu den zahlreichen Filmen mit »schlechten Außerirdischen« gehören *Blob – Schrecken ohne Namen* (1958), *Liquid Sky* (1982), *Devil Girl from Mars* (1954) und natürlich *Alien – Das unheimliche Wesen aus einer fremden Welt* (1979). Das Verhältnis zwischen schlechten und guten Außerirdischen bleibt im Laufe der Jahrzehnte gleich (es ist also nicht so, dass es in den 1950er Jahren von Filmen mit schrecklichen Außerirdischen wimmelte, damit die Regisseure nicht vor den Ausschuss für unamerikanische Umtriebe zitiert wurden, und dass sich in den 1960er Jahren lauter gute Außerirdische auf den Leinwänden tummelten, weil die Regisseure gerade vollgedröhnt aus Kathmandu zurückgekommen waren). Ich danke der studentischen Forschungsassistentin Katrina Hui für diese Analyse.

lige oder niedliche Dinge essen, weil sie sich mit ranzigen Geruchsstoffen einschmieren oder weil sie sich skandalös kleiden, so sind das Dinge, in die sich der Insellappen »verbeißen« kann. Dazu schreibt der Psychologe Paul Rozin von der University of Pennsylvania: »Ekel dient als eine ethnische oder Fremdgruppen-Markierung.« Aus der Tatsache, dass »Sie« eklige Dinge essen, schließt man dann, dass »Sie« auch ekelhafte Vorstellung über, sagen wir, deontologische Ethik haben.[26]

Die Rolle des Ekels in der Sie-Bildung erklärt einige individuelle Unterschiede in seiner Ausprägung. Insbesondere Menschen mit den stärksten negativen Einstellungen zu Einwanderern, Fremden und sozial von der Norm abweichenden Gruppen haben in der Regel niedrige Schwellen für zwischenmenschlichen Ekel (zum Beispiel widerstrebt es ihnen, Kleidungsstücke von Fremden zu tragen oder auf einem Sitz Platz zu nehmen, der gerade frei geworden und noch warm ist).[27] Auf diesen Befund werden wir in Kapitel 15 zurückkommen.

Einige »Sie« sind lächerlich, das heißt Gegenstand von Spott und Hohn und feindseligen Witzen.[28] Witze der Out-Group über die In-Group sind eine Waffe der Schwachen, beschädigen die Mächtigen und lindern den Makel der Unterordnung. Wenn eine In-Group sich über eine Out-Group lustig macht, so geschieht es, um die negativen Stereotype und die Hierarchie zu bestätigen. Entsprechend finden Individuen mit einer hohen »sozialen Dominanzorientierung« (Akzeptanz von Hierarchie und Gruppenungleichheit) am ehesten Gefallen an Witzen über Out-Groups.

»Sie« werden häufig auch als simpler und homogener wahrgenommen als »Wir«, mit schlichteren Gefühlen und weniger Schmerzempfindlichkeit. In seinem wunderbaren Buch *Us and Them. The Science of Identity* gibt uns David Berreby ein verblüffendes Beispiel: Egal, ob im antiken Rom, mittelalterlichen England, kaiserlichen China oder in den Südstaaten vor dem Bürgerkrieg – immer verkündeten die Eliten die systemstabilisierenden Stereotype von den Sklaven als einfachen, kindlichen und unselbständigen Geschöpfen.[29]

Ganz im Geist des Essentialismus werden »Sie« als homogen und austauschbar gesehen, weist man ihnen im Unterschied zu »Uns«, die wir Individuen sind, ein einheitliches, unveränderliches, ekliges Wesen zu. Eine lange Geschichte schlechter Beziehungen zu »Ihnen« speist das essentialistische Denken – »Sie sind schon immer so gewesen und werden immer so bleiben«. Gleiches gilt für die Tatsache, dass wir nur selten mit »Ihnen« interagieren – denn je mehr Interaktionen man mit »Ihnen« hat, desto mehr Ausnahmen kommen zusammen, die die essentialistische Stereotypisierung in Frage stellen. Wie das essentialistische Denken über das jeweils andere Geschlecht zeigt, ist es allerdings keine zwingende Voraussetzung, dass man nur selten Interaktionen mit »Ihnen« hat.[30]

»Sie« haben also ein wechselndes Erscheinungsbild – mal bedrohlich und zornig, mal eklig und abstoßend, primitiv und undifferenziert.

»SIE« IM SPIEGEL UNSERER GEDANKEN UND GEFÜHLE

Inwieweit sind unsere Gedanken über »Sie« nachgeschobene Rationalisierungen unserer Gefühle für »Sie«? Zurück zu den Interaktionen zwischen Kognition und Affekt.

Für die Wir/Sie-Bildung lassen sich leicht kognitive Begründungen finden. John Jost von der New York University hat sich einen Aspekt dieses Phänomens herausgegriffen – nämlich die kognitiven Verrenkungen, die die Leute in Spitzenpositionen auf sich nehmen, um den ungleichen Status quo des bestehenden Systems zu rechtfertigen. Kognitive Klimmzüge finden auch statt, wenn unsere negative, homogene Vorstellung von einem bestimmten Typ »Sie« mit der attraktiven »Sie«-Prominenten, dem »Sie«-Nachbarn, dem »Sie«, der uns den Arsch gerettet hat, in Einklang gebracht werden muss – »Ja, *diese(r)* ›Sie‹ ist anders« (zweifellos gefolgt von einem selbstgerechten Gefühl der Aufgeschlossenheit).[31]

Unter Umständen bedarf es kognitiver Verrenkungen, um »Sie« als Bedrohung zu sehen.[32] Große Angst zu haben, dass der »Sie«, der sich dort nähert, uns ausrauben wird, ist eine überemotionale und engstirnige Reaktion. Aber die Furcht, dass diese »Sie« uns unsere Arbeitsplätze wegnehmen, die Banken manipulieren, unser Erbgut besudeln, unsere Kinder schwul machen und so fort, setzt zukunftsorientierte Reflexion von wirtschaftlichen, gesellschaftlichen, politischen und pseudowissenschaftlichen Zusammenhängen voraus.

Wir/Sie-Bildung kann also aus der kognitiven Fähigkeit erwachsen, zu verallgemeinern, eine Vorstellung von der Zukunft zu entwickeln, auf verborgene Beweggründe zu schließen und diese kognitiven Resultate unter Verwendung der Sprache mit anderen »Wir« abzustimmen. Wie wir gesehen haben, kommt es nicht nur vor, dass einige Primaten andere Tiere umbringen, weil es sich um »Sie« handelt, sondern auch, dass sie ihnen gegenüber negative Assoziationen haben. Trotzdem tötet kein anderer Primat aus ideologischen, theologischen oder ästhetischen Gründen.

Trotz der Bedeutung des Denkens für die Wir/Sie-Bildung ist sie im Kern emotional und automatisch.[33] Dazu schreibt Berreby in seinem Buch: »Stereotypisierung ist kein Fall von faulem oder zu kurz gegriffenem Denken. Es geht überhaupt nicht um bewusste Prozesse.« Derartige Automatismen führen zu Äußerungen wie: »Ich kann nicht genau sagen, warum, aber es ist einfach falsch, wenn ›Sie‹ das tun.« Die Forschung von Jonathan Haidt an der New York University zeigt, dass unter solchen Umständen kognitive Begründungen nachgeschobene Rechtfertigungen für Gefühle und Intuitionen sind, die uns selbst davon überzeugen sollen, dass wir doch eine rationale Erklärung für das Warum gefunden haben.

Die Automatizität der Wir/Sie-Bildung zeigt sich in der Geschwindigkeit, mit der Amygdala und Insellappen solche Dichotomien herstellen – die affektive Beteiligung des Gehirns geht der bewussten Wahrnehmung voraus; manchmal wird das Bewusstsein auch völlig umgangen, zum Beispiel bei unterschwelligen Reizen. Ein anderes Indiz für die affektive Beschaffenheit der Sie-Bildung ist der Umstand, dass manchmal noch nicht einmal der Grund eines Vorurteils bekannt ist. Ein schönes Beispiel sind die Cagots, eine Minderheit in Frankreich, deren Verfolgung im 11. Jahrhundert begann und sich bis weit ins letzte fortsetzte.[34] Cagots mussten außerhalb der Ortschaften leben, besondere Kleidung tragen, in der Kirche separat sitzen und niedrige Tätigkeiten ausüben. Dabei unterschieden sie sich weder in ihrem Äußeren noch in Religion, Dialekt oder Namen von den anderen Einwohnern. Niemand wusste, warum sie Parias waren. Möglicherweise waren sie Nachkommen maurischer Soldaten, die mit der islamischen Invasion Spaniens nach Europa kamen und deshalb von Christen diskriminiert wurden. Vielleicht waren sie aber auch frühe Christen, und ihre Diskriminierung wurde von *Nicht*christen begonnen. Abgesehen von Allgemeinplätzen wusste niemand zu sagen, welche Sünden die Ur-Cagots begangen hatten oder woran man Cagots eigentlich erkennt. Während der Französischen Revolution verbrannten die Cagots ihre Geburtsdokumente auf den Ämtern, um jeden Hinweis auf ihre Herkunft zu vernichten.

Die Automatizität lässt sich auch anderweitig sehen. Nehmen wir einen Menschen mit einem leidenschaftlichen Hass auf eine Reihe von Fremdgruppen.[35] Es gibt zwei Möglichkeiten, das zu erklären. Option 1: Er ist nach eingehenden Überlegungen zu dem Schluss gekommen, dass die Handelspolitik von Gruppe A der Wirtschaft schadet, *und* glaubt zufällig auch, dass die Vorfahren von Gruppe B Gotteslästerer waren, *und* denkt, dass die Angehörigen von Gruppe C nicht genügend Reue wegen eines Krieges zeigen, den ihre Großeltern angefangen hatten, *und* hält die Angehörigen von Gruppe D für aufdringlich, *und* meint, dass Gruppe E die Familienwerte untergräbt. Das ist ein bisschen viel kognitives Zufälligauch. Option 2: Die autoritäre Persönlichkeit dieses Burschen wird durch neue und hierarchisch uneindeutige Verhältnisse verunsichert; wir haben es also nicht mit kohärenten Wahrnehmungen zu tun. Wie wir in Kapitel 7 gesehen haben, hat Theodor Adorno, als er versuchte, die Wurzeln des Faschismus zu verstehen, die Grundzüge der autoritären Persönlichkeit beschrieben. Menschen, die Vorurteile gegen eine Fremdgruppe bestimmter Art hegen, neigen dazu, auch Vorurteile gegen andere Fremdgruppen zu haben – und zwar aus affektiven Gründen.*[36] Mehr davon im nächsten Kapitel.

* Interessanterweise hat die Forschung ein ähnliches Muster bei Verschwörungstheoretikern entdeckt. Menschen, die glauben, Außerirdische seien vor geraumer Zeit in New Mexico gelandet, sind auch signifikant häufiger als Kontrollpersonen davon überzeugt, Lady Di sei im Auftrag des englischen Königshauses ermordet worden. Und als sollte uns vor Augen geführt werden, wie irrational das Ganze ist, erklären Leute, die glauben, Lady Di sei ermordet worden, auch signifikant häufiger, sie habe ihren Tod nur vorgetäuscht und lebe beispielsweise unter anderem Namen in Wisconsin – vorausgesetzt, man befragt die Teilnehmer nicht in zu großer zeitlicher Nähe nach den beiden Szenarien.

Das stärkste Indiz dafür, dass die Sie-Bildung auf Emotionen und automatischen Prozessen beruht, ist der Umstand, dass vermeintlich rationale Erkenntnisse über »Sie« unbewusst manipuliert werden können. In einem Beispiel, von dem schon oben die Rede war, zeigte sich, dass Versuchsteilnehmer, die unbewusst auf »Loyalität« geprimt worden waren, dazu neigten, näher bei den »Wir« Platz zu nehmen als bei den »Sie«, während Teilnehmer, die auf »Gleichheit« eingestimmt worden waren, sich umgekehrt verhielten.* In einer anderen Studie betrachteten die Versuchsteilnehmer eine Dia-Schau mit grundlegenden, nüchternen Informationen über ein Land, von dem sie nichts wussten (»Es gibt ein Land namens ›Moldau‹?«). Der Hälfte der Versuchsteilnehmer wurden zwischen einzelnen Dias Bilder von positiven Gesichtsausdrücken so kurzzeitig gezeigt, dass sie unterschwellig blieben; bei der anderen Hälfte waren es negative Ausdrücke. Die erste Hälfte bekundete anschließend eine positivere Einstellung zu dem Land als die zweite Hälfte.[37]

Bewusste Urteile über »Sie« werden in der realen Welt unbewusst manipuliert. In einem wichtigen Experiment, von dem schon in Kapitel 3 die Rede war, füllten Pendler morgens auf Bahnhöfen in überwiegend weißen Vorstädten einen Fragebogen über ihre politischen Ansichten aus. Dann erschien zwei Wochen lang jeden Morgen an der Hälfte der Bahnhöfe ein Paar junger, konservativ gekleideter Mexikaner, die sich ruhig auf Spanisch unterhielten, bevor sie den Zug bestiegen. Anschließend füllten die Pendler einen zweiten Fragebogen aus.

Bemerkenswerterweise brachte die Anwesenheit solcher Paare die Befragten dazu, sich stärker für eine Einwanderungsbeschränkung von Mexikanern und für Englisch als einzige offizielle Sprache auszusprechen, außerdem lehnten sie eine Amnestie für illegale Einwanderer vehementer ab. Die Manipulation war selektiv, die Einstellungen zu asiatischen Amerikanern, Afroamerikanern oder Menschen aus dem Nahen Osten veränderten sich nicht.

* Wie geschieht solches Priming? Der Teilnehmer erhält eine Reihe von durcheinandergewürfelten Wörtern und muss sie durch Umordnen zu sinnvollen Sätzen zusammenfügen. In der einen Gruppe geht es in den meisten Sätzen um den Loyalitätsbegriff (»Mannschaftskameradinnen hilft Jane ihren«), während die Sätze der anderen Gruppe mit Gleichheit zu tun haben (»Gerechtigkeit plädiert Chris für«).

Noch ein faszinierender Einfluss auf die Wir/Sie-Bildung weit unterhalb der Bewusstseinsschwelle: In Kapitel 4 haben wir darauf hingewiesen, dass das fusiforme Gesichtsareal ovulierender Frauen stärker auf Gesichter reagiert, wobei der (»emotionale«) vmPFC vor allem auf Männergesichter anspricht. Carlos Navarrete von der Michigan State University hat gezeigt, dass weiße Frauen während der Ovulation negativere Einstellungen zu afroamerikanischen Männern haben.*[38] Die Intensität der Wir/Sie-Bildung wird also durch Hormone beeinflusst. Unsere Gefühle »Ihnen« gegenüber können durch unterschwellige Kräfte bestimmt werden, von denen wir nicht die geringste Ahnung haben.

Die automatischen Eigenschaften von Wir/Sie-Bildungen entwickeln sich mitunter sogar zu einer Art magischen Ansteckung, der Vorstellung, dass sich etwas vom Wesen (Essenz) eines Menschen auf Objekte und andere Organismen überträgt.[39] Das kann ein Vor- oder Nachteil sein – in einer Studie zeigte sich, dass ein Pulli von JFK, wenn er gewaschen worden war, auf Auktionen an Wert verlor, während die Sterilisierung eines solchen Kleidungsstücks von Bernie Madoff seinen Wert erhöhte. Das ist reine Irrationalität – denn ein ungewaschener JFK-Pulli enthält natürlich nicht mehr JFKs magische Achselhöhlenessenz, und in einem ungewaschenen Sweater von Madoff wimmelt es nicht mehr von moralisch anrüchigen Läusen. Magische Ansteckung gab es auch in anderen Zusammenhängen – angeblich haben die Nazis kontaminierte »jüdische Hunde« zusammen mit ihren Besitzern getötet.**[40]

Die auffälligste Schnittstelle zwischen Denken und Affekt stellt natürlich die Rationalisierung dar. Ein wunderbares Beispiel dafür gab es im Jahr 2000, als jeder Amerikaner den Ausdruck *hanging chads* (»unvoll-

* In einer Nachfolgestudie, an der ich rein zufällig beteiligt war, wurden ähnliche Fragen im Hinblick auf ein einziges Objekt – Barack Obama – während des Wahlkampfes 2008 untersucht. Die Versuchsteilnehmer erhielten Farbmuster mit verschiedenen Brauntönen und sollten sagen, welches Muster Obamas Hautfarbe am genauesten entspreche. Ovulierende Frauen, die ihn weißer wahrnahmen, als er war, waren eher bereit, ihn zu wählen. Bei Frauen, die ihn schwarzer wahrnahmen, verhielt es sich umgekehrt. Allerdings waren die Effekte klein. Die Wählbarkeit liegt in den Augen – und dem Hormonspiegel – der Betrachterin.

** Eine historische Absonderlichkeit: Das nationalsozialistische Deutschland hatte die strengsten Vorschriften, was die humane Behandlung und Euthanasie von Tieren anging. Die Hunde mussten weit weniger leiden als ihre Besitzer.

ständige Stanzlöcher«) nach der Wahl von Al Gore und der Entscheidung des Obersten Gerichtshofs für George W. Bush kannte.* Für alle diejenigen, die diese Farce nicht mitbekommen haben – es geht um das Stückchen Papier, das von der Wahlmaschine aus der Lochkarte eines Wählers nicht richtig ausgestanzt wird und an der Karte hängenbleibt. Macht das die Stimme ungültig, obwohl eindeutig ist, für wen der Wähler stimmen wollte? Hätte man, eine Millisekunde bevor die Stanzplättchen ihre hängenden Köpfe hoben, einen der Politprofis gefragt, wie die Einstellung der Partei von Reagan und seiner Trickle-down-Wirtschaft oder der Partei von Franklin D. Roosevelt und dessen Great Society zu unvollständigen Stanzlöchern gewesen sei, hätten sie nicht die geringste Ahnung gehabt. Aber eine einzige Millisekunde danach erklärte jede Partei, warum die Auffassung der gegnerischen »Sie« Mom, den Apple Pie und das Vermächtnis der Schlacht von Alamo bedrohe.

Es gibt zahlreiche »Bestätigungsfehler«, die zur Rationalisierung und Rechtfertigung automatischer Sie-Bildung dienen – so die Tatsache, dass wir uns an Befunde, die unsere Auffassung bestätigen, besser erinnern als an Daten, die ihr widersprechen; dass wir Hypothesen in einer Weise überprüfen, die sie verifizieren, aber nicht falsifizieren kann; dass wir Resultate, die uns nicht gefallen, skeptischer überprüfen als Resultate, die uns zusagen.

Außerdem verändert die Manipulierung der impliziten Sie-Bildung die Rechtfertigungsprozesse. In einer Studie lasen schottische Studenten einen Text über ein Spiel, in dem schottische Teilnehmer englische Teilnehmer entweder unfair behandelten oder nicht. Die Studenten, die von vorurteilsbestimmten Schotten lasen, zeigten sich anschließend positiver in ihren Stereotypen über Schotten und negativer in ihren Stereotypen über Briten – und rechtfertigten auf diese Weise die Vorurteile der schottischen Teilnehmer.[41]

Unsere kognitiven Prozesse sind bestrebt, mit unserem affektiven Selbst in Einklang zu bleiben, und suchen deshalb nach winzigen faktischen Anhaltspunkten oder plausiblen Erfindungen, die erklären, warum wir »Sie« hassen.[42]

* Nur um diskret darauf hinzuweisen, was ich von diesem Debakel hielt.

INDIVIDUELLE INTERGRUPPENINTERAKTIONEN VERSUS GRUPPEN-INTERGRUPPENINTERAKTION

Wir neigen also dazu, »Uns« als eine aus noblen, loyalen und unverwechselbaren Individuen bestehende Gruppe zu sehen. »Sie« dagegen scheinen abstoßend, lächerlich, simpel gestrickt, homogen, ununterscheidbar und austauschbar zu sein. Wobei wir unsere Intuitionen immer wieder durch Rationalisierungen bekräftigen.

Das ist die Art und Weise, wie ein Individuum in seinem Bewusstsein mit dem Wir/Sie-Problem umgeht. Interaktionen zwischen *Gruppen* sind in der Regel konkurrenzorientierter und aggressiver als Interaktionen zwischen individuellen »Uns« und »Ihnen«. Dazu schrieb Reinhold Niebuhr während des Zweiten Weltkriegs: »Die Gruppe ist anmaßender, heuchlerischer, egozentrischer und rücksichtsloser in der Verfolgung ihrer Ziele als das Individuum.«[43]

Häufig herrscht ein umgekehrtes Verhältnis zwischen dem Ausmaß der Intragruppen- und der Intergruppenaggression. Mit anderen Worten, Gruppen, die hochgradig feindselige Interaktionen mit Nachbarn haben, leiden in der Regel kaum unter inneren Konflikten. Oder ganz anders betrachtet – Gruppen mit einem hohen Maß an inneren Konflikten sind zu sehr in Anspruch genommen, um sich noch auf Feindseligkeiten mit den Anderen konzentrieren zu können.[44]

Da stellt sich eine entscheidende Frage: Ist dieses umgekehrte Verhältnis kausal bedingt? Muss eine Gesellschaft inneren Frieden haben, um zu der umfassenden Kooperation fähig zu sein, die erforderlich ist, um Intergruppenfeindseligkeiten größeren Ausmaßes zu bewältigen? Muss eine Gesellschaft den Homizid unterdrücken, um den Genozid leisten zu können? Oder, um die Kausalität umzukehren, veranlasst die Bedrohung durch »Sies« eine Gesellschaft zu größerer innerer Kooperation? Diese Anschauung wird von dem Wirtschaftswissenschaftler Samuel Bowles am Santa Fe Institute vertreten, der dafür die Formulierung »Konflikt, die Hebamme des Altruismus« fand.[45] Wir kommen darauf zurück.

DEN MENSCHEN VORBEHALTENE BEREICHE DER WIR/SIE-BILDUNG

Obwohl andere Primaten rudimentäre Abstraktionen der Wir/Sie-Bildung erkennen lassen, befinden wir uns hier in einer Stratosphäre der Einzigartigkeit. In diesem Abschnitt werde ich mich damit beschäftigen, dass

- wir alle mehreren Kategorien von »Wirs« angehören und dass sich deren relative Bedeutung rasch verändern kann;
- nicht alle »Sies« gleich sind und dass wir komplexe Taxonomien bilden, um die verschiedenen Arten von »Sies« und die durch sie hervorgerufenen Reaktionen einzuordnen;
- wir manchmal durchaus nicht glücklich mit unserer Wir/Sie-Bildung sind und das zu verbergen trachten;
- kulturelle Mechanismen die Aggressivität unserer Dichotomisierung verstärken oder verringern können.

MULTIPLE »WIRS«

Ich bin ein Wirbeltier, Säugetier, Primat, Menschenaffe, Mensch, Mann, Wissenschaftler, Linker, Sonnennieser, *Breaking-Bad*-Junkie, Fan der Football-Mannschaft Green Bay Packers.* Lauter Gründe, Wir/Sie-Kon-

* Letzteres ist besonders verwirrend für mich. Als Kind war ich zu der Überzeugung gelangt, dass ich mir die Schulhof-Rowdys geneigter machen könnte, wenn ich mir umfangreiche Kenntnisse über Football zulegte. Das war in den ruhmreichen Tagen der Packers in der Vince-Lombardi-Ära; daher beschloss ich, dieses Team zu dem meinen zu machen. Ich prägte mir jede belanglose Einzelheit über die Mannschaft ein und gab sie bei jeder passenden und unpassenden Gelegenheit zum Besten, schaute mir mein erstes (und so gut wie einziges) Football-Spiel an, das zufällig jenes legendäre Match aus dem Jahr 1967 war, in dem die Packers die Cowboys bei minus 26 Grad Celsius 16 Sekunden vor Schluss mit einem Touchdown im vierten Versuch von der Ein-Yard-Linie besiegten. Und das war's. Meine Football-Begeisterung verflüchtigte sich, als ich beschloss, dass die Kenntnis von Baseball-Details viel vorteilhafter sei (das war ein glücklicher Zufall, da ich in Brooklyn lebte – kurz darauf kam die wundersame Meisterschaftssaison 1969 für die glücklosen Mets). Ich habe nie wieder ein

stellationen zu bilden. Wichtig ist der Umstand, dass sich für mich ständig ändert, welches »Wir« mir gerade am wichtigsten ist – käme ein Oktopus zur Tür herein, würde ich ihm gegenüber wahrscheinlich feindselige Überlegenheit empfinden, weil ich eine Wirbelsäule besitze und er nicht, doch diese Animosität könnte sich rasch in ein Gefühl von Verwandtschaft verwandeln, sollte ich herausfinden, dass er als Kind genau wie ich gerne Twister spielte.

Wir alle gehören zu mehreren Wir/Sie-Dichotomien. Manchmal kann die eine ein Ersatz für eine andere sein – beispielsweise ist die Dichotomie von Menschen, die sich mit Kaviar auskennen oder nicht auskennen, eine gute Entsprechung für eine Dichotomie beim sozioökonomischen Status.

Wie gesagt, am wichtigsten für unsere Mitgliedschaft in mehreren Wir/Sie-Gruppen ist die Leichtigkeit, mit der sich ihre Rangfolge ändert. Von einem berühmten Beispiel war bereits in Kapitel 3 die Rede: Dabei ging es um die Mathematikleistungen asiatisch-amerikanischer Frauen, die einen Zusammenhang mit zwei verbreiteten Stereotypen aufweisen – Asiaten sind gut in Mathematik, Frauen nicht. Die eine Hälfte der Versuchspersonen wurde durch ein Priming vor dem Mathematiktest dazu veranlasst, sich selbst als Asiatinnen zu sehen, woraufhin sich ihre Testergebnisse verbesserten. Die andere Hälfte wurde hingegen auf ihr Geschlecht geprimt, und die Ergebnisse verschlechterten sich. Darüber hinaus kam es zu einer entsprechenden Veränderung der Aktivitätsniveaus

Football-Spiel der Profiliga besucht, kann Ihnen nichts über die Packers erzählen (ich weiß noch nicht einmal, ob Bart Starr noch immer ihr Quarterback ist, aber ich wäre nicht überrascht, wenn er inzwischen zurückgetreten wäre) und habe nicht die geringste Ahnung von Football. Doch noch heute, fast fünfzig Jahre später, überkommt mich, wenn ich alle paar Jahre einmal höre, die Packers hätten eine gute oder schlechte Saison gehabt, eine Empfindung, die meine Stimmung kurzfristig beeinflusst; wenn ich ein Foto von Football-Spielern sehe und es befinden sich auch Packers darunter, dann wird mein Blick sicherlich etwas länger auf ihnen als auf den Spielern anderer Teams ruhen und mir ein flüchtiges Glücksgefühl vermitteln; ich war sehr aufgeregt, als ich ein einziges Mal jemanden aus Green Bay traf und dreißig Sekunden völlig belanglos mit ihm über die Packers der sechziger Jahre plaudern konnte; danach empfand ich eine fast spirituelle Verbundenheit mit ihm. Es ist vollkommen verrückt und zeigt sehr deutlich, welch unglaubliche Macht »Zugehörigkeit« besitzen kann.

in den Kortexregionen, die an mathematischen Fähigkeiten beteiligt sind.*[46]

Wir erkennen außerdem, dass andere Individuen mehreren Kategorien angehören, und verändern dabei unsere Einschätzungen – mal halten wir die eine Kategorie für wichtiger, mal eine andere. Wie nicht anders zu erwarten, befasst sich ein Großteil der einschlägigen Literatur mit der ethnischen Zugehörigkeit, wobei die Kernfrage lautet, ob diese Kategorie alle anderen in den Schatten stellt.

Der Primat der ethnischen Zugehörigkeit scheint in vieler Hinsicht naheliegend. Erstens ist die Ethnizität – vor allem in Verbindung mit der Hautfarbe – häufig ein biologisches Attribut, eine auffällig festgelegte

* Ich habe mich einmal zu einer seltsam-verrückten Veranstaltung überreden lassen. Es gibt in der Nähe von Stanford einen Diner namens Buck's, der einen gewissen Ruhm genießt als Ort, an dem Venture-Kapitalisten zusammenkommen, um bei einem Power-Frühstück Geschäfte zu machen. Offenbar sind legendäre Silicon-Valley-Unternehmen an diesen Tischen geboren worden. Eine Silicon-Valley-Zeitung überredete mich, in meiner Eigenschaft als Primatologe einen ihrer Reporter dorthin zu begleiten und ethologische Beobachtungen über die Dominanzinteraktionen von Venture-Kapitalisten in ihrem natürlichen Habitat bei Buck's anzustellen. Wir beobachteten einen Tisch mit zwei einander gegenübersitzenden Paaren von Geschäftsleuten, die irgendeine Verhandlung führten. Jede Seite bestand aus einem sonnengebräunten, durchtrainierten Alpha-Männchen, vermutlich dem Chef, und einem subalternen Kriecher, der unter der Last seiner Aktenordner und Computerausdrucke fast zusammenbrach. Die Kriecher interagierten ständig, schoben sich Papiere zu, stachen mit ihren Fingern in die Luft und zogen Grimassen. Die beiden Chefs schwebten über allem, auf Stühlen, die so zueinander standen, dass sich die beiden Alphas auffällig missachten konnten, wobei ihre Handys auf wunderbare Weise immer dann klingelten, wenn ihr Gegenüber mit ihnen zu sprechen versuchte – sie machten dann eine herrische, abschätzige Handbewegung und nahmen das Gespräch an. Gelegentlich fragte einer der Kriecher seinen Chef etwas, das nicht für die Ohren der anderen bestimmt war, woraufhin sich dieser mit dem herablassenden Minimalismus fernöstlicher Herrscher zu einem kurzen Kopfnicken bequemte und damit den Lauf der Geschichte änderte.
Dann endeten die Verhandlungen, offenbar zu jedermanns Zufriedenheit, Hände wurden geschüttelt, das Frühstück blieb, wie es das Ritual verlangte, unberührt stehen, und alle brachen auf. Der Reporter und ich liefen zum Fenster, um unsere Forschungsobjekte auf dem Parkplatz zu beobachten. Nach Beendigung der feindlichen Interaktionen veränderten sich die Wir/Sie-Gruppierungen – die subalternen Fußsoldaten wieselten zu ihren umweltschonenden Hybrid-Toyotas, während die beiden Masters of the Universe noch plaudernd verweilten, aus ihren SUVs Tennisschläger holten, sie freundlich verglichen und jeder mit dem des anderen ein oder zwei Schwünge probierte. In diesem Augenblick hätte das Gesicht keines der beiden treu ergebenen Taschenträger bei seinem Chef das fusiforme Gesichtsareal auch nur flüchtig aktiviert; stattdessen bestand das wichtigste »Wir« in der angenehmen Gegenwart eines Mannes, der den Ärger über die Alimente für Ex-Ehefrau Nummer drei zu würdigen wusste.

Identität, die leicht zu essentialistischem Denken verführt.[47] Das regt auch intuitive Vorstellungen über die Evolution an – die Evolution des Menschen hat sich unter Bedingungen vollzogen, unter denen unterschiedliche Hautfarbe das deutlichste Signal ist, dass jemand einem fernen »Sie« angehört. Die besondere Bedeutung der Hautfarbe ist ein interkulturelles Phänomen – ein erstaunlicher Prozentsatz der Kulturen, einschließlich traditioneller Kulturen vor der Berührung mit dem Westen, hat in früheren Zeiten Statusunterscheidung nach der Hautfarbe vorgenommen, wobei mit wenigen Ausnahmen hellere Hauttöne innerhalb und außerhalb der betreffenden Gruppen einen höheren Status verliehen. (Eine Ausnahme waren zum Beispiel die hellhäutigen Ainu, eine ethnische Minderheit von niedrigem Status in Japan.)

Aber diese intuitiven Vorstellungen sind verschwommen. Erstens, es gibt zwar offensichtliche biologische Beiträge zu ethnischen Unterschieden, aber durch die Hautfarbe abgegrenzte »Ethnien« *(race)* sind biologische Kontinua und keine separaten Kategorien. Sofern Sie sich die Daten nicht nach Gusto herauspicken, ist die genetische Variation innerhalb einer Ethnie genauso groß wie zwischen verschiedenen Ethnien. Und das ist wahrhaft keine Überraschung, wenn Sie sich die Bandbreite innerhalb einer solchen Ethnie ansehen – vergleichen Sie Sizilianer mit Schweden oder einen senegalesischen Bauern mit einem äthiopischen Hirten.*

Auch das evolutionäre Argument zieht nicht. Etliche Unterschiede, die sich erst in relativ jüngerer Zeit entwickelt haben, sind von geringer Wir/Sie-Bedeutung. Denn für die Jäger und Sammler (JS) unserer homininen Geschichte war die unterschiedlichste Person, der sie in ihrem Leben begegnen konnten, ein Hominine, der vielleicht vierzig Kilometer entfernt wohnte, während die nächste Person, die einer anderen Ethnie angehörte, viele Tausend Kilometer entfernt lebte – es gibt kein evolutionäres Erbe in

* Eine solche Heterogenität ist in den Vereinigten Staaten kaum zu vermitteln, wo die meisten Afroamerikaner von einigen wenigen westafrikanischen Stämmen abstammen, die 1 bis 2 Prozent der gesamten tribalistischen Variabilität in Afrika darstellen. Eine der Folgen dieses Umstands – die Tatsache, dass heute Medikamente vermarktet werden, die speziell für die Behandlung von Bluthochdruck bei Afroamerikanern bestimmt sind – scheint einen biologischen Ethnienbegriff zu bestätigen, sagt aber in Wahrheit mehr über die Biologie der Nachkommen einer kleinen Untergruppe von Westafrikanern aus als über eine Ethnie als Ganzes.

Form einer angeborenen Reaktion auf die Begegnung mit Menschen von deutlich anderer Hautfarbe.

Außerdem funktioniert der Begriff der Ethnie – früher als »Rasse« bezeichnet – auch nicht als biologisches Klassifikationssystem. In der Geschichte des US-Zensus wurden »Mexikaner« und »Armenier« als unterschiedliche »Rassen« klassifiziert; Süditaliener galten als eine andere Rasse als Nordeuropäer; jemand mit einem schwarzen Großvater und sieben weißen wurde in Oregon als weiß eingestuft, aber nicht in Florida. Das ist die Ethnie als kulturelles und nicht als biologisches Konstrukt.[48]

Angesichts solcher Fakten ist es nicht überraschend, dass die ethnischen Wir/Sie-Dichotomien häufig durch andere Klassifikationen überlagert werden. Die häufigste ist das Geschlecht. Wir erinnern uns an den Befund, dass es schwieriger ist, eine konditionierte Furcht zu »löschen«, wenn sie mit einem andersethnischen Gesicht verknüpft ist, als wenn es sich um ein eigenethnisches Gesicht handelt. Navarrete hat gezeigt, dass dies nur geschieht, wenn die konditionierten Gesichter männlich sind; das Geschlecht übertrifft die Ethnie in diesem Fall als automatischer Klassifikationsfaktor.* Auch Alter setzt sich als Klassifikation leicht gegen die Ethnie durch. Sogar der Beruf schafft es – beispielsweise zeigte sich in einer Studie an weißen Versuchspersonen eine automatische Präferenz für weiße Politiker gegenüber schwarzen Sportlern, wenn die Teilnehmer geprimt wurden, an die Ethnie zu denken; umgekehrt verhält es sich aber, wenn sie auf den Beruf geprimt wurden.[49]

Die Ethnie als prägende Wir/Sie-Kategorie kann durch vorsichtige Klassifizierung verdrängt werden. In einer Studie zeigte man Versuchsteilnehmern Bilder von Individuen, stets schwarz oder weiß und stets verknüpft mit einer Äußerung. Anschließend mussten die Teilnehmer sich erinnern, welches Gesicht mit welcher Äußerung assoziiert war.[50] Es gab eine automatische ethnische Kategorisierung – wenn Teilnehmer ein Zitat

* Das ist allerdings nicht immer der Fall. Wiederholt wurde untersucht, warum O. J. Simpson durch eine Jury freigesprochen wurde, in der acht afroamerikanische Frauen saßen. War ihre vorherrschende Gruppenidentifikation die des Geschlechts – und waren sie deshalb für Simpsons von häuslicher Gewalt geprägte Vorgeschichte sensibilisiert – oder die der ethnischen Zugehörigkeit – noch ein Afroamerikaner, der Gefahr läuft, vom Strafrechtssystem über den Tisch gezogen zu werden? Der Rest ist, wie es so schön heißt, Geschichte.

falsch zuordneten, gehörten das gewählte Gesicht und das Gesicht, das tatsächlich mit der Äußerung verknüpft war, mit einer gewissen Wahrscheinlichkeit derselben Ethnie an. Als Nächstes trug die Hälfte der abgebildeten schwarzen und die Hälfte der abgebildeten weißen Individuen das gleiche auffällige gelbe Hemd; alle anderen Teilnehmer hatten ein graues Hemd an. Jetzt brachten die Versuchspersonen sehr häufig die Gesichter durcheinander, ohne sich in der Hemdfarbe zu irren.

In einem sehr eleganten Experiment zeigten Mary Wheeler und Susan Fiske von der Princeton University, wie sich eine Kategorisierung verlagert, indem sie das Phänomen der Amygdala-Aktivierung durch Bilder andersethnischer Gesichter untersuchten.[51] In einer Gruppe versuchten die Probanden einen bestimmten Punkt in jedem Bild zu finden. Dort aktivierte ein andersethnisches Gesicht die Amygdala nicht; Gesichthaftigkeit wurde nicht verarbeitet. In einer zweiten Gruppe hatten die Versuchsteilnehmer zu beurteilen, ob das gezeigte Gesicht älter als eine bestimmte Altersangabe war. Die Amygdala-Reaktionen auf andersethnische Gesichter verstärkten sich – kategoriales Nachdenken über Alter förderte kategoriales Nachdenken über ethnische Zugehörigkeit. In einer dritten Gruppe wurde vor jedem Gesicht ein Gemüse gezeigt; die Versuchsteilnehmer mussten beurteilen, ob die Person dieses Gemüse mochte. Die Amygdala reagierte nicht auf andersethnische Gesichter.

Bei diesem letzten Ergebnis fallen zumindest zwei Interpretationen ein:

1. Ablenkung. Die Versuchspersonen waren zu sehr damit beschäftigt, über, sagen wir, Karotten nachzudenken, um noch Zeit für die automatische Kategorisierung nach ethnischer Zugehörigkeit zu haben. Das würde in der Wirkung auf die Suche nach dem Punkt hinauslaufen.
2. Rekategorisierung. Wir blicken auf ein Sie-Gesicht und überlegen uns, was »die« wohl essen mögen. Wir stellen uns vor, wie die Person einkauft, eine Mahlzeit in einem Restaurant bestellt, sich zu Hause an den Mittagstisch setzt und eine bestimmte Speise genießt … Mit anderen Worten, wir denken an die Person als Individuum. Das ist die gängige Interpretation.

Aber Rekategorisierung kann in der Wirklichkeit unter höchst brutalen und unwahrscheinlichen Umständen geschehen. Einige Beispiele, die ich außerordentlich ergreifend finde:

In der Schlacht von Gettysburg wurde der konföderierte General Lewis Armistead tödlich verwundet, als er einen Angriff führte. Während er auf dem Schlachtfeld lag, gab er ein geheimes Freimaurerzeichen in der Hoffnung, von einem anderen Freimaurer erkannt zu werden. Das tat Hiram Bingham, ein Offizier der Union, der Armistead schützte, ihn in ein Feldlazarett der Unions-Streitkräfte brachte und seine persönliche Habe aufbewahrte. Von einem Augenblick zum nächsten war das Wir/Sie der Union/Konföderation weniger wichtig geworden als das der Freimaurer/Nicht-Freimaurer.*[52]

Noch eine weitere Verlagerung der »Sie« ereignete sich während des Bürgerkriegs. In beiden Armeen kämpften viele irische Einwanderer; die Iren hatten sich in der Regel zufällig für die eine oder andere Seite entschieden, weil sie in dem, wie sie meinten, kurzen bewaffneten Konflikt eine militärische Ausbildung suchten, die ihnen, wenn sie nach Irland zurückgekehrt waren, beim Kampf um die irische Unabhängigkeit würde helfen können. Vor dem Kampf steckten sich die irischen Soldaten grüne Zweige an die Hüte, an denen man sie erkennen konnte, falls sie tot oder sterbend auf dem Schlachtfeld lagen – damit sie das beliebige Wir/Sie dieses amerikanischen Krieges abstreifen und zu dem »Wir« zurückkehren konnten, das einzig zählte, soll heißen, damit sie von ihren irischen Landsleuten erkannt und versorgt wurden.[53] Ein grüner Zweig als grüner Bart.

Eine rasche Verlagerung von Wir/Sie-Dichotomien gab es auch im Zweiten Weltkrieg, als britische Kommandos den deutschen General Heinrich Kreipe auf Kreta entführten, gefolgt von einem gefährlichen achtzehntägigen Marsch zur Küste, wo sie von einem britischen Schiff erwartet wurden. Eines Tages sah die Gruppe den Schnee auf Kretas höchstem Gipfel. Kreipe murmelte den ersten lateinischen Vers einer Ode von

* Die Geschichte hat noch eine weitere rührende Wendung. Vor dem Krieg war Winfield Scott Hancock einer von Armisteads engsten Freunden; jetzt kommandierte er eine Brigade in der Schlacht … auf der Seite der Union. Der sterbende Armistead fragte Bingham, wie es Hancock gehe, und bat ihn, seinem alten Freund herzliche Grüße zu überbringen.

Horaz über einen schneebedeckten Berg vor sich hin. Woraufhin der britische Kommandant Patrick Leigh Fermor das Zitat fortsetzte. Die beiden Männer erkannten, dass sie, wie Leigh Fermor schrieb, »aus demselben Quell getrunken hatten«. Eine Rekategorisierung. Leigh Fermor ließ Kreipes Wunden behandeln und sorgte persönlich für dessen Sicherheit während des restlichen Marsches. Die beiden blieben auch nach dem Krieg in Verbindung und trafen sich Jahrzehnte später im griechischen Fernsehen wieder. »Kein Groll«, sagte Kreipe und pries Leigh Fermors »kühne Operation«.[54]

Und schließlich ist da der Weihnachtsfrieden des Ersten Weltkriegs, ein Ereignis, mit dem ich mich ausführlich im Schlusskapitel beschäftigen werde. Es handelt sich um den berühmten Vorfall, bei dem die Soldaten beider Seiten den Tag gemeinsam verbrachten, indem sie sangen, beteten, feierten, Fußball spielten, Geschenke austauschten und sich über den ganzen Frontabschnitt bemühten, den Waffenstillstand zu verlängern. Man brauchte einen ganzen Tag, um die Konstellation Briten-gegen-Deutsche einem wichtigeren Prinzip unterzuordnen – wir *alle* in den Schützengräben gegen die Offiziere in der Etappe, die von uns verlangen, dass wir wieder damit anfangen, einander zu töten.

Wir/Sie-Dichotomien können also zu historisch belanglosen Fragen verblassen wie die Cagots, und ihre Grenzen lassen sich nach dem Belieben eines Zensus verlagern. Vor allem aber haben wir vielfältige Dichotomien in unseren Köpfen. Selbst solche, die unvermeidlich und wichtig erscheinen, können unter geeigneten Umständen ihre Bedeutung in einem einzigen Augenblick verlieren.

KALT UND/ODER INKOMPETENT

Dass sowohl ein stammelnder schizophrener Obdachloser als auch ein erfolgreicher Geschäftsmann aus einer verhassten ethnischen Gruppe »Sies« sein können, beweist etwas Entscheidendes – »Sies« verschiedener Art rufen verschiedene Gefühle in uns wach, die ihre Wurzeln in Unterschieden der Neurobiologie von Furcht und Ekel haben.[55] Um nur ein Beispiel zu nennen: Furchterregende Gesichter veranlassen uns, sie wachsam im Auge zu behalten, und aktivieren unseren visuellen Kortex; ekelerregende Gesichter bewirken das Gegenteil.

In unseren Beziehungen zu verschiedenen Arten von Anderen haben wir verschiedene Taxonomien im Kopf. An manche »Sies« zu denken ist einfach. Betrachten wir jemanden, der alle unsere Wertvorstellungen herausfordert – einen obdachlosen Junkie etwa, der von seiner Frau aus dem Haus geworfen wurde, weil er sie geschlagen hat, und der jetzt ältere Leute ausraubt. Stoßen Sie ihn unter die Straßenbahn – die Menschen sind höchstwahrscheinlich bereit, ihn zu opfern, um fünf andere Menschen zu retten, wenn es sich bei diesen fünfen um Mitglieder der Eigengruppe handelt und der eine ein extremer Vertreter einer Fremdgruppe ist.[*56]

Aber was ist mit den »Sies«, die komplexere Gefühle wachrufen? Hier hat Fiske ungeheuer einflussreiche Studien zu ihrem »Stereotyp-Inhaltsmodell« durchgeführt.[57] Dieser ganze Abschnitt betrifft ihre Arbeit.

Wir neigen dazu, »Sies« entlang zweier Achsen zu kategorisieren: »Wärme« (ist das Individuum oder die Gruppe Freund oder Feind, wohlwollend oder bösartig?) und »Kompetenz« (wie effektiv kann das Individuum oder die Gruppe seine oder ihre Absicht durchführen?).

Die Achsen sind unabhängig. Bitten Sie Versuchspersonen, jemanden zu beurteilen, über den sie nur höchst spärliche Informationen haben. Werden die Teilnehmer mit Hinweisreizen über den Status dieses Menschen geprimt, verändert sich dadurch die Beurteilung seiner Kompetenz, aber nicht der Wärme. Primen Sie die Teilnehmer im Hinblick auf sein Konkurrenzdenken, geschieht das Gegenteil. Diese beiden Achsen erzeugen eine Matrix mit vier Ecken. Es gibt Gruppen, die wir in Wärme wie Kompetenz hoch bewerten – »Wir«-Gruppen natürlich. Amerikaner gehen in der Regel davon aus, dass diese Gruppen gute Christen, afroamerikanische Akademiker und die Mittelschicht enthalten.

* Entscheidend ist hier, dass wir solche Individuen kaum als Menschen wahrnehmen – wie wir sehen werden, bestätigt sich das in bildgebenden Studien. Ein jüngeres Ergebnis beleuchtet das Gegenteil, das den seltsamen US-amerikanischen Rechtsbegriff der »juristischen Person« betrifft – wenn Menschen die Moral körperschaftlichen Handelns betrachten, aktivieren Sie Theory-of-Mind-Netzwerke, ganz so, als würden sie die Moral der Handlungen von Menschen aus Fleisch und Blut beurteilen.

Es gibt noch das andere Extrem, eine niedrige Bewertung in puncto Wärme wie auch Kompetenz – denken Sie an unseren obdachlosen, rauschgiftsüchtigen Straßenräuber. In der Regel beurteilen Versuchspersonen Obdachlose, Sozialhilfeempfänger und Arme jedweder ethnischer Herkunft niedrig in Wärme und Kompetenz.

Dann gibt es noch die Kategorisierung hoch in Wärme/niedrig in Kompetenz – geistig und körperlich eingeschränkte Personen, ältere Menschen.* Und schließlich die Kategorisierung niedrig in Wärme/hoch in Kompetenz. Das ist die Art und Weise, wie die Menschen in der Entwicklungswelt die europäische Kultur sehen, von der sie einst beherrscht wurden,** und wie viele amerikanische Minderheiten die Weißen sehen. Es ist das feindselige Stereotyp der asiatischen Amerikaner im weißen Amerika, der Juden in Europa, der Indo-Pakistaner in Ostafrika, der Libanesen in Westafrika, der ethnischen Chinesen in Indonesien (und, in geringerem Maße, der reichen Leute in den Augen armer Leute überall). Immer ist es die gleiche Unterstellung – sie sind kalt, geizig, gerissen, hinterhältig, versippt, integrationsunwillig,*** haben andere Loyalitäten –, aber weiß Gott, aufs Geldmachen verstehen sie sich, und wenn einer von ihnen Arzt ist, sollten Sie zu ihm gehen, wenn Sie etwas Ernstes haben.

Die Menschen haben ziemlich gleichbleibende Gefühle angesichts der jeweiligen Extreme. Bei hoher Wärme, hoher Kompetenz (das heißt, »Wir«) ist es Stolz. Bei niedriger Wärme, hoher Kompetenz – Neid. Hohe Wärme, niedrige Kompetenz – Mitleid. Niedrige Wärme, niedrige Kompetenz – Ekel. Legen Sie jemanden in einen Hirnscanner, zeigen Sie ihm Bilder von Menschen mit niedriger Wärme/niedriger Kompetenz, und es kommt zu einer Aktivierung der Amygdala und des Insellappens, aber

* Mit dem Hinweis, dass »Kompetenz« hier nicht in der täglichen Bedeutung des Wortes verwendet wird, wo es eine pejorative Konnotation haben könnte, sondern einfach als ein Maß für Handlungsmacht.

** Wobei »Kompetenz« hier nicht die Fähigkeit meint, Raketenwissenschaftler zu werden, sondern eher die Effizienz, die diese Menschen an den Tag legten, als sie ihnen das Land ihrer Vorfahren raubten.

*** Nach meinen Erfahrungen in Ostafrika verbirgt sich hinter dem Vorwurf afrikanischer Männer, die *Hindi* (das heißt, die Indo-Pakistaner, deren Familien meist schon seit Generationen in Ostafrika leben) seien keine »echten Afrikaner«, häufig nur die Feststellung: »Sie wollen nicht mit uns schlafen.«

nicht des fusiformen Gesichtsareals oder des (emotionalen) vmPFC – ein Aktivitätsprofil, das durch den Anblick abstoßender Objekte ausgelöst wird (obwohl, das sei noch einmal betont, dieses Muster sich verändert, wenn Sie die Versuchsteilnehmer veranlassen, den Obdachlosen als Individuum zu sehen, und sie auffordern, sich zu überlegen, welche Lebensmittel er wohl gerne isst, statt sich mit dem Stereotyp »alles, was man in Mülltonnen findet« zufriedenzugeben).* Im Gegensatz dazu aktiviert der Anblick von Individuen mit niedriger Wärme und hoher Kompetenz oder hoher Wärme und niedriger Kompetenz den vmPFC.

Die Orte zwischen den Extremen lösen ihre eigenen charakteristischen Reaktionen aus. Individuen, die eine Reaktion zwischen Mitleid und Stolz hervorrufen, wecken den Wunsch, ihnen zu helfen. Ein Zustand zwischen Mitleid und Ekel führt zu dem Bestreben, die Personen auszuschließen und zu erniedrigen. Zwischen Stolz und Neid liegt der Wunsch, sich den Menschen anzuschließen und von ihnen zu profitieren. Und zwischen Neid und Ekel befinden sich unsere feindseligsten Impulse, das heißt das Verlangen, die anderen anzugreifen.

Faszinierend finde ich, wenn die Kategorisierung eines Menschen sich verändert. Die einfachsten Fälle betreffen Verlagerungen des Status hohe Wärme/hohe Kompetenz (HH):

HH zu HN: Das geschieht, wenn Sie beobachten, wie ein Elternteil dement wird, eine Situation, die ein extrem schmerzliches Schutzbedürfnis hervorruft.

HH zu NH: Das ist der Geschäftspartner, der seit Jahrzehnten Geld unterschlägt. Verrat.

* Es folgt ein Beispiel dafür, dass die Dinge natürlich viel komplizierter sind als diese einfache Matrix. Insoweit wir Individuen mit niedriger Wärme und niedriger Kompetenz dehumanisieren, verdinglichen wir sie. Aber mit »Verdinglichung« wird häufig die Sexualisierung von Frauen bezeichnet. In einer Studie an Männern mit einem hohen Maß an feindseligem Sexismus zeigte sich angesichts der Bilder von Frauen eine geringe Aktivierung des medialen PFC (und anderer Hirnregionen, die an der Theory of Mind und Perspektivenübernahme beteiligt sind). Allerdings nur wenn die Bilder besonders sexualisiert waren. Und es lagen Welten zwischen der Art und Weise, wie ein feindselig sexistischer Mann das provokative Bild einer Frau und das Bild eines Obdachlosen betrachtete. Dazu schreiben die Autoren, die Studie zeige, dass die »Zuschreibung beschränkter mentaler Zustände nicht nur für Ziele gilt, die die Person lieber vermeidet«.

Der seltene Übergang von HH zu NN – ein Kumpel, der Partner in Ihrer Anwaltskanzlei war, aber dann »passierte irgendwas«, und jetzt ist er obdachlos. Ekel gemischt mit Verblüffung – was ist schiefgelaufen?

Genauso interessant sind Verlagerungen von anderen Kategorisierungen. Das ist der Fall, wenn jemand in Ihrer Wahrnehmung von HN zu NN wird – wenn sich herausstellt, dass der Hausmeister, den Sie jeden Tag herablassend grüßen, Sie für einen Idioten hält. Undankbares Geschöpf.

Die Verlagerung von NN zu NH: Während meiner Kindheit in den 1960er Jahren war das volkstümliche Bild von Japan NN – der Schatten des Zweiten Weltkriegs rief Abneigung und Verachtung hervor. »Made in Japan« stand damals für billigen Plastikschund. Dann hieß »Made in Japan« plötzlich, dass Amerikas Auto- und Stahlproduzenten überflügelt wurden. Hoppla. Beunruhigung, das Gefühl, den Anschluss verpasst zu haben.

Der Übergang von NN zu HN: Die Konstellation haben wir, wenn ein Obdachloser Ihre Brieftasche findet und große Anstrengungen unternimmt, um sie zurückzugeben – und wenn Sie erkennen, dass er anständiger ist als die Hälfte Ihrer Freunde.

Für mich ist der Übergang vom NH- zum NN-Status am interessantesten, weil er Häme und Schadenfreude hervorruft. Ich erinnere mich an ein sehr anschauliches Beispiel aus den 1970er Jahren, als Nigeria seine Ölindustrie verstaatlichte und sich der (wie sich herausstellte, wahnhaft verfehlten) Hoffnung hingab, das werde zu Wohlstand und Stabilität führen. Vollmundig verkündete ein nigerianischer Kommentator, binnen zehn Jahren werde Nigeria seiner einstigen Kolonialmacht Großbritannien mit Entwicklungshilfe unter die Arme greifen (das heißt, die Briten würden von NH auf NN rutschen).

Die Schadenfreude erklärt auch ein Merkmal der Verfolgung von NH-Fremdgruppen, nämlich die Tatsache, dass sie zuerst zum NN-Status degradiert und erniedrigt werden. Während der chinesischen Kulturrevolution wurden die verhassten Eliten erst in Narrenkappen durch die Straßen getrieben, bevor sie in Arbeitslager kamen. Die Nazis beseitigten die Menschen mit geistigen Behinderungen, die bereits NN-Status hatten, indem sie sie ohne Umstände umbrachten; dagegen wurden die NH-Juden vor ihrer Ermordung einer erniedrigenden Behandlung unterzogen, sie mussten gelbe Armbinden tragen, sich gegenseitig die Bärte abrasieren und vor johlenden Zuschauern Bürgersteige mit Zahnbürsten schrubben. Als Idi Amin Zehntausende von NH-Indo-Pakistanern aus Uganda vertrieb, forderte er seine Armee zuvor auf, sie auszurauben, zu schlagen und zu vergewaltigen. Die Verwandlung von NH-»Sies« in NN-»Sies« führte zu einigen der schlimmsten Gräueltaten in der Menschheitsgeschichte.

Diese Variationen sind sicherlich komplizierter als Schimpansen, die ihre Rivalen mit Spinnen assoziieren.

Eine seltsame menschliche Besonderheit ist das Phänomen, dass wir manchmal eine Art grimmigen Respekt, sogar Kameradschaftsgefühle, für den Feind entwickeln. Das ist die Welt des nicht wirklich dokumentierten gegenseitigen Respekts zwischen den Fliegerassen feindlicher Lager im Ersten Weltkrieg: »Ah, Monsieur, lebten wir in einer anderen Zeit, würde ich mit Vergnügen bei einem guten Wein die Feinheiten der Luftfahrt mit Ihnen diskutieren.« »Baron, es war mir eine Ehre, durch Sie vom Himmel geschossen zu werden.«

Das ist noch leicht zu verstehen – sie waren Ritter, die ihre Ehrenhändel am Himmel ausfochten, wobei ihre Wir-heit aus ihrer Meisterschaft in der neuen Kunst des Luftkampfes erwuchs, bei dem sie sich weit über die kleinen Leute da unten erhoben.

Doch überraschenderweise zeigt sich das Gleiche bei Kombattanten, die, statt über allem zu schweben, Kanonenfutter waren, gesichtslose Rädchen in der Kriegsmaschinerie ihrer Nationen. So erklärte ein britischer Infanterist, der das Blutbad in den Schützengräben des Ersten Weltkriegs miterlebte: »In der Heimat wird gegen den Feind gehetzt, man zeichnet beleidigende Karikaturen von ihm. Was habe ich die grotesken Kaiserbilder satt! Hier draußen kann man Achtung vor einem tapferen, fähigen und einfallsreichen Feind haben. Zu Hause haben sie Menschen, die sie lieben, und sie müssen wie wir Schlamm, Regen und Stahl ertragen.« Anflüge von Wir-heit bei Menschen, die versuchen, einander zu töten.[58]

Und dann gibt es die noch seltsamere Welt der unterschiedlichen Gefühle, die einerseits dem wirtschaftlichen und andererseits dem kulturellen Feind gelten, dem neuen Feind und dem alten Feind, dem fernen fremden Feind und dem benachbarten Feind, dessen Fremdheit man maßlos übertreibt. Das waren die unterschiedlichen Unterwerfungsmaßnahmen, die das Britische Empire einerseits den Iren nebenan und andererseits den australischen Aborigines auferlegte. Oder Ho Chi Minh, der das Angebot der Chinesen, mit Bodentruppen in den Vietnamkrieg einzugreifen, ablehnte mit der Begründung: »Die Amerikaner werden in einem Jahr oder einem Jahrzehnt abziehen, aber die Chinesen werden 1000 Jahre bleiben, wenn wir sie hereinlassen.« Und was ist besonders charakteristisch an der byzantinisch-iranischen Geopolitik – die jahrtausendealte persische Antipathie gegenüber den Mesopotamiern nebenan, der jahrhundertealte schiitische Konflikt mit den Sunniten oder der jahrzehntealte islamische Hass auf den Großen Satan, den Westen?*

Keine Erörterung der Merkwürdigkeiten menschlicher Wir/Sie-Bildung ist vollständig ohne das Phänomen der sich selbst hassenden ____________ (suchen Sie sich eine Fremdgruppe aus), wobei die Gruppenmitglieder an die negativen Stereotype über sich glauben und eine Vorliebe für die In-Group entwickeln.[59] Dieses Phänomen zeigten die Psychologen Kenneth und Mamie Clark in den 1940er Jahren mit ihren berühmten »Puppen-Studien«. Mit schockierender Deutlichkeit wiesen sie nach, dass afroamerikanische Kinder genauso wie weiße Kinder lieber mit weißen als mit schwarzen Puppen spielten und ihnen positivere Eigenschaften zuschrieben (zum Beispiel nett, hübsch). Dass dieser Effekt besonders ausgeprägt bei schwarzen Kindern in Schulen mit Rassentrennung war, wird in *Brown v. Board of Education* zitiert.** Rund 40 bis 50 Prozent der Afroamerikaner, Schwulen, Lesben und Frauen lassen automatische IAT-Verzerrungen zugunsten Weißer, Heterosexueller beziehungsweise Männer erkennen.

* Während ich das schreibe, beherrscht die Dichotomie zwischen Schiiten und Sunniten das Bild und ist für die mangelnde Abstimmung zwischen den iranischen und amerikanischen Streitkräften verantwortlich, die gegen die IS-Kämpfer im Irak vorgehen. Der Feind meines Feindes ist mein Freund.

** Wenn Sie sehen möchten, wie wenig sich verändert hat, schauen Sie sich den Dokumentarfilm *A Girl Like Me* aus dem Jahr 2005 von der damals siebzehnjährigen Filmemacherin Kiri Davis an: www.youtube.com/watch?v=zoBxFRu_Sow.

EINIGE MEINER BESTEN FREUNDE

Mit dem Phänomen des »ehrenvollen Feinds« betreten wir einen weiteren Bereich menschlicher Besonderheit. Selbst wenn es möglich wäre, würde kein Schimpanse jemals leugnen, dass ihn die benachbarten Schimpansen an Spinnen erinnern. Keiner hätte deswegen ein schlechtes Gewissen, würde andere dazu auffordern, diese Neigung zu überwinden, oder seine Kinder dazu anhalten, diese benachbarten Schimpansen nicht als »Spinner« zu bezeichnen. Niemand würde behaupten, er könne keinen Unterschied zwischen »Wir«-Schimpansen und »Sie«-Schimpansen erkennen. All das sind Selbstverständlichkeiten in progressiven westlichen Kulturen.

Junge Menschen sind wie Schimpansen – Sechsjährige sind nicht nur lieber mit ihresgleichen zusammen (welche Kriterien sie auch immer dabei anlegen), sondern äußern das auch unbefangen. Erst mit etwa zehn Jahren lernen sie, dass man einige Gefühle und Gedanken über »Sie« nur zu Hause ausspricht, dass Äußerungen über Wir/Sie vielfältig besetzt und kontextabhängig sind.[60]

In Wir/Sie-Beziehungen kann es also erhebliche Differenzen zwischen dem geben, was Menschen zu denken behaupten, und dem, wie sie handeln – denken Sie nur an die Unterschiede zwischen Wahlumfragen und Wahlergebnissen. Das lässt sich auch experimentell nachweisen – in einer bestürzenden Studie behaupteten Versuchsteilnehmer, sie würden höchstwahrscheinlich jemanden zur Rede stellen, der rassistische Ansichten äußert. Doch die tatsächlichen Raten waren weit niedriger, als die Teilnehmer, ohne es zu merken, in eine solche Situation gebracht wurden (damit wir uns richtig verstehen – das heißt nicht, dass darin rassistische Einstellungen zum Ausdruck kamen; vielmehr zeigte es vermutlich, dass die Hemmungen aufgrund sozialer Normen stärker waren als die Grundsätze der Teilnehmer).[61]

Versuche, Wir/Sie-Antipathien zu kontrollieren und zu unterdrücken, gehen immer vom frontalen Kortex aus. Wie wir gesehen haben, kann eine unterschwellige, 50 Millisekunden währende Darbietung eines Gesichts die Amygdala aktivieren, und wenn die Darbietung lange genug für eine bewusste Wahrnehmung dauert (rund 500 Millisekunden oder länger), folgen auf die anfängliche Amygdala-Aktivierung eine PFC-Aktivierung und eine Amygdala-Hemmung; je stärker die Aktivierung des PFC, vor allem des »kognitiven« dlPFC, desto inaktiver wird die Amygdala. Der PFC kontrolliert die sozial anstößigen Emotionen.[62]

Auch die Verhaltensdaten verweisen auf den frontalen Kortex. Beispielsweise kommen bei gleichem Ausmaß an impliziten ethnischen Vorurteilen (nachgewiesen mit dem IAT) diese Einstellungen mit größerer Wahrscheinlichkeit im Verhalten von Individuen mit beeinträchtigter Exekutivkontrolle zum Ausdruck (nachgewiesen mit einer abstrakten kognitiven Aufgabe).[63]

In Kapitel 2 wurde das Konzept der »kognitiven Belastung« eingeführt, bei dem es darum geht, dass eine anspruchsvolle frontale Exekutivaufgabe die Leistung bei einer anschließenden frontalen Aufgabe beeinträchtigt. Das geschieht auch bei der Wir/Sie-Bildung. Weiße Versuchspersonen schneiden bei bestimmten Verhaltenstests besser ab, wenn der Tester ein Weißer und kein Schwarzer ist; bei den Versuchspersonen, deren Leistungen im letzteren Szenario am stärksten abfallen, kommt es beim Anblick andersethnischer Gesichter zur höchsten dlPFC-Aktivierung.[64]

Die kognitive Belastung, die durch frontale exekutive Kontrolle während interethnischer Interaktionen hervorgerufen wird, lässt sich beeinflussen. Wenn man weißen Versuchsteilnehmern sagt: »Die meisten Menschen haben mehr Vorurteile, als sie glauben«, bevor sie den Test mit einem schwarzen Versuchsleiter absolvieren, sind die erzielten Werte schlechter, als wenn man ihnen sagt: »Die meisten Menschen schneiden [in einem frontokortikalen kognitiven Test] schlechter ab, als sie gedacht haben.« Primt man weiße Versuchsteilnehmer mit einem Befehl, der an ihre frontale Regulation appelliert (»Vermeiden Sie Vorurteile« während einer interethnischen Interaktion), geht ihre Leistung stärker zurück, als wenn man ihnen mitteilt: »Bemühen Sie sich um einen positiven interkulturellen Austausch.«[65]

Eine Exekutivkontrolle anderer Art kann bei Minderheiten-»Sies« stattfinden, wenn sie mit Individuen der dominanten Kultur zu tun haben – interagiere unbedingt positiv mit ihnen, um ihren mutmaßlichen Vorurteilen dir gegenüber den Wind aus den Segeln zu nehmen. In einer verblüffenden Studie wurden afroamerikanische Versuchsteilnehmer geprimt, entweder an ethnische oder an altersbezogene Vorurteile zu denken; anschließend interagierten sie mit einem Weißen.[66] Nach ethnischem Priming wurden die Teilnehmer gesprächiger, baten ihren Gesprächspartner mehr um seine Meinung, lächelten häufiger und beugten sich verstärkt vor; das passierte nicht, wenn sie mit einem anderen Afroamerikaner interagierten. Erinnern Sie sich an den afroamerikanischen Studenten aus Kapitel 3, der jeden Abend auf dem Heimweg höchst absichtsvoll Vivaldi pfiff?

Zwei Dinge sind zu diesen Studien über Exekutivkontrolle und Interaktionen mit »Sies« anzumerken:

Frontokortikale Aktivierung während einer interethnischen Interaktion könnte bedeuten: (a) Vorurteile zu haben und zu versuchen, sie zu verbergen; (b) Vorurteile und deswegen ein schlechtes Gewissen zu haben; (c) keine Vorurteile zu haben und bestrebt zu sein, dies zu signalisieren; (d) wer weiß, was noch. Aktivierung heißt lediglich, dass die interethnische Natur der Interaktion (implizit oder nicht) auf den Teilnehmer einwirkt und eine Exekutivkontrolle auslöst.

Wie üblich waren die Versuchsteilnehmer in diesen Studien überwiegend Studenten, die irgendeine Auflage ihrer Einführungskurse in Psychologie erfüllten. Mit anderen Worten, Individuen in einem Alter, in dem man für Neues aufgeschlossen ist, in einem privilegierten Umfeld, in dem die kulturellen und wirtschaftlichen Unterschiede der Wir/Sie-Konstellation geringer sind als in der Gesellschaft im Allgemeinen und in dem es nicht nur ein institutionalisiertes Lippenbekenntnis zu ethnischer Vielfalt gibt, sondern auch diese Vielfalt selbst, zumindest in gewissem Umfang (über die Homepages solcher Universitäten hinaus, mit dem obligatorischen Bild lächelnder, prachtvoll aussehender Studenten jedweder ethnischer Herkunft, die sich eifrig über Mikroskope beugen, und des verdächtig nach Cheerleader aussehenden Mädchens, das sich hingebungsvoll um einen streberhaften Typ im Rollstuhl kümmert). Dass selbst eine solche Population mehr implizite Antipathie gegenüber »Sies« erkennen lässt, als sie zuzugeben bereit ist, erscheint mir ziemlich niederschmetternd.

DAS AUSMASS DER WIR/SIE-BILDUNG MANIPULIEREN

Welche Situationen verringern oder verstärken die Wir/Sie-Bildung? (Ich definiere »verringern« als verminderte Antipathie gegenüber »Ihnen« und/oder als eine verringerte Wahrnehmung der Größe oder Bedeutung der Kontraste zwischen »Uns« und »Ihnen«). Es folgen einige kurze Zusammenfassungen, eine Aufwärmübung für die beiden letzten Kapitel.

DIE UNTERSCHWELLIGEN KRÄFTE VON HINWEISREIZEN UND PRIMING

Wenn man Versuchspersonen auf einem Computerschirm das Bild eines feindseligen und/oder aggressiven Gesichts unterschwellig einblendet, sind sie anschließend eher geneigt, ein »Sie« ebenso wahrzunehmen (ein Effekt, der bei der Eigengruppe nicht auftritt).[67] Primen Sie Versuchsteilnehmer unterschwellig mit negativen Stereotypen über »Sie«, und die Sie-Bildung wird verstärkt. Wie in Kapitel 3 erwähnt, wird die Amygdala-Aktivierung* bei weißen Versuchsteilnehmern, die Gesichter Schwarzer sehen, erhöht, wenn im Hintergrund Rap-Musik ertönt, und verringert, wenn stattdessen Musik gespielt wird, die mit negativen weißen Stereotypen assoziiert ist – Heavy Metal. Außerdem nehmen implizite ethnische Vorurteile ab, wenn man Versuchsteilnehmern unterschwellig Gegenstereotype darbietet – Gesichter populärer Prominenter der betreffenden ethnischen Herkunft.

Ein solches Priming kann in einem Zeitraum von Sekunden bis Minuten wirken und dann von erheblicher Dauer sein; beispielsweise hielt der Gegenstereotyp-Effekt mindestens 24 Stunden an.[68] Priming kann auch außerordentlich abstrakt und unauffällig sein. Ein Beispiel betrifft die

* Wobei Aktivierung meiner Meinung nach ein angemessener Marker für negative Sie-Bildung ist.

Unterschiede in den elektroenzephalografischen (EEG) Reaktionen des Gehirns beim Anblick eines eigen- oder andersethnischen Gesichts. In der Studie verringerte sich die Reaktion auf das andersethnische Gesicht, wenn die Versuchsteilnehmer unbewusst das Gefühl hatten, sie zögen die Person an sich heran – wenn sie zu diesem Zeitpunkt einen Joystick auf sich zubewegten (statt ihn von sich fortzuschieben).

Allerdings vermag Priming nicht alle Bereiche der Sie-Bildung gleichermaßen wirksam zu ändern; die unterschwellige Manipulation der Bewertung von Wärme ist leichter als die der Bewertung von Kompetenz.

Das können sehr starke Effekte sein. Und um nicht auf die Semantik beschränkt zu bleiben: Die Beeinflussung von automatischen Reaktionen (zum Beispiel der Amygdala) zeigt, dass »automatisch« nicht gleichbedeutend mit »unvermeidlich« ist.

DIE BEWUSSTE, KOGNITIVE EBENE

Man hat festgestellt, dass verschiedene offene Strategien implizite Vorurteile verringern. Eine klassische Methode ist die Perspektivenübernahme, die die Identifikation mit den »Sie« fördert. Wenn man beispielsweise in einer Studie, in der es um Altersvorurteile geht, Versuchspersonen veranlasst, sich intensiver in die Lage älterer Individuen zu versetzen, führt das zu einem stärkeren Rückgang der Vorurteile, als wenn man die Teilnehmer lediglich anweist, stereotype Gedanken nicht zuzulassen. Eine andere Strategie ist die bewusste Konzentration auf Gegenstereotype. In einer solchen Studie wurden automatische sexuelle Vorurteile stärker verringert, wenn Männer angewiesen wurden, sich eine starke Frau mit positiven Eigenschaften vorzustellen, als wenn man von ihnen verlangte, Stereotype zu unterdrücken. Schließlich gibt es noch die Möglichkeit, implizite Vorurteile explizit zu machen – den Teilnehmern Belege für ihre automatischen Vorurteile zu zeigen. Wir werden uns noch eingehender mit diesen Strategien beschäftigen.[69]

DIE RANGFOLGE DER WIR/SIE-KATEGORIEN VERÄNDERN

Hier geht es um die vielen Wir/Sie-Dichotomien, die uns charakterisieren, und um die Leichtigkeit, mit der sich deren Priorität verlagert – indem man etwa die automatische Kategorisierung nach ethnischer Zugehörigkeit hin zur Kategorisierung nach Hemdfarbe verlagert oder die Mathematikleistung durch Betonung von Geschlecht oder Ethnizität manipuliert. Eine Verlagerung der einen oder der anderen Kategorisierung muss nicht unbedingt sehr gravierend sein, möglicherweise handelt es sich nur um dasselbe in Grün – bei weißen amerikanischen Männern rückt möglicherweise das Bild einer asiatischen Frau, die Make-up auflegt, die Geschlechter-Automatizität stärker in den Vordergrund als die ethnische Herkunft, während das Bild dieser Frau bei der Verwendung von Essstäbchen das Gegenteil bewirkt. Wirksamer, als Menschen aus einer Sie-Kategorie lediglich in eine andere zu verlagern, ist natürlich der Versuch, die »Sie« so zu verschieben, dass sie als »Wir« wahrgenommen werden – indem man beispielsweise die gemeinsamen Eigenschaften betont.[70] Damit kommen wir zum …

KONTAKT

In den 1950er Jahren schlug der Psychologe Gordon Allport die »Kontakttheorie« vor.[71] Die ungenaue Version: Wenn man »Wir« und »Sie« zusammenbringt (sagen wir, die Teenager aus zwei feindlichen Nationen kommen in ein gemeinsames Sommerlager), verschwinden die Animositäten, werden die Ähnlichkeiten wichtiger als die Unterschiede, und sie bilden alle ein einziges »Wir«. Die genauere Version: Man bringe »Wir« und »Sie« unter sehr eng umrissenen Umständen zusammen, und es findet so etwas in der Art statt, aber man kann das Ganze auch vermasseln und die Situation verschlimmern.

Hier einige dieser wirksamen enger umrissenen Umstände: Es gibt auf jeder Seite ungefähr die gleiche Anzahl von Teilnehmern; alle werden gleich und eindeutig behandelt; der Kontakt ist von längerer Dauer und findet auf neutralem, förderlichem Boden statt; es gibt »übergeordnete« Ziele; alle arbeiten an einer Aufgabe mit, die ihnen wichtig ist (sagen wir, die Jugendlichen im Sommerlager verwandeln eine wuchernde Wiese in ein Fußballfeld).[72]

ESSENTIALISMUS VERSUS INDIVIDUATION

Das führt uns zurück zu zwei wichtigen Aspekten, von denen bereits die Rede war. Erstens, »Sie« werden als homogen und einfach wahrgenommen, mit einem unveränderlichen – negativen – Wesen (Essenz). Zweitens, wenn wir gezwungen werden, uns die »Sie« als Individuen vorzustellen, erscheinen sie uns vielleicht eher wie »Wir«. Die Reduzierung des essentialistischen Denkens mittels der Individuation ist ein leistungsfähiges Instrument.

Das zeigte sich in einer eleganten Studie. Weiße Versuchsteilnehmer erhielten Fragebögen, mit denen ermittelt wurde, inwieweit die Teilnehmer bereit waren, ethnische Ungleichheiten zu akzeptieren, nachdem sie einem von zwei Priming-Vorgängen unterzogen worden waren.[73] Der erste stärkte essentialistische Vorstellungen, nach denen Ethnizität unwandelbar und homogen ist – »Forscher weisen die genetischen Grundlagen ethnischer Zugehörigkeit nach«. Das andere Priming war anti-essentialistisch – »Wissenschaftler zeigen, dass ethnische Zugehörigkeit keine genetischen Grundlagen hat«. Wurden Versuchsteilnehmer auf Essentialismus geprimt, waren sie eher bereit, ethnische Ungleichheiten zu akzeptieren.

HIERARCHIE

Wie nicht anders zu erwarten, verschlimmert sich die Sie-Bildung, wenn wir die Hierarchien steiler, konsequenter oder offensichtlicher machen; das Bedürfnis nach Rechtfertigung veranlasst die Menschen an der Spitze der Hierarchie, die Stereotype von, bestenfalls, hoher Wärme/niedriger Kompetenz oder, schlimmstenfalls, niedriger Wärme/niedriger

Kompetenz über den Köpfen jener auszuschütten, die sich am Fuß der Hierarchie abstrampeln; die Personen ganz unten antworten mit einer tickenden Zeitbombe – damit, dass sie an der herrschenden Klasse niedrige Wärme/hohe Kompetenz wahrnehmen.[74] Fiske hat untersucht, wie die Gruppe an der Spitze der Hierarchie, die an der Unterschicht hohe Wärme/niedrige Kompetenz erkennt, den Status quo stabilisieren kann; die Mächtigen sonnen sich im Glanz ihres vermeintlichen Wohlwollens, während sie die Untergebenen mit kleinen Brocken der Anerkennung und des Respekts ruhigstellen. Das wird durch Untersuchungen in 37 Ländern bestätigt, in denen höhere Einkommensungleichheit mit herablassenden HN-Wahrnehmungen von oben nach unten korrelierte. Jost folgte einem ähnlichen Ansatz, als er untersuchte, wie der Mythos »Niemand hat alles« den Status quo konsolidieren kann. Beispielsweise sind der Topos »Arm, aber glücklich« – die Armen sind sorglos, vertrauter mit den einfachen Freuden des Lebens und besser in der Lage, sie zu genießen – und der Mythos von den unglücklichen, gestressten, unter ihrer Verantwortung ächzenden Reichen (denken Sie an den mickrigen, knickrigen Scrooge und diese warmherzigen, liebevollen Cratchits) hervorragend geeignet, um alle Veränderungen zu verhindern. Das Klischee »Arm, aber ehrlich«, mit dem man »Ihnen« einen Brocken Prestige hinwirft, ist eine weitere ausgezeichnete Maßnahme zur Rationalisierung des Systems.*

Individuelle Unterschiede in den Einstellungen der Menschen zur Hierarchie können die Variationen im Ausmaß der Sie-Bildung erklären. Das zeigt sich in Untersuchungen zur sozialen Dominanzorientierung (SDO: wie viel Wert jemand auf Prestige und Macht legt) und rechtem Autoritarismus (RWA, nach englisch: *Right-Wing Authoritarianism* – wie viel Wert jemand auf zentralisierte Autorität, Recht und Ordnung sowie Konventionen legt).[75] Individuen mit hoher SDO zeigen den höchsten Zuwachs an automatischen Vorurteilen, wenn sie sich bedroht fühlen, größere Ak-

* Eine Vielzahl gesundheitspsychologischer Untersuchungen zeigt, dass der Topos »Arm, aber glücklich« in den meisten Fällen Unsinn ist – Armut verursacht eine höhere Rate von schweren Depressionen, Angststörungen, Selbstmorden und stressbedingten Erkrankungen. Wie wir in einem späteren Kapitel sehen werden, ist der Wahrheitsgehalt von »Arm, aber ehrlich« größer.

zeptanz für Stereotype gegen Fremdgruppen mit niedrigem Status und, wenn sie Männer sind, mehr Toleranz für Sexismus. Wie erwähnt, nehmen Menschen mit hoher SDO (und/oder hohem RWA) weniger Anstoß an feindseligen Witzen über Fremdgruppen.

Ähnlich, wie wir alle zahlreichen Wir/Sie-Dichotomien angehören, sind wir auch Mitglieder in mehreren Hierarchien.[76] Erwartungsgemäß messen die Menschen der Hierarchie, in der sie den höchsten Rang einnehmen, besondere Bedeutung bei – Kapitän in der Fußballmannschaft des Betriebes zu sein ist wichtiger als der blöde, schlecht bezahlte Acht-Stunden-Job während der Woche. Besonders interessant sind Hierarchien, die sich mit Wir/Sie-Kategorien decken (beispielsweise wenn Ethnizität sich weitgehend mit dem sozioökonomischen Status überschneidet). In diesen Fällen neigen die Leute an der Spitze dazu, die Übereinstimmung der Hierarchien zu betonen und darauf zu verweisen, wie wichtig es sei, sich die Werte der Kernhierarchie zu eigen zu machen (»Warum können sie sich nicht alle ›Amerikaner‹ nennen, statt sich als ›ethnische Amerikaner‹ zu bezeichnen?«). Interessanterweise ist das ein lokales Phänomen – Weiße favorisieren ein assimilationistisches, einheitliches Bekenntnis zu nationalen Werten, während Afroamerikaner sich eher für mehr Pluralismus aussprechen; doch das Gegenteil ist der Fall, wenn es um das Campusleben und die Campuspolitik zwischen weißen und afroamerikanischen Studenten an traditionell schwarzen Universitäten geht. Wir können durchaus mit zwei gegensätzlichen Auffassungen in unserem Bewusstsein leben, wenn es unseren Interessen dient.

Eine Wunschliste mit Maßnahmen gegen die Auswirkungen der Wir/Sie-Bildung sollte folglich enthalten: die Betonung von Individuation und gemeinsamen Eigenschaften, Perspektivenübernahme, positivere Dichotomien, Verringerung hierarchischer Unterschiede und Zusammenführung der Menschen unter gleichen Bedingungen mit gemeinsamen Zielsetzungen. Wir kommen darauf zurück.

SCHLUSSFOLGERUNGEN

Eine Analogie, die Gesundheit betreffend: Stress kann Ihnen schaden. Zwar sterben wir nicht mehr an den Pocken oder der Pest, dafür aber an Krankheiten, die auf Stress und Lebensweise zurückzuführen sind, wie zum Beispiel Herzerkrankungen oder Diabetes, bei denen sich die Schädigungen im Laufe der Zeit langsam anhäufen. Wir wissen heute, wie Stress Krankheiten hervorbringen oder verschlimmern kann und wie er Sie für andere Risikofaktoren anfällig macht. Vieles von dem verstehen wir sogar auf der molekularen Ebene. Stress kann Ihr Immunsystem veranlassen, Ihre Haarfollikel auf abnorme Weise anzugreifen, so dass Ihre Haare grau werden.

Alles richtig. Trotzdem haben Stressforscher nicht vor, uns vom Stress zu befreien oder zu »heilen«. Das ist nicht möglich, und selbst wenn es das wäre, würden wir es nicht wollen – wir lieben Stress, wenn er von der richtigen Art ist; wir nennen ihn dann »Anregung«.

Die Analogie liegt auf der Hand. Von flächendeckenden, entsetzlichen Gräueltaten bis hin zu den zahllosen Nadelstichen der Mikroaggression hat das Gegensatzpaar Wir/Sie namenlose Qual verursacht. Doch unser übergeordnetes Ziel besteht nicht darin, uns von der Wir/Sie-Dichotomisierung zu »heilen«. Das ist nicht möglich, es sei denn, Ihre Amygdala wird zerstört – dann erscheint Ihnen jeder als »Wir«. Doch selbst wenn wir es könnten, würden wir die Wir/Sie-Bildung nicht beseitigen wollen.

Ich bin ein ziemlicher Einzelgänger – schließlich habe ich einen erheblichen Teil meines Lebens allein in einem Zelt in Afrika verbracht, während ich eine fremde Art studierte. Trotzdem verdanke ich einige der glücklichsten Augenblicke meines Lebens dem Empfinden, ich sei Teil eines »Wir«, sei akzeptiert und nicht allein, sicher und verstanden, umschlossen von etwas Größerem als mir selbst, erfüllt mit dem Gefühl, auf der richtigen Seite zu stehen, das Rechte und das Gute zu tun. Es gibt Wir/Sies, für die sogar ich – kopflastig, zaghaft und verschwommen pazifistisch, wie ich bin – bereit wäre, zu töten oder zu sterben.[77]

Wenn wir akzeptieren, dass es immer verschiedene Seiten geben wird, wäre es durchaus kein trivialer Punkt auf einer To-do-Liste, wenn man sich vornähme, immer auf der Seite der Engel zu sein. Misstrauen Sie dem Essentialismus. Denken Sie daran, dass das, was wie Rationalität aussieht, häufig nur Rationalisierung ist, die versucht, mit unterschwelligen Kräften Schritt zu halten, die wir nie vermuten würden. Konzentrieren Sie sich auf die größeren, gemeinsamen Ziele. Praktizieren Sie Perspektivenübernahme. Denken Sie daran: individuieren, individuieren, individuieren! Und vergessen Sie nicht, wie oft die Geschichte gezeigt hat, dass die wirklich bösen »Sie« im Hintergrund bleiben und unbeteiligte Dritte zu Sündenböcken machen.

In der Zwischenzeit gewähren Sie den Leuten Vorfahrt, die sich Sticker mit der Aufschrift »Mean people suck« (»Böse Menschen sind Scheiße«) aufs Auto kleben, und erinnern Sie jeden daran, dass wir alle gegen Lord Voldemort und das Haus Slytherin sind.

12

HIERARCHIE, GEHORSAM UND WIDERSTAND

Auf den ersten Blick ist das vorliegende Kapitel einfach eine Ergänzung des vorangehenden. Bei der Wir/Sie-Bildung geht es um Beziehungen zwischen Gruppen und um unsere automatische Tendenz, Eigengruppen gegenüber Fremdgruppen zu bevorzugen. Dementsprechend haben wir es bei Hierarchien mit einem bestimmten Typus von Beziehungen innerhalb von Gruppen zu tun, mit unserer automatischen Tendenz, Menschen gleichen oder ähnlichen Ranges wie wir Personen vorzuziehen, die einen Rang weit entfernt von dem unseren bekleiden. Auch andere Themen wiederholen sich – das Auftreten dieser Tendenzen früh im Leben und bei anderen Arten und die Verschränkung der kognitiven und affektiven Grundlagen.

Außerdem interagieren Wir/Sie-Kategorisierung und hierarchische Positionen. In einer Studie mussten Versuchspersonen Bilder von ethnisch uneindeutigen Individuen ethnisch zuordnen; Individuen, deren Kleidung auf einen niedrigen Status schließen ließ, wurden eher als Schwarze kategorisiert, Individuen, bei denen die Kleidung einen höheren Status signalisierte, als Weiße.[1] Bei diesen amerikanischen Versuchspersonen überschneidet sich die Wir/Sie-Dichotomisierung nach ethnischer Zugehörigkeit mit der Hierarchie nach sozioökonomischem Status.

Wie wir jedoch sehen werden, bewegt sich die Hierarchie auch in andere Richtungen als die Wir/Sie-Bildung, und das auf ausschließlich menschliche Weise: Wie andere hierarchische Arten haben wir Alpha-Individuen, doch im Unterschied zu den meisten anderen Arten besitzen wir manchmal die Möglichkeit, sie zu wählen. Außerdem sind sie oft nicht nur die ranghöchsten Individuen, sondern »führen« auch, indem sie versuchen, das Gut zu mehren, das man als Allgemeinwohl bezeichnet. Diese Individuen bewerben sich um die Führung mit unterschiedlichen Vorstellungen, wie das Gemeinwohl am besten zu erreichen sei – sogenannten politischen Ideologien. Und schließlich bringen wir sowohl einer Autorität als auch einer Autoritätsidee Gehorsam entgegen.

DIE BESCHAFFENHEIT UND DIE SPIELARTEN VON HIERARCHIEN

Zunächst einmal, eine Hierarchie ist ein Rangsystem, eine Formalisierung des ungleichen Zugangs zu begrenzten Ressourcen, die von Fleisch bis zu so nebulösen Dingen wie »Prestige« reichen. Wir beginnen mit der Untersuchung von Hierarchien bei anderen Arten (mit dem Vorbehalt, dass nicht alle sozialen Arten Hierarchien haben).

Die Abbildung in dem Lehrbuch aus den 1960er Jahren, die den Aufbau von Hierarchien anderer Arten zeigte, war höchst einfach. Eine Gruppe bildete eine feste, lineare Hierarchie, in der das Alpha-Individuum alle anderen dominierte, das Beta-Individuum alle anderen mit Ausnahme des Alpha-Individuums, Gamma alle anderen mit Ausnahme von Alpha und Beta und so fort.

Hierarchien etablieren einen Status quo, indem sie Ungleichheiten ritualisieren. Zwei Paviane stoßen auf etwas Gutes – nehmen wir an, einen Flecken, der im Schatten liegt. Ohne feste Dominanzbeziehungen käme es zu einem Kampf, der zu erheblichen Verletzungen führen könnte. Gleiches gilt eine Stunde später für die Früchte eines Feigenbaums, für die

Möglichkeit, danach von jemandem gegroomt zu werden und so fort. Stattdessen sind Kämpfe relativ selten, und wenn ein rangniederes Individuum seinen Status vergisst, genügt in der Regel ein »Drohgähnen« – eine rituelle Entblößung der Eckzähne – des dominanten Männchens.[*,**2]

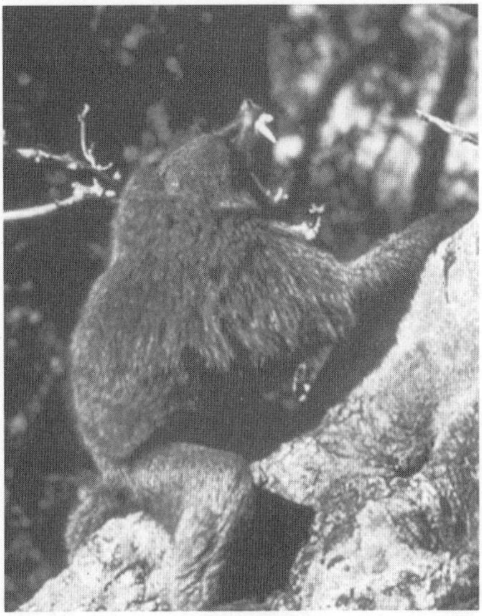

Männlicher Pavian, der ein (hoffentlich) einschüchterndes Drohgähnen zeigt

Warum haben wir Rangsysteme? In den 1960er Jahren lautete die Antwort Marlin Perkins' Gruppenselektion, bei der eine Art angeblich von einem stabilen Sozialsystem profitiert, in dem jedes Individuum seinen Platz kennt. Diese Auffassung entsprach der primatologischen Überzeugung, dass in einer Hierarchie das Alpha-Individuum (das heißt das Tier, das von allem, was gut ist, zuerst abbekommt) in gewisser Weise ein »Leittier« sei, das etwas Nützliches für die Gruppe leiste. So berichtete der Harvard-Primatologe Irven DeVore, bei den Savannenpavianen führe das Alpha-Männchen die Gruppe jeden Tag bei der Futtersuche an, organisiere die

* Ich bitte um Entschuldigung für den Pavian-Zentrismus der Beispiele auf den folgenden Seiten; es liegt daran, dass ich mich seit mehr als dreißig Jahren mit ihnen abgebe.

** Es gibt einen hübschen Beleg dafür, dass wir nicht immer wie andere Tiere sind. Bei den antihierarchischen Buddhisten gibt es einen Text, den Vinayapitaka, der die Mönche anweist, nicht in der Reihenfolge ihres Alters den Stuhlgang zu erledigen, sondern in der Reihenfolge ihres Eintreffens an der Toilette. Es gibt noch Hoffnung für diesen Planeten.

gemeinsamen Jagden, verteidige jedes Mitglied der Gruppe gegen Löwen, erziehe die Jungen, wechsle die Glühlampen aus und so fort. Das erwies sich als Unsinn. Alpha-Männchen wissen nicht, welche Richtung sie einschlagen müssen (zumal sie erst in der Adoleszenz zur Gruppe stoßen). Es wird ihnen ohnehin niemand folgen; stattdessen halten sich alle an die alten Weibchen, die genau wissen, wo die Futterquellen liegen. Jagden sind unorganisierte Jeder-wie-er-kann-Veranstaltungen. Und wenn ein Alpha-Männchen tatsächlich einem Löwen entgegentritt, um ein Junges zu schützen – dann handelt es sich aller Wahrscheinlichkeit nach um sein eigenes Junges. Andernfalls würde er schleunigst den sichersten Platz für sich beanspruchen.

Ohne Perkins' Schönfärberei betrachtet, ist der Nutzen der Hierarchie individualistischer Natur. Interaktionen, die den Status quo bestätigen, helfen natürlich den oberen Rängen der Hierarchie. Doch auch für die rangniederen Tiere ist es besser, den schattigen Flecken nicht zu bekommen, als ihn nach einer Bisswunde durch zwei Eckzähne nicht zu bekommen. In einem statischen, erblichen Rangsystem ist das logisch. In Systemen, in denen sich die Rangordnung verändert, gilt es, ein Gleichgewicht zwischen dieser Vorsicht und einer gelegentlichen Infragestellung der herrschenden Verhältnisse herzustellen – weil das Alpha-Männchen möglicherweise seine beste Zeit schon hinter sich hat und nur noch blufft.

Das ist eine klassische »Hackordnung« (ein Begriff, der ursprünglich für das hierarchische System von Hühnern geprägt wurde). Es gibt viele Variationen. Eine erste betrifft die Frage, ob es sich tatsächlich um eine Hierarchie im Sinne einer abgestuften Rangfolge handelt. Stattdessen gibt es bei einigen Arten (zum Beispiel bei den südamerikanischen Marmosetten) ein Alpha-Tier und alle anderen mit weitgehend gleichberechtigten Beziehungen.

Bei Arten mit hierarchischen Abstufungen lautet die Frage, was ein »Rang« tatsächlich bedeutet. Wenn Ihr Rang die Nummer sechs in einer Hierarchie ist, sind dann die Nummern eins bis fünf für Sie austauschbare Burschen, denen man besser mit größtem Respekt begegnet, und sieben bis unendlich gesichtslose Fußabtreter? Wenn dem so wäre, wäre es für Sie ohne Bedeutung, wenn Nummer zwei und drei oder Nummer neun und zehn Stress miteinander hätten: Die Rangabstufungen lägen in den Augen des Primatologen und nicht des Primaten.

Tatsächlich denken Primaten über solche Abstufungen nach. Beispielsweise interagiert ein Pavian in der Regel anders mit, sagen wir, dem Männchen eine Stufe über ihm als mit dem Tier fünf Stufen unter ihm. Im Übrigen registrieren Primaten auch Abstufungen, die sie nicht unmittelbar betreffen. In Kapitel 10 erfuhren wir, dass Forscher Lautäußerungen aufzeichneten und sie zusammenschnitten, um soziale Szenarien zu erfinden. Spielt man eine Aufzeichnung von Nummer zehn ab, die einen Dominanzruf ausstößt, und lässt dann Nummer eins mit einem Unterordnungsruf antworten, horchen alle auf: Sieh mal einer an, Bill Gates kuscht vor einem Obdachlosen.

Das lässt sich noch weiter abstrahieren, wie das Beispiel von Raben zeigt, die außerordentlich intelligente Vögel sind. Wie bei den Pavianen erregen Lautäußerungen, die auf Dominanzumkehrungen schließen lassen, mehr Aufmerksamkeit als der Status quo. Bemerkenswerterweise gilt dies sogar für Umkehrungen bei Vögeln eines *benachbarten* Schwarms. Raben erkennen Dominanzbeziehungen einfach durch Zuhören und interessieren sich lebhaft für den hierarchischen Klatsch über eine andere Gruppe.

Bei der Variation innerhalb und zwischen Arten stellt sich die Frage, wie es sich lebt, wenn man einen bestimmten Rang innehat. Bedeutet ein hoher Rang lediglich, dass jeder auf Ihre Stimmungen achtet oder dass – im anderen Extrem – niemand sonst genügend Kalorien bekommt, um zu ovulieren, zu laktieren oder zu überleben? Wie oft fordern niedere Tiere dominante Individuen heraus? Wie häufig lassen dominante Individuen ihre Frustrationen an rangniederen Individuen aus? Welche Bewältigungsstrategien haben solche rangniederen Individuen (gibt es zum Beispiel jemanden, mit dem sie groomen)?

Weiter stellt sich die Frage, wie ein hoher Rang erreicht werden kann. In vielen Fällen (wie erwähnt, bei weiblichen Pavianen) wird der Rang vererbt, ein System, das ganz von der Verwandtenselektion geprägt ist. Im Gegensatz dazu verändern sich bei anderen Arten/Geschlechtern (männlichen Pavianen zum Beispiel) die Ränge im Laufe der Zeit infolge von

Auseinandersetzungen, Machtkämpfen und Shakespeare'schen Melodramen, wobei es beim Aufstieg in der Hierarchie um Muskelkraft, scharfe Eckzähne und Siege in den richtigen Kämpfen geht.*

Glückwunsch, dass Sie sich Ihren Weg mit Zähnen und Klauen an die Spitze gebahnt haben, dass Sie sich im schweißtreibenden, nach dem Nullsummen-Prinzip funktionierenden, muskulären Kapitalismus bewährt haben. Doch wie steht es mit der interessanteren Frage, wie ein hoher Rang, wenn er denn einmal erreicht ist, beibehalten wird? Das hat, wie wir noch sehen werden, weniger mit Muskelkraft als mit sozialen Fähigkeiten zu tun.

Das bringt uns zu einem entscheidenden Punkt – soziale Kompetenz ist anstrengend und schwierig, und das zeigt sich im Gehirn. Wie der britische Anthropologe Robin Dunbar gezeigt hat, gilt für verschiedene Taxa (zum Beispiel »Vögel«, »Huftiere« oder »Primaten«): Je größer die durchschnittliche Gruppengröße einer Art, desto größer ist (a) das Gehirn relativ zur gesamten Körpergröße und (b) der Neokortex relativ zur gesamten Gehirngröße. In seiner einflussreichen »Hypothese des sozialen Gehirns« postuliert Dunbar, dass Zuwächse an sozialer Komplexität und die evolutionäre Ausweitung des Neokortex miteinander verknüpft gewesen sind. Dieser Zusammenhang zeigt sich auch innerhalb von Arten. Bei einigen Primaten kann die Gruppengröße um das Zehnfache variieren (abhängig vom Angebot des Ökosystems). Das wurde in einer faszinierenden bildgebenden Studie gezeigt, bei der man in Gefangenschaft lebende Makaken in Gruppen verschiedener Größe unterbrachte; je größer die Gruppe, desto dicker der präfrontale Kortex und der Gyrus temporalis superior, eine Kortexregion, die an der Theory of Mind beteiligt ist, und desto enger auch die Aktivitätsverschränkung der beiden Strukturen.**[3]

* Implizit ist vorausgesetzt, dass diese Männchen und Weibchen separate Hierarchien haben. Im Allgemeinen können die Weibchen aus der ranghöchsten Familie die rangniedrigsten Männchen herumschubsen, obwohl die Männchen ansonsten die Weibchen dominieren.

** Man beachte: Die Korrelation zwischen Größe des Neokortex und Gruppengröße verschiedener Primatenarten bringt wahrscheinlich zum Ausdruck, dass jedes Merkmal das andere beeinflusst, das heißt, dass sich die beiden Merkmale koevolutionär entwickelt haben. Die bildgebende Studie zeigt, dass die Größe einer sozialen Gruppe wichtige Teile des Gehirns zur Expansion *veranlassen* kann (und zwar in einer Weise, die weit mehr mit der in Kapitel 5 behandelten neuronalen Plastizität zu tun hat als mit Genen und Evolution).

Wir sehen also, dass soziale Komplexität und große Gehirne miteinander zu tun haben. Das zeigt sich auch bei Studien an Fission-Fusion-Arten, bei denen die Größe der sozialen Gruppe regelmäßig extremen Schwankungen unterworfen ist. Paviane beispielsweise beginnen und beenden den Tag in einer großen, kohärenten Gruppe, während die mittägliche Futtersuche in Kleingruppen stattfindet. Ein anderes Beispiel sind die Hyänen, die in Gruppen jagen, aber Aas alleine fressen, während es sich bei Wölfen oft umgekehrt verhält.

In Fission-Fusion-Arten ist die Sozialität komplexer. Man muss bedenken, dass der Rang eines Individuums ganz unterschiedlich sein kann, je nachdem, ob es sich in einer Untergruppe oder in der Gesamtgruppe befindet. Wenn man von einem anderen Individuum den ganzen Tag getrennt war, möchte man unter Umständen feststellen, ob sich die Dominanzbeziehungen seit dem Frühstück geändert haben.

In einer Studie wurden Fission-Fusion-Primaten (Schimpansen, Bonobos, Orang-Utans, Klammeraffen) und Nicht-Fission-Fusion-Primaten (Gorillas, Kapuzineraffen, Langschwanzmakaken) verglichen.[4] Bei diesen Tieren in Gefangenschaft schnitten die Fission-Fusion-Arten bei frontokortikalen Aufgaben besser ab und hatten relativ zum Gesamtvolumen des Gehirns größere Neokortizes. Studien an Rabenvögeln (Krähen, Raben, Elstern, Dohlen) ergaben vergleichbare Ergebnisse.

Bei Tieren sind »Rang« und »Hierarchie« also keineswegs einfache Gegebenheiten; je nach Art, Geschlecht und sozialer Gruppe variieren sie beträchtlich.

RANG UND HIERARCHIE BEIM MENSCHEN

Menschliche Hierarchien ähneln denen anderer Arten in vielerlei Hinsicht. Beispielsweise gibt es die Unterscheidung zwischen stabilen und instabilen Hierarchien – Jahrhunderte zaristischer Herrschaft auf der einen Seite, die Anfänge der Russischen Revolution auf der anderen. Wie wir unten sehen werden, rufen solche Situationen im Gehirn unterschiedliche Aktivierungsmuster hervor.

Auch die Gruppengröße spielt eine Rolle – Primatenarten, die in größeren sozialen Gruppen leben, haben im Verhältnis zum Rest des Gehirns größere Kortizes (wobei Menschen in beiden Maßen den Spitzenplatz innehaben).[5] Wenn Sie die Durchschnittsgröße der sozialen Gruppe bei den verschiedenen Primatenarten abhängig von der Neokortexgröße abbilden, erhalten Sie die »Dunbar'sche Zahl«, die vorhergesagte durchschnittliche Gruppengröße in traditionellen menschlichen Kulturen. Sie beläuft sich auf 150 Personen, und es gibt viele Belege, die diese Vorhersage stützen.

Dieses Prinzip gilt auch in der westlichen Welt – je größer das soziale Netzwerk eines Menschen (häufig anhand der Zahl seiner E-Mail/SMS-Beziehungen errechnet), desto größer der vmPFC, der orbitale PFC, die Amygdala und desto besser die Fähigkeiten, die mit der Theory of Mind assoziiert sind.[6]

Expandieren diese Hirnregionen, wenn jemand ein größeres soziales Netzwerk hat, oder prädisponiert die Größe dieser Regionen ihre Besitzer zur Bildung größerer Netzwerke? Natürlich von beidem etwas.

Wie bei anderen Arten variiert die Lebensqualität des Menschen mit den Konsequenzen der Rangungleichheiten – es ist beileibe nicht das Gleiche, ob der Mächtige im Restaurant vor Ihnen einen Tisch bekommt oder ob er Ihnen, wenn ihm danach ist, den Kopf abschlagen lassen kann. Erinnern Sie sich an die Studie in 37 Ländern, die zeigte, dass es umso mehr Mobbing in den Schulen gab, je größer die Einkommensungleichheit war. Länder mit brutaleren sozioökonomischen Hierarchien bringen also Kinder hervor, die ihre eigenen Hierarchien ebenfalls brutaler durchsetzen.[7]

Neben diesen Ähnlichkeiten zwischen den Arten gibt es auch Besonderheiten des Menschen, darunter die Folgenden:

MITGLIEDSCHAFT IN MEHREREN HIERARCHIEN

Wir gehören mehreren Hierarchien an und nehmen mitunter sehr verschiedene Rangplätze in ihnen ein.* Natürlich verführt es zur Rationalisierung und Systemrechtfertigung – wir erklären uns selbst, warum Hierarchien, in denen wir erfolglos sind, nichts taugen, und warum die eine, in der wir ganz oben stehen, diejenige ist, die wirklich zählt.

Eine implizite Folge vielfältiger Hierarchien ist die Möglichkeit, dass sie sich überschneiden. Betrachten wir den sozioökonomischen Status, der sowohl lokale wie globale Hierarchien miteinbezieht. Sozioökonomisch stehe ich prächtig da – mein Auto ist nobler als deins. Sozioökonomisch schneide ich miserabel ab – ich bin nicht reicher als Bill Gates.

DIE SPEZIALISIERUNG EINIGER RANGORDNUNGEN

Ein ranghoher Schimpanse ist im Allgemeinen in mehreren verwandten Bereichen gut. Menschen dagegen können zu unglaublich spezialisierten Hierarchien gehören. Beispiel: Ein gewisser Joey Chestnut ist ein Gott in seiner Subkultur – er gilt als der erfolgreichste Hotdog-Wettesser der Geschichte der Menschheit. Ob sich Chestnuts Talent auch auf andere Gebiete erstreckt, wissen wir leider nicht.

* Ein Beispiel dafür, das mir entsetzlich unangenehm war: Früher nahm ich an Freizeitkicks in Stanford teil. Ich war grauenhaft schlecht, worüber man sich allgemein und wohlwollend einig war. Einer der besten, anerkanntesten Spieler war ein guatemaltekischer Bursche, der als Hausmeister in meinem Gebäude arbeitete. Beim Fußball nannte er mich Robert (bei den seltenen Gelegenheiten, bei denen ich in irgendeiner Weise zum Spiel beitrug). Aber wenn er kam, um die Mülleimer in meinem Büro und Labor zu leeren, nannte er mich, ungeachtet aller meiner Versuche, es ihm abzugewöhnen, »Dr. Sapolsky«.

INNERE MASSSTÄBE

Gemeint sind innere Maßstäbe, unabhängig von der Außenwelt. Beispielsweise tragen bei Männern Siege oder Niederlagen im Mannschaftssport im Allgemeinen zum Anstieg bzw. Rückgang der Testosteronspiegel bei. Allerdings liegen die Dinge nicht ganz so einfach – näher betrachtet, reagiert das Testosteron auf Siege, die durch entsprechende Fähigkeiten errungen wurden (und nicht durch Glück), und ebenfalls genauer betrachtet, reagiert es auf die Leistung des Individuums (nicht der Mannschaft).[8]

Also wie üblich sind wir genau wie andere Tiere, nur vollkommen anders. Betrachten wir jetzt die Biologie der individuellen Ränge.

DER BLICK VON OBEN, DER BLICK VON UNTEN

RANGPLÄTZE ERKENNEN

Wie wir eine besondere Fähigkeit besitzen, »Sies« zu entdecken, haben wir auch großes Interesse daran und ein besonderes Geschick darin, Rangunterschiede zu erkennen. Beispielsweise brauchen wir nur 40 Millisekunden, um zuverlässig zwischen einem dominanten Gesicht (mit direktem Blick) und einem untergeordneten (mit abgewendeten Augen und gesenkten Augenbrauen) zu unterscheiden. Status wird auch durch die Körpersprache signalisiert, wenn auch weniger genau – Dominanz von einem exponierten Torso mit weit geöffneten Armen, Unterordnung von einem vorwärtsgebeugten, durch die Arme geschützten Torso, bemüht um Unauffälligkeit. Auch diese Hinweisreize nehmen wir mit automatischer Geschwindigkeit wahr.[9]

Sogar Kleinkinder erkennen Statusunterschiede, wie eine wahrhaft intelligente Studie beweist. Zeigen Sie einem Kleinkind einen Computerschirm, auf dem ein großes Quadrat und ein kleines Quadrat zu sehen sind, beide haben Augen und einen Mund.[10] Die beiden Quadrate befinden sich an entgegengesetzten Enden des Bildschirms und bewegen sich häufig zur anderen Seite, so dass sie aneinander vorbeimüssen. Zeigen Sie dann eine Version, bei der die beiden aneinanderstoßen – Konflikt. Die Quadrate stoßen wiederholt zusammen, bis eines von ihnen »aufgibt«, indem es sich hinlegt und das andere passieren lässt. Die Kleinkinder betrachten die Interaktion länger, wenn das große Quadrat nachgibt und nicht das kleine. Das erste Szenario ist interessanter, weil es die Erwartung durchkreuzt: »He, ich dachte, große Quadrate dominieren kleine.« Wie bei den Affen und den Raben.

Doch halt, vielleicht kommen da nur gängige physikalische Vorstellungen zum Ausdruck, kein besonderes Gespür für Hierarchien – große Sachen hauen kleine Sachen um und nicht umgekehrt. Diese Verwechslungsmöglichkeit wurde beseitigt. Erstens berührten sich die gegnerischen Quadrate nicht, wenn eines nachgab. Zweitens fiel das untergeordnete Quadrat entgegengesetzt zu der physikalisch vorhergesagten Richtung – statt nach hinten geworfen zu werden, legte es sich vor dem Alpha-Quadrat auf den Bauch.

Zu dieser Expertise kommt noch ein lebhaftes Interesse an Hierarchien – wie in Kapitel 9 betont, geht es beim Klatsch meist um den Status vom Status: Gibt es einen Mächtigen, den man gestürzt hat? Hat der Sanftmütige kürzlich etwas geerbt? Egal, welches Quadrat gewinnt, die Kleinkinder betrachten die Konfliktsituation länger als das friedliche Aneinandervorbeigleiten der Quadrate.

Das ist logischer Eigennutz. Wenn man die hierarchische Situation kennt, kann man sich dort besser orientieren. Doch es geht um mehr als nur um Eigennutz. Die Affen und Raben werden nicht bloß hellhörig, wenn es zu Rangumkehrungen in ihrer eigenen Gruppe kommt – sie werden auch neugierig, wenn sie bei den Nachbarn mithören. Uns ergeht es nicht anders.[11]

Was geschieht in unseren Gehirnen, wenn wir Rangfolgen betrachten?[12] Natürlich spielt der präfrontale Kortex eine wichtige Rolle. Frontale Schädigung beeinträchtigt die Fähigkeit, Dominanzbeziehungen zu erkennen (sowie Verwandtschaft, Täuschung oder Vertrautheit in Gesichtern wahrzunehmen). Der vlPFC und der dlPFC werden aktiviert und miteinander verknüpft, wenn wir uns über Dominanzbeziehungen Klarheit verschaffen oder ein dominantes Gesicht anschauen, Tätigkeiten, in denen die kombinierten affektiven und kognitiven Komponenten zum Ausdruck kommen. Diese Reaktionen sind besonders ausgeprägt, wenn eine Person vom anderen Geschlecht betrachtet wird (was möglicherweise eher auf sexuelle Intentionen als auf rein akademische Interessen an Hierarchien hindeutet).

Der Anblick eines dominanten Gesichts aktiviert auch den Gyrus temporalis superior (GTS, mit seiner Rolle bei der Theory of Mind) und verstärkt seine Verknüpfung mit dem PFC – wir sind mehr daran interessiert, was dominante Individuen denken.[13] Darüber hinaus gibt es bei Affen individuelle »Sozialstatus«-Neuronen. Und wie in Kapitel 2 angemerkt, bewirkt die Betrachtung einer instabilen Hierarchie alle oben beschriebenen Vorgänge und aktiviert darüber hinaus die Amygdala, worin zum Ausdruck kommt, dass Instabilität beunruhigend wirkt. Obwohl uns natürlich nichts von alldem sagt, *worüber* wir bei diesen Gelegenheiten Betrachtungen anstellen.

IHR GEHIRN UND IHR EIGENER STATUS

Ihr eigener Rang wirkt sich auf Ihr Gehirn erwartbar aus. Bei Makaken sorgt eine Rangerhöhung für eine Verstärkung der mesolimbischen dopaminergen Signalübertragung. Und noch einmal kurz zurück zu der Studie an Rhesusaffen, die zeigte, dass das Leben in einer größeren sozialen Gruppe zur Vergrößerung und funktionellen Verknüpfung von GTS und PFC führt. Außerdem machte die Studie deutlich, dass die Vergrößerung und Verknüpfung umso größer waren, je höher der Rang war, der in jeder Gruppe erreicht wurde. Passend dazu ergab sich in einer Studie an Mäusen, dass es bei höherrangigen Tieren zu einem stärkeren exzitatorischen Input jener Baumstruktur kam, die bei Mäusen dem (kognitiven) dlPFC entspricht.[14]

Mir gefallen diese Ergebnisse. Wie gesagt, bei vielen sozialen Arten ist das Erreichen höherer Ränge eine Frage scharfer Zähne und wilden Kampfesmutes. Doch die *Bewahrung* der Rangposition verlangt soziale Intelligenz und Impulskontrolle: Man muss wissen, welche Provokationen es zu ignorieren und welche Koalitionen es zu schmieden gilt – man muss die Handlungsweise anderer Individuen verstehen.

Macht der Affe die Geschichte oder die Geschichte den Affen? Reagierten die Individuen, die nach der Gruppenbildung dominant wurden, mit der größten Ausdehnung dieser Hirnregionen? Oder waren bei den Individuen, die dazu bestimmt waren, dominant zu werden, diese Hirnregionen schon vor der Gruppenbildung besonders gut ausgebildet?

Leider wurden die Tiere in der Studie keinem Hirnscan vor und nach der Gruppenbildung unterzogen. Spätere Arbeiten zeigten jedoch, dass mit zunehmender Gruppengröße auch der Zusammenhang zwischen Dominanz und diesen Hirnveränderungen größer wurde, was den Schluss nahelegt, dass das Erreichen eines höheren Ranges die Größenexpansion bewirkt.* Im Gegensatz dazu zeigten die Mausstudien, dass der Rang anstieg oder sank, wenn die synaptische Reizbarkeit im dlPFC erhöht beziehungsweise abgesenkt wurde, was darauf schließen lässt, dass die Größenexpansion ein Faktor ist, der die Höherrangigkeit vorantreibt. Gehirn formt Verhalten formt Gehirn formt …[15]

IHR KÖRPER UND IHR EIGENER STATUS

Was ist mit biologischen Unterschieden außerhalb des Gehirns als Funktion der Rangposition? Unterscheiden sich beispielsweise höher- und niederrangige Männchen in ihren Testosteronprofilen? Und wenn dem so ist: Sind diese Unterschiede Ursachen, Folgen oder bloße Korrelate der Rangunterschiede?

Die landläufige Endokrinologie ist immer davon ausgegangen, dass eine hohe Rangposition (in jeder Tierart) und erhöhte Testosteronspiegel

* Bedenkt man, wie unwahrscheinlich es ist, dass diese künftigen dominanten Individuen mit den allergrößten PFC/GTSs durch reinen Zufall in den größten Gruppen landeten.

Hand in Hand gehen, wobei Letztere für Erstere ursächlich verantwortlich sind. Doch wie ausführlich in Kapitel 4 dargelegt, ist bei Primaten keines von beidem der Fall. Zur Erinnerung:

- In stabilen Hierarchien haben höherrangige Männchen in der Regel nicht die höchsten Testosteronkonzentrationen. Stattdessen sind es gewöhnlich die niederrangigen jugendlichen Männchen, die Kämpfe beginnen, ohne sie zu Ende führen zu können. Wenn es eine Assoziation zwischen Höherrangigkeit und gesteigerten Testosteronspiegeln gibt, dann drückt sich darin im Allgemeinen eine höhere Sexualfrequenz dominanter Individuen aus, die die Sekretion steigert.
- Zu einer Abweichung von der geschilderten Situation kommt es in instabilen Zeiten. Beispielsweise haben bei zahlreichen Primatenarten höherrangige Männchen während der ersten Monate nach der Gruppenbildung die höchsten Testosteronspiegel, doch in den folgenden Jahren normalisieren sich diese dann wieder. In instabilen Zeiten ist die Beziehung zwischen hohen Testosteronspiegeln und hohen Rangpositionen eher eine Folge der gesteigerten Kampffrequenzen bei den hochrangigen Individuen als der Rangpositionen selbst.[16]
- Wie im Zusammenhang mit der »Herausforderungshypothese« erläutert, wird die kampfbedingte Erhöhung der Testosteronspiegel weniger durch Aggressionen als durch Herausforderung verursacht. Wenn der Status aggressiv aufrechterhalten wird, fördert das Testosteron die Aggression; würde der Status hingegen durch kunstvolles Schreiben und geschmackvolle Haikus gesichert, förderte das Testosteron auch dieses Verhalten.

Als Nächstes betrachten wir die Beziehung zwischen Rangposition und Stress. Sind verschiedene Rangpositionen mit verschiedenen Stresshormonspiegeln, Bewältigungsstilen und Häufigkeiten von stressbedingten Erkrankungen verknüpft? Bedeutet es mehr Stress, dominant oder untergeordnet zu sein?

Eine umfangreiche Forschungsliteratur zeigt, dass das Gefühl von Kontrolle und Vorhersagbarkeit Stress verringert. Ein anderes Bild ergibt sich allerdings aus den Affen-Experimenten, die Joseph Brady 1958 durchgeführt hat. Die Hälfte der Tiere konnte einen Hebel drücken, um Stromstöße zu verzögern (»Exekutiv-Affen«); die passive andere Hälfte erhielt immer dann einen Stromstoß, wenn die Exekutiv-Tiere einen bekamen. Hier waren es aber die Exekutiv-Affen, die, trotz Kontrolle und Vorhersehbarkeit, Magengeschwüre bekamen. Das war die Geburtsstunde des »Führungsstresses« – die Leute in den Spitzenpositionen ächzen unter Stressfaktoren wie Kontrolle, Führung und Verantwortung.[17]

»Führungsstress« wurde zu einem Schlagwort. Doch ein riesiges Problem bestand darin, dass die Affen den Rollen »exekutiv« und »nicht-exekutiv« nicht zufällig zugeteilt worden waren. Stattdessen wurden diejenigen, die in Vorstudien den Hebel am raschesten drückten, zu Exekutiv-Tieren gemacht.* In der Folge konnte gezeigt werden, dass solche Affen zu stärkeren emotionalen Reaktionen tendierten; Brady hatte also, ohne es zu merken, auf der Exekutiv-Seite lauter Tiere mit einer Neigung zu Magengeschwüren untergebracht.

So viel zu den Magengeschwüren von Führungskräften; zeitgenössische Studien zeigen, dass die schlimmsten stressbedingten Erkrankungen überwiegend im mittleren Management auftreten, mit der tödlichen Kombination von hoher Arbeitsbelastung und wenig Autonomie – Verantwortung ohne Kontrolle.

In den 1970er Jahren herrschte das Dogma, dass Organismen in untergeordneter Position dem größten Stress und dem größten Gesundheitsrisiko ausgesetzt seien. Das wurde zuerst an Labornagern angezeigt, bei denen untergeordnete Tiere in der Regel erhöhte *Ruhespiegel* der Glukokortikoide hatten. Mit anderen Worten, selbst wenn kein Stress vorlag, gab es Anzeichen für eine chronische Aktivierung der Stressreaktion. Dasselbe wurde bei verschiedenen Primaten beobachtet, von Rhesusaffen bis zu Lemuren. Genauso bei Hamstern, Meerschweinchen, Wölfen, Kaninchen und Schweinen. Auch bei Fischen. Sogar bei Kurzkopfgleitbeutlern, was immer das für Geschöpfe sein mögen. Bei zwei eigentlich anderen Zwecken dienenden Studien wiesen die untergeordneten Individuen,

* Vermutlich um die Abläufe zu beschleunigen, nahm man Tiere, von denen man hoffte, sie würden die Beziehung zwischen Stromstoß und Hebeldrücken am schnellsten lernen.

die buchstäblich zu Tode untergeordnet wurden, weitreichende Schäden im Hippocampus auf, einer Hirnregion, die sehr empfindlich auf die schädigenden Effekte von Glukokortikoid-Überschuss reagiert.[18]

Bei meiner eigenen Arbeit mit Pavianen in Afrika kam ich zum gleichen Ergebnis (das waren übrigens die ersten Studien dieser Art an wildlebenden Primaten). Im Allgemeinen hatten niederrangige Paviane erhöhte Basalspiegel von Glukokortikoiden. Wenn belastende Situationen auftraten, erfolgte die Stressreaktion der Glukokortikoide relativ träge. War die Wirkung des Stressors vorbei, kehrten die Glukokortikoidspiegel zu dem erhöhten Basiswert zurück. Auf einen Nenner gebracht: Zu viel von dem Zeug im Blut, wenn man es nicht braucht, und zu wenig, wenn man es braucht. Bemerkenswerterweise kam es auf der fundamentalen Ebene des Gehirns, der Ebene von Hypophyse und Nebennieren, zu den erhöhten Basalspiegeln der Glukokortikoide aus den gleichen Gründen wie bei Menschen mit massiver Depression. Für einen Pavian ähnelt die soziale Unterordnung der erlernten Hilflosigkeit des depressiven Patienten.

Ein Überschuss an Glukokortikoiden bereitet aus verschiedenen Gründen Probleme, was erklären hilft, warum uns chronischer Stress krank macht. Auch in anderen Bereichen zahlten die rangniederen Paviane einen hohen Preis für ihre untergeordnete Existenz. Sie hatten (a) erhöhten Blutdruck und eine langsamere kardiovaskuläre Reaktion auf Stressfaktoren; (b) niedrigere Spiegel des »guten« HDL-Cholesterins; (c) leichte Immunbeeinträchtigungen, höhere Krankheitsraten und langsamere Wundheilung; (d) ein testikuläres System, das anfälliger für Stress war als das des dominanten Männchens; und (e) niedrigere zirkulierende Spiegel eines entscheidenden Wachstumsfaktors. Vermeiden Sie nach Möglichkeit, ein rangniederer Pavian zu sein.

Da haben wir wieder das Problem von Huhn und Ei: Führt eine bestimmte physiologische Eigenschaft zu einer Rangposition, oder verhält es sich umgekehrt? Bei wildlebenden Tieren lässt sich das beim besten Willen nicht entscheiden, doch bei Populationen von Primaten in Gefangenschaft stellen sich die besonderen physiologischen Merkmale einer Rangposition gewöhnlich nach und nicht vor Erreichen dieser Position ein.[19]

An diesem Punkt verkündete ich sonst im Brustton der Überzeugung, dass in diesen Forschungsergebnissen die fundamentalen Eigenschaften von Hierarchien und der Stress sozialer Unterordnung zum Ausdruck kommen. Doch leider erwies sich diese Behauptung als vollkommen falsch.

Auf ein erstes Problem stießen Jeanne Altmann von der Princeton University und Susan Alberts von der Duke University, als sie wildlebende Paviane mit stabilen Hierarchien untersuchten. Ihnen bot sich das vertraute Bild – rangniedere Tiere mit erhöhten Basalwerten der Glukokortikoidspiegel. Doch die Spiegel der Alpha-Tiere bewegten sich in den gleichen hohen Bereichen, die man bei den niedrigstrangigen Männchen fand. Warum ist das Leben für Alphas belastender als für Betas? Tiere beider Rangpositionen wurden gleich häufig von niedrigerrangigen Männchen herausgefordert (Stressfaktor) und von Weibchen gegroomt (Bewältigungsfaktor). Doch Alpha-Männchen kämpfen häufiger, verbringen mehr Zeit in sexuellen Beziehungen mit Weibchen (was mit erheblichem Stress verbunden ist, weil das Männchen seine Beziehung gegen die Herausforderungen anderer Männchen verteidigen muss). Paradoxerweise kann ein Hauptvorteil des Alpha-Daseins – sexuelle Beziehungen – ein enormer Stressfaktor sein. Überlegen Sie sich gut, was Sie sich wünschen.[20]

Also abgesehen von dem Fluch, ein Alpha zu sein, wird Stress gewöhnlich durch soziale Niederrangigkeit ausgelöst. Aber auch das ist falsch. Nicht die Rangposition an sich spielt eine Rolle, sondern das, was diese Position *bedeutet.*

Nehmen wir die Primatenarten, in denen ein Zusammenhang zwischen Rangposition und Glukokortikoidspiegeln festgestellt wurde. Bei diesen Arten sind die basalen Glukokortikoidspiegel niederrangiger Tiere relativ erhöht, wenn (a) dominante Individuen ihre schlechte Laune häufig abreagieren, indem sie Aggressionen auf untergeordnete Tiere verschieben; (b) rangniedere Tiere keine Bewältigungsmöglichkeiten haben (wie etwa einen Grooming-Partner); und/oder (c) die soziale Struktur verhindert, dass diese rangniederen Tiere Verwandte an ihrer Seite haben. Und wenn das Profil entgegengesetzt ist, haben die dominanten Tiere die höchsten Glukokortikoidspiegel.[21]

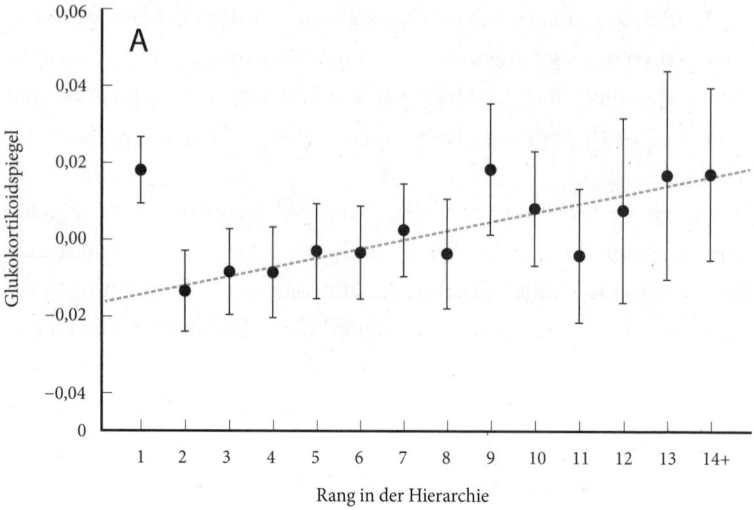

Leicht abgeändert aus: »Sympathy for the CEO«, Sci *333 (2011): 293.*

Die »Bedeutung« der Rangposition und ihrer physiologischen Korrelate variiert auch zwischen verschiedenen Gruppen derselben Arten. Beispielsweise war es um die Gesundheit rangniederer Paviane in einer Gruppe mit hohem Anteil an dominanten Männchen, die ihre Aggression verschoben, besonders schlecht bestellt, während die dominanten Männchen einer Gruppe, in der die Spitze der Hierarchie sich in einer Phase der Instabilität befand, unter erheblichen Gesundheitsproblemen litten.

Alle diese Aspekte werden außerdem von der Tatsache überlagert, dass die Persönlichkeit die Wahrnehmung der Rangposition prägt. Früher hätte einen die Verwendung des Wortes »Persönlichkeit« im Zusammenhang mit anderen Arten an jeder Universität um die Festanstellung gebracht, doch heute ist »Persönlichkeit« ein angesagter Forschungsgegenstand in der Primatologie. Individuen anderer Arten weisen stabile Temperamentsunterschiede auf – in welchem Maße jemand dazu neigt, seine frustrationsbedingten Aggressionen zu verschieben, wie ausgeprägt sein soziales Gesellungsbedürfnis ist, in welchem Maße er sich durch neuartige Situationen aus der Fassung bringen lässt und so fort. Primaten unterscheiden sich auch in der Frage, ob sie Wasserlöcher als halb leer oder halb voll betrachten. Im Kontext der Hierarchie sind einige Individuen, die Rangposition zwei innehaben, nur damit beschäftigt, dass sie nicht die Nummer eins sind, während einige Individuen, die Nummer neun sind, sich damit trösten, dass sie zumindest nicht Nummer zehn sind.

Erwartungsgemäß beeinflusst die Persönlichkeit die Beziehung zwischen Rangposition und Gesundheit. Ein Individuum auf einem hohen Rangplatz wird wahrscheinlich weniger gesund sein als andere Individuen auf der gleichen Position, wenn es (a) besonders stark auf Neues reagiert; (b) harmlose Umstände für gefährlich hält (zum Beispiel, wenn sein Rivale auftaucht, aber lediglich ein Schläfchen in der Nähe halten will); (c) aus seiner sozialen Kontrolle keinen Vorteil zieht (es etwa einem Rivalen überlässt, den Beginn eines unausweichlichen Entscheidungskampfes zu bestimmen); (d) nicht zwischen guten und schlechten Nachrichten unterscheidet (auf der Verhaltensebene keinen Unterschied macht zwischen einem gewonnenen und einem verlorenen Kampf); und/oder (e) keine sozialen Strategien hat, um seiner Frustration Luft zu machen. Sie könnten sich ihren Lebensunterhalt damit verdienen, für Paviane Seminare abzuhalten, die ihnen Erfolg im Leben und in der Gruppe versprechen und in denen Sie diese Faktoren abarbeiten.[22]

Am anderen Ende wird ein niederrangiges Individuum in der Regel gesünder sein als Individuen auf der gleichen Rangposition, wenn es (a) eine Vielzahl von Grooming-Beziehungen besitzt und/oder (b) Gelegenheit hat, an einem noch rangniederem Individuum seine Aggression auszulassen.

Wie beeinflusst also die Rangposition bei anderen Arten den Körper? Das hängt davon ab, wie es ist, eine bestimmte Rangposition in dieser Art und dieser besonderen sozialen Gruppe innezuhaben, und welche Persönlichkeitsmerkmale die Wahrnehmung dieser Variablen beeinflussen. Wie sieht es beim Menschen aus?

Es gibt nur einige wenige neurobiologische Studien, die untersuchen, wie unterschiedlich die Einstellungen der Menschen zur Hierarchie sind. Kommen wir zurück auf ein Konzept aus dem letzten Kapitel, die soziale Dominanzorientierung (SDO) – die Frage, wie viel Wert Menschen Macht und Prestige beimessen. In einer Studie sahen Versuchsteilnehmer einen Menschen, der emotional leidet. Wie in Kapitel 2 geschildert, werden dadurch der anteriore cinguläre Kortex und der Insellappen aktiviert – Empathie und Abscheu angesichts der Umstände, die diesen Schmerz hervorriefen. Je höher der SDO-Wert eines Menschen, desto geringer die Aktivierung dieser beiden Regionen. Personen mit dem höchsten Interesse an Prestige und Macht scheinen am wenigsten geneigt, mit Menschen zu fühlen, die weniger vom Glück begünstigt sind.[23]

Was ist mit den biologischen Korrelaten eines Menschen, der einen bestimmten Rang innehat? In mancher Hinsicht sind wir differenzierter als andere Primaten; in anderer Hinsicht sind wir es nicht.

In zwei Studien wurden Individuen mit hohem Status in der Regierung oder beim Militär untersucht (in letzterem Fall Offiziere bis zum Rang eines Obersten). Im Vergleich zu niederrangigen Kontrollpersonen verfügten diese Leute über niedrigere basale Glukokortikoidspiegel, weniger selbst bekundete Angst und ein erhöhtes Kontrollbewusstsein (das verrät uns jedoch nichts über die Frage, was zuerst da war – die Rangposition oder das stressfreie Profil).[24]

Neuauflage der Paviane. Aber dann erwies sich die Situation als differenzierter. Die Autoren dekonstruierten Rangpositionen mit drei Fragen: (a) Wie viele Menschen befanden sich in der Rangfolge seiner Organisation unterhalb des betreffenden Teilnehmers? (b) Wie viel Autonomie hatte er (beispielsweise, um Leute einzustellen und zu entlassen)? (c) Wie viele Menschen beaufsichtigte er unmittelbar? Hohe Rangpositionen gingen nur dann mit niedrigen Glukokortikoiden und wenig Angst einher, wenn sie mit den ersten beiden Variablen verknüpft waren – viele Untergebene und viel Autorität. Mussten die Teilnehmer hingegen viele Untergebene direkt beaufsichtigen, waren die Ergebnisse nicht so positiv.

Das verleiht dem Gejammer von Führungskräften, wonach sie zu viele Leute zu beaufsichtigen hätten, eine gewisse Glaubwürdigkeit; stattdessen haben sie zu viele Vorgesetzte. Um in den vollen Genuss der physiologischen Vorzüge eines hohen Status zu gelangen, dürfen Sie keine Leute beaufsichtigen; stattdessen müssen Sie wie ein Master of the Universe durch das Unternehmen rauschen, während das Fußvolk, mit dem Sie nie etwas zu tun haben, unterwürfig lächelt. Es geht nicht nur um die Rangposition, sondern darum, was die Position bedeutet und beinhaltet.

Inwiefern ist die Beziehung zwischen Status und Gesundheit bei Menschen weniger differenziert als bei anderen Primaten?[25] Insofern, als bei ihnen die allgemeinste Form des Status zu Buche schlägt, die je ein Primat erfunden hat – nämlich der sozioökonomische Status (SES). In zahlreichen Studien wird der »soziale Gesundheitsgradient«, das heißt der Zusammenhang zwischen SES und Gesundheit, untersucht: Arme Leute haben eine geringere Lebenserwartung, weil sie an zahlreichen Leiden häufiger erkranken und sterben.

Fassen wir dieses expandierende Forschungsfeld, das bereits in Kapitel 9 behandelt wurde, noch einmal zusammen:

- Was ist zuerst da – Armut oder schlechte Gesundheit? Ganz eindeutig Erstere. Erinnern wir uns, dass die Entwicklung in einer Gebärmutter mit niedrigem Sozialstatus die Wahrscheinlichkeit erhöht, dass dieser Fötus als Erwachsener unter einer schlechteren Gesundheit leidet.
- Dabei verhält es sich keineswegs so, dass der Arme unter schlechter Gesundheit leidet und alle anderen gleichermaßen gesund sind. Mit jeder Stufe, die wir die SES-Leiter hinuntersteigen, verschlechtert sich die Gesundheit.
- Das Problem liegt nicht darin, dass arme Leute weniger Zugang zum Gesundheitssystem haben. Der Gradient tritt auch in Ländern mit kostenlosen Gesundheitssystemen und universeller medizinischer Versorgung in Erscheinung, weil die Armen an Krankheiten leiden, die unabhängig vom Zugang zum Gesundheitssystem sind.
- Nur etwa ein Drittel der Variabilität lässt sich dadurch erklären, dass Arme mehr gesundheitlichen Risikofaktoren (etwa Umweltver-

schmutzung) und weniger schützenden Faktoren ausgesetzt sind (etwa gesünderen Wohngegenden).

- Der Gradient scheint mit der psychologischen Belastung durch den SES zusammenzuhängen. (a) Der subjektive SES sagt Gesundheit mindestens ebenso genau vorher wie der objektive SES, woraus folgt, dass es nicht um das Arm-Sein, sondern um das Sich-arm-*Fühlen* geht. (b) Unabhängig vom absoluten Einkommensniveau gilt: Je größer die Einkommensungleichheit in einer Gesellschaft – je häufiger die Armen mit der Nase auf ihren niedrigen Status gestoßen werden –, desto steiler der Gesundheitsgradient. (c) Viel Ungleichheit in einer Gesellschaft verringert das soziale Kapital (Vertrauen und das Gefühl, etwas bewirken zu können), und das ist die unmittelbarste Ursache für schlechte Gesundheit. Insgesamt zeigen diese Studien, dass der psychologische Stress eines niedrigen SES der Faktor ist, der die Gesundheit beeinträchtigt. Das deckt sich mit dem Befund, wonach besonders stressbedingte Erkrankungen (Herz-Kreislauf- und Magen-Darm-Erkrankungen sowie psychische Störungen) die steilsten sozialen Gesundheitsgradienten aufweisen.

Der soziale Gesundheitsgradient ist allgegenwärtig. Unabhängig von Geschlecht, Alter oder Ethnizität. Mit oder ohne allgemeine medizinische Versorgung. In ethnisch homogenen Gesellschaften und in Gesellschaften voller ethnischer Spannungen. In Gesellschaften, in denen die herrschende Mythologie sich auf das kapitalistische Credo »Wohlleben ist die beste Rache« beschränkt, und in Gesellschaften, die sich das sozialistische »Jeder nach seinen Fähigkeiten, jedem nach seinen Bedürfnissen« auf die Fahnen geschrieben haben. Als die Menschen die materielle Ungleichheit erfanden, entwickelten sie eine Methode zur Unterdrückung ihrer niederrangigen Artgenossen, die die Primatenwelt noch nie zuvor gesehen hatte.

EINE WIRKLICH MERKWÜRDIGE SACHE, DIE WIR DA VON ZEIT ZU ZEIT TUN

Zu den besonderen Merkmalen menschlicher Hierarchien gehört eines, das sehr merkwürdig und jüngeren Datums ist: Wir wählen uns unsere Anführer.

Wie erörtert, verwechselten die Vertreter einer inzwischen überholten Primatologie auf törichte Weise hohe Rangpositionen mit »Führungsrollen«. Ein Alpha-Pavian ist kein Anführer; er bekommt einfach nur von allem das Beste. Zwar folgen alle Tiere einem erfahrenen alten Weibchen, wenn es sich am Morgen auf den Weg zu seinen Futterquellen macht, aber alles spricht dafür, dass es nicht »führt«, sondern einfach »geht«.

Doch die Menschen haben Führer, die dem besonderen Begriff des Gemeinwohls verpflichtet sind. Was als Gemeinwohl zählt und wie der Führer es zu fördern hat, ist natürlich Veränderung unterworfen – das reicht von der Führung der Horde bei der Belagerung einer Burg bis zur Führung einer Gruppe von Vogelfreunden.

Noch neumodischer ist die Tatsache, dass die Menschen ihre Führer wählen, sei es, dass sie ein Clanoberhaupt durch Akklamation am Lagerfeuer bestimmen oder ihren Präsidenten nach einem dreijährigen Wahlkampf durch das bizarre Ritual des Wahlmännergremiums küren. Wie wählen wir unsere Führer?

Eine häufige bewusste Komponente der Entscheidungsfindung ist die Wahl nach Erfahrung und Fähigkeit statt nach Ansichten zu bestimmten Themen. Das ist so gängig, dass in einer Studie Gesichter, die als kompetenter beurteilt wurden, in 68 Prozent der Fälle die Wahlen gewannen.[26] Manchmal treffen Menschen auch eine bewusste Wahl auf der Basis eines einzigen, möglicherweise irrelevanten Merkmals (indem sie zum Beispiel den stellvertretenden Bezirkshundefänger wegen seiner Einstellung zum Drohnenkrieg in Pakistan wählen). Dann gibt es noch die amerikanische Facette der Entscheidungsfindung, die Bürger anderer Demokratien ziemlich fassungslos macht, nämlich die Wahl aufgrund von *likability* – Sympathiewerten. Denken Sie an die Wahl 2004, Bush gegen Kerry, als die republikanischen Experten meinten, bei der Entscheidung über die

Besetzung des mächtigsten politischen Postens der Erde solle die Frage, mit welchem Burschen man lieber ein Bier trinken würde, eine entscheidende Rolle spielen.

Mindestens genauso interessant sind die automatischen und unbewussten Elemente der Entscheidungsfindung. Der vermutlich stärkste dieser Faktoren ist bei Kandidaten mit identischen politischen Auffassungen die Tatsache, dass die Menschen sich dann eher für die besser aussehende Person entscheiden. Angesichts der Überzahl männlicher Kandidaten und Amtsinhaber drückt sich diese Tendenz meist in der Bevorzugung maskuliner Merkmale aus – hochgewachsen, gesund aussehend, symmetrische Gesichtszüge, hohe Stirn, ausgeprägte Überaugenwulste, kräftige Kieferknochen.[27]

Wie schon in Kapitel 3 erwähnt, entspricht das dem allgemeineren Phänomen, dass man attraktiven Menschen in der Regel einen besseren Charakter und höhere moralische Maßstäbe zubilligt, dass man sie für netter, ehrlicher, freundlicher und vertrauenswürdiger hält. Und sie werden besser behandelt: bei gleicher Vita eher eingestellt; bei gleicher Arbeit besser bezahlt; bei gleicher Straftat milder beurteilt. Das ist das Stereotyp vom Schönen, Wahren und Guten. Denken wir an Schiller, der glaubte, die körperliche Schönheit sei Zeichen einer inneren Schönheit, einer geistigen und moralischen Schönheit.[28] Das ist die Kehrseite der Auffassung, wonach Entstellungen, Krankheiten und Verletzungen die karmische Quittung für unsere Sünden seien. Wie in Kapitel 3 gesehen, benutzen wir den gleichen neuronalen Schaltkreis im orbifrontalen PFC, wenn wir die moralische Güte einer Handlung und die Schönheit eines Gesichts beurteilen.

Weitere implizite Faktoren kommen ins Spiel. In einer Studie wurden die Wahlkampfreden der Kandidaten für jede Wahl des Premierministers in der australischen Geschichte analysiert.[29] In 80 Prozent der Wahlen war der Sieger derjenige, der mehr Kollektivpronomen (zum Beispiel »wir« und »uns«) verwendete, was darauf schließen lässt, dass wir uns zu Kandidaten, die im Namen aller sprechen, eher hingezogen fühlen.

Es gibt auch kontingente automatische Präferenzen. So ziehen beispielsweise westliche und ostasiatische Versuchsteilnehmer in Kriegsszenarien Kandidaten vor, die ältere, maskulinere Gesichter haben; in Friedenszeiten sind es jüngere, femininere Gesichter. In Szenarien, in denen es um die Kooperation zwischen Gruppen geht, bevorzugen Probanden intelligent aussehende Gesichter; andere Male werden intelligente Gesichter als weniger maskulin oder anziehend beurteilt.[30]

Diese automatischen Tendenzen setzen sich schon früh im Leben fest. In einer Studie zeigte man Kindern im Alter von fünf bis dreizehn Jahren je zwei Gesichter von Kandidaten wenig bekannter Wahlen und fragte sie, wer ihnen auf einer hypothetischen Schiffsreise als Kapitän lieber wäre. In *71 Prozent* der Fälle entschieden sich die Kinder für den Wahlsieger.[31]

Forscher, die solche Studien durchführen, überlegen häufig, wie sich derlei Präferenzen entwickeln konnten; ehrlich gesagt, hören sich viele dieser Erklärungen wie Just-so-Geschichten an. Bei dem Versuch, die Vorliebe für Politiker mit maskulineren Gesichtszügen in Kriegszeiten zu erklären, meinten die Autoren, die höheren Testosteronspiegel würden maskulinere Gesichtszüge erzeugen (im Allgemeinen wahr) und aggressiveres Verhalten hervorrufen (nicht wahr, denken Sie an Kapitel 4); außerdem behaupteten sie, in Kriegszeiten werde von einem verantwortlichen Politiker Aggressivität erwartet (persönlich bin ich mir da nicht so sicher). Die Vorliebe für Kandidaten mit maskulineren Gesichtszügen erhöhe also die Wahrscheinlichkeit, den aggressiven politischen Führer zu bekommen, den man für eine erfolgreiche Kriegsführung brauche. Und dann können alle mehr Kopien ihrer Gene weitergeben. Voilà.

Ungeachtet der Ursachen ist der entscheidende Punkt hier, wie wirksam diese Kräfte sind – Fünfjährige, die eine Trefferquote von 71 Prozent haben, beweisen, dass es sich um einige sehr allgemeine, tiefverwurzelte Tendenzen handelt. Anschließend gibt sich unser bewusstes Denken dann große Mühe, unsere Entscheidungen umsichtig und klug erscheinen zu lassen.

WARUM NICHT AUCH MAL DAS? POLITIK UND POLITISCHE ORIENTIERUNGEN

Die Menschen werden also immer merkwürdiger – mehrfache Hierarchien *und* Anführer, die sie gelegentlich wählen, *und* das nicht selten anhand von törichten, impliziten Kriterien. Beschäftigen wir uns nun näher mit der Politik.

Mit seinem Klassiker *Chimpanzee Politics* (dt.: *Unsere haarigen Vettern*, München 1983) führte Frans de Waal den Begriff der »Politik« in die Primatologie ein, wobei er ihn in der Bedeutung von »machiavellistischer Intelligenz« verwendete – nichtmenschliche Primaten, die sich mit sozial komplexen Strategien darum bemühen, den Zugang zu Ressourcen zu kontrollieren. Das Buch dokumentiert, welchen Einfallsreichtum Schimpansen bei solchen Manövern entfalten.

Das ist zwar auch »Politik« im traditionellen menschlichen Sinne, doch ich möchte hier eine engere, naivere oder blauäugigere Definition zugrunde legen, nach der Politik die Auseinandersetzung zwischen mächtigen Mitgliedern der Gesellschaft ist, die unterschiedliche Vorstellungen vom Gemeinwohl haben. Vergessen Sie die Liberalen, die den Konservativen vorwerfen, einen Krieg gegen die Armen zu führen. Desgleichen die Konservativen, die die verkommenen Liberalen anklagen, die Familienwerte zu zerstören. Ignorieren wir diese Posen und nehmen wir an, dass alle von dem Wunsch beseelt sind, es möge den Menschen möglichst gut gehen, dass sie sich aber uneins sind in der Frage, wie dies am besten zu erreichen sei. In diesem Abschnitt werden wir uns auf drei Fragen konzentrieren:

1. Sind politische Orientierungen in der Regel in sich schlüssig (ergeben also die Auffassungen der Menschen zur Abfallpolitik ihrer Gemeinde und zu den Militäraktionen in Irgendwo-stan ein kohärentes ideologisches Gedankengebäude)? Schnelle Antwort: im Normalfall ja.
2. Erwachsen solche in sich schlüssigen Orientierungen aus tiefverwur-

zelten, impliziten Faktoren, die bemerkenswert wenig mit spezifischen politischen Fragen zu tun haben? Genau das.

3. Können wir schon Teile der biologischen Substrate entdecken, die diesen Faktoren zugrunde liegen? Natürlich.

DIE INNERE KONSTANZ POLITISCHER ORIENTIERUNG

Im vorhergehenden Kapitel haben wir die bemerkenswerte Konstanz der Wir/Sie-Orientierung untersucht – Menschen, die eine bestimmte Fremdgruppe aus wirtschaftlichen Gründen missbilligen, neigen eher dazu, eine weitere Gruppe aus historischen Gründen abzulehnen, eine dritte aus kulturellen Gründen und so fort.[32] Vieles von dem gilt auch hier – politische Orientierungen in Bezug auf Gesellschaft, Wirtschaft, Ökologie und internationale Fragen sind häufig eng miteinander verflochten. Diese Konstanz erklärt den Witz, der einer (von dem politischen Psychologen John Jost analysierten) Karikatur im *New Yorker* zugrunde liegt, die zeigt, wie eine Frau ihrem Mann ein Kleid vorführt und fragt: »Sehe ich in diesem Kleid republikanisch aus?« Ein anderes Beispiel betrifft den Bioethiker Leon Kass, der nicht nur einflussreiche konservative Einstellungen zum Klonen von Menschen hat, weil er diese Möglichkeit für »abstoßend« hält, sondern es auch »abstoßend« findet, wenn Menschen in der Öffentlichkeit der »katzenartigen Unart« nachgehen, an einem Eis zu schlecken. Mit diesen Fragen, einschließlich des Leckens an Eis am Stiel, werden wir uns noch ausführlicher beschäftigen. Diese innere Konstanz lässt darauf schließen, dass politische Ideologie nur eine Manifestation einer allgemeineren, fundamentaleren Ideologie ist – was, wie wir sehen werden, zu erklären hilft, warum Konservative mit größerer Wahrscheinlichkeit Putzzeug in ihren Schlafzimmern haben als Liberale.

Natürlich ist strenge Konstanz in puncto politischer Ideologie nicht immer der Regelfall. Libertäre sind eine Mischung aus sozialem Liberalismus und Wirtschaftskonservativismus; dagegen sind schwarze Baptistenkirchen traditionell wirtschaftsliberal, aber sozial konservativ (beispielsweise lehnen sie sowohl die Gleichberechtigung von Schwulen und

Lesben ab wie auch die Vorstellung, dass Schwulenrechte eine Form von Bürgerrechten seien). Hinzu kommt, dass keine extreme politische Ideologie aus einem Guss ist (dessen ungeachtet möchte ich hier aus Gründen der Einfachheit auf der einen Seite »liberal« und »links« und auf der anderen »konservativ« und »rechts« austauschbar verwenden).

Trotz allem sind die Bausteine der politischen Orientierung in der Regel stabil und in sich konsistent. Gewöhnlich ist es möglich, sich wie ein Republikaner anzuziehen oder wie ein Demokrat Eis zu schlecken.

IMPLIZITE FAKTOREN, DIE DER POLITISCHEN ORIENTIERUNG ZUGRUNDE LIEGEN

Wenn die politische Ideologie nur eine Manifestation größerer innerer Kräfte ist, die sich auf alles erstrecken, von Putzmitteln im Schlafzimmer bis zum Eiscremeverzehr, gibt es dann psychologische, affektive, kognitive und instinktive Verhaltensaspekte, in denen sich Linke und Rechte tendenziell unterscheiden? Diese Frage hat zu hochinteressanten Forschungsergebnissen geführt; ich möchte versuchen, sie in einige Kategorien einzuordnen.

INTELLIGENZ

Ach, zum Teufel! Beginnen wir mit einem höchst brisanten Aspekt. Betrachten wir zunächst einen Befund von Theodor Adorno aus den 1950er Jahren, wonach niedrigere Intelligenz kennzeichnend für die Anhänger konservativer Ideologien ist.[33] Seither haben einige – wenn auch nicht alle – Studien diese Schlussfolgerung bestätigt. Verlässlicher war ein Zusammenhang zwischen niedriger Intelligenz und einer Unterart des Konservatismus – dem rechten Autoritarismus (RWA, nach englisch *Right-Wing Authoritarianism*), der sich in einer besonderen Vorliebe zu hierarchischen Verhältnissen äußert. Ein besonders gründlicher Nachweis dieses Zusammenhangs wurde an mehr als 15 000 Versuchsteilnehmern in Großbritannien und den Vereinigten Staaten durchgeführt; wichtig ist dabei, dass die Korrelationen zwischen niedrigem IQ, RWA und Intergruppenvorurteil auch dann noch vorhanden waren, wenn Bildungsstand und sozioökonomischer Status statistisch berücksichtigt wurden. Die übliche und überzeugende Erklärung für den Zusammenhang lautet, RWA liefere einfache Antworten und die seien ideal für Menschen mit unzulänglichem abstrakten Denkvermögen.

DENKSTILE

Dieses Forschungsgebiet hat zwei große Themen. Zum einen die These, dass Rechte ziemliche intellektuelle Probleme mit Mehrdeutigkeit haben; damit werden wir uns unten beschäftigen. Die andere These besagt, dass Linke, nun ja, *härter* denken und eher über eine Fähigkeit verfügen, die der Politologe Philip Tetlock von der University of Pennsylvania als »integrative Komplexität« bezeichnet. Als man in einer Studie Konservative und Liberale nach den Ursachen von Armut befragte, neigten beide Gruppen zu persönlichen Zuschreibungen (»Sie sind arm, weil sie faul sind«). Allerdings nur dann, wenn sie zu schnellen Urteilen gezwungen waren. Ließ man ihnen mehr Zeit, entschieden sich die Liberalen für situative Erklärungen (»Halt, die Verhältnisse sind schuld an ihrer Lage«). Mit anderen Worten, die Konservativen beginnen mit Bauchurteilen und bleiben beim Bauch; die Liberalen gelangen vom Bauch zum Kopf.[34]

Diese unterschiedlichen Attributionsstile reichen weit über den Bereich der Politik hinaus. Wenn Sie Liberalen und Konservativen von einem Burschen erzählen, der beim Tanzenlernen über die Füße seiner Partnerin stolpert, und die Versuchsteilnehmer zu einem schnellen Urteil auffordern, werden sich alle für eine persönliche Zuschreibung entscheiden – der Bursche ist tollpatschig. Erst nach einiger Zeit beziehen die Liberalen situative Aspekte ein – vielleicht ist der Tanz wirklich schwierig.

Natürlich ist diese Dichotomie nicht vollkommen. Rechte nahmen persönliche Zuschreibungen für Lewinsky-gate (Clintons Ferkelei) vor, während Linke situativ urteilten (eine groß angelegte rechte Verschwörung). Umgekehrt verhielt es sich bei Nixon und Watergate. Trotzdem ist die Trennlinie ziemlich zuverlässig.

Woher kommt der Unterschied? Liberale und Konservative sind gleichermaßen in der Lage, über Bauchgefühle und persönliche Zuschreibungen zu differenzierteren situativen Beurteilungen zu kommen – fordert man sie dazu auf, sind beide Gruppen durchaus fähig, die Standpunkte des gegnerischen Lagers objektiv darzulegen. Liberale sind nur von sich aus eher zu situativen Erklärungen bereit.

Warum? Einige Forscher vertreten die Ansicht, es liege an einer größeren Neigung zum Denken – eine These, die rasch zu einer nutzlosen Tautologie wird. Linda Skitka von der University of Illinois meint, die persönlichen Zuschreibungen bei voreiligen Urteilen würden bei Liberalen rasch zu kognitiven Dissonanzen führen, weil sie sich nicht mit ihren Grundsätzen vertrügen; daher fühlten sie sich bemüßigt, zu einer stimmigeren Auffassung zu gelangen. Dagegen kämen Konservative auch dann nicht zu einer situativen Beurteilung, wenn sie mehr Zeit hätten, weil sie keine solche Dissonanz empfänden.

Das ist zwar logisch, bringt uns aber zu der Frage, woher die liberale Ideologie überhaupt kommt, die zu der Dissonanz führt. Wie wir sehen werden, wird sie durch Faktoren verursacht, die wenig mit dem Denkstil zu tun haben.

Diese Ergebnisse legen den Schluss nahe, dass es leichter ist, einen Liberalen dazu zu bringen, wie ein Konservativer zu denken, als umgekehrt.[35] Oder, anders ausgedrückt, die Erhöhung der kognitiven Belastung* sollte die Menschen konservativer machen. Genau das ist der Fall. Der Zeitdruck schneller Urteile ist eine Spielart erhöhter kognitiver Belastung. Desgleichen werden Menschen konservativer, wenn sie müde sind, Schmerzen haben, von einer kognitiven Aufgabe abgelenkt werden oder unter zunehmender Alkoholeinwirkung stehen.

In Kapitel 3 haben wir gehört, dass es einen engen Zusammenhang zwischen Willenskraft und Stoffwechsel gibt, der auf den Glukosebedarf des frontalen Kortex zurückzuführen ist. So zeigte sich, dass Versuchsteilnehmer weniger großzügig in Wirtschaftsspielen waren, wenn sie Hun-

* Das gilt auch für allgemeinere Notzeiten; obwohl es heißt, in solchen Perioden käme es zu einer erhöhten Polarisierung, verstärken sich nur bei wenigen Linken in solchen Zeiten die impliziten linken Einstellungen (wir kommen darauf zurück).

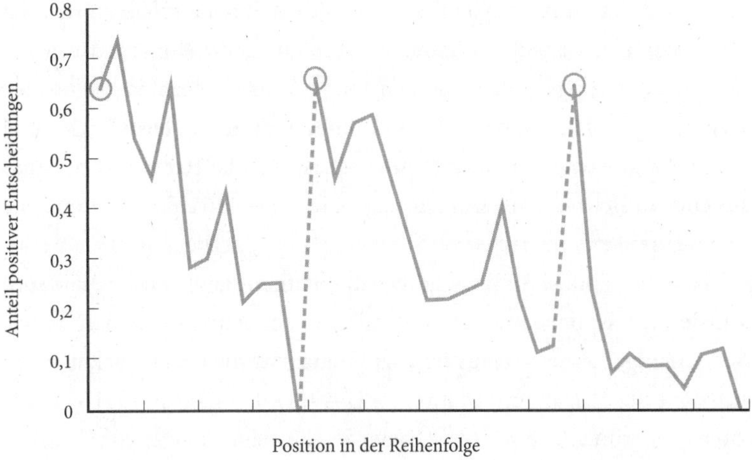

Anteil der Entscheidungen zugunsten der Häftlinge, geordnet nach der Position in der Reihenfolge. Eingekreiste Punkte geben die erste Entscheidung in jeder der drei Sitzungen an; kleine Markierungen auf der X-Achse bezeichnen jeden dritten Fall; gestrichelte Linien bezeichnen Pausen für eine Mahlzeit. Da ungleiche Längen der Sitzungen zu einer geringeren Zahl von Fällen für einige spätere Positionen in der Reihenfolge führten, sind in dem Diagramm nur die ersten 95 Prozent der Daten jeder Sitzung berücksichtigt.

ger hatten. Es gibt ein verblüffendes Beispiel dafür aus der realen Welt: In einer Studie, der mehr als 1100 juristische Entscheidungen zugrunde lagen, bekamen Häftlinge in rund 60 Prozent der Fälle Bewährung, wenn die Richter kurz zuvor etwas gegessen hatten, und praktisch in 0 Prozent der Fälle, wenn die Richter kurz davor waren, essen zu gehen (man beachte auch den allgemeinen Rückgang im Laufe eines anstrengenden Tages). Justitia mag blind sein, aber sie hat offensichtlich ein Ohr für ihren knurrenden Magen.[36]

MORALISCHES DENKEN

Ein weiteres Minenfeld. Überraschung, Überraschung, die Leute an beiden Enden des politischen Spektrums werfen einander vor, das moralische Denken zu untergraben.[37] Die eine Richtung dieses Vorwurfs scheint durch das in Kapitel 7 beschriebene Stufenmodell der moralischen Entwicklung von Kohlberg gerechtfertigt zu werden. Die Liberalen, die dem Ideal des zivilen Ungehorsams verpflichtet sind, scheinen sich auf einer »höheren« Kohlberg-Stufe zu befinden als die Konservativen mit ihrer Begeisterung für Recht und Ordnung. Sind die Rechten intellektuell weniger *befähigt*, auf einer höheren Kohlberg-Stufe zu denken, oder sind sie dazu nur weniger *motiviert*? Augenscheinlich Letzteres – Rechte und Linke sind gleichermaßen in der Lage, die Perspektive der anderen Seite zu beschreiben.

Eine ganz andere Auffassung vertritt Jonathan Haidt von der New York University.[38] Er benennt sechs Grundlagen der Moral – Fürsorge versus Schädigung; Fairness versus Betrug; Freiheit versus Unterdrückung; Loyalität versus Verrat; Autorität versus Umsturz; Reinheit versus Herabsetzung. Experimentelle wie reale Daten zeigen, dass Liberale vor allem die ersten drei Ziele schätzen, also Fürsorge, Fairness und Freiheit (die Geringschätzung von Loyalität, Autorität und Reinheit ist, in Überschneidung mit Kohlbergs Formulierungen, weitgehend mit dem postkonventionellen Denken identisch). Im Gegensatz dazu legen Konservative großen Wert auf Loyalität, Autorität und Reinheit. Das ist offensichtlich ein großer Unterschied. Darf man seine Gruppe gegenüber Außenstehenden kritisieren? Rechte: Nein, das ist illoyal. Linke: Ja, wenn es gerechtfertigt ist. Darf man sich jemals über ein Gesetz hinwegsetzen? Rechte: Nein, das untergräbt die Autorität. Linke: Natürlich, wenn es ein schlechtes Gesetz ist. Darf man die Nationalflagge verbrennen? Rechte: Niemals, sie ist heilig. Linke: Hör mal, das ist nur ein Stück Stoff.

Diese unterschiedlichen Akzentuierungen erklären eine Menge – nach klassischer liberaler Auffassung etwa hat jeder das gleiche Recht auf Glück; Rechte hingegen sind bereit, Abstriche an der Fairness vorzunehmen, wenn dies der Autorität nützt – so kommt die klassische konservative Auffassung zustande, dass eine gewisse sozioökonomische Ungleichheit ein hinnehmbarer Preis für eine reibungslos funktionierende Gesellschaft ist.

Was bedeutet es, wenn nach Haidts Auffassung Konservative sechs moralische Grundlagen an den Fingern abzählen, die Liberalen hingegen nur drei? Hier beginnt der erbitterte Grabenkrieg. Die Konservativen machen sich Haidts Ansicht zu eigen, wonach Liberale unter moralischer

Verarmung leiden, weil die Hälfte ihrer moralischen Grundlagen verkümmert sind.* Die entgegengesetzte Deutung legen Jost sowie Joshua Greene von der Harvard University vor; danach haben Liberale differenziertere moralische Grundlagen, da sie sich von den weniger wichtigen, historisch eher schädlichen Prinzipien getrennt haben, auf denen die Konservativen ständig herumreiten – tatsächlich zählen die Liberalen von eins bis drei, die Konservativen hingegen nur von vier bis sechs.

Warum sind Konservative so stark auf »verbindliche Grundlagen« wie Loyalität, Autorität und Reinheit eingeschworen, die häufig Autoritarismus und sozialer Dominanzorientierung den Weg bahnen? Das führt uns zum nächsten Abschnitt.

AFFEKTIVE PSYCHOLOGISCHE UNTERSCHIEDE

Die Forschung zeigt immer wieder, dass Linke und Rechte sich in ihren emotionalen Voraussetzungen unterscheiden. Zusammenfassend lässt sich sagen: Im Durchschnitt reagieren Rechte ängstlicher auf Mehrdeutigkeit und haben ein stärkeres Bedürfnis, eine Sache abzuschließen, missbilligen Neues, wünschen sich Struktur und Hierarchie, neigen eher dazu, Situationen als bedrohlich zu empfinden, und beschränken ihre Empathie auf ihr unmittelbares Umfeld.

Die konservative Abneigung gegen Mehrdeutigkeit ist in zahlreichen unpolitischen Kontexten nachgewiesen worden (in Reaktionen auf optische Täuschungen, dem Unterhaltungsgeschmack und so fort) und hängt eng mit unterschiedlichen Einstellungen zu allem Neuen zusammen, das definitionsgemäß Mehrdeutigkeit und Ungewissheit hervorruft.[39] Die unterschiedlichen Reaktionen auf Neues erklären sicherlich die liberale Auffassung, dass bei richtigen Reformen unsere beste Zeit noch vor uns, in einer neuen Zukunft, liegt, während die Konservativen glauben, dass wir unsere beste Zeit schon hinter uns haben und deshalb zu den vertrauten Verhältnissen zurückkehren sollten. Abermals wirken sich diese Unterschiede unserer psychologischen Grundvoraussetzungen auch auf un-

* Interessanterweise bezeichnet sich Haidt selbst nicht als konservativ, obwohl Interviews neueren Datums den Eindruck hervorrufen, dass sich das allmählich ändert.

politischen Feldern aus: Liberale sind eher im Besitz von Reisebüchern als Konservative.

Das Bedürfnis nach Vorhersehbarkeit und Struktur ist sicherlich verantwortlich für den Nachdruck, den Konservative auf Loyalität, Gehorsam sowie Recht und Ordnung legen.[40] Es macht auch eine verwirrende Eigentümlichkeit der politischen Landschaft verständlicher: Wie kommt es, dass es den Republikanern im Lauf der letzten fünfzig Jahre gelungen ist, die verarmten weißen Amerikaner so häufig dazu zu bringen, gegen ihre eigenen wirtschaftlichen Interessen zu wählen? Glauben sie wirklich, sie werden in der Lotterie gewinnen und können dann die Privilegien der amerikanischen Ungleichheit genießen? Wohl kaum. Die Psychologie des Bedürfnisses nach strukturierter Vertrautheit zeigt, dass die armen Weißen mit der Wahl der Republikaner eher das herrschende System stärken und ungewisse Risiken vermeiden wollen. Besser, man wehrt sich gegen jegliche Veränderung und paktiert mit dem Teufel, den man kennt. Im letzten Kapitel war die Rede davon, dass konservative Schwule mehr implizite Vorurteile gegen Schwule haben als liberale Schwule. Besser, sich selbst zu hassen, wenn das ein System stärkt, dessen Stabilität und Vorhersehbarkeit tröstlich ist.

Mit diesen Variablen verflochten ist der Links-rechts-Unterschied in der Tendenz, viele Dinge als bedrohlich zu empfinden, vor allem wenn der Konservatismus autoritär geprägt ist. Das Leben ist geprägt von Mehrdeutigkeiten, allen voran von der stets ungewissen Zukunft; wenn Ihnen das Angst macht, werden Ihnen eine Menge Dinge bedrohlich erscheinen. Nun kann eine »Bedrohung« abstrakt wirken, etwa wenn Ihr Selbstwertgefühl betroffen ist; es gibt nur wenige politische Unterschiede in der Wahrnehmung solcher Bedrohungen. Die Unterschiede betreffen konkrete Bedrohungen – Dinge und Ereignisse, die Ihnen ans Leder wollen.

Das trägt zur Erklärung politischer Standpunkte bei – »Ich habe hier eine Liste mit 200 kommunistischen Spionen, die im Außenministerium arbeiten« ist ein sehr schönes Beispiel für eine vorgestellte Bedrohung.*

* Obwohl sich darüber streiten lässt, ob sich McCarthy tatsächlich bedroht fühlte (oder auch nur ein Wort von seinen Hetztiraden glaubte), wusste er zweifellos, wie er sich diese Einstellung bei anderen zunutze machen konnte.

Der Unterschied in der Risikowahrnehmung kann unpolitisch sein. In einer Studie mussten Versuchsteilnehmer rasch eine Aufgabe ausführen, wenn ein bestimmtes Wort auf einem Computerschirm aufblitzte. Autoritäre Konservative reagierten – im Unterschied zu Liberalen – auf bedrohliche Wörter wie »Krebs«, »Schlange« oder »Straßenräuber« rascher als auf neutrale Wörter (zum Beispiel »Teleskop«, »Baum«, »Kantine«). Außerdem neigten Konservative eher als Liberale dazu, mehrdeutige Gesichter als bedrohlich zu deuten und negative (aber nicht positive) Reize mit neutralen Reizen zu verknüpfen. Republikaner berichteten dreimal so oft über Albträume wie Demokraten, besonders über solche, in denen es um den Verlust persönlicher Macht ging. Vielleicht hat der Volksmund recht, wenn er sagt, ein Konservativer sei ein Liberaler, der überfallen wurde.

Ähnlich geht man in der »Angstbewältigungstheorie« davon aus, dass Konservatismus psychologisch in einer ausgeprägten Todesfurcht verwurzelt ist. Für diese Annahme spricht die Beobachtung, dass Versuchsteilnehmer, die geprimt werden, an ihre Sterblichkeit zu denken, in ihrem Verhalten konservativer werden.[41]

Diese Unterschiede in der Bedrohungswahrnehmung liefern auch einen Ansatz zur Erklärung der unterschiedlichen Ansichten über die Rolle des Staates – Versorgung seiner Bürger (die linke Auffassung; Sozialleistungen, Bildung und so fort) oder Schutz der Bürger (die rechte Auffassung; Recht und Ordnung, Militär und so fort).*

Furcht, Angst, der Schrecken der Sterblichkeit – es muss eine Qual sein, ein Rechter zu sein. Trotzdem ergab eine multinationale Studie, dass Rechte glücklicher sind als Linke.[42] Warum? Vielleicht weil sie die einfacheren Antworten haben, unbelastet von dem inneren Zwang zu Korrekturen. Oder – eine Erklärung, die die Autoren favorisieren – weil die Rechtfertigung des Systems den Konservativen ermöglicht, die Ungleichheit zu rationalisieren und daher weniger Unbehagen zu empfinden. Mit zunehmender wirtschaftlicher Ungleichheit nimmt die Glückslücke zwischen Rechts und Links zu.

* Zwar mögen Konservative empfindlicher für das Gefühl der Bedrohung sein, aber sie reagieren nicht unbedingt empathischer auf die Bedrohung eines anderen – Konservative neigen eher dazu, die körperlichen Schmerzen anderer Menschen skeptisch zu betrachten und Simulation oder Manipulation zu vermuten.

Wie dargelegt, ist die politische Ideologie nur eine Manifestation des intellektuellen und emotionalen Stils. Ein sehr schönes Beispiel ist die Tatsache, dass die Offenheit eines *Vier*jährigen für ein neues Spielzeug vorhersagt, wie unvoreingenommen er als Erwachsener reagieren wird, wenn die Vereinigten Staaten, sagen wir, neue Beziehungen zum Iran oder Kuba knüpfen.[43]

UND, NATÜRLICH, EIN BISSCHEN GRUNDLEGENDE BIOLOGIE

Wie wir gesehen haben, erweist sich politische Orientierung gewöhnlich bei einer ganzen Reihe verschiedener Fragen als stabil und in sich stimmig, und sie ist in der Regel nur eine von vielen Manifestationen eines kognitiven und affektiven Stils. Wenn wir tiefer graben, stellt sich die Frage nach den biologischen Korrelaten unterschiedlicher politischer Orientierungen.

Kommen wir zurück auf den Insellappen und seine Rolle für die Vermittlung geschmacklichen und geruchlichen Widerwillens bei Säugetieren und moralischen Widerwillens bei Menschen. Im vorhergehenden Kapitel haben wir gesehen, dass man den Hass auf die »Sie« verlässlich schüren kann, indem man dafür sorgt, dass »Sie« bei der Eigengruppe einen instinktiven Widerwillen auslösen. Wenn der Insellappen der Leute bei dem Gedanken an die »Sie« aktiviert wird, können Sie einen Punkt auf Ihrer Genozid-Aufgabenliste abhaken.

Das erinnert an ein bemerkenswertes Forschungsergebnis – stecken Sie Versuchsteilnehmer in einen Raum mit einem übelriechenden Abfalleimer, und die Versuchspersonen werden in sozialer Hinsicht konservativer.[44] Wenn Ihr Insellappen vom Geruch toten Fischs das Würgen kriegt, neigen Sie eher zu der Entscheidung, dass eine soziale Praxis eines Anderen, die einfach anders ist, komplett falsch sei.

Das bringt uns zu einem wahrhaft faszinierenden Ergebnis – Sozialkonservative haben in der Regel eine niedrigere Ekelschwelle als Liberale. In einer Studie wurden Versuchsteilnehmern entweder positiv oder negativ besetzte emotionale Bilder dargeboten* und der galvanische Hautwiderstand (GSR, nach englisch: *galvanic skin resistance*) gemessen – ein Maß für die Erregung des sympathischen Nervensystems. Die größte autonome Reaktion auf negative (jedoch nicht positive) emotionale Bilder erfolgte bei Konservativen, die Schwulenehe oder vorehelichen Geschlechtsverkehr ablehnten (während die GSR-Reaktion keinen Zusammenhang zu nichtsozialen Fragen wie Freihandel oder strengeren Waffengesetzen aufwies). Besonderes Interesse an Hygiene und Sauberkeit war ein zuverlässiger Vorhersagefaktor für Wertschätzung von Reinheit.[45]

Entsprechend verwendeten Konservative bei der Konfrontation mit Dingen, die einen instinktiven Widerwillen bei ihnen auslösten, seltener Neubewertungsstrategien (so dass sie sich beispielsweise beim Anblick eines ekelhaft blutigen Bildes sagten: »Das ist nicht real, das ist vorgetäuscht«). Wenn im Übrigen Konservative – jedoch nicht Liberale – angewiesen werden, Neubewertungstechniken zu verwenden (beispielsweise »Versuchen Sie, die Bilder objektiv, ohne Emotionen zu betrachten«), äußern sie weniger konservative politische Vorstellungen. Im Gegensatz dazu erweist sich eine Unterdrückungsstrategie (»Lassen Sie sich Ihre Gefühle nicht anmerken, wenn Sie sich dieses Bild ansehen«) als wirkungslos. Wie wir gesehen haben, werden Liberale konservativer, wenn man dafür sorgt, dass sie müde, hungrig, gehetzt, abgelenkt oder angeekelt sind. Bringt man einen Konservativen dazu, etwas, das instinktiven Widerwillen auslöst, distanzierter zu betrachten, wird er liberaler.[46]

In der politischen Orientierung bei sozialen Fragen zeigt sich also, wie empfänglich jemand für instinktiven Widerwillen ist und welche Strategien er zur Bewältigung solcher Empfindungen verwendet. Konservative sind übrigens eher bereit, anhand ihres Widerwillens zu entscheiden, ob etwas moralisch ist. Was uns Leon Kass ins Gedächtnis ruft, den Bioethiker, der Anstoß daran nahm, wenn Leute in der Öffentlichkeit an ihrem Eis schleckten. Er war Vorsitzender der Bioethikkommission von George

* Zu den negativen Bildern gehörten eine Person, die Würmer isst, Exkremente, die in einer Toilette schwammen, eine blutige Verletzung und eine schwärende Wunde, in der es von Maden wimmelte. Hübsch anzusehen.

W. Bush, die dank Kass' ideologischer Ablehnung des Schwangerschaftsabbruchs die Stammzellenforschung weitgehend einschränkte. Kass vertrat eine Haltung, die er die »Weisheit des Widerwillens« nannte. Danach kann die Abneigung gegen so etwas wie das Klonen von Menschen der »emotionale Ausdruck einer tiefen Weisheit sein, die größer ist als das Vermögen der Weisheit, sie vollständig zu artikulieren«. Die instinktive Ebene – mit oder ohne nachträgliche Rationalisierung – ist alles, was man braucht, um zu erkennen, was richtig ist. Wenn Sie sich übergeben müssen, dürfen Sie nicht nachgeben.[47]

Der monumentale Denkfehler liegt auf der Hand. Verschiedene Dinge stoßen verschiedene Menschen ab; wessen Brechreiz trägt den Sieg davon? Außerdem werden Dinge, die man einst als widerwärtig empfand, heute ganz anders gesehen (zum Beispiel wäre für weiße Amerikaner um das Jahr 1800 die Idee, dass Sklaven die gleichen Rechte haben wie Weiße, nicht nur wirtschaftlich unsinnig, sondern auch abstoßend gewesen). Es ist ekelhaft, was für Dinge die Menschen in der Vergangenheit nicht als ekelhaft empfunden haben. Widerwillen ist einem ständigen Wandel unterworfen.

Reaktionen, die im Insellappen verankert sind, können uns also helfen, Unterschiede in der politischen Orientierung zu erklären. Auf diesen Punkt werden wir in Kapitel 17 zurückkommen.[48] Man hat weitere neurobiologische Unterschiede nachgewiesen. Liberalismus ist mit größeren Mengen grauer Materie im cingulären Kortex verknüpft (jener Struktur, die an Empathie beteiligt ist), während Konservatismus mit einer vergrößerten Amygdala (und folglich mit ihrer entscheidenden Rolle für die Bedrohungswahrnehmung) einhergeht. Wird ein abstoßendes Bild betrachtet oder eine riskante Aufgabe ausgeführt, kommt es bei Konservativen zu einer stärkeren Aktivierung der Amygdala als bei Liberalen.

Doch nicht alle Ergebnisse passen so gut ins Bild. Durch den Anblick eines widerwärtigen Bildes kommt es bei Konservativen beispielsweise auch zu einer größeren Aktivierung einer Vielzahl anderer Hirnregionen – Basalganglien, Thalamus, periaquäduktales Grau, (kognitiver) dlPFC, Gyrus temporalis medialis und superior, prä-supplementäres motorisches Areal, fusiformes Areal und untere Stirnwindung. Wie das alles zusammenpasst, ist nicht klar.

Natürlich muss man fragen: Haben Verhaltensgenetiker über genetische Einflüsse auf die politische Orientierung berichtet? Zwillingsstudien geben für politische Orientierung eine Erblichkeit von ungefähr 50 Prozent an. Genomweite Studien haben Gene identifiziert, deren polymorphe Varianten mit politischer Orientierung assoziiert waren. Die meisten der Gene hatten aber keine bekannten Funktionen oder wurden bis dahin zumindest nicht mit dem Gehirn in Zusammenhang gebracht; die Gene, deren Funktionen für das Gehirn bekannt waren (beispielsweise codierte eines für einen Rezeptor des Neurotransmitters Glutamat), schienen wenig mit der politischen Orientierung zu tun zu haben. Es gab eine interessante Gen-Umwelt-Wechselwirkung: Die »risikobereite« Version des D4-Dopamin-Rezeptorgens ist mit Liberalen assoziiert – doch nur, wenn diese viele Freunde haben. Außerdem zeigen einige Studien eine genetische Assoziation mit der Bereitschaft, zur Wahl zu gehen, aber unabhängig von der politischen Orientierung.[49]

Interessant. Aber für die Methode gelten alle Vorbehalte, die in Kapitel 8 genannt wurden – die meisten Ergebnisse sind nicht repliziert worden, die berichteten Effekte sind klein, sie wurden in politologischen und nicht in genetischen Zeitschriften veröffentlicht. Und was schließlich die Frage angeht, in welchem Maße Gene mit der politischen Orientierung zu tun haben, so kommt eine solche Verknüpfung wahrscheinlich über intervenierende Faktoren zustande, wie etwa die Neigung zu Ängstlichkeit.

GEHORSAM UND KONFORMITÄT, UNGEHORSAM UND NONKONFORMITÄT

Menschen gehören also gleichzeitig vielen Hierarchien an, die auf Abstraktionen beruhen, und wählen gelegentlich Anführer, die sich für das Allgemeinwohl einsetzen.[50] Dazu kommt Gehorsam gegenüber denen, die die Macht besitzen. Das hat nicht das Geringste mit dem tumben Pavian zu tun, der gehorsam sein schattiges Plätzchen für das drohende Alpha-Männchen räumt. Menschen dagegen gehorchen einer Autorität, die über jeden gegebenen Inhaber eines Throns hinausreicht (»Der König ist tot; lang lebe der König«) oder sogar auf einen abstrakten Autoritätsbegriff reduziert sein kann. Die Elemente dieses Gehorsams reichen von Loyalität, Bewunderung und Imitation bis hin zu Katzbuckelei, Arschkriecherei und Eigennutz, von bloßer Nachgiebigkeit (das heißt öffentlicher Konformität ohne innere Überzeugung) bis hin zum Trinken von Kool-Aid* (also der Identifizierung mit der Autorität und der Verinnerlichung und Erweiterung ihrer Überzeugungen).

Gehorsam ist eng mit Konformität verknüpft, einem Begriff, der im vorausgehenden Kapitel von zentraler Bedeutung war, aber erst hier erörtert wird. Beide Begriffe beruhen auf Gefolgschaft; Ersterer auf der Gefolgschaft gegenüber der Gruppe, Letzterer auf der Gefolgschaft gegenüber der Autorität. Für uns aber sind die Gemeinsamkeiten entscheidend. Darüber hinaus sind auch die Gegensätze – Ungehorsam und Nonkonformität – miteinander verknüpft und reichen von der Unabhängigkeit, die darin besteht, zum Rhythmus eines anderen Trommlers zu marschieren, bis hin zur absichtlichen und entsprechend entschlossenen Antikonformität.

Wichtig ist, dass es sich um wertfreie Begriffe handelt. Konformität kann großartig sein – es ist hilfreich, wenn jeder in einer Kultur darin übereinstimmt, dass Kopfnicken und Kopfschütteln »ja« beziehungsweise

* Anspielung auf den Sektenführer Jim Jones, dessen Anhänger ihm 1978 in den Tod folgten, indem sie vergiftetes Kool-Aid tranken. [A. d. Ü.]

»nein« bedeuten. Konformität ist notwendig, wenn wir die Weisheit der Vielen nutzen wollen. Und sie kann wirklich tröstlich sein. Aber natürlich kann Konformität manchmal auch entsetzliche Folgen haben – wenn man sich an Mobbing, Unterdrückung, Ausgrenzung, Vertreibung, Morden beteiligt, nur weil alle anderen es tun.

Auch Gehorsam kann famos sein – von dem Umstand, dass alle Verkehrsteilnehmer an Stoppschildern halten, bis hin zu der Tatsache, dass unsere Kinder (zur Empörung meiner pseudoanarchistischen Adoleszenz) gehorchen, wenn meine Frau und ich sagen, es sei Zeit, ins Bett zu gehen. Eine offenkundig unheilvolle Form des Gehorsams liegt dem »Ich habe nur Befehle befolgt« zugrunde – vom Stechschritt bis hin zu den erbärmlichen Gestalten, die bei dem Massen-Selbstmord einer Sekte in Jonestown dem Befehl folgten, die eigenen Kinder umzubringen.

WURZELN

Konformität und Gehorsam haben tiefe Wurzeln, wie der Umstand zeigt, dass sie auch bei anderen Arten und bei sehr jungen Menschen anzutreffen sind.

Konformität bei Tieren ist eine Art sozialen Lernens – ein rangniederer Primat muss nicht erst von irgendeinem Rabauken verprügelt werden, um sich unterzuordnen; es kann schon genügen, dass alle anderen sich unterordnen.*[51] Diese Konformität erinnert stark an menschliche Verhältnisse. Ein Schimpanse zeigt sich zum Beispiel eher bereit, ein Verhalten nachzuahmen, das er an drei anderen Individuen beobachtet, die es jeweils einmal ausführen, als wenn er beobachtet, wie ein anderes Individuum es dreimal zeigt.** Außerdem kann zum Lernen auch »kulturelle

* Man hat nachgewiesen, dass diese Konformität den Gesetzen transitiver Logik folgt. Tier A verliert eine Dominanzinteraktion mit Tier B. Anschließend sieht Tier A, wie Tier B eine Dominanzinteraktion mit Tier C verliert. Daraufhin gibt Tier A bei seiner ersten Begegnung mit Tier C ein Unterordnungssignal. Das ist an verschiedenen Primatenarten, Ratten, Vögeln und sogar Fischen gezeigt worden.

** Aus dieser Studie ging übrigens – gemäß sauberer ethologischer Logik – auch hervor, dass eine solche Konformität bei Orang-Utans, die solitäre Primaten sind, nicht vorkommt.

Übertragung« gehören – bei Schimpansen schließt das beispielsweise das Erlernen von verschiedenen Arten der Werkzeugherstellung ein. Konformität hat auch mit sozialer und emotionaler Ansteckung zu tun, wenn etwa ein Primat ein Individuum aggressiv angreift, einfach weil das bereits ein anderer macht. Eine solche Ansteckung findet sogar zwischen Gruppen statt. Beispielsweise kommt es bei Marmosetten in einer Gruppe eher zu Aggressionen, wenn von einer benachbarten Gruppe aggressive Lautäußerungen zu hören sind. Andere Primaten sind sogar anfällig für die soziale Ansteckung des Gähnens.[*52]

Mein Lieblingsbeispiel für nichtmenschliche Konformität ist so vertraut, dass es direkt aus dem Schulunterricht kommen könnte. Ein Birkhahn balzt ein Weibchen an, das aber leider seinem Zauber nicht verfällt und ihn abweist. Daraufhin machen ihn die Forscher zum heißesten Typ der Prärie – sie umgeben ihn mit einigen ausgestopften Birkhühnern in hingerissenen Posen. Sofort stürzt sich die eben noch widerstrebende Jungfer auf ihn und stößt dabei ihre statuarischen Rivalinnen beiseite.[53]

Ein noch deutlicheres Beispiel für tierische Konformität zeigte Frans de Waal in einer eleganten Studie an Schimpansen. In zwei Gruppen wurde jeweils das Alpha-Weibchen von den übrigen Tieren getrennt, anschließend zeigte man den beiden, wie eine sogenannte Puzzle-Box, die Futter enthielt, geöffnet werden konnte. Entscheidend war dabei, dass ihnen verschiedene, gleich schwierige Vorgehensweisen gezeigt wurden. Sobald die Weibchen ihre jeweiligen Methoden beherrschten, ließ man die Schimpansen jeder Gruppe beobachten, wie ihr Alpha-Weibchen stolz mehrere Male seinen meisterhaften Umgang mit der Puzzle-Box demonstrierte. Schließlich bekamen alle Tiere Zugang zur Box und kopierten sofort die Technik ihres Alpha-Tiers.[54]

Das ist schon an sich ein wunderbares Beispiel für die Ausbreitung kultureller Information. Aber es geschah noch etwas viel Interessanteres. Gelegentlich stieß ein Schimpanse in der Gruppe auf die alternative Me-

* Bei Schimpansen wird Gähnen am leichtesten ausgelöst, wenn ein Individuum einen vertrauten Schimpansen gähnen sieht, an zweiter Stelle folgt die Beobachtung, dass ein vertrauter Mensch gähnt, dann kommt das Gähnen eines unvertrauten Menschen. Kein Gähnen wird hingegen durch das Gähnen eines unvertrauten Schimpansen oder das Individuum einer unvertrauten Primatenart (eines Pavians) ausgelöst.

thode – nur um sie gleich wieder aufzugeben und die Box weiterhin auf die »normale« Weise zu öffnen. Einfach weil es alle anderen so taten.* Das gleiche Phänomen wurde anschließend bei Kapuzineraffen und wild lebenden Vögeln nachgewiesen.

Manchmal führen Tiere also eine Version eines Verhaltens aus, nicht weil sie besser ist, sondern weil alle anderen sich für sie entscheiden. Noch verblüffender, tierische Konformität kann sogar schädlich sein. Im Jahr 2013 führte Andrew Whiten von der University of St Andrews eine Studie an wild lebenden Südlichen Grünmeerkatzen durch. Dazu bot er ihnen zwei Maisbehälter dar, der eine rosafarben, der andere blau.[55] Der Mais aus dem einen Topf schmeckte gut, der aus dem anderen hatte einen bitteren Zusatzstoff. Die Affen lernten, den zweiten Topf zu meiden, und fraßen noch Monate später nur den »sicherfarbenen« Mais, selbst als man den Zusatzstoff schon längst weggelassen hatte.

Wenn Junge geboren wurden oder wenn erwachsene Tiere, die woanders aufgewachsen waren, in die Gruppe einwanderten, passten sie sich dieser Futterwahl an und lernten, nur aus Töpfen von der Farbe zu fressen, die alle anderen Tiere wählten. Mit anderen Worten, sie verzichteten auf die Hälfte des vorhandenen Futters, nur weil sie das Bedürfnis verspürten, sich anzupassen – Affen, die sich der Gruppe anschlossen, verhielten sich wie Schafe oder, schlimmer noch, wie Lemminge, die den anderen in den Abgrund folgen. Ein Beispiel belegt deutlich, dass Menschen sich genauso verhalten: In lebensbedrohlichen Notfällen (zum Beispiel bei Feuer in einem Restaurant) versuchen die Leute häufig, sich zu retten, indem sie der Menge folgen, selbst wenn sie wissen, dass es die falsche Richtung ist.

Wie tief Konformität und Gehorsam im Menschen verwurzelt sind, zeigt der Umstand, dass sie sich schon in jungen Jahren bemerkbar machen. In Kapitel 7 haben wir erfahren, dass unzählige Seiten mit Ausführungen über Konformität und Gruppenzwang bei Kindern und Jugendlichen gefüllt wurden. Eine Studie zeigt sehr hübsch, dass die Übergänge

* Ich würde gar zu gerne wissen, was in den Köpfen der Schimpansen vorging, als sie ihre alternative Methode aufgaben. Fand eine Aktivierung ihrer Amygdala statt, weil eine Stressreaktion ausgelöst wurde? Wie sieht beim Schimpansen die Furcht aus, wie ein Trottel dazustehen?

zwischen der Konformität bei uns und bei anderen Arten fließend sind. Es geht um den erwähnten Bericht, wonach ein Schimpanse eher ein bestimmtes Verhalten nachahmt, wenn drei Individuen es jeweils einmal ausführen, als wenn ein einziges Individuum es dreimal an den Tag legt. Wie die Studie zeigte, findet man das gleiche Verhalten auch bei zweijährigen Kindern.

Die tiefe Verwurzelung von Konformität und Gehorsam in der menschlichen Natur zeigt sich auch in der Geschwindigkeit, mit der sie stattfinden – Ihr Gehirn braucht weniger als 200 Millisekunden, um festzustellen, dass die Gruppe sich für eine andere Antwort als die Ihre entschieden hat, und keine 380 Millisekunden, um ein Aktivierungsprofil zu entwickeln, das eine Meinungsänderung bei Ihnen voraussagt. Unser Gehirn ist prädisponiert, sich in weniger als einer Sekunde anzupassen.[56]

NEURONALE GRUNDLAGEN

Diese letzte Studie wirft die Frage auf, was unter diesen Umständen im Gehirn geschieht. Dabei erleben wir die mittlerweile vertrauten Hirnregionen in einer interessanten Zusammenstellung.

Die einflussreiche »Theorie der sozialen Identität« geht von der These aus, dass unsere Vorstellung von dem, was wir sind, nachhaltig vom sozialen Kontext beeinflusst wird – von den Gruppen, mit denen wir uns identifizieren oder nicht identifizieren.*[57] Nach dieser Auffassung geht es bei Konformität und Gehorsam zwar sicherlich auch um Vermeidung von Strafe, aber zumindest genauso sehr um die positiven Aspekte der Anpassung. Wenn wir das Verhalten eines anderen nachahmen, wird unser mesolimbisches Dopaminsystem aktiviert.** Wenn wir uns bei einer Auf-

* Die Theorie der sozialen Identität wird gewöhnlich dem polnisch-französisch-britischen Psychologen Henri Tajfel zugeschrieben. Wie wir sehen werden, war Tajfel, als er sich fragte, warum ganz normale Menschen sich der Menge anschließen, um entsetzliche Taten zu begehen, nur einer von vielen Forschern auf diesem Feld, deren Leben vom Holocaust tiefgreifend beschädigt worden war.

** Inwieweit solche Mimikry etwas – wenn überhaupt – mit »Spiegelneuronen« zu tun hat, werden wir in Kapitel 14 erörtern, wenn wir der Frage nachgehen, welchen Zusammenhang es – wenn überhaupt – zwischen Spiegelneuronen und Empathie gibt.

gabe falsch entscheiden, ist der Rückgang der dopaminergen Aktivität geringer, wenn wir die Entscheidung als Teil einer Gruppe getroffen haben und nicht als Individuum. Zugehörigkeit ist Sicherheit.

Es gibt zahlreiche Studien, in denen ein Versuchsteilnehmer in einer Gruppe eine Frage beantwortet, hinterher herausfindet, dass – oje! – sonst alle anderer Meinung sind, und dann Gelegenheit bekommt, seine Antwort zu ändern.[58] Wie nicht anders zu erwarten, führt die Entdeckung, dass Sie mit Ihrer Meinung alleine dastehen, zu einer Aktivierung der Amygdala und des Insellappens; je stärker die Aktivierung, desto größer die Wahrscheinlichkeit, dass Sie Ihre Meinung ändern, und desto dauerhafter die Veränderung (im Gegensatz zu der vorübergehenden Veränderung der willfährigen öffentlichen Konformität). Das ist ein zutiefst soziales Phänomen – Menschen sind eher bereit, ihre Antwort zu ändern, wenn man ihnen ein Bild der Person(en) zeigt, die anderer Meinung ist (sind).

Wenn Sie erfahren, dass alle anderer Meinung sind als Sie, kommt es auch zur Aktivierung des (emotionalen) vmPFC, des anterioren cingulären Kortex und des Nucleus accumbens. Es handelt sich um ein Netzwerk, das während des Verstärkungslernens aktiviert wird, bei dem Sie lernen, Ihr Verhalten zu ändern, wenn es zwischen dem, was Sie erwarten, und dem, was tatsächlich geschehen ist, eine Diskrepanz gibt. Sobald Sie feststellen, dass alle anderer Meinung sind als Sie, wird dieses Netzwerk aktiviert. Was ist seine grundlegende Botschaft? Nicht nur, dass Sie *anders* sind als alle anderen, sondern dass Sie unrecht haben. Anders sein = unrecht haben. Je stärker die Aktivierung dieses Schaltkreises, desto größer die Wahrscheinlichkeit, dass Sie Ihre Antwort ändern, um sich anzupassen.[59]

Wie die meisten bildgebenden Studien liefern auch diese Untersuchungen nur korrelative Ergebnisse. Deshalb war eine Studie aus dem Jahr 2011, die auf der transkraniellen Magnetstimulation beruhte und den vmPFC vorübergehend inaktivierte, von besonderer Bedeutung. Die Versuchspersonen waren weniger geneigt, ihre Antworten aus Konformitätsgründen zu verändern.[60]

Kommen wir zurück zu dem Gegensatz zwischen der Konformität, bei der es heißt: »Wissen Sie was, wenn alle sagen, sie hätten B gesehen, dann habe ich es eben auch getan, was soll's«, und der anderen Form von Konformität: »Jetzt, wo ich darüber nachdenke, will mir scheinen, dass ich gar nicht A gesehen habe; ich denke, ich habe B gesehen, ja, ich bin mir sicher, dass es so war.« Letzterer Vorgang ist mit der Aktivierung des Hippocampus verknüpft, der Hirnregion, die von zentraler Bedeutung für Lernen und Gedächtnis ist – Sie werden buchstäblich zu einer Revision ihres Gedächtnisses veranlasst. Interessanterweise war dieser Konformitätsprozess in einer anderen Studie auch mit der Aktivierung des okzipitalen Kortex verknüpft, der Hirnregion, die für die primäre visuelle Verarbeitung zuständig ist – man kann fast hören, wie die frontale und die limbische Region versuchen, den okzipitalen Kortex davon zu überzeugen, er habe etwas anderes gesehen, als er tatsächlich gesehen hat. Nicht umsonst heißt es, dass die Sieger (in diesem Fall auf dem Feld der öffentlichen Meinung) die Geschichtsbücher schreiben und alle anderen gut daran tun, die ihren entsprechend zu revidieren. Krieg ist Frieden. Freiheit ist Sklaverei. Der Punkt, den Sie gesehen haben, war eigentlich blau und nicht rot.[61]

Die Neurobiologie der Konformität besteht also aus einer ersten Welle der Angst, bei der wir Anderssein mit Unrechthaben gleichsetzen, gefolgt von der kognitiven Arbeit, die erforderlich ist, um unsere Meinung zu ändern. Diese Ergebnisse stammen natürlich aus der künstlichen Welt der psychologischen Experimente. Daher sind sie nur ein schwacher Abglanz dessen, was tatsächlich geschieht, wenn Sie alleine gegen den Rest der Geschworenen stehen, wenn Sie es sind, der gedrängt wird, sich dem Lynchmob anzuschließen, wenn Sie sich zwischen Konformität und schrecklicher Einsamkeit entscheiden müssen.

Wie sieht die Neurobiologie der Gehorsamkeit gegenüber Autorität aus, wenn man Ihnen befiehlt, etwas Unrechtes zu tun? Sie ist eine ähnliche Mischung wie bei der Konformität, eine Schlammschlacht zwischen vmPFC und dlPFC, ein erhöhtes Aufkommen von Angstindizes und Stresshormonen wie den Glukokortikoiden, die Sie veranlassen, sich unterzuordnen. Was uns zu den klassischen Studien führt, die sich mit der Behauptung »Ich habe nur Befehle befolgt« beschäftigten.

ASCH, MILGRAM UND ZIMBARDO

Die Neurobiologie der Konformität und Gehorsamkeit wird sicherlich nicht in naher Zukunft in der Lage sein, die zentrale Frage dieses Forschungsfeldes erschöpfend zu beantworten: Ist jeder Mensch unter entsprechenden Bedingungen zu Gräueltaten entsetzlichster Art fähig, einfach weil es ihm befohlen worden ist oder weil alle anderen sie begehen?

Wir kommen an dieser Stelle natürlich nicht umhin, drei der bekanntesten Studien in der Geschichte der Psychologie zu erörtern, die extrem einflussreich, kühn, verstörend und kontrovers waren – die Konformitätsexperimente von Solomon Asch, die Gehorsamkeitsstudien von Stanley Milgram und das Stanford-Prison-Experiment von Philip Zimbardo.

Der Großvater des Trios war Asch, der Anfang der 1950er Jahre am Swarthmore College tätig war.[62] Die Versuchsanordnung seiner Studien war einfach. Ein Versuchsteilnehmer, der glaubte, es handele sich um eine Wahrnehmungsstudie, erhielt zwei Karten. Auf der einen war eine Linie, auf der anderen waren drei Linien unterschiedlicher Länge, von denen eine die Länge der Linie auf der ersten Karte hatte. Welche Linie des Trios war so lang wie die Linie auf der ersten Karte? Eine leichte Aufgabe – wenn die Versuchspersonen allein in einem Raum saßen, hatten sie bei einer Reihe von Durchgängen eine Fehlerrate von ungefähr einem Prozent.

Die Teilnehmer der Experimentalgruppe führten den Test jedoch in einem Raum mit sieben anderen durch, wobei jeder laut sagte, wie er sich entschieden hatte. Was der Versuchsteilnehmer nicht wusste: Die anderen sieben waren eingeweihte Mitarbeiter des Projekts. »Zufällig« kam der »echte« Versuchsteilnehmer als Letzter dran, während die ersten sieben einstimmig eine vollkommen falsche Antwort wählten. Erstaunlicherweise stimmten die Versuchsteilnehmer nun den falschen Antworten in einem Drittel der Fälle zu – ein Ergebnis, das in der durch Asch ausgelösten Welle gleicher Forschungsprojekte häufig repliziert wurde. Egal, ob die Versuchspersonen tatsächlich ihre Meinung änderten oder nur beschlossen, sich den anderen anzupassen – es war ein verblüffender Beweis für konformes Verhalten.

Weiter zu Milgrams Gehorsamsexperiment, dessen erste Inkarnationen Anfang der 1960er Jahre an der Yale University stattfanden.[63] Zwei Versuchsteilnehmer wurden angeworben, um an einer psychologischen »Gedächtnisstudie« teilzunehmen. Einer wurde willkürlich zum »Lehrer«, der andere zum »Lernenden« bestimmt. Der Lernende und der Lehrer kamen in getrennte Räume, so dass sie sich zwar hören, aber nicht sehen konnten. In dem Raum mit dem Lehrer befand sich der weißbekittelte Forscher, der das Experiment leitete.

Der Lehrer las Wortpaare vor (aus einer Liste, die er vom Forscher erhalten hatte); der Lernende sollte sich ihre Zusammenstellung merken. Nachdem der Lehrer eine Reihe davon vorgelesen hatte, testete er, wie viele dieser Wortpaare der Lernende sich eingeprägt hatte. Der Lehrer hatte den Auftrag, dem Schüler jedes Mal, wenn dieser einen Fehler machte, einen Stromstoß zu versetzen; bei jedem Fehler nahm die Stromstärke zu, bis sie am Ende der Sitzung lebensbedrohliche 450 Volt erreichte.

Die Lehrer glaubten, die Stromstöße seien real – zu Anfang der Sitzung erhielten sie einen echten Stromstoß, angeblich in der Stärke der ersten Strafe. Er tat weh. In Wirklichkeit wurde kein Stromstoß als Strafe verabreicht – der »Lernende« war eingeweiht. Als die Stärke der angeblichen Stromstöße zunahm, hörte der Lehrer, wie der Lernende schmerzhaft reagierte, aufschrie und darum bat, das Ganze zu beenden.* (In einer Variante äußerte der »Versuchsteilnehmer«, der den Lernenden spielte, im Vorbeigehen, er habe Herzprobleme. Bei zunehmender Stromstärke beklagte sich dieser Lernende über Brustschmerzen und verstummte anschließend, als habe er das Bewusstsein verloren.)

Wenn die Schmerzensschreie lauter wurden, begannen die Lehrer in der Regel zu zögern, woraufhin sie von dem Wissenschaftler mit zunehmend energischen Befehlen zum Weitermachen gedrängt wurden: »Fahren Sie bitte fort!« »Das Experiment verlangt, dass Sie weitermachen.« »Es ist absolut notwendig, dass Sie fortfahren.« »Sie haben keine andere

* Zu der raffinierten Versuchsanordnung gehörte, dass die dramatischen akustischen Reaktionen nicht von dem Schauspieler im Nebenraum produziert wurden. Vielmehr löste jeder Knopf, mit dem angeblich ein Stromstoß bestimmter Stärke aktiviert wurde, ein Tonband aus, auf dem angemessene Lautäußerungen aufgezeichnet waren. Dadurch blieb die angebliche Qual des Lernenden für alle Versuchsteilnehmer gleich.

Wahl. Sie müssen weitermachen.« Außerdem versicherte ihnen der Wissenschaftler, dass sie nicht im mindesten verantwortlich seien; der Lernende sei über die Risiken informiert worden.

Das allgemein bekannte Resultat war, dass die meisten Versuchsteilnehmer nachgaben und den Lernenden immer wieder mit Stromstößen traktierten. Meistens versuchten die Lehrer aufzuhören, stritten mit dem Wissenschaftler, weinten sogar in ihrer Verzweiflung – gehorchten aber. In der ursprünglichen Studie lautete das erschreckende Ergebnis, dass 65 Prozent von ihnen die maximale Stromstärke von 450 Volt verabreichten.

Und schließlich gab es noch das Stanford-Prison-Experiment (SPE), das Zimbardo 1971 durchgeführt hat.[64] Vierundzwanzig junge Männer, überwiegend Collegestudenten, wurden zufällig in zwei Gruppen à zwölf »Gefangene« und zwölf »Wärter« aufgeteilt. Die Gefangenen sollten vierzehn Tage in einem Pseudogefängnis verbringen, das im Keller des psychologischen Fachbereichs der Stanford University eingerichtet worden war. Die Wärter sollten für Ordnung sorgen.

Man unternahm enorme Anstrengungen, um das SPE möglichst realistisch zu gestalten. Die künftigen Gefangenen dachten, sie müssten sich zu einem bestimmten Zeitpunkt im Psychologiegebäude einfinden, um dann ihre Rolle in der Studie wahrzunehmen. Stattdessen hatte Zimbardo die Polizei von Palo Alto zur Mitwirkung überredet: Früh am Morgen holten Polizeibeamte die Gefangenen zu Hause ab, verhafteten sie und brachten sie auf die Wache, wo man Fingerabdrücke nahm, Polizeifotos machte, das volle Programm. Die Gefangenen kamen in das »Gefängnis«, wurden einer Leibesvisitation unterzogen, in Gefängniskleidung gesteckt, auf dem Kopf mit einem Nylonstrumpf ausgestattet, der eine Kopfrasur simulieren sollte, und jeweils zu dritt in ihren Zellen eingeschlossen.

Die Wärter, in ausrangiertes militärisches Khaki gekleidet, mit Gummiknüppeln und verspiegelten Sonnenbrillen ausgerüstet, waren die Herren des Gefängnisses. Man hatte sie informiert, dass zwar keine Gewalt erlaubt sei, dass sie aber freie Hand hätten, den Gefangenen das Gefühl von Langeweile, Furcht, Hilflosigkeit, Erniedrigung und Verlust aller Privatheit oder Individualität zu vermitteln.

Das Ergebnis war ebenso entsetzlich wie das des Milgram-Experiments. Die Wärter erlegten den Gefangenen sinnlose, erniedrigende Gehorsamkeitsrituale auf, zwangen sie zu qualvollem Drill, straften sie mit Schlaf- und Essensentzug, zwangen sie, sich in ungeleerte Eimer zu erleichtern (statt sie zur Toilette zu begleiten), steckten sie in Isolationszellen, hetzten Gefangene gegeneinander auf, sprachen sie mit ihrer Nummer statt mit ihrem Namen an. Die Gefangenen ihrerseits reagierten höchst verschieden darauf. Die Insassen einer Zelle revoltierten am zweiten Tag, weigerten sich, den Wärtern zu gehorchen, und verbarrikadierten den Eingang ihrer Zelle; die Wärter brachen ihren Widerstand mit Feuerlöschern. Andere Gefangene leisteten eher individuellen Widerstand; die meisten versanken in Passivität und Verzweiflung.

Sehr bekannt ist auch das Ende des Experiments. Nach sechs Tagen hatten sich Brutalität und Erniedrigung so verschlimmert, dass sich Zimbardo von seiner Doktorandin Christina Maslach überreden ließ, das Experiment abzubrechen. Später heirateten die beiden.

SITUATIVE KRÄFTE UND WAS IN UNS ALLEN LAUERT

Die genannten Studien sind berühmt-berüchtigt, haben Filme und Romane angeregt und Eingang in die allgemeine Kultur gefunden (wie zu erwarten, mit grauenhaften Fehlinterpretationen).*[65] Sie brachten Asch, Milgram und Zimbardo Ruhm und Anfeindungen.** Und sie übten gewaltigen Einfluss auf die wissenschaftliche Forschung aus – laut Google Scholar wurde Aschs Arbeit in der Literatur mehr als 4000-mal zitiert, Milgrams mehr als 27 000-mal, das SPE mehr als 58 000-mal.***[66] Die Er-

* Ein Beispiel: »Die Forscher fanden heraus, dass 65 Prozent der Versuchspersonen bereit waren, den Lernenden mit Stromstößen umzubringen und dann sein Herz zu essen. Im Gefangenenexperiment wurden – man stelle sich das vor! – 65 Prozent der Wärter ebenfalls zu Kannibalen. Es ist schon höchst eigenartig, dass beide Gruppen auf die gleiche Prozentzahl kamen.«

** Eine echte Koinzidenz, die gar keine Koinzidenz ist: Milgram und Zimbardo kannten sich, sie waren Klassenkameraden an ihrer Highschool in der Bronx.

*** Eine Studie, die von Milgrams Experiment angeregt wurde, war das Krankenhaus-Experiment von Hofling, in dem Krankenschwestern, die nicht wussten, dass sie an einer Studie

wähnungen, die ein durchschnittlicher Forschungsbericht erhält, lassen sich normalerweise an einer Hand abzählen, wobei die meisten Zitate von der Mutter des Forschers stammen. Das Trio ist ein Meilenstein in der Entwicklung der Sozialpsychologie. Die Harvard-Psychologin Mahzarin Banaji schreibt dazu: »Die schlichteste und wichtigste Lehre des SPE [und im weiteren Sinne auch der Experimente von Asch und Milgram] besagt, dass die *Situationen entscheidend sind*« (ihre Hervorhebung).

Was zeigten sie? Dank Asch, dass sich durchschnittliche Leute aus Konformitätsgründen mit absurd falschen Behauptungen abfinden. Dank der beiden anderen Studien, dass ganz normale Menschen im Namen von Gehorsam und Konformität zu erschreckenden Handlungen fähig sind.

Die allgemeinere Bedeutung dieser Forschungsergebnisse ist enorm. Asch und Milgram (Ersterer ein jüdischer Einwanderer aus Osteuropa, Letzterer Sohn jüdischer Einwanderer aus Osteuropa) arbeiteten in einer Epoche, als man nach einer wissenschaftlichen Erklärung für die deutsche Standardbehauptung »Ich habe nur Befehle befolgt« suchte. Milgram organisierte seine Studie unter dem Eindruck des wenige Monate zuvor begonnenen Kriegsverbrecherprozesses gegen Adolf Eichmann, der mit seiner scheinbaren Normalität die »Banalität des Bösen« wie kein anderer verkörperte. Zimbardos Arbeit entwickelte sich während des Vietnamkriegs, als Ereignisse wie das My-Lai-Massaker bekannt wurden. Bittere Aktualität gewann das SPE dreißig Jahre später mit den Misshandlungen und Folterungen irakischer Gefangener im Abu-Ghraib-Gefängnis durch ganz gewöhnliche amerikanische Soldaten.[*67]

Mit seiner Theorie des »schlechten Fasses« vertrat Zimbardo eine besonders extreme Auffassung, um die Bedeutung dieser Ergebnisse zu erklären; danach geht es nicht darum, wie ein paar faule Äpfel ein ganzes Fass mit Äpfeln ruinieren können, sondern darum, wie ein schlechtes Fass alle in ihm enthaltenen Äpfel zum Faulen bringen kann. Er fand noch eine andere einleuchtende Metapher: Statt sich auf jeweils einen bösen

teilnahmen, von einem unbekannten Arzt aufgefordert wurden, einem Patienten eine gefährlich hohe Dosis eines Medikaments zu verabreichen. Obwohl sie um die Gefahr wussten, waren 21 von 22 Schwestern bereit, die Anordnung zu befolgen.

* Das gehört in die Abteilung »absurde Anfänge«: Das SPE wurde vom US-Militär finanziert, das die Verhältnisse in Militärgefängnissen verbessern wollte.

Menschen zu konzentrieren – Zimbardo nannte das einen »ärztlichen« Ansatz –, gelte es zu verstehen, wie bestimmte Umwelten Epidemien des Bösen bewirken, also sozusagen die Perspektive des »öffentlichen Gesundheitswesens« einzunehmen. Dazu schreibt er: »Was immer jemals ein Mensch an Gutem oder Bösem getan hat, könnten Sie und ich auch tun, sofern dieselben Situationsbedingungen herrschen.« Nach seiner Ansicht kann jeder ein brutaler Milgram-Lehrer, Zimbardo-Wärter oder Stechschritt-Nazi werden. Ähnlich heißt es bei Milgram: »Würde in den USA ein System von Todeslagern errichtet, wie man es in Hitler-Deutschland hatte, bekäme man in jeder mittelgroßen amerikanischen Stadt genügend Personal für diese Lager zusammen.«[68] Fehlt noch das Zitat von Alexander Solschenizyn aus dem *Archipel Gulag*, das in diesem Zusammenhang ständig angeführt wird: »Aber der Strich, der das Gute vom Bösen trennt, durchkreuzt das Herz eines jeden Menschen. Und wer mag von seinem Herzen ein Stück vernichten?«[69]

EINIGE UNTERSCHIEDLICHE ANSÄTZE

Wer hätte das gedacht? Die Studien und ihre Schlussfolgerungen, besonders diejenigen von Milgram und Zimbardo, waren umstritten. Wegen des unethischen Charakters der Versuchsanordnung lösten diese beiden wütende Kontroversen aus; einige Lehrer und Lernende waren psychische Wracks, nachdem sie gesehen hatten, wozu sie fähig waren;* bei manchen hatten die Experimente sogar eine einschneidende Wirkung auf ihre Leben.** Kein Ausschuss zum Schutz menschlicher Versuchspersonen würde heute die Milgram-Studie genehmigen. In zeitgenössischen Versionen

* Vergessen Sie nicht, das waren vorwiegend psychisch gesunde Collegestudenten. Im SPE hatten fast alle anfangs angegeben, sie würden lieber Gefangene als Wärter sein, und einige hatten erklärt, sie hätten sich als Versuchsteilnehmer gemeldet, um zu erfahren, wie so ein Gefängnisaufenthalt sei, weil sie erwarteten, irgendwann wegen Bürgerrechts- oder Antikriegsaktivitäten verhaftet zu werden. Außerdem wird in Berichten über das SPE häufig unterschlagen, dass viele Gefangene – genau wie die Wärter – hinterher entsetzt waren, wie bereitwillig sie sich in Passivität hatten treiben lassen.

** Beispielsweise wurde ein Lehrer während des Vietnamkriegs aus Entsetzen über sein Verhalten in der Studie Kriegsdienstverweigerer.

wird Versuchspersonen beispielsweise befohlen, dem Lernenden zunehmend beleidigende Dinge zu sagen oder Avataren virtuelle Stromstöße zu verabreichen, die virtuelle Schmerzen verursachen (wir kommen darauf zurück).[70]

Wichtiger sind die Kontroversen über die wissenschaftlichen Grundlagen der Milgram- und Zimbardo-Studien. Der Milgram-Entwurf wurde in dreierlei Hinsicht kritisiert, am schärfsten von der Psychologin Gina Perry:

- Offenbar hat Milgram seine Ergebnisse zum Teil frisiert. Bei einer Analyse seiner unveröffentlichten Arbeiten und Sitzungsprotokolle fand Perry heraus, dass die Lehrer die Stromstöße häufiger verweigerten als berichtet. Doch trotz dieser augenscheinlich aufgebauschten Daten wurde die Konformitätsrate von ungefähr 60 Prozent zuverlässig repliziert.[71]
- Nur wenige Replikationsstudien waren akademische Forschungsarbeiten, die nach Peer-Review in wissenschaftlichen Zeitschriften veröffentlicht wurden. Meistens handelte es sich um Nachstellungen für Film und Fernsehen.
- Vielleicht noch wichtiger war ein anderer Befund von Perry: Weit mehr Lehrer, als Milgram angab, hatten erkannt, dass der Lernende ein Schauspieler war und keine echten Stromstöße erhielt. Dieses Problem betraf möglicherweise auch die Replikationen.

Am umstrittensten dürfte das SPE gewesen sein.

- Hauptkritikpunkt war die Rolle von Zimbardo selbst. Statt als Beobachter im Hintergrund zu bleiben, gab er den »Gefängnisdirektor«. Er legte die allgemeinen Regeln fest (zum Beispiel sagte er den Wärtern, dass sie den Gefangenen ein Gefühl von Furcht und Hilflosigkeit einflößen dürften) und traf sich während der ganzen Zeit regelmäßig mit den Wärtern. Natürlich interessierte er sich brennend für das, was in der Studie vor sich ging. Zimbardo ist eine übermächtige Naturgewalt, jemand, dem man unbedingt gefallen möchte. Daher standen die Wächter unter dem Druck, sich nicht nur ihrer Gruppe anzupassen, sondern auch Zimbardo zu gehorchen und zu gefallen; bewusst oder unbewusst, dürfte er die Wärter durch seine Rolle zu extremerem Verhalten veranlasst haben. Zimbardo, ein humaner, vernünftiger Mann und ein Freund und Kollege, hat ausführlich über den verzerrenden Einfluss geschrieben, den er auf die Studie hatte.

- Zu Beginn der Studie wurden die Versuchsteilnehmer zufällig der Gruppe der Wärter oder der Gefangenen zugewiesen. Deshalb unterschieden sich die beiden Gruppen nicht im Hinblick auf ihre Persönlichkeitsmerkmale. Das war zwar sehr gut, aber trotzdem wurde die Möglichkeit außer Acht gelassen, dass die Versuchsteilnehmer in ihrer Gesamtheit besondere Merkmale aufwiesen. Das wurde 2007 in einer Studie untersucht, bei der man die Versuchsteilnehmer durch eine von zwei Zeitungsanzeigen anwarb. In der ersten war die Rede von »einer psychologischen Studie des Gefängnislebens« – der Wortlaut, der seinerzeit in der Anzeige für das SPE verwendet worden war –, während in der zweiten Anzeige das Wort »Gefängnis« fortgelassen wurde. Dann unterzog man die beiden Probandengruppen einem Persönlichkeitstest. Bemerkenswerterweise erzielten die Versuchsteilnehmer, die sich für die »Gefängnis«-Studie gemeldet hatten, höhere Werte bei Aggressivität, Autoritarismus und sozialer Dominanz und geringere Werte bei Empathie und Altruismus als die Bewerber der anderen Gruppe. Doch da sowohl die Wärter wie die Gefangenen in dem SPE diese Merkmale aufgewiesen haben könnten, ist nicht klar, warum dieser Umstand für den berüchtigten brutalen Verlauf verantwortlich gewesen sein sollte.[72]
- Schließlich gibt es noch den wissenschaftlichen Goldstandard, das heißt die unabhängige Replikation. Erhielt man die gleichen Ergebnisse, wenn man das SPE absolut identisch wiederholte, bis hin zu den Socken der Wärter? Jede Studie, die so umfangreich, so eigenwillig und so kostspielig war, ließe sich natürlich nur unter größten Schwierigkeiten vollkommen gleich replizieren. Außerdem veröffentlichte Zimbardo bemerkenswert wenig Daten über das SPE in wissenschaftlichen Zeitschriften; stattdessen schrieb er überwiegend für ein Laienpublikum (eine Versuchung, der er kaum widerstehen konnte, bedenkt man, wie

viel Aufmerksamkeit die Studie erregt hatte). Insofern hat es eigentlich nur einen echten Replikationsversuch gegeben.

Im Jahr 2001 leiteten Stephen Reicher von der University of St Andrews und Alex Haslam von der University of Exeter, zwei angesehene britische Psychologen, die »BBC-Prison-Studie«.[73] Wie der Name verrät, wurde sie von der BBC durchgeführt (das heißt unter anderem finanziert), die daraus einen Dokumentarfilm machte. Die Versuchsanordnung replizierte weitgehend das Design des SPE.

Wie so häufig in solchen Fällen gab es ein vollkommen anderes Ergebnis. Lassen Sie mich die komplizierten Ereignisse, mit denen man ein ganzes Buch füllen könnte, kurz zusammenfassen:

- Die Gefangenen organisierten einen Widerstand gegen alle Misshandlungen der Wärter.
- Die Moral der Gefangenen war ausgezeichnet, während die Wächter demoralisiert und uneins wurden.
- Das führte zu einem Zusammenbruch des Machtgefälles zwischen Wärtern und Gefangenen und zu einer kooperativen, auf Machtteilung beruhenden Kommune.
- Die allerdings nur von kurzer Dauer war, weil drei Ex-Gefangene und ein Ex-Wärter die Utopie beendeten und ein drakonisches Herrschaftssystem errichteten; interessanterweise hatten die vier vor Beginn der Studie die höchsten Werte auf der Autoritarismus-Skala erreicht. Als das neue Regime damit begann, repressive Macht auszuüben, wurde die Studie beendet.

Statt also eine Replikation des SPE zu sein, erwies sich die Studie als eine Replikation der FRE und der RRE (sprich, der Französischen Revolution und der Russischen Revolution): Ein hierarchisches Regime wird von blauäugigen Idealisten gestürzt, die alle Songs aus *Les Misérables* auswendig können, doch die Idealisten werden rasch von den Bolschewiken oder der Schreckensherrschaft weggefegt. Wichtig ist die Tatsache, dass die am Ende herrschende Junta, die schon zu Beginn der Studie die stärkste Prädisposition zum Autoritarismus mitbrachte, den Schluss nahelegt, dass doch die schlechten Äpfel und nicht die schlechten Fässer ausschlaggebend sind.

Die größte Überraschung aber war, dass Zimbardo die Studie kritisierte; er meinte, ihre Struktur habe von Anfang an jede Möglichkeit einer Replikation des SPE verhindert; die Aufteilung in Wärter und Gefangene könne nicht wirklich zufällig gewesen sein; die Filmerei habe aus dem Unternehmen ein Fernsehspektakel und keine wissenschaftliche Untersuchung gemacht; und wie könne man ein ernstzunehmendes Modell erhalten, wenn die Gefangenen die Macht übernähmen?[74]

Natürlich hatten Reicher und Haslam Einwände gegen diese Einwände: Sie wiesen darauf hin, dass es durchaus Fälle gibt, in denen Gefangene ihr Gefängnis de facto übernommen haben, etwa das Maze Prison in Nordirland, das die Briten mit politischen Gefangenen der IRA gefüllt hatten, und das Robben Island Prison, in dem Nelson Mandela endlose Jahre verbracht hat.

Zimbardo bezeichnete Reicher und Haslam als »wissenschaftlich verantwortungslos« und »unehrlich«. Die beiden Briten fuhren nicht minder schweres Geschütz auf, indem sie Foucault zitierten: »Wo [Zwangs-] Macht ist, ist auch Widerstand.«

Beruhigen wir uns wieder. Bei allen Kontroversen um Milgram und das SPE sind zwei entscheidende Dinge unstrittig:

- Es lässt sich vorhersagen, dass bei entsprechendem Zwang zu Konformität und Gehorsam ein weit höherer Prozentsatz ganz gewöhnlicher Menschen als vermutet nachgeben und schreckliche Handlungen begehen würde. Neuere Studien, die eine Spielart des Milgram-Paradigmas verwenden, zeigen das Verhaltensmuster des »nur Befehle Befolgen« in Aktion, wobei das neurobiologische Aktivierungsprofil sich von dem unterscheidet, das zu erkennen ist, wenn die gleiche Handlung willentlich und nicht gehorsam ausgeführt wird.[75]
- Trotzdem gibt es immer einige, die Widerstand leisten.

Dieser zweite Befund ist keine Überraschung, gab es doch Hutu, die ihr Leben opferten, um Tutsi-Nachbarn vor den Hutu-Todesschwadronen zu schützen, Deutsche, denen es ein Leichtes gewesen wäre wegzusehen, die aber alles aufs Spiel setzten, um verfolgte Menschen vor den Nazis zu retten, den Informanten, der den Skandal von Abu Ghraib aufdeckte, die drei amerikanischen Soldaten, die ihre Waffen auf andere Amerikaner richteten, einschließlich ihrer vorgesetzten Offiziere, um das Massaker von My Lai zu beenden. Selbst in den schlimmsten Fässern gibt es einige Äpfel, die nicht verfaulen.*

Von entscheidender Bedeutung ist also, dass wir die Umstände verstehen, die uns zu Handlungen veranlassen, die so schrecklich sind, dass wir uns ihrer niemals für fähig gehalten hätten, oder die eine Stärke offenbaren, die wir uns ebenfalls nicht zugetraut hätten.

MODULATOREN DER ZWÄNGE ZU KONFORMITÄT UND GEHORSAM

Am Ende des vorhergehenden Kapitels haben wir Faktoren untersucht, die die Wir/Sie-Dichotomisierung abschwächen. Dazu gehörte die Bewusstmachung von impliziten, automatischen Vorurteilen; die Einsicht in unsere Empfänglichkeit für Ekel, Feindseligkeit und Neid; die Erkenntnis der Vielfalt und Häufigkeit der Wir/Sie-Dichotomien, die wir praktizieren, und die Betonung derjenigen, in denen ein »Sie« zu einem »Uns« wird; Kontakt mit »Ihnen« unter den richtigen Umständen; Widerstand gegen Essentialismus; Perspektivenübernahme; und, vor allem, Individuation aller »Ihnen«.

Ähnliche Faktoren verringern die Wahrscheinlichkeit, dass Menschen entsetzliche Dinge im Namen von Konformität und Gehorsam begehen. Dazu gehören:

* Aus diesem Grund untersucht Zimbardo in seinen jüngsten Arbeiten den Widerstand gegen ungerechte Autorität.

DIE NATUR DES VON DER AUTORITÄT ODER DER GRUPPE AUSGEHENDEN KONFORMITÄTSZWANGS

Ruft die Autorität Verehrung, Identifikation, maßlosen Schrecken hervor? Befindet sie sich in unmittelbarer Nähe? Nachfolgestudien des Milgram-Experiments ergaben, dass die Folgsamkeit nachließ, wenn sich die Autorität (das heißt der Wissenschaftler) in einem Nebenraum aufhielt. Ist die Autorität mit Prestige ausgestattet? Wenn das Experiment in einem unscheinbaren Lagerhaus in New Haven und nicht auf dem Campus der Yale University durchgeführt wurde, sank die Konformitätsrate. Und nicht zuletzt das Kriterium, das Tajfel in seinen Schriften betont: Wird die Autorität als legitim und stabil wahrgenommen? Ich wäre eher geneigt, den moralischen Ratschlägen des, sagen wir, Dalai-Lama zu folgen als denen des Anführers von Boko Haram.

In ähnlicher Weise beeinflussen Aspekte wie Prestige, Nähe, Legitimität und Stabilität, in welchem Maße Menschen ihr Verhalten einer Gruppe anpassen. Natürlich rufen Wir-Gruppen mehr Konformität hervor als Sie-Gruppen. Interessant, wie Konrad Lorenz sich auf die Wir-Gruppe beruft, als er versucht, die Tatsache zu rechtfertigen, dass er Nazi geworden ist: So gut wie alle seine Freunde und Lehrer, einschließlich seines Vaters, hätten die naive Hoffnung gehegt, dass die neuen Machthaber Gutes bewirken würden.[76]

Bei Gruppen spielen Zahlen eine größere Rolle – wie viele Stimmen drängen Sie, sich den coolen Leuten anzuschließen? Oder denken Sie daran, dass bei Schimpansen oder zweijährigen Kindern ein Individuum, das eine Handlung dreimal ausführt, nicht so viel Konformität hervorruft wie drei Individuen, die die gleiche Handlung jeweils einmal zeigen. Ganz ähnlich haben Nachfolgestudien von Asch gezeigt, dass Konformität erst dann einsetzt, wenn es mindestens drei »Versuchspersonen« gibt, die einstimmig der Annahme der echten Versuchsperson widersprechen, wobei die maximale Konformität erreicht wird, wenn etwa ein halbes Dutzend Teilnehmer widersprechen. Doch das ist die künstliche Welt der Labor-Probanden, die die Länge einer Linie beurteilen – in der Wirklichkeit erreicht der Konformitätsdruck eines Lynch-Mobs von sechs Personen nicht im mindesten die Wirkung eines Mobs von eintausend mordlustigen Menschen.[77]

WAS NÖTIG IST UND IN WELCHEM KONTEXT

Zwei Dinge spielen eine besondere Rolle. Erstens, die Überzeugungskraft der allmählichen (»inkrementalen«) Steigerung. »Sie hatten keine Probleme damit, dem Burschen 225 Volt durch den Körper zu jagen, aber bei 226 konnten oder wollten Sie nicht mehr? Das ist unlogisch.« »Kommen Sie, wir boykottieren doch alle die Geschäfte des Unternehmens. Legen wir sie jetzt still. Niemand kauft bei denen. Kommen Sie, wir haben die Geschäfte stillgelegt, plündern wir sie jetzt. Das Unternehmen hat doch nichts mehr von den Läden.« Selten haben wir eine rationale Erklärung für das intuitive Gefühl, dass wir auf einem Kontinuum eine rote Linie überschritten haben. Der Inkrementalismus bringt den potenziellen Verweigerer in die Defensive und sorgt dafür, dass die Gräueltat eher ein Problem der Rationalität als der Moral zu sein scheint. Das ist eine ironische Umkehrung unserer Tendenz, in Kategorien zu denken und die Bedeutung von willkürlichen Grenzen irrational aufzubauschen. Bei dem ganz allmählichen Abstieg in zügellose Grausamkeit können wir aus den Augen verlieren, dass wir es nur mit willkürlichen Grenzen zu tun haben, und dabei so wie der sprichwörtliche Frosch enden, der bei lebendigem Leib gekocht wird, ohne es zu merken. Wenn sich Ihr Gewissen schließlich auflehnt und eine Linie in den Sand zeichnet, wissen wir, dass sie wahrscheinlich willkürlich ist, durch irgendwelche unterschwelligen Kräfte veranlasst – obwohl Sie sich mit allen Kräften um Pseudospezifikation bemühen, erinnert Sie das Gesicht dieses Opfers an das eines geliebten Menschen; ein flüchtiger Duft, der Sie in die Kindheit entführte, ruft Ihnen ins Gedächtnis, wie unschuldig das Leben einst war; die Neuronen Ihres anterioren cingulären Kortex haben gerade gefrühstückt. In solchen Zeiten ist die Tatsache, dass endlich eine Linie gezogen wurde, wichtiger als ihre Willkürlichkeit.

Der zweite Punkt betrifft die Verantwortung. Wenn die willfährigen Lehrer hinterher über das Experiment informiert wurden, erklärten sie in der Regel, wie überzeugend sie die Information fanden, dass der Lernende über die Risiken aufgeklärt worden sei und sein Einverständnis gegeben habe. »Machen Sie sich keine Sorgen, Sie werden nicht zur Verantwortung gezogen.« Das Milgram-Phänomen zeigte auch, wie viel Zwang man durch irregeleitete Verantwortung ausüben kann. Die Forscher bemühten sich um das Einverständnis der Versuchsteilnehmer, indem sie nachdrücklich darauf hinwiesen, dass der Lehrer für das Projekt verantwortlich sei, nicht für den Lernenden: »Ich dachte, Sie hätten gesagt, Sie seien hier, um zu helfen.« »Sie sind ein Mitglied des Teams.« »Sie machen alles kaputt.« »Sie haben eine Einverständniserklärung unterschrieben.« Es ist schon ziemlich schwierig, darauf zu antworten: »Das ist nicht die Aufgabe, für die ich unterschrieben habe.« Noch schwerer wird es, wenn das Kleingedruckte deutlich macht, dass Sie sehr wohl genau dafür unterschrieben haben.

Die Konformität nimmt noch zu, wenn die Schuld unbestimmt verteilt wird – »Selbst wenn ich es nicht gemacht hätte, wäre es trotzdem passiert«.[78] Statistische Schuld. Das ist der Grund, warum Verurteilte früher nicht mit fünf Schüssen aus einer Waffe hingerichtet wurden. Stattdessen wurden fünf Gewehre gleichzeitig abgefeuert – von einem Exekutionskommando. Traditionell ging man bei diesen Kommandos noch einen Schritt weiter, um die Schuld zu verteilen, indem man einem zufällig ausgewählten Mitglied ohne dessen Wissen die Waffe mit einer Platzpatrone anstelle einer scharfen Patrone lud. Statt sich wie bisher mit der irrationalen Feststellung zu trösten: »Ich habe ihn nur zu einem Fünftel getötet«, konnte sich der Schütze nun sagen: »Vielleicht habe ich ihn gar nicht erschossen«, was natürlich noch besser war. Diese Tradition hat man in die moderne Hinrichtungstechnologie übernommen. Die tödlichen Injektionsmaschinen, die man in amerikanischen Gefängnissen benutzt, verfügen über ein doppeltes Steuersystem – zwei Spritzen, jede mit einer tödlichen Dosis gefüllt, und zwei separate Verabreichungssysteme, zwei Knöpfe, die gleichzeitig von zwei verschiedenen Personen gedrückt werden, woraufhin ein binärer Zufallsgenerator für niemanden erkennbar bestimmt, welche Spritze in einen Eimer und welche in einen Menschen entleert wird. Anschließend löscht man alle Aufzeichnungen, so dass beide

Beteiligten denken können: »He, vielleicht habe ich ihm das Zeug gar nicht gegeben.«

Zu guter Letzt wird Verantwortung auch durch Anonymität verteilt.[79] Das passiert tatsächlich, wenn die Gruppe groß genug ist; außerdem erleichtern große Gruppen individuelle Bestrebungen, Anonymität herzustellen – 1968, während der Unruhen in Chicago, haben viele Polizisten ihre Namensschilder verdeckt, bevor sie die unbewaffneten Antikriegs-Demonstranten angriffen. Gruppen erleichtern Konformität auch durch die Institutionalisierung von Anonymität; die Beispiele reichen vom Ku-Klux-Klan über die Imperialen Sturmtruppen aus *Star Wars* bis hin zu der Beobachtung, dass in traditionellen menschlichen Gesellschaften Krieger, die ihr Aussehen vor der Schlacht verändern und standardisieren, eher dazu neigen, ihre Feinde zu foltern und deren Leichen zu verstümmeln, als Krieger aus Kulturen, in denen diese Verwandlung nicht üblich ist. All das dient der Deindividuation, wobei es bei diesen Maßnahmen möglicherweise nicht so sehr darum geht, zu verhindern, dass ein Opfer aus der

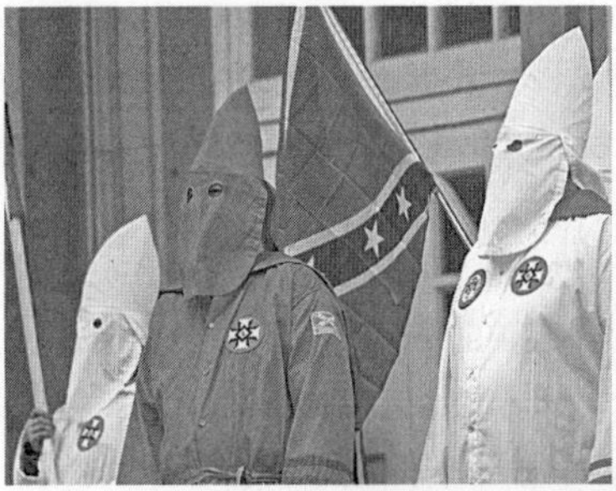

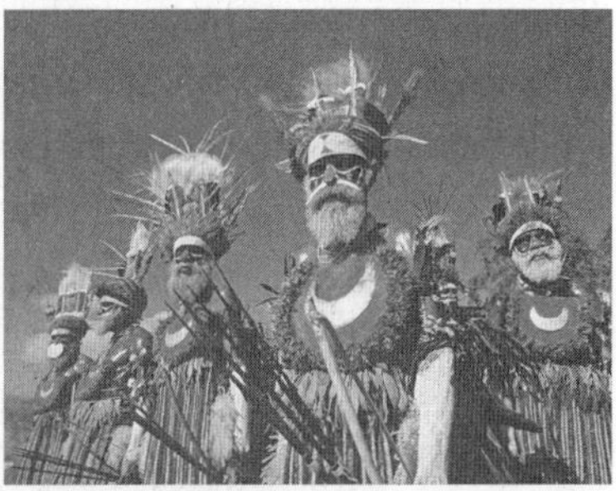

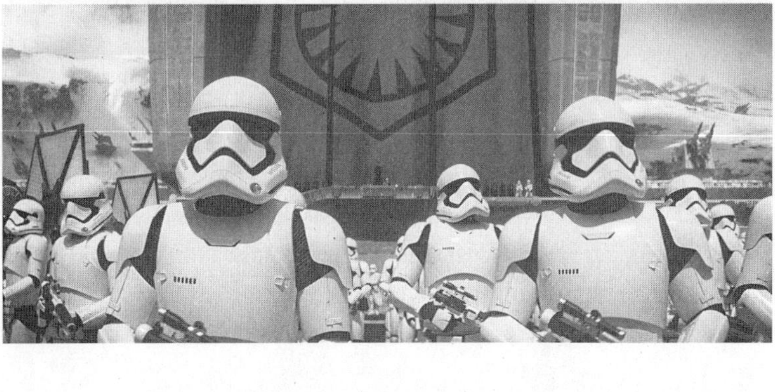

Fremdgruppe Sie hinterher erkennen könnte, sondern vielmehr darum, es Ihnen zu erleichtern, sich moralisch von dem Geschehen zu distanzieren, so dass *Sie* hinterher nicht mehr in der Lage sind, sich selbst wiederzuerkennen.

DAS WESEN DES OPFERS

Wie zu erwarten, wird Konformität leichter, wenn das Opfer eine Abstraktion ist – zum Beispiel die künftigen Generationen, die diesen Planeten erben werden. In den Nachfolgestudien des Milgram-Experiments ging die Willfährigkeit zurück, wenn der Lernende im gleichen Raum war wie der Lehrer, und zeigte einen steilen Rückgang, wenn sich Lehrer und Lernender die Hand gegeben hatten. Gleiches war der Fall, wenn die psychologische Distanz durch die Perspektivenübernahme verkürzt wurde – wie wäre mir zumute, wenn ich an seiner Stelle wäre?

Natürlich nimmt die Konformität auch ab, wenn das Opfer individuiert wird.[80] Allerdings sollten Sie die Individuierung der Opfer nicht der Autorität überlassen. In einer klassischen, an Milgram angelehnten Studie gaben die Wissenschaftler einem Lehrer »unabsichtlich« Gelegenheit, ihre Meinung über den Lernenden mitzuhören. »Scheint ein netter Bursche zu sein« versus »Dieser Typ wirkt wie ein Tier«. Raten Sie, wer mehr Stromstöße bekam?

Autoritäten fordern uns selten auf, Leuten Stromstöße zu verabreichen, die sie selbst als »nette Burschen« bezeichnen. Diese Behandlung ist immer den »Tieren« vorbehalten. Negative Kategorisierungen dieser Art, die uns zu Konformität veranlassen sollen, setzen stillschweigend voraus, dass wir die Gestaltung des Narrativs bereits den Autoritäten oder der Gruppe überlassen haben. Eine der wichtigsten Wurzeln des Widerstands ist die Rückeroberung des Narrativs. Von den »Kindern mit Besonderheiten« (*children of exceptionalities*) bis zu den Paralympics, von den Schwulenparaden bis zum »Nie wieder!«, vom Hispanic Heritage Month bis zu James Brown, der singt: »Say It Out Loud, I'm Black and I'm Proud« – ein entscheidender Schritt hin zum Widerstand der Opfer besteht darin, dass man die Macht erlangt, sich selbst zu definieren.

DINGE, DIE DIE UNTER DRUCK GESETZTE PERSON MITBRINGT

Einige Persönlichkeitsmerkmale sagen Widerstand gegen den Konformitätsdruck voraus: die Tatsache, dass Sie keinen Wert darauf legen, pflichtbewusst oder liebenswürdig zu sein; dass Sie auf der Neurotizismus-Skala ziemlich weit unten liegen; dass Sie geringe Werte bei Tests zum rechten Autoritarismus erzielen (Sie werden jede besondere Autorität eher hinterfragen, wenn Sie den Autoritätsbegriff an sich bereits in Frage gestellt haben); dass Sie über hohe soziale Intelligenz verfügen, die Ihnen unter anderem erlaubt, Sündenbock-Strategien und Hintergedanken zu durchschauen. Die Frage, woher diese individuellen Unterschiede kommen, war natürlich Gegenstand des größten Teils der vorherigen Kapitel.[81]

Was ist mit der Geschlechterdifferenz? Nachfolgestudien zu Milgram haben gezeigt, dass Frauen im Durchschnitt häufiger dazu neigen, sich dem Konformitätszwang zu widersetzen … aber letztlich eher dem Druck nachgeben. Aus anderen Studien geht hervor, dass Frauen höhere öffentliche und niedrigere private Konformitätsraten haben. Alles in allem ist das Geschlecht jedoch kein sehr brauchbarer Vorhersagefaktor. In Nachfolgestudien zu Asch nimmt die Konformitätsrate in gemischtgeschlechtlichen Gruppen interessanterweise zu. In Gegenwart des anderen Geschlechts ist möglicherweise die Furcht, töricht zu erscheinen, größer als der Wunsch, die Rolle des schroffen Individualisten zu spielen.[82]

Letztlich sind wir natürlich das Produkt unserer Kultur. In breit angelegten interkulturellen Erhebungen haben Milgram und andere nachgewiesen, dass das Konformitätsverhalten bei Menschen aus kollektivistischen Kulturen größer ist als bei Personen aus individualistischen Kulturen.[83]

STRESS

Genau wie bei der Wir/Sie-Bildung sind Menschen in Stresszeiten – von Zeitdruck über reale oder eingebildete äußere Gefahren bis hin zu einem neuen Kontext – eher bereit, sich anzupassen und zu gehorchen. Wenn der Stress zunimmt, gewinnen Regeln an Bedeutung.

ALTERNATIVEN

Schließlich stellt sich die Kernfrage, ob Sie Alternativen zu den von Ihnen verlangten Handlungen sehen. Es ist mitunter ein einsames Unterfangen, eine Situation neu zu interpretieren und zu bewerten, das Implizite explizit zu machen, die Perspektive anderer zu übernehmen, etwas zu hinterfragen. Sich vorzustellen, dass Widerstand *nicht* sinnlos ist.

Dabei kann die Erkenntnis, dass Sie nicht alleine sind, eine enorme Hilfe sein. Seit Asch und Milgram ist klar, dass die Anwesenheit eines anderen, der sich gegen den Druck wehrt, wie ein Weckruf wirken kann. Zehn gegen zwei in einem Geschworenenraum ist etwas völlig anderes als elf gegen eins. Der einsame Rufer in der Wüste ist ein Spinner. Zwei gemeinsame Rufer bilden ein Widerstandsnest, den Beginn einer oppositionellen sozialen Identität.

Es ist sicherlich eine Hilfe zu wissen, dass man nicht alleine ist, dass es andere gibt, die bereit sind, Widerstand zu leisten, dass es Leute gibt, die es in der Vergangenheit bereits getan haben. Dennoch hält uns häufig irgendetwas zurück. Eichmanns scheinbare Normalität lieferte uns, dank Hannah Arendt, den Begriff von der Banalität des Bösen. In seinem jüngsten Buch spricht Zimbardo von der »Banalität des Heldentums«. In verschiedenen Kapiteln zeigt er, dass Menschen, die sich heldenhaft weigern wegzusehen, die das Richtige tun, selbst wenn sie den höchsten Preis dafür zahlen müssen, oft überraschend gewöhnlich sind. Bei ihrer Geburt erschienen keine Zeichen am Himmel, keine Friedenstauben umflatterten sie, als sie auf Erden wandelten; sie kochten auch nur mit Wasser. Das sollte uns Trost und Stärkung sein.

ZUSAMMENFASSUNG UND SCHLUSSFOLGERUNG

- Wir ähneln vielen anderen Tierarten darin, dass wir untereinander ausgeprägte Statusunterschiede haben und dass sich aus diesen Unterschieden Hierarchien ergeben. Mit anderen Arten teilen wir auch ein sehr feines Empfinden für Statusunterschiede, sind so fasziniert von ihnen, dass wir auch auf Statusbeziehungen bei Individuen achten, die für uns ohne Bedeutung sind, und können Statusunterschiede in Bruchteilen von Sekunden erkennen. Unter dem Einfluss unserer Amygdala finden wir es höchst verstörend, wenn Statusbeziehungen mehrdeutig und veränderlich sind.
- Wie bei vielen anderen Tierarten hat sich unser Gehirn – das heißt der Neokortex und vor allem der frontale Kortex – koevolutionär mit der sozialen Komplexität der Statusunterschiede entwickelt. Wir brauchen eine Menge Denkvermögen, um alle Feinheiten der Dominanzbeziehungen zu deuten. Das ist keine Überraschung, denn die Maxime »Kenne deinen Platz« kann außerordentlich kontextabhängig sein. Die Handhabung von Statusunterschieden wird besonders schwierig, wenn es darum geht, hohe Rangpositionen zu erringen und zu behalten. Das erfordert die kognitive Bewältigung von Theory of Mind und Perspektivenübernahme, von Manipulation, Einschüchterung und Täuschung, von Impulskontrolle und Emotionsregulation. Wie bei vielen anderen Primaten sind die wichtigsten Passagen in den Biografien der hierarchisch erfolgreichsten Mitglieder jene Situationen, in denen ihr frontaler Kortex einen kühlen Kopf bewahrte und Provokationen nicht zur Kenntnis nahm.
- Unsere Körper und Gehirne sind wie die anderer sozialer Tierarten vom Sozialstatus geprägt. Die »falsche« Rangposition zu haben kann ein erheblicher Krankheitsfaktor sein. Außerdem geht es in der Physiologie nicht so sehr um die Rangposition an sich als vielmehr um deren soziale Bedeutung in unserer Art und besonderen Gruppe, um

die Vor- und Nachteile für unser Verhalten sowie die psychologische Belastung einer bestimmten Rangposition.

- Außerdem unterscheiden wir uns von allen anderen Tierarten auf der Erde darin, dass wir zu mehreren Hierarchien gehören, psychologisch dazu tendieren, die Hierarchien zu überschätzen, in denen wir besonders erfolgreich sind, und innere Maßstäbe entwickeln, die in ihrer Wirkung die objektive Rangposition übertreffen können.
- Die Menschen schlugen einen absolut einmaligen Entwicklungsweg ein, als sie den sozioökonomischen Status erfanden. Auch Tiere können sich unter dem Einfluss von Statusunterschieden mies und gemein gegen andere verhalten, aber nichts in der Entwicklungsgeschichte der anderen Arten kann in dieser Hinsicht im mindesten mit unserer Erfindung der Armut mithalten.
- Eine Sonderstellung als Art nehmen wir auch insofern ein, als unsere ranghohen Individuen nicht nur für ihr eigenes Wohlergehen sorgen, sondern tatsächlich führen und sich um das Allgemeinwohl bemühen. Wir haben sogar von unten nach oben wirkende Mechanismen entwickelt, um von Zeit zu Zeit solche Anführer kollektiv zu wählen. Eine prachtvolle Errungenschaft. Die wir dann verderben, indem wir diese Wahl der Wirkung von impliziten, automatischen Faktoren unterwerfen, wie sie eher zu Fünfjährigen passen, wenn sie den Kapitän für ihre Schifffahrt mit den Teletubbies ins Candyland wählen.
- Auf ihren idealistischen Kern reduziert, betreffen unsere politischen Differenzen unterschiedliche Vorstellungen von der besten Methode zur Verwirklichung des Allgemeinwohls. Am liebsten präsentieren wir unsere Ideologie als in sich stimmige Bündel politischer Ansichten, die vom Kleinen und Lokalen bis zu den großen und globalen Problemen reichen. Mit schöner Regelmäßigkeit reflektieren diese Auffassungen dabei unsere impliziten, affektiven Grundeinstellungen, bei denen das Denken nur die Rolle einer nachträglichen Rechtfertigung spielt. Wenn Sie wirklich die politische Haltung eines Menschen verstehen wollen, dann setzen Sie sich mit seinen kognitiven Bedingungen auseinander – wie groß seine Neigung zu schnellen Urteilen ist, wie er neue Bewertungen vornimmt und kognitive Dissonanzen löst.

Noch wichtiger: Welche *Gefühle* hegt er gegenüber Neuem, Uneindeutigkeit, Empathie, Hygiene, Krankheit und Unbehagen? Ist er der Meinung, dass früher alles besser war, und macht ihm die Zukunft Angst?

- Wie so viele andere Tiere verspüren wir oft den verzweifelten Wunsch, uns anzupassen, dazuzugehören und zu gehorchen. Solche Konformität kann außerordentlich maladaptiv sein, weil wir im Namen der Torheit der Vielen bessere Lösungen außer Acht lassen. Wenn wir entdecken, dass wir mit unserer Meinung ganz alleine dastehen, krampft sich unsere Amygdala vor Angst zusammen, unterziehen wir unsere Erinnerungen einer Revision, und die Verarbeitungszentren für unsere Sinnesdaten werden sogar gezwungen, etwas zu erleben, was nicht wahr ist. Das alles, nur damit wir uns anpassen.
- Schließlich kann der Sog von Konformität und Gehorsam die dunkelsten und grausigsten Seiten unseres Verhaltens zum Vorschein bringen – und das kann einer weit größeren Zahl von uns zustoßen, als wir es gern hätten. Doch trotz allem vermögen auch die schlimmsten Fässer nicht alle Äpfel zum Faulen zu bringen. »Widerstand« und »Heldentum« sind häufig zugänglicher und kommen weniger selten vor als angenommen. Meist sind wir nicht ganz allein mit dem Gedanken: »Das ist falsch, falsch, falsch!« Und gewöhnlich sind wir nicht weniger unvergleichlich und einzigartig als diejenigen, die vor uns Widerstand geleistet haben.

13

MORAL UND DAS RECHTE TUN, SOBALD SIE HERAUSGEFUNDEN HABEN, WAS DAS IST

In den beiden vorangegangenen Kapiteln haben wir die spezifischen Kontexte für einige menschliche Verhaltensweisen untersucht, die in einem kontinuierlichen Zusammenhang mit Verhaltensweisen anderer Spezies stehen. Wie einige andere Arten nehmen wir automatisch Wir/Sie-Dichotomien vor und bevorzugen Erstere – obwohl bloß wir Menschen diese Tendenz mit Hilfe von Ideologie zu erklären versuchen. Wie bei vielen anderen Spezies herrschen bei uns hierarchische Strukturen – obwohl ausschließlich die Menschen die Schere zwischen Reichen und Armen als göttlichen Plan ansehen.

Dieses Kapitel befasst sich mit einem weiteren Bereich, in dem der Mensch eine Sonderstellung einnimmt, nämlich der Moral. Für uns bedeutet Moral nicht nur der Glaube an Regeln für angemessenes Verhalten, sondern auch daran, dass diese Normen von allen geteilt und kulturell weitergegeben werden sollten.

Die Arbeit in diesem Bereich wird von einer vertrauten Art von Fragen beherrscht. Gründen unsere Entscheidungen in Bezug auf die Moral in erster Linie auf moralisches Denken oder auf moralische Intuition? Lassen wir uns bei der Entscheidung darüber, was richtig ist, eher durch unseren Verstand oder unser Gefühl beeinflussen?

Das wirft eine damit verbundene Frage auf. Ist die menschliche Moral so neu wie die kulturellen Institutionen, die wir in den vergangenen Jahrtausenden geschaffen haben, oder sind ihre Grundlagen ein weitaus älteres Primatenerbe?

Das wiederum wirft weitere Fragen auf. Was ist beeindruckender: Beständigkeit und Allgemeingültigkeit menschlichen moralischen Verhaltens oder dessen Variabilität und seine Wechselbeziehung mit kulturellen und ökologischen Faktoren?

Schließlich sind da noch die unmissverständlich präskriptiven Fragen. Wann ist es bei einer moralischen Entscheidungsfindung »besser«, sich auf die Intuition zu verlassen, und wann auf logisches Denken? Und wenn wir einer Versuchung widerstehen, ist dies dann vor allem eine Frage des Willens oder der Anständigkeit?

Die Menschen setzen sich mit diesen Fragen auseinander, seit Studenten in Togen Einführungen in die Philosophie besuchten. Natürlich sind diese Fragen durch die Wissenschaft geprägt.

DAS PRIMAT LOGISCHEN DENKENS BEI DER MORALISCHEN ENTSCHEIDUNGSFINDUNG

Eine einzige Tatsache demonstriert perfekt, dass die moralische Entscheidungsfindung auf Kognition und logischem Denken basiert. Haben Sie je ein Gesetzbuch in Händen gehalten? Das sind wahre Wälzer.

Jede Gesellschaft besitzt Regeln über Moral und ethisches Verhalten, die wohldurchdacht sind und auf logischen Operationen basieren. Die Anwendung der Regeln erfordert es, Szenarien zu rekonstruieren, proximale (vor Ausbruch stehende) und distale (länger zurückliegende) Ursachen von Ereignissen zu verstehen sowie das Ausmaß und die Wahrscheinlichkeiten von Handlungsfolgen zu beurteilen. Die Einschätzung individuellen Verhaltens erfordert Perspektivenübernahme, Theory of Mind und eine Unterscheidung zwischen Ergebnis und Absicht. Außerdem wird in vielen Kulturen die Umsetzung der Regeln üblicherweise Menschen anvertraut, die über langjährige Erfahrung verfügen (etwa Anwälten oder Geistlichen).

Bereits in Kapitel 7 haben wir gesehen, dass das Primat des Denkens bei der moralischen Entscheidungsfindung in der kindlichen Entwicklung verankert ist. Die von Lawrence Kohlberg beschriebene Entstehung zunehmend komplexer Stadien der moralischen Entwicklung gründet auf der von Jean Piaget beschriebenen Entstehung zunehmend komplexer logischer Operationen. Neurologisch betrachtet, sind es ähnliche Prozesse. Logisches wie auch moralisches Denken über die Richtigkeit einer wirtschaftlichen oder ethischen Entscheidung aktiviert jeweils den (kognitiven) dlPFC. Menschen mit einer Zwangsstörung sind vollkommen überfordert von sowohl alltäglichen als auch moralischen Entscheidungen, und ihre dlPFCs arbeiten in beiden Fällen auf Hochtouren.[1]

In ähnlicher Weise erfolgt im Rahmen von Theory-of-Mind-Aufgaben eine Aktivierung des temporoparietalen Übergangs (TPJ), ob nun die Aufgaben wahrnehmend sind (etwa eine komplexe Szene aus der Perspektive eines anderen Betrachters zu visualisieren), amoralisch (etwa genau zu verfolgen, wer in *Ein Sommernachtstraum* in wen verliebt ist) oder moralisch/sozial (etwa die ethische Motivation auszumachen, die dem Handeln einer Person zugrunde liegt). Außerdem: Je stärker die TPJ-Aktivierung, desto mehr berücksichtigen die Menschen bei ihren moralischen Urteilen die Absicht hinter einer Handlung, insbesondere, wenn die Absicht bestand, Schaden zuzufügen, aber nicht wirklich Schaden zugefügt wurde. Wird der TPJ bei Versuchspersonen mit transkranieller Magnetstimulation blockiert, legen die Betroffenen bezeichnenderweise weniger Wert auf die Absicht.[2]

Die kognitiven Prozesse, die wir beim moralischen Denken in Gang setzen, sind insofern nicht perfekt, als sie durch Verletzlichkeit, Ungleichgewichte und Asymmetrien gestört werden können.[3] Schaden zuzufügen ist zum Beispiel schlimmer, als ihn zuzulassen – sind die Folgen gleichwertig, beurteilen wir die Ausführung einer Handlung in der Regel strenger als ihre Unterlassung und müssen den dlPFC stärker aktivieren, um die beiden als gleichartig einzustufen. Dies leuchtet ein: Wenn wir eine Sache tun, gibt es unzählige andere, die wir nicht getan haben; deshalb wundert es nicht, dass Ersteres, psychologisch betrachtet, gewichtiger ist. Eine weitere kognitive Verzerrung ist, wie in Kapitel 10 erläutert, dass wir besser darin sind, Verstöße gegen soziale Verträge zu entdecken, die eher Übles als Gutes bezwecken (etwa ob jemand weniger oder mehr gibt, als er versprochen hat). Wo etwas aus Böswilligkeit geschehen ist, suchen wir auch stärker nach Gründen (und warten eher mit falschen Zuordnungen auf) als dort, wo wir wohlwollendes Handeln wahrnehmen.

Dies wurde in einer Studie aufgezeigt. Erstes Szenario: Ein Arbeiter schlägt seinem Chef einen Plan vor und sagt: »Wenn wir dies tun, werden wir hohe Gewinne erzielen, dabei aber der Umwelt schaden.« Der Chef antwortet: »Die Umwelt ist mir schnuppe. Tun Sie's einfach.« Zweites Szenario: Dieselbe Situation, diesmal jedoch gibt es hohe Gewinne und *Nutzen* für die Umwelt. Der Chef: »Die Umwelt ist mir schnuppe. Tun Sie's einfach.« Beim ersten Szenario sagten 85 Prozent der Probanden aus, dass der Chef der Umwelt Schaden zugefügt habe, *um so* den Gewinn zu steigern, doch beim zweiten meinten lediglich 23 Prozent, dass der Chef der Umwelt helfe, *um so* den Gewinn zu steigern.[4]

Nun gut, wir sind keine perfekten Denkmaschinen. Doch wir streben danach, und zahlreiche Moralphilosophen heben den Vorrang logischen Denkens hervor, wohingegen Emotion und Intuition, sofern sie überhaupt in Erscheinung treten, nur eine untergeordnete Rolle spielen. Zu diesen Philosophen zählen Kant mit seiner Suche nach einer Mathematik der Moral und Peter Singer aus Princeton, der nörgelt, wenn Dinge wie Sex und Körperfunktionen zum Philosophieren gehörten, könne er es gleich ganz bleiben lassen: »Am besten vergisst man dann alles zu unseren besonderen moralischen Urteilen.« Für sie gründet Moral auf Vernunft.[5]

JA NATÜRLICH IST ES DAS: SOZIALE INTUITION

Nur dass es mit dieser Schlussfolgerung ein Problem gibt – oft haben die Menschen keine Ahnung, *warum* sie ein bestimmtes Urteil gefällt haben, glauben jedoch fest daran, dass es richtig ist.

Dies zeigen die in Kapitel 11 aufgeführten spontanen impliziten Wir/Sie-Beurteilungen und unsere nachträglichen rationalen Rechtfertigungen instinktiver Vorurteile. Wissenschaftler, die sich mit der Moralphilosophie beschäftigen, heben zunehmend hervor, dass die moralische Entscheidungsfindung implizit, intuitiv und emotionsgeladen erfolgt.

Der König dieser »sozial-intuitiven« Schule ist Jonathan Haidt, auf den wir bereits verwiesen haben.[6] Für Haidt basieren moralische Entscheidungen hauptsächlich auf der Intuition, und er glaubt, dass wir uns dann des logischen Denkens bedienen, um alle, einschließlich uns selbst, davon zu überzeugen, dass unsere Entscheidungen sinnvoll sind. »Moralisches Denken gilt sozialem Handeln«, meint Haidt treffend, und Geselligkeit habe stets eine emotionale Komponente.

Aus Sicht der sozial-intuitiven Schule gibt es hierfür mannigfache Belege:

Wenn wir moralische Entscheidungen abwägen, aktivieren wir nicht nur den verkopften dlPFC.[7] Es erfolgt auch eine Aktivierung der üblichen an der Emotion Beteiligten – Amygdala, vmPFC und der damit verbundene frontale Kortex, der Insellappen und der anteriore cinguläre Kortex. Verschiedene Arten moralischer Verstöße aktivieren bevorzugt verschiedene Unterbereiche dieser Regionen – moralische Dilemmata, die Mitleid hervorrufen, zum Beispiel den Insellappen, andere moralische Dilemmata, die Entrüstung hervorrufen, hingegen den orbitofrontalen Kortex. Dilemmata, die einen intensiven Konflikt heraufbeschwören, aktivieren vorzugsweise den anterioren cingulären Kortex. Von den Handlungen, die als gleichermaßen moralisch falsch beurteilt werden, aktivieren diejenigen, die nichtsexuelle Verstöße beinhalten (etwa das Bestehlen von Geschwistern), die Amygdala, diejenigen, die sexuelle Vergehen beinhalten (etwa Sex mit Geschwistern), darüber hinaus auch den Insellappen.*

Wenn diese Aktivierung stark genug ist, aktivieren wir auch das sympathische Nervensystem und spüren Erregung – und wir wissen, wie derlei Nebeneffekte das Verhalten beeinflussen. Wenn wir vor einer moralischen Wahl stehen, entscheidet der dlPFC nicht in kontemplativem Schweigen. Darunter brodelt es.

Das Aktivierungsmuster in diesen Hirnregionen sagt moralische Entscheidungen besser voraus als das dlPFC-Profil. Und dies stimmt mit dem Verhalten überein – die Menschen bestrafen in dem Ausmaß, in dem sie über jemanden, der unethisch handelt, erbost sind.[8]

Die Menschen neigen zu sofortigen moralischen Reaktionen; außerdem gelangen sie, wenn sie zuerst nichtmoralische Handlungselemente beurteilen und dann moralische, schneller zu einer Einschätzung, da die Antithese moralischer Entscheidungsfindung die Kognition schärft. Was besonders bemerkenswert ist: Angesichts eines moralischen Dilemmas geht die Aktivierung von Amygdala, vmPFC und Insellappen in der Regel der Aktivierung des dlPFC *voraus*.[9]

Sind diese intuitiven Hirnbereiche geschädigt, fallen moralische Urteile pragmatischer aus, ja sogar kaltherzig. Bereits in Kapitel 10 war die Rede davon, dass Menschen mit geschädigtem (emotionalem) vmPFC bereitwillig dafür plädieren, einen Verwandten zu opfern, um fünf Fremde zu retten, etwas, was Kontrollpersonen niemals tun.

Sehr bezeichnend ist die Situation, wenn wir strenge Moralauffassungen haben, aber nicht erklären können, warum. Haidt spricht von »moralischer Verblüffung«, auf die schwerfälliges nachträgliches Rationalisieren folgt.[10] Außerdem können sich derlei moralische Entscheidungen je nach affektiven oder viszeralen Umständen markant unterscheiden und sehr verschiedene Rationalisierungen nach sich ziehen. Erinnern wir uns an das letzte Kapitel, in dem beschrieben wurde, dass Menschen bei ihren sozialen Urteilen konservativer werden, wenn sie etwas Übles riechen

* Die Verfasser der Studie fügten auch eine Kategorie abstoßender Handlungen hinzu, bei denen es sich jedoch nicht um moralische Verstöße handelte – wobei es erneut um Geschwister ging: das Trinken des Urins von Geschwistern oder das Verzehren ihres Schorfs.

oder an einem schmutzigen Schreibtisch sitzen. Und dann gab es jenen wirklich bemerkenswerten Befund: Zu wissen, was ein Richter von Plato, Nietzsche, Rawls oder irgendeinem anderen Philosophen, dessen Namen ich gerade nachgeschlagen habe, hält, ist für eine Vorhersage seiner Gerichtsurteile weniger von Belang als das Wissen, ob er hungrig ist.

Die Erkenntnis, dass Moral sozial-intuitive Wurzeln besitzt, wird außerdem dadurch gestützt, dass man auch in zwei Gruppen von Individuen mit begrenzten Fähigkeiten zu moralischem Denken Belege für moralische Urteile gefunden hat.

ABERMALS BABYS UND TIERE

So wie Kleinkinder die Ansätze hierarchischen und Wir/Sie-Denkens erkennen lassen, besitzen sie auch Bausteine moralischen Denkens. So reagieren sie stärker darauf, dass jemand etwas tut, als darauf, dass er etwas nicht tut (Handeln versus Unterlassen). In einer brillanten Studie beobachteten sechs Monate alte Babys eine Szene mit zwei gleichen Gegenständen, einem in Blau und einem in Rot. Wiederholt wird eine Person gezeigt, die nach dem blauen Gegenstand greift. Dann wird irgendwann der rote genommen. Das Kind zeigt Interesse, schaut genauer hin, atmet schneller, alles Hinweise, dass dies ungewöhnlich zu sein scheint. Nun werden zwei gleiche Gegenstände gezeigt, einer in der Farbe Blau, ein anderer in einer anderen Farbe. Bei jeder Wiederholung der Szene greift die Person nach dem einen Gegenstand, der nicht blau ist (seine Farbe wechselt mit jeder Wiederholung). Plötzlich wird nach dem blauen Gegenstand gegriffen. Das Kind ist eher mäßig interessiert. »Er greift immer nach dem blauen« ist einfacher zu erfassen als »Er greift nie nach dem blauen«. Das Handeln ist gewichtiger.[11]

Säuglinge und Kleinkinder haben außerdem schon so etwas wie einen Gerechtigkeitssinn, wie Kiley Hamlin von der University of British Columbia und Paul Bloom und Karen Wynn von der Yale University aufzeigen. Sechs bis zwölf Monate alte Kinder beobachten einen Kreis, der sich einen Hügel hinaufbewegt. Ein nettes Dreieck hilft, ihn hochzuschieben. Ein gemeines Quadrat stellt sich ihm in den Weg. Anschließend können die Kinder nach einem Dreieck oder einem Quadrat greifen. Sie entscheiden sich für das Dreieck.* Ziehen Kleinkinder nette Wesen vor und meiden sie gemeine? Beides. Sie zogen nette Dreiecke neutralen Formen vor, die wiederum begehrter waren als die gemeinen Quadrate.

Kleinkinder sind also dafür, böse Taten zu bestrafen. Ein Kind beobachtet Marionetten, eine gute und eine böse (Teilen versus Nicht-Teilen). Anschließend präsentiert man dem Kind die Marionetten, die jeweils auf einem Stapel Süßigkeiten sitzen. Welche sollte eine Süßigkeit hergeben? Die böse Marionette. Wer sollte eine bekommen? Die gute Marionette.

Bemerkenswerterweise registrieren Kleinkinder sogar Bestrafung durch den Betroffenen (*secondary punishment*). Die guten und bösen Marionetten interagieren dann mit zwei weiteren Marionetten, die nett oder böse sein können. Und welche von diesen zusätzlichen Marionetten ziehen die Kinder vor? Jene, die nett zu den netten Marionetten waren, und jene, die die bösen bestraften.

Auch andere Primaten zeigen Ansätze von moralischen Urteilen. Alles begann 2003 mit einem großartigen Forschungsaufsatz von Frans de Waal und Sarah Brosnan.[12] Kapuzineraffen wurden auf eine Aufgabe trainiert: Eine Frau gibt ihnen einen leidlich interessanten kleinen Gegenstand – einen Kieselstein. Die Frau streckt dann die Hand mit der Innenfläche nach oben hin, eine Bittgeste der Kapuzineraffen. Wenn der Affe den Stein auf ihre Handfläche legt, gibt es eine Futterbelohnung. Mit anderen Worten: Die Tiere lernten, wie man Futter kauft.

Nun sitzen zwei Kapuzineraffen nebeneinander. Jeder erhält einen Kieselstein, und jeder gibt diesen der Frau. Jeder bekommt zur Belohnung eine Traube.

Dann wird das Szenario verändert. Beide Affen »bezahlen« mit ihrem Kieselstein. Affe 1 bekommt eine Traube, Affe 2 dagegen ein Stück Gur-

* Und um zu demonstrieren, wie viel das über die sozialen Gehirne dieser Kinder aussagt: Das Ganze funktioniert nur, wenn die Formen mit Augen versehen sind.

ke, was nicht annähernd so toll ist – Kapuzineraffen ziehen Trauben zu 90 Prozent Gurken vor. Affe 2 wurde also übers Ohr gehauen.

Affe 2 schleuderte dann normalerweise die Gurke Richtung Frau oder schlug frustriert um sich. In der Regel gaben sie beim nächsten Mal den Kieselstein nicht her. Die Überschrift in der Fachzeitschrift *Nature* lautete: »Affen lehnen ungleiche Bezahlung ab«.

Diese Reaktion wurde seither bei verschiedenen Makaken-Arten, Krähen, Raben und Hunden demonstriert (die »Arbeit« des Hundes bestand darin, die Pfote zu geben).*[13]

Nachfolgende Untersuchungen von Brosnan, de Waal und anderen verdeutlichten dieses Phänomen noch weiter:[14]

- Eine Kritik an der ursprünglichen Studie bestand darin, dass die Kapuzineraffen sich vielleicht deshalb weigerten, für Gurken zu arbeiten, weil die Trauben sichtbar waren, unabhängig davon, ob der andere Affe mit Trauben bezahlt wurde. Aber nein – ausschlaggebend war die ungleiche Bezahlung.
- Beide Tiere werden mit Trauben vergütet, doch dann wird bei dem einen auf Gurken umgewechselt. Was ist entscheidend? Die Tatsache, dass der andere Typ nach wie vor Trauben erhält oder dass ich keine mehr bekomme? Ersteres – führte man die Studie mit einem einzigen Affen durch, erfolgte keine Weigerung, wenn von den Trauben auf Gurken umgeschwenkt wurde. Auch nicht, wenn beide Affen Gurken bekamen.
- Bei den verschiedenen Spezies zeigte sich, dass männliche Tiere eher dazu neigten, eine »geringere Bezahlung« abzulehnen, als die weiblichen; dominante Tiere lehnten eher ab als untergeordnete.

* Hunde unterschieden sich auf zwei interessante Weisen von den Primaten, die sowohl aus Sicht der Hunde als auch aus der der Primaten einleuchtet. Erstens: Die Primaten wurden stocksauer und stellten die Arbeit ein, wenn ein Unterschied in der *Qualität* der Belohnung bestand (Traube versus Gurke). Im Gegensatz dazu unterschieden die Hunde nicht die Qualität (Brot versus Wurst), sondern nur, ob der eine belohnt wurde und der andere nicht. Zweitens: Während viele Affen es ablehnten, schließlich eine Belohnung zu akzeptieren, und sich nie wieder kooperativ zeigten, lenkten alle Hunde schließlich ein, nachdem der Mensch ausreichend gebettelt hatte, ihm die Pfote zu geben.

- Es geht um die Arbeit: Schenkt man dem einen Affen einfach so eine Traube und dem anderen einfach so eine Gurke, ist Letzterer nicht sauer.
- Je größer die räumliche Nähe der beiden Tiere ist, desto höher ist die Wahrscheinlichkeit, dass derjenige, der die Gurke erhält, streikt.
- Bei Spezies, die Einzelgänger sind (zum Beispiel Orang-Utans) oder über minimale Sozialkontakte verfügen (zum Beispiel Nachtaffen), hat man keine Ablehnung einer unfairen Belohnung beobachtet.

Okay, wirklich beeindruckend – andere soziale Arten lassen Anzeichen eines Gerechtigkeitssinns erkennen, indem sie negativ auf ungleiche Belohnung reagieren. Aber das ist Welten entfernt von Geschworenen, die versuchen, Kläger, die durch Arbeitgeber Schaden erlitten haben, mit Geld zu entschädigen. Vielmehr handelt es sich um Eigennutz – »Das ist nicht fair, ich werde übers Ohr gehauen«.

Wie sieht es mit Belegen für ein Gefühl von Fairness beim Umgang mit einem anderen Individuum aus? Zwei Studien haben dies in einer Schimpansen-Version des Ultimatumspiels untersucht. Erinnern wir uns an die Version für Menschen: Von zwei Spielern entscheidet Spieler 1 bei wiederholten Runden, wie das Geld zwischen ihnen beiden aufgeteilt wird. Spieler 2 hat bei der Entscheidung kein Mitspracherecht. Ist er jedoch mit der Aufteilung nicht einverstanden, kann er ablehnen, und keiner von ihnen erhält Geld. Mit anderen Worten: Spieler 2 kann auf die sofortige Entlohnung verzichten, um den egoistischen Spieler 1 zu bestrafen. Wie wir in Kapitel 10 gesehen haben, neigt Spieler 2 dazu, eine Aufteilung von 60:40 zu akzeptieren.

Bei der Schimpansen-Version hat Schimpanse 1, der die Vorschläge macht, zwei Spielsteine. Der eine bedeutet, dass jeder Schimpanse zwei Trauben erhält. Der andere, dass Schimpanse 1 drei Trauben bekommt, der Partner dagegen lediglich eine. Schimpanse 1 wählt einen Spielstein aus und gibt ihn Schimpanse 2, der dann seinerseits entscheidet, ob er den Spielstein an den menschlichen Traubenverteiler weiterreicht. Anders ausgedrückt: Wenn Schimpanse 2 Schimpanse 1 für unfair hält, bekommt keiner von ihnen Trauben.

Michael Tomasello vom Max-Planck-Institut in Leipzig (ein häufiger Kritiker von de Waal – wir kommen darauf zurück) fand bei einer solchen Studie keine Belege für Fairness bei Schimpansen – das Tier, das den Vorschlag machte, entschied sich immer für die unfaire Aufteilung, und der Partner akzeptierte diese ausnahmslos.[15] De Waal und Brosnan führten die Studie unter ethologisch valideren Rahmenbedingungen durch und gelangten zu einem anderen Ergebnis: Die Schimpansen, die die Vorschläge machten, neigten zu einer fairen Aufteilung, doch wenn sie den Spielstein direkt dem Menschen geben konnten (und damit Schimpanse 2 das Vetorecht nahmen), bevorzugten sie eine unfaire Aufteilung. Schimpansen entscheiden sich also für fairere Aufteilungen – aber nur, wenn das Unfairsein negative Folgen hat.

Manchmal sind andere Primaten fair, wenn es nicht zu ihren Lasten geht. Kommen wir noch einmal auf die Kapuzineraffen zurück. Affe 1 entscheidet, ob er und der andere Affe Marshmallows bekommen oder ob er ein Marshmallow und der andere einen ekligen Sellerie bekommt. Die Affen neigten dazu, Marshmallows für den anderen auszuwählen.* Eine entsprechende »den anderen betreffende Präferenz« zeigten auch Seidenaffen. Hier erhielt das erste Tier nichts und entschied lediglich, ob das andere eine Grille zu fressen bekam (erwähnt sei, dass eine Reihe von Studien keine den anderen betreffende Präferenz bei Schimpansen belegen konnte).[16]

Wirklich interessante Nachweise für einen nichtmenschlichen Gerechtigkeitssinn liefert eine kleine Nebenstudie von Brosnan / de Waal. Kehren wir zu den beiden Affen zurück, die als Belohnung für ihre Arbeit eine Gurke erhalten. Plötzlich wird einer der Affen mit Trauben belohnt. Wie wir gesehen haben, weigert sich der Affe, der nach wie vor die Gurke erhält, zu arbeiten. Faszinierenderweise weigert sich der Traubenmogul häufig ebenfalls.

Was ist das? Solidarität? »Ich bin doch kein Streikbrecher«? Eigennutz,

* Was aber, wenn der Affe sich für die Zwei-Marshmallow-Option entscheidet und nicht für die Marshmallow/Sellerie-Option, weil, nun ja, das Szenario mit zwei Marshmallows einfach so viel aufregender war? Die Autoren führten einen geschickten Kontrollversuch durch: Wenn sich im angrenzenden Raum kein Affe befand, war die Entscheidung, welches Lebensmittel dort deponiert wurde, beliebig.

aber mit einem ungewöhnlich vorausschauenden Blick auf die möglichen Folgen der Verbitterung des Gurkenopfers? Kratzen Sie an einem altruistischen Kapuzineraffen, und darunter kommt ein Heuchler zum Vorschein? Kurzum: Wir haben es mit all den Fragen zu tun, die auch der menschliche Altruismus aufwirft.

In Anbetracht der relativ beschränkten Denkfähigkeiten von Affen untermauern diese Befunde die Bedeutung der sozialen Intuition. De Waal erkennt noch weiter reichende Implikationen – die Wurzeln menschlicher Moral sind älter als unsere kulturellen Institutionen, als unsere Gesetze und Predigten. Menschliche Moral ist nicht so sehr religiös-transzendenten Ursprungs (Auftritt der Gottheiten, Bühne rechts), sondern reicht in Zeiten weit jenseits der Grenzen unserer Art zurück.[17]

MR SPOCK UND JOSEF STALIN

Viele Moralphilosophen glauben nicht nur, dass moralisches Urteil auf logischem Denken basiert, sondern auch, dass dies so sein *sollte*. Für Fans von Mr Spock ist dies offensichtlich, weil die emotionale Komponente der moralischen Intuitionen bloß Sentimentalität, Eigennutz und spießige Vorurteile mit sich bringt. Eine bemerkenswerte Erkenntnis widerspricht dem jedoch.

Wie wir in Kapitel 10 erfahren haben, sind Verwandte etwas Besonderes. Jeder soziale Organismus würde Ihnen das bestätigen. Josef Stalin dachte so in Bezug auf Pawlik Morosow, der den eigenen Vater denunziert hatte. Und genauso denken die meisten amerikanischen Gerichtshöfe, die es entweder de facto oder de jure ablehnen, jemanden gegen die eigenen Eltern oder Kinder aussagen zu lassen. Verwandte sind etwas Besonderes. Aber nicht für Menschen ohne soziale Intuition. Wie bereits erwähnt, treffen Menschen mit einer vmPFC-Läsion ungewöhnlich praktische, unemotionale moralische Entscheidungen. Und während des Entscheidungsprozesses tun sie etwas, das jeder – von klonierter Hefe über »Uncle Joe« Stalin bis zu den Texas Rules of Criminal Evidence – als moralisch verdächtig ansieht: Sie befürworten in einem »Ist es in Ordnung, einen Menschen zu opfern, um fünf zu retten?«-Szenario, dass man Verwandten genauso bereitwillig Schaden zufügt wie Fremden.[18]

Emotion und soziale Intuition sind nicht irgendein Urschlamm, der diese spezielle menschliche Fähigkeit moralischen Denkens besudelt und verklebt. Vielmehr verankern sie einige der wenigen moralischen Urteile, über die sich die meisten Menschen einig sind.

KONTEXT

Soziale Intuitionen können also bei der moralischen Entscheidungsfindung eine große, nützliche Rolle spielen. Sollten wir jetzt diskutieren, was wichtiger ist: Denken oder Intuition? Das wäre albern, nicht zuletzt deshalb, weil sich beide erheblich überschneiden. Stellen Sie sich beispielsweise vor, Protestler würden eine Hauptstadt lahmlegen, um so auf die Einkommensungleichheit aufmerksam zu machen. Man könnte das als Kohlberg'sches Denken auf postkonventioneller Stufe beschreiben. Man könnte es à la Haidt, aber auch als Ausdruck sozialer Intuition verstehen – für diese Menschen spielen moralische Intuitionen in Bezug auf Fairness eine größere Rolle als Respekt vor Autorität.

Doch interessanter als ein Streit über die relative Bedeutung von Denken und Intuition sind zwei damit zusammenhängende Fragen: Unter welchen Umständen gewichten wir das eine mehr als das andere? Und gelangen wir zu unterschiedlichen Entscheidungen, je nachdem, welchem von beiden wir mehr Gewicht einräumen?

Wie wir gesehen haben, half der damalige Doktorand Joshua Greene zusammen mit Kollegen, die »Neuroethik« in Gang zu bringen, indem er diesen Fragen mit Hilfe des Paradebeispiels für das philosophische Problem »Heiligt der Zweck die Mittel?« auf den Grund ging, nämlich mit dem Trolley-Problem. Wegen einer defekten Bremse gerät eine Straßenbahn außer Kontrolle und droht, fünf Menschen zu töten. Ist es akzeptabel, etwas zu unternehmen, was die fünf Menschen rettet, dabei aber jemand anderen tötet?

Seit Aristoteles haben Menschen über diese Frage nachgedacht;* Greene et al. brachten nun die Neurowissenschaft ins Spiel. Probanden wurden einem Neuroimaging unterzogen, während sie über die Trolley-Ethik nachdachten. Im Wesentlichen ging es um zwei Szenarien. Szenario 1: Die Straßenbahn rollt auf fünf Menschen zu – diese haben nicht die geringste Chance. Würden Sie einen Hebel betätigen, der die Straßenbahn auf ein anderes Gleis umleitet, wo sie eine andere Person überfahren und töten wird (das ursprüngliche Szenario)? Szenario 2: Dieselben Umstände. Würden Sie die andere Person auf die Gleise *schubsen*, um die Straßenbahn aufzuhalten?[19]

Ich würde jede Wette eingehen, dass die Leser inzwischen voraussagen können, welche Hirnregionen unter den jeweiligen Umständen aktiviert werden. Wenn Sie erwägen, den Hebel zu betätigen, dominiert die dlPFC-Aktivität, das abgeklärte zerebrale Profil moralischen Denkens. Erwägen Sie, die Person dem Tod preiszugeben, indem Sie sie schubsen, wird vor allem der vmPFC (und die Amygdala) aktiviert, das instinktive Profil moralischer Intuition.

Würden Sie den Hebel betätigen? Durchweg 60 bis 70 Prozent der Befragten befürworten diese utilitaristische Lösung, während ihr dlPFC aufgewühlt ist – man tötet eine Person, um fünf zu retten. Würden Sie die Person mit eigenen Händen schubsen? Lediglich 30 Prozent wären bereit dazu; je stärker der vmPFC und/oder die Amygdala aktiviert werden, desto höher ist die Wahrscheinlichkeit, dass sie es ablehnen.** Das ist

* In Wahrheit wurde das Trolley-Problem 1967 von der englischen Philosophin Philippa Foot erfunden.

** Wie weiter oben bereits erwähnt, sind Personen mit einer vmPFC-Läsion gleichermaßen bereit, den Hebel zu betätigen oder die Person zu schubsen. Dasselbe Ergebnis erhält man, wenn man Probanden Benzodiazepin verabreicht (ein Beruhigungsmittel wie Valium). Der vmPFC und die Amygdala werden ruhiggestellt (sowohl durch direkte Einwirkung des Beruhigungsmittels als auch indirekt durch Dämpfung des sympathischen Nervensystems), und die Probanden sind eher bereit zu schubsen.

von enormer Bedeutung – eine relativ kleine Variante entscheidet darüber, ob Menschen eher moralischem Denken oder moralischer Intuition den Vorzug geben, und sie aktivieren dabei verschiedene Schaltkreise des Gehirns, was zu vollkommen unterschiedlichen Entscheidungen führt. Greene hat dies noch eingehender erforscht.

Widerstrebt den Menschen bei dem Schubs-Szenario die utilitaristische Abwägung, einen Menschen zu töten, um fünf zu retten, weil sie die Person, die sie dem Tod preisgeben, tatsächlich berühren müssen? Greenes Studien legen nahe, dass dies nicht der Fall ist, denn die Probanden widersetzen sich auch dann noch, wenn sie statt mit den Händen mit einem Stab stoßen sollen. Der Widerstand hängt mit der persönlichen Anstrengung zusammen, die dabei erforderlich ist.

Sind die Probanden im Hebel-Szenario deshalb bereit zu handeln, weil das Opfer sich in einiger Entfernung statt direkt vor ihnen befindet? Vermutlich nicht – sie betätigen den Hebel genauso bereitwillig, wenn sich dieser direkt neben der Person befindet, die sterben wird.

Greene zufolge spielen Intuitionen in Bezug auf die Intentionalität beziehungsweise Absichtlichkeit eine Schlüsselrolle. Im Hebel-Szenario werden die fünf Personen gerettet, weil die Straßenbahn auf ein anderes Gleis umgeleitet wurde; der Tod der anderen Person ist ein Nebeneffekt, und die fünf wären auch dann gerettet worden, wenn diese Person nicht auf den Schienen gestanden hätte. Demgegenüber werden im Schubs-Szenario die fünf gerettet, *weil* die andere Person getötet wird, und die Absichtlichkeit fühlt sich intuitiv falsch an. Zum Beweis bot Greene den Probanden ein weiteres Szenario: Die Straßenbahn rauscht heran, und Sie beeilen sich, einen Schalter zu betätigen, der die Straßenbahn stoppt. Ist dies auch noch in Ordnung, wenn Sie wissen, dass Sie, wenn Sie sich auf den Schalter stürzen, eine Person zur Seite schubsen müssen, die dann zu Boden fällt und stirbt? Ungefähr 80 Prozent der Befragten antworten mit Ja. Zwar wird ebenfalls eine Person aus nächster Nähe geschubst, doch es geschieht unabsichtlich, als ein Nebeneffekt. Die Person wurde nicht *zu dem Zweck* getötet, die anderen fünf zu retten, und das scheint viel mehr in Ordnung zu sein.

Nun wird das Ganze komplizierter. Im »Loop«-Szenario betätigt man einen Hebel, der die Straßenbahn auf ein anderes Gleis umleitet. Doch – o nein! – es ist nur eine Schleife, die wieder auf das ursprüngliche Gleis zurückführt. Die Straßenbahn wird nach wie vor die fünf Personen töten – außer dass sich eine Person auf der Seitenschleife befindet, die getötet wird und die Straßenbahn zum Halten bringt. Dies ist ein genauso intentionales Szenario wie das Schubsen mit den Händen – das Umleiten auf ein anderes Gleis reicht nicht, die andere Person muss getötet werden. Logisch betrachtet, sollten sich nur 30 Prozent der Probanden darauf einlassen, stattdessen sind es 60 bis 70 Prozent.

Greene kommt (auf der Grundlage dieses Szenarios und weiterer, die der Schleife ähneln) zu der Schlussfolgerung, dass das Universum der Intuition sehr lokal ist. Jemanden absichtlich zu töten, um fünf andere zu retten, fühlt sich intuitiv falsch an, aber das intuitive Gefühl ist am stärksten, wenn das Töten genau hier, genau jetzt erfolgen würde; erfolgt es in komplizierteren Abfolgen von Intentionalität, fühlt es sich nicht so schlecht an. Das liegt nicht an einer kognitiven Begrenzung – es ist nicht so, dass die Probanden die Notwendigkeit, die Person in dem Loop-Szenario zu töten, nicht erkennen würden. Es *fühlt* sich einfach nur anders an. Mit anderen Worten: Intuitionen verlieren mit zunehmender zeitlicher und räumlicher Entfernung erheblich an Bedeutung. Es handelt sich genau um die Kurzsichtigkeit gegenüber Ursache und Wirkung, die man von einem Gehirnsystem erwarten würde, das schnell und automatisch funktioniert. Dieselbe Art von Kurzsichtigkeit sorgt dafür, dass wir Sünden des Handelns als schlimmer empfinden als solche der Unterlassung.

Somit legen diese Studien nahe, dass mehr Schaltkreise beteiligt sind, die für die Intuition zuständig sind, wenn das Opfern eines Individuums aktive, absichtliche und lokale Handlungen erfordert, und dass die Mittel nicht den Zweck heiligen. Da, wo entweder der Schaden unbeabsichtigt ist oder die Absicht in einer gewissen psychologischen Distanz zum Tragen kommt, spielen andere neuronale Schaltkreise die Hauptrolle und sorgen dafür, dass genau umgekehrte Schlüsse bezüglich der Moral von Zweck und Mitteln gezogen werden.

Diese *trolleyology*-Studien verweisen noch auf einen wichtigeren Punkt: Die moralische Entscheidungsfindung kann extrem kontextabhängig sein.[20] Der springende Punkt bei einer Veränderung des Kontextes besteht häufig darin, dass sie den lokalen Bezugsrahmen des intuitiven Moralempfindens verändert, wie es Dan Ariely von der Duke University in seinem wunderbaren Buch *Denken hilft zwar, nützt aber nichts. Warum wir immer wieder unvernünftige Entscheidungen treffen* aufgezeigt hat. Lassen Sie Geld irgendwo liegen, wo mehrere Leute arbeiten, und niemand wird es wegnehmen; es ist nicht in Ordnung, Geld zu stehlen. Lassen Sie ein paar Cola-Dosen stehen, werden diese alle mitgenommen; der Umstand, dass man einen Schritt von dem damit verbundenen Geld entfernt ist, stumpft die intuitiven Gefühle in Bezug auf die Unrechtmäßigkeit des Stehlens ab und macht es einfacher, das Ganze rational zu erklären (etwa zu sagen, dass die Dosen bestimmt zum Mitnehmen gedacht waren).

Wie sich Nähe auf die moralische Intuition auswirkt, veranschaulicht ein Gedankenexperiment von Peter Singer.[21] Sie gehen in Ihrer Heimatstadt an einem Fluss entlang und sehen, dass ein Kind ins Wasser gefallen ist. Die meisten Menschen fühlen sich moralisch verpflichtet, hineinzuspringen und das Kind zu retten, auch wenn ihr 500-Dollar-Anzug dabei ruiniert wird. In einem alternativen Szenario ruft ein Freund Sie aus Somalia an und berichtet Ihnen von einem armen kranken Kind, das sterben wird, wenn es keine ärztliche Versorgung erhält, die allerdings 500 Dollar kostet. Werden Sie ihm Geld schicken? Gewöhnlich nicht. Die räumliche Entfernung und die dadurch empfundene geringere moralische Dringlichkeit liegen auf der Hand. Das gefährdete Kind in Ihrer Heimatstadt ist in weit stärkerem Maße ein »Wir« als das sterbende Kind in weiter Ferne. Und dies ist eher intuitiv als kognitiv bedingt – würden Sie in Somalia spazieren gehen und sehen, wie ein Kind ins Wasser fällt, wären Sie eher bereit, hinterherzuspringen und Ihren Anzug zu ruinieren, als dem Freund, der Sie angerufen hat, 500 Dollar zu schicken. Wenn wir jemanden mit eigenen Augen direkt vor uns sehen, so ist das ein starkes implizites Signal, dass er zu »Uns« gehört.

Moralische Kontextabhängigkeit kann auch Sprache einschließen, wie wir in Kapitel 3 gesehen haben.[22] Dort war beispielsweise die Rede davon, dass Menschen unterschiedliche moralische Regeln in puncto Kooperation anwenden, je nachdem ob man ein Wirtschaftsspiel »Wall-Street-

Spiel« oder »Gemeinschaftsspiel« nennt. Ob ein Versuchsmedikament angeblich mit einer »Sterberate von 5 Prozent« oder mit einer »Überlebensrate von 95 Prozent« einhergeht, führt zu sehr unterschiedlichen Einschätzungen in der Frage, wie ethisch vertretbar sein Einsatz ist.

Sprachliche Differenzierungen spielen auch eine Rolle, wo es darum geht, dass Menschen mehrere Identitäten haben und mehreren Wir-Gruppen und Hierarchien angehören. Alain Cohn und seine Kollegen an der Universität Zürich haben dies 2014 in einem höchst interessanten Aufsatz in der Zeitschrift *Nature* gezeigt.[23] Versuchspersonen, die für eine (ungenannte) internationale Bank arbeiteten, spielten ein Münzwurf-Spiel. Dabei gab es für das korrekte Erraten der Ergebnisse eine finanzielle Belohnung. Das Entscheidende war: Die Spielgestaltung ermöglichte es den Teilnehmern, an verschiedenen Stellen zu schummeln (und den Ermittlern, die Schummelei zu entdecken).

In einer Version füllten die Probanden zuerst einen Fragebogen mit banalen Fragen über ihren Alltag aus (etwa »Wie viele Stunden sitzen Sie pro Woche vor dem Fernseher?«). Dies führte anschließend zu Schummelei auf niedrigem Niveau.

In der eigentlichen Versuchsanordnung drehte sich der Fragebogen um ihren Bankjob. Die Fragen sorgten dafür, dass die Probanden unwillkürlich mehr über Banking nachdachten (so vervollständigten sie etwa bei einer Wortaufgabe »__oker« eher mit »broker« als mit »smoker«).

Die Teilnehmer dachten also über ihre Bankeridentität nach. Und wenn sie dies taten, stieg die Betrugsrate anschließend um 20 Prozent. Brachte man Menschen aus anderen Berufszweigen (zum Beispiel Monteure) dazu, über ihren Job oder die Bankenwelt nachzudenken, stieg die Betrugsrate nicht. Diese Banker hatten zwei unterschiedliche ethische Regelsätze in Bezug auf das Betrügen im Kopf (bankbezogen und nicht bankbezogen), und ein unbewusster Schlüsselreiz brachte den einen oder den anderen zum Vorschein.* Erkenne dich selbst. Vor allem in unterschiedlichen Zusammenhängen.

* Ich wünschte mir, die Autoren hätten den Namen der Bank angegeben, nur für den Fall, dass ich je Geld in einer Schweizer Bank deponieren möchte und gerne in der Lage wäre, einen Kandidaten von meiner Liste möglicher Banken zu streichen.

»ABER DIESER UMSTAND IST ANDERS«

Die Kontextabhängigkeit der Moral ist noch in einem weiteren Bereich von Bedeutung.

Es ist schlimm genug, wenn ein gewissenloser Soziopath glaubt, es sei in Ordnung, zu stehlen, zu töten, zu vergewaltigen und zu plündern. Ein weitaus größerer Teil der schlimmsten Verhaltensweisen der Menschheit geht jedoch auf das Konto der Mehrheit von uns anderen, die sagen: Es ist natürlich falsch, X zu tun …, aber ich sag dir, warum das unter diesen besonderen Umständen hier und jetzt nicht für mich gilt.

Wir benutzen andere Schaltkreise des Gehirns, wenn wir über unsere eigenen moralischen Verfehlungen nachdenken (der vmPFC wird stark aktiviert) als über die Verfehlungen anderer (hier sind Insellappen und dlPFC in höherem Maße involviert).[24] Und wir fällen ständig unterschiedliche Urteile, wobei wir in der Regel eher uns selbst als andere von einer moralischen Verurteilung ausnehmen. Warum? Zum Teil geht es einfach um Eigennutz; manchmal kommt ein Heuchler zum Vorschein, weil Sie an einem Heuchler gekratzt haben. Die unterschiedliche Bewertung spiegelt möglicherweise auch verschiedene Emotionen wider, die eine Rolle spielen, wenn wir unsere eigenen Handlungen im Gegensatz zu denen anderer analysieren. Angesichts der moralischen Verfehlungen Letzterer empfinden wir womöglich Ärger und Entrüstung, während uns ihre moralischen Triumphe inspirieren und zu Nachahmung ermuntern. Angesichts unserer eigenen moralischen Verfehlungen überkommen uns hingegen Scham und Schuldgefühle, während unsere Triumphe Stolz wecken.

Die affektiven Aspekte der Nachsicht uns selbst gegenüber werden vor allem deutlich, wenn wir unter Stress stehen.[25] Wenn Probanden im Rahmen eines Experiments gestresst werden, fällen sie egoistischere, rationellere Urteile im Hinblick auf emotionale moralische Dilemmata und sind weniger geneigt, utilitaristische Urteile zu fällen – allerdings nur, wenn es sich wirklich um ein persönliches moralisches Problem handelt. Je stärker darüber hinaus die Glukokortikoid-Reaktion auf den Stressfaktor, desto deutlicher ist dieser Effekt.

Die Nachsicht gegenüber uns selbst spiegelt auch eine wesentliche kognitive Tatsache wider: Wir beurteilen uns nach unseren inneren Motiven und alle anderen Menschen nach ihren äußeren Handlungen.[26] Insofern haben wir, wenn wir unsere eigenen Missetaten betrachten, mehr Zugang zu mildernden, situationsrelevanten Informationen. Eine lupenreine Wir/Sie-Dichotomie – wenn »Sie« etwas Falsches machen, dann deshalb, weil sie einfach niederträchtig sind; wenn »Wir« es tun, dann aufgrund eines mildernden Umstands, und »Ich« ist das am stärksten fokussierte »Wir«, denn es weiß am besten darüber Bescheid, wie es im Innern aussieht. So besteht auf dieser kognitiven Ebene keine Widersprüchlichkeit oder Heuchelei, und wir könnten auch bei jedem anderen mildernde innere Motive für seine Missetaten erkennen. Es ist jedoch einfacher, diese Motive zu kennen, wenn wir die Täter sind.

Die negativen Konsequenzen hiervon sind weitreichend und tiefgreifend. Außerdem widersteht der starke Hang, sich selbst weniger hart als andere zu beurteilen, leicht der Rationalität der Abschreckung. Wie Ariely in seinem Buch schreibt: »Im Großen und Ganzen wird Betrug nicht durch das Risiko begrenzt, entdeckt zu werden, sondern dadurch, ob wir in der Lage sind, den Betrug gegenüber uns selbst vernünftig zu begründen.«

KULTURELLER KONTEXT

Menschen treffen also unterschiedliche moralische Urteile über denselben Umstand, abhängig davon, ob es um sie selbst oder um jemand anderen geht, welche ihrer Identitäten angesprochen wurde, welche Sprache verwendet wurde, um wie viele Schritte die Intentionalität entfernt wurde, ja sogar abhängig von den jeweiligen Spiegeln ihrer Stresshormone und davon, wie voll ihr Magen ist oder wie ihre Umgebung riecht. Nach dem, was wir in Kapitel 9 erfahren haben, überrascht es nicht weiter, dass sich die moralische Entscheidungsfindung auch je nach Kultur dramatisch unterscheiden kann. Die Kuh, die in einer Kultur als heilig gilt, dient in einer anderen als Mahlzeit, und die Diskrepanz kann qualvoll sein.

Denkt man über interkulturelle Moralunterschiede nach, so lauten die wichtigsten Fragen, welche Universalien des moralischen Urteils es gibt und ob die Universalien oder die Unterschiede interessanter und bedeutender sind.

In Kapitel 9 wurden einige moralische Grundhaltungen genannt, die praktisch universell sind, ob de facto oder de jure. Dazu zählt die Verurteilung von mindestens einigen Tötungsarten und von Diebstahl. Ach ja, und von einer bestimmten Sexualpraktik.

Darüber hinaus gibt es die Quasi-Universalie der Goldenen Regel (wobei sich die Kulturen dahingehend unterscheiden, dass sie mal »Tu nur das, wovon du dir wünschst, dass man es auch dir tut« lautet und mal »Was du nicht willst, dass man dir tut, das füg auch keinem anderen zu«). Die Goldene Regel ist beeindruckend in ihrer Schlichtheit, bezieht jedoch nicht ein, dass das, was die Menschen wünschen beziehungsweise nicht wünschen, dass man es ihnen tut, sehr verschieden ist; wir haben uns auf ein schwieriges Terrain begeben, wenn wir in folgendem Austausch einen Sinn erkennen können: Ein Masochist sagt: »Schlag mich«, und der Sadist erwidert: »Nein.«

Diese Kritik lässt sich mit einer allgemeineren Spielart der Gegenseitigkeit ausräumen, bei der wir die Bedürfnisse und Wünsche anderer gelten lassen und berücksichtigen, in der Hoffnung, dass sie unter ähnlichen Umständen das Gleiche für uns tun.

Kulturübergreifende Moralvorstellungen entstehen aus gemeinsamen Kategorien moralischer Regeln. Der Anthropologe Richard Shweder vertritt die These, dass alle Kulturen Moralregeln in Bezug auf Autonomie, Gemeinschaft und Göttlichkeit anerkennen. Wie wir im letzten Kapitel gesehen haben, teilt Jonathan Haidt dieses Kontinuum in seine Grundlagen der Moral auf, denen sich die Menschen in hohem Maße intuitiv verpflichtet fühlen. Dabei geht es um Themen im Zusammenhang mit Verletzen, Fairness und Gegenseitigkeit (beides nannte Shweder Autonomie), mit Loyalität gegenüber der Eigengruppe und Achtung vor Autorität (beides nannte Shweder Gemeinschaft) sowie mit Fragen der Reinheit und Unantastbarkeit (sprich, Shweders Bereich der Göttlichkeit).*[27]

* Und erinnern wir uns, wie Haidt im letzten Kapitel aufgezeigt hat, dass Liberale mehr Nachdruck auf Fragen der Schädigung und Fairness legen als Konservative, während Konservative

Die Existenz moralischer Universalien wirft die Frage auf, ob dies bedeutet, dass sie größeres Gewicht haben sollten als eher lokale, provinzielle Regeln der Moral. Zwischen den Moralabsolutisten einerseits und den Relativisten andererseits plädieren Menschen wie der Wissenschaftshistoriker Michael Shermer in vernünftiger Weise für eine provisorische Moral – wenn eine moralische Grundhaltung quer durch die Kulturkreise verbreitet ist, sollte man ihrer Bedeutung einen Vertrauensbonus geben, jedoch seinen Geldbeutel im Auge behalten.[28]

Es ist sicherlich interessant, dass zum Beispiel alle Kulturen bestimmte Dinge als heilig bezeichnen; aber noch faszinierender ist es, sich vor Augen zu führen, wie groß die Bandbreite dessen ist, was als heilig gilt, wie sehr die Menschen in Aufregung geraten, wenn diese Heiligkeit verletzt wird,* und was unternommen wird, um derartige Verletzungen hinfort zu verhindern. Ich wähle aus diesem riesigen Themenkomplex drei Aspekte aus: interkulturelle Unterschiede in Bezug auf die moralischen Vorstellungen von Kooperation und Wettbewerb, Ehrverletzungen und Scham versus Schuldgefühle.

KOOPERATION UND KONKURRENZ

Zu den Bereichen, in denen das moralische Urteil besonders markante interkulturelle Unterschiede aufweist, gehören Kooperation und Konkurrenz. Dies wurde 2008 von einem Team englischer und Schweizer Ökonomen in einem *Science*-Aufsatz ausführlich dargelegt.

Probanden führten ein »Gemeinwohl«-Ökonomiespiel durch, bei dem die Spieler zu Beginn eine bestimmte Anzahl von Spielsteinen haben und in jeder Spielrunde entscheiden, wie viele sie in einen gemeinsamen Pool hineingeben; die auf diese Weise zusammengekommene Zahl an Spiel-

unverhältnismäßig großen Wert auf Loyalität, Respekt und Reinheit legen. Haidt bezeichnet diese Studien auf humorvolle Weise als seine »interkulturelle« Forschung, was Bilder von ihm mit Tropenhelm und Moskitonetz heraufbeschwört, wie er durch Orte wie Berkeley und Provo wandert.

* Ein spontanes Beispiel: Befände ich mich mitten in einem Gottesdienst und würde plötzlich unter erschreckend lauten, übel riechenden Blähungen leiden, würde ich mir wünschen, unter Quäkern zu sein, statt, sagen wir, einer Gruppe von Taliban beim Freitagsgebet.

steinen wird mit einem bestimmten Faktor multipliziert und anschließend gleichmäßig unter allen Spielern aufgeteilt. Statt Spielsteine abzugeben, können die Teilnehmer sie alternativ für sich behalten. Demnach wäre das schlechteste Ergebnis für einen einzelnen Spieler, wenn er alle seine Spielsteine in den gemeinsamen Pool eingebracht hätte, während die anderen Spieler keinerlei Beitrag geleistet hätten. Das beste Ergebnis für ihn wäre, wenn er keinen Beitrag geleistet hätte und alle anderen sämtliche Spielsteine eingebracht hätten. Zu den Spielregeln gehörte es, dass die Teilnehmer »zahlen« konnten, um andere Spieler für die Höhe ihres Beitrags zu bestrafen. Die Spieler kamen aus allen Teilen der Welt.

Erster Befund: Quer durch alle Kulturen waren die Menschen viel prosozialer, als die bloße wirtschaftliche Vernunft erwarten ließ. Würde jeder auf brutalste asoziale, realpolitische Weise spielen, gäbe keiner etwas in den gemeinsamen Pool. Stattdessen leisteten Teilnehmer aus allen Kulturen durchweg ihre Beiträge. Eine mögliche Erklärung hierfür: Spieler aus allen Kulturen bestraften diejenigen, die nur geringe Beiträge leisteten – und das in annähernd gleichem Maße.

Der verblüffende Unterschied zeigte sich in einer Verhaltensweise, auf die ich noch nie zuvor in der Literatur über Verhaltensökonomie gestoßen war, etwas, das als »antisoziale Bestrafung« bezeichnet wird. Trittbrettfahrerbestrafung liegt vor, wenn Sie einen anderen Spieler dafür bestrafen, einen geringeren Beitrag geleistet zu haben als Sie (sprich, für seinen Egoismus). Antisoziale Bestrafung bedeutet, dass Sie einen anderen Spieler dafür bestrafen, dass er einen *höheren* Beitrag geleistet hat als Sie (sprich, für seine Großzügigkeit).

Was hat es damit auf sich? Hier eine mögliche Interpretation: Jemand, der allzu großzügig ist, erfährt deswegen Ablehnung, weil er so den Einsatz erhöht und dafür sorgt, dass bald von allen anderen (also von mir) erwartet wird, großzügig zu sein. Nieder mit ihm, denn er verdirbt allen das Spiel. Man bestraft also jemanden dafür, dass er nett ist, denn was wäre, wenn diese Art von verrücktem abweichendem Verhalten zur Norm wird und Sie sich unter Druck gesetzt fühlen, ebenfalls nett zu sein?

Einen Extremfall bildeten Teilnehmer aus Ländern wie den USA und Australien, bei denen diese sonderbare antisoziale Bestrafung so gut wie nicht vorkam. Und das verblüffende andere Extrem bildeten Spieler aus Oman und Griechenland, die bereit waren, *mehr* auszugeben, um Großzügigkeit – und nicht so sehr Egoismus – zu bestrafen. Und dabei ging es wohlgemerkt nicht um einen Vergleich zwischen Theologen aus Boston und Piraten aus Oman. Die Versuchsteilnehmer waren allesamt Universitätsstudenten aus Städten.

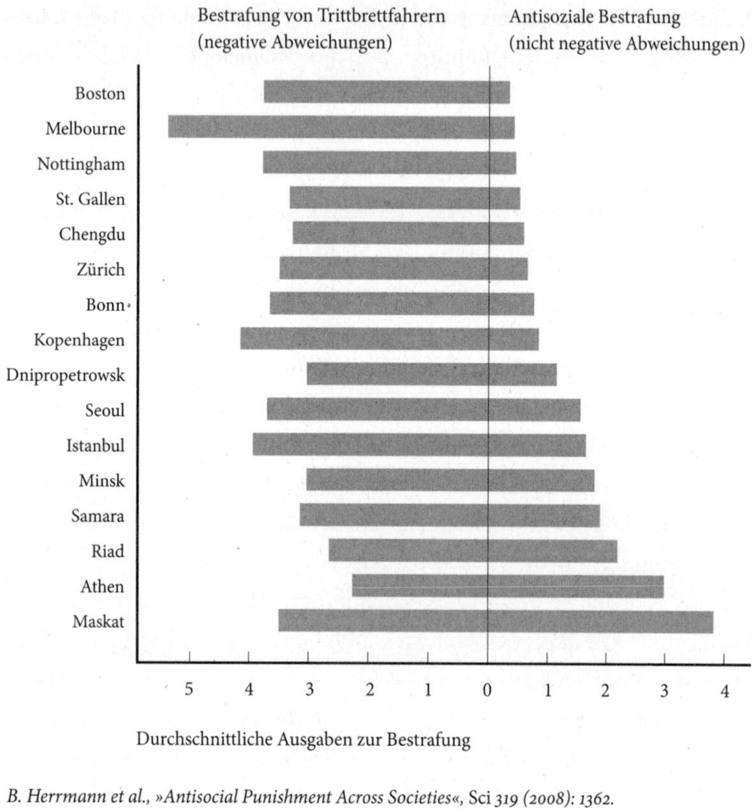

B. Herrmann et al., »Antisocial Punishment Across Societies«, Sci *319 (2008): 1362.*

Worin unterscheiden sich also diese Städte? Die Verfasser fanden eine entscheidende Korrelation – je niedriger das Sozialkapital eines Landes ist, desto höher sind die Quoten der antisozialen Bestrafung. Anders ausgedrückt: Wann wird die Vorstellung, dass Großzügigkeit Bestrafung verdient, Bestandteil der Moralsysteme von Menschen? Dann, wenn die

Menschen in einer Gesellschaft leben, in der die Leute einander nicht trauen und das Gefühl haben, nichts ausrichten zu können.

Vergleichbare faszinierende Untersuchungen wurden auch mit Menschen aus nichtwestlichen Kulturen durchgeführt, wie aus zwei Studien von Joseph Henrich von der University of British Columbia und seinen Kollegen hervorgeht.[29] Es waren Tausende von Probanden, die aus 25 verschiedenen »kleinräumigen« Kulturen rund um die Welt kamen – Nomadenhirten, Jäger und Sammler, sesshafte Wildbeuter/Gärtner sowie Kleinbauern/Lohnarbeiter. Es gab zwei Kontrollgruppen, und zwar Stadtbewohner aus Missouri und aus Accra, Ghana. Im Rahmen dieser umfassenden Studie spielten die Probanden insbesondere drei Wirtschaftsspiele: a) das Diktatorspiel, bei dem der Spieler lediglich entscheidet, wie das Geld zwischen ihm und einem anderen Spieler aufgeteilt wird – auf diese Weise misst man den »reinen« Sinn für Gerechtigkeit, unabhängig von den Auswirkungen; b) das Ultimatumspiel, bei dem man zahlen kann, um jemanden zu bestrafen, der einen unfair behandelt (eigennützige Bestrafung durch den Betroffenen); c) ein Szenario der Bestrafung durch unbeteiligte Dritte (*third party punishment*), bei dem man bezahlen kann, um jemanden zu bestrafen, der einen unbeteiligten Dritten unfair behandelt (altruistische Bestrafung).

Die Autoren machten drei faszinierende Variablen aus, anhand derer sich Spielmuster vorhersagen ließen:

MARKTINTEGRATION: Wie stark interagieren die Menschen in einer Kultur wirtschaftlich und betreiben Handel mit Gütern? Die Autoren erfassten das mittels des Prozentsatzes der Kalorien, die jemand bei Marktinteraktionen käuflich erwirbt – ein Wert, der von 0 Prozent bei den Jägern und Sammlern vom Stamm der Hadza in Tansania bis zu annähernd 90 Prozent bei sesshaften Fischereikulturen reichte. Über alle Kulturen hinweg sagte außerdem ein höheres Maß an Marktintegration zuverlässig voraus, dass die Teilnehmer bei allen drei genannten Spielen fairere Angebote machten und bereit waren, für die Bestrafung von Fieslingen sowohl durch den Betroffenen selbst wie auch durch unbeteiligte Dritte zu zahlen. Die Hadza zum Beispiel behielten beim Diktatorspiel im Schnitt ganze 73 Prozent der Ausbeute für sich, während bei den sesshaften Fischern der Sanquianga aus Kolumbien wie auch bei den Probanden aus den Vereinigten Staaten und Accra eine Aufteilung von annähernd 50:50 zu beobachten war. Marktintegration ist ein Vorhersagefaktor für eine größere Bereitschaft, Eigennutz zu bestrafen, und, was kaum überrascht, für weniger Selbstsucht.

GEMEINSCHAFTSGRÖSSE: Je größer die Gemeinschaft, desto häufiger kommt es zu Bestrafungen von Geizhälsen durch Betroffene und unbeteiligte Dritte. Die Hadza etwa, die in kleinen Gruppen aus fünfzig Personen oder weniger leben, akzeptierten beim Ultimatumspiel nahezu jedes Angebot über null – es erfolgte keine Bestrafung. Im anderen Extrem, in Gemeinschaften von 5000 Bewohnern oder mehr (sesshaften Landwirten und Fischzüchtern sowie den ghanaischen und US-amerikanischen Stadtbewohnern), wurden Angebote, die keine Aufteilung von etwa 50:50 vorsahen, in der Regel abgelehnt und/oder bestraft.

RELIGION: Wie viel Prozent der Bevölkerung gehörten einer der Weltreligionen an (also Christentum oder Islam)? Bei den Hadza waren es 0 Prozent, bei allen anderen Gruppen 60 bis 100 Prozent. Je höher der Anteil derer, die einer westlichen Religion angehörten, desto häufiger gab es Bestrafungen unbeteiligter Dritter (also die Bereitschaft, zu zahlen, um Person A dafür zu bestrafen, dass sie gegenüber Person B unfair gewesen war).

Welche Schlussfolgerungen lassen sich nun aus diesen Befunden ziehen?

Betrachten wir zuerst den religiösen Aspekt. Die dortigen Erkenntnisse sagen nichts über Religiosität im Allgemeinen aus, sondern nur über Religiosität im Rahmen einer Weltreligion, und ebenso nichts über Großzügigkeit oder Fairness, sondern nur etwas über altruistische Bestrafung durch unbeteiligte Dritte. Und was hat es nun mit den Weltreligionen auf sich? Wie wir in Kapitel 9 erfahren haben, erfinden Kulturen erst dann moralisierende Götter, wenn Gruppen so groß werden, dass die Menschen regelmäßig mit Fremden interagieren. Dies sind aber keine Götter, die an der Festtafel sitzen und sich von weitem über die Menschen da unten amüsieren, oder Götter, die die Menschen wegen armseliger Opfergaben bestrafen. Diese Götter bestrafen die Menschen, weil sie sich anderen Menschen gegenüber niederträchtig verhalten – mit anderen Worten: Die großen Religionen erfinden Gottheiten, die die Bestrafung durch unbeteiligte Dritte erledigen. Wenig überraschend lässt sich daher vorhersagen, dass Anhänger dieser Religionen ihrerseits Bestrafungen durch unbeteiligte Dritte vornehmen.

Kommen wir nun zu den Befunden, wonach stärkere Marktintegration und größere Gemeinschaften mit faireren Angeboten (Erstere) und mit größerer Bereitschaft, unfaire Spieler zu bestrafen, (beide) assoziiert waren. In meinen Augen sind diese beiden Beobachtungen besonders herausfordernd, insbesondere, wenn sie so formuliert werden, wie es die Verfasser mit Bedacht taten.

Die Autoren stellen die Frage, woher das extrem ausgeprägte Gerechtigkeitsempfinden beim Menschen rührt, insbesondere im Kontext großer Gesellschaften, in denen häufig Fremde interagieren. Und sie bieten zwei traditionelle Erklärungsformen an, die eng mit unseren Unterscheidungen von Intuition und Denken beziehungsweise von tierischen Ursprüngen und kulturellen Erfindungen verknüpft sind:

- Unsere moralische Betonung von Fairness in großen Gesellschaften ist ein Überbleibsel unserer Vergangenheit als Jäger und Sammler und nichtmenschliche Primaten. Damals spielte sich das Leben in kleinen Gruppen ab, in denen Fairness in der Regel durch Verwandtenselektion und überschaubare Szenarien von gegenseitigem Altruismus gefördert wurde. Da sich unsere Gemeinschaften vergrößert haben und wir jetzt überwiegend einmalige Interaktionen mit nichtverwandten Fremden haben, stellt unsere Prosozialität lediglich eine Erweiterung unserer Kleingruppen-Denkweise dar, insofern wir verschiedene grünbartartige Erkennungszeichen stellvertretend für Verwandtschaft verwenden. Ich würde sofort mein Leben für zwei Brüder, acht Cousins oder einen Kerl, der ebenfalls ein Packers-Fan ist, hingeben.
- Die moralischen Fundamente eines Gerechtigkeitsempfindens sind in kulturellen Institutionen und Geisteshaltungen zu finden, die wir erfunden haben, als unsere Gruppen größer und komplexer wurden (wie die Entwicklung von Märkten, Geldwirtschaften und dergleichen zeigt).

Nach allem, was wir bis hierher in diesem Buch behandelt haben, dürfte klar sein, dass ich das erste Szenario für ziemlich überzeugend halte. Wir sehen die Ursprünge eines Gespürs für Fairness und Gerechtigkeit im egalitären Wesen der nomadischen Jäger und Sammler, bei anderen Primaten und bei Kleinkindern und darin, dass das limbische System stärker beteiligt ist als das kortikale. Aber leider widerspricht dies gänzlich den Ergebnissen der genannten Studien: In den 25 Kulturen zeigen ausgerechnet die Jäger und Sammler, also diejenigen, die unseren Vorfahren am nächsten kommen, die in den kleinsten Gruppen mit den engsten Verwandtschaftsverhältnissen und der geringsten Abhängigkeit von Marktinteraktionen leben, die geringste Neigung, faire Angebote zu unterbreiten und Unfairness zu bestrafen, ob diese nun sie selbst oder andere betrifft. Keine Spur von jener Prosozialität ist hier zu finden, ein Bild, das dem widerspricht, welches wir in Kapitel 9 gesehen haben.

Ich denke, eine Erklärung dafür ist, dass diese Wirtschaftsspiele eine sehr spezielle und künstliche Art von Prosozialität betreffen. Wir neigen dazu, in Marktinteraktionen den Inbegriff von Komplexität zu sehen – weil sie in Gestalt dieser Abstraktion namens Geld buchstäblich eine gemeinsame Währung für das Spektrum menschlicher Bedürfnisse und Wünsche finden. Aber in ihrem Kern stellen Marktinteraktionen eine Verarmung menschlicher Reziprozität dar. In ihrer natürlichen Form hat sich menschliche Reziprozität daraus entwickelt, dass wir gelernt haben, entspannt und intuitiv Langzeitmathematik mit Äpfeln und Orangen zu betreiben – dieser Mann hier ist ein fantastischer Jäger; jener dort spielt nicht in seiner Liga, stellt sich jedoch schützend vor Sie, wenn ein Löwe auftauchen sollte; diese Frau wiederum ist unglaublich, wenn es darum geht, die besten Mongongonüsse zu finden; jene ältere Frau weiß alles über Heilkräuter; und dieser etwas verrückte Typ weiß die besten Geschichten zu erzählen. Wir wissen, wo der jeweils andere wohnt, dass sich unsere gegenseitigen Schulden und Guthaben im Lauf der Zeit ausgleichen, und sollte jemand das System wirklich missbrauchen, knöpfen wir ihn uns gemeinschaftlich vor.

Demgegenüber beschränkt sich eine Marktinteraktion, die auf Geldwirtschaft beruht, im Wesentlichen auf »Ich gebe dir jetzt dies, und du gibst mir jetzt jenes« – kurzsichtige Gegenwarts-Interaktionen, bei denen die gegenseitigen Schulden sofort ausgeglichen werden müssen. Für Menschen in kleinen, überschaubaren Gesellschaften ist es relativ neu, auf diese Weise zu funktionieren. Es ist nicht so, dass man überschaubaren Kulturen, die größer und marktabhängiger werden, neuerdings beibringt, was es heißt, fair zu sein. Vielmehr bringt man ihnen neuerdings bei, was es heißt, unter künstlichen Bedingungen, die an eine Art Ultimatumspiel erinnern, fair zu sein.

EHRE UND RACHE

Interkulturelle Unterschiede der Moralsysteme betreffen auch die Frage, wie man angemessen auf persönliche Affronts reagiert. Dies greift zurück auf die in Kapitel 9 beschriebenen Ehrenkulturen, von den Massai-Stammesangehörigen bis zu traditionsbewussten amerikanischen Südstaatlern. Wie wir gesehen haben, sind diese Kulturen historisch eng mit Phänomenen wie Monotheismus, Kriegerkasten und Pastoralismus verbunden.

Wir erinnern uns: In solchen Kulturen gilt es als undenkbar, ja gefährlich, einen Angriff auf die eigene Ehre unbeantwortet zu lassen; das hängt ursprünglich mit den spezifischen Gefahren des Pastoralismus zusammen, denn während niemand einfach so die gesamten Erntepflanzen eines Bauern stehlen kann, kann jemand sehr wohl über Nacht eine Herde stehlen – wenn also dieser Hurensohn meine Familie ungestraft beleidigen kann, wird er als Nächstes kommen und mein Vieh holen. Diese Kulturen legen hohen moralischen Wert auf Rache, und zwar mindestens in gleicher Münze – schließlich war das Motto »Auge um Auge« vermutlich die Erfindung jüdischer Hirten. Das Ergebnis ist eine Welt von Hatfields und McCoys samt ihren eskalierenden Vendetten. Dies hilft zu erklären, warum die erhöhten Mordraten im amerikanischen Süden nicht auf städtische Gewalt oder Delikte wie Raubüberfälle zurückzuführen sind, sondern auf Ehrverletzungen zwischen Menschen, die einander kennen. Es erklärt auch, warum Staatsanwälte und Geschworene gewöhnlich nachsichtiger sind, wenn es um solche Verbrechen aus verletzter Ehre geht. Und es hilft zu verstehen, warum viele Mütter aus dem amerikanischen

Süden ihren Söhnen, die sich den Konföderierten anschließen wollten, beim Abschied befahlen: Kehre als Sieger zurück oder im Sarg. Die Schande der Kapitulation ist keine Option.

BESCHÄMTE KOLLEKTIVISTEN UND SCHULDIGE INDIVIDUALISTEN

Wir kehren zu unserem Kontrast zwischen kollektivistischen und individualistischen Kulturen zurück (zur Erinnerung: In den Studien bezog sich der Terminus »kollektivistisch« zumeist auf ostasiatische Gesellschaften, während »individualistisch« für Westeuropäer und Nordamerikaner stand). Kennzeichnend für diesen Kontrast sind markante Unterschiede in Bezug auf die Moral von Mittel und Zweck. Im Vergleich zu individualistischen Kulturen haben kollektivistische definitionsgemäß weniger Bedenken, Menschen für utilitaristische Zwecke zu benutzen. Darüber hinaus drehen sich moralische Gebote in kollektivistischen Kulturen in der Regel um gesellschaftliche Rollen und Pflichten gegenüber der Gruppe, in individualistischen Kulturen hingegen um individuelle Rechte.

Kollektivistische und individualistische Kulturen unterscheiden sich auch in der Art, wie moralisches Verhalten durchgesetzt wird. Wie die Anthropologin Ruth Benedict 1946 erstmals hervorgehoben hat, geschieht dies in kollektivistischen Kulturen durch Scham und in individualistischen durch Schuldgefühle – ein gewaltiger Kontrast, der in zwei hervorragenden Büchern ausgeleuchtet worden ist, nämlich in *Guilt. The Bite of Conscience* des Stanford-Psychiaters Herant Katchadourian und in *Scham. Die politische Kraft eines unterschätzten Gefühls* der Umweltwissenschaftlerin Jennifer Jacquet von der New York University.[30]

Die meisten Forscher auf diesem Gebiet, und so auch diese beiden Autoren, definieren Scham als ein externes Urteil durch die Gruppe, Schuldgefühle dagegen als ein inneres Urteil des Einzelnen. Scham setzt ein Publikum voraus und hat mit Ehre zu tun. Schuldgefühle kennzeichnen Kulturen, die die Privatsphäre schätzen, und haben mit Gewissen zu tun. Scham ist eine negative Beurteilung des Individuums als solchem, Schuldgefühle die einer Handlung, was es ermöglicht, die Sünde zu hassen, aber den Sünder zu lieben. Wirksame Scham erfordert eine konformistische, homogene Bevölkerung; wirksame Schuldgefühle erfordern Achtung vor dem Gesetz. Empfindet man Scham, möchte man im Erdboden versinken; empfindet man Schuldgefühle, möchte man etwas wiedergutmachen. Um Scham geht es, wenn alle sagen: »Du kannst nicht länger mit uns leben«, und um Schuldgefühle, wenn Sie sagen: »Wie kann ich nur mit mir selbst leben?«*

Seit Benedict diesen Gegensatz formuliert hat, herrscht im Westen die selbstgefällige Ansicht, dass Scham irgendwie primitiver sei als Schuldgefühle, da der Westen Eselsmützen, öffentliche Auspeitschungen und scharlachrote Buchstaben hinter sich gelassen habe. Scham bedeutet Mob; Schuldgefühle bedeuten die Verinnerlichung von Regeln, Gesetzen, Edikten, Dekreten und Statuten. Jennifer Jacquet legt allerdings überzeugend dar, dass Beschämen auch im Westen weiterhin eine nützliche Rolle spielen könnte, und sie fordert deren Wiedergeburt in postmoderner Form. Ihrer Ansicht nach ist das Beschämen besonders dann nützlich, wenn die Mächtigen keinerlei Anzeichen von Schuldgefühlen zeigen und der Bestrafung entgehen. Für Letzteres gibt es im amerikanischen Rechtssystem, in dem man von der besten Verteidigung profitieren kann, die dank Macht oder Geld zu haben ist, jede Menge Beispiele; Beschämen vermag häufig dieses Vakuum zu füllen. So gab es 1999 an der University of California in Los Angeles einen Skandal, als über ein Dutzend gesunder, bärenstarker Footballspieler dabei ertappt wurden, dass sie sich mit Hilfe von Beziehungen, fingierten Behinderungen und gefälschten Arztunterschriften Berechtigungsscheine für Behindertenparkplätze verschafft hatten. Dank ihrer privilegierten Stellung kamen sie nach allgemeiner Auffassung sowohl vonseiten der Gerichte wie auch vonseiten der UCLA mit einem blauen Auge davon. Doch das Element der Beschämung mag dies wieder wettgemacht haben, denn als sie vor den Augen der Presse aus dem Gericht traten, mussten sie an einer Phalanx von Rollstuhlfahrern vorbei, die sie verspotteten.[31]

* Um noch einen anderen Begriff ins Spiel zu bringen: Die meisten derjenigen, die sich mit der Thematik befassen, scheinen Verlegenheit oder Peinlichkeit als eine vorübergehende, abgeschwächte Variante von Scham einzuordnen. Ihre regulierende Macht lässt sich an den Semai auf der Malaiischen Halbinsel zeigen, die sagen: »Hier gibt es keine Autorität außer Peinlichkeit.«

Anthropologen, die von Jägern und Sammlern bis hin zu den Stadtbewohnern alle möglichen Gruppen untersuchen, haben festgestellt, dass es sich bei ungefähr zwei Dritteln der Alltagsunterhaltungen um Klatsch handelt, wovon der Großteil negativ ist. Wie bereits erwähnt, ist Klatsch (mit dem Ziel, zu beschämen) eine Waffe der Schwachen gegen die Mächtigen. Er verbreitet sich von jeher schnell und billig und tut dies erst recht heute im Zeitalter des Internets.

Beschämen ist auch ein wirksames Mittel, wenn es um Skandale in Unternehmen geht.[32] Seltsamerweise betrachtet das amerikanische Rechtssystem ein Unternehmen in vielerlei Hinsicht als ein Individuum, das insofern psychopathisch ist, als es kein Gewissen besitzt und ausschließlich an Profiten interessiert ist. Die Menschen, die an der Spitze eines Unternehmens stehen, sind gelegentlich haftbar, wenn das Unternehmen etwas Illegales getan hat, nicht jedoch, wenn das Unternehmen etwas Legales, aber Unmoralisches getan hat – in diesem Falle befindet es sich jenseits von Schuld. Jacquet hebt die potenzielle Macht von Kampagnen öffentlicher Bloßstellung hervor. Man erinnere sich nur an die Kampagnen, die die Firma Nike zwangen, ihre Haltung zu den katastrophalen Arbeitsbedingungen in ihren ausbeuterischen Betrieben in Übersee zu ändern, oder den Papierkonzern Kimberly-Clark, sich zur Abholzung von uralten Wäldern zu äußern.

Neben den potenziell positiven Folgen derartigen Anprangerns betont Jacquet auch die Gefahren heutiger öffentlicher Bloßstellung, also die Heftigkeit, mit der Personen im Internet angegriffen werden, und die Tatsache, dass die Gehässigkeit enorme Distanzen überwindet – in einer Welt, in der es wichtiger zu sein scheint, den Sünder anonym mit Hass zu verfolgen, als sich mit der Sünde selbst zu befassen.

BLINDER EIFER: ANWENDUNG DER ERKENNTNISSE DER WISSENSCHAFT VON DER MORAL

Wie können die Erkenntnisse, die wir bereits gewonnen haben, dazu genutzt werden, unsere besten Verhaltensweisen zu fördern und unsere schlechtesten zu reduzieren?

WELCHER TOTE WEISSE HATTE RECHT?

Beginnen wir mit einer Frage, die die Menschen seit Jahrtausenden beschäftigt hat: Was ist die optimale Moralphilosophie?

Die Menschen, die sich darüber Gedanken gemacht haben, haben die unterschiedlichen Ansätze in drei grobe Kategorien eingeteilt. Angenommen, Sie befinden sich in Reichweite eines Bündels von Geldscheinen, das Ihnen nicht gehört. Doch niemand ist in der Nähe. Warum greifen Sie nicht danach?

Die Tugendethik, die den Handelnden hervorhebt, würde antworten: Weil Sie ein guter Mensch sind, weil Sie nach der Tat mit dieser Schuld leben müssten, und so fort.

Die Deontologie, welche die Handlung hervorhebt, würde antworten: Weil es nicht in Ordnung ist zu stehlen.

Der Konsequentialismus, der die Folgen betont, würde antworten: Was wäre, wenn alle so handeln würden? Überlegen Sie nur, welche Auswirkung dies auf die Person haben würde, deren Geld gestohlen wurde, und so weiter.

In den letzten Jahren hat die Tugendethik gegenüber den beiden anderen Richtungen im Allgemeinen eine untergeordnete Rolle gespielt, nachdem sie mit ihrer altmodischen Sorge, ein moralischer Fehltritt beflecke die Seele, eher aus der Zeit gefallen zu sein schien. Ich glaube allerdings, dass sie durch die Hintertür zurückkehren und eine beträchtliche Relevanz haben wird.

Indem wir die Unterschiede zwischen Deontologie und Konsequentialismus näher betrachten, begegnen wir erneut der vertrauten Frage, ob der Zweck die Mittel heiligt. Für Deontologen lautet die Antwort: »Nein, die Menschen können nie Schachfiguren sein.« Für Konsequentialisten lautet die Antwort: »Ja, für das richtige Ergebnis.« Der Konsequentialismus kommt in einer Reihe von Varianten daher, die je nach Merkmalen unterschiedlich ernst genommen werden – zum Beispiel, ja, der Zweck heiligt die Mittel, wenn der Zweck darin besteht, mein Vergnügen zu mehren (Hedonismus), darin, insgesamt den Reichtum zu maximieren,* oder darin, die bestehenden Verhältnisse zu festigen (staatlicher Konsequentialismus). Für die meisten geht es beim Konsequentialismus allerdings um den klassischen Utilitarismus – es ist in Ordnung, Menschen dazu zu benutzen, das Allgemeinwohl zu maximieren.

Wenn Deontologismus und Konsequentialismus das Trolley-Problem betrachten, geht es bei Ersterem um moralische Intuitionen, die im vmPFC, der Amygdala und im Insellappen verwurzelt sind, bei Letzterem hingegen um den dlPFC und moralisches Denken. Woran liegt es, dass unsere automatischen und intuitiven moralischen Urteile in der Regel nichtutilitaristisch sind? Die Antwort darauf gibt Greene in seinem Buch: »Unsere moralischen Gehirne entwickelten sich, um uns dabei zu helfen, unsere Gene weiterzugeben, und nicht, um unsere kollektive Zufriedenheit zu maximieren.«

Die Straßenbahn-Studien demonstrieren die moralische Heterogenität der Menschen. Etwa 30 Prozent der Probanden vertraten beharrlich die deontologische Ethik und waren weder bereit, einen Hebel zu betätigen noch eine Person zu schubsen, selbst wenn diese Weigerung zulasten jener

* Was, wie wir alle wissen, aber woran wir uns nur mit Mühe erinnern, nicht gleichbedeutend mit Glück ist. Umfassende Forschungen zum Thema Glück, von Langzeitstudien mit denselben Individuen bis zu riesigen interkulturellen Studien mit Zehntausenden von Personen in Dutzenden von Ländern, haben alle dasselbe ergeben: Wenn Menschen sich aus bitterer Armut befreien, werden sie so gut wie immer glücklicher. Aber sobald man nicht täglich ums eigene Überleben kämpfen muss, besteht ein erstaunlich geringer Zusammenhang zwischen Einkommen und Zufriedenheit.

fünf Leben ging. Weitere 30 Prozent waren durchweg utilitaristisch eingestellt und bereit, den Hebel zu betätigen oder jemanden zu schubsen. Und für alle Übrigen hingen ihre moralphilosophischen Überlegungen vom Kontext ab. Die Tatsache, dass eine Mehrheit der Probanden in diese Kategorie fällt, unterstützt Greenes Modell vom »dualen Prozess«, wonach wir gewöhnlich eine Mischung sind und mal die eine, mal die andere Richtung vertreten. Was ist Ihre Moralphilosophie? Wenn der Person, die das Mittel repräsentiert, unabsichtlich Schaden zugefügt wird, oder wenn die Absicht wirklich verwickelt und indirekt ist, bin ich ein utilitaristischer Konsequentialist; ist die Absicht jedoch unübersehbar, bin ich Deontologe.

Die verschiedenen Straßenbahn-Szenarien machen deutlich, welche Umstände uns zur intuitiven Deontologie und welche zum utilitaristischen Denken tendieren lassen. Welches Ergebnis ist besser?

Für Leser dieses Buchs und andere, die dieses Problem aus gelassener Distanz betrachten können, scheint der Utilitarismus ein idealer Ausgangspunkt zu sein, weil er das kollektive Glück maximiert. Da ist die Betonung auf Gleichheit – nicht auf gleicher Behandlung, sondern auf gleicher Berücksichtigung des Wohlergehens jedes Einzelnen. Und da ist die Hauptbetonung auf Unparteilichkeit: Wenn jemand die vorgeschlagene Situation für moralisch gerecht hält, sollte er bereit sein, eine Münze zu werfen, um die Rolle zu bestimmen, die er spielt.

Man kann den Utilitarismus aus praktischen Gründen kritisieren – es ist alles andere als einfach, für die unterschiedlichen Auffassungen von Glück einen gemeinsamen Nenner zu finden. Die Fokussierung auf den Zweck gegenüber den Mitteln erfordert außerdem, dass man gut darin ist, vorauszusagen, wie der tatsächliche Zweck aussehen wird, und echte Unparteilichkeit ist angesichts unserer Wir/Sie-Denkweise verdammt schwierig. Aber zumindest theoretisch hat der Utilitarismus einen eindeutigen, logischen Reiz.

Doch da gibt es ein Problem – sofern es nicht an der Kontrolle durch den vmPFC fehlt, ist es irgendwann unweigerlich und schlagartig vorbei mit dem Reiz des Utilitarismus. Bei den meisten Menschen ist es der Moment, wenn es darum geht, die eine Person vor die Straßenbahn zu schubsen. Oder ein weinendes Baby zu ersticken, um eine Gruppe von Menschen zu retten, die sich vor den Nazis verstecken. Oder einen gesunden Menschen zu töten, um mit dessen Organen fünf Menschenleben zu retten. Wie Greene betont, versteht nahezu jeder sofort die Logik und den Reiz des Utilitarismus, gelangt aber irgendwann an einen Punkt, an dem klar wird, dass der Utilitarismus kein guter Ratgeber bei der moralischen Entscheidungsfindung im Alltag ist.

Greene und unabhängig von ihm der Neurowissenschaftler John Allman vom California Institute of Technology (Caltech) sowie der Wissenschaftshistoriker James Woodward von der University of Pittsburgh haben das neurobiologische Fundament eines wesentlichen Punkts erforscht – der hier betrachtete Utilitarismus ist eindimensional und künstlich; er schränkt die Differenziertheit unserer moralischen Intuitionen und unseres moralischen Denkens ein. Für den utilitaristischen Konsequentialismus lassen sich ziemlich überzeugende Argumente vorbringen – sofern man die unmittelbaren Folgen berücksichtigt. Und die längerfristigen Folgen sowie die sehr langfristigen, die wir dann noch einige Male von allen Seiten betrachten.

Wenn die Menschen an die Grenzen des Utilitarismus stoßen, dann deshalb, weil das, was auf dem Papier auf kurze Sicht eine annehmbare Abwägung darstellt (»Eine Person absichtlich zu töten, um fünf zu retten – das erhöht eindeutig das kollektive Glück«), sich auf lange Sicht als keineswegs annehmbar entpuppt. »Gewiss, die unfreiwillige Organspende jener gesunden Person hat gerade fünf Menschen das Leben gerettet, aber wer wird sonst noch auf diese Weise ›ausgeweidet‹ werden? Was ist, wenn sie hinter mir her sind? Ich mag meine Leber. Auf welche Ideen könnten sie noch alles kommen?« Wo man hinschaut: unsichere Verhältnisse, Desensibilisierung, unbeabsichtigte Folgen und beabsichtigte Folgen. Wenn kurzsichtiger Utilitarismus (Woodward und Allman sprechen von »parametrischem« Konsequentialismus) durch eine weitsichtigere Version (was sie als »strategischen« Konsequentialismus bezeichnen und Greene als »pragmatischen Utilitarismus«) ersetzt wird, erhält man bessere Resultate.

Unser Überblick über das Verhältnis von moralischer Intuition und moralischem Denken hat eine Dichotomie geschaffen, die ein wenig daran erinnert, dass bei Kerlen Genitalien und Gehirn nicht gleichzeitig gut durchblutet sein können; sie müssen sich entscheiden. Entsprechend müssen Sie entscheiden, ob Ihre moralische Entscheidungsfindung über die Amygdala oder den dlPFC erfolgt. Das Ganze ist jedoch eine falsche Dichotomie, denn wir treffen unsere besten langfristigen, strategischen und konsequentialistischen Entscheidungen, wenn wir sowohl unser Denken als auch unsere Intuition einsetzen. »Klar, bereit zu sein, X zu tun, um Y zu erreichen, scheint auf kurze Sicht ein guter Kompromiss zu sein. Aber wenn wir es oft genug tun, wird es uns auf lange Sicht auch irgendwann vertretbar erscheinen, Z zu tun, und ich würde mich schrecklich fühlen, wenn mir Z angetan würde, und es besteht außerdem eine große Wahrscheinlichkeit, dass W eintritt, was richtig schlechte Gefühle in den Menschen wecken und zur Folge haben wird, dass …« Und der »Gefühls«-Teil innerhalb dieses Prozesses unterscheidet sich von dem, was Mr Spock tun würde – sich nämlich logisch und leidenschaftslos daran zu erinnern, dass diese Menschen irrationale, unbeständige Geschöpfe sind, und diese Erkenntnis in seinem rationalen Denken über sie zu berücksichtigen. Stattdessen geht es darum, zu fühlen, wie sich die Gefühle anfühlen würden – was uns unmittelbar zu dem Überblick über Damasios Hypothese der somatischen Marker in Kapitel 2 zurückführt: Wenn wir Entscheidungen treffen, dann führen wir nicht bloß Gedankenexperimente durch, sondern auch somatische Gefühlsexperimente – wie wird es sich *anfühlen*, wenn dies geschieht? –, und ebendiese Kombination ist das Ziel bei der moralischen Entscheidungsfindung.

Die Entscheidung »Unter keinen Umständen würde ich jemanden auf die Straßenbahnschienen schubsen, denn es ist einfach nicht richtig« hat mit der Amygdala, dem Insellappen und dem vmPFC zu tun. »Opfere ein Leben, um fünf zu retten, na klar« mit dem dlPFC. Hält man sich jedoch an den langfristigen strategischen Konsequentialismus, sind all diese Hirnregionen mit eingebunden, und das ergibt etwas Stärkeres als die übertriebene Selbstsicherheit des spontanen Intuitionismus, des »Ich kann dir nicht sagen, warum, aber dies ist einfach falsch«. Wenn Sie all diese Gehirnsysteme aktiviert haben, wenn Sie die Gedanken- und Gefühlsexperimente durchgeführt haben, wie sich die Dinge auf lange Sicht entwickeln mögen, und wenn Sie alle so gewonnenen Eindrücke nach

Priorität geordnet haben – Bauchgefühle werden ernst genommen, ihnen wird aber kein Vetorecht eingeräumt –, werden Sie genau wissen, warum etwas richtig oder falsch erscheint.

Die synergistischen Vorteile, die sich ergeben, wenn man Denken und Intuition miteinander kombiniert, weisen auf einen wichtigen Punkt hin. Wären Sie ein Anhänger moralischer Intuitionen, würden Sie diese als grundlegend und ursprünglich bezeichnen. Andernfalls würden Sie sie als simplifizierend, reflexiv und primitiv hinstellen. Unsere moralischen Intuitionen sind aber weder ursprünglich noch reflexiv primitiv, wie Woodward und Allman betont haben. Sie sind das Endprodukt eines Lernprozesses, kognitive Schlussfolgerungen, denen wir so oft ausgesetzt waren, dass sie zu einem Automatismus geworden sind, so selbstverständlich wie Radfahren oder das Aufzählen der Wochentage vorwärts statt rückwärts. Im Westen haben wir fast alle klare intuitive Gewissheit, dass Sklaverei, Kinderarbeit oder Tierquälerei »falsch sind«. Das war aber keineswegs immer der Fall. Die Überzeugung, dass sie falsch sind, konnte nur deshalb zu einer selbstverständlichen moralischen Intuition und einem Bauchgefühl bezüglich moralischer Wahrheit werden, weil die Menschen vor uns zu einer Zeit, als die moralischen Intuitionen des Durchschnittsmenschen noch eindeutig anders waren, entschieden moralisches Denken betrieben und umgesetzt haben. Unser Bauch lernt seine Intuitionen.

LANGSAM UND SCHNELL: DIE VERSCHIEDENEN PROBLEME VON ICH/WIR UND WIR/SIE

Der Kontrast zwischen schneller, automatischer moralischer Intuition und bewusstem, abwägendem moralischen Denken spielt in einem weiteren entscheidenden Bereich eine Rolle und steht im Zentrum von Joshua Greenes brillantem Buch *Moral Tribes. Emotion, Reason and the Gap Between Us and Them* (2014).[33]

Greene beginnt mit der klassischen Tragik der Allmende (des Allgemeinguts). Schafhirten führen ihre Herden zu einem gemeinschaftlichen Weideland. Es gibt so viele Schafe, dass die Gefahr besteht, dass die

Allmende zerstört wird, falls die Hirten ihre Herden nicht verkleinern. Die Tragik besteht nun darin: Handelt es sich wirklich um ein Allgemeingut, so gibt es keinen Anreiz zur Kooperation – Sie wären entweder ein Dummkopf, wenn außer Ihnen keiner kooperierte, oder ein erfolgreicher Trittbrettfahrer, wenn alle anderen außer Ihnen kooperierten.

Dieses Problem, nämlich die Frage, wie man in einem Meer von Nicht-Kooperateuren überhaupt Kooperation zustande bringt und anschließend aufrechterhält, hat uns das gesamte Kapitel 10 hindurch beschäftigt, und wie die weitverbreitete Existenz von sozialen, kooperierenden Spezies zeigt (mehr dazu im letzten Kapitel!), lässt es sich lösen. Im Kontext der Moral betrachtet, lässt sich die Tragik der Allmende nur dadurch vermeiden, dass man Menschen in Gruppen dazu bringt, nicht eigennützig zu sein; es ist eine Frage von »Ich versus Wir«.

Greene umreißt jedoch noch einen zweiten Typ von Tragik. Hierbei gibt es zwei unterschiedliche *Gruppen* von Schafhirten, und die Herausforderung besteht darin, dass jede Gruppe eine andere Vorstellung von Beweidung hat. Die eine behandelt zum Beispiel das Weideland als ein klassisches Allgemeingut, während die andere glaubt, dass das Weideland mit hohen, stabilen Zäunen in Parzellen aufgeteilt werden sollte, die jeweils einzelnen Schafhirten gehören. Mit anderen Worten: wir haben es mit zwei einander widersprechenden Ansichten über die Nutzung des Weidelands zu tun.

Die Situation ist gefährlich und tragisch, weil jede Gruppe eine schlüssige Begründung im Kopf hat, die ihr sagt, warum ihr Weg der richtige sei, und die so viel moralisches Gewicht erlangt, dass sie schließlich als ein »Recht« begriffen wird. Der Umstand, dass beide Seiten der Meinung sind, ein »Recht« zu haben, die Dinge auf ihre Art zu erledigen, bedeutet in der Regel, dass sie nachträglich genug Rationalisierungen à la Haidt über eine formlose, eigennützige und engstirnige moralische Intuition gestülpt haben; sie haben genügend ihrer graubärtigen Philosophenkönig-Hirten antreten lassen, um das moralische Gewicht ihrer Einstellung zu verkünden; sie spüren auf die aufrichtigste und schmerzlichste Weise, dass ihre Werte und ihre Identität im Kern auf dem Spiel stehen und dass die moralische Richtigkeit des Universums ins Wanken gerät; sie spüren es so heftig, dass sie das »Richtige« nicht mehr als das erkennen können, was es ist, nämlich: »Ich kann Ihnen nicht sagen, warum, aber auf diese Weise sollten die Dinge erledigt werden.« Oscar Wilde soll einmal gesagt haben: »Moral ist lediglich die Haltung, die wir gegenüber Menschen einnehmen, die wir persönlich nicht leiden können.«

Es geht um »Wir« gegen »Sie« in Begriffen der Moral, und die Bedeutung dessen, was Greene die »Tragik der Common-Sense-Moral« nennt, zeigt sich darin, dass die meisten Konflikte zwischen Gruppen auf unserer Erde letztlich kulturelle Meinungsverschiedenheiten darüber sind, wessen »Recht« berechtigter ist.

Das Ganze ist eine intellektualisierte, blutleere Art und Weise, das Problem anzugehen. Es geht auch anders.

Nehmen wir an, ich würde beschließen, dass es gut wäre, hier Bilder einzubauen, die kulturellen Relativismus demonstrieren oder eine Handlung zeigen, die in einer Kultur als vernünftig angesehen wird, in einer anderen jedoch als zutiefst erschreckend. »Ich hab's«, denke ich, »ich werde ein paar Bilder eines südostasiatischen Hundefleisch-Marktes auswählen. Bestimmt haben die meisten Leser genau wie ich Mitleid mit den Hunden.« Guter Plan. Ich suche also bei Google, mit dem Ergebnis, dass ich stundenlang wie gebannt vor dem Bildschirm klebe und nicht aufhören kann, mich mit Fotos über Fotos zu quälen, auf denen Hunde zum Markt gekarrt, abgeschlachtet, gekocht und dann verkauft werden, Fotos von Menschen, die auf einem Markt ihrer täglichen Arbeit nachgehen und dabei nicht weiter auf den Holzverschlag achten, der bis obenhin mit leidenden Hunden vollgestopft ist.

Ich male mir aus, wie diese Hunde vor Angst zittern, wie sie schwitzen, Durst haben und leiden. Ich überlege: »Was wäre, wenn diese Hunde Vertrauen zu den Menschen geschöpft hätten?« Ich stelle mir ihre Angst und ihre Verwirrung vor und denke: »Was wäre, wenn einer der Hunde, die ich liebte, so etwas hätte durchmachen müssen? Was wäre, wenn dies einem der Hunde, die meine Kinder liebten, zustoßen würde?« Mit klopfendem Herzen stelle ich fest, dass ich diese Menschen *hasse*, jeden Einzelnen von ihnen, und dass ich ihre Kultur verachte.

Es bedeutet eine enorme Anstrengung, mir einzugestehen, dass ich

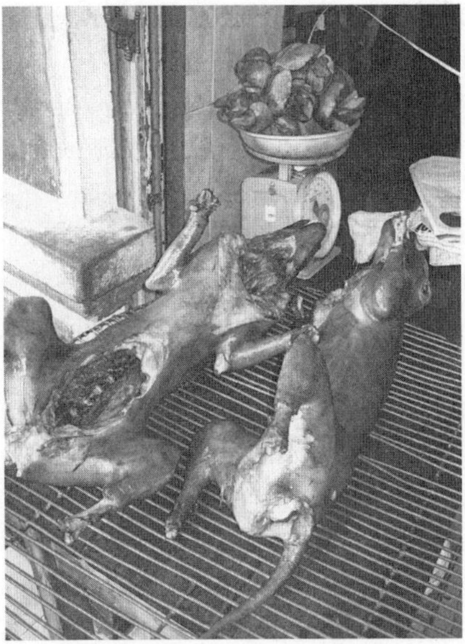

diesen Hass und diese Verachtung nicht rechtfertigen kann, dass hier lediglich meine moralische Intuition am Werk ist, dass auch ich Dinge tue, die bei irgendeiner fernen Person, deren Menschlichkeit und Moral gewiss nicht weniger ausgeprägt sind als bei mir, dieselbe Reaktion auslösen würden, und dass, wäre ich nicht zufällig hier geboren, ich genauso gut ihre Ansichten hätte teilen können.

Was die Tragik der Common-Sense-Moral so dramatisch erscheinen lässt, ist Ihre felsenfeste Überzeugung, dass »Sie« grundlegend im Unrecht sind.

Im Allgemeinen veranlassen uns unsere moralisch gefärbten kulturellen Institutionen – Religion, Nationalismus, ethnischer Stolz und Teamgeist –, unsere besten Verhaltensweisen an den Tag zu legen, wenn wir als einzelne Hirten mit einer potenziellen Tragik der Allmende konfrontiert sind. Sie machen uns in Ich/Wir-Situationen weniger eigensüchtig. Sie sorgen allerdings dafür, dass wir schlagartig in unsere schlimmsten Verhaltensweisen verfallen, wenn wir mit »Ihnen« und ihren ganz anderen Moralauffassungen konfrontiert sind.

Das Modell vom dualen Prozess der moralischen Entscheidungsfindung gibt einige Hinweise darauf, wie man diese beiden Tragödien sehr unterschiedlicher Art vermeiden kann.

Im Ich/Wir-Kontext teilen wir unsere moralischen Intuitionen, und wenn wir sie hervorheben, steht dies im Einklang mit der Prosozialität unserer Wir-heit. Dies wurde in einer Studie von Greene, David Rand (Yale) und Kollegen aufgezeigt, bei der Probanden ein einmaliges Öffentliche-Güter-Spiel spielten, das die Tragik der Allmende nachbildete.[34] Den Versuchspersonen wurden unterschiedlich lange Zeitspannen gewährt, in denen sie entscheiden mussten, wie viel Geld sie in einen Gemeinschaftstopf einzahlen wollten (oder ob sie es, zum Nachteil aller Übrigen, für sich behalten wollten). Und je schneller die Entscheidung verlangt wurde, desto kooperativer waren die Teilnehmer. Wenn man sie geprimt hatte, Intuition wertzuschätzen (indem man sie davon berichten ließ, wie sie einmal dank Intuition eine gute Entscheidung trafen oder wie sorgfältiges Nachdenken das Gegenteil bewirkte), war das Ergebnis ebenfalls mehr Kooperation. Weist man Versuchspersonen umgekehrt an, ihre Entscheidung »sorgfältig abzuwägen«, oder primt man sie, Reflexion höher zu bewerten als Intuition, werden sich diese egoistischer verhalten. Je mehr Zeit man zum Nachdenken hat, desto eher gelangt man zu einer Version von »Ja, wir sind uns alle einig, dass Kooperation eine gute Sache ist … aber aus diesem oder jenem Grund sollte ich diesmal davon ausgenommen sein«. Die Autoren bezeichneten dies als »kalkulierte Gier«.

Was würde passieren, wenn Probanden das Spiel mit jemandem spielten, der auffallend anders wäre, so anders wie nur möglich, gemessen an dem, was der Proband in puncto Bequemlichkeit und Vertrautheit gewohnt ist? Eine entsprechende Studie ist zwar noch nicht durchgeführt worden (und wäre offensichtlich nicht leicht durchzuführen), aber man darf wohl davon ausgehen, dass schnelle, intuitive Entscheidungen überwiegend von bequemer konfliktfreier Selbstsucht bestimmt wären, während die xenophoben Alarmglocken läuten und sofort automatische Überzeugungen von »Trau ›Ihnen‹ nicht« ausgelöst würden.

Wenn es durch Widerstand gegen Selbstsucht im Verhältnis zwischen »Ich« und »Wir« zu moralischen Dilemmata kommt, sind unsere schnellen Intuitionen gut, geschliffen durch evolutionäre Selektion für Kooperation in einem Meer grünbartartiger Erkennungszeichen.[35] Und in einem solchen Umfeld können die Regulierung und Formalisierung der Prosozialität (indem man sie also aus dem Bereich der Intuition in den des Nachdenkens verschiebt) sogar kontraproduktiv sein, ein Punkt, den Samuel Bowles betont hat.*

Halten Sie umgekehrt Intuitionen so weit wie möglich außen vor, wenn Sie in Wir/Sie-Szenarien moralische Entscheidungsfindungen durchführen. Denken, erörtern und hinterfragen Sie stattdessen; seien Sie zutiefst pragmatisch und strategisch utilitaristisch; übernehmen Sie die Perspektive der anderen; versuchen Sie zu denken, was sie denken; versuchen Sie zu fühlen, was sie fühlen. Holen Sie tief Luft und wiederholen Sie alles noch einmal.**

* Bowles zitiert ein großartiges Beispiel dafür, dass Sanktionen die Ingroup-Prosozialität vermindern: Einige Eltern holen ihre Kinder regelmäßig zu spät von der Vorschule ab. Die Schule schickt allen Eltern eine Mail. »Bitte kommen Sie nicht immer zu spät. Dadurch halten Sie unsere wunderbaren Lehrer davon ab, ihren wohlverdienten Feierabend anzutreten.« Dies hilft zwar, trotzdem gibt es noch einige Eltern, die regelmäßig zu spät kommen. Also verhängt die Schule Strafen – jedes Zuspätkommen hat zur Folge, dass die Rechnung um eine Gebühr erhöht wird. Und die Quote der Eltern, die zu spät kommen, *steigt*. Warum? Weil der Verstoß aus dem Bereich der sozialen Ingroup-Intuition (»Hey, ich sollte gegenüber Mitgliedern *unserer* Schulgemeinschaft nicht egoistisch sein«) in einen kalkulierteren Bereich verlagert wurde (»Okay, ich bin bereit, zusätzliche Kosten für meine Bequemlichkeit aufzuwenden«). Dies ist vielleicht auch eine Möglichkeit zu erklären, warum in der oben diskutierten interkulturellen Studie kleiner Gesellschaften diejenigen mit der größten Marktintegration am prosozialsten spielten – die Märkte und Geldwirtschaften verschieben eine Welt des reziproken Altruismus vom Bereich sozialer Intuition in den der sozialen Kalkulation.

** Diese Themen ähneln sehr denen, die der Wirtschaftsnobelpreisträger Daniel Kahneman in seinem Bestseller *Schnelles Denken, langsames Denken* behandelte. Seine Analyse bewegt sich nicht im moralischen Bereich, sondern handelt von den unterschiedlichen Stärken und Schwächen schnellen intuitiven Denkens und langsamen analytischen Denkens auf dem Gebiet der Wirtschaft.

WAHRHAFTIGKEIT UND VERLOGENHEIT

Die Frage war klar und deutlich, eine Frage, die man nicht ignorieren und der man nicht ausweichen konnte. Chris schluckte, bemühte sich um eine ruhige, feste Stimme und antwortete: »Nein, absolut nicht.« Es war eine glatte Lüge.

Ist das etwas Gutes oder etwas Schlechtes? Nun, es hängt von der Frage ab: a) »War Ihnen, als der CEO Ihnen die Zusammenstellung gab, bewusst, dass die Zahlen frisiert waren, um die Verluste im dritten Quartal zu kaschieren?«, fragte der Staatsanwalt. b) »Hast du dieses Spielzeug schon?«, fragte Großmama zaghaft. c) »Was hat der Arzt gesagt? Ist es bösartig?« d) »Lässt mich dieses Outfit ______ aussehen?« e) »Hast du die Brownies gegessen, die für heute Abend gedacht waren?« f) »Harrison, gewährst du dem entlaufenen Sklaven namens Jack Unterschlupf?« g) »Irgendwas stimmt da nicht. Ist es eine Lüge, dass du gestern Abend lange arbeiten musstest?« h) »O mein Gott, hast du gerade gefurzt?«

Nichts versinnbildlicht besser das Ausmaß, in dem die Bedeutungen unserer Verhaltensweisen kontextabhängig sind. Dieselbe Unwahrheit, dieselbe Konzentration darauf, keine Miene zu verziehen, derselbe Versuch, genau das richtige Maß an Augenkontakt zu halten. Und je nach Umständen könnten wir in Bestform sein oder uns von unserer schlechtesten Seite zeigen. Andererseits ist es manchmal schwieriger, ehrlich zu sein – eine unangenehme Wahrheit über eine andere Person zu äußern, aktiviert den medialen PFC (sowie den Insellappen).[*36]

Angesichts dieser komplexen Umstände überrascht es nicht, dass die Biologie von Ehrlichkeit und Falschheit schwer zu durchschauen ist.

Wie wir in Kapitel 10 gesehen haben, selektieren kompetitive evolutionäre Spiele per se sowohl für Betrug als auch für Wachsamkeit im Erkennen von Betrug. Protoversionen von beidem haben wir sogar in so-

* Obwohl der Neurowissenschaftler Sam Harris in seinem Buch *Lying. Gibt es gute Lügen?* darlegt, dass jede Lüge – sogar Notlügen, Lügen, die nur dazu dienen, die Gefühle eines anderen nicht zu verletzen, oder Lügen, um Heldentaten zu vollbringen, wie etwa einen entlaufenen Sklaven zu verstecken – grundsätzlich falsch ist.

zialen Hefekolonien beobachtet. Hunde versuchen, sich gegenseitig zu täuschen, allerdings mit geringem Erfolg: Wenn ein Hund Angst hat, sondern seine Analdrüsen Angstpheromone ab, und es ist nicht unbedingt ideal, wenn der Typ, mit dem man gerade aneinandergerät, weiß, dass man sich fürchtet. Ein Hund kann sich nicht bewusst entscheiden, zu täuschen, indem er diese Pheromone nicht synthetisiert und absondert. Aber er kann versuchen, zu verhindern, dass sie freigesetzt werden, indem er einen Deckel auf die Drüsen stülpt und den Schwanz zwischen die Beine klemmt.

Nichtmenschliche Primaten-Falschheit ist da erwartungsgemäß schon eine ganz andere Nummer.[37] Lockt ein Leckerbissen und ein ranghöheres Tier befindet sich in der Nähe, stoßen Kapuzineraffen Rufe aus, die vor einem Fressfeind warnen, um das andere Tier abzulenken; ist Letzteres ein rangniedrigeres Tier, besteht dazu keine Notwendigkeit, und der Affe nimmt sich einfach den Leckerbissen. In ähnlicher Weise wird sich ein rangniederer Kapuzineraffe, der weiß, wo Futter versteckt ist, von dem Versteck entfernen, wenn ein dominantes Tier in der Nähe ist; ist bloß ein untergeordnetes Tier in der Nähe, ist das Ganze unproblematisch. Dasselbe Verhalten hat man bei Klammeraffen und Makaken beobachtet. Andere Primaten greifen nicht bloß zu »taktischer Tarnung«, wenn es um Futter geht. Wenn sich ein Blutbrustpavian paart, stößt er gewöhnlich einen »Kopulationsruf« aus, es sei denn, er ist mit einem Weibchen zusammen, das sich von seinem Partner in der Nähe davongeschlichen hat. In diesem Fall gibt er keinen Laut von sich. Und natürlich verblassen alle diese Beispiele im Vergleich zu dem, wozu politisch begabte Schimpansen fähig sind. Dass Betrug und Täuschung ein erhebliches Maß an sozialer Erfahrung voraussetzen, zeigt sich an dem Umstand, dass bei allen Primatenarten ein größerer Neokortex höhere Täuschungsquoten voraussagt, unabhängig von der Größe der Gruppe.*

* Kurz zur Wiederholung: Angefangen mit jener sozialen Hefe, sind Betrug und Täuschung nicht auf Primaten beschränkt. Auch bei den großartigen Rabenvögeln hat man Beispiele von Täuschung beobachtet, die denen bei den Kapuzineraffen ähneln; Verhaltensweisen wie die von Regenpfeifern, die eine Verletzung vortäuschen, um einen Fressfeind von ihrem Nest wegzulocken, hat man als taktische Täuschung gedeutet. (»Lass die Babys in Ruhe. Komm hierher, an mir ist mehr Fleisch dran, und ich kann nicht fliehen, weil ich verletzt bin.«) Be-

Das ist beeindruckend. Aber es ist höchst unwahrscheinlich, dass diese Primaten bewusst strategisch vorgehen. Oder dass sie sich schlecht oder sogar moralisch verwerflich fühlen, weil sie sich betrügerisch verhalten. Oder dass sie gar ihre eigenen Lügen glauben. Für all das benötigen wir Menschen.

Die menschliche Fähigkeit zu Täuschung und Betrug ist enorm. Wir verfügen über die komplexeste Innervation von Gesichtsmuskeln und bedienen uns einer immensen Zahl von Motoneuronen, um sie zu kontrollieren – keine andere Spezies kann ein Pokerface aufsetzen. Darüber hinaus haben wir die Sprache, dieses außergewöhnliche Mittel, um den Abstand zwischen einer Botschaft und ihrer Bedeutung zu manipulieren.

Wir Menschen tun uns auch im Lügen hervor, weil unsere kognitiven Fertigkeiten es uns ermöglichen, etwas zu tun, das weit über die Möglichkeiten eines heimtückischen Blutbrustpavians hinausgeht – wir können die Wahrheit überlisten.

Eine coole Studie belegt, wie sehr wir hierzu neigen. Um es zu vereinfachen: Ein Proband warf einen Würfel, wobei unterschiedliche Ergebnisse unterschiedliche Gelderträge einbrachten. Das Würfeln geschah unbeaufsichtigt, und die Versuchsperson nannte jeweils das Ergebnis – eine Gelegenheit zu schummeln.

Wenn alle ehrlich wären und es genug Würfe gäbe, würde nach den Gesetzen der Wahrscheinlichkeit jede Zahl im Schnitt bei einem Sechstel der Würfe vorkommen. Würden alle stets lügen, um möglichst hohe Gewinne zu erzielen, ergäben vermutlich alle Würfe die höchste Gewinnzahl.

Es wurde viel gelogen. Bei den Versuchsteilnehmern handelte es sich um 2500 Collegestudenten aus 23 Ländern. Bei erhöhter Häufigkeit von Korruption, Steuerhinterziehung und politischem Betrug im Herkunftsland logen die Probanden häufiger. Das überrascht nicht, nachdem wir schon in Kapitel 9 gesehen haben, dass hohe Raten an Regelverstößen in einer Gemeinschaft das Sozialkapital mindern, was wiederum individuelles antisoziales Verhalten schürt.

Die interessanteste Beobachtung war, dass das Lügen über alle Kul-

richte über ähnliche Täuschungsmanöver gibt es auch zu anderen Vögeln, einigen Huftieren und Tintenfischen.

turen hinweg einem bestimmten Muster entsprach. Die Probanden warfen einen Würfel tatsächlich zweimal, aber nur der erste Wurf zählte (der zweite, so erklärte man ihnen, solle bloß prüfen, ob der Würfel »ordnungsgemäß funktionierte«). Das Lügen wies ein Muster auf, das sich auf der Grundlage früherer Untersuchungen nur damit erklären ließ, dass sich die Probanden selten eine hohe Gewinnzahl ausdachten – sie gaben stattdessen einfach den Wurf mit der höheren Zahl an.

Man kann fast hören, was dabei in ihrem Kopf vorging. »Mist, beim ersten Wurf hatte ich eine 1 [ein schlechtes Ergebnis], beim zweiten eine 4 [besser]. Hey, die Würfe sind zufällig; es hätte genauso gut erst eine 4 und dann eine 1 sein können, also … sagen wir, ich warf eine 4. Das ist nicht wirklich Schummeln.«

Mit anderen Worten: Zum Lügen gehörte fast immer rationales Überlegen, das dafür sorgte, dass sich das Lügen weniger unehrlich anfühlte – man geht doch wegen des schnöden Profits nicht aufs Ganze, damit die eigenen Handlungen nur einen leichten Beigeschmack von Unredlichkeit haben.

Wenn wir lügen, sind natürlich die an der Theory of Mind beteiligten Hirnareale aktiv, insbesondere wenn es um strategischen sozialen Betrug geht. Außerdem spielen der dlPFC und mit ihm verbundene frontokortikale Regionen eine zentrale Rolle für einen neuronalen Täuschungs-Schaltkreis. Viel mehr wissen wir nicht.[38]

Kehren wir noch einmal zu Kapitel 2 zurück, in dem es darum ging, dass der frontale Kortex und insbesondere der dlPFC Sie dazu bringen, den schwierigeren Weg zu gehen, wenn das der richtige ist. Und bei unserem wertfreien Verständnis für »richtig« würde man erwarten, dass der dlPFC feuert, wenn Sie sich bemühen, a) das moralisch Richtige zu tun, also der Versuchung zu lügen zu widerstehen, sowie b) das strategisch Richtige zu tun, nämlich die Lüge auch tatsächlich durchzuziehen, sobald Sie sich für sie entschieden haben. Es ist mitunter *schwer*, überzeugend zu täuschen, strategisch denken zu müssen, sich genau zu merken, was für eine Lüge Sie gerade auftischen, und seine wahren Gefühle zu verbergen (»Majestät, ich überbringe schreckliche, traurige Nachrichten über Euren Sohn, den Thronerben [hey, wir haben ihn hinterrücks überfallen – high five!«]).* Somit spiegelt die Aktivierung des dlPFC sowohl den Kampf wider, der Versuchung zu widerstehen, als auch das konkrete Bemühen, die Versuchung wirklich auszukosten, sobald Sie diesen Kampf verloren haben. »Tun Sie es nicht« beziehungsweise »Wenn Sie es tun, dann richtig«.

Diese Verwirrung lässt sich bei bildgebenden Studien von notorischen Lügnern beobachten.**[39] Was würde man erwarten? Es handelt sich hier um Personen, die gewohnheitsmäßig der Versuchung, zu lügen, nicht widerstehen können; ich wette, bei ihnen liegt eine Atrophie im frontalen Kortex vor. Es sind Menschen, die gewohnheitsmäßig lügen und gut darin sind (und in der Regel einen hohen verbalen IQ besitzen); ich wette, deren frontaler Kortex ist vergrößert. Die Studien bestätigen beide Voraussagen – notorische Lügner haben eine erhöhte Menge weißer Substanz (also an axonalen Leitungen, die die Neuronen miteinander verbinden) im frontalen Kortex, aber eine geringere Menge an grauer Substanz (also an Zellkörpern der Neuronen). Es lässt sich nicht feststellen, ob der Korrelation zwischen Bildgebung und Verhalten eine Kausalbeziehung zugrunde liegt. Man kann lediglich den Schluss ziehen, dass frontokortikale Regionen wie der dlPFC auf mehrfache und unterschiedliche Weise zeigen, dass sie »den schwierigeren Weg gehen«.

Man kann die frontale Aufgabe, der Versuchung zu widerstehen, von der frontalen Aufgabe, effektiv zu lügen, dadurch trennen, dass man die Moral aus der Gleichung herausnimmt.[40] Dies geschieht in Studien, in denen man Menschen *auffordert* zu lügen. (Probanden bekommen beispielsweise eine Reihe von Bildern gezeigt; später legt man ihnen weitere Bilder vor, von denen einige identisch mit denen sind, die sie bereits besitzen, und fragt: »Haben Sie dieses Bild bereits?« Ein Computersignal zeigt

* Das lässt mich an zwei großartige Zitate denken. Das eine wird gewöhnlich dem Politiker Sam Rayburn zugeschrieben (»Mein Sohn, sprich immer die Wahrheit. Dann brauchst du dir nie zu merken, was du beim letzten Mal gesagt hast«), und das andere stammt von dem Schweizer Philosophen Johann Lavater aus dem 18. Jahrhundert (»Hüte dich vor allem heimtückischen, heuchlerischen, verschlagenen Wesen. Sey aufrichtig und hasse die Verstellung«).

** Wie die Auswertung eines Abschnitts eines Psychopathie-Fragebogens ergab oder die Geschichte von Personen, die mit Erfolg getäuscht haben. Wichtig ist, dass die Studien nicht nur eine Kontrollgruppe normaler Individuen umfassten, sondern auch eine Kontrollgruppe von Psychopathen, die zufällig keine notorischen Lügner waren.

an, ob der Proband ehrlich antworten oder lügen sollte.) Bei dieser Art von Szenario geht Lügen in hohem Maße mit der Aktivierung des dlPFC (zusammen mit dem benachbarten und verwandten ventrolateralen PFC) einher. Dies gibt ein Bild des dlPFC wieder, der die schwierige Aufgabe des effektiven Lügens in Angriff nimmt, ohne sich um das Schicksal seiner neuronalen Seele zu sorgen.

Die Studien zeigen in der Regel auch eine Aktivierung des anterioren cingulären Kortex (ACC). Wie in Kapitel 2 erläutert, reagiert der ACC auf Umstände, in denen es darum geht, sich zwischen zwei einander ausschließenden Möglichkeiten entscheiden zu müssen. Dies gilt für Konflikte im emotionalen wie auch im kognitiven Sinne (wenn man sich etwa zwischen zwei Antworten entscheiden muss, obwohl beide richtig zu sein scheinen). In den Lügen-Studien feuert der ACC nicht wegen des moralischen Konflikts in Bezug auf das Lügen, denn die Probanden sollten ja gerade lügen. Stattdessen beobachtet er den Konflikt zwischen der Realität und dem, was sie laut Anweisung melden sollen, und das führt zu einer minimalen Verzögerung des Verarbeitungsprozesses; Versuchspersonen haben geringfügig längere Reaktionszeiten bei Aufgaben, in denen sie lügen sollen, als bei solchen, in denen sie ehrlich sind.

Diese Verzögerung erweist sich bei Lügendetektortests als nützlich. In der klassischen Form entdeckte der Test eine Erregung des sympathischen Nervensystems, ein Hinweis darauf, dass jemand log und Angst hatte, ertappt zu werden. Das Problem besteht darin, dass sich dieselbe ängstliche Erregung zeigen würde, wenn man die Wahrheit sagte, aber ein toter Mann wäre, wenn diese fehlbare Maschine etwas anderes signalisierte. Außerdem sind Soziopathen durch den Lügendetektor nicht zu überführen, da sie beim Lügen keine ängstliche Erregung zeigen. Nicht zuletzt können Probanden Gegenmaßnahmen ergreifen, um ihr sympathisches Nervensystem zu manipulieren. Als Folge davon ist der Einsatz von Lügendetektoren bei Gericht nicht mehr zulässig. Moderne Lügendetektortechniken sind jedoch jener leichten Verzögerung auf der Spur, den physiologischen Hinweisen auf jenen ACC-Konflikt, allerdings nicht den moralischen Konflikt, denn einige Übeltäter hegen vielleicht keine moralischen Bedenken, sondern den kognitiven Konflikt – »Ja, ich habe den Laden ausgeraubt, aber nein, Moment, ich muss sagen, dass ich es nicht war«. Sofern Sie nicht voll und ganz von Ihrer Lüge überzeugt sind, tritt mit großer Wahrscheinlichkeit diese leichte Verzögerung ein, die den ACC-haften kognitiven Konflikt zwischen der Realität und Ihrer Behauptung widerspiegelt.

Somit ist die Aktivierung des ACC, des dlPFC und der nahegelegenen Frontalregionen mit Lügen auf Befehl assoziiert.[41] An dieser Stelle begegnen wir unserer üblichen Frage nach der Kausalität: Ist die Aktivierung beispielsweise des dlPFC eine Ursache, eine Folge oder ein bloßes Korrelat des Lügens? Um dies zu beantworten, sorgte man mit Hilfe der transkraniellen Gleichstromstimulation dafür, dass der dlPFC bei Probanden deaktiviert wurde, die gerade Aufgaben absolvierten, bei denen sie ausdrücklich lügen sollten. Das Ergebnis? Die Versuchspersonen waren langsamer und weniger erfolgreich beim Lügen – was eine kausale Rolle des dlPFC nahelegt. Und um uns daran zu erinnern, wie kompliziert die Angelegenheit ist: Menschen mit geschädigtem dlPFC sind weniger geneigt, sich für Ehrlichkeit zu entscheiden, wenn sie in einem Wirtschaftsspiel vor die Wahl zwischen Ehrlichkeit und Eigennutz gestellt werden. Dieser besonders schlaue, kognitive Teil des PFC spielt also eine zentrale Rolle, wenn es darum geht, dem Lügen zu widerstehen, aber auch, wenn es darum geht, überzeugend zu lügen, nachdem man sich einmal zum Lügen entschlossen hat.

Im Fokus dieses Buchs steht nicht unbedingt die Frage, wie gut jemand lügen kann. Es geht darum, ob wir lügen oder ob wir uns für den schwereren Weg entscheiden und der Versuchung widerstehen, zu täuschen und zu betrügen. Um das noch besser verstehen zu können, wenden wir uns zwei absolut faszinierenden Neuroimaging-Studien zu, in denen Probanden nicht deshalb logen, weil man sie dazu aufforderte, sondern weil sie niederträchtige Betrüger waren.

Die erste Studie wurde von den Schweizer Wissenschaftlern Thomas Baumgartner, Ernst Fehr (auf dessen Arbeiten wir schon an früherer Stelle zu sprechen kamen) und Kollegen durchgeführt.[42] Die Versuchsteilnehmer spielten ein wirtschaftliches Vertrauensspiel, bei dem man in jeder Runde kooperativ oder egoistisch sein konnte. Vorab informierte ein Proband den Mitspieler über seine Strategie (immer/manchmal/niemals kooperieren). Mit anderen Worten: Sie gaben ein Versprechen.

Einige Teilnehmer, die versprachen, immer zu kooperieren, brachen ihr Versprechen mindestens einmal. In solchen Momenten war eine Aktivierung des dlPFC, des ACC und natürlich der Amygdala zu beobachten.*[43]

Ein bestimmtes Muster der Hirnaktivierung vor der in jeder Runde fälligen Entscheidung *sagte voraus*, dass ein Versprechen gebrochen werden würde. Bemerkenswerterweise fand neben der vorhersagbaren Aktivierung des ACC auch eine Aktivierung des Insellappens statt. Denkt der Schurke: »Ich bin über mich selbst empört, aber ich werde mein Versprechen brechen«? Oder denkt er: »Ich mag diesen Kerl wegen X nicht; er ist wirklich widerlich, ich bin ihm nichts schuldig. Ich breche mein Versprechen«? Zwar lässt sich das unmöglich beantworten, aber in Anbetracht unserer Neigung, unsere eigenen Verfehlungen zu rationalisieren, würde ich auf Letzteres tippen.

Die zweite Studie stammt von Joshua Greene und Kollege Joseph Paxton.[44] Probanden in einem Hirnscanner sollten das Ergebnis von Münzwürfen voraussagen und bekamen Geld, wenn sie richtig lagen. Zur Versuchsanordnung gehörte noch eine Extraschicht Unsinn, der ablenken sollte. Den Teilnehmern wurde erklärt, bei der Studie ginge es um paranormale geistige Fähigkeiten, weshalb sie bei einigen Münzwürfen keine Voraussagen machen, sondern ihre Entscheidung im Stillen treffen und erst später berichten sollten, ob sie recht hatten. Mit anderen Worten: Inmitten eines finanziellen Anreizes, richtig zu raten, gab es zwischendurch immer wieder die Gelegenheit zu schummeln. Entscheidend war, dass sich das nachweisen ließ – solange Ehrlichkeit gefordert war, erreichten die Probanden im Durchschnitt eine Erfolgsquote von 50 Prozent. Und wenn die Treffsicherheit während der Gelegenheiten zum Schummeln deutlich anstieg, konnte man davon ausgehen, dass die Teilnehmer schummelten.

Die Ergebnisse waren ziemlich deprimierend. Bei der statistischen Analyse erwiesen sich ein Drittel der Probanden als große Schummler,

* Bei der Beteiligung der Amygdala beziehen sich die Autoren vermutlich auf das Fallbeispiel einiger französischer Neurologen. Darin geht es um einen Mann, der jedes Mal, wenn er während einer Geschäftsverhandlung log, einen epileptischen Anfall bekam. Man diagnostizierte einen Tumor, der auf seine Amygdala drückte. Nachdem dieser entfernt worden war, hörten die Anfälle auf (es wurde nicht erwähnt, ob der Mann nach wie vor bei Verhandlungen log). Die Neurologen bezeichneten dies als »Pinocchio-Syndrom«.

während sich ein weiteres Sechstel an der statistischen Grenze bewegte. Wenn Betrüger schummelten, wurde, wie erwartet, der dlPFC aktiviert. Hatten sie mit der Kombination aus moralischem und kognitivem Konflikt zu kämpfen? Nicht besonders – es lag keine Aktivierung des ACC vor und es gab auch keine leicht verzögerte Reaktion. Betrüger schummelten für gewöhnlich nicht bei jeder Gelegenheit; wie sah die Sache aus, wenn sie widerstanden? An Folgendem ließ sich ihr Kampf erkennen: an einer noch stärkeren Aktivierung des dlPFC (zusammen mit dem vlPFC), am ACC, der vehement aktiv wurde, und an einer signifikanten Verzögerung der Reaktionszeit. Anders ausgedrückt: Bei Menschen, die fähig sind, zu schummeln, scheint der gelegentliche Widerstand das Ergebnis eines größeren neurobiologischen Aufruhrs zu sein.

Und nun kommen wir zu der vermutlich wichtigsten Erkenntnis in diesem Kapitel. Was ist mit Probanden, die nie schummelten? Es gibt zwei unterschiedliche Szenarien, die Greene und Paxton formulierten: Wenn jemand jedes Mal der Versuchung widersteht, hat das dann mit »Willensstärke« zu tun, mit einem heftig agierenden dlPFC, der den Satan niederringt? Oder mit »Anständigkeit«, bei der es keinen Kampf gibt, weil einfach klar ist: »Man schummelt nicht«?

Es ging um Anständigkeit. Bei den Probanden, die immer ehrlich waren, lagen der dlPFC, der vlPFC und der ACC regelrecht im Koma, als sich die Chance zum Schummeln ergab. Es gab keinen Konflikt und kein hartes Ringen darum, das Richtige zu tun. Man schummelt einfach nicht!

Der Versuchung zu widerstehen ist so selbstverständlich wie Treppensteigen, wie »Mittwoch« zu denken, nachdem man »Montag und Dienstag« gehört hat, oder wie jener erste Schritt zur Selbstregulation, den wir taten, als wir lernten, bei Bedarf aufs Töpfchen zu gehen. Wie wir in Kapitel 7 gesehen haben, hat es nichts damit zu tun, auf welcher Kohlberg'schen Stufe Sie sich befinden, sondern vielmehr damit, welche moralischen Imperative Ihnen mit einer solchen Eindringlichkeit und Beharrlichkeit eingehämmert wurden, dass es im Grunde zu einem spinalen Reflex geworden ist, das Richtige zu tun.

Das soll nicht heißen, dass Ehrlichkeit, selbst untadelige Ehrlichkeit, die jeglicher Versuchung widersteht, nur das Ergebnis eines impliziten Automatismus sein kann.[45] Wir können denken, kämpfen und kognitive Kontrolle anwenden, um ähnliche makellose Ergebnisse zu erzielen, wie es einige Folgestudien aufgezeigt haben. Aber unter Bedingungen wie in der Studie von Greene und Paxton, in der sich in schneller Folge Gelegenheiten zum Schummeln ergaben, geht es nicht darum, den Teufel immer wieder beim Armdrücken zu besiegen. Stattdessen ist Automatismus angesagt.

Wir haben etwas Vergleichbares bei der Heldentat jener Person erlebt, die aus einer wie erstarrten Menge heraus in ein brennendes Gebäude rennt, um ein Kind zu retten. »Was haben Sie gedacht, als Sie beschlossen, in das Haus zu rennen?« (Haben Sie über die Evolution von Kooperation, reziprokem Altruismus, Spieltheorie und Ansehen nachgedacht?) Und die Antwort lautet stets: »Ich habe gar nichts gedacht. Bevor ich es wusste, war ich schon reingerannt.« Interviews mit Empfängern der Carnegie-Medaille über diesen Augenblick zeigen deutlich, dass an erster Stelle der intuitive Gedanke stand, helfen zu müssen, so dass man ohne weiteres Nachdenken sein Leben riskierte. »Heldentum fühlt, es vernünftelt nicht«, um Emerson zu zitieren.[46]

Genauso verhält es sich hier: »Warum haben Sie nie geschummelt? Liegt es an Ihrer Fähigkeit zu erkennen, welche langfristigen Folgen es hätte, wenn das Schummeln zur Normalität wird, oder an Ihrem Respekt gegenüber der Goldenen Regel oder an …?« Die Antwort lautet: »Ich weiß nicht [Schulterzucken]. Ich schummele einfach nicht.« Dies ist kein deontologischer oder konsequentialistischer Augenblick, sondern Tugendethik, die sich genau in diesem Moment zur Hintertür hereinschleicht – »Ich schummele nicht, das ist nicht meine Art«. Das Richtige zu tun *ist* der einfachere Weg.

14

DEN SCHMERZ EINES ANDEREN FÜHLEN, DEN SCHMERZ EINES ANDEREN VERSTEHEN, DEN SCHMERZ EINES ANDEREN LINDERN

Jemand hat Schmerzen, empfindet Angst oder wird von entsetzlicher Traurigkeit erdrückt. Ein anderer Mensch, der das weiß, hat mit einiger Wahrscheinlichkeit ein absolut außergewöhnliches Erlebnis – einen aversiven Zustand, den man in etwa mit dem Wort »Empathie« beschreiben kann. Wie wir in diesem Kapitel noch sehen werden, ist es ein Zustand auf einem Kontinuum mit dem, was in einem Baby oder in einem Individuum einer anderen Art vor sich geht. Der Zustand nimmt verschiedene Formen an; ihnen liegen wiederum unterschiedliche biologische Prozesse zugrunde, die ihren sensomotorischen, emotionalen und kognitiven Bausteinen entsprechen. Unterschiedliche logische Einflüsse verstärken oder dämpfen den Zustand. All das führt uns zu den beiden Schlüsselfragen des vorliegenden Kapitels: Wann veranlasst Empathie uns, tatsächlich Hilfe zu leisten? Und wenn wir einschreiten – zu wessen Vorteil geschieht es?

»FÜR« VERSUS »ALS OB« UND ANDERE UNTERSCHEIDUNGEN

Empathie, Sympathie, Mitgefühl, Mimikry, emotionale Ansteckung, sensomotorische Ansteckung, Perspektivenübernahme, Sorge, Mitleid. Fangen wir also an mit dem terminologischen Streit über die Art und Weise, wie wir die Not und die Pein eines anderen Individuums mitempfinden (verbunden mit der Frage, ob das Gegenteil solchen Mitempfindens Schadenfreude oder Gleichgültigkeit ist).

Schauen wir uns zunächst (mangels eines besseren Wortes) primitive Spielarten dieses Mitempfindens mit dem Schmerz eines anderen Individuums an. Da ist die sensomotorische Ansteckung – Sie sehen eine Hand, die mit einer Nadel gestochen wird, und die Region Ihres sensorischen Kortex, die Ihre Hand kartiert, wird aktiviert und sensibilisiert Sie für die vorgestellte Empfindung. Vielleicht findet auch eine Aktivierung Ihres Motorkortex statt und veranlasst Sie, Ihre Hand zusammenzupressen. Oder Sie sehen einen Hochseilartisten und strecken unwillkürlich Ihre Arme aus, um das Gleichgewicht zu bewahren. Oder jemand hat einen Hustenanfall, und Ihre Kehle zieht sich zusammen.

Noch eindeutiger motorisch ist die Nachahmung von Bewegungen durch einfache Mimikry. Oder es kommt zu emotionaler Ansteckung, der automatischen Übertragung starker Gefühlszustände – etwa wenn ein Baby weint, weil ein anderes weint, oder wenn sich auf jemanden die Erregung einer in Aufruhr geratenen Menschenmenge überträgt.

Ihrem Mitempfinden mit der Notlage eines Menschen kann ein implizites Machtgefälle innewohnen. Sie können jemanden bemitleiden, der Schmerzen hat – wir erinnern uns an Fiskes Sie-Kategorien in Kapitel 11;

dieses herablassende Mitleid bedeutet, dass dieses Individuum nach Ihrer Einschätzung einen hohen Wert in Wärme und einen niedrigen in Kompetenz und Handlungsfähigkeit aufweist. Und wir alle kennen die alltägliche Bedeutung von »Mitgefühl« (»Hör mal, ich fühle wirklich mit dir in deiner Situation, aber …«); Sie haben die Macht, die Not des anderen zu lindern, entscheiden sich aber dagegen.

Es gibt Ausdrücke, die deutlich machen, wie es bei Ihrem Mitempfinden um das Verhältnis von Gefühl und Verstand steht. Insofern bedeutet »Mitgefühl«, dass Ihnen die Notlage eines anderen leidtut, ohne dass Sie sie verstehen. Im Gegensatz dazu beinhaltet »Empathie« eine kognitive Komponente – Sie verstehen die Ursachen seiner Notlage, übernehmen seine Perspektive, versetzen sich in seine Situation.

Und dann gibt es die Unterscheidungen, die in Kapitel 6 eingeführt wurden und die beschreiben, welche Rolle Sie und Ihre eigenen Gefühle beim Miterleben der Notlage eines anderen spielen. Da ist das emotional distanzierte Mitempfinden, die Tatsache, dass man mit einem anderen empfindet. Daneben gibt es den intensiveren, stellvertretenden Zustand, in dem man den Schmerz des anderen spürt, als sei es der eigene. Und schließlich gibt es den kognitiv distanzierten Zustand der Perspektivenübernahme, die Vorstellung, wie der Schmerz für den anderen sein muss und nicht für Sie. Wie wir sehen werden, birgt ein Als-ob-Zustand die Gefahr, dass Sie den Schmerz des anderen so intensiv erleben, dass Sie nur noch den Wunsch verspüren, das eigene Leid zu lindern.

Womit wir zu einem anderen Wort kommen – »Mitleid« –, das einen Zustand beschreibt, in dem Ihr Mitempfinden mit der Not eines anderen Sie zu konkreter Hilfe veranlasst.[1]

Vielleicht am wichtigsten ist der Umstand, dass diese Wörter im Allgemeinen innerlich motivierte Zustände beschreiben – Sie können niemanden zwingen, echte Empathie zu empfinden, und Sie können diese niemandem einflößen, indem Sie an Schuld- oder Pflichtgefühle appellieren. Auf solche Weise mögen Sie in anderen Menschen Ersatzversionen hervorrufen, aber keine wirkliche Empathie. Mit dieser Überlegung decken sich neuere Forschungsergebnisse, die zeigen, dass Ihr Gehirn ein ganz anderes Aktivierungsprofil zeigt, wenn Sie jemandem aus Empathie helfen, als wenn es aufgrund einer gegenseitigen Verpflichtung geschieht.[2]

Wie gewöhnlich erhalten wir Einsicht in die Natur und Biologie dieser Zustände, indem wir ihre Anlagen bei anderen Arten, ihre Entwicklung bei Kindern und ihre pathologischen Erscheinungsformen betrachten.

TIERE, DIE SICH EMOTIONAL ANSTECKEN LASSEN UND MITLEID ZEIGEN

Viele Tiere lassen Bausteine empathischer Zustände erkennen (während des ganzen Kapitels verwende ich den Ausdruck »empathischer Zustand«, um das terminologische Kollektiv von Mitgefühl, Empathie, Mitleid etc. zu bezeichnen). Die Mimikry ist bei vielen Arten ein Eckpfeiler des sozialen Lernens – denken Sie an junge Schimpansen, die den Werkzeuggebrauch durch Beobachten ihrer Mama lernen. Ironischerweise kann beim Menschen der starke Hang zur Imitation auch Nachteile haben. In einer Studie beobachteten Schimpansen und Kinder einen erwachsenen Menschen, der sich wiederholt Zugang zu einem Leckerbissen im Inneren einer Puzzle-Box verschaffte; entscheidend war dabei, dass diese Person verschiedene überflüssige Bewegungen hinzufügte. Als die Beobachter hinterher selber die Box untersuchten, ahmten die Schimpansen nur die Handlungsschritte nach, die sie brauchten, um die Kiste zu öffnen, während die Kinder »überimitierten«, das heißt, sie kopierten auch die überflüssigen Bewegungen.*[3]

Soziale Tiere sind darüber hinaus ständig emotionaler Ansteckung ausgesetzt – gemeinsamen Erregungszuständen in Hunderudeln oder in Gruppen männlicher Schimpansen auf einem Grenzkontrollgang. Das sind keine übermäßig exakten Zustände, häufig schwappen sie sozusagen

* Oder anders gesagt, die Schimpansen waren weniger anfällig für abergläubisches Verhalten als die Menschen.

über in andere Verhaltensweisen. Beispielsweise stoßen einige Paviane auf eine leckere Beute – sagen wir eine junge Gazelle. Die Gazelle läuft, was das Zeug hält, und die Paviane wie wild hinterher. Da scheint dem Männchen an der Spitze plötzlich ein Gedanke durch den Kopf zu schießen, der in etwa lauten könnte: »Moment mal, hier renne ich, so schnell ich kann – und WAS IST DAS? Mein verhasster Rivale ist mir auf den Fersen. Warum zum Teufel jagt er mich?« Er wirbelt herum, geht frontal auf den hinter ihm laufenden Pavian los und kämpft mit ihm. Gazelle vergessen.

Mimikry und emotionale Ansteckung sind Babyschritte. Empfinden andere Tiere die Schmerzen ihrer Artgenossen mit? In gewisser Weise ja. Mäuse können stellvertretend eine gewisse Furchtassoziation lernen, indem sie eine andere Maus bei der Furchtkonditionierung beobachten. Im Übrigen ist das ein sozialer Prozess – das Lernen wird intensiviert, wenn die Mäuse verwandt oder Paarungspartner sind.[4]

In einer anderen Studie wurde eine Maus einem aggressiven Eindringling ausgesetzt, mit dem sie ihren Käfig teilen musste.[5] Wie weiter oben gezeigt wurde, rufen solche Erlebnisse anhaltende aversive Konsequenzen hervor – einen Monat später hatten diese Mäuse noch immer erhöhte Glukokortikoidspiegel, waren ängstlicher und anfälliger für ein Mausmodell der Depression.* Entscheidend war, dass bei einer Maus die gleichen anhaltenden Effekte hervorgerufen werden konnten, indem man sie einfach beobachten ließ, wie eine andere Maus einen solchen störenden Eindringling ertragen musste.

Über einen noch verblüffenderen Beweis für »Dein Schmerz ist mein Schmerz« bei einer anderen Art berichtete 2006 Jeff Mogil von der McGill University in einem *Science*-Artikel.[6] Eine Maus beobachtete (durch eine Plexiglasscheibe getrennt), dass eine andere Maus Schmerzen hatte, woraufhin sich ihre eigene Schmerzempfindlichkeit erhöhte.** In einem an-

* Sie gaben eine schwierige Aufgabe rascher auf und zeigten sich signifikant weniger begeistert von Zuckerwasser.

** Das wird durch den sogenannten Heiße-Platte-Test ermittelt. Man setzt eine Maus auf eine Herdplatte mit Raumtemperatur; dann wird die Temperatur der Platte allmählich erhöht. Sie können den Augenblick genau bestimmen, ab dem die Hitze der Maus unangenehm wird – sie hebt eine Pfote (woraufhin sie sofort von der Platte genommen wird). Wie hoch war die Temperatur der Platte zu diesem Zeitpunkt? Das ist die Schmerzschwelle der Maus.

deren Teil der Studie wurde einer Maus ein Reizerreger in die Pfote injiziert; in der Regel lecken Mäuse dann ihre Pfoten, wobei das Ausmaß des Leckens ein Indikator für das Ausmaß des Unbehagens ist. Eine Menge X des Reizerregers rief also ein Ausmaß Z an Lecken hervor. Wenn aber die Maus gleichzeitig eine Maus beobachtete, die mehr als die Menge X des Reizerregers erhalten hatte und die daher beim Lecken das Ausmaß Z übertraf, dann leckte sich die Versuchsmaus länger als gewöhnlich. Wenn das Versuchstier umgekehrt eine Maus beobachtete, die sich weniger leckte (da sie vom Reizerreger weniger als X erhalten hatte), leckte es sich ebenfalls weniger. Mit anderen Worten, das Ausmaß an Schmerzen, das eine Maus empfand, wurde durch die Schmerzempfindung einer in der Nähe befindlichen Maus beeinflusst. Wichtig war dabei, dass es sich um ein soziales Phänomen handelte – dieser geteilte Schmerz stellte sich nur bei Mäusen ein, die Zellengenossinnen waren.*

Natürlich bleibt uns der innere Zustand dieser Tiere verschlossen. Tat ihnen die Maus, die Schmerzen hatte, leid, fühlten sie »mit« oder »als ob«, übernahmen sie die Perspektive der anderen Maus? Sehr unwahrscheinlich, weshalb die Verwendung des Wortes »Empathie« auf diesem Forschungsfeld umstritten ist.[7]

Wir können allerdings offenkundiges äußeres Verhalten beobachten. Versuchen Individuen anderer Arten das Leiden eines anderen Tiers aktiv zu lindern? Ja.

Wie wir im Schlusskapitel sehen werden, lassen zahlreiche Arten »Versöhnungsverhalten« erkennen, kurz nachdem sie eine negative Interaktion gehabt haben – das heißt, ihr Gesellungsbedürfnis (Grooming, enges Zusammensitzen) ist auffallend größer als sonst, was die Gefahr anschließender Spannungen zwischen ihnen mindert. Wie de Waal und Kollegen gezeigt haben, praktizieren Schimpansen auch »Trostverhalten« gegenüber Dritten. Damit ist nicht der fürsorgliche Schimpanse gemeint, der sich um zwei Individuen, die miteinander gekämpft haben, kümmert, ohne einen Unterschied zu machen. Vielmehr umsorgt der Tröster vorrangig das Opfer und nicht den Initiator des Kampfes. Darin zeigt sich

* Während Sie lesen, was diese Tiere durchmachen mussten, stellt sich bei Ihnen sicherlich ein empathischer Zustand ein.

sowohl eine kognitive Komponente – der Tröster verfolgt, wer den Konflikt begonnen hat – als auch der affektive Wunsch zu trösten. Ähnliches, dem Opfer geltendes Trostverhalten findet man auch bei Wölfen, Hunden, Elefanten und Raben (die das Gefieder der Opfer putzen). Gleiches trifft auf Bonobos zu – wobei zum platonischen Grooming noch ein bisschen bonobonesker Sex geliefert wird. Bei Tieraffen dagegen findet man solche Tröstungen nicht.[8]

Gegenseitigen Trost spenden sich auch die liebenswerten, monogamen Präriewühlmäuse, wie Larry Young von der Emory University, ein Pionier der Wühlmaus-Monogamie-Vasopressin-Geschichte, zusammen mit seinem Koautor de Waal gezeigt hat.[9] Man setzt die beiden Partner eines Wühlmauspaars in getrennte Räume. Einer der Partner wird entweder einem Stressfaktor (einem leichten Stromstoß) ausgesetzt oder in Ruhe gelassen. Dann wird das Paar wieder zusammengebracht. Im Vergleich zu den unbelasteten Individuen wurden die gestressten von ihrem Partner häufiger abgeleckt und gegroomt. Außerdem glichen sich die nicht gestressten Tiere in Angstverhalten und Glukokortikoidspiegeln ihren gestressten Partnern an. Das geschah weder bei einem gestressten fremden Tier noch bei polygamen Wiesenwühlmäusen. Wie wir sehen werden, beruht dieser Effekt ausschließlich auf der Wirkung von Oxytocin und dem anterioren cingulären Kortex.

Manchmal greifen Tiere sogar noch aktiver ein. In einer Studie arbeiteten Ratten härter (drückten häufiger einen Hebel), um eine Ratte, die in einem Gurt baumelte, aus ihrer misslichen Lage zu befreien, als wenn es sich um einen aufgehängten Klotz handelte. In einer anderen Studie bemühten sich Ratten aktiv, einen Käfiggenossen aus einer beunruhigenden Fixiereinheit zu befreien. Die Versuchstiere zeigten sich daran genauso interessiert wie an einem Stück Schokolade (Manna für Ratten). Schaffte eine Ratte beides – den Käfiggenossen zu befreien und die Schokolade zu bekommen –, teilte sie den Leckerbissen in mehr als der Hälfte der Fälle mit dem befreiten Tier.[10]

Diese Prosozialität hat eine Wir/Sie-Komponente. Die Autoren zeigten anschließend, dass Ratten sogar arbeiteten, um eine fremde Ratte zu befreien – vorausgesetzt, sie gehörte demselben Stamm an, war also genetisch fast identisch mit ihnen.[11] Beruht diese automatische Wir/Sie-Bildung auf der Genetik gemeinsamer Pheromon-Signaturen (erinnern wir uns an Kapitel 10)? Nein – wenn eine Ratte einen Käfiggenossen hat, der einem anderen Stamm angehört, wird sie auch Individuen dieses Stammes helfen. Und wenn eine Ratte bei der Geburt vertauscht und von dem Weibchen eines anderen Stamms aufgezogen wird, hilft sie Mitgliedern des Adoptivstamms und nicht ihres biologischen Stamms. Das »Wir« ist unter dem Einfluss von Erfahrung veränderbar, sogar bei Nagetieren.

Warum geben sich alle diese Tiere Mühe, einen Artgenossen in einer Notlage zu trösten oder ihm sogar zu helfen? Es dürfte sich wohl kaum um die bewusste Anwendung der Goldenen Regel handeln, und es dient auch nicht unbedingt einem sozialen Nutzen – die Ratten zeigten das gleiche Bestreben, Käfiggenossen aus Fixierungseinheiten zu befreien, selbst wenn sich hinterher keine Möglichkeit zur Interaktion mit ihnen ergab. Vielleicht ist der Grund so etwas wie Mitleid. Andererseits könnte es aber auch einfach Eigennutz sein: »Das pausenlose Hilfegeschrei dieser baumelnden Ratte geht mir auf die Nerven. Ich will zusehen, dass ich sie runterlasse und sie endlich Ruhe gibt.« Kratz an einer altruistischen Ratte, und du siehst eine Heuchlerin bluten.

KINDER, DIE SICH EMOTIONAL ANSTECKEN LASSEN UND MITLEID EMPFINDEN

Rekapitulieren wir einige Punkte, die wir in Kapitel 6 und 7 behandelt haben:

Wie wir gesehen haben, ist ein Meilenstein der Entwicklung das Erreichen der Theory of Mind, einer Fähigkeit, die notwendig, aber nicht hinreichend für Empathie ist. Sie schafft die Voraussetzung für zunehmende Abstraktion. Die Fähigkeit zu einfacher sensomotorischer Ansteckung entwickelt sich zu empathischen Zuständen, in denen das Individuum den physischen Schmerz und später den emotionalen Schmerz eines anderen nachempfinden kann. Hinzu kommt, dass sich das Mitgefühl für ein Individuum (zum Beispiel einen Obdachlosen) weiterentwickelt zum Mitgefühl für eine Kategorie (zum Beispiel »Obdachlose«). Auch die kognitive Differenzierung nimmt zu – die Kinder lernen, zwischen Gewalt gegen Objekte und Gewalt gegen Personen zu unterscheiden. Ebenso zwischen absichtlicher und unabsichtlicher Gewalt. Sie empören sich über absichtliche Gewalt stärker als über unabsichtliche. Das verbindet sich mit der Fähigkeit, Empathie auszudrücken, und dem Gefühl, es liege in ihrer Verantwortung, entsprechend ihrer empathischen Zustände zu handeln, aktives Mitleid zu zeigen. Das Vermögen zur Perspektivenübernahme reift in dem Maße, wie das Kind vom Fühlen »mit« zum Fühlen »als ob« fortschreitet.

Wie wir gesehen haben, ist die Neurobiologie dieses Entwicklungsbogens durchaus sinnvoll. In dem Alter, in dem ein empathischer Zustand nur durch den körperlichen Schmerz eines Individuums hervorgerufen wird, findet die Hirnaktivität vorwiegend im periaquäduktalen Grau (PAG) statt, einer ziemlich untergeordneten Schaltstation im Schmerzschaltkreis des Gehirns. Sobald emotionaler Schmerz einen empathischen Zustand hervorrufen kann, handelt es sich vor allem um eine gekoppelte Aktivierung von (emotionalem) vmPFC und limbischen Strukturen. Entwickelt sich die Fähigkeit zu moralischer Entrüstung, kommt es zu einer Koppelung von vmPFC, Insellappen und Amygdala. Durch die Perspektivenübernahme schließlich verbindet sich der vmPFC zunehmend mit Regionen, die mit der Theory of Mind assoziiert sind (wie etwa dem temporoparietalen Übergang).

Das war unser Bild von empathischen Zuständen bei Kindern auf der kognitiven Grundlage von Theory of Mind und Perspektivenübernahme. Wie wir jedoch ebenfalls gesehen haben, treten empathische Zustände schon früher auf – lange vor dem Zeitpunkt, zu dem Lehrbücher die Theory of Mind für möglich halten, kann man beobachten, dass Säuglinge empfänglich für emotionale Ansteckung sind und dass ein Kleinkind einem weinenden Erwachsenen sein Kuscheltier anbietet, um ihn zu trösten. Und wie bei den empathischen Zuständen anderer Tiere müssen wir uns fragen, ob es beim Mitleid von Kindern in erster Linie darum geht, die Not des Leidenden oder die eigene Not zu beenden.

AFFEKT UND/ODER KOGNITION?

Wiederholen wir es noch einmal. Dank der vorhergehenden drei Kapitel können wir die wichtigsten Punkte zusammenfassen: Sowohl kognitive wie affektive Komponenten tragen zu gesunden empathischen Zuständen bei; es ist sinnlos darüber zu diskutieren, welche den anderen gegenüber vorherrschend sind, interessanter ist, zu untersuchen, wann das eine das andere überwiegt. Noch interessanter ist die Frage nach den neurobiologischen Prozessen, die der Interaktion dieser Komponenten zugrunde liegen.

DIE AFFEKTIVE SEITE DER DINGE

Wenn es um Empathie geht, führen alle neurobiologischen Wege durch den anterioren cingulären Kortex (ACC). Wie in Kapitel 2 berichtet, spielt diese frontale Kortexstruktur in der Neurowissenschaft der Empathie eine wichtige Rolle, seit man Versuchspersonen in Hirnscannern dazu bringt, den Schmerz eines anderen nachzuempfinden.[12]

Geht man von den eher traditionellen Funktionen des ACC bei Säugetieren aus, kommt seine Verknüpfung mit der Empathie ziemlich unerwartet. Im Großen und Ganzen handelt es sich um folgende Funktionen:

- *Verarbeitung interozeptiver Informationen.* Wie in Kapitel 3 dargelegt, empfängt unser Gehirn Sinnesinformationen nicht nur aus der Außenwelt, sondern auch aus unserer Innenwelt – interozeptive Informationen über schmerzende Muskeln, einen trockenen Mund, Eingeweide in Aufruhr. Wenn Sie unbewusst spüren, dass Ihr Herz rast und dafür sorgt, dass Sie irgendein Gefühl intensiver empfinden, dann dürfen Sie sich beim ACC bedanken. Der ACC verwandelt buchstäbliche Bauchgefühle in Intuitionen und metaphorische Bauchgefühle und beeinflusst so frontale Funktionen. Schmerzen sind interozeptive Informationen von vorrangiger Bedeutung, die die Aufmerksamkeit des ACC in Anspruch nehmen.[13]

- *Konfliktmonitoring.* Der ACC reagiert auf »Konflikt« im Sinne einer Diskrepanz zwischen Erwartung und Ergebnis. Falls Sie ein Verhalten mit einem bestimmten Ergebnis verknüpfen, registriert der ACC, wenn das erwartete Resultat nicht eintritt. Diese Kontrolle der Abweichung von der Erwartung ist asymmetrisch. Wenn Sie für die Erledigung einer Aufgabe, die normalerweise zwei Pluspunkte wert ist, heute unerwartet drei Punkte bekommen, dann registriert der ACC das, mehr nicht; wenn Sie aber statt der erwarteten zwei Pluspunkte nur einen bekommen, spielt der ACC verrückt. Kevin Ochsner von der Columbia University und seine Kollegen haben das so beschrieben: »Der ACC ist ein Allzweck-Alarmgerät, das signalisiert, wenn das Verhalten auf ein Hindernis stößt.«[14]

Unerwarteter Schmerz liegt im Schnittpunkt dieser beiden ACC-Funktionen, ein sicheres Zeichen dafür, dass Ihre Vorstellung von der Welt nicht richtig war. Selbst wenn Sie den Schmerz antizipiert haben, kontrollieren Sie, ob er in der erwarteten Qualität und Quantität auftritt. Wie erwähnt, kümmert sich der ACC nicht um belanglose Fragen zum Schmerz (schmerzt mein Finger oder mein Zeh?); das gehört in den Geltungsbereich weniger raffinierter, älterer Schaltkreise. Der ACC kümmert sich um die *Bedeutung* des Schmerzes. Gute Nachricht oder schlechte Nachricht, und von welcher Art? Folglich lässt sich die Schmerzwahrnehmung des ACC manipulieren. Stechen Sie mit einer Nadel in den Finger, und der ACC wird aktiviert, zusammen mit den Hirnregionen, die Ihnen mitteilen, welcher Finger betroffen ist und wie die Schmerzparameter aussehen. Reden Sie jemandem ein, die unwirksame Salbe, die Sie ihm gerade auf den Finger geschmiert haben, sei ein hochwirksames Schmerzmittel.

Wenn Sie ihm dann in den Finger stechen, wird der Schaltkreis »Es ist mein Finger und nicht mein Zeh« nach wie vor aktiviert. Doch der ACC fällt auf den Placeboeffekt herein und bleibt stumm.

Offenkundig erhält der ACC Input von interozeptiven und exterozeptiven Außenposten. Genauso logisch ist der Umstand, dass er eine Vielzahl von Projektionen zum sensomotorischen Kortex schickt, wodurch er Ihre Aufmerksamkeit auf den schmerzenden Körperteil fokussiert.

Die wahre Raffinesse des ACC und der Grund, warum er dort oben im frontalen Kortex sitzt, werden jedoch deutlich, wenn wir einen anderen Schmerztypus betrachten. In Kapitel 6 war die Rede von einem Cyberball-Spiel: Versuchsteilnehmer in Hirnscannern spielten auf einem Computerschirm Fangen mit einem virtuellen Ball, den sie sich gegenseitig zuwarfen, bis die beiden anderen Spieler aufhörten, Sie in das Spiel einzubeziehen. Sie blieben außen vor, woraufhin der ACC aktiviert wurde. Da der ACC sich mit der *Bedeutung* von Schmerz befasst, ist er nicht nur für körperlichen Schmerz zuständig, sondern auch für Abstraktionen des Schmerzes, also für den sozialen und emotionalen Schmerz – soziale Ausgrenzung, Angst, Ekel, Verlegenheit. Interessanterweise ist eine schwere Depression mit verschiedenen Anomalien des ACC assoziiert.* Und der ACC ist überdies an positiver Resonanz beteiligt – wenn das Vergnügen des anderen Ihr Vergnügen ist.[15]

Das erweckt den Eindruck, der ACC sei ziemlich ich-zentriert, soll heißen, vorwiegend mit dem eigenen Wohlergehen befasst. Daher erscheint seine Rolle bei der Empathie anfangs überraschend. Trotzdem zeigen zahlreiche Studien übereinstimmend, dass Ihr ACC beteiligt ist, wenn der Schmerz eines anderen – ein Nadelstich in den Finger, ein trauriges Gesicht, eine Geschichte über ein Unglück – einen empathischen Zustand in Ihnen hervorruft.[16] Außerdem wird der ACC umso stärker aktiviert, je schmerzhafter die Situation des anderen zu sein scheint. Der ACC ist auch

* »Ist assoziiert mit« – das ist ziemlich nichtssagend. Aus Gründen der Einfachheit habe ich nicht berücksichtigt, dass der ACC alle möglichen Hilfsstrukturen besitzt; Depression ist mit erhöhter Aktivierung in einigen dieser Strukturen und mit verminderter Aktivierung in anderen assoziiert. Alles in allem entsprechen diese Vorgänge der Annahme, dass eine Funktionsstörung des ACC entscheidend an der erstickenden, alles durchdringenden Traurigkeit der Depression beteiligt ist.

von zentraler Bedeutung für den Versuch, das Leid eines anderen Menschen zu lindern.

Jetzt mischt sich das Neuropeptid/Hormon Oxytocin ein. In Kapitel 4 haben wir gehört, dass es Bindungs- und Gesinnungsverhalten, Vertrauen und Großzügigkeit fördert.* Vielleicht erinnern Sie sich an die Studie, in der Präriewühlmäuse ihren gestressten Partner trösteten. Wir gehen davon aus, dass das Oxytocin daran entscheidend beteiligt ist. Bemerkenswerterweise wirkt das Oxytocin im ACC – blockt man die Oxytocin-Effekte selektiv im ACC, machen die Wühlmäuse keinerlei Anstalten zum Trösten.

Wie also gelangen wir nun von dem ACC als dem Außenposten des Eigennutzes, der Ihren Schmerz kontrolliert und darauf achtet, dass Sie auch wirklich bekommen, was Sie Ihrer Meinung nach verdienen, zu dem ACC, der Ihnen ermöglicht, mit den Verdammten der Erde und ihrem Schmerz zu fühlen? Ich denke, die Verbindung ist eine Schlüsselfrage dieses Kapitels: In welchem Maße geht es bei einem empathischen Zustand in Wahrheit um Sie selbst?[17] »Au, das tut weh« ist eine gute Methode, um zu lernen, das, was sie gerade getan haben, nicht zu wiederholen. Aber häufig ist es noch besser, das Missgeschick von jemand anderem zu sehen – »Das scheint sie wirklich verletzt zu haben; ich werde mich hüten, das zu tun«. Vor allem ist der ACC entscheidend für das Erlernen von Furcht und konditioniertem Vermeidungsverhalten allein durch Beobachtung. Um von »Es scheint ihr miserabel zu gehen« zu der Erkenntnis »Daher sollte ich das vermeiden« zu gelangen, brauchen Sie einen Zwischenschritt gemeinsamer Selbstrepräsentation: »Wie ihr würde es auch mir nicht gefallen, so zu fühlen.« Den Schmerz von jemand anderem zu *empfinden* kann für das Lernen effektiver sein, als nur zu *wissen*, dass er Schmerzen hat. Im Grunde geht es dem ACC um Eigennutz, wobei die *Fürsorge*, die dem Schmerz jener anderen Person gilt, einfach eine Zugabe ist.

Auch andere Hirnregionen sind beteiligt. Wie wir gesehen haben, gehört zur Reifung des Empathie-Schaltkreises nicht nur die Einbeziehung

* Unter dem wirklich wichtigen Vorbehalt, dass das nur für Eigengruppen-Interaktionen gilt. Beim Umgang mit einer Sie-Gruppe macht das Oxytocin die Menschen feindseliger und fremdenfeindlicher.

des ACC, sondern auch des Insellappens.[18] Im Erwachsenenalter ist der Insellappen (und in geringerem Maße die Amygdala) genauso eng mit dem Empathie-Erleben verflochten wie der ACC. Die drei Regionen sind so eng miteinander verschaltet, dass ein großer Teil der Botschaften der Amygdala an den frontalen Kortex über den ACC läuft. Zahlreiche Umstände, die Empathie hervorrufen, vor allem körperlicher Schmerz, aktivieren neben dem ACC auch den Insellappen, wobei die Größenordnung der Reaktion mit der natürlichen Neigung des Individuums zur Empathie oder dem subjektiven Empathie-Empfinden in der betreffenden Situation korreliert.

Angesichts der Funktionen von Insellappen und Amygdala leuchtet das ein. Wie wir gesehen haben, kommt ihre Beteiligung an empathischen Zuständen während der kindlichen Entwicklung zum Vorschein, wenn Empathie zum ersten Mal in Kontext und Kausalität eingebettet wird – *warum* hat dieser Mensch Schmerzen und wessen *Schuld* ist es? Das ist offenkundig, wenn der Schmerz seine Wurzeln in Ungerechtigkeit hat, wenn Abscheu, Empörung und Ärger beteiligt sind, weil wir wissen, dass dieser Schmerz hätte verhindert werden können oder dass jemand von ihm profitiert hat. Selbst wenn unklar ist, ob die Ursache des Schmerzes tatsächlich Ungerechtigkeit ist, suchen wir nach einer Möglichkeit der Zuschreibung – die Verschaltung von ACC mit Insellappen und Amygdala führt in die Welt der Sündenbocksuche. Leider ist das Muster sehr häufig, selbst wenn der Schmerz zufällig ist, ohne menschliche Beteiligung oder Gemeinheit – tatsächliche oder metaphorische tektonische Platten verschieben sich, die Erde tut sich auf und verschluckt einen Unschuldigen, und wir verfluchen die Menschen, die diesem Opfer ein glücklicheres Leben verweigerten, bevor die Katastrophe zuschlug, verfluchen den Gott hinter diesem göttlichen Akt, verfluchen die mechanistische Gleichgültigkeit des Universums. Wie wir sehen werden, wird es umso schwieriger, wirklich zu helfen, je mehr die Reinheit der Empathie von Zorn, Abscheu und empörter Schuldzuweisung umwölkt wird.

Wann rücken die eher kognitiven Komponenten eines empathischen Zustands – der PFC, vor allem der dlPFC, und die Netzwerke der Theory of Mind wie der temporoparietale Übergang (TPJ) und die superiore Zentralfurche – stärker in den Vordergrund? Offensichtlich – und für uns weniger interessant –, wenn sich nur unter Schwierigkeiten herausfinden lässt, was vor sich geht: »Warte mal, wer hat denn jetzt das Spiel gewonnen?« »Soll ich auf Angriff spielen oder es meinem Gegner überlassen?«

Interessanter ist es, wenn mehr kognitive Schaltkreise durch Fragen nach der Ursächlichkeit und Intentionalität in Anspruch genommen werden: »Moment mal, hat er so schreckliche Kopfschmerzen, weil er ein Wanderarbeiter ist, den man auf den Feldern mit Pestiziden eingesprüht hat, oder weil er ein Student ist, der mit einem Kommilitonen auf Sauftour war?«; »Hat dieser Aids-Patient sein HIV durch eine Bluttransfusion oder durch Drogenmissbrauch bekommen?« (In ersterem Fall wird der ACC stärker aktiviert.) Genau diese Überlegung stellen Schimpansen an, wenn sie das unschuldige Opfer einer Aggression trösten und nicht den Störenfried. Wie wir in Kapitel 7 gesehen haben, tritt das kognitive Aktivierungsprofil in Erscheinung, wenn Kinder anfangen, zwischen selbst- und fremdverschuldetem Schmerz zu unterscheiden. Jean Decety, der entsprechende Studien durchführte, schreibt dazu: »Dies zeigt, dass die empathische Erregung frühzeitig während der Informationsverarbeitung durch bereits vorhandene Einstellungen gegenüber anderen Menschen vermittelt wurde.«[19] Mit anderen Worten, kognitive Prozesse dienen gleichsam als Gatekeeper, die entscheiden, ob ein bestimmtes Unglück eines empathischen Zustands würdig ist.

Einen Schmerz mitzuempfinden, der sich nicht unmittelbar erkennen lässt, ist ebenfalls eine kognitive Aufgabe – beispielsweise wird der dmPFC bei der Beobachtung eines Menschen mit emotionalem Schmerz stärker aktiviert als bei Menschen mit körperlichem Schmerz. Gleiches gilt, wenn der Schmerz abstrakt dargeboten wird – wenn ein Signal auf einem Bildschirm anzeigt, dass die Hand einer Person mit einer Nadel gestochen wurde, ohne dass die Handlung selbst zu sehen ist. Den Schmerz eines anderen mitzuempfinden ist auch dann eine kognitive Aufgabe, wenn es sich um eine Form von Schmerz handelt, die Sie selbst noch nicht erlebt haben. »Nun, ich denke, ich kann verstehen, dass dieser Milizführer enttäuscht war, als er nicht zur Durchführung der ethnischen Säuberung bestimmt wurde – ging mir so ähnlich, als ich im Kindergarten die Wahl zum Präsidenten im Täglich-eine-gute-Tat-Club verlor.« Das verlangt kognitive Arbeit. In einer Studie vergegenwärtigten sich Versuchsteilnehmer Menschen, die unter einer neurologischen Störung litten und dadurch eine ganz neue Art von Schmerzempfindlichkeit besaßen; Empathie für diesen neuartigen Schmerz zu empfinden verlangte mehr frontokortikale Aktivierung als bei herkömmlichen Schmerzarten.[20]

Wie gesehen, ist die rudimentäre »Empathie« von Nagetieren kontingent und hängt davon ab, ob das andere Individuum ein Käfiggenosse oder ein fremdes Tier ist.[21] Für Menschen bedeutet es eine enorme kognitive Anstrengung, diese Haltung zu überwinden und einen empathischen Zustand für jemanden herzustellen, der anders oder unsympathisch ist. Ein Krankenhauspfarrer hat mir einmal geschildert, wie er sich aktiv dazu zwingen musste, nicht bevorzugt Patienten aufzusuchen, die jung, attraktiv, artikuliert, intelligent oder aufgeschlossen waren. Das entspricht exakt dem Schema von »Wir« und »Sie« – denken Sie an die Forschung von Susan Fiske, die zeigt, wie extreme Fremdgruppen-Mitglieder, etwa Obdachlose oder Rauschgiftsüchtige, im frontalen Kortex anders verarbeitet werden als gewöhnliche Leute. Es führt uns auch direkt zu Joshua Greenes Gegensatz zwischen der Tragik der Allmende und der Tragik der Common-Sense-Moral, bei der moralisches Handeln gegenüber einem »Wir« automatisch erfolgt, während es gegenüber einem »Sie« Anstrengung erfordert.

Die Leichtigkeit, mit der wir Empathie für Leute empfinden, die wie wir sind, beginnt auf der Ebene der automatischen Empathie-Bausteine. In einer Studie an rituellen Feuerläufern in Spanien synchronisierten sich Herzfrequenzveränderungen der Läufer mit denen der Zuschauer – aber nur, wenn es sich um Verwandte handelte. Entsprechend gilt: Wenn wir die Perspektive eines nahestehenden Menschen übernehmen, der Schmerzen hat, wird der ACC aktiviert; machen wir das Gleiche für einen

Fremden, wird der temporoparietale Übergang aktiviert, die Region, die von zentraler Bedeutung für die Theory of Mind ist.[22]

Das gilt auch für allgemeinere Versionen von »Wir« versus »Sie«. Wie in Kapitel 3 berichtet, haben wir eine stärkere sensomotorische Reaktion in unseren Händen, wenn wir sehen, dass die Hand, die mit einer Nadel gestochen wird, unserer eigenen Ethnie angehört. Je stärker unsere implizite Eigengruppenverzerrung, desto größer dieser Effekt. Wenn Versuchspersonen den Schmerz von einem Mitglied der Eigengruppe und von einem Mitglied einer Fremdgruppe beobachten, dann gilt, wie die Ergebnisse anderer Studien zeigen: Je ausgeprägter die Diskrepanz zwischen den beiden neuronalen Aktivierungsmustern ist, desto geringer sind die Aussichten, dass den Mitgliedern der Fremdgruppe geholfen wird.[23] Daher kann es nicht überraschen, dass es einer stärkeren frontokortikalen Aktivierung bedarf, damit wir für einen »Sie« das gleiche Maß an Empathie empfinden oder an Perspektivenübernahme erreichen wie für einen »Wir«. Das ist der Bereich, in dem Sie den automatischen und impliziten Impuls unterdrücken müssen, gleichgültig zu reagieren oder gar abgestoßen zu sein, und sich zu der kreativen, motivierten Arbeit aufraffen müssen, nach affektiven Gemeinsamkeiten zu suchen.[*24]

Auch die kategoriale Einschränkung der Empathie-Ausweitung folgt den sozioökonomischen Grenzen, aber auf asymmetrische Weise. Was heißt das? Ganz einfach, wenn es um Empathie und Mitgefühl geht, erweisen sich reiche Leute in der Regel als schäbig. Das hat Dacher Keltner von der University of California in Barkley ausführlich in einer Reihe von Studien nachgewiesen. Über die ganze Breite des sozioökonomischen Spektrums zeigte sich im Durchschnitt, dass die Versuchsteilnehmer umso weniger Mitgefühl für Menschen in Not erkennen ließen und umso hartherziger handelten, je wohlhabender sie waren. Außerdem haben reiche Leute eine geringere Fähigkeit, die Emotionen anderer Menschen zu erkennen, und erweisen sich in Experimentalsituationen als gieriger und

* Es kann ein aufschlussreicher politischer Lackmustest sein, zu prüfen, wessen Schmerz Sie leichter nachempfinden können (zum Beispiel den eines Fötus oder den eines Obdachlosen). »Was es heißt, liberal oder konservativ zu sein, zeigt sich ideologisch am deutlichsten am Schmerzproblem [Empathie für nur bestimmte Arten von Schmerz]«, schreibt ein Politologe.

eher bereit, zu betrügen oder zu stehlen. Zwei der Ergebnisse waren für die Medien einfach unwiderstehlich: (a) Wohlhabendere Menschen (gemessen an dem Preis des Autos, das sie fuhren) zeigen weniger Bereitschaft als arme Leute, an Zebrastreifen für Fußgänger zu halten; (b) es gibt ein Glas mit Bonbons im Labor; fordern Sie Versuchsteilnehmer nach Erledigung mehrerer Testaufgaben auf, sich beim Verlassen des Labors einige Bonbons herauszunehmen, und informieren Sie sie dabei, dass alle Bonbons, die übrig bleiben, armen Kindern gegeben werden – die Reichen nehmen mehr Bonbons.[25]

Stellt sich also die Frage, ob schäbige, gierige und empathielose Menschen reich werden oder ob die Tatsache, dass sie reich sind, die Wahrscheinlichkeit, schäbig zu werden, erhöht. Sehr geschickt war der Umstand, dass Keltner seine Versuchsteilnehmer primte, sich entweder auf ihren sozioökonomischen Erfolg zu konzentrieren (indem er sie aufforderte, sich mit Menschen zu vergleichen, die weniger Geld hatten als sie) oder umgekehrt auf ihren Misserfolg. Geben Sie Menschen das Gefühl, reich zu sein, und sie nehmen den Kindern mehr Bonbons weg.

Was erklärt dieses Muster? Eine Anzahl in Wechselbeziehung stehender Faktoren, die alle mit der in Kapitel 12 erklärten Systemrechtfertigung zu tun haben: reichere Leute neigen eher dazu, Gier als etwas Gutes zu betrachten, das Klassensystem als gerecht und meritokratisch anzusehen und sich ihren Erfolg als ihren eigenen Verdienst anzurechnen – lauter vorzügliche Methoden, um zu der Erkenntnis zu gelangen, dass Sie die Notlage eines anderen Menschen nicht betreffen oder kümmern muss.

Wenn wir aufgefordert werden, den Schmerz von Menschen, die wir nicht leiden können und die wir moralisch verurteilen, empathisch mitzuerleben, stehen wir vor einer besonders schwierigen Aufgabe – Sie erinnern sich vielleicht, dass deren Unglück nicht nur außerstande war, den ACC zu aktivieren, sondern stattdessen die mesolimbischen Dopamin-Belohnungsbahnen aktivierte. Wenn wir also (aus anderen Gründen als der Schadenfreude) ihre Perspektive übernehmen und ihren Schmerz fühlen, stellen wir uns einer enormen kognitiven Herausforderung, die nicht das Mindeste mit einer automatischen Reaktion zu tun hat.[26]

Der kognitive »Preis« für Empathie mit Personen, die Ihnen fernstehen, zeigt sich, wenn man Ihre kognitive Belastung erhöht (wenn man etwa Ihren frontalen Kortex veranlasst, aktiver zu werden, indem man ihn zwingt, ein gewohnheitsmäßiges Verhalten zu überwinden) – Sie verhalten sich Fremden gegenüber weniger hilfsbereit als gegenüber Familienmitgliedern. »Empathie-Erschöpfung« lässt sich also als ein Zustand betrachten, in dem die kognitive Belastung durch die wiederholte Konfrontation mit dem Schmerz von Fremden, deren Perspektive nur mit Mühe zu übernehmen ist, den frontalen Kortex erschöpft hat. Die Vorstellungen von kognitiver Arbeit und kognitiver Belastung können auch erklären, warum Menschen eher zu Wohltätigkeit neigen, wenn sie einen notleidenden Menschen betrachten, als wenn sie eine ganze Gruppe vor Augen haben. Um Mutter Teresa zu zitieren: »Wenn ich die Masse sehe, werde ich nie handeln. Wenn ich den Einzelnen betrachte, schon.« Und ein Zitat von jemandem, der niemals genügend Empathie aufgebracht haben dürfte, um Empathie-Erschöpfung zu befürchten – Josef Stalin: »Der Tod eines Menschen ist eine Tragödie, der Tod von Millionen nur eine Statistik.«[27]

Am zuverlässigsten ist vermutlich der Umstand, dass diese Mentalisierungsbahnen aktiviert werden, wenn wir von der Frage, was wir für Gefühle und Empfindungen hätten, wenn uns das zustieße, zu der Frage wechseln, wie es sich für sie anfühlen müsse. Werden Versuchspersonen *angewiesen*, aus der Perspektive der ersten Person in die der dritten zu wechseln, wird nicht nur der temporoparietale Übergang aktiviert, sondern auch die frontalen Strukturen werden angetrieben, die zuständig sind für die Top-down-Regulation »Hör auf, über dich selbst nachzudenken!«.[28]

Damit gelangen wir zu Themen, die große Ähnlichkeit mit denen aus den letzten paar Kapiteln haben. Wenn es um empathische Zustände geht, sind »Emotion« und »Kognition« ein vollkommen falsches Gegensatzpaar; wir brauchen beide, aber das Verhältnis zwischen ihnen verschiebt sich auf einem Kontinuum, wobei die Seite der Kognition zunehmend größeres Gewicht erhalten muss, wenn die Unterschiede zwischen Ihnen und der Person in Not allmählich die Ähnlichkeiten überlagern.

Zeit für einen der großen Nebenschauplätze der Empathie-Lehre.

EIN MYTHISCHER SPRUNG VORWÄRTS

Anfang der 1990er Jahre legte eine Arbeitsgruppe der Universität Parma unter Leitung von Giacomo Rizzolatti und Vittorio Gallese einen Forschungsbericht vor, der je nach Auffassung als wirklich interessant bis revolutionär eingestuft wurde. Sie hatten bei Rhesusaffen eine Hirnregion namens prämotorischer Kortex (PMC) untersucht und dabei geprüft, welche Art von Reizen dort die Aktivierung einzelner Neuronen bewirkte. Zurück zum PMC aus Kapitel 2. »Exekutive« Neuronen im PFC entscheiden etwas und geben die Informationen an den Rest des frontalen Kortex unmittelbar hinter sich weiter. Der schickt Projektionen zum PMC unmittelbar hinter sich. Der schickt Projektionen einen Schritt weiter zurück, zum motorischen Kortex, der wiederum Befehle an die Muskeln schickt. Auf diese Weise überbrückt der PMC die Lücke zwischen dem Nachdenken über eine Bewegung und ihrer Ausführung.[29]

Die Gruppe hatte einige höchst merkwürdige PMC-Neuronen entdeckt. Nehmen wir an, ein Affe hätte ein Verhalten ausgeführt – sich einen Leckerbissen gegriffen und ihn zum Mund geführt. Natürlich hätten einige Neuronen im PMC gefeuert. Hätte er eine andere Bewegung ausgeführt – sich ein Objekt geholt und es in einen Behälter gelegt –, wäre daran eine andere (sich teilweise mit der ersten überschneidenden) Gruppe von PMC-Neuronen beteiligt gewesen. Nun berichtete die Forschungsgruppe aber, dass einige der Bring-Nahrung-zum-Mund-Neuronen auch dann feuerten, wenn der Affe jemand anderen (Affen oder Menschen) bei der Ausführung dieser Bewegung *beobachtete*. Gleiches galt für einige der Lege-Objekt-in-Behälter-Neuronen. Sogar für unauffälligere Bewegungen wie Gesichtsausdrücke. Durchgehend feuerten ungefähr 10 Prozent der PMC-Neuronen, die für Bewegung X zuständig waren, auch dann, wenn ihr Träger jemand anderen bei der Ausführung von Bewegung X beobachtete – sehr seltsam für Neuronen, die einige Schritte vom Befehl für die Bewegung von Muskeln entfernt waren. Die Neuronen waren damit beschäftigt, Bewegungen widerzuspiegeln. Folgerichtig wurden sie der Welt unter der Bezeichnung »Spiegelneuronen« verkündet.

Natürlich suchten jetzt alle nach Spiegelneuronen beim Menschen. Tatsächlich wurde ihre Existenz bald darauf in etwa der gleichen Hirnregion*[30] aus bildgebenden Studien gefolgert (»gefolgert«, weil die Methode nur über die gleichzeitige Aktivität großer Neuronenzahlen informiert statt über die von Einzelneuronen). Dann wurden einzelne Neuronen des Menschen als spiegelartig identifiziert (bei Patienten, die sich zur Eindämmung eines seltenen Epilepsietyps einem neurochirurgischen Eingriff unterziehen mussten).[31]

Die Spiegelung kann ziemlich abstrakt sein; manchmal auch intermodal: Sie sehen, wie jemand Bewegung A ausführt, und ein Spiegelneuron feuert; Sie *hören*, dass jemand Bewegung A ausführt, und das Gleiche geschieht. Die Neuronen können außerdem einen Sinneseindruck ergänzen, das heißt, sie feuern selbst dann, wenn ein Teil der beobachteten Bewegung nicht wahrgenommen werden kann.[32]

Besonders interessant ist der Umstand, dass Spiegelneuronen die Bewegung nicht einfach verfolgen. Nehmen wir an, wir haben festgestellt, ein Spiegelneuron reagiert beim Anblick eines Menschen, der eine Teetasse aufnimmt, um zu trinken. Der Anblick eines Menschen, der eine Teetasse nimmt, um den Tisch abzudecken, aktiviert das Neuron nicht. Mit anderen Worten, Spiegelneuronen können *Intentionalität* in ihrer Reaktion berücksichtigen.

Folglich korreliert die Spiegelneuronenaktivität bewusst oder unbewusst mit den Umständen der Nachahmung, auch der Idee einer Handlung oder der dahinterstehenden Absicht. Tatsächlich jedoch hat niemand eine Kausalbeziehung zwischen automatischer oder bewusster Mimikry und Aktivierung von Spiegelneuronen nachgewiesen. Außerdem wird die Verknüpfung von Spiegelneuronen und Nachahmung dadurch kompliziert, dass diese Zellen erstmals an Rhesusaffen identifiziert wurden – einer Art, die nicht dazu neigt, Verhalten zu imitieren.

Aber wenn wir annehmen, dass Spiegelneuronen tatsächlich beteiligt

* Für die, die es interessiert: Es ist der prämotorische Kortex nebst dem supplementär-motorischen Areal und dem primären somatosensorischen Kortex.

sind, so lautet die Frage, welchem Zweck die Mimikry dient. Dabei sind verschiedene Möglichkeiten ins Spiel gebracht und diskutiert worden.

Die wahrscheinlich am wenigsten umstrittene und plausibelste These besagt, dass Spiegelneuronen Bewegungslernen durch Beobachtung vermitteln.[33] Zu den Nachteilen dieser Theorie zählt allerdings, dass (a) Spiegelneuronen ihre Aufgaben in Arten verrichten, bei denen das Nachahmungslernen nur eine minimale Rolle spielt; (b) das Ausmaß der Spiegelneuronen-Aktivität in keinem Verhältnis zur Effektivität des Beobachtungslernens von Bewegungen steht; (c) in dem Maße, wie Spiegelneuronen für bestimmte Arten des Beobachtungslernens erforderlich sind, ihr Beitrag beim Menschen ziemlich gering ist – zwar lernen wir durch Beobachtung, wie wir bestimmte motorische Akte auszuführen haben, aber weit interessanter ist die Tatsache, dass wir auch den Kontext durch Beobachtung lernen: *wann* wir dieses Verhalten auszuführen haben (beispielsweise kann das Beobachtungslernen einem rangniederen Primaten die motorischen Merkmale einer Unterwerfungsgeste zeigen, aber weit anspruchsvoller und wichtiger ist es für den Primaten zu lernen, *wem gegenüber* diese Unterwerfungsgeste angebracht ist).

Ähnlich ist die Annahme, dass Spiegelneuronen uns helfen, von den Erfahrungen eines anderen zu lernen.[34] Wenn Sie beobachten, wie jemand in ein Stück Nahrung beißt und bei dessen Geschmack eine Grimasse zieht, werden Spiegelneuronen, die sich an der Nahtstelle zwischen der Beobachtung des Gesichtsausdrucks und dem eigenen Erlebnis dieses Ausdrucks liegen, Ihnen sicherlich viel nachdrücklicher klarmachen, dass Sie diese Nahrung nach Möglichkeit vermeiden sollten. Diese Ansicht vertritt Gregory Hickok von der University of California in Irvine, der, wie wir sehen werden, ein entschiedener Kritiker der vielen allzu fantasievollen Spiegelneuronen-Theorien ist.

Das führt uns zurück zu Kapitel 2 und zu Antonio Damasios einflussreicher Hypothese der somatischen Marker, der Vorstellung, dass der frontale Kortex, wenn wir die Wahl zwischen schwierigen Möglichkeiten haben, Als-ob-Experimente durchführt, wobei er die Reaktionen Ihres Bewusstseins und Ihres Körpers auf die Handlung X oder Y ermittelt –

ein Gedankenexperiment kombiniert mit einem (Bauch-)Gefühlsexperiment. Spiegelneuronen, mit ihrer vermeintlichen Fokussierung auf die Frage, wie sich die Handlung X für die beobachteten Individuen ausgewirkt hat, würden gewiss das Ihre zu diesem Prozess beitragen.

Spiegelneuronen könnten also dazu beitragen, die Bedeutung einer Bewegung zu lernen, zu sehen, wie man sie am effektivsten ausführt, und zu erkennen, welche Konsequenzen sie für jemanden hat, der sie vornimmt. Trotzdem ist diese neuronale Aktivität weder notwendig noch hinreichend für das Beobachtungslernen, vor allem für die interessantesten und abstraktesten menschlichen Formen.

Bleibt noch der umstrittenste Bereich – die Idee, wir könnten mit Hilfe der Spiegelneuronen verstehen, was jemand anderes denkt. Wir könnten verstehen, welche Handlung er ausführt, warum er sie ausführt, welche allgemeineren Beweggründe er hat, bis hin zu dem Versuch, mit unseren Spiegelneuronen in seine Seele zu blicken. Sie verstehen sicherlich, warum diese These solche Debatten entfacht hat.

Nach dieser Auffassung helfen Spiegelneuronen bei Theory of Mind, Gedankenlesen und Perspektivenübernahme, wobei man davon ausgeht, dass wir die Welt eines anderen zum Teil deshalb verstehen, weil wir (in unserem Bewusstsein, in unserem PMC, in unseren Spiegelneuronen) seine Handlungen simulieren.[35] Das richtet die Welt eines Spiegelneurons ganz anders aus als im vorhergehenden Abschnitt beschrieben. Dort hatte die Spiegelung das Ziel, unsere eigene motorische Leistung zu verbessern, und dort war der wichtigste neuroanatomische Prozess im Zusammenhang mit den Spiegelneuronen im PMC die Tatsache, dass sie mit den für die Muskeltätigkeit zuständigen Motorneuronen kommunizieren. Im Gegensatz dazu müssten sich Spiegelneuronen, die sich damit befassen, die Handlung eines anderen zu verstehen, mit der Hirnregion verständigen, die für die Theory of Mind verantwortlich ist – wofür es Belege gibt.

Man hat auch behauptet, dass die Perspektivenübernahme, die von Spiegelneuronen vermittelt wird, vor allem soziale Interaktionen betrifft. Beispielsweise zeigte Rizzolatti, dass die Aktivität von Spiegelneuronen anstieg, wenn das beobachtete Individuum sich in größerer Nähe befand.[36] Dabei ist allerdings wichtig, dass es sich nicht nur um eine buchstäbliche Distanz handelte, sondern um eine Art »soziale« Distanz, was sich darin zeigte, dass die Aktivität der Spiegelneuronen abnahm, wenn sich eine durchsichtige Barriere zwischen Beobachter und Beobachtetem befand. Dazu Gallese: »Das zeigt die Bedeutung der Spiegelneuronen, wenn es darum geht, die Möglichkeiten für Konkurrenz und Kooperation zwischen Akteur und Beobachter zu bestimmen.«

Die Vorstellung, Spiegelneuronen könnten uns helfen, das Handeln eines anderen und so ihn selbst zu verstehen, ist – vor allem von Hickok – aus zwei Gründen massiv kritisiert worden. Der erste Punkt betrifft das Problem der Kausalität. Zwar zeigen einige Studien, dass die Aktivitäten von Spiegelneuronen mit Versuchen *korrelieren*, die Perspektive eines anderen zu verstehen, doch gibt es kaum Anhaltspunkte dafür, dass diese Aktivität *ursächlich* für das Verständnis verantwortlich ist. Der zweite Kritikpunkt betrifft einen offenkundigen Sachverhalt: Wir können die Absicht verstehen, die den Handlungen eines anderen zugrunde liegen, selbst wenn wir nicht im Entferntesten fähig sind, sie selbst auszuführen. Das trifft auf viele beobachtete Handlungen zu – von übersprungenen sechs Metern im Stabhochsprung bis zur Erklärung der speziellen Relativitätstheorie.

Forscher, die sich für diese Rolle der Spiegelneuronen starkmachen, bestreiten den Einwand nicht, behaupten aber, dass Spiegelneuronen eine besondere Verständnisebene erschließen. Gallese schreibt: »Ich meine, dass wir nur durch die Aktivierung von Spiegelneuronen die Bedeutung des Verhaltens anderer *von innen* begreifen können.«[37] (Hervorhebung von mir.) Das ist nicht mein Forschungsbereich, und ich möchte nicht boshaft sein, aber es scheint mir doch, als sage er damit, dass es ein Verständnis gebe und dann noch ein supertolles Verständnis, und für Letzteres brauche man Spiegelneuronen.

Diese Spekulationen über Spiegelneuronen sind auch auf den Autismus ausgedehnt worden, eine Störung, bei der die Betroffenen extreme Schwierigkeiten haben, die Handlungen und Absichten anderer Menschen zu verstehen.[38] Nach der »Hypothese des zerbrochenen Spiegels« vom Spiegelneuronen-Pionier Marco Iacoboni von der University of California in Los Angeles liegt diesen Aspekten des Autismus eine Funktionsstörung der Spiegelneuronen zugrunde. Das ist von unzähligen Forschern untersucht worden, mit höchst unterschiedlichen Ergebnissen je nach Paradigma. Die meisten Meta-Analysen gelangen zu dem Schluss, dass es keine auffälligen Fehlfunktionen bei Spiegelneuronen autistischer Individuen gibt.

Zwar korreliert die Aktivität von Spiegelneuronen mit Versuchen, die Handlungen anderer Menschen zu verstehen, doch ihre Beteiligung scheint weder notwendig noch hinreichend zu sein und betrifft offenbar überwiegend einfache und konkrete Aspekte solcher Verständnisbemühungen. Was die These angeht, Spiegelneuronen seien das Einfallstor zum Blick in die Seele anderer Menschen und zum supertollen Verständnis von innen, so denke ich, wird sie am besten durch den Titel charakterisiert, den Hickok seinem viel gelobten Buch aus dem Jahr 2014 gab: *The Myth of Mirror Neurons*.[39]

Was uns in den Wilden Westen der Spiegelneuron-ologie führt, in das Land, wo die Spekulationen über die Bedeutung der Spiegelneuronen für Sprache, Ästhetik und Bewusstsein blühen.[40] Vor allem aber begannen die Leute, zwei Sekunden nachdem sie zum ersten Mal von Spiegelneuronen gehört hatten, Artikel zu schreiben, in denen der letzte Absatz in etwa besagte: »Wow, Spiegelneuronen! Ist das nicht irre? Was für Möglichkeiten sich da auftun! Vielleicht erklären sie sogar … EMPATHIE!«

Sicher, warum nicht? Den Schmerz eines anderen zu fühlen, das ist, als spiegele man seine Erfahrung, als habe man das Gefühl, er zu sein. Eine maßgeschneiderte, unwiderstehliche Idee. In den Jahrzehnten seit der Entdeckung der Spiegelneuronen sind immer neue Artikel von der Sorte »Vielleicht erklären sie ja Empathie« erschienen. Beispielsweise spekuliert Gallese fast zwanzig Jahre nach Beginn der Spiegelneuronen-Ära: »Ich vertrat die Ansicht, die Spiegelung könnte ein funktionelles Grundprinzip unseres Gehirns sein und es sei denkbar, dass unsere Fähigkeit, mit anderen zu fühlen, durch somatische Stimulationsmechanismen [das heißt Spiegelung] vermittelt wird.« Zur gleichen Zeit schreibt Iacoboni: »Spiegelneuronen sind wahrscheinlich zelluläre Kandidaten für die Kernschicht der Empathie.« Es gibt ein paar Hinweise, die für diese Ansicht sprechen – beispielsweise sind bei Menschen, die nach eigenem Bekunden besonders empathisch sind, stärkere Reaktionen ihrer Spiegelneuronen auf die Nachahmung von Bewegungen zu beobachten. Doch alles andere ist für Skeptiker reine Spekulation.[41]

Das ist enttäuschend. Aber schlimmer noch ist die Tatsache, dass die Leute das »Vielleicht« unter den Tisch fallen lassen und zu der Überzeugung gelangen, man habe *nachgewiesen*, dass Spiegelneuronen Empathie vermitteln. Beispielsweise verwechselt Iacoboni Korrelation mit Kausalität: »Andere Studien zeigen jedoch, dass die [PMC-]Aktivität mit Empathie korreliert, selbst wenn die Versuchsteilnehmer Greifaktionen ohne erkennbaren emotionalen Inhalt sehen. Die Aktivität der Spiegelneuronen ist also eine *Voraussetzung* für die Fähigkeit, Empathie zu empfinden [meine Hervorhebung].«[42]

Ein eklatantes Beispiel dafür ist der Neurowissenschaftler Vilayanur Ramachandran von der University of California in San Diego, einer der brillantesten Köpfe seiner Zunft, der faszinierende Studien zu Phantomgliedern, Synästhesie und außerkörperlicher Erfahrung durchgeführt hat. Er ist ein hervorragender Forscher, hat aber bei den Spiegelneuronen ein wenig den Boden unter den Füßen verloren. Einige Beispiele: »Wir wissen, dass meine Spiegelneuronen buchstäblich deinen Schmerz empfinden können.« Er nennt sie »die treibende Kraft hinter dem großen Sprung vorwärts« zu den Verhaltensmerkmalen des modernen Menschen vor 60 000 Jahren. Sehr bekannt auch seine Aussage: »Spiegelneuronen werden für die Psychologie das leisten, was die DNA für die Biologie leistete.« Ich möchte nicht an Ramachandran herummäkeln, aber was soll man dazu sagen, wenn ein so glänzender Wissenschaftler sich nicht entblödet, Spiegelneuronen als »Gandhi-Neuronen« zu bezeichnen? Und das geschah nicht nur in den ersten rauschhaften Tagen der Spiegelneuronen während der 1990er Jahre. Zwei Jahrzehnte später erklärte er: »Ich glaube nicht, dass [die Bedeutung von Spiegelneuronen für Empathie] übertrieben wird. Meiner Meinung nach wird sie sogar heruntergespielt.«[43]

Damit steht Ramachandran beileibe nicht allein. Auch der britische Philosoph Anthony Grayling wirft sich für die Empathie gewaltig ins Zeug und schreibt: »Wir haben ein großes Talent für Empathie. Sie ist eine evolutionär entwickelte Fähigkeit auf biologischer Grundlage, wie die Funktionen der ›Spiegelneuronen‹ zeigen.« 2007 spielten diese Zellen in einem Artikel der *New York Times* über einen Mann, der durch eine heldenhafte Tat einen anderen rettete, abermals eine Rolle: »Menschen haben ›Spiegelneuronen‹, *dank denen sie fühlen können*, was jemand anders empfindet« (Hervorhebung von mir). Und dann gibt es noch den sechsjährigen Klassenkameraden meiner Tochter. Als die Lehrerin die Klasse lobte, weil die Kinder an unseren Planeten dachten und nach der Feier zum Tag der Erde alle Muffinhüllen aufgehoben hatten, rief er aus: »Das ist, weil unsere Neuronen Spiegel haben.«[44]

Ich würde mir gerne einbilden, dass ich hier der Außenseiter bin, der Masse in den entscheidenden Einsichten weit voraus, aber in den letzten Jahren haben sich die meisten Vertreter unserer Wissenschaft gegen den übertriebenen Hype gewendet. Der Psychologe Gary Marcus von der New York University nannte die Spiegelneuronen »die meistüberschätzte Idee in der Psychologie«, die Philosophin und Neurowissenschaftlerin Patricia Churchland von der University of California in San Diego bezeichnet die Spiegelneuronen als »das Lieblingskind der Leute von der Fraktion ›bloß nicht zu genau hingucken‹«, und Harvards Stephen Pinker gelangt zu dem Schluss: »Leider sind Spiegelneuronen nicht in der Lage, Sprache, Empathie, Gesellschaft und Weltfrieden zu erklären.«[45] Es gibt einfach keinen Beweis dafür, dass sie viel mit dem Thema des vorliegenden Kapitels zu tun haben.

DAS KERNPROBLEM: TATSÄCHLICH ETWAS TUN

Im vorausgehenden Kapitel haben wir betrachtet, was jemanden, der sich hochtrabenden moralischen Denkens befleißigt, von einem Menschen unterscheidet, der in einer entscheidenden Situation tatsächlich richtig handelt. Wie wir gesehen haben, gab es bei Menschen letzterer Art ein übereinstimmendes Merkmal: »Was haben Sie gedacht, als Sie in den Fluss gesprungen sind, um das Kind zu retten?« – »Gar nichts; bevor ich es wusste, war ich schon gesprungen.« Ein Akt impliziter Automatizität, das Produkt einer Kindheit, in der dem Menschen richtiges Handeln als automatischer, moralischer Imperativ eingepflanzt wurde – Lichtjahre entfernt von der kühlen Kosten-Nutzen-Rechnung des frontalen Kortex.

Hier sehen wir uns einer ähnlichen Situation gegenüber, einer Situation, die im Zentrum dieses Kapitels steht. Sympathie versus Empathie, »für« versus »als ob«, Affekt versus Kognition, »was wir tun« versus »was andere Arten tun« – sagt irgendeines von diesen Dingen tatsächlich vorher, wer eine mitfühlende *Tat* ausführt, um das Leid eines anderen Individuums zu lindern? Oder sagt irgendetwas davon vorher, ob derjenige, der mitfühlend handelt, auch *effektiv* handelt und inwieweit wir es dabei mit einem eigennützigen Akt zu tun haben? Wie wir sehen werden, ist es ganz und gar nicht dasselbe, sich in einem empathischen Zustand zu befinden und in einer Weise effektiv zu handeln, die wirklich selbstlos ist.

ETWAS TUN

Es steht keineswegs fest, dass ein empathischer Zustand zu einem mitfühlenden Akt führt. Ein Grund dafür wird wunderbar von der Essayistin Leslie Jamison beschrieben:

> *[Empathie] kann auch ein gefährliches Gefühl von Beendigung und Vollendung vermitteln: dass etwas getan wurde, weil etwas empfun-*

den wurde. Es ist verführerisch zu meinen, dass es an sich schon tugendhaft sei, den Schmerz eines anderen mitzufühlen. Die Gefahr der Empathie liegt nicht einfach darin, dass sie uns ein schlechtes Gewissen bereiten kann, sondern darin, dass sie uns gutes Gewissen bereiten kann, was uns dann wiederum veranlassen kann, die Empathie für einen Zweck an sich zu halten, statt für den Teil eines Prozesses, für einen vermittelnden Katalysator.[46]

In einer solchen Situation zu sagen: »Ich fühle mit deinem Schmerz« wird ein New-Age-Äquivalent zum hilflosen Beschwichtigungsversuch des Bürokraten, der sagt: »Hören Sie, ich habe volles Verständnis für Ihre Situation, aber …« Ersteres ist so fern jedes Handlungsimpulses, dass noch nicht einmal das »aber« erforderlich ist als Brücke zum »Es gibt nichts, was ich tun kann/werde«. Ihren Schmerz angemessen gewürdigt zu wissen ist schön, ihn gelindert zu wissen ist besser.

Es gibt noch einen allgemeineren Grund, warum ein empathischer Zustand möglicherweise nicht in einer Handlung mündet; davon war schon einmal in Kapitel 6 die Rede, als wir jene seltsamen Geschöpfe betrachteten, die man als Jugendliche bezeichnet. Dabei verwies ich auf eine wunderbare Eigenschaft vieler Jugendlicher, nämlich ihr brennendes Gefühl für die Leiden der Welt, merkte aber an, dass diese Gefühlsintensität oft nicht mehr bewirkt als eine sehr intensive Selbstversunkenheit. In dem Moment, wo Sie sich nicht vorstellen, wie jemand anders fühlt (eine fremdorientierte Perspektive), sondern sich vergegenwärtigen, was für ein Gefühl es wäre, wenn es Ihnen zustieße (eine selbstorientierte Perspektive), sind »Sie« in den Vordergrund gerückt, und es geht nur noch darum, dass es schmerzt, den Schmerz eines anderen zu fühlen.

Die biologischen Substrate dieser Vorgänge sind klar. Betrachten Sie jemanden, der leidet, mit der Maßgabe, eine selbstorientierte Perspektive einzunehmen, und Sie werden sehen, dass Amygdala, ACC und Insellappen feuern, begleitet von Selbstberichten über Kummer und Angst. Bei dem gleichen Versuch mit einer fremdorientierten Perspektive sind alle diese Reaktionen weniger wahrscheinlich. Und je extremer der vorherige Zustand war, desto wahrscheinlicher wird es, dass die Versuchsperson versuchen wird, die eigene Betroffenheit zu verringern, das heißt, im übertragenen Sinne wegzuschauen.[47]

Das lässt sich bemerkenswert leicht vorhersagen. Liefern Sie Versuchsteilnehmern sichere Anhaltspunkte dafür, dass jemand anderes Schmerzen hat. Wenn die Herzfrequenz der Teilnehmer erheblich zunimmt (ein peripherer Indikator für Angst, für Amygdala-Erregung), ist die Wahrscheinlichkeit gering, dass sie in dieser Situation prosozial handeln. Die prosozialen Teilnehmer sind diejenigen, deren Herzfrequenz sinkt; sie können die Hinweise hören, die ihnen sagen, dass jemand anders in Not ist, ohne dass die Not in ihrer eigenen Brust pocht.*[48]

Wenn mir also das Mitempfinden Ihres Schmerzes schlecht bekommt, werde ich mich wahrscheinlich nur um mich selber kümmern, statt Ihnen zu helfen. Entsprechend, wenn Sie mit Ihren eigenen Problemen beschäftigt sind. Das haben wir schon gesehen, als es darum ging, dass sich Versuchsteilnehmer weniger prosozial gegenüber Fremden verhalten, wenn man ihre kognitive Belastung erhöht. Auch wenn Menschen hungrig sind, erweisen sie sich als weniger wohltätig – he, hören Sie auf, sich Kopfschmerzen über Ihre Probleme zu machen; mir tut mein Kopf weh. Geben Sie Menschen das Gefühl, sozial ausgeschlossen zu sein, und sie werden sich weniger großzügig und empathisch verhalten. Stress hat den gleichen Effekt, wobei die Wirkung über die Glukokortikoide läuft; Mogils Forschungsgruppe hat (mit meiner Mitwirkung) unlängst gezeigt, dass Mäuse und Menschen empathischer gegenüber Fremden werden, wenn man die Glukokortikoid-Ausschüttung mit Hilfe eines bestimmten Wirkstoffs blockiert. Wenn Sie also sehr betrübt sind, entweder weil Sie mit den Problemen eines anderen mitempfinden oder weil Sie selbst Probleme haben, werden Sie sich vorrangig um Ihre eigenen Bedürfnisse kümmern.[49]

Mit anderen Worten, empathische Zustände werden am ehesten dann mitleidige Akte hervorrufen, wenn es uns gelingt, Distanz zu halten. Das erinnert mich an die Anekdote über den buddhistischen Mönch, die ich

* Um noch einmal auf Keltners Arbeit zurückzukommen – wessen Herzschlag hat sich Ihrer Meinung nach beschleunigt, als man Reiche und Arme zwang, das Leiden eines anderen zur Kenntnis zu nehmen?

viele Kapitel zuvor geschildert habe. Er sagte mir, ja, manchmal breche er seine Meditation im Schneidersitz wegen seiner Knie ab, aber nicht, weil sie ihn schmerzten – »Ich tue es einfach aus Freundlichkeit gegenüber meinen Knien«. Das entspricht sicherlich der Einstellung der Buddhisten zu Mitleid, die es als einfachen, selbstverständlichen Imperativ begreifen, der keines stellvertretenden Gefühlsaufwands bedarf. Sie handeln mitfühlend gegenüber einem Individuum aus einem allumfassenden Empfinden heraus, aus dem Wunsch, dass der Welt insgesamt Gutes widerfahre.*

Richard Davidson von der University of Wisconsin und Tania Singer vom Max-Planck-Institut für Kognitions- und Neurowissenschaften in Leipzig haben eine Handvoll faszinierender Studien an buddhistischen Mönchen durchgeführt. Bemerkenswerterweise erhielten die Forschungsarbeiten trotz des Kulturkriegs zwischen Wissenschaft und Religion den, äh, Segen und die Unterstützung des Dalai-Lama, der sich bekanntermaßen sehr für die Naturwissenschaften interessiert und der einmal gesagt hat, wenn ihm nicht der Dalai-Lama-Job in den Schoß gefallen wäre, wäre er gern Naturwissenschaftler oder Ingenieur geworden. Die größte Resonanz fanden die bildgebenden Studien an Matthieu Ricard, einem in Frankreich geborenen buddhistischen Mönch (der der französische Übersetzer des Dalai-Lama ist und am Pariser Institut Pasteur in Molekularbiologie promoviert hat – ein höchst interessanter Mann).[50]

Als man ihn mit Beispielen menschlichen Leidens konfrontierte und anwies, sich empathisch auf den Schmerz dieser Menschen einzustimmen, wurde bei Ricard derselbe Schaltkreis wie bei den allermeisten anderen Menschen aktiviert. Das empfand er als außerordentlich unangenehm – »Die empathische Teilhabe wurde rasch unerträglich für mich, und ich fühlte mich emotional erschöpft«, erläuterte er. Als er stattdessen seine buddhistische Methode anwandte, das heißt, sich auf mitfühlende Gedanken konzentrierte, ergab sich ein vollkommen anderes Aktivierungsbild – die Amygdala war stumm, und stattdessen kam es zu einer massiven Aktivierung des mesolimbischen Dopaminsystems. Er

* Ich bewege mich auf gefährlich dünnem Eis, wenn ich über buddhistisches Denken schreibe, deshalb werden wir uns jetzt ganz schnell auf festeren Boden begeben und uns ansehen, was Neurowissenschaftler über Buddhisten herausgefunden haben.

beschrieb das Resultat als einen »warmen positiven Zustand, der mit einer starken prosozialen Motivation assoziiert war«.

In anderen Studien wurden die Teilnehmer entweder einem Empathie-Training unterzogen (sie konzentrierten sich darauf, den Schmerz einer bekümmerten Person zu empfinden), oder sie absolvierten ein Mitgefühlstraining (sie konzentrierten sich auf ein Gefühl von Wärme und Fürsorge gegenüber einer betrübten Person).[51] Die erste Versuchsanordnung erzeugte die typischen Neuroimaging-Profile, einschließlich einer massiven Amygdala-Aktivierung, und einen negativen, ängstlichen Zustand. Anders die Versuchsteilnehmer, die ein Mitgefühlstraining absolviert hatten: Bei ihnen zeigten sich stattdessen eine massive Aktivierung im (kognitiven) dlPFC, eine Verknüpfung der Aktivierung des dlPFC und der dopaminergen Regionen, mehr positive Emotionen und eine größere Bereitschaft zu Prosozialität.

Okay, Vorbehalte: Zu der Materie gibt es kaum Literatur (nicht viel mehr als die Studien zu Ricard). Und die buddhistischen Mönche, die es in dieser Kunst am weitesten gebracht haben, meditieren acht Stunden pro Tag, kein einfacher Weg, den sie da gewählt haben. Es geht hier also nur darum, dieses Szenario der inneren Distanz zu betonen. Was uns zur nächsten Frage bringt, die da lautet: Sind Mitleidsakte, die aus Empathie resultieren, in jedem Fall sinnvoll und nützlich?

ETWAS EFFEKTIV TUN

In einem 2004 erschienenen Artikel mit dem provokativen Titel »Against Empathy« untersuchte Paul Bloom, wie Empathie zu Mitleidsakten führen kann, die alles andere als ideal sind.

So gibt es noch das Phänomen, das man »pathologischen Altruismus« nennt und das mit Koabhängigkeit verknüpft ist.[52] Es ist die Situation, in der jemand den Schmerz eines geliebten Menschen stellvertretend so stark mitempfindet, dass er dessen Funktionsstörung erträgt und unterstützt, statt ihr mit liebevoller Strenge zu begegnen. Außerdem kann der empathische Schmerz so intensiv werden, dass Sie nur noch Lösungen entwickeln, die für Sie selbst geeignet sind, aber nicht dem Leidenden helfen. Auch besteht die Gefahr, dass die Empathie Sie daran hindert, das zu tun, was notwendig ist – es ist nicht sehr hilfreich, wenn Eltern unter dem Leiden ihres Kindes so sehr leiden, dass sie auf Impfungen verzichten. In der Ausbildung von Pflegepersonal und Ärzten legt man großen Wert darauf, ihnen beizubringen, ihre Empathie in den Griff zu bekommen.* Beispielsweise treten die verschiedenen verhaltensbestimmten und neurobiologischen Reaktionen, die wir haben, wenn wir sehen, wie jemand mit einer Nadel gestochen wird, bei Akupunkteuren nicht auf. Jamison schreibt, wenn sie voller Angst einen Arzt wegen eines besorgniserregenden Symptoms aufsuchte, dann »brauchte ich es, dass ich bei einem Blick auf ihn das Gegenteil meiner Furcht sah, und nicht ihr Echo«.

Bloom weist auch nachdrücklich darauf hin, dass eine stark erregte Empathie uns eher zu psychologisch mühelosen Handlungen drängt, die ein Minimum an kognitiver Belastung bedeuten. In solchen Zeiten kann Ihnen ein Leiden, das lokal ist, ein bestimmtes, sympathisches Individuum betrifft und von einer Art ist, mit der Sie vertraut sind, meist wichtiger vorkommen als ein Leiden, das fern ist, eine Gruppe betrifft und eine Ihnen unbekannte Form des Schmerzes ist.** Erregte Empathie erzeugt Mitleid mit Tunnelblick, das sich als völlig verfehlt herausstellen kann. Dazu meint der Philosoph Jesse Prinz, entscheidend sei nicht, wessen Schmerz uns am meisten schmerzt, sondern wer unsere Hilfe am meisten braucht.

* Dies ist in der Hoffnung gesagt, dass die distanzschaffenden Gedanken eher lauten »So kann ich effektiver helfen« als »Ich glaube, heute möchte ich ein Hühnersalat-Sandwich zu Mittag«.

** Ein Kollege von mir pflegte sarkastisch die Hoffnung zu äußern, dass die Ehefrau irgendeines Senators jene neurologische Krankheit bekäme, die er erforschte – dann würde endlich jemand mit Einfluss Empathie für diese Kranken aufbringen und dafür sorgen, dass mehr Forschungsgelder für ihre Untersuchung bereitgestellt werden.

KANN ES MIESE ALTRUISTEN GEBEN?

Halten Sie sich fest: Die Wissenschaft hat bewiesen, dass es sich gut anfühlen kann, Gutes zu tun, mit allem Drum und Dran, einschließlich der Aktivierung des mesolimbischen Dopaminsystems. Dazu bedarf es noch nicht einmal eines Hirnscanners. Im Jahr 2008 wurde in *Science* über eine Studie berichtet, in der die Versuchsteilnehmer entweder fünf Dollar oder zwanzig Dollar erhielten. Die eine Hälfte wurde angewiesen, das Geld noch am selben Tag für sich selbst auszugeben, die andere Hälfte, es für andere zu verwenden (die Adressaten reichten von einem Freund bis zu Wohltätigkeitsorganisationen). Am Anfang und am Ende des Tages mussten die Teilnehmer ihr Glück selbst einschätzen; ein Vergleich der Resultate zeigte, dass weder die größere Geldsumme noch die Möglichkeit, es für sich selbst auszugeben, die Teilnehmer glücklicher machte; das war nur der Fall, wenn sie es für jemand anderen ausgaben. Besonders interessant ist der Umstand, dass andere Probanden, als man ihnen die Versuchsanordnung schilderte, das Gegenteil vorhersagten – dass die subjektive Einschätzung ihres Glücks bei den Teilnehmern am höchsten wäre, die das Geld für sich selbst ausgegeben hätten, und dass man für zwanzig Dollar mehr Glück bekäme als für fünf.[53]

Die Frage lautet natürlich, warum es sich gut anfühlen kann, Gutes zu tun, und das wiederum führt zu der klassischen Frage: Gibt es überhaupt eine selbstlose Handlung, die frei von jedem Element des Eigennutzes ist? Fühlt sich Gutes zu tun gut an, weil das irgendeinen Vorteil für Sie selbst hat? Ich werde mich mit diesem Problem ganz gewiss nicht aus philosophischer Sicht auseinandersetzen. Biologen berufen sich meist auf die in Kapitel 10 behandelte evolutionäre Theorie von Kooperation und Altruismus, die immer ein Element des Eigennutzes einschließt.

Ist das überraschend? Reine Selbstlosigkeit wäre zweifellos ein äußerst schwieriges Unterfangen, hat sich doch jener Teil des Gehirns, der von zentraler Bedeutung für einen empathischen Zustand ist – der ACC –, evolutionär entwickelt, um den Schmerz anderer zum eigenen Nutzen zu beobachten und daraus zu lernen.[54] Die selbstorientierten Belohnungen mitfühlenden Handelns sind zahllos. Da ist der zwischenmenschliche Aspekt – der Nutznießer ist in Ihrer Schuld, was den Altruismus zu reziprokem Altruismus macht. Da ist der öffentliche Nutzen der Reputation und des Beifalls – die Promis, die für einen Fototermin mit hungernden Kindern in ein Flüchtlingslager einfallen, während die Gesichter der Kleinen im Glanz ihrer Gegenwart vor Freude strahlen. Dann gibt es jene seltsame Version der Reputation, die in den wenigen Kulturen mit einem moralisierenden Gott vorkommt, einem Gott, der das menschliche Verhalten beobachtet und es entsprechend belohnt oder bestraft. Wie wir in Kapitel 9 gesehen haben, neigen Kulturen zur Erfindung moralisierender Götter erst dann, wenn sie so groß geworden sind, dass es zu anonymen Interaktionen zwischen Fremden kommt. Unlängst hat sich in einer Studie an einer weltweiten Auswahl von Religionen gezeigt, dass die Menschen sich in anonymen Interaktionen umso prosozialer verhalten, je mehr sie davon überzeugt sind, dass ihr Gott sie beobachtet und bestraft. Hier besteht also der Eigennutz darin, dass Sie die kosmische Waage zu Ihren Gunsten beeinflussen können. Und dann gibt es noch – wahrscheinlich am schwierigsten einzuschätzen – die rein intrinsische Belohnung des Altruismus: das herzerwärmende Empfinden, etwas Gutes getan zu haben, der besänftigte Stachel des Schuldgefühls, der gesteigerte Eindruck einer Verbundenheit mit anderen, das beruhigende Gefühl, Gutherzigkeit in die Selbstdefinition aufnehmen zu können.

Die Forschung ist in der Lage gewesen, die eigennützige Komponente der Empathie auf frischer Tat zu ertappen.[55] Wie erwähnt, betrifft der Eigennutz unter anderem auch die Selbstdefinition – wie Persönlichkeitsprofile zeigen, neigen Menschen, je wohltätiger sie sind, desto mehr dazu, sich über ihre Wohltätigkeit zu definieren. Was kommt zuerst? Das lässt sich beim besten Willen nicht sagen, aber extrem wohltätige Menschen sind häufig bei Eltern aufgewachsen, die ebenfalls wohltätig waren und die wohltätige Handlungen für einen moralischen Imperativ hielten (besonders in einem religiösen Umfeld).

Wie steht es mit der eigennützigen Spekulation auf die belohnende Reputation altruistischen Handelns, das Gütesiegel demonstrativer Großherzigkeit statt demonstrativen Konsums? Wie wir in Kapitel 10 gesehen haben, zeigen Menschen größere Bereitschaft zu Prosozialität, wenn diese Reputation verspricht. Auch Persönlichkeitsprofile lassen erkennen, dass wohltätige Personen besonders abhängig von äußerer Anerkennung sind. Zwei der eben zitierten Studien, die eine dopaminerge Aktivierung beobachteten, wenn sich die Probanden wohltätig verhielten, hatten allerdings einen Haken. Versuchspersonen erhielten Geld und mussten sich, während sie im Hirnscanner lagen, entscheiden, ob sie das Geld behalten oder spenden wollten. Wohltätigkeit aktivierte dopaminerge »Belohnungssysteme« – wenn ein Beobachter anwesend war. War keiner zugegen, stieg der Dopaminspiegel in der Regel am stärksten an, wenn die Teilnehmer das Geld für sich behielten.

Im 12. Jahrhundert hat der Philosoph Moses Maimonides darauf hingewiesen, dass die reinste Form der Wohltätigkeit, die Form, die am freiesten von allem Eigennutz ist, dann vorliegt, wenn sowohl der Gebende als auch der Empfangende anonym sind.* Und es sind, wie die Experimente in diesen Hirnscannern zeigen, wohl auch die seltensten Formen.

Wenn der Beweggrund für gute Taten tatsächlich der Eigennutz ist, dann, so möchte man intuitiv meinen, bietet die Hoffnung auf Reputation, der Wunsch, der größte Spender auf einer Wohltätigkeitsauktion zu sein, die größte Angriffsfläche für Ironie. Im Gegensatz dazu scheint der Wunsch, sich als guten Menschen zu sehen, ein recht harmloses Motiv zu sein. Schließlich bemühen wir uns alle um ein positives Selbstbild, und besser dieses Bild als das von dem harten, furchteinflößenden Typen, mit dem man sich besser nicht anlegt.

* Ich profitierte einmal von einem Maimonidesken Szenario, als ich auf einer Toilette in einem Starbucks saß und zu spät entdeckte, dass kein Toilettenpapier da war. Kurz darauf trat jemand ein, ich hörte, dass er an einem der Urinale beschäftigt war, und bat ihn schüchtern um eine barmherzige Tat: »Äh, hallo, könnten Sie, wenn Sie fertig sind, den Leuten an der Theke sagen, dass hier kein Toilettenpapier mehr ist?« »Klar«, antwortete die anonyme Stimme. Bald darauf erschien die Hand einer Bedienung unter der Toilettentür und reichte mir zwar kein Almosen für den Armen, aber doch Toilettenpapier für einen Kunden in Not. Die Frage lautet nun, wie sich dieses Szenario mit Versuchspersonen in Hirnscanner wiederholen lässt. Tatsächlich war das keine vollkommen anonyme Interaktion. Zwar waren der gute Samariter, der meine Nachricht weitergab, und ich anonym füreinander, aber er und die Baristas waren es nicht. Und soweit ich weiß, gaben sie ihm sofort einen kostenlosen Milchkaffee, brachten ihm ein Dankesständchen dar und boten ihm ihre Liebe an. Wir müssen also wissen, ob der Mann etwas von diesen Dingen oder alle erwartete, als er sich bereit erklärte, mir zu helfen. Weitere Forschung ist nötig.

Gibt es Wohltätigkeit überhaupt jemals ohne das Element des Eigennutzes? Im Jahr 2007 wurde in *Science* über eine Studie berichtet, die diese Frage untersuchte.[56] Die Versuchsteilnehmer (die natürlich in Hirnscannern lagen) erhielten unerwartet verschieden hohe Geldsummen. In einigen Fällen wurden sie »besteuert« (das heißt, man sagte ihnen, dass ein bestimmter Prozentsatz des Geldes zwangsweise an eine Suppenküche abgeführt werde), in anderen Fällen erhielten sie Gelegenheit, denselben Betrag freiwillig zu spenden. Mit anderen Worten, es handelte sich jeweils um ein öffentliches »Wohl« exakt gleichen Wertes, aber im ersten Fall war es eine erzwungene Bürgerpflicht, im zweiten dagegen eine rein wohltätige Handlung. Wenn also der Altruismus eines Teilnehmers vollkommen fremdorientiert ist, ohne einen Ansatz von Eigennutz, sind die beiden Bedingungen psychologisch identisch – bedürftigen Menschen wird geholfen, und nur darauf kommt es an. Und je unterschiedlicher sich das Szenario anfühlt, desto mehr Eigennutz kommt ins Spiel.

Die Ergebnisse waren komplex und interessant:

1. Je heftiger das dopaminerge Belohnungssystem eines Teilnehmers feuerte, wenn er unerwartet Geld erhielt, desto geringer war die Aktivierung, wenn er entweder besteuert oder zum Spenden aufgefordert wurde. Mit anderen Worten, je größer die Liebe zum Geld war, desto schmerzlicher wurde die Trennung von ihm empfunden. Keine Überraschung.
2. Je heftiger die dopaminerge Aktivierung war, wenn ein Teilnehmer besteuert wurde, desto eher war er zu wohltätigem Handeln bereit. Besteuert zu werden konnte den besonders eigennützigen Teilnehmern nicht recht sein – schließlich wurde ihnen Geld weggenommen. Bei Teilnehmern hingegen, deren dopaminerges System unter diesen Umständen massiv feuerte, wurde jedes eigennützige Bedauern über den Verlust von Geld mehr als kompensiert durch die Gewissheit, dass Menschen in Not geholfen wurde. Das bringt uns zurück zur Ungleichheitsaversion des vorhergehenden Kapitels. Nachdem man zwei Fremden offen ungleiche Belohnungen gegeben hat, kommt es in der Regel zu einer dopaminergen Aktivierung bei dem bevorzug-

ten Teilnehmer, wenn hinterher ein Teil der Belohnung an den anderen abgeführt wird, um für mehr Gleichheit zu sorgen. Daher kann es in der vorliegenden Studie nicht überraschen, dass die Versuchspersonen, die froh über die Verringerung der Ungleichheit waren, selbst wenn sie auf ihre Kosten ging, auch diejenigen waren, die wohltätiger handelten. Völlig zu Recht interpretieren die Autoren dieses Verhalten als einen mitfühlenden Akt ohne irgendwelche Elemente des Eigennutzes.[57]

3. Es gab mehr dopaminerge Aktivierung (und mehr selbst bekundete Zufriedenheit), wenn die Teilnehmer freiwillig gaben, als wenn sie besteuert wurden. Mit anderen Worten, eine Komponente der Wohltätigkeit hatte mit Eigennutz zu tun – es war angenehmer, wenn dem Bedürftigen freiwillig geholfen wurde, als wenn die Spende erzwungen wurde.

Was zeigt uns das? Dass wir durch verschiedene Dinge und in unterschiedlichem Maße verstärkt werden – wir bekommen Geld, wir wissen, dass für die Bedürftigen gesorgt wird, wir haben das herzerwärmende Empfinden, Gutes zu tun. Außerdem zeigt es uns, dass die zweite Art von Befriedigung nur selten unabhängig von der dritten Art zu haben ist – es scheint wahrhaftig selten zu sein, dass man an einem Altruisten kratzt und darunter kommt ein Altruist zum Vorschein.

SCHLUSSFOLGERUNGEN

Unter Berücksichtigung aller Gesichtspunkte ist es ziemlich bemerkenswert, dass wir (das heißt wir Menschen, Primaten, Säugetiere), wenn wir sehen, dass ein Individuum Schmerzen hat, häufig auch in einen Schmerzzustand versetzt werden. Die Evolution dieses Phänomens ist auf äußerst verschlungenen Wegen verlaufen.

Aber letztlich lautet die entscheidende Frage, ob ein empathischer Zustand tatsächlich zu einer mitfühlenden Tat führt, ob es gelingt, die Falle zu vermeiden und Empathie nicht als Selbstzweck anzusehen. Die Lücke zwischen Zustand und Handlung kann riesig sein, besonders wenn es darum geht, dass die Tat nicht nur effektiv ist, sondern auch ohne Hintergedanken erfolgt.

Für einen Leser dieses Buches, der diese Lücke überwinden will, besteht die erste Herausforderung darin, dass das Leid dieser Welt großenteils ferne Massen heimsucht, die Dinge erleben, von denen wir keinen Schimmer haben – Krankheiten, die uns nicht erreichen; Armut, die den Opfern sauberes Wasser, einen Platz zum Leben und die sichere Aussicht auf eine nächste Mahlzeit verwehrt; Unterdrückung durch politische Systeme, die uns erspart geblieben sind; Einschränkungen durch repressive kulturelle Normen, die genauso gut von einem fremden Planeten stammen könnten. Und alle unsere Eigenschaften sorgen dafür, dass wir größte Schwierigkeiten haben, im Interesse dieser Massen zu handeln – unsere ganze hominine Vergangenheit hat uns so geprägt, dass wir nicht für mehr als ein Gesicht gleichzeitig empfänglich sein können, für ein Gesicht, das zu unserem Umfeld gehört und uns vertraut ist, und für ein Leid, das wir selbst erlebt haben. Gewiss, im Idealfall wird unser Mitgefühl von der größten Bedürftigkeit geweckt und nicht von dem Leid, das wir am besten teilen können. Trotzdem gibt es keinen Grund, warum wir besonders gute Absichten von uns erwarten sollten, wenn wir uns vornehmen, diese weit entfernte und so ganz andere Welt zu retten. Wir sollten in dieser Hinsicht vielleicht nicht ganz so streng mit uns selbst sein.

Entsprechend sollten wir vielleicht auch etwas lockerer mit dem Kratz-an-einem-Altruisten-Problem umgehen. Ich fand den Schluss, es müsse ein Heuchler sein, der dabei zum Vorschein komme, immer etwas bösartig. Kratz an einem Altruisten, und in der Mehrzahl der Fälle wird das Individuum mit unreinen Motiven, das zum Vorschein kommt, lediglich das Produkt der untrennbaren evolutionären Verbindung von »Altruismus« und »Reziprozität« sein. Besser, unsere guten Taten dienen unserem Eigennutz und Geltungsdrang, als dass sie gar nicht stattfinden; besser, die Mythen, die wir über uns selbst erfinden und verbreiten, besagen, dass wir freundlich und freigiebig sind, als dass wir bestrebt sind, gefürchtet statt geliebt zu werden; und besser, wir halten uns an das Motto: Gut leben ist die beste Rache.

Schließlich besteht noch die Gefahr, dass eine mitfühlende Tat nicht stattfindet, wenn der empathische Zustand hinreichend real, lebendig und schrecklich ist. Ich fordere nicht dazu auf, dass alle Menschen zum Buddhismus übertreten, damit die Welt besser wird. (Ebenso wenig fordere ich dazu auf, dass die Menschen *keine* Buddhisten werden; wie hört es sich an, wenn ein Atheist schwafelt?) Die meisten von uns brauchen Augenblicke eines gemeinsamen bohrenden Schmerzes, um überhaupt zu merken, dass die Menschen um uns herum in Not sind. Unsere Intuition wehrt sich dagegen, anders zu verfahren. Wie eine der grausigsten Spielarten schlimmsten menschlichen Verhaltens »kaltblütiges« Morden ist, so besteht eine besonders verwirrende und sogar abstoßende Facette der besten Möglichkeiten des Menschen in »kaltblütiger« Freundlichkeit. Und doch ist, wie gesehen, ein vernünftiges Maß an Distanz unbedingt erforderlich, um tatsächlich zu handeln. Besser das, als dass unser Herz in schmerzlicher Synchronie mit einem leidenden Menschen zu rasen beginnt, denn diese kardiovaskuläre Aktivierung veranlasst uns in den meisten Fällen zur Flucht, weil uns das alles zu viel wird.

Was uns zu einem letzten Punkt bringt. Ja, Sie handeln nicht, weil der Schmerz eines anderen so schmerzhaft ist – das ist vielmehr ein Szenario, das Sie zur Flucht drängt. Die Distanz, um die wir uns bemühen sollten, heißt jedoch nicht, dass wir uns für einen »kognitiven« Ansatz anstelle eines »affektiven« entscheiden müssen. Distanz besagt nicht, dass wir langsam und methodisch überlegen, wie wir für mitfühlendes Handeln eine ideale utilitaristische Lösung finden – die Gefahr liegt vielmehr darin, dass Sie allzu leicht zu dem Schluss gelangen, das sei nicht Ihr Problem und gehe Sie deshalb auch nichts an. Entscheidend ist weder ein gutes (limbisches) Herz noch ein frontaler Kortex, der Sie auf rationalen Wegen zum Handeln führen kann. Viel wichtiger sind Dinge, die wir schon seit langem ganz selbstverständlich und automatisch tun – dass wir gelernt haben, auf die Toilette zu gehen, Fahrrad zu fahren, die Wahrheit zu sagen und jemandem in Not zu helfen.

15

METAPHERN, MIT DENEN WIR TÖTEN

BEISPIEL 1

Mindestens seit der Entgleisung mit dem Goldenen Kalb auf dem Berg Sinai sind einige Zweige der abrahamitischen Religionen besessen von dem Hass auf Götzenbilder. Dieser Entwicklung verdanken wir das Bilderverbot und die Bilderstürmer, die anstößige Bilder aus religiösen Gründen zerstören. Das orthodoxe Judentum hat sich gelegentlich daran beteiligt, ebenso die Calvinisten, besonders wenn es um die götzendienerischen Katholiken ging. Gegenwärtig versuchen einige Ableger des Sunnitentums ein radikales Bilderverbot durchzusetzen, wobei sie Abbildungen Allahs und Mohammeds als höchsten Frevel ansehen.

Im September 2005 hatte die dänische Zeitung *Jyllands-Posten* auf ihrer Meinungsseite Karikaturen von Mohammed veröffentlicht. Es war ein Protest gegen die dänische Zensur und die Selbstzensur zu dem Thema, ein Protest dagegen, dass der Islam in einer westlichen Demokratie als heilige Kuh behandelt wurde, während andere Religionen ungehindert durch den satirischen Kakao gezogen werden durften. Keine der Karikaturen ließ Ehrfurcht oder Respekt erkennen. Viele brachten Mohammed unverhohlen mit dem Terrorismus in Verbindung (zum Beispiel zeigten sie ihn, wie er eine Bombe als Turban trug). Andere machten sich über das

Verbot lustig – Mohammed als Strichmännchen mit Turban, Mohammed (mit einem Schwert bewaffnet) mit einem geschwärzten Rechteck über seinen Augen, Mohammed bei einer polizeilichen Gegenüberstellung in einer Reihe mit anderen bärtigen, turbantragenden Männern.

In einer unmittelbaren Reaktion auf die Karikaturen wurden westliche Botschaften und Konsulate in Libanon, Syrien, Irak und Libyen angegriffen und niedergebrannt. In Nordnigeria wurden Kirchen angezündet. In Afghanistan, Ägypten, Gaza, Irak, Iran, Libanon, Libyen, Nigeria, Pakistan, Somalia und der Türkei wurden Demonstranten getötet (in der Regel entweder von der Menge niedergetrampelt oder durch die Polizei bei dem Versuch, die Aufständischen in Schach zu halten). Nicht-Muslime wurden aus Rache für die Karikaturen in Nigeria, Italien, der Türkei und Ägypten getötet.

Im Juli 2007 lösten Zeichnungen eines schwedischen Künstlers, die Mohammeds Kopf auf einem Hundekörper zeigten, eine ähnliche Welle der Empörung aus. Neben Protesten mit vielen Todesfällen lobte die islamische Republik Irak eine Belohnung von 100 000 Dollar für die Ermordung des Malers aus. Al-Qaida setzte den Künstler auf eine Todesliste (nebst Mitarbeitern der *Jyllands-Posten*), Attentatspläne wurden von westlichen Sicherheitsbehörden rechtzeitig aufgedeckt und verhindert, bei einem Versuch wurden zwei Schaulustige getötet.

Bei einer Veranstaltung in Texas im Mai 2015, die sich gegen dieses gewalttätige Bilderverbot richtete und bei der ein Preis von 10 000 Dollar für die »beste« Mohammed-Abbildung ausgesetzt worden war, verletzten zwei bewaffnete Attentäter einen Teilnehmer, bevor sie von der Polizei getötet wurden.

Wie allgemein bekannt, richteten am 7. Januar 2015 zwei Brüder, in Frankreich geborene Söhne algerischer Einwanderer, ein Blutbad unter den Mitarbeitern von *Charlie Hebdo* an, dem zwölf Menschen zum Opfer fielen.

BEISPIEL 2

In der Schlacht von Gettysburg kam es zu einem erbitterten Kampf zwischen den Infanterieregimentern der Union First Minnesota Volunteer und der Confederate Twenty-eighth Virginia Volunteer.[1] Während der Schlacht wurde der konföderierte Soldat John Eakin, der die Regimentsfahne der Twenty-eighth Virginia trug, von drei Schüssen getroffen (ein typisches Schicksal der Fahnenträger, die ein bevorzugtes Ziel des Feindes waren). Tödlich verwundet reichte Eakin die Fahne einem Kameraden, der umgehend getötet wurde. Daraufhin wurde die Flagge von Oberst Robert Allen aufgenommen und weitergetragen, der gleich darauf fiel, dann von Leutnant John Lee, der nach kurzer Zeit verwundet wurde. Ein Unionssoldat, der versuchte, sich der Fahne zu bemächtigen, starb im Feuer der Konföderierten. Schließlich nahm der Soldat Marshall Sherman von den First Minnesota Lee samt Fahne gefangen.

BEISPIELE 3, 4 UND 5

Mitte 2015 wurde Tavin Price, ein geistig gehandicapter Neunzehnjähriger, von Gangmitgliedern in Los Angeles umgebracht, weil er rote Schuhe trug, die Farbe einer rivalisierenden Gang. Er starb vor den Augen seiner Mutter mit den Worten: »Mommy, bitte, ich möchte nicht sterben. Mommy, bitte.«[2]

Im Oktober 1980 begannen irisch-republikanische Gefangene im Maze-Gefängnis in Nordirland einen Hungerstreik, mit dem sie unter anderem dagegen protestierten, dass sie Gefängniskleidung tragen mussten und ihnen damit der Status der politischen Gefangenen verwehrt wurde. Die britische Regierung gab ihren Forderungen nach, als der erste Häftling 53 Tage später ins Koma fiel. Bei einem ähnlichen Streik, ein Jahr später im Maze, hungerten sich zehn irische Häftlinge im Verlauf von 46 bis 73 Tagen zu Tode.

2010 hatten Karaokeclubs überall auf den Philippinen den Frank-Sinatra-Song »My Way« aus ihren Playlisten entfernt, denn wenn er gesungen wurde, war es immer wieder zu gewalttätigen Reaktionen gekommen, darunter einem Dutzend Morde. Einige der »›My Way‹-Morde« waren auf schlechte Darbietungen zurückzuführen (die offenbar häufiger zu Auseinandersetzungen mit Todesfolgen führen), doch die meisten standen angeblich mit dem Macho-Text in Zusammenhang. »Dieses ›I did it my way‹ ist so eingebildet. Der Text gibt dem Sänger ein Gefühl von Stolz und Überheblichkeit – so dass er sich einbildet, er sei jemand, obwohl er in Wirklichkeit niemand ist. Er verdeckt deine Misserfolge. Deshalb kommt es zu Schlägereien«, erklärte der Besitzer einer Gesangsschule in Manila einem Journalisten der *New York Times*.

Mit anderen Worten, Menschen sind bereit, für eine Karikatur, eine Flagge, ein Kleidungsstück oder einen Song zu töten oder zu sterben. Das verlangt nach einer Erklärung.

Überall in diesem Buch haben wir Erkenntnisse über den Menschen gewonnen, indem wir andere Arten untersucht haben. Manchmal waren die Ähnlichkeiten beträchtlich –Dopamin ist Dopamin beim Menschen und bei der Maus. Manchmal ist der interessante Punkt unsere besondere Verwendung des gleichen Substrats – Dopamin trägt dazu bei, dass eine Maus einen Hebel drückt, um etwas Futter zu bekommen, und dass ein Mensch betet, um in den Himmel zu kommen.

Aber einige menschliche Verhaltensweisen sind einzigartig, ohne Präzedenzfälle in anderen Arten. Einer der wichtigsten Bereiche menschlicher Besonderheit ist die einfache Tatsache, dass dies kein Pferd ist:

Die anatomisch modernen Menschen traten vor etwa 200 000 Jahren in Erscheinung. Doch das moderne Verhalten brauchte noch einmal mehr als 150 000 Jahre für seine Entwicklung, wie entsprechende archäologische Funde beweisen – zusammengesetzte Werkzeuge, Ornamente,

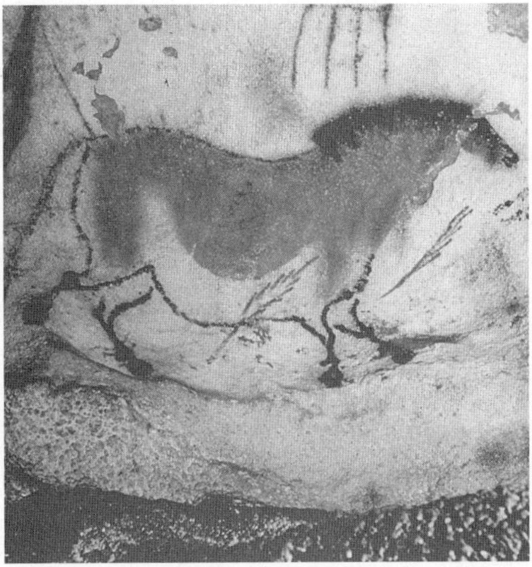

rituelle Begräbnisse und die verblüffende Kunstfertigkeit, mit der unsere fernen Vorfahren die Wände einer Höhle mit Farben schmückten.* Das ist kein Pferd, sondern das wunderbare *Bild* eines Pferdes.[3]

Als René Magritte die Wörter »*Ceci n'est pas une pipe*« (»Das ist keine Pfeife«) auf seinem Gemälde *Der Verrat der Bilder* aus dem Jahr 1928 unter die Darstellung einer Pfeife setzte, wollte er damit die fragwürdige Natur der Bilderwelt verdeutlichen. Der Kunsthistoriker Robert Hughes schreibt, dass dieses Gemälde eine »visuelle Sprengfalle« sei, die durch das Denken ausgelöst werde, und dass »dieses Empfinden eines gleitenden Übergangs zwischen Bild und Gegenstand einer der Gründe für das moderne Unbehagen« sei.[4]

Magritte wollte die Distanz zwischen dem Gegenstand und seiner Repräsentation vergrößern und mit ihr spielen; das sind Bewältigungsmechanismen gegen dieses moderne Unbehagen. Aber der Mensch, der vor mehr als 17 000 Jahren Farbe auf die Wand in der Höhle von Lascaux

* Doch bleiben wir auf dem Teppich, denn es spricht einiges dafür, dass die eindrucksvollsten Höhlenmalereien von Neandertalern und nicht von Menschen stammen. Aber wer kümmert sich heute noch um diese lächerlichen Artbezeichnungen, da doch längst nachgewiesen ist, wie munter sich Menschen und Neandertaler gemischt haben?

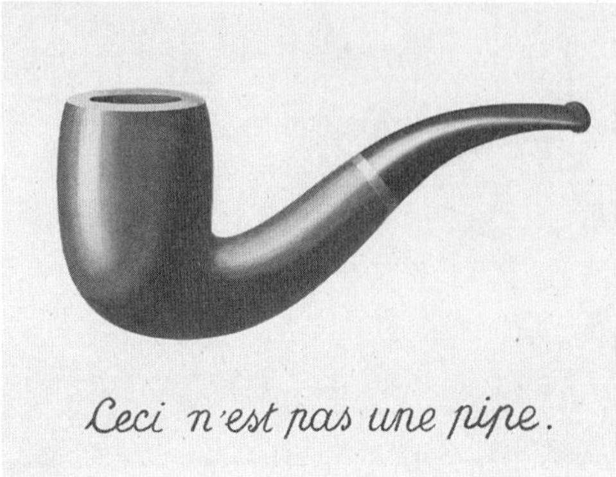

auftrug, hatte genau das Gegenteil im Sinn: Er wollte die Distanz zwischen den beiden minimieren, sich dem Besitz des realen Pferdes so weit wie möglich annähern. Wie wir sagen: sein Konterfei *einfangen*. Seine Macht gewinnen, wie sie einem Symbol innewohnt.

In welchem Maße der Mensch den Symbolismus meistert, zeigt sich am deutlichsten in seinem Sprachgebrauch. Stellen Sie sich vor, Sie würden von etwas bedroht und schrien sich die Lunge aus dem Hals. Jemand, der Sie hört, könnte nicht sagen, ob das markerschütternde »Aiiiii!« eine Reaktion auf einen näherkommenden Kometen, Selbstmordattentäter oder Komododrachen ist. Es bedeutet einfach, dass irgendetwas Schreckliches vor sich geht; die Botschaft ist die Bedeutung. Der größte Teil der Tierkommunikation dreht sich um solche auf die Gegenwart beschränkten Ereignisse.

Die symbolische Sprache brachte enorme evolutionäre Vorteile. Das lassen auch die Ansätze zum Symbolismus bei anderen Arten erkennen. Wenn Südliche Grünmeerkatzen einen Fressfeind entdecken, dann stoßen sie nicht einfach ein unspezifisches Geschrei aus. Sie verwenden unterscheidbare Lautäußerungen, verschiedene »Protowörter«, von denen eines beispielsweise bedeutet: »Fressfeind auf dem Boden, rauf in die Bäume!« Und ein anderes: »Fressfeind in der Luft, runter von den Bäumen!« Die evolutionäre Entwicklung der kognitiven Fähigkeit, solche Unterschiede zu treffen, ist ungeheuer nützlich, denn diese Fähigkeit veranlasst Sie, vor jemandem, der Sie fressen will, wegzulaufen statt auf ihn zu.

Die Sprache trennt eine Nachricht von ihrer Bedeutung, und in dem Maße, wie unsere Vorfahren von dieser Trennung profitierten, kamen immer weitere Verbesserungen hinzu.[5] Wir wurden fähig, nicht nur vergangene und künftige Emotionen auszudrücken, sondern auch Nachrichten, die nichts mit Emotionen zu tun hatten. Wir entwickelten eine erstaunliche Fähigkeit, Nachrichten von der Wirklichkeit zu trennen, was, wie wir gesehen haben, einen frontalen Kortex voraussetzt, der Nuancen von Gesicht, Körper und Stimme regulieren kann: Lügen. Diese Fähigkeit erzeugt komplexe Situationen, mit denen sich niemand sonst – ob Schleimpilz oder Schimpanse – in den Gefangenendilemmata des Lebens herumschlagen muss.

Die höchste Erscheinungsform symbolischer Sprachmerkmale ist unsere Metaphernverwendung. Und es sind nicht nur blumige Metaphern wie die Behauptung, dass das Leben kein Wunschkonzert sei. Metaphern sind überall in der Sprache; wir können buchstäblich und physisch »in« einem Raum sein, aber wir sind nur metaphorisch »in« guter Stimmung, »in« Schwierigkeiten, »in« Eile, »in« der Patsche. Auch greifen wir etwas nur metaphorisch, wenn wir es »begreifen«.*[6] Der bekannte kognitive Linguist George Lakoff von der University of California in Berkeley hat untersucht, wie allgegenwärtig Metaphern sind. Seine Erkenntnisse hat er dargelegt in Büchern wie *Leben in Metaphern* (mit dem Philosophen Mark Johnson) und *Auf leisen Sohlen ins Gehirn. Politische Sprache und ihre heimliche Macht* (worin er zeigt, dass zur politischen Macht die Kontrolle von Metaphern gehört – sind Sie »pro Choice« oder »pro Life«, das heißt für oder gegen die Abtreibung? Favorisieren Sie einen »harten Kurs« in der Kriminalitätsbekämpfung, oder haben Sie das Gefühl, dass Ihnen das »Herz blutet«? Sind Sie Ihrem »Vaterland« oder Ihrem »Mutter-

* Man bedenke nur, was die Tatsache bedeutet, dass zahlreiche Sprachen weltweit grammatikalische Geschlechter – Genera – haben, wobei einige Nomen als maskulin, andere als feminin bezeichnet werden. Die Kognitionswissenschaftlerin Lera Boroditsky hat gezeigt, dass das grammatische Geschlecht das Denken beeinflussen kann. In einer Studie zeigte sie, dass deutsche Sprecher dazu neigen, das Wort »Brücke« (das im Deutschen bekanntlich feminin ist) mit Attributen wie »schön«, »elegant« oder »schlank« zu assoziieren, während spanische Sprecher (bei denen die »Brücke« maskulin ist) eher Assoziationen haben wie »groß«, »stark«, »hoch aufragend« und »stabil«.

land« treu? Und haben Sie sich die Familienwerte »auf die Fahne« geschrieben?). Für Lakoff ist Sprache immer eine Metapher, weil sie Informationen von einem Individuum zum anderen transportiert, indem sie Gedanken in Wörter steckt, als wären Letztere Einkaufstüten.[7]

Symbole, Metaphern, Analogien, Parabeln, Synekdochen, Redefiguren. Wir verstehen, dass nicht nur Hände gemeint sind, wenn es heißt »Viele fleißige Hände waren am Werk«, dass es in Kafkas *Verwandlung* nicht wirklich um ein Ungeziefer geht, und dass wir es nicht unbedingt wörtlich nehmen müssen, wenn es heißt »Der Mai ist gekommen, die Bäume schlagen aus«. Wenn wir einer bestimmten konfessionellen Richtung angehören, sind für uns Brot und Wein unauflöslich verbunden mit Leib und Blut. Wir lernen, dass der Orchesterklang der *Ouverture solennelle »1812«* von Tschaikowsky für Napoleon auf dem Rückzug von Moskau als Tritt in den Hintern gedacht war. Und dass wir uns unter dem »Tritt in den Hintern« Tausende von Soldaten vorzustellen haben, die fern von der Heimat an Kälte und Hunger starben.

In diesem Kapitel beschäftigen wir uns mit der Neurobiologie einiger der interessantesten Außenposten des symbolischen und metaphorischen Denkens. Dabei gibt es einen entscheidenden Aspekt: Diese Fähigkeiten haben sich – evolutionsgeschichtlich – vor so kurzer Zeit entwickelt, dass unser Gehirn beim Umgang mit Metaphern vieles sozusagen aus dem Ärmel schütteln und aus dem Hut zaubern muss. Infolgedessen haben wir in Wirklichkeit erhebliche Schwierigkeiten, zwischen metaphorischen und wörtlichen Bedeutungen zu unterscheiden, das heißt, uns zu erinnern, dass es sich nur um eine »Redewendung« handelt – was enorme Konsequenzen für unsere besten und schlimmsten Verhaltensweisen hat.

Beginnen wir mit Beispielen, in denen unser Gehirn höchst merkwürdig mit Metaphern verfährt, und schauen uns an, wie sich das im Verhalten niederschlägt; mit einigen Fällen haben wir uns schon vorher beschäftigt.

DEN SCHMERZ EINES ANDEREN EMPFINDEN

Stellen Sie sich vor, Sie stoßen sich Ihren Zeh. Schmerzrezeptoren an der gestoßenen Stelle schicken Nachrichten über das Rückenmark bis hinauf ins Gehirn, wo verschiedene Regionen aktiv werden. Einige dieser Areale informieren Sie über Ort, Intensität und Beschaffenheit des Schmerzes. Tut Ihr linker großer Zeh oder Ihr rechtes Ohr weh? Haben Sie sich den Zeh gestoßen oder wurde er von einem Lkw-Anhänger zerquetscht? Diese organischen Schmerzmesser, die Hauptstützen der Schmerzverarbeitung, findet man in jedem Säugetier.

Wie wir schon in Kapitel 2 erfahren haben, ist hier auch der frontale anteriore cinguläre Kortex (ACC) beteiligt – er bestimmt die Bedeutung des Schmerzes.[8] Vielleicht ist es eine schlechte Nachricht: Ihr schmerzender Zeh signalisiert den Beginn irgendeiner unwahrscheinlichen Krankheit. Oder es ist eine gute Nachricht: Sie bekommen das Feuerläufer-Diplom, weil die glühenden Kohlen gerade mal für ein Pochen in Ihren Zehen gesorgt haben. Im letzten Kapitel haben wir gesehen, dass der ACC entscheidend an der »Fehlerentdeckung« beteiligt ist, weil er die Diskrepanzen zwischen Ihrer Erwartung und dem tatsächlichen Geschehen registriert. Und ein Schmerz, der aus dem Nichts zu kommen scheint, ist wahrlich eine Diskrepanz zwischen der schmerzfreien Situation, die Sie antizipieren, und der schmerzhaften Wirklichkeit.

Der ACC sagt Ihnen aber nicht nur, was ein schmerzhafter Zeh bedeutet. Wenn man, wie in Kapitel 6 geschildert, einen Versuchsteilnehmer in einen Hirnscanner steckt, ihm vorspiegelt, zwei Mitspieler und er würfen sich einen virtuellen Ball gegenseitig zu, und ihm plötzlich das Gefühl gibt, er werde ausgeschlossen, die beiden Mitspieler hätten aufgehört, ihm den Ball zuzuspielen – dann wird er sich sagen: »Merkwürdig, warum wollen sie nicht mehr mit mir spielen?« Und sein ACC beginnt zu feuern.

Mit anderen Worten, Zurückweisung tut weh. »Schön und gut«, sagen Sie vielleicht, »aber das ist nicht das Gleiche wie sich den Zeh stoßen.« Doch soweit es die Neuronen im ACC betrifft, gibt es keinen Unterschied zwischen sozialem und buchstäblichem Schmerz. Und zum Beweis, dass Ersterer in dem sozialen Erleben wurzelt, kommt es zu keiner ACC-Aktivierung, wenn der Teilnehmer der Meinung ist, der Ball werde ihm nicht mehr zugeworfen, weil in der Schaltung, die ihn mit den Computern der beiden anderen Versuchspersonen verbindet, ein Fehler vorliegt.

Und der ACC kann noch einen Schritt weitergehen, wie wir in Kapitel 14 gesehen haben. Wenn Sie einen leichten Stromstoß erhalten, wird ihr ACC aktiviert (zusammen mit den schlichteren Regionen der Schmerzmessung). Anschließend beobachten Sie, wie eine Ihnen nahestehende Person auf die gleiche Weise einen Stromstoß erhält. Dann bleiben die Schmerzmess-Regionen zwar stumm, aber der ACC feuert. Für diese Neuronen ist es nicht nur eine Redefigur, wenn wir sagen, sie fühlten den Schmerz eines anderen.

Außerdem vermischt das Gehirn wörtlichen und psychischen Schmerz.[9] Der Neurotransmitter Substanz P erfüllt eine zentrale Rolle bei der Übermittlung der Schmerzsignale von den Schmerzrezeptoren an Haut, Muskeln und Gelenken nach oben an das Gehirn. Bemerkenswerterweise sind die Spiegel dieses Botenstoffs bei klinischer Depression erhöht, während Medikamente, die die Wirkung der Substanz P blockieren, erhebliche antidepressive Wirkung entfalten können. Gestoßener Zeh, gestoßene Seele. Darüber hinaus kommt es zur Aktivierung der kortikalen Teile der Schmerznetzwerke, wenn wir uns fürchten – weil wir etwa einen bevorstehenden Stromstoß antizipieren.

Wenn wir uns der Kehrseite der Empathie zuwenden, wird das Gehirn allerdings buchstabengetreu.[10] Es ist schmerzlich, einem verhassten Wettbewerber zuzusehen, wie er Erfolg hat, weshalb wir in diesem Fall den ACC aktivieren. Wenn er hingegen scheitert, jubilieren wir, empfinden Schadenfreude, genießen seinen Schmerz und aktivieren unsere dopaminergen Belohnungsbahnen. Vergessen Sie »Dein Schmerz ist mein Schmerz«. Dein Schmerz erwärmt mein Herz.

EKEL UND REINHEIT

Wir haben es mit vertrautem Terrain zu tun, dem Insellappen. Wenn Sie in verdorbene Nahrung beißen, feuert der Insellappen wie bei jedem anderen Säugetier. Sie ziehen Ihre Nase kraus, schieben die Oberlippe nach oben, verengen die Augen, und das alles, um Mund-, Augen- und Nasenhöhlen zu schützen. Ihre Herzfrequenz verlangsamt sich. In einem Reflex spucken Sie das Essen aus, würgen, übergeben sich vielleicht. All das dient dem Schutz vor Giftstoffen und ansteckenden Keimen.[11]

Bei uns Menschen geht es noch ausgefallener zu: Wenn Sie an verdorbene Nahrung denken, feuert Ihr Insellappen. Schauen Sie sich Gesichter an, die Ekel zeigen, oder Gesichter, die Sie reizlos finden – und das Gleiche geschieht. Vor allem aber findet diese Reaktion auch statt, wenn Sie an eine wirklich abscheuliche Handlung denken. Der Insellappen vermittelt also auch viszerale – aus dem Bauch kommende – Reaktionen auf Normverletzungen, wobei gilt: je mehr Aktivierung, desto entschiedener die Verurteilung. Und das ist keine metaphorische, sondern eine reale Bauchreaktion. Als ich von dem Massaker an der Grundschule Sandy Hook hörte, war »Mir wurde schlecht« keine bloße Redefigur mehr. Während ich mir konkret vorstellte, wie die zwanzig Erstklässler und die sechs Erwachsenen, die die Kinder zu schützen versuchten, umgebracht wurden, verspürte ich echte Übelkeit. Der Insellappen veranlasst den Magen nicht nur, sich von giftiger Nahrung zu reinigen, sondern auch, sich von der Realität eines albtraumhaften Geschehens zu befreien. Die Distanz zwischen der symbolischen Botschaft und der Bedeutung ist aufgehoben.[12]

Die Verknüpfung von viszeralem und moralischem Abscheu ist bidirektional. Wie in einer Reihe von Studien gezeigt wurde, hinterlässt die Vergegenwärtigung einer moralisch abscheulichen Handlung bei uns mehr als nur einen metaphorisch schlechten Geschmack im Mund – unmittelbar hinterher essen die Menschen weniger und attestieren einem neutral schmeckenden Getränk einen negativeren Geschmack (während umgekehrt die Kunde von vorbildlichen moralischen Handlungen dafür sorgt, dass das Getränk besser schmeckt).[13]

In den Kapiteln 12 und 13 wurde ersichtlich, wie sich die Mischung von viszeralem und moralischem Ekel politisch auswirkt – sozial konservative Politiker haben eine niedrigere Schwelle für viszeralen Ekel als sozial progressive Politiker; die Vertreter der These von der »Weisheit des Widerwillens« behaupten, die Tatsache, dass man sich von etwas instinktiv angeekelt fühle, weise sie ziemlich verlässlich darauf hin, dass etwas moralisch im Argen liege. Wenn uns unbemerkt ein Gefühl viszeralen Ekels beschleicht (zum Beispiel, weil wir in unmittelbarer Nachbarschaft eines fauligen Geruchs sitzen), neigen wir stärker zu einer sozial konservativen Haltung.[14] Das liegt nicht nur daran, dass instinktiver Ekel ein unangenehmer Zustand ist – ruft man bei Versuchsteilnehmern Traurigkeit anstelle von Ekel hervor, erzielt das nicht die gleiche Wirkung; die Gewohnheit, Moralpredigten über Reinheit zu halten, wird zwar durch die Neigung vorhergesagt, Ekel zu empfinden, aber nicht durch die Neigung zu Furcht und Wut.*

Der zentrale Zweck geschmacklichen Ekels besteht darin, Sie vor Krankheitserregern zu schützen. Der zentrale Zweck der Mischung von viszeralem und moralischem Ekel hat ebenfalls mit einem Gefühl der Bedrohung zu tun. Eine sozial konservative Haltung zur, sagen wir, Schwulenehe besteht nicht einfach darin, dass sie in einem abstrakten Sinn für falsch oder sogar »ekelhaft« gehalten wird, sondern dass man in ihr eine Bedrohung sieht – eine Bedrohung für die Heiligkeit der Ehe und der Familienwerte. Dieses Element der Bedrohung zeigt eine großartige Studie, in der die Versuchsteilnehmer entweder einen Artikel über das Gesundheitsrisiko durch Luftkeime lasen oder nicht lasen.[15] Anschließend bekamen alle einen historischen Artikel, der Amerika metaphorisch als lebendigen Organismus beschrieb und in dem Äußerungen vorkamen wie

* Ein anderer interessanter Aspekt führt uns zurück zu früheren Kapiteln über Hierarchie und Status: Die Autoren fanden nämlich auch heraus, dass ein niedriger sozioökonomischer Status (SES) ein höheres Maß an Moralpredigten über Reinheit vorhersagte, nicht aber Moralpredigten über Gerechtigkeit oder darüber, dass man anderen keinen Schaden zufügen sollte.

»Nach dem Bürgerkrieg erlebten die Vereinigten Staaten einen Wachstumsschub«. Die Teilnehmer, die vorher den Artikel über die furchterregenden Bakterien gelesen hatten, neigten jetzt eher dazu, sich negativ über Einwanderung zu äußern (ohne ihre Einstellungen zu einer wirtschaftlichen Frage zu verändern). Ich vermute, dass Menschen mit einem stereotyp konservativen Abgrenzungsbestreben gegenüber Einwanderern selten Ekelgefühle entwickeln, weil Menschen in anderen Teilen der Welt den Wunsch haben, in die Vereinigten Staaten zu kommen, um besser leben zu können. Es dürfte vielmehr damit zusammenhängen, dass sie den Mob, die ungewaschenen Massen, die sie auf sich zukommen sehen, als Bedrohung für jene nebulöse Vorstellung empfinden, die man als *American way of life* bezeichnet.

Welchen Anteil hat das Gehirn an dieser Verflechtung von moralischem und instinktivem Ekel? Ist der Insellappen an moralischem Ekel nur beteiligt, wenn dieser von besonders instinktiver Art ist – Blut und Gedärme, Koprophagie, Körperteile? Paul Bloom ist dieser Meinung. Dagegen findet Jonathan Haidt, dass selbst die kognitiven Formen moralischen Ekels (»Er ist Schachgroßmeister und spielt sich auf, indem er diese Achtjährige in drei Zügen matt setzt, so dass sie in Tränen ausbricht – das ist ekelhaft«) mit dem instinktiven Ekel eng verflochten sind.[16] Dafür spricht, dass ein nichtinstinktives Ereignis wie ein miserables Angebot in einem Wirtschaftsspiel den Insellappen aktiviert (ein miserables Angebot von einem anderen Menschen, versteht sich, nicht von einem Computer); je intensiver die Aktivierung des Insellappens, desto größer die Wahrscheinlichkeit, dass ein Angebot, das keine saubere Lösung ist, abgelehnt wird. Dabei ist klar, dass die Verflechtung von instinktivem und moralischem Ekel am größten ist, wenn Letzterer in irgendeiner Weise mit dem eigentlichen Ekelgefühl zu tun hat. Um das Zitat von Paul Rozin aus Kapitel 11 zu wiederholen: »Ekel dient als eine ethnische oder Fremdgruppen-Markierung.« Zunächst sind Sie von dem Geruch anderer angeekelt, dann ist der Weg frei, Ekel angesichts ihres Denkens zu empfinden.

Wenn wir von der Gleichung »im metaphorischen Sinne schmutzig und unordentlich = schlecht« ausgehen, gilt umgekehrt auch: »im metaphorischen Sinne sauber und ordentlich = gut«.*[17] Betrachten Sie die obige Verwendung des Ausdrucks »sauber« in »saubere Lösung«. Eine ganz ähnliche, wenn auch ausdrucksstärkere Funktion hat in Suaheli das Wort *safi*, das »sauber« bedeutet (von *kusafisha*, »säubern«); es wird umgangssprachlich auch in der Bedeutung »abgefahren« oder »cool« gebraucht. In Kenia reiste ich einmal aus tiefster Wildnis per Anhalter nach Nairobi. Unterwegs kam ich mit einem einheimischen Jugendlichen ins Gespräch, der sich für mich interessierte. »Wohin fährst du?«, fragte er. Nairobi. »Nairobi *ni* [ist] *safi*«, sagte er wehmütig beim Gedanken an die ferne Metropole. Wie soll man erreichen, dass sie auf ihren Farmen bleiben, wenn sie erst mal gesehen haben, wie »cool« Nairobi ist?

Buchstäbliche Sauberkeit und Ordentlichkeit kann uns von abstraktem kognitiven und affektiven Kummer befreien – Sie wissen doch, welche Beruhigung in Zeiten, da das Leben außer Kontrolle zu geraten droht, davon ausgehen kann, Wäsche zu machen, das Wohnzimmer aufzuräumen, das Auto zu waschen.[18] Und bedenken Sie, wie das fehlgeleitete Bedürfnis nach Sauberkeit und Ordnung das Leben der Menschen bestimmt und ruiniert, die unter der archetypischen Angststörung – der Zwangsstörung – leiden. Wie die Fähigkeit zur buchstäblichen Ordentlichkeit das Denken verändern kann, zeigte sich in einer Studie, in der die Versuchsteilnehmer eine Reihe von Musik-CDs sichteten, sich zehn heraussuchten, die sie mochten, und sie entsprechend ihrer Präferenzen ordneten. Dann bekamen sie ein kostenloses Exemplar der CDs, die sich im Mittelfeld befanden (Nummer fünf oder sechs). Anschließend wurden die Teilnehmer durch eine andere Aufgabe abgelenkt und daraufhin aufgefordert, die zehn CDs abermals in eine Rangfolge zu bringen. Es zeigte sich bei ihnen ein häufiges psychologisches Phänomen: Es kam zu einer Überbewertung der CD, die sie geschenkt bekommen hatten, das heißt, sie ordneten sie höher ein als vorher. Es sei denn, sie hatten sich gerade die Hände gewaschen (unter dem Vorwand, dass sie eine neue Seifenmarke auspro-

* Was uns den Umstand in Erinnerung ruft, dass wir Gutsein mit Schönsein verwechseln (und deshalb Menschen mit symmetrischen Gesichtern zu kürzeren Gefängnisstrafen verurteilen etc.). Wie in Kapitel 3 ausgeführt, verwenden wir ähnliche Schaltkreise – Aktivierung des medialen orbitofrontalen Kortex –, wenn wir überlegen, ob eine Handlung moralisch oder ein Gesicht schön ist.

bieren sollten), dann kam es zu keiner neuen Rangfolge. Saubere Hände, saubere Reihenfolge.

Aber wir können noch weit hinter die »Sozialhygiene«-Bewegung an der Wende zum 20. Jahrhundert zurückgehen: Metaphorisch sauber, rein und hygienisch zu sein könnte auch ein moralischer Zustand sein – Sauberkeit war nicht nur ein gutes Mittel, um Diarrhö, Dehydrierung und ein gefährliches elektrolytisches Ungleichgewicht zu vermeiden, sondern auch ideal, um größere Nähe zu seinem Gott herzustellen.

In einer Studie, die sich mit dem Phänomen des instinktiven Ekels beschäftigte, der Menschen dazu bringt, strenger in ihren moralischen Urteilen zu sein, konnten die Autoren diesen Effekt zunächst replizieren, indem sie nachwiesen, dass die Teilnehmer, nachdem sie eine kurze Filmsequenz mit einem physisch ekelerregenden Inhalt betrachtet hatten, sich bei moralischen Entscheidungen unnachgiebiger verhielten – es sei denn, sie hatten sich nach dem Film die Hände gewaschen. Aus einer anderen Studie geht hervor, dass das Waschen die emotionale Erregung abbaut, da es den Pupillendurchmesser der Teilnehmer verringert.[19]

Wir verquicken körperliche und moralische Reinheit, wenn es um unser eigenes Handeln geht. In einem psychologischen Experiment, das zu meinen absoluten Lieblingsstudien gehört, haben Chen-Bo Zhong von der University of Toronto und Katie Liljenquist von der Northwestern University nachgewiesen, dass das Gehirn die Unterscheidung zwischen einem dreckigen Schuft und jemandem, der ein Bad braucht, nur mit Mühe zustande bringt. Versuchsteilnehmer wurden aufgefordert, entweder eine moralische oder eine unmoralische Handlung aus ihrer Vergangenheit zu erzählen. Hinterher boten die Forscher den Teilnehmern als Zeichen der Anerkennung ein Geschenk an, das entweder aus einem Bleistift oder einer Packung antiseptischer Reinigungstücher bestand. Die Leute, die sich gerade mit ihren ethischen Fehltritten hatten auseinandersetzen müssen, entschieden sich häufiger für die Tücher. In einer anderen Studie, in der sich der gleiche Effekt zeigte, als die Teilnehmer zum Lügen aufgefordert wurden, konnte nachgewiesen werden, dass die Versuchsteilnehmer sich umso häufiger wuschen, je nachteiliger die Versuchsleiter ihnen die Konsequenzen der Lüge dargestellt hatten. Lady Macbeth und

Pontius Pilatus waren nicht die Einzigen, die zumindest versuchten, sich buchstäblich von ihren Sünden reinzuwaschen; dieses Phänomen des verkörperlichten Denkens wird als »Macbeth-Effekt« bezeichnet.[20]

Der Effekt ist bemerkenswert konkret. In einer anderen Studie wurden die Teilnehmer angewiesen, über etwas zu lügen – entweder mit dem Mund (das heißt, eine Lüge zu erzählen) oder mit den Händen (das heißt, eine Lüge aufzuschreiben).[21] Interessanterweise wählten die Lügner hinterher häufiger Körperhygieneprodukte als Kontrollpersonen, die die Wahrheit gesagt hatten: Die »Mund-Lügner« entschieden sich eher für Mundwasser; die »Hand-Lügner« zogen Handseifen vor. Außerdem konnte mit Hilfe bildgebender Verfahren gezeigt werden, dass diejenigen, die gerade mündlich gelogen hatten, Areale des sensomotorischen Kortex aktivierten, die für den Mund zuständig sind (das heißt, die Teilnehmer waren sich zu diesem Zeitpunkt ihres Mundes stärker bewusst); diejenigen, die eine Lüge aufgeschrieben hatten, aktivierten die Kortexregionen, die mit der Hand verknüpft sind. Verkörpertes Denken kann sich auf spezifische Teile des Körpers beziehen.

Eine weitere faszinierende Studie zeigte den Einfluss der Kultur auf den Macbeth-Effekt. Die eben zitierten Studien wurden an europäischen und amerikanischen Versuchsteilnehmern vorgenommen. Wenn es sich um asiatische Versuchspersonen handelt, verspüren diese hinterher den Drang, sich das Gesicht und nicht die Hände zu waschen. Wenn man das Gesicht wahren will, sollte es ein sauberes Gesicht sein.[22]

Vor allem aber beeinflusst diese Mischung aus moralischer und körperlicher Hygiene unser konkretes *Verhalten*. Die ursprüngliche Studie – die Auseinandersetzung mit den eigenen moralischen Fehltritten und dem anschließenden Wunsch, sich die Hände zu waschen – schloss noch ein zweites Experiment ein. Wie zuvor wurden die Versuchspersonen aufgefordert, sich an eine eigene unmoralische Handlung zu erinnern. Hinterher hatten die Teilnehmer entweder die Möglichkeit, sich die Hände zu waschen, oder nicht. Wer sich die Hände waschen konnte, reagierte weniger häufig auf ein anschließendes (experimentell inszeniertes) Hilfsersuchen. In einer anderen Studie wurde die Hilfsbereitschaft schon beeinträchtigt (allerdings in geringerem Maße), wenn die Versuchspersonen jemanden in dieser Situation lediglich beim Händewaschen beobachteten (statt ihn, wie die Kontrollpersonen, tippen zu sehen).[23]

Viele Momente, in denen wir uns als prosozial, altruistisch und gute Samariter erweisen, sind Rehabilitationsakte, Versuche, unsere antisozialen Momente vergessen zu machen. Die Studien zeigen, dass diese metaphorisch verschmutzten Hände, wenn sie in der Zwischenzeit nichtmetaphorisch gewaschen wurden, seltener hilfsbereit zupacken, um das Gleichgewicht wiederherzustellen.

REALE VERSUS METAPHORISCHE SINNESWAHRNEHMUNG

Manchmal verwechseln wir buchstäbliche mit metaphorischen Sinneswahrnehmungen.

In einer brillanten Studie hat sich John Bargh von der Yale University mit haptischer Wahrnehmung beschäftigt (ich musste das Wort nachsehen – haptisch: auf den Tastsinn bezogen). Versuchsteilnehmer werteten die Lebensläufe angeblicher Stellenbewerber aus; entscheidend war dabei, dass die Lebensläufe an Klemmbretter geheftet waren, die entweder schwer oder leicht waren. Hatten die Teilnehmer das schwerere Klemmbrett, beurteilten sie die Kandidaten eher als »seriös« (auf alle anderen relevanten Merkmale hatte das Gewicht des Klemmbretts keinen Einfluss). Wenn Sie sich das nächste Mal um eine Stelle bewerben, können Sie nur hoffen, dass Ihr Lebenslauf an einem schweren Klemmbrett befestigt ist. Welche Möglichkeit hätte der Bewerter sonst, um herauszufinden, ob Sie sich der Gewichtigkeit einer Situation bewusst sind oder dazu neigen, solche Angelegenheiten auf die leichte Schulter zu nehmen?[24]

In der nächsten Studie setzten die Versuchspersonen ein Puzzle zusammen, dessen Teile entweder glatt oder rau wie Sandpapier waren, dann beobachteten sie eine sozial uneindeutige Interaktion. Gingen sie mit rauen Puzzleteilen um, kamen sie zu dem Ergebnis, dass die Interaktionen weniger koordiniert, glatt oder erfolgreich vonstattengingen (wobei wir allerdings nicht wissen, ob diese Teilnehmer, wenn sie abends nach Hause kamen, eher dazu neigten, eine raue Sprache zu verwenden, um ihren aufreibenden Tag zu beschreiben).

Dann wurden die Versuchspersonen entweder in einen harten oder einen weichen Stuhl gesetzt (um die Autoren zu zitieren: »Wir primten die Versuchspersonen über ihren Hosenboden«). Wer hart saß, beurteilte Individuen häufiger als stabil, nüchtern und wenig flexibel in einem Wirtschaftsspiel. Das ist bemerkenswert – haptische Wahrnehmungen an Ihrem *Hintern* veranlassen Sie dazu, von jemandem zu behaupten, er habe einen Arsch in der Hose oder sei ein Weichei.

Zu einer ähnlichen Mischung aus Realität und Metaphorik kommt es beim Temperaturempfinden. In einer anderen Studie der Bargh-Gruppe baten die Forscher einen Versuchsteilnehmer, kurz eine Tasse Kaffee für sie zu halten. Die Hälfte der Versuchspersonen bekam eine Tasse mit warmem Kaffee in die Hand gedrückt, die andere Hälfte eine Tasse mit Eiskaffee. Anschließend lasen die Teilnehmer einen Text über irgendjemanden und beantworteten Fragen zu ihm. Teilnehmer, die die warme Tasse gehalten hatten, schrieben demjenigen eine wärmere Persönlichkeit zu (ohne dass sich die Beurteilung anderer Merkmale veränderte). Im nächsten Teil der Studie wirkte sich die Temperatur eines Gegenstands, der von den Versuchsteilnehmern gehalten wurde, darauf aus, wie großzügig sie waren und wie viel Vertrauen sie schenkten – kalte Hände, kaltes Herz. Wie eine Nachfolgestudie zeigte, wurde auch der Insellappen stärker aktiviert.[25]

Auch metaphorische und buchstäbliche interozeptive Informationen verwechselt unser Gehirn. Erinnern wir uns an die bemerkenswerte Studie, die in einer realen Situation zeigte, dass die Antwort auf die Frage, ob ein Gefangener auf Bewährung freikam, wesentlich davon abhing, ob der zuständige Richter kurz zuvor etwas gegessen hatte oder nicht. Leerer Magen, strengeres Urteil. Aus anderen Forschungsarbeiten wissen wir, dass Menschen, wenn sie hungrig sind, weniger großzügig in Bezug auf Geld sind und zu einem stärkeren Zeitdiskont neigen (das heißt, die Belohnung X häufiger jetzt verlangen, als auf Belohnung 2X zu warten). Hunger nach

Ruhm und Reichtum sind nur Metaphern – trotzdem bezieht unser Gehirn Schaltkreise ein, die mit richtigem Hunger assoziiert sind. Wenn wir an fernere Ereignisse denken, bewegen wir uns auf höheren Abstraktionsniveaus. Fordern Sie Versuchspersonen auf, eine Liste mit Dingen aufzustellen, die sie für einen Campingausflug brauchen, der entweder morgen oder in einem Monat stattfindet; im ersten Fall enthält die Liste spezifischere Unterkategorien. In einer anderen Studie zeigte man den Versuchspersonen ein Diagramm mit der durchschnittlichen Papiermenge, die von einem Büro im Laufe eines bestimmten Zeitraums verbraucht wurde. Die Abbildung zeigt eine stetige Zunahme – abgesehen vom jüngsten Zeitabschnitt:[26]

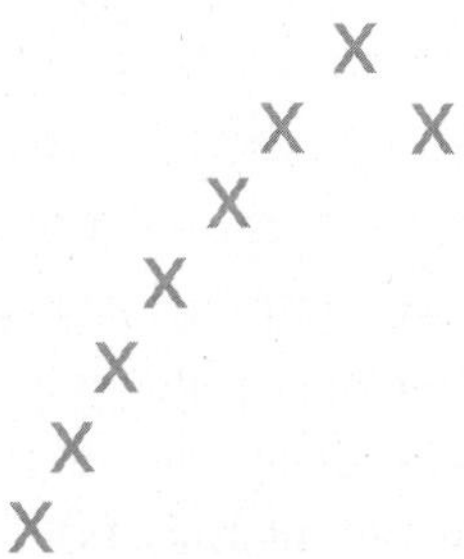

Dann sollten die Versuchsteilnehmer vorhersagen, was im nächsten Zeitabschnitt geschehen würde. Der Hälfte der Teilnehmer teilte man mit, das Büro befinde sich nebenan. Ergebnis: Diese Versuchspersonen nahmen eine Mikroanalyse vor, wobei sie vor allem auf das abschließende nach unten abrutschende X achteten und es als ein Muster wahrnahmen:

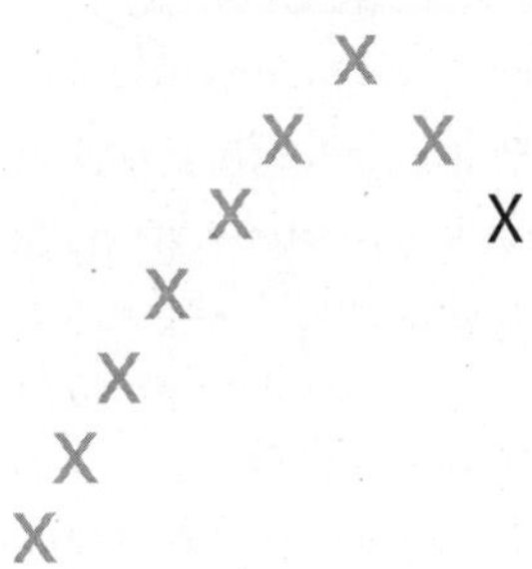

Im gleichen Flur

Die Versuchspersonen, denen man sagte, das Büro liege am anderen Ende der Welt, neigten hingegen dazu, die Datenpunkte als eine Ebene der Makroanalyse zu verstehen, und bewerteten die Kehrtwendung nach unten als eine bloße statistische Verirrung:

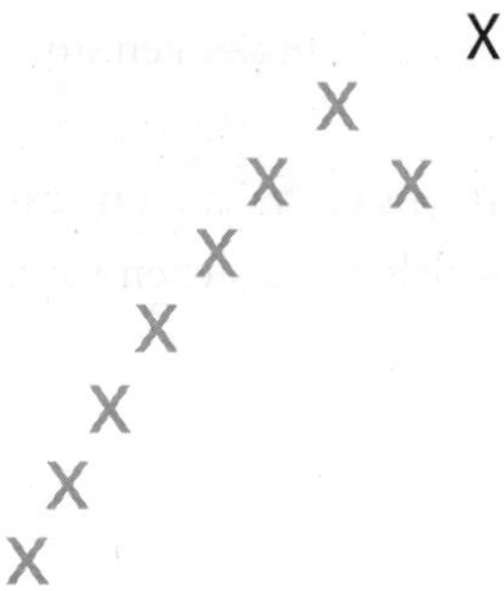

Weit entfernt

Was geht in diesen Studien vor sich? Metaphern über Gewicht, Dichte, Oberflächenbeschaffenheit, Temperatur, interozeptive Wahrnehmungen, Zeit und Entfernung sind nur Redefiguren. Doch das offenbar verwirrte Gehirn verarbeitet sie mit einigen derselben Schaltkreise, mit denen es die physischen Eigenschaften von Objekten erfasst.

KLEBEBAND

Das Wesen eines Symbols ist die Fähigkeit, als Stellvertreter für das reale Objekt oder Ereignis zu dienen, wobei wir bemerkenswerterweise nicht die einzige Art sind, für die ein Signifikant unabhängig von dem, was er bezeichnet, eine eigene Wirkung entfalten kann. Wie in Kapitel 2 erörtert, empfindet etwa jede zweite Ratte, die man konditioniert hat, eine Glocke mit einer Belohnung zu assoziieren, am Ende die Glocke selbst als belohnend.

Bislang ging es in unserer Untersuchung um den Zusammenhang zwischen kalten Getränken und kalten Persönlichkeiten, vollmundigen Lügen und Sehnsucht nach Mundduschen, eigenem Schmerz und dem Schmerz eines anderen. Unsere metaphorischen Symbole können eine ganz eigene Kraft entfalten. Doch angesichts der Tatsache, dass Metaphern die höchste Stufe unserer Fähigkeit zu symbolischem Denken sind, scheint es höchst merkwürdig, dass unsere hochentwickelten Gehirne nicht recht in der Lage sind, die Dinge auseinanderzuhalten und uns ins Gedächtnis zu rufen, dass Metaphern nicht wörtlich zu verstehen sind. Wie ist das zu erklären?

Die Antwort knüpft an ein Konzept an, das in Kapitel 10 eingeführt wurde – die Evolution ist ein Bastler, der improvisiert. Auf diese Weise haben die Menschen die Fähigkeit entwickelt, mit Abstraktionen wie Moral und schwerwiegenden Verstößen gegen diese Moral umzugehen, Empathie von bislang unbekannten Ausmaßen zu empfinden und die Sozialverträglichkeit des Charakters anderer Menschen einzuschätzen – moralischer Ekel, Mitgefühl mit dem Schmerz eines anderen, warme und kalte Persönlichkeiten. Wenn man bedenkt, wie jung das moderne Verhalten des Menschen ist, hat sich das alles während eines evolutionären Wimpernschlags entwickelt. Es gab einfach nicht genügend Zeit, vollkommen neue Hirnregionen und Schaltkreise für die Handhabung dieser neuen Phänomene einzubauen. Stattdessen verlegte sich das Gehirn aufs Basteln: »Hmm, extrem negativer Affekt, hervorgerufen durch Verstoß gegen gemeinsame Verhaltensnormen. Mal sehen … Wer hat einschlägige Erfahrungen? Ich hab's, der Insellappen! Er kümmert sich um extrem negative Sinnesreize – sieht so aus, als hätte er sonst nichts zu tun; dann erweitern wir doch mal seinen Aufgabenbereich und geben ihm diese moralische Ekel-Geschichte noch dazu. Das wird schon klappen. Reich mir mal den Schuhlöffel und ein bisschen Klebeband.«

Entscheidend für die Rolle der Evolution als Improvisator und nicht Erfinder ist der in Kapitel 10 eingeführte Begriff der Exaptation – manche Merkmale entwickeln sich im Zuge der Evolution für bestimmte Zwecke und werden kooptiert, wenn sie sich als nützlich für einen anderen Zweck erweisen. Schon bald helfen Federn beim Fliegen, statt sich nur um die

Regulierung der Körpertemperatur zu kümmern, und der Insellappen hilft, uns in den Himmel zu bringen, statt nur unseren Verdauungstrakt von Giften zu reinigen. Letzteres ist ein Fall der sogenannten neuronalen Wiederverwendung.[27]

Damit soll nicht gesagt sein, dass das leicht vonstattengeht, dass eines Tages die Neuronen, die Ihnen bislang halfen, sich zu übergeben, plötzlich wie durch Zauberei dafür sorgen, dass Sie die Bioethikkommission des Präsidenten leiten. Ich finde es wahnsinnig interessant, dass sich die ungewöhnlichsten Neuronen unseres Gehirns, die evolutionär relativ jungen und sich langsam entwickelnden Von-Economo-Neuronen, vorwiegend im anterioren cingulären Kortex und im Insellappen befinden. Und dass die neurodegenerative Krankheit der frontotemporalen Demenz, die nach und nach das ganze ausgeklügelte Gefüge des Neokortex zerstört, mit den Von-Economo-Neuronen beginnt. In gewisser Weise scheinen diese Zellen besonders hochgezüchtet (und daher besonders aufwendig und anfällig) zu sein. Da wurde sehr inspiriert gebastelt und improvisiert.

Am interessantesten ist, dass wir die Anfänge dieses »Ich weiß, überreden wir den ACC und den Insellappen dazu, diese neuen Jobs zu übernehmen« auch bei anderen Arten sehen. In Kapitel 14 war die Rede davon, dass die emotionale Ansteckung und die Proto-Empathie, die ein Nagetier für einen Artgenossen in Schmerzen empfinden kann, im anterioren cingulären Kortex zentriert ist. Evolutionär vollständig entwickelte Von-Economo-Neuronen existieren auch in den gleichen Hirnregionen der anderen Menschenaffen, der Elefanten und der Waltiere – dem Mensa-Verein der Evolution – sowie in rudimentärer Form bei Tieraffen. Wir wissen nicht genau, ob, sagen wir, ein Blauwal sich nach der Verletzung einer sozialen Norm die Flossen waschen möchte, doch eine Handvoll anderer Arten scheint mit uns zusammen die ersten Schritte in dieses seltsame neue Reich getan zu haben.

DIE METAPHORISCHE DUNKLE SEITE

Die Tatsache, dass unser Gehirn das Metaphorische mit dem Buchstäblichen verwechselt, ist nicht ohne Bedeutung. Kehren wir noch einmal zurück zu Kapitel 10 und der evolutionären Betonung der Verwandtenselektion. Wir haben gesehen, dass von verschiedenen Arten eine Vielzahl von Mechanismen verwendet werden, um Verwandtschaft und Verwandtschaftsgrad zu erkennen – zum Beispiel genetisch bestimmte Pheromonsignaturen und Prägung auf den Gesang des Vogelweibchens, den Sie so oft hörten, als Sie noch im Ei waren. Bei anderen Primaten haben wir auch kognitive Komponenten erkannt (erinnern Sie sich an die männlichen Paviane, die die Übernahme der Vaterrolle von der Wahrscheinlichkeit abhängig machten, dass sie tatsächlich die Väter waren). Bei den Menschen ist der Prozess überwiegend kognitiv – wir können anhand logischer Überlegungen entscheiden, wer ein Verwandter, ein »Wir« ist. Dadurch können wir, wie gesehen, in unserem Denken manipuliert werden, so dass wir meinen, einige Individuen seien mehr oder weniger mit uns verwandt, als es tatsächlich der Fall ist – Pseudoverwandtschaft und Pseudospezifikation. Es gibt zahlreiche Möglichkeiten, jemanden dazu zu bringen, dass er denkt, ein anderer sei so verschieden, dass er kaum als Mensch zähle. Aber wie Propagandisten und Ideologen seit langem wissen, gibt es nur eine Möglichkeit, jemanden dazu zu bringen, dass er *fühlt*, ein anderer sei so verschieden, dass er kaum als Mensch zähle – das geht nur mit Hilfe des Insellappens. Der sicherste Weg, ihn einzubeziehen, ist die Verwendung von Metaphern.

Im Jahr 1994 hörten viele Bewohner der westlichen Hemisphäre zum ersten Mal bewusst von der Existenz des Staates Ruanda. Das gebirgige Land in Zentralafrika ist winzig und weist eine der höchsten Bevölkerungsdichten der Welt auf. Einst war es von Jägern und Sammlern bevölkert, die wie üblich während des letzten Jahrtausends von Ackerbauern und Hirten verdrängt wurden, aus denen sich die Stämme der Hutu beziehungsweise Tutsi bildeten. Es ist nach wie vor umstritten, ob sie im selben

Jahrhundert eintrafen und ob sie tatsächlich ethnisch verschiedene Gruppen waren, jedenfalls betrieben die Hutu und Tutsi ihre Wir/Sie-Bildung mit Macht. Traditionell herrschte die Tutsi-Minderheit über die Hutu, was der üblichen Machtverteilung zwischen Hirten und Bauern in Afrika entsprach; diese Situation nutzten die deutschen und belgischen Kolonialherren in der typischen Teile-und-herrsche-Manier, indem sie die Stammesgegensätze noch weiter verschärften.

Nach der Unabhängigkeit im Jahr 1962 drehten die Hutu den Spieß um und dominierten in der Regierung. Die Diskriminierung und Gewalt der nun regierenden Hutu trieb viele Tutsi außer Landes; im Laufe der folgenden Jahre bildeten die Tutsi-Flüchtlinge in den benachbarten Ländern Rebellengruppen, die versuchten, in Ruanda einzumarschieren und den Tutsi eine sichere Zuflucht zu bieten. Wie nicht anders zu erwarten, verstärkte das die Militanz der Hutu gegenüber den Tutsi und hatte noch mehr Diskriminierungen und Massaker zur Folge. Eine der Paradoxien dessen, was sich dort vorbereitete, lag darin, dass es nicht immer möglich war, die Angehörigen der beiden Stammesgruppen voneinander zu unterscheiden – dazu musste man die ethnische Zugehörigkeit auf den Ausweisen eintragen.

Im Jahr 1994 war der ruandische Präsident, der Diktator Juvénal Habyarimana – ein Hutu-Offizier, der 1973 die Macht übernommen hatte –, durch die Rebellengruppen der Tutsi so unter Druck geraten, dass er ein Friedensabkommen unterzeichnete, in dem er sich die Macht mit den Rebellen teilte. Diese Vereinbarung geißelte der wachsende extremistische Block »Hutu Power« als Verrat. Am 6. April 1994 wurde Habyarimanas Flugzeug beim Anflug auf die Hauptstadt Kigali von einer Rakete abgeschossen, die alle Insassen tötete. Noch immer ist nicht geklärt, ob der Anschlag auf das Konto von Tutsi-Rebellen ging oder von Teilen der Hutu Power durchgeführt wurde, die ein Interesse daran hatten, Habyarimana auszuschalten und den Tutsi die Schuld in die Schuhe zu schieben. Auf jeden Fall ergriffen daraufhin militante Hutu die Macht, brachten binnen eines Tages alle gemäßigten Hutu in der Regierung um, machten für diese Morde offiziell die Tutsi verantwortlich und forderten alle Hutu auf, Rache zu nehmen. Und die meisten Hutu folgten dem Aufruf. So nahm seinen Anfang, was heute als der Völkermord in Ruanda bezeichnet wird.*

Das Morden währte ungefähr hundert Tage (bis es von den Tutsi-Rebellen gestoppt wurde, die das Land unter ihre Kontrolle brachten). In diesem Zeitraum fand nicht nur der Versuch statt, jeden Tutsi in Ruanda nach dem Vorbild der deutschen »Endlösung« umzubringen, sondern man tötete auch die Hutu, die mit Tutsi verheiratet waren, die versuchten, Tutsi zu schützen, oder die sich weigerten, an den Morden teilzunehmen. Als der Albtraum vorbei war, waren 75 Prozent der Tutsi – zwischen 800 000 und 1 000 000 Menschen – und rund 100 000 Hutu tot. Etwa einer von sieben Ruandern. Das entsprach ungefähr dem Fünffachen der Tötungsrate während des Holocaust. Im Westen wurde das Geschehen weitgehend ignoriert.[28]

Die fünffache Rate. Für jene unter uns, die nur mit den westlichen Spielarten von Gräueltaten vertraut sind, muss ein wenig Übersetzungsarbeit geleistet werden. Am Völkermord in Ruanda waren keine Panzer, Bomber oder Granatenwerfer beteiligt. Es gab keine Vernichtungslager, keine Transportzüge, kein Zyklon B. Keine bürokratische Banalität des Bösen. Selbst Schusswaffen kamen kaum zum Einsatz. Stattdessen erschlugen die Hutu – egal, ob Kleinbauern oder städtische Angestellte – alle Nachbarn, Freunde, Ehepartner, Geschäftspartner, Patienten, Lehrer und Studenten, die Tutsi waren. Tutsi wurden mit Knüppeln erschlagen, nach Gruppenvergewaltigungen mit Macheten umgebracht und sexuell verstümmelt, in Kirchen eingesperrt, die dann bis auf die Grundmauern niedergebrannt wurden. Im Durchschnitt waren es rund 10 000 Tote pro Tag. Die womöglich schockierendste Gräueltat ereignete sich in der Ortschaft Nyange, wo der örtliche katholische Priester, ein Hutu namens Athanase Seromba, in seiner Kirche 1500–2000 Tutsi aufnahm, viele davon seine Pfarrkinder, und daraufhin die Hutu-Miliz holte, die jeden innerhalb der Kirche tötete. Flüsse färbten sich rot – nicht nur metaphorisch.**

* In Habyarimanas Flugzeug saß auch Cyprien Ntaryamira, der Hutu-Präsident des benachbarten Burundi, eines ebenso kleinen, verarmten Landes mit einer ähnlichen Geschichte von Hutu-Tutsi-Konflikten. Bald darauf hatte Burundi seinen eigenen ethnischen Bürgerkrieg.

** Und das hat noch kein Ende. Nach dem Sieg der vorwiegend von Tutsi gebildeten Rebellenarmee Rwandan Patriotic Front flohen ungefähr zwei Millionen ruandische Hutu aus dem

Wie konnte das passieren? Die Antwort besteht aus vielen Teilen. Die Bevölkerung hatte eine lange Tradition bedingungslosen Gehorsams gegenüber Autoritäten, ein Merkmal, das einem das Leben in einer brutalen Diktatur erleichtert. Militante Hutu hatten seit Monaten Macheten unter der Hutu-Bevölkerung verteilt. Der von der Regierung kontrollierte Radiosender (das wichtigste Massenmedium in diesem kaum alphabetisierten Land) verkündete, die Tutsi-Rebellen würden nach der Invasion jeden

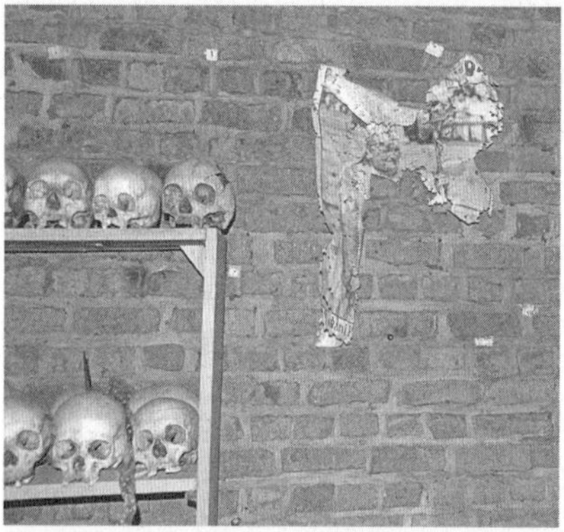

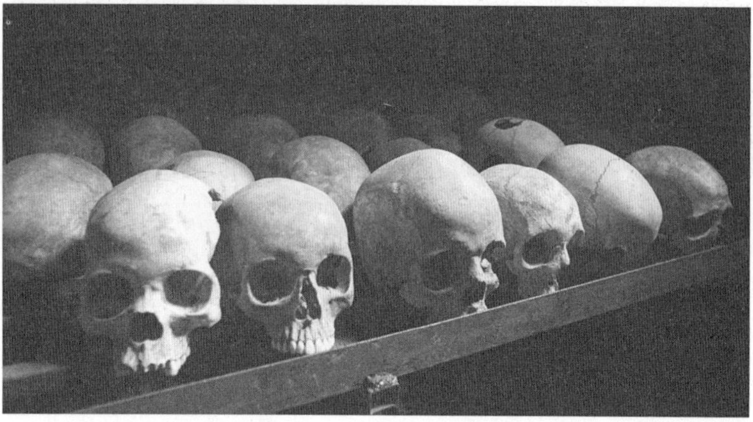

Land, weil sie Repressalien fürchteten (die unter der Regierung des Rebellenführers Paul Kagame bemerkenswert selten blieben). Die riesigen Flüchtlingslager, die im Ostkongo von Hutu-Flüchtlingen angelegt wurden, gerieten bald unter die Kontrolle der besiegten Hutu-Milizen und wurden zum Ausgangspunkt für Angriffe auf Ruanda und für die beiden anschließenden Kongokriege, in denen Millionen Menschen starben.

Hutu ermorden und alle Tutsi-Nachbarn seien eine Fünfte Kolonne, die sich den Rebellen sofort anschließen werde. Die Anti-Tutsi-Propaganda betrieb eine pausenlose Entmenschlichung verbunden mit der schändlichen Pseudospezifikation, wonach alle Tutsi »Kakerlaken« seien. *Zertretet die Kakerlaken. Die Kakerlaken haben vor, eure Kinder zu töten. Die Kakerlaken [die angeblich verschlagenen und verführerischen Tutsi-Frauen] werden euch eure Ehemänner stehlen. Die Kakerlaken [Tutsi-Männer] werden eure Frauen und Töchter vergewaltigen. Zertretet die Kakerlaken, rettet euch, tötet die Kakerlaken.* Und mit heftig feuerndem Insellappen, die Machete in der einen Hand, das Transistorradio in der anderen, folgten die meisten Hutus diesem Aufruf.*

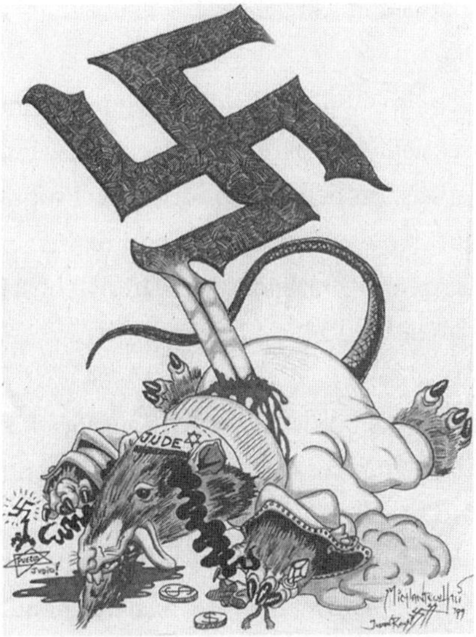

* Ich bin außerordentlich an der Geschichte des Völkermords in Ruanda interessiert. Ein paar Jahre vor den Ereignissen verbrachte ich einige Zeit im Land, um Berggorillas an der Grenze zwischen Ruanda und Kongo zu beobachten. Natürlich, kläglich, dümmlich, schmerzlich, irgendwas-lich kam ich von dort mit der Überzeugung zurück, die Menschen seien freundlich und großzügig. Ich nehme an, dass fast jeder, dem ich damals begegnet bin, heute tot, ein Mörder und/oder Flüchtling ist. Wenn ich mich manchmal frage, warum irgendjemand ein Buch wie dieses schreiben sollte, sage ich zu mir selber nur: »Himmel, hätte ich doch bloß in Ruanda einige Vorträge über die Biologie der Pseudospezifikation gehalten, dann hätte all dies vielleicht verhindert werden können.«

Entmenschlichung, Pseudospezifikation. Die Werkzeuge der Hasspropagandisten. »Sie« sind ekelhaft. »Sie« als Nagetiere, als Krebsgeschwür, als vormenschliche Evolutionsstufe, »Sie« als stinkende Horde, in schmutzigen und chaotischen Verhältnissen lebend, die man keinem normalen Menschen zumuten würde. »Sie« als Kot und Dreck. Bringen Sie die Insellappen Ihrer Anhänger dazu, das Buchstäbliche und Metaphorische zu verwechseln, und Sie sind zu 99 Prozent dort, wo Sie hinwollen.

EIN HOFFNUNGSSCHIMMER

Man könnte die gute Seite eines zweischneidigen Schwertes benutzen, um den Silberstreif am Horizont abzuschneiden und ihn zu verwenden, wenn dunkle Wolken aufziehen. Oder etwas ähnlich Metaphorisches. Propagandisten machen sich Ekelsymbole zunutze, um Hass zu schüren. Aber die merkwürdig buchstäbliche Metaphernverarbeitung unserer Gehirne kann sich auch als äußerst wirksames Werkzeug für Friedensstifter erweisen.

In einem ermutigenden, wichtigen Forschungsbericht für *Science* untersuchten 2007 der amerikanisch-französische Anthropologe Scott Atran, Robert Axelrod (in Kapitel 10 hörten wir von ihm und seinem berühmten Gefangenendilemma) und Richard Davis, ein Konfliktforscher von der Arizona State University, wie sich sogenannte »heilige Werte« auf die Konfliktlösung auswirken.[29] Diese stammten unmittelbar aus Greenes Welt zweier verschiedener Hirtenkulturen, die über eine Allmende streiten, jede Seite mit einer anderen moralischen Auffassung von dem, was richtig ist, jede leidenschaftlich auf ihren »Rechten« beharrend, deren Bedeutung und Kraft der jeweils anderen Seite unverständlich sind. Heilige Werte werden mit einer Entschlossenheit verteidigt, die in keinem Verhältnis zu ihrer materiellen und instrumentellen Bedeutung oder Erfolgswahrscheinlichkeit stehen, weil solche Werte für jede Gruppe definieren,

»wer wir sind«. Daher dürften in der Regel alle Versuche, in diesen Fragen Kompromisse durch materielle Anreize herzustellen, nicht nur zum Scheitern verurteilt sein, sondern sie könnten sich auch als außerordentlich kontraproduktiv erweisen. Wir lassen uns nicht durch Bestechung dazu bringen, zu entwürdigen, was uns heilig ist.

Atran und seine Kollegen haben untersucht, welche Rolle die heiligen Werte im Kontext des Nahostkonflikts spielen. In einer Welt reiner Rationalität, in der das Gehirn die Wirklichkeit nicht mit Symbolen verwechseln würde, ginge es bei den Friedensbemühungen zwischen Israel und Palästina nur um konkrete, praktische und spezifische Fragen – Grenzziehungen, Reparationen für Territorien, welche die Palästinenser 1948 verloren haben, Wasserrechte, die Militarisierung, die der palästinensischen Polizei zu gestatten wäre, und so fort. Die Lösung solcher praktischen Probleme mag eine Möglichkeit sein, einen Krieg zu *beenden*, doch Frieden ist nicht die bloße Abwesenheit von Krieg, und der *wahre* Friedensschluss setzt voraus, dass man die heiligen Werte der anderen anerkennt und respektiert. Atran und seine Kollegen fanden heraus, dass für alle – den Mann auf der Straße bis zu den höchsten Amtsträgern – heilige Werte eine enorme Rolle spielen. In einem Interview mit dem hohen Hamas-Funktionär Ghazi Hamad fragten sie, was er für die Voraussetzungen eines wahren Friedens halte. Hamad erklärte, dazu würden natürlich Reparationen gehören, die die Palästinenser für den Verlust ihrer Häuser und Gebiete vor fast siebzig Jahren entschädigten. Das sei notwendig, aber nicht hinreichend. »Israel muss sich für unsere Tragödie von 1948 entschuldigen«, fügte er hinzu. Der gegenwärtige israelische Ministerpräsident Benjamin Netanyahu nannte, als er mit den Forschern erörterte, was für einen wahren Frieden erforderlich sei, nicht nur instrumentelle Bedingungen der Sicherheit, sondern erhob auch die Forderung, dass die Palästinenser »ihre Lehrbücher und antisemitischen Parolen ändern« müssten. Dazu schrieben die Autoren: »Nach rationalen Entscheidungsmodellen können ungreifbare Aspekte wie eine Entschuldigung [oder wie die Forderung, die *Protokolle der Weisen von Zion* aus den Schulbüchern zu entfernen] keine Friedenshindernisse sein.« Trotzdem ist das der Fall, weil wir, wenn wir die heiligen Symbole der Feinde anerkennen, im Grunde genommen ihre Menschlichkeit, ihr Menschsein, anerkennen, ihre Fähigkeit respektieren, Stolz zu empfinden, sich als Einheit zu begreifen, sich mit ihrer Vergangenheit verbunden zu fühlen. Aber wahrscheinlich vor allem, weil wir ihnen die Fähigkeit zugestehen, Schmerz zu empfinden.*

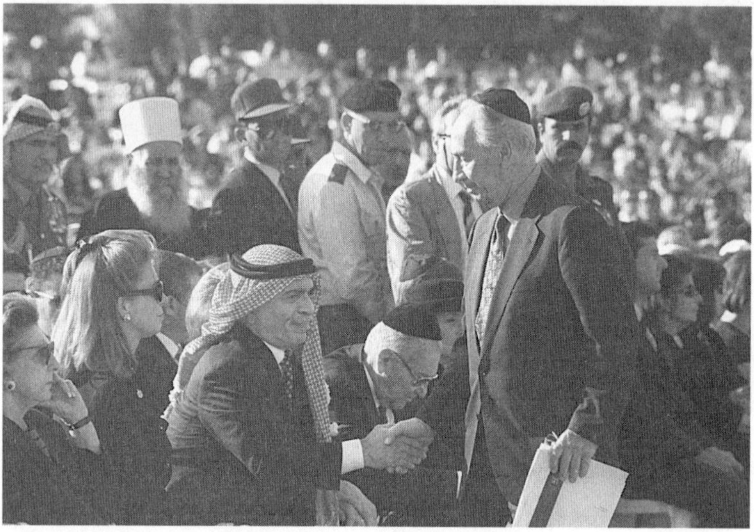

»Symbolische Zugeständnisse ohne erkennbaren materiellen Nutzen können für die Bewältigung scheinbar unlösbarer Konflikte von entscheidender Bedeutung sein«, schrieben die Autoren. 1994 unterzeichnete das Königreich Jordanien als zweites arabisches Land einen Friedensvertrag mit Israel. Er beendete den Krieg und jahrzehntelange Feindseligkeiten zwischen den beiden Staaten. Außerdem wurde ein erfolgreiches Programm für die Koexistenz der beiden Länder beschlossen, dem die Lösung materieller und instrumenteller Probleme zugrunde lag – Wasserrechte (Jordanien erhält fünfzig Millionen Kubikmeter Wasser jährlich von Israel), gemeinsame Maßnahmen zur Terrorismusbekämpfung

* Als Beispiel für heilige Werte, das uns je nach politischer Einstellung ironisch anmuten mag oder nicht, berichten die Autoren, dass der neugegründete Staat Israel 1948 trotz seiner desolaten wirtschaftlichen Verfassung die Reparationszahlungen ablehnte, die Deutschland für das Eigentum der von Nazis ermordeten Juden leisten wollte – und zwar so lange, bis Deutschland öffentlich Reue bekundete.

und zur Förderung des Tourismus zwischen beiden Staaten. Doch erst ein Jahr später zeichneten sich die Anfänge eines echten Friedens ab. Das geschah, nachdem ein weiterer Märtyrer für den Frieden geschaffen war – mit der Ermordung des israelischen Ministerpräsidenten Jitzchak Rabin, eines der Architekten des Oslo-Abkommens, durch die Hand eines israelischen Rechtsextremisten. Außerordentlich bemerkenswert war, dass König Hussein zu Rabins Begräbnis kam und eine Trauerrede auf ihn hielt, in der er sich ausdrücklich an dessen Witwe in der ersten Reihe wandte:

> *Liebe Schwester Leah Rabin, meine Freunde. Ich hätte nie gedacht, dass jemals ein Moment wie dieser käme, wo ich den Verlust eines Bruders, Kollegen und Freundes betrauern müsste.*

Husseins Anwesenheit und Worte waren natürlich irrelevant für alle rationalen Hindernisse auf dem Weg zum Frieden. Und doch waren sie unermesslich bedeutsam.[30]

Eine ähnliche Entwicklung lässt sich in Nordirland beobachten, wo 1994 eine Waffenruhe der IRA das Ende der gewaltsamen Konflikte ermöglichte. Das Karfreitagsabkommen von 1998 schuf dann die Grundlage für die Koexistenz von Republikanern und Unionisten sowie für die Ex-Demagogen der Unionisten und die Ex-Pistoleros der IRA die Möglichkeit, in einer gemeinsamen Regierung zusammenzuarbeiten. Ein Großteil des Abkommens war materieller oder instrumenteller Natur, aber es berücksichtigte auch Elemente heiliger Werte – beispielsweise die Einrichtung einer Paradenkommission, die dafür sorgt, dass keine der beiden Gruppen aufrührerische, symbolbefrachtete Paraden in den Belfaster Wohnvierteln der anderen Gruppe durchführt. Doch das in vielerlei Hinsicht greifbarste Zeichen eines dauerhaften Friedens kam aus unerwarteter Richtung. Die nach dem Abkommen gebildete Einheitsregierung wurde von Regierungschef Peter Robinson und seinem Stellvertreter Martin McGuinness geleitet. Robinson war ein unionistischer Aufwiegler gewesen, McGuinness Chef des politischen Arms der IRA; die beiden Männer verkörperten den Hass des Nordirlandkonflikts. Sie hatten eine funktionelle Arbeitsbeziehung, aber mehr auch nicht. Es war allgemein bekannt, dass sie sich nie die Hand gegeben hatten (etwas, was sogar Rabin und Jassir Arafat geschafft hatten). Wodurch wurde das Eis schließlich gebrochen? 2010 stolperte Robinson über einen aufsehenerregenden Skandal, in den seine Frau, ebenfalls eine Politikerin, verwickelt war. Sie hatte Gelder aus einem zweifelhaften Unternehmen erhalten, sie nicht ordnungsgemäß deklariert und an ihren neunzehnjährigen Liebhaber weitergeleitet. In die Geschichte ging ein, dass McGuinness seinem Kollegen einen mitfühlenden Handschlag anbot und Robinson ihn annahm. Die Demonstration eines heiligen Wertes unter Männern.*[31]

Etwas Ähnliches geschah in Südafrika, großenteils auf Betreiben von Nelson Mandela, der eine geniale Begabung für die Würdigung heiliger Werte hatte.[32] Während seines Aufenthalts auf der Gefängnisinsel Robben Island brachte er sich im Selbststudium Afrikaans bei und machte sich mit der Burenkultur vertraut – nicht nur, um buchstäblich zu verstehen, was seine Gefängniswärter untereinander sprachen, sondern auch, um die Menschen und ihre Vorstellungen zu verstehen. Kurz vor der Gründung eines freien Südafrikas nahm Mandela Geheimverhandlungen mit dem Burenführer General Constand Viljoen auf. Dieser, zu Apartheid-Zeiten Chef der South African Defence Force und Gründer der Afrikaner Volksfront, die die Aufhebung der Apartheid bekämpfte, befehligte eine burische Miliz von 50 000 bis 60 000 Mann. Daher war er in der Lage, die bevorstehenden ersten freien Wahlen Südafrikas zu verhindern und einen Bürgerkrieg zu entfesseln, dem vermutlich Tausende zum Opfer gefallen wären.

* Der Friedensprozess in Nordirland war auch von anderen heiligen Werten und Symbolen geprägt. Etwa zu der Zeit, als Reverend Ian Paisley, ein Unionist, dem Blut an den Händen klebte wie kaum einem anderen, Erster Minister in Nordirland wurde, schickte Bertie Ahern, der katholische Präsident der Republik Irland, Paisley und seiner Frau zum fünfzigsten Hochzeitstag eine Holzschüssel, die voll tieferer Bedeutung war, denn man hatte sie aus einem Baum gefertigt, der vom Schauplatz der Schlacht am Boyne stammte, wo der Protestant Wilhelm von Oranien 1690 den Katholiken Jakob II. besiegt hatte. Dieser Sieg ermöglichte während der kommenden Jahrhunderte die protestantische Herrschaft in Irland, für die Katholiken ein nie endender Anlass für Wut und Schmerz, für die Protestanten ein Grund des Stolzes (die an jedem 12. Juli den Sieg mit provozierenden Märschen durch die katholischen Viertel feierten und damit gewöhnlich gewalttätige Ausschreitungen auslösten). Für Ahern dürfte es eine gewaltige Überwindung gewesen sein, die heilige historische Bedeutung des Ortes für Unionisten anzuerkennen. Bald darauf revanchierte sich Paisley, indem er das Schlachtfeld zusammen mit Ahern aufsuchte, ihm als Geschenk eine Muskete aus dem Jahr 1685 mitbrachte und von der Bedeutung des Ortes für *alle* Iren sprach.

Sie trafen sich in Mandelas Haus, wo der General offenbar harte Verhandlungen an einem Konferenztisch erwartet hatte. Stattdessen führte ihn ein liebenswürdig lächelnder Mandela in ein gemütliches Wohnzimmer, setzte sich zu ihm auf eine bequeme Couch (dazu bestimmt, ihn über den »Hosenboden zu primen«) und unterhielt sich mit ihm auf Afrikaans, einschließlich Small Talk über Sportereignisse. Von Zeit zu Zeit sprang er auf und holte Tee und Snacks. Zwar mutierte der General nicht gerade zu Mandelas Seelenverwandtem, und es lässt sich im Nachhinein auch nicht einschätzen, wie wichtig die einzelnen Dinge waren, die Mandela sagte, aber Viljoen nahm verblüfft zur Kenntnis, wie mühelos Mandela sich des Afrikaans bediente und wie freundlich und selbstverständlich seine Vertrautheit mit der Burenkultur war. Ein Akt echter Hochachtung für geheiligte Werte. »Mandela gewinnt alle für sich, mit denen er zusammenkommt«, sagte Viljoen später. Im Laufe des Gesprächs überredete Mandela den General, seinen bewaffneten Aufstand abzublasen und stattdessen bei den bevorstehenden Wahlen für die Gegenpartei zu kandidieren. Als Mandela 1999 aus dem Amt schied, hielt Viljoen im Parlament eine kurze, stockende Rede zu Ehren Mandelas – in dessen Muttersprache Xhosa.*

Die erfolgreiche Geburt des neuen Südafrika war von vielen Respektbezeugungen für heilige Werte begleitet. Am berühmtesten vielleicht Mandelas öffentliches Bekenntnis zum Rugby, einer Sportart, die einen hohen symbolischen Stellenwert in der burischen Kultur hat und früher von schwarzen Südafrikanern verachtet wurde. Am berühmtesten und folgenreichsten wohl, wie in Büchern und Filmen dokumentiert, der ungeheuer symbolische Akt, als die überwiegend aus burischen Spielern bestehende Rugby-Nationalmannschaft Südafrikas die ANC-Hymne »Nkosi

* Wie landeten Viljoen und Mandela zu ihrem Geheimtreffen auf dieser Couch? Es wurde von einem führenden Anti-Apartheid-Theologen vermittelt – Viljoens Zwillingsbruder Abraham. Die beiden waren einander seit langem entfremdet, obwohl der General mehr als einmal interveniert hatte, um zu verhindern, dass sein Bruder von rechtsextremistischen Todeskommandos ermordet wurde. Diese Zwillinge sind hervorragendes Anschauungsmaterial für Kapitel 8 – gleiche Gene, radikal entgegengesetzte politische Ansichten und Weltanschauungen. Gleiche Gene, beide charismatische Führungspersönlichkeiten, die ihr Leben einer Sache, die sie für heilig hielten, widmeten und es für sie aufs Spiel setzten.

Sikelel' iAfrika« sang und anschließend von einem schwarzen Chor die afrikaanssprachige Hymne »Die Stem van Suid-Afrika« vorgetragen wurde, ein raues Lied mit Verweisen auf die rauen Gebirge des Landes.* Das war, bevor das gastgebende südafrikanische Team seinen legendären Titelgewinn bei der Weltmeisterschaft 1995 in Johannesburg errang.

Ich könnte mir den YouTube-Clip den ganzen Tag lang anschauen, besonders nachdem ich den Abschnitt über Ruanda habe schreiben müssen. Was führen uns Hussein, McGuinness, Robinson, Viljoen und Mandela vor Augen? Dass unsere Verwechslung des Buchstäblichen mit dem Metaphorischen und unsere Bereitschaft, dem Symbolischen den Status lebensgefährlicher Heiligkeit zu verleihen, durchaus dazu verwendet werden können, unsere besten Verhaltensweisen zum Vorschein zu bringen. Was uns auf das letzte Kapitel vorbereitet, das nicht mehr lange auf sich warten lässt.

* Vgl. das tatsächliche Ereignis auf www.youtube.com/watch?v=Ncwee9IAu8I. Heute ist Südafrikas Nationalhymne eine Kombination aus den beiden Liedern und, um das Maß vollzumachen, mit einigen Brocken Zulu, Sesotho und Englisch garniert. Zwar ist die Existenz dieser Hymne an sich außerordentlich bewegend, aber es muss mordsmäßig schwer sein, dieses Kraut-und-Rüben-Gebilde sängerisch über die Bühne zu bekommen.

16

BIOLOGIE, STRAFJUSTIZSYSTEM UND – JA, WARUM NICHT? – DER FREIE WILLE*

VERGESSEN SIE NICHT, IHRE TRÄNENKANÄLE ZU ÜBERPRÜFEN

Vor einigen Jahren schickte eine Stiftung einen Rundbrief an verschiedene Personen und bat um originelle Vorschläge für eine Spendeninitiative. Der Wortlaut des Briefs lautete in etwa: »Schicken Sie uns einen provokativen Vorschlag, etwas, was Sie einer anderen Stiftung niemals vorschlagen würden, weil man Sie für verrückt halten würde.«

Das hörte sich amüsant an. Also schickte ich ihnen einen Antrag mit der Überschrift: »Sollte das Strafjustizsystem abgeschafft werden?« Ich argumentierte, dass es abgeschafft werden sollte, weil die Neurowissenschaft zeige, dass das System sinnlos sei, und zu diesem Zweck sollten sie eine Initiative fördern.

* Ich bin Joshua Greene und Owen Jones zutiefst dankbar dafür, dass sie dieses Kapitel sorgfältig gegengelesen haben.

»Haha«, erwiderten sie. »Nun ja, wir haben danach gefragt. Ihr Vorschlag hat unsere Aufmerksamkeit erregt. Es ist eine tolle Idee, die Wechselwirkungen zwischen Neurowissenschaft und Rechtssystem genauer zu untersuchen. Lassen Sie uns eine Konferenz organisieren.«

Ich begab mich also zusammen mit einigen Neurowissenschaftlern und Juristen – Juraprofessoren, Richtern und Kriminologen – zu einer Konferenz. Wir lernten die Terminologien aus den verschiedenen Bereichen kennen und sahen zum Beispiel, wie unterschiedlich wir Hirnforscher und die Rechtswissenschaftler die Begriffe »möglich«, »vermutlich« und »Gewissheit« verwendeten. Wir stellten fest, dass die meisten Neurowissenschaftler, mich eingerechnet, keine Ahnung hatten, wie die Welt der Juristen aussah, und dass die meisten Juristen den Naturwissenschaften aus dem Weg gegangen waren, weil sie noch vom Biologieunterricht in der neunten Klasse traumatisiert waren. Auch wenn sich die beiden Kulturen fremd waren, ergaben sich alle möglichen Projekte, bei denen man zusammenarbeiten wollte, was sich schließlich zu einem Netzwerk von Menschen entwickelte, die sich mit »Neurorecht« befassten.

Anregende, interdisziplinär gebündelte Vitalität, die Spaß machte. Trotzdem empfand ich das Ganze als frustrierend, denn mir war es mit dem Titel meines Antrags ernst gewesen. Das derzeitige Strafjustizsystem muss abgeschafft und durch etwas ersetzt werden, das trotz mancher Gemeinsamkeiten mit dem bestehenden System* völlig andere Grundlagen hätte. Wovon ich Sie gerne überzeugen möchte. Und das nimmt nur den ersten Teil dieses Kapitels ein.

Es dürfte kaum eine kontroversere Feststellung geben als die, dass das Strafjustizsystem reformbedürftig ist und dass dafür unter anderem mehr Naturwissenschaft und weniger Pseudowissenschaft im Gerichtssaal erforderlich wäre. Doch bedenken Sie nur einmal Folgendes: Laut dem Innocence Project hat man fast 350 Menschen, von denen sage und schreibe zwanzig im Schnitt vierzehn Jahre im Todestrakt verbracht hat-

* Insofern, als es gefährliche Personen von allen anderen fernhält – nur um das gleich zu Beginn des Kapitels klarzumachen.

ten, aufgrund genetischer Fingerabdrücke freigesprochen.[1] Gleichwohl werde ich die Strafjustizreform durch die Wissenschaft weitgehend ignorieren. Hier einige brisante Themen aus diesem Bereich, die ich völlig übergehen werde:

- Wie geht man mit dem enormen Einfluss und der Allgegenwart automatischer, impliziter Vorurteile um (die beispielsweise dafür sorgen, dass Geschworene Afroamerikaner mit dunklerer Hautfarbe härter bestrafen)? Sollten bei der Auswahl der Geschworenen Implizite Assoziationstests gemacht werden, um Personen mit starken einschlägigen Vorurteilen auszuschließen?
- Sollten aus bildgebenden Verfahren gewonnene Informationen über das Gehirn eines Angeklagten bei Gericht zugelassen werden?[2] Diese Frage ist inzwischen weniger umstritten, da diese Verfahren nicht mehr revolutionär, sondern zu einem ganz normalen Wissenschaftsinstrument geworden sind. Doch es bleibt die Frage, ob Geschworene tatsächlich Hirnscans zu sehen bekommen sollten – man befürchtet, Laien könnten schnell allzu sehr von aufregenden farbigen Bildern vom Gehirn beeindruckt sein (wie sich nach und nach herausstellt, ist das Ganze weniger problematisch als befürchtet).
- Sollten aus Hirnscans gewonnene Daten bezüglich der Ehrlichkeit einer Person im Gerichtssaal Verwendung finden (oder zum Zweck der Sicherheitsüberprüfung am Arbeitsplatz)? Ich kenne eigentlich keinen Experten, der die Meinung vertritt, dass die Technik präzise genug ist. Dennoch gibt es Unternehmer, die die Methode verkaufen (darunter auch – kein Scherz! – ein Unternehmen, das sich No Lie MRI nennt). Dieses Problem erstreckt sich auch auf technisch einfachere, aber gleichfalls unzuverlässige Versionen von »Lügt dieses Gehirn?«. Dazu zählt das Elektroenzephalogramm (EEG), das an indischen Gerichten zugelassen ist.[3] Wie hoch sollte der IQ von jemandem mindestens sein, damit der Betreffende hingerichtet werden darf? Im Allgemeinen geht man von einem IQ von 70 oder höher aus, und es wird diskutiert, ob es sich um einen *Durchschnittswert* von 70 handeln solle, der bei mehreren IQ-Tests erzielt wurde, oder ob es für eine Hinrich-

tung genügt, wenn man diese magische Zahl auch nur einmal erreicht hat. Dieses Problem betrifft etwa 20 Prozent der Gefangenen im Todestrakt.[4] Wie soll man mit der Tatsache umgehen, dass wissenschaftliche Erkenntnisse bei den Geschworenen neue Arten von kognitiven Vorurteilen hervorrufen können? So führt die Überzeugung, dass es sich bei Schizophrenie um eine biologische Störung handelt, dazu, dass die Geschworenen schizophrene Angeklagte seltener wegen ihrer Taten verurteilen, sie dafür jedoch viel eher als unheilbar gefährlich ansehen.[5] Das Rechtssystem unterscheidet zwischen Gedanken und Taten. Was tun, wenn die Neurowissenschaft zunehmend in der Lage ist, Erstere aufzudecken? Nähern wir uns der Erkennung vor dem Verbrechen und sagen voraus, wer eine Straftat begehen *wird*? Wie ein Experte es formuliert: »Wir werden eine Entscheidung über den Schädel als Privatsphäre treffen müssen.«[6] Und natürlich gibt es da das Problem, dass Richter härter urteilen, wenn ihr Magen knurrt.[7] All dies sind bedeutsame Probleme, und ich denke, es sind Reformen dort erforderlich, wo sich fortschrittliche Politik, Bürgerrechte und strenge Anforderungen an neue wissenschaftliche Erkenntnisse begegnen. Anders ausgedrückt: eine normale liberale Agenda. In der Regel bin ich ein typischer leidenschaftlicher Liberaler; ich kenne sogar die Erkennungsmelodien von vielen einschlägigen Radioprogrammen. Gleichwohl wird dieses Kapitel nichts enthalten, was einem liberalen Ansatz hinsichtlich der Reform der Strafjustiz ähneln würde. Der Grund dafür wird im folgenden Beispiel von einem klassischen liberalen Ansatz für eine Rechtsfrage zusammengefasst.

Wir befinden uns in der Mitte des 16. Jahrhunderts, und in Europa wimmelt es von Hexen, vielleicht aufgrund laxer gesellschaftlicher Normen und weil die Menschen in moralischer Hinsicht verarmt und/oder verkommen sind. Das ist ein Riesenproblem, denn die Menschen fürchten sich, abends aus dem Haus zu gehen; Umfragen zeigen, dass einfache Bauern »Hexen« als größere Gefahr ansehen als »die Pest« oder »die Osmanen«; Möchtegern-Despoten gewinnen Anhänger, indem sie schwören, mit den Hexen gnadenlos zu verfahren.

Zum Glück gibt es rechtliche Verfahren, um zu entscheiden, ob jemand der Hexerei schuldig ist.[8]

- Die Wasserprobe. Da Hexen das Sakrament der Taufe ablehnen, wird Wasser ihren Körper abweisen. Nehmen Sie die Angeklagte, fesseln Sie sie und werfen Sie sie ins Wasser. Wird sie vom Wasser getragen, ist sie eine Hexe. Geht sie unter, ist sie unschuldig. Dann holen Sie die Unschuldige aber schnell heraus.
- Die Nagelprobe. Der Teufel schlüpft in den Körper einer Person, um ihr Hexenkraft zu verleihen. Die entsprechende Eintrittsstelle, das Hexenmal, ist schmerzunempfindlich. Fügen Sie der Angeklagten systematisch an jeder Körperstelle Schmerz zu. Wenn eine Stelle weniger schmerzempfindlich ist als der Rest, haben Sie das Hexenmal gefunden und eine Hexe identifiziert.
- Die Tränenprobe. Erzählen Sie der Angeklagten von der Kreuzigung Jesu. Jede, die nicht zu Tränen gerührt ist, ist eine Hexe.

Diese gängigen Kriterien erlauben es der Obrigkeit, Tausende von Hexen zu identifizieren und angemessen zu bestrafen.

Im Jahr 1563 veröffentlichte der niederländische Arzt Johann Weyer das Buch *De Praestigiis Daemonum* (»Von den Blendwerken der Dämonen«), worin er für eine Reform des Hexen-Justizsystems plädierte. Natürlich bestätigte er die unheilvolle Existenz von Hexen, die Notwendigkeit, sie hart zu bestrafen, und die allgemeine Angemessenheit von Techniken wie den eben erwähnten »Proben« zur Hexenbekämpfung.

Doch Weyer signalisierte einen großen Vorbehalt im Hinblick auf ältere Hexen. Demnach litten ältere Menschen, insbesondere Frauen, manchmal unter einer Atrophie ihrer Tränendrüsen, sodass sie keine Tränen vergießen könnten. Damit bestand die Gefahr, dass jemand fälschlicherweise als Hexe verurteilt wurde. Der besorgte, empathische Weyer riet deshalb, man solle darauf achten, nicht irgendeine ältere Person nur deshalb auf dem Scheiterhaufen zu verbrennen, weil ihre Tränendrüsen nicht mehr funktionierten.

Das nenne ich mal eine liberale Reform des Systems der Hexen-Justiz, bei der man in einer winzigen Ecke eines irrationalen Gebäudes einen vernünftigen Gedanken zulässt. Etwas ganz Ähnliches macht eine wissenschaftlich basierte Reform unseres derzeitigen Strafrechts, und genau deshalb ist etwas nötig, das weit darüber hinausgeht.*

DREI PERSPEKTIVEN

Wenden wir uns den Fallbeispielen zu. Es gibt drei Möglichkeiten, unsere Verhaltensweisen, seien diese kriminell oder anderer Art, aus Sicht der Biologie zu deuten:

1. Wir haben, was unser Verhalten angeht, einen vollkommen freien Willen.
2. Wir haben keinen.
3. Irgendwas dazwischen.

Wären die Menschen gezwungen, ihre Ansichten logisch zu Ende zu denken, würden vermutlich weniger als ein tausendstel Prozent die erste Aussage unterstützen. Angenommen, jemand hat einen heftigen epileptischen Anfall, fuchtelt mit den Armen und trifft dabei einen anderen. Wenn Sie ernsthaft glauben, dass wir unser Verhalten uneingeschränkt kontrollieren, müssen Sie diese Person wegen Tätlichkeit verurteilen.

So gut wie jeder hält das für absurd. Doch vor 500 Jahren hätte der epileptische Anfall in weiten Teilen Europas diese juristische Folge gehabt.[9] Das wirkt grotesk, denn in den letzten Jahrhunderten hat der Westen eine Linie überschritten und diese so weit hinter sich gelassen, dass alles davor inzwischen unvorstellbar ist. Unser Fortschritt zeigt sich darin, dass wir

* Und zum Beweis, dass wirklich alle glaubten, Weyer habe ein mitleidiges Herz: Sein Buch wurde sowohl von der katholischen Kirche wie dem führenden Reformations-Klerus verboten.

uns folgenden Gedanken zu eigen gemacht haben: »Es liegt nicht an ihm, sondern an seiner Krankheit.« Mit anderen Worten: Manchmal kann die Biologie alles, was nach freiem Willen aussieht, unter sich begraben. Diese Frau hat Sie nicht böswillig angerempelt; sie ist blind. Diesem Soldaten, der in Ohnmacht fiel, während er in Reih und Glied stand, fehlt nicht die nötige Härte – er ist Diabetiker und benötigt sein Insulin. Diese Frau ist nicht herzlos, weil sie der älteren Person, die gestürzt war, nicht aufhalf; sie ist infolge einer Rückenmarksverletzung gelähmt. Ähnliche Verschiebungen in der Wahrnehmung von Schuldfähigkeit gab es auch in anderen Bereichen. Zum Beispiel war es vor zwei bis sieben Jahrhunderten noch üblich, Tiere, Gegenstände und sogar Leichen, die jemandem angeblich mit Absicht Schaden zugefügt hatten, strafrechtlich zu verfolgen. Einige dieser Strafprozesse hatten etwas seltsam Modernes an sich: 1457 fand ein Prozess gegen ein Mutterschwein und seine Ferkel statt, weil sie ein Kind aufgefressen hatten. Das Schwein wurde verurteilt und hingerichtet, während die Ferkel für zu jung befunden wurden, um schuldfähig zu sein. Es ist nicht bekannt, ob der Richter sich dabei auf den Reifegrad ihres frontalen Kortex berief.

Es glaubt also kaum jemand, dass wir die völlige bewusste Kontrolle über unser Verhalten haben und dass die Biologie uns zu keinem Zeitpunkt einschränkt. Wir werden diese Einstellung daher von nun an ignorieren.

LINIEN IM SAND

Fast alle sind von der dritten Aussage überzeugt, also davon, dass wir uns irgendwo zwischen einem völlig freien Willen und keinerlei freiem Willen bewegen und dass diese Vorstellung von einem freien Willen mit den deterministischen Gesetzen des Universums, die Bestandteil der Biologie sind, kompatibel ist. Lediglich einige Varianten dieser Ansicht entsprechen der recht eng gefassten philosophischen Theorie namens »Kompatibilismus«. Im Großen und Ganzen herrscht stattdessen die Überzeugung, dass wir so etwas wie einen Geist, eine Seele, eine Essenz besitzen, die unseren freien Willen verkörpert und der Ursprung unserer Handlungsabsichten ist; und dass dieser Geist eine Koexistenz mit der Biologie führt, die ihm mitunter Grenzen setzen kann. Es handelt sich hier um eine Art libertären Dualismus (»libertär« eher im philosophischen als im politischen Sinne), um das, was Greene als »eingeschränkten freien Willen« bezeichnet. Dem liegt die Vorstellung zugrunde, dass der Geist trotz bester Absichten und aller Willensanstrengung scheitern kann, weil das Fleisch zu schwach ist.

Lassen Sie uns mit der offiziellen juristischen Definition des eingeschränkten freien Willens beginnen.

Im Jahr 1842 versuchte ein Schotte namens Daniel M' Naghten, den britischen Premierminister Robert Peel zu ermorden.[10] Versehentlich hielt er Peels Privatsekretär Edward Drummond für den Premierminister und erschoss ihn aus nächster Nähe. Bei der Anklageverlesung sagte M' Naghten: »Die Tories in meiner Heimatstadt haben mich dazu getrieben. Sie verfolgen mich auf Schritt und Tritt, schikanieren mich und haben mir meinen Seelenfrieden genommen. Sie folgten mir nach Frankreich, nach Schottland … überallhin. Ich habe weder bei Tag noch bei Nacht Ruhe vor ihnen. Nachts kann ich nicht schlafen … Ich glaube, sie haben mich krank gemacht. Ich werde gewiss nie wieder der Mann sein, der ich war … Sie wollen mich ermorden, was ich beweisen kann … Durch die Verfolgung wurde ich zur Verzweiflung getrieben.«

Modern ausgedrückt, litt M' Naghten unter einer Form paranoider Psychose. Vermutlich war es nicht Schizophrenie, denn seine Wahnvorstellungen begannen erst viele Jahre später, wohingegen die Krankheit typischerweise in einem jüngeren Alter ausbricht. M' Naghten hatte sein Geschäft aufgegeben, war zwei Jahre lang durch Europa gewandert, hatte Stimmen gehört und war davon überzeugt, dass er von mächtigen Leuten ausspioniert und verfolgt werde, wobei Peel sein teuflischster Peiniger war. Ein Arzt, der seine Geisteskrankheit diagnostizierte, stellte fest: »Die Wahnvorstellung war so stark, dass ihn lediglich eine körperliche Behinderung von der Tat [das heißt dem Mord] hätte abhalten können.« M'Naghten war so eindeutig gestört, dass die Staatsanwaltschaft die Anklage fallen ließ und sich der Meinung der Verteidigung anschloss, wonach er geisteskrank war. Die Geschworenen stimmten zu, und M'Naghten verbrachte den Rest seines Lebens in Nervenheilanstalten. Er wurde nach damaligen Standards passabel behandelt.

Die Entscheidung der Geschworenen rief lautstarken Protest hervor, vom einfachen Mann auf der Straße bis zu Königin Victoria – M'Naghten war mit Mord davongekommen. Der vorsitzende Richter wurde vom Parlament in die Mangel genommen, stand aber zu seiner Entscheidung. Das Parlament beauftragte daraufhin ein oberstes Richtergremium, den Fall zu beurteilen, doch auch dieses stellte sich hinter den ersten Richter. Aus dieser Entscheidung entstammt die Formulierung dessen, was inzwischen das übliche Kriterium dafür ist, jemanden wegen Geistesgestörtheit für unschuldig zu befinden, nämlich die »M'Naghten-Regel«: sofern der Betreffende zum Zeitpunkt des Verbrechens »aufgrund von Geisteskrankheit derart unzurechnungsfähig ist«, dass er nicht Recht von Unrecht unterscheiden kann.*

Die M'Naghten-Regel wurde auch bei John Hinckley jr. angewandt, der nach seinem Mordversuch an Ronald Reagan 1981 wegen Geisteskrankheit für nicht schuldig befunden wurde. Man wies ihn statt ins Gefängnis in eine Nervenklinik ein. Es gab danach einen Sturm der Entrüstung, weil er »damit davongekommen« war. Einige US-Bundesstaaten verboten das M'Naghten-Kriterium, und der Kongress schloss es durch den Insanity Defense Reform Act von 1984 im Prinzip für Fälle aus, die Bundesangelegenheiten betreffen.** Dennoch hat sich die Begründung, auf der die M'Naghten-Regel beruht, im Großen und Ganzen bewährt.

Das ist ein schönes Beispiel für den Begriff vom eingeschränkten freien Willen – die Menschen müssen für ihre Handlungen zur Rechenschaft gezogen werden, aber eine ausgewachsene Psychose kann einen mildern-

* Ich danke Tom McFadden, einem hervorragenden Studenten (der jetzt als ausgezeichneter Biologielehrer an der Schule meiner Kinder unterrichtet!), für die Hintergrundrecherchen zu M'Naghten.

** Ich liebe die Verwendung des Begriffs »Reform« in diesem Kontext.

den Umstand darstellen. Dahinter steht die Überzeugung, dass eine »verminderte« Verantwortung für unsere Taten vorliegen und etwas nur halb freiwillig sein kann.

Den eingeschränkten freien Willen habe ich mir immer wie folgt vorgestellt:

Hier ist das Gehirn – Neuronen, Synapsen, Neurotransmitter, Rezeptoren, hirnspezifische Transkriptionsfaktoren, epigenetische Effekte und Gentranspositionen während der Neurogenese. Aspekte der Gehirnfunktion können von der pränatalen Umwelt einer Person ebenso beeinflusst sein wie von Genen und Hormonen, davon, ob die Eltern autoritär oder die Kultur egalitär waren, ob jemand Gewalt in der Kindheit erlebt hat, oder davon, wann jemand gefrühstückt hat. Einfach der ganze Kram, der sich durch dieses Buch zieht.

Und dann, getrennt davon, sitzt in einem Betonbunker, verborgen im Gehirn, ein kleiner Mann (oder eine Frau oder ein geschlechtsneutrales Individuum), ein Homunculus an einem Schaltpult. Der Homunculus besteht aus einer Mischung aus Nanochips, alten Vakuumröhren, zerknittertem altem Pergament, Stalaktiten der mahnenden Stimme Ihrer Mutter, Schwefelspuren und Nieten aus Grips. Mit anderen Worten: kein schwammiges biologisches Hirn-Igitt.

Der Homunculus sitzt da und kontrolliert das Verhalten. Einige Dinge befinden sich außerhalb seiner Reichweite – Krampfanfälle lassen die Sicherungen des Homunculus durchbrennen, sodass er das System neu starten und defekte Dateien aufspüren muss. Genauso verhält es sich mit Alkohol, der Alzheimer-Krankheit, einer Rückenmarksverletzung und einem hypoglykämischen Schock.

In manchen Bereichen haben der Homunculus und dieser Hirnbiologiekram sich auf einen Waffenstillstand verständigt. Beispielsweise regelt die Biologie für gewöhnlich Ihre Atmung automatisch, es sei denn, Sie müssen, bevor Sie eine Arie anstimmen, tief Luft holen – in diesem Fall setzt der Homunculus den Autopiloten kurzfristig außer Kraft.

Ansonsten aber trifft der Homunculus Entscheidungen. Selbstverständlich registriert er sorgfältig alles, was an Input und Informationen vom Gehirn kommt, er prüft Ihren Hormonspiegel, überfliegt die neurobiologischen Fachzeitschriften und denkt über alles nach. Nachdem er dann alles bedacht und abgewogen hat, entscheidet er, was zu tun ist. Er ist in Ihrem Gehirn, ohne jedoch ein Teil davon zu sein, und agiert unabhängig von den materiellen Gesetzen des Universums, welche die moderne Naturwissenschaft ausmachen.

Darum geht es beim eingeschränkten freien Willen. Ich sehe, wie unglaublich kluge Menschen davor zurückschrecken und versuchen, gegen dieses extreme Bild anzugehen, statt seine grundlegende Gültigkeit zu akzeptieren: »Sie führen einen Stroh-Homunculus ein und schlagen vor, ich solle daran glauben, dass wir alle, abgesehen von den Individuen, die unter Anfällen oder Hirnverletzungen leiden, unsere Entscheidungen frei treffen. Nein, nein, mein freier Wille ist lange nicht so energisch und tritt nur gelegentlich aus dem Schatten der Biologie heraus, etwa wenn ich frei entscheide, welche Socken ich tragen werde.« Dabei spielt die Häufigkeit oder Signifikanz, mit der der freie Wille sich ausdrückt, gar keine Rolle. Selbst wenn 99,99 Prozent Ihrer Handlungen biologisch determiniert sind (im weitesten Sinne dieses Buchs) und Sie nur ein Mal in zehn Jahren behaupten, Sie hätten aus »freiem Willen« entschieden, Ihre Zähne mit der Zahnseide von links nach rechts zu behandeln statt umgekehrt, haben Sie stillschweigend einen Homunculus beschworen, der jenseits der Regeln der Wissenschaft operiert.

Auf diese Weise erklären sich die meisten Leute die angebliche Koexistenz von freiem Willen und biologischen Einflüssen auf das Verhalten.* Für sie laufen fast alle Diskussionen darauf hinaus, sich auszumalen, wozu unser vermeintlicher Homunculus wohl fähig ist und wozu nicht. Schauen wir uns im Folgenden einige dieser Diskussionen genauer an.

* Und damit meine ich, dass sie ehrlich davon überzeugt sind und diese Ansicht nicht nur vertreten, weil die alternative Ansicht durchgreifende Veränderungen der Funktionsweise der Gesellschaft erfordern würde.

ALTER, DIE REIFE VON GRUPPEN UND DIE REIFE VON INDIVIDUEN

Im Fall von *Roper v. Simmons* beschloss der Oberste Gerichtshof der USA 2005, dass jemand nicht für ein Verbrechen hingerichtet werden kann, das er vor dem 18. Geburtstag begangen hat. Die Begründung stützte sich im Grunde auf Erkenntnisse, die wir in den Kapiteln 6 und 7 behandelt haben: Das Gehirn, insbesondere der frontale Kortex, hat, was Emotionsregulation und Impulskontrolle betrifft, noch nicht den Stand von Erwachsenen erreicht. Anders ausgedrückt: Heranwachsende sind mit ihren jugendlichen Gehirnen nicht so schuldig wie Erwachsene. Die Argumentation war dieselbe wie bei der Frage, warum das Mutterschwein hingerichtet wurde, nicht aber seine Ferkel.

In den vergangenen Jahren gab es ähnliche Regelungen. Der Oberste Gerichtshof hob in seinen Urteilen zu *Graham v. Florida* (2010) und *Miller v. Alabama* (2012) hervor, dass jugendliche Straftäter das höchste Potenzial für eine Resozialisierung besäßen (aufgrund der Tatsache, dass sich ihre Gehirne nach wie vor entwickeln), und verbot deshalb lebenslange Freiheitsstrafen ohne Bewährung für Jugendliche.

Diese Beschlüsse haben eine Reihe von Diskussionen entfacht:

- Der Umstand, dass Jugendliche in puncto Neurobiologie und Verhalten *im Durchschnitt* unreifer sind als Erwachsene, schließt die Möglichkeit nicht aus, dass einzelne Jugendliche genauso reif sind und ihre Schuldfähigkeit daher nach Erwachsenenkriterien gemessen werden sollte. In Zusammenhang damit steht die offenkundig absurde Annahme, dass am Morgen unseres 18. Geburtstags neurobiologisch gesehen etwas Magisches geschieht, was uns unvermittelt mit der Selbstkontrolle eines Erwachsenen ausstattet. Die übliche Reaktion auf diese Punkte lautet: Ja, das ist alles richtig, aber das Gesetz stützt sich häufig auf Eigenschaften einer ganzen Gruppe, und das mit willkürlichen Altersgrenzen (etwa das Alter, ab dem jemand zur Wahl gehen, Alkohol konsumieren oder ein Auto fahren darf). Man ist zu dieser Regelung bereit, weil man nicht jeden Teenager jedes Jahr, jeden Monat und jede

Stunde testen kann, um zu bestimmen, ob er reif genug ist, um beispielsweise zur Wahl zu gehen. Aber wenn es um einen jugendlichen Mörder geht, lohnt sich dieser Aufwand.

- Bei einer anderen konträren Ansicht geht es nicht darum, ob ein Siebzehnjähriger genauso reif wie ein Erwachsener ist, sondern darum, ob er reif *genug* ist. Sandra Day O'Connor, die dem *Roper*-Urteil nicht zustimmte, schrieb: »Die Tatsache, dass Jugendliche wegen ihrer Verfehlung im Allgemeinen *weniger strafwürdig* als Erwachsene sind, bedeutet nicht zwangsläufig, dass ein 17-jähriger Mörder nicht *ausreichend* schuldig sein kann, um die Todesstrafe zu verdienen« (ihre Hervorhebung). Ein weiterer Richter, der das Urteil nicht mittrug, der inzwischen verstorbene Antonin Scalia, schrieb: »Es ist absurd zu glauben, dass jemand reif genug sein muss, um umsichtig Auto zu fahren, verantwortungsvoll Alkohol zu konsumieren oder mit Bedacht zur Wahl zu gehen, um reif genug zu sein, zu verstehen, dass es zutiefst falsch ist, einen anderen Menschen zu ermorden.«[11] Trotz dieser widersprüchlichen Meinungen sind sich alle, einschließlich O'Connor und Scalia, darin einig, dass es altersbedingte Grenzen des freien Willens gibt – der Homunculus eines jeden war einmal zu jung, um schon seine erwachsenen Fähigkeiten zu besitzen.[12] Vielleicht war er noch nicht groß genug, um an alle Kontrollknöpfe heranzukommen, vielleicht war er von seiner Aufgabe abgelenkt, weil er sich über den fetten Pickel auf seiner Stirn aufregte. Und dies muss bei juristischen Beurteilungen berücksichtigt werden. Genau wie bei dem Mutterschwein und seinen Ferkeln geht es einfach um die Frage, wann ein Homunculus alt genug ist.

DIE ART UND DAS AUSMASS VON GEHIRNSCHÄDEN

Eigentlich wird jeder, der mit einem Modell des eingeschränkten freien Willens arbeitet, akzeptieren, dass man nicht von Verantwortung für eine strafbare Handlung sprechen kann, wenn die Hirnschädigung beim Täter groß genug ist. Selbst Stephen Morse von der University of Pennsylvania, ein scharfer Kritiker der Neurowissenschaft im Gerichtssaal (dazu später mehr), räumt ein: »Angenommen, wir könnten aufzeigen, dass in diesen Fällen die für das bewusste Abwägen verantwortlichen Zentren des Gehirns beeinträchtigt zu sein scheinen. Wenn es sich hier um Personen handelt, die Episoden massiver Irrationalität nicht kontrollieren können, haben wir etwas gelernt, was vielleicht für die juristische Beurteilung der Schuldfähigkeit relevant ist.«[13] Diesem Standpunkt zufolge sind strafmildernde biologische Faktoren dann von Bedeutung, wenn die Denkfähigkeit des Angeklagten gravierend beeinträchtigt ist.

Wenn also der frontale Kortex einer Person völlig zerstört ist, sollte man sie vermutlich nicht für ihre Handlungen zur Verantwortung ziehen, weil ihre Vernunft stark beeinträchtigt ist, wenn sie sich für eine bestimmte Handlung entscheidet.[14] Doch dann stellt sich die Frage, wie stark die Schädigung des frontalen Kortex mindestens sein muss, um relevant zu sein – was ist, wenn er zu 99 Prozent zerstört ist? Und was, wenn nur zu 98 Prozent? Dies ist von enormer praktischer Bedeutung, da ein hoher Anteil der Insassen im Todestrakt Schäden am frontalen Kortex aufweist, insbesondere Schäden von der schlimmsten Sorte, nämlich aus der frühen Kindheit.

Mit anderen Worten: Trotz unterschiedlicher Meinungen darüber, wie groß die Hirnschäden mindestens sein müssen, sind sich diejenigen, die an den eingeschränkten freien Willen glauben, einig, dass gravierende Hirnschäden einen Homunculus außer Gefecht setzen, während dieser zumindest mit einem gewissen Grad an Schädigung noch zurechtkommen müsste.

SCHULDFÄHIGKEIT AUF DER EBENE DES GEHIRNS UND AUF SOZIALER EBENE

Der renommierte Neurowissenschaftler Michael Gazzaniga, eine der führenden Kapazitäten auf dem Gebiet, hat einen extrem ungewöhnlichen Weg eingeschlagen, als er schrieb: »Der freie Wille ist eine Illusion, und dennoch sind Sie nach wie vor für Ihr Handeln verantwortlich.« Dies wird in seinem provokativen Buch *Die Ich-Illusion. Wie Bewusstsein und freier Wille entstehen* umfassend ausgeführt. Gazzaniga akzeptiert voll und ganz die materielle Beschaffenheit des Gehirns, was seiner Meinung nach Schuldfähigkeit jedoch nicht ausschließt. »Die Verantwortlichkeit besteht auf einer anderen Organisationsebene, der sozialen Ebene, nicht in unseren determinierten Gehirnen.« Ich denke, dass er entweder tatsächlich sagt: »Der freie Wille ist eine Illusion, aber aus praktischen Gründen machen wir Sie dennoch für Ihre Handlungen verantwortlich«, oder dass er eine Art Homunculus vermutet, der aber nur auf einer sozialen Ebene existiert. In Reaktion auf die zweite Annahme lege ich in diesem Buch dar, dass unsere soziale Welt letztlich ebenso sehr ein Produkt unseres determinierten materialistischen Gehirns ist wie unsere einfachen motorischen Bewegungen.*[15]

ZEITLICHER VERLAUF DER ENTSCHEIDUNGSFINDUNG

Es gibt noch eine weitere empirisch gesicherte Bruchlinie im Bereich des freien Willens: Unsere Fähigkeit, etwas aus freiem Willen zu tun, rückt in den Vordergrund, wenn wir langsame und wohlüberlegte Entscheidungen fällen, während biologische Faktoren bei in Sekundenbruchteilen gefällten Entscheidungen womöglich den freien Willen außer Kraft setzen. Anders ausgedrückt: Der Homunculus sitzt nicht immer direkt am Schaltpult im Bunker, sondern steht gelegentlich auf, um sich einen Snack zu besorgen, und wenn dann plötzlich etwas Aufregendes eintritt, feuern die Neuronen Befehle an die Muskeln ab und bringen ein bestimmtes Verhalten hervor, noch bevor der Homunculus zurückeilen und jenen großen roten Knopf am Schaltpult drücken kann.

Probleme, rechtzeitig zum roten Knopf zu gelangen, kollidieren mit Problemen des jugendlichen Gehirns. Einige Kritiker des Urteils im Fall *Roper v. Simmons*, angefangen bei O'Connor mit ihrer abweichenden Meinung, stellten einen scheinbaren Widerspruch fest. Die American Psy-

* Gazzanigas Einstellung verwirrt mich. Ich vermute, seine Schlussfolgerungen spiegeln seine Versuche wider, seine Weltsicht als Neurowissenschaftler mit seiner Einstellung als religiöser Mensch in Einklang zu bringen, etwas, was er in seinem Memoir *Tales From Both Sides of the Brain. A Life in Neuroscience* (New York 2016) erörtert.

chological Association (APA) hatte bei dem Fall als Amicus Curiae einen Schriftsatz eingereicht, der hervorhob, dass Jugendliche (sprich, ihre Gehirne) so *unreif* seien, dass sie nicht an den strafrechtlichen Standards der Erwachsenen gemessen werden können. Wie sich herausstellte, hatte dieselbe APA einige Jahre zuvor bei einem anderen Fall vor Gericht betont, dass Jugendliche *reif* genug seien, um sich für eine Abtreibung entscheiden zu können, selbst ohne elterliche Zustimmung.

Nun, das ist ein wenig misslich und erweckt in jedem Fall den Eindruck, die APA und ihresgleichen wollten sich in ideologischen Belangen nicht festlegen, wie O'Connor vorbrachte. Laurence Sternberg, dessen Forschung über die Gehirnentwicklung Jugendlicher in Kapitel 7 ausführlich behandelt wurde (und dessen Arbeit bei dem *Roper-v.-Simmons*-Urteil von Einfluss war), bietet eine logische Lösung an.[16] Die Entscheidung, eine Abtreibung vorzunehmen, geht einher mit logischem Abwägen moralischer, sozialer sowie zwischenmenschlicher Fragen und zieht sich über Tage, ja, Wochen hin. Demgegenüber kann die Entscheidung, jemanden zu erschießen, in Sekundenschnelle Fragen der Impulskontrolle aufwerfen. Die frontale Unreife des jugendlichen Gehirns ist relevanter, wenn es um Fragen der Impulskontrolle in Sekundenbruchteilen geht, als um langsame, abwägende Denkprozesse. Nach der Theorie des eingeschränkten freien Willens könnte man auch sagen: Jähe, impulsive Verhaltensweisen können auftreten, während der Homunculus die Toilette aufgesucht hat.

KAUSALITÄT UND ZWANG

Einige Befürworter des eingeschränkten freien Willens werden zwischen den Begriffen »Kausalität« und »Zwang« unterscheiden.[17] Auf eine etwas nebulöse Weise umfasst Ersteres natürlich jegliches Verhalten, das durch etwas verursacht wurde, wohingegen Letzteres lediglich eine Untergruppe von Verhaltensweisen widerspiegelt, die *wirklich* durch etwas verursacht wurden, das rationale, abwägende Prozesse gefährdet. Nach dieser Sicht sind einige Verhaltensweisen stärker biologisch determiniert als andere.

Das spielte eine Rolle bei schizophrenen Wahnvorstellungen. Angenommen, jemand, der an Schizophrenie leidet, hat auditorische Halluzinationen, einschließlich einer Stimme, die ihm befiehlt, ein Verbrechen zu begehen, das er dann tatsächlich ausführt.

Einige Gerichte haben dies als nicht strafmildernd angesehen. Wenn Ihr Freund Ihnen vorschlägt, jemanden zu überfallen, erwartet der Gesetzgeber, dass Sie den Vorschlag ablehnen, auch wenn es ein fiktiver Freund in Ihrem Kopf ist.

Andere sehen jedoch Unterschiede, je nachdem, wie intensiv die auditorischen Halluzinationen sind. Wenn ein Schizophrener ein Verbrechen begeht, weil eine Stimme im Kopf es ihm befohlen hat, ja, dann wurde die Tat durch diese Stimme *verursacht*, was aber das Verbrechen nicht entschuldigt. Stellen Sie sich demgegenüber einen Schizophrenen vor, der ein Verbrechen begeht, weil donnernde Chöre höhnischer, drohender und schmeichelnder Stimmen in seinem Kopf samt bellender Höllenhunde und Posaunen, die laute atonale Musik spielen, ihm in jeder wachen Sekunde in den Ohren gelegen haben, das Verbrechen zu verüben. Wenn er nachgibt und die Tat begeht, wird diese als entschuldbarer angesehen, weil diese Stimmen einen *Zwang* zu handeln darstellten.*

Nach dieser Sichtweise kann also sogar ein vernünftiger Homunculus den Verstand verlieren und praktisch allem zustimmen, nur um die Höllenhunde und die Posaunen zum Schweigen zu bringen.

* Etliche Kapitel zuvor habe ich auf die »Son of Sam«-Mordserie von 1976 und die Festnahme von David Berkowitz hingewiesen. Dieser behauptete bei seiner Verteidigung, er sei von Dämonen besessen gewesen und habe auf Befehl gemordet. Nicht Satan, Hitler, Al Capone oder Dschingis Khan hätten es ihm befohlen, sondern … der Hund seines Nachbarn. Er wurde zu sechsmal lebenslänglich verurteilt.

EINE VERHALTENSWEISE INITIIEREN VERSUS SIE UNTERBINDEN

Jede Diskussion über Willensfreiheit und Biologie kommt unweigerlich irgendwann auf das »Libet-Experiment« zu sprechen.[18] In den 1980er Jahren berichtete der Neurowissenschaftler Benjamin Libet von der University of California in San Francisco etwas Faszinierendes. Eine Probandin wird an ein EEG-Gerät angeschlossen, welches Muster elektrischer Erregung im Gehirn aufzeichnet. Sie sitzt ruhig da, den Blick auf eine Uhr gerichtet. Sie wurde angewiesen, das Handgelenk zu drehen, wann immer ihr danach zumute ist, und auf die Sekunde genau zu notieren, wann sie beschlossen hat, es zu tun.

Libet stieß in den EEG-Daten auf etwas, das »Bereitschaftspotenzial« genannt wird – ein Signal vom Motorkortex und den supplementär-prämotorischen Arealen, dass bald eine Bewegung initiiert würde. Die Bereitschaftspotenziale tauchten durchweg etwa eine halbe Sekunde vor dem von der Probandin notierten Zeitpunkt auf, an dem sie sich bewusst zu der Bewegung entschloss. Die Interpretation lautete: Ihr Gehirn »beschloss« die Bewegung, noch bevor sie sich dessen bewusst war. Wie können Sie also behaupten, selbst entschieden zu haben, wann Sie sich bewegen wollten – der Beweis für einen freien Willen –, wenn die Kaskade neuronaler Signale, die in einer Bewegung kulminierte, bereits einsetzte, bevor Sie bewusst Ihre Entscheidung trafen? Der freie Wille ist eine Illusion.

Natürlich führte dieser Befund zu Spekulationen, Kontroversen, Erwiderungen, Ausführungen, Widerlegungen und allen möglichen sonstigen Reaktionen, die über meinen Horizont hinausgehen. Eine Kritik betraf eine notwendige Einschränkung des Ansatzes. Dieser Ansicht zufolge gibt es den freien Willen, Sie entscheiden aus freiem Willen, wann Sie Ihr Handgelenk bewegen, und dieses Bereitschaftspotenzial ist eine Folge Ihrer Entscheidung. Was bedeutet in diesem Fall die 500-Millisekunden-Verzögerung? Das ist die Verzögerungszeit zwischen dem Moment, in dem die Entscheidung zur Bewegung gefällt wird, und dem Moment, in dem a) die Aufmerksamkeit dann auf die Uhr gerichtet wird und b) die

Position des Sekundenzeigers ausgewertet wird. Mit anderen Worten, die vermutete Verzögerungszeit von einer halben Sekunde ist dem Versuchsaufbau geschuldet und nicht etwas Reales. Weitere Kritik betraf die Unklarheit des Gefühls, dass Sie vorhaben, sich zu bewegen. Noch andere Kritikpunkte sind zu undurchsichtig, als dass ich ihnen folgen könnte.

Interessanterweise bot Libet selbst eine völlig andere Auslegung der Ergebnisse. Ja, vielleicht bereitet sich Ihr Gehirn darauf vor, ein Verhalten zu initiieren, bevor die Entscheidung bewusst wahrgenommen wird, was bedeutet, dass Ihre Überzeugung, Sie würden bewusst entscheiden, sich zu bewegen, falsch ist. Doch birgt diese Verzögerungszeit das Potenzial, sich bewusst dazu zu entscheiden, gegen diese Aktion *Einspruch zu erheben*. Wie V. S. Ramachandran (dem wir schon im Zusammenhang mit den Spekulationen über Spiegelneuronen in Kapitel 14 begegnet sind) markant formuliert hat, haben wir vielleicht keinen freien Willen, aber ein »freies Ich-will-nicht«.[19] Wie vorherzusehen war, hat diese faszinierende Gegeninterpretation noch mehr Diskussionen, Experimente und Gegen-Gegeninterpretationen ausgelöst. Für uns, die wir verschiedene Diskussionen in Bezug auf den eingeschränkten freien Willen untersuchen, dreht sich diese ganze Debatte darum, wie das Schaltpult des Homunculus beschaffen ist. Wie viele der Knöpfe, Schalter und Superskalen sind daran beteiligt, ein Verhalten zu initiieren beziehungsweise es zu unterbinden?

Somit schafft die Vorstellung von einem eingeschränkten freien Willen Raum sowohl für eine biologische Kausalität von Verhalten als auch für einen freien Willen, und in allen Diskussionen geht es lediglich darum, wo Linien in den Sand gezeichnet werden und wie gesichert sie sind. Betrachten wir nun die Debatte, die im Zusammenhang mit diesen Linien am wichtigsten ist.

»DU MUSST SEHR KLUG SEIN« VERSUS »DU HAST BESTIMMT HART GEARBEITET«

Die Psychologin Carol Dweck von der Stanford University, die bahnbrechende Studien zur Motivationspsychologie durchgeführt hat, berichtete in den späten 1990er Jahren etwas sehr Wichtiges. Kinder erledigen eine Aufgabe, legen eine Prüfung ab – sie machen irgendetwas gut. Sie loben sie dann auf eine von zwei Arten: »So viele Punkte – du musst sehr klug sein« oder »So viele Punkte – du hast bestimmt hart gearbeitet«. Wenn Sie Kinder dafür loben, hart gearbeitet zu haben, arbeiten sie in der Regel beim nächsten Mal noch härter, zeigen mehr Belastbarkeit, genießen den ganzen Vorgang mehr und schätzen die Leistung eher um ihrer selbst willen (und nicht die Punktezahl). Wenn Sie Kinder dafür loben, dass sie so klug sind, passiert genau das Gegenteil. Wenn es nur darum geht, klug zu sein, scheint die Anstrengung fragwürdig zu werden, etwas, das sie nicht nötig haben – denn wenn man wirklich so klug ist, sollte man nicht hart arbeiten müssen; man erledigt alles mühelos, ohne zu schwitzen und zu stöhnen.[20] Dwecks wunderbare Arbeit hat bei vielen umsichtigen Eltern begabter Kinder, die verstehen wollen, wann die Intelligenz ihrer Kinder besser keine Rolle spielen sollte, inzwischen Kultstatus erlangt.

Wie kommt es, dass die Aussagen »Du bist sehr klug« und »Du arbeitest sehr hart« derart unterschiedliche Wirkungen haben? Nun, sie trennt eine der tiefsten Linien, die von Anhängern eines eingeschränkten freien Willens gezogen worden sind. Es ist der Glaube, Begabung und Impulse seien der Biologie zuzuordnen, Anstrengung und die Fähigkeit, einem Impuls zu widerstehen, hingegen dem freien Willen.

Es ist cool, ein Naturtalent in Aktion zu sehen. Den großartigen Allround-Sportler, der noch nie zuvor einen Stabhochsprung gesehen hat, einmal dabei zuschaut, es einmal selbst probiert und dann gleich wie ein Profi in die Höhe steigt. Oder die Sängerin, deren Stimme schon immer ein natürliches Timbre hatte, das ungeahnte Emotionen weckt. Oder jenen Schüler in Ihrer Klasse, der offenkundig alles gleich kapiert, auch wenn Sie gerade erst angefangen haben, etwas wirklich schwer Verständliches zu erklären.

Das ist beeindruckend, aber auch inspirierend. Als Kind las ich mehrfach ein Buch über Wilma Rudolph. Im Jahr 1960 war sie die schnellste Sprinterin der Welt, eine Olympiasiegerin und Pionierin der Bürgerrechtsbewegung. Unglaublich beeindruckend. Sie war wohlgemerkt eine Frühgeburt gewesen, untergewichtig, stammte aus einer armen Familie mit 22 Kindern aus Tennessee, bekam obendrein mit vier Jahren Kinderlähmung, was dazu führte, dass sie eine Beinschiene tragen musste und einen verdrehten Fuß hatte. Kinderlähmung machte sie zu einem *Krüppel*! Und doch strafte sie alle Expertenprognosen Lügen, arbeitete trotz der Schmerzen hart und wurde die schnellste Frau ihrer Zeit. Wahrlich inspirierend!

In vielen Bereichen können wir die physischen Bausteine natürlicher Begabung einigermaßen erkennen. Jemand hat das optimale Verhältnis von langsamer und schneller zuckenden Muskelfasern und somit die Voraussetzung für einen Stabhochspringer. Oder Stimmbänder mit der richtigen Nuance an pfirsichsamtenem Schmelz (ich improvisiere hier), der für eine außergewöhnliche Stimme erforderlich ist. Oder die ideale Kombination aus Neurotransmittern, Rezeptoren, Transkriptionsfaktoren und so weiter, die ein Gehirn hervorbringen, das schnell intuitiv Abstraktionen erkennt. Und wir können auch die Bausteine bei jemandem wahrnehmen, der in all diesen Sachen lediglich okay oder miserabel ist.

Aber mit den Rudolph'schen Leistungen scheint es sich anders zu verhalten. Sie sind erschöpft, demoralisiert, und es tut höllisch weh, aber Sie machen weiter; Sie würden sich gern einen Abend frei nehmen und mit einer Freundin ins Kino gehen, stecken aber erneut die Nase in die Lehrbücher; da ist diese Verlockung, alle anderen erliegen ihr, aber Sie wissen, dass es falsch ist, ihr nachzugeben. Es scheint so schwierig, ja unmöglich zu sein, an ebendiese Neurotransmitter, Rezeptoren oder Transkriptionsfaktoren zu denken, wenn wir uns mit eindrücklichen Beispielen von Willenskraft befassen. Stattdessen scheint es eine viel unkompliziertere Antwort zu geben – wir haben es mit der calvinistischen Arbeitsethik eines Homunculus zu tun, besprenkelt mit der richtigen Art von Feenstaub.

Hier ist ein gutes Beispiel für diesen Dualismus. Erinnern Sie sich an Jerry Sandusky, den Footballtrainer der Penn State University, der jahrelang Kinder sexuell missbrauchte? Nach seiner Verurteilung veröffentlichte CNN einen Kommentar auf der Website. Unter der provokanten Überschrift »Verdienen Pädophile Sympathie?« setzte sich James Cantor von der University of Toronto darin mit der Neurobiologie der Pädophilie auseinander. Beispielsweise tritt sie auf eine Weise in Familien auf, die vermuten lässt, dass dabei Gene eine Rolle spielen. Unter Pädophilen gibt es ungewöhnlich viele, die während der Kindheit Gehirnschäden erlitten haben. Es gibt Hinweise darauf, dass endokrine Anomalitäten während der Schwangerschaft von Bedeutung sind. Besteht also die Möglichkeit, dass ein neurobiologischer Würfel geworfen wird und einige Menschen dazu bestimmt sind, so zu sein? Genau. Cantor schlussfolgert: »Man kann es sich nicht aussuchen, kein Pädophiler zu sein.«[21] Das ist mutig und korrekt. Und dann vollführt Cantor einen erstaunlichen Eingeschränkter-freier-Wille-Weitsprung. Mindert irgendetwas von diesen biologischen Einflüssen die Verurteilung und die Bestrafung, die Sandusky verdiente? Nein. »Man kann es sich nicht aussuchen, kein Pädophiler zu sein, aber man kann sich dafür entscheiden, kein Kinderschänder zu sein.«

Dies führt zu einer Unterscheidung dessen, woraus die Dinge angeblich bestehen:

Biologische Gefährdungen	*Gegenmaßnahmen des Homunculus*
Destruktive Sexualtriebe	Dem Drang widerstehen, ihnen nachzugeben
Wahnhaftes Stimmenhören	Ihren zerstörerischen Befehlen widerstehen
Hang zum Alkoholismus	Nicht trinken
Epileptische Anfälle	Nicht ans Steuer setzen, ohne die Medikamente eingenommen zu haben
Nicht allzu schlau	Sich bemühen, wenn es schwierig wird
Nicht gerade das attraktivste Gesicht	Auf den riesigen, scheußlichen Nasenring verzichten

Im Folgenden sind nur einige der Dinge aufgeführt, die in diesem Buch behandelt wurden und die die rechte Spalte beeinflussen können: Blutzuckerspiegel; der sozioökonomische Status der Herkunftsfamilie; eine schwere Gehirnerschütterung; Schlafqualität und -menge; pränatales Umfeld; Stress und Glukokortikoidspiegel; ob Sie Schmerzen haben; ob Sie unter Parkinson leiden und welche Medikamente man Ihnen verordnet hat; perinatale Hypoxie; Ihre Genvariante des Dopaminrezeptors D4; ob Sie einen Schlaganfall im frontalen Kortex erlitten haben; ob Sie als Kind missbraucht wurden; wie viel kognitive Belastung Sie in den letzten Minuten ertragen haben; Ihre MAO-A-Genvariante; ob Sie mit einem bestimmten Parasiten infiziert sind; ob Sie das Gen der Huntington-Krankheit haben; der Bleigehalt im Leitungswasser während Ihrer Kindheit; ob Sie in einer individualistischen oder kollektivistischen Kultur leben; ob Sie ein heterosexueller Mann sind und eine attraktive Frau in der Nähe ist; ob Sie den Schweiß von jemandem gerochen haben, der Angst hat. Und so weiter. Von allen Standpunkten in Bezug auf den eingeschränkten freien Willen ist derjenige, der Begabung der Biologie und Anstrengung dem freien Willen oder Impuls der Biologie und Widerstand gegen einen Impuls dem freien Willen zuordnet, am durchdringendsten und destruktivsten. »Du musst sehr hart gearbeitet haben« ist in genauso hohem Maße der physikalischen Welt und der Biologie zuzuordnen wie die Aussage »Du musst sehr schlau sein«. Und ja, Kinderschänder und Pädophile sind gleichermaßen ein Produkt der Biologie. Jede andere Auffassung ist nicht viel mehr als Küchenpsychologie.

ABER ERWÄCHST HIERAUS ÜBERHAUPT ETWAS SINNVOLLES?

Wie bereits erwähnt, stellt Stephen Morse die Relevanz der Neurowissenschaft für das Rechtssystem am entschiedensten in Frage und hat sich ausführlich und mit Nachdruck über dieses Thema ausgelassen.[22] Er vertritt dezidiert die Ansicht, dass der freie Wille mit dem Determinismus vereinbar ist. Er hat kein Problem mit der M'Naghten-Regel und erkennt an, dass eine so weitreichende Schädigung des Gehirns vorliegen kann, dass die Schuldfähigkeit nicht mehr gegeben ist: »Unterschiedliche Ursachen können genuin entschuldbare Umstände begründen, wie zum Beispiel mangelnde rationale Fähigkeiten oder Kontrollfähigkeiten.« Abgesehen von diesen seltenen Fällen bietet die Neurowissenschaft seiner Meinung nach jedoch wenig, was die Vorstellung von Verantwortlichkeit in Frage stellen könnte. Etwas spöttisch bemerkte er: »Gehirne töten keine Menschen. Menschen töten Menschen.«

Morse äußert starke Zweifel daran, dass es sinnvoll ist, der Neurowissenschaft Zutritt zum Gerichtssaal zu verschaffen. Es schaudert ihn regelrecht bei dem Gedanken daran, wie sehr »Neurorecht« und »Neurokriminologie« zu einer Marotte geworden sind. Als wunderbar sardonischer Autor* hat er die Entdeckung des »Gehirnübertreibungssyndroms« verkündet. Die davon Betroffenen hätten sich in die Bedeutung der Neurowissenschaft verrannt, weil sie »von erstaunlichen Fortschritten unseres Verständnisses vom Gehirn infiziert und entflammt« worden seien. Folglich machten sie »moralische und gesetzliche Ansprüche geltend, die die neue Neurowissenschaft nicht beinhaltet und nicht unterstützen kann«.

Ein vollkommen berechtigter Kritikpunkt, den er vorbringt, ist ein

* Darüber hinaus ist er ein sehr netter Kerl. Mit einem Stanford-Kollegen, dem Juraprofessor und Bioethiker Hank Greely, musste ich einmal an einer Juristischen Fakultät in einer Debatte gegen Morse und einen Kollegen antreten. Es hat nicht nur Spaß gemacht, weil Morse wahnsinnig klug ist, sondern war auch furchteinflößend, weil er wahnsinnig klug ist.

enggefasster und praktischer. Dabei geht es um die bereits an früherer Stelle erwähnte Sorge, Geschworene könnten den Hirnscan-Daten ungebührlich viel Bedeutung beimessen, nur weil die Bilder so beeindruckend sind. Unter anderem deswegen hat Morse die Neurowissenschaft als den »Determinismus du jour« bezeichnet, »der die Aufmerksamkeit, die zuvor dem psychologischen oder genetischen Determinismus zuteilwurde, auf sich lenkt … Das einzig Neue an der Neurowissenschaft ist die Tatsache, dass sie uns hübschere Bilder bietet und wissenschaftlicher wirkt.«

Ein weiterer berechtigter Kritikpunkt besagt, Erkenntnisse auf dem Gebiet der Neurowissenschaft seien in der Regel bloß deskriptiv (etwa »Hirnregion A projiziert auf Hirnregion Q«) oder korrelativ (etwa »Ein erhöhter Spiegel von Neurotransmitter X geht für gewöhnlich mit Verhaltensweise Z einher«). Derartige Daten widerlegen nicht die Existenz eines freien Willens. Die Philosophin Hilary Bok drückte es wie folgt aus: »Die Behauptung, dass eine Person über ihr Handeln entschied, steht nicht im Widerspruch zu der Behauptung, dass irgendwelche neuronalen Prozesse oder Zustände es verursachten; sie beschreibt es lediglich anders.«[23] Genau darauf habe ich im Lauf des Buches immer wieder hingewiesen, nämlich dass Beschreibung und Korrelation zwar hübsch sind, dass es jedoch auf konkrete Kausaldaten ankommt (zum Beispiel »Erhöht man den Spiegel von Neurotransmitter X, tritt die Verhaltensweise Z häufiger auf«). Sie ermöglichen einige unserer beeindruckendsten Demonstrationen der materiellen Basis unserer komplexeren Verhaltensweisen – so können transkranielle Magnetstimulationstechniken, die einen Teil des Kortex vorübergehend aktivieren oder inaktivieren, die moralische Entscheidungsfindung eines Probanden verändern, seine Entscheidungen in Bezug auf Bestrafung oder seine Bereitschaft zu Großzügigkeit und Empathie. Das ist Kausalität.

Was das Problem der Kausalität betrifft, so unterscheidet Morse zwischen Kausalität und Zwang. Er schreibt: »Kausalität ist weder eine Entschuldigung per se noch gleichbedeutend mit Zwang, der einen entschuldbaren Umstand darstellt.« Morse beschreibt sich selbst als einen »Materialisten durch und durch« und meint: »Wir leben in einem kausalen Universum, das menschliches Handeln mit einschließt.« Doch sosehr ich mich auch bemühe, ich sehe keine Möglichkeit, diese Unterscheidung zu treffen, die nicht insgeheim einen Homunculus erfordert, der sich außerhalb des kausalen Universums befindet, einen Homunculus, der einem »Zwang« erliegen kann, der aber mit »Kausalität« umgehen kann und sollte. Der Philosoph Shaun Nichols drückt es folgendermaßen aus: »Es scheint, als müsste etwas dran glauben – entweder unser Bekenntnis zum freien Willen oder unsere Vorstellung, dass jedes Ereignis ganz und gar durch die vorausgehenden Ereignisse verursacht wird.«[24] Trotz dieser Kritik an seiner Kritik liegt meinem Standpunkt ein größeres Problem zugrunde, eines, das Morse schlussfolgern lässt, dass die Beiträge der Neurowissenschaft zum Rechtssystem »bestenfalls bescheiden sind und dass die Neurowissenschaft keine echte, radikale Herausforderung in Bezug auf Begriffe wie Persönlichkeit, Verantwortlichkeit und Kompetenz darstellt«.[25] Das Problem lässt sich in Form eines hypothetischen Gedankenaustauschs zusammenfassen:

Staatsanwalt: Herr Professor, Sie haben uns von dem weitreichenden Schaden berichtet, den der Angeklagte als Kind an seinem frontalen Kortex erlitten hat. Wurde jeder, der einen solchen Schaden erlitten hat, zu einem mehrfachen Mörder wie der Angeklagte?

Der Neurowissenschaftler, der für die Verteidigung aussagt: Nein.

Staatsanwalt: Hat jede dieser Personen zumindest irgendein schwerwiegendes kriminelles Verhalten an den Tag gelegt?

Neurowissenschaftler: Nein.

Staatsanwalt: Kann die Hirnforschung erklären, warum dasselbe Ausmaß an Schädigung beim Angeklagten zu mörderischem Verhalten geführt hat?

Neurowissenschaftler: Nein.

Das Problem besteht darin, dass wir trotz all der biologischen Erkenntnisse, die es uns erlauben, auf diese albernen Homunculi zu verzichten, nach wie vor kaum Vorhersagen für das Verhalten von Menschen treffen können. Vielleicht auf statistischer Ebene für Gruppen, aber nicht für Individuen.

VIEL ERKLÄREN UND WENIG VORAUSSAGEN

Wenn sich jemand ein Bein gebrochen hat, wie vorhersehbar ist dann, dass er Probleme beim Gehen haben wird? Das dürfte sich doch wohl mit fast 100-prozentiger Sicherheit vorhersagen lassen. Wenn ein Mensch eine schwere Lungenentzündung hat, wie vorhersehbar ist es dann, dass er manchmal Mühe beim Atmen haben und leicht ermüdet sein wird? Erneut zu ungefähr 100 Prozent. Dasselbe gilt für die Auswirkungen starker Stauungen des Blutflusses in den Beinen oder für eine schwere Leberzirrhose.

Wenden wir uns dem Gehirn und neurologischen Schädigungen zu. Was, wenn jemand eine Hirnläsion hatte und die Neuronen um das entstandene Narbengewebe sich neu vernetzen, sodass sie sich selbst und einander stimulieren – wie voraussehbar ist es, dass die Person einen epileptischen Anfall haben wird? Wie sieht es aus, wenn jemand eine angeborene Schwäche der Blutgefäßwände im gesamten Hirn hat – wie hoch ist die Wahrscheinlichkeit, dass irgendwann ein Hirnaneurysma auftritt? Und was ist, wenn jemand eine Genmutation aufweist, die die Huntington-Krankheit zur Folge hat – wie groß ist die Wahrscheinlichkeit, dass die Person im Alter von sechzig Jahren eine neuromuskuläre Erkrankung hat? In allen Fällen ist die Wahrscheinlichkeit sehr hoch, vermutlich um die 100 Prozent.

Beziehen wir nun das Verhalten mit ein. Wenn jemand unter einem erheblichen Schaden des frontalen Kortex leidet, wie vorhersehbar ist es dann, dass Ihnen schon während einer fünfminütigen Unterhaltung irgendwelche Merkwürdigkeiten in Bezug auf sein Verhalten auffallen würden? Zu etwa 75 Prozent.

Lassen Sie uns jetzt eine breitere Palette von Verhaltensweisen betrachten. Wie voraussehbar ist es, dass diese Person mit dem beschädigten frontalen Kortex irgendwann etwas grausam Brutales anstellen wird? Oder dass jemand, der als Kind wiederholt missbraucht wurde, als Erwachsener ebenfalls Kinder missbraucht? Dass ein Soldat, der bei einem Gefecht seine Kameraden verloren hat, eine PTBS (posttraumatische Belastungsstörung) entwickeln wird? Dass jemand mit der polygamen Version des Vasopressinrezeptor-Genpromoters (wie wir sie von den Rocky-Mountain-Wühlmäusen kennen) diverse gescheiterte Ehen haben wird? Dass jemand mit einer speziellen Reihe von Glutamatrezeptor-Untergruppen in Kortex und Hippocampus einen IQ von über 140 hat? Dass jemand, der in der Kindheit bittere Not und Verluste erlitten hat, mit einer schweren depressiven Erkrankung rechnen muss? In allen Fällen liegt die Wahrscheinlichkeit, dass diese Folgen eintreten, unter 50 Prozent, häufig sogar weit darunter.

Worin also unterscheiden sich ein gebrochenes Bein, das die Bewegungsfähigkeit unvermeidlich beeinträchtigt, und die im vorangegangenen Absatz aufgeführten Beispiele, die keine unvermeidlichen Folgen haben? Beinhalten Letztere irgendwie »weniger« Biologie? Liegt es daran, dass das Gehirn einen nichtbiologischen Homunculus enthält, die Beinknochen jedoch nicht?

Nach so vielen Buchseiten zeichnet sich hoffentlich eine Antwort ab. Der Punkt ist nicht, dass in jenen Fällen, die mit Sozialverhalten zusammenhängen, »weniger« Biologie im Spiel ist. Die Biologie ist dann vielmehr qualitativ anders.

Wenn ein Knochen zersplittert, führt eine mehr oder weniger geradlinige Entwicklung hin zu Entzündung und Schmerzen, die den Gang des Betroffenen beeinträchtigen (sollte dieser bereits nach einer Stunde versuchen zu gehen). Dieser biologische Verlauf wird nicht durch eine konventionelle Variation im Erbgut oder in der pränatalen Hormonexposition dieser Person verändert, und er ist ebenso wenig abhängig von der Kultur, in der der Betreffende aufwuchs, oder von dem Zeitpunkt, an dem er zu Mittag gegessen hat. Wie wir jedoch gesehen haben, können all diese Variablen das Sozialverhalten beeinflussen, das unsere besten und unsere schlechtesten Momente prägt.

Die Biologie der Verhaltensweisen, die uns interessieren, ist in allen Fällen *multifaktoriell*, also von vielen Faktoren abhängig – das ist die These, die diesem Buch zugrunde liegt.

Lassen Sie uns näher beleuchten, was »multifaktoriell« in praktischer Hinsicht bedeutet. Nehmen wir an, eine Frau, die häufig Depressionen hat, besucht heute eine Freundin und schüttet dieser ihr Herz über ihre Probleme aus. Inwieweit hätten Sie die generelle Depression und das heutige Verhalten aufgrund der Kenntnis ihrer Biologie voraussagen können?

Angenommen, die »Kenntnis ihrer Biologie« bestünde lediglich darin, zu wissen, welche Version des Serotonintransporter-Gens die Frau hat. Mit welcher Wahrscheinlichkeit könnten Sie ihre Depression und ihr Verhalten vorhersagen? Wie wir in Kapitel 8 gesehen haben, läge sie nicht hoch – bei etwa 10 Prozent. Wie verhält es sich, wenn die »Kenntnis ihrer Biologie« darin bestünde, den Status dieses Gens zu kennen und zu wissen, ob einer ihrer Elternteile starb, als sie noch ein Kind war? Dieses Mal wären es etwa 25 Prozent. Und wenn Sie außer ihrem Serotonintransporter-Genstatus auch wüssten, ob sie in ihrer Kindheit traumatische Erlebnisse hatte und ob sie derzeit allein in Armut lebt? Vielleicht bis zu 40 Prozent. Falls Sie dazu den durchschnittlichen heutigen Glukokortikoidspiegel in ihrem Blut kennen, ist die Wahrscheinlichkeit womöglich etwas höher. Und wieder etwas höher ist sie, wenn Sie außerdem wissen, ob die Frau in einer individualistischen oder kollektivistischen Kultur lebt.*

Falls Sie wissen, ob sie ihre Menstruation hat (was bei schwer depressiven Frauen gewöhnlich die Symptome verschärft und die Wahrscheinlichkeit erhöht, dass sie sich zurückziehen, statt sich jemandem zu öffnen), liegt die Wahrscheinlichkeit wohl sogar schon über 50 Prozent. Fügen Sie noch einige Faktoren hinzu, von denen viele, möglicherweise die meisten, noch nicht entdeckt worden sind, und Ihr multifaktorielles biologisches Wissen wird Ihnen dieselbe Vorhersagekraft verleihen wie bei dem Szenario mit dem gebrochenen Bein. Es geht nicht um unter-

* Interkulturelle psychiatrische Studien haben Folgendes aufgezeigt: Wenn depressive Menschen sich in individualistischen Kulturen einem Freund anvertrauen, um Erleichterung zu finden, werden sie wahrscheinlich über ihre Probleme sprechen, während sie sich in kollektivistischen Kulturen eher nach den Problemen ihres Freundes erkundigen.

schiedliche *Mengen* an biologischer Kausalität, sondern um unterschiedliche *Arten* der Kausalität.

Marvin Minsky, einer der Pioniere auf dem Gebiet der künstlichen Intelligenz, definierte freien Willen einmal als »innere Kräfte, die ich nicht verstehe«.[26] Die Menschen glauben intuitiv an einen freien Willen, und das nicht bloß, weil sie dieses schreckliche menschliche Verlangen nach Handlungsmacht haben, sondern auch, weil die meisten Menschen so gut wie nichts über diese inneren Kräfte wissen. Nicht einmal die Neurowissenschaftler, die im Zeugenstand stehen, können genau voraussagen, welches Individuum mit einem erheblich geschädigten frontalen Kortex zum Serienmörder wird, da die Wissenschaft als Ganze nach wie vor nur eine Handvoll dieser inneren Kräfte kennt. Gesplitterter Knochen → Entzündung → eingeschränkte Bewegung ist einfach. Neurotransmitter + Hormone + Kindheit + ___ + ___ ist es nicht.*[27] Ein weiterer Faktor kommt ins Spiel. Wenn ich auf Web of Science zugreife, eine Suchmaschine zu Aufsätzen, die in wissenschaftlichen und medizinischen Fachzeitschriften veröffentlicht wurden, und dort die Begriffe »Oxytocin« und »Vertrauen« eingebe – um ein Beispiel der unzähligen Verbindungen zwischen Biologie und sozialem Verhalten herauszupicken, mit denen wir uns befasst haben –, stellt sich heraus, dass 193 Beiträge zu diesem Thema erschienen sind. Die erste Abbildung im Folgenden zeigt, dass die meisten dieser Beiträge in den letzten Jahren veröffentlicht worden sind.

Dasselbe lässt sich an den folgenden Abbildungen ablesen, die jeweils die Ergebnisse einer Suche nach »Oxytocin« und »sozialem Verhalten«, nach »transkranieller Magnetstimulation« und »Entscheidungsfindung« sowie schließlich nach »Gehirn« und »Aggression« aufführen.

* Nur um Ihnen ein Gefühl dafür zu geben, wie wenige Schritte wir vorangekommen sind: Die maximale Zahl von Variablen, die zu einer Voraussage von Depression beitragen, umfasst den Serotonintransporter-Status + die Widrigkeiten in der Kindheit + Status an Unterstützung durch das soziale Umfeld im Erwachsenenalter. Das war's, so weit ist heute die einschlägige Literatur. Geht es um den Zusammenhang zwischen einer Schädigung des frontalen Kortex und antisozialer Gewalt, haben wir als bekannte Variablen den neurologischen Status des frontalen Kortex + D4-Dopaminrezeptor-Subtyp + ADHS-Status.

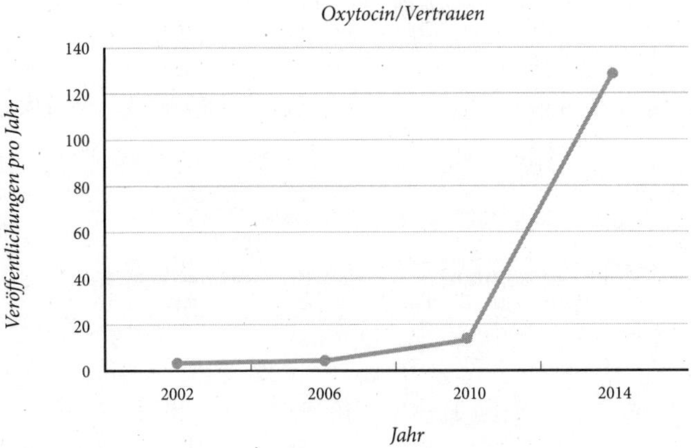
Oxytocin/Vertrauen
140
120
100
80
60
40
20
0
Veröffentlichungen pro Jahr
2002
2006
2010
2014
Jahr

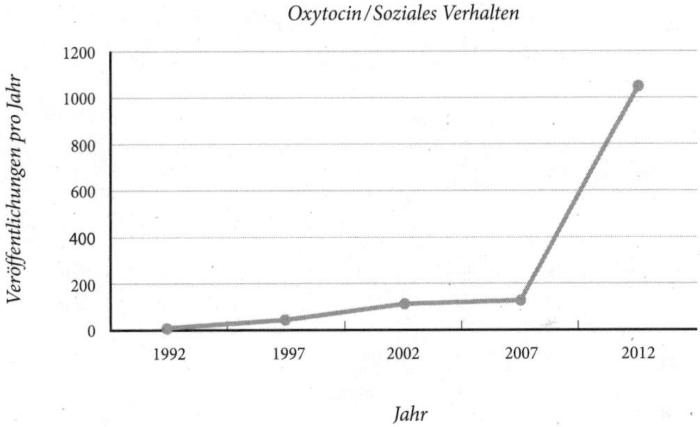
Oxytocin/Soziales Verhalten
1200
1000
800
600
400
200
0
Veröffentlichungen pro Jahr
1992
1997
2002
2007
2012
Jahr

Transkranielle Magnetstimulation/Entscheidungsfindung

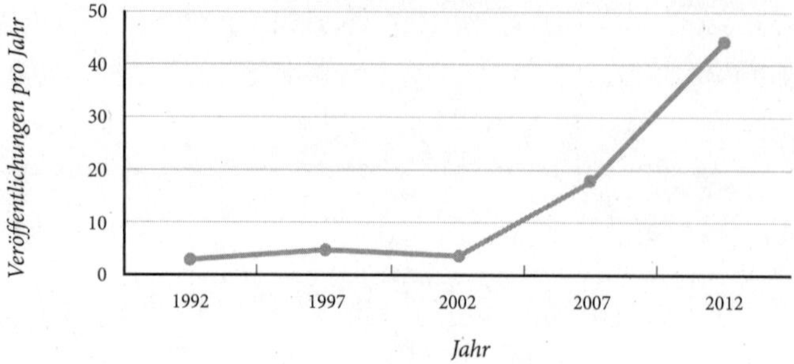

Gehirn/Aggression

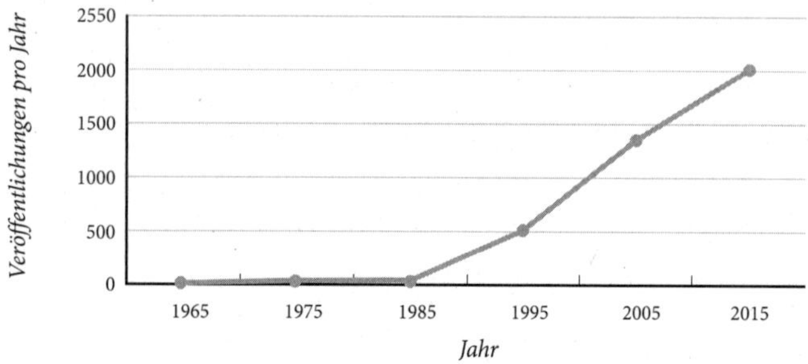

Und hier noch einige weitere Beispiele:

search terms					
	Gene/ Verhalten	*Testosteron/ Aggression*	*Amygdala/ Aggression*	*MAO/ Aggression*	*Epigenetik/ Verhalten*
1920–1930	1	0	0	0	0
1930–1940	3	0	0	0	0
1940–1950	3	0	0	0	0
1950–1960	10	2	0	0	0
1960–1970	22	3	2	0	0
1970–1980	39	24	4	1	0
1980–1990	128	53	5	2	0
1990–2000	9288	401	97	40	9
2000–2010	27 754	757	321	119	197
2010–2020	52 487	1070	560	184	1012

(Hinweis: Die Daten für 2010 bis 2020 wurden von 2010 bis 2015 anteilsmäßig abgeleitet).

Unsere Verhaltensweisen werden kontinuierlich von einer Reihe untergründiger Kräfte geformt. Diese Abbildungen und die Tabelle zeigen, dass die meisten dieser Kräfte die Biologie mit einschließen, von deren Existenz wir bis vor Kurzem noch keine Ahnung hatten.

Was also bedeutet es, dass Minskys Definition des freien Willens erweitert werden sollte zu »innere Kräfte, die ich *noch* nicht verstehe«?

WIE »SIE« »UNS« SEHEN WERDEN

Wenn Sie immer noch der Meinung sind, dass es einen eingeschränkten freien Willen gibt, können Sie nun drei mögliche Wege einschlagen.

In Zusammenhang mit dem ersten empfiehlt sich eine kurze Betrachtung der Epilepsie. Wissenschaftler verstehen eine Menge von den neurologischen Grundlagen von Anfällen und davon, dass die Nervenzellen dabei unter anderem mit anomal hoher Frequenz und Synchronizität feuern. Aber vor noch nicht allzu langer Zeit, vor etwa einem Jahrhundert, galt Epilepsie als eine Art Geisteskrankheit. Und davor sahen viele darin eine ansteckende Infektionskrankheit. Und zu anderen Zeiten und an anderen Orten nahm man an, sie werde durch Menstruation, übermäßigen Sex oder exzessive Masturbation verursacht. Doch 1487 entdeckten zwei deutsche Gelehrte eine Ursache für die Epilepsie, die tatsächlich den Nagel auf den Kopf zu treffen schien.

Die beiden Dominikanermönche Heinrich Kramer und Jakob Sprenger veröffentlichten den *Hexenhammer* (lateinisch *Malleus maleficarum*), die maßgebliche Abhandlung darüber, weshalb eine Frau zur Hexe wird, wie sie zu identifizieren ist und was mit ihr zu geschehen hat. Worin bestand eine der sichersten Methoden, eine Hexe zu identifizieren? Wenn sich Satan ihrer bemächtigt hat, wenn sie infolge der unheilvollen Macht des Teufels, der in ihr steckt, in Zuckungen verfällt.

Sie hielten sich dabei an eine Stelle im Markus-Evangelium (9,14–29):

Ein Mann bringt seinen Sohn zu Jesus, erklärt, dass etwas mit ihm nicht stimme, und bittet Jesus, seinen Sohn zu heilen. Ein Geist habe sich seiner bemächtigt. Er lasse ihn verstummen, werfe ihn zu Boden. Sein Sohn habe dann Schaum vor dem Mund, knirsche mit den Zähnen und werde ganz steif. Der Mann zeigt Jesus seinen Sohn, der sogleich wieder von dem Geist gepackt wird und zu Boden fällt, wo er sich windet und Schaum vor dem Mund hat. Jesus bemerkt, dass der Junge von einem unreinen Geist beherrscht wird, und befiehlt diesem bösen Geist, den Körper zu verlassen und zu verschwinden. Von da an hören die Anfälle auf.

Derartige Anfälle waren ein Zeichen von Besessenheit durch Dämonen, ein eindeutiges Merkmal für eine Hexe. Die Popularität des *Hexenhammers* beruhte auch auf der Tatsache, dass die kurz zuvor erfundene Druckerpresse eine massenhafte Verbreitung ermöglichte. Der Historiker Jeffrey Russell meinte dazu nur: »Die schnelle Verbreitung der Hexenhysterie dank des Buchdrucks war der erste Beweis dafür, dass Gutenberg den Menschen nicht von der Erbsünde befreit hatte.« Das Buch wurde weithin gelesen und erlebte im Verlauf des nachfolgenden Jahrhunderts über dreißig Neuauflagen. Schätzungen zufolge führte es dazu, dass 100 000 bis eine Million Menschen als Hexen verfolgt, gefoltert und getötet wurden.[*28] Ich halte nicht viel von Kramer und Sprenger. Ich vermute, dass sie sadistische Monster waren, aber vielleicht bin ich allzu sehr von Büchern wie *Der Name der Rose* und *Sakrileg* beeinflusst. Vielleicht waren sie einfach Opportunisten, die überlegten, dass das Buch ihren Durchbruch bedeuten könnte. Vielleicht waren sie ganz und gar aufrichtig.

Ich stelle mir stattdessen einen Abend Ende des 15. Jahrhunderts vor. Ein Inquisitor kommt müde und bedrückt nach Hause. Seine Frau drängt ihn zu reden … »Es war ein gewöhnlicher Tag der Hexenverurteilung, aber dieser eine Fall hat mir zu schaffen gemacht. Alle machten ihre Aussagen zu dieser Frau, die zu Boden fällt, mit den Zähnen knirscht und sich krümmt – zweifellos eine Hexe. Ich habe kein Mitleid mit ihr – niemand hat ihr befohlen, sich für Satan zu öffnen. Aber da waren ihre beiden hübschen Kinder – du hättest sie sehen sollen. Sie waren völlig verwirrt, wa-

* Ich danke Katrina Hui, einer brillanten Studentin, dass sie mich auf den *Hexenhammer* aufmerksam gemacht hat.

rum ihre Mutter abgeführt wurde. Auch der Ehemann war verstört. Es war hart, sie leiden zu sehen. Aber es ist, was es ist – natürlich haben wir sie auf dem Scheiterhaufen verbrannt.« Jahrhunderte verstrichen, in denen Menschen getötet und verbrannt wurden, bis wir in der westlichen Welt genug gelernt hatten, um sagen zu können: »Es ist nicht sie, sondern ihre Krankheit.«*

Unser Verständnis all dessen steckt immer noch in den Kinderschuhen. Es ist so gering, dass riesige unerklärte Lücken bleiben, die ansonsten sehr gescheite Menschen mit einem Homunculus füllen. Doch sogar die überzeugtesten Anhänger eines freien Willens müssen zugeben, dass dieser heutzutage enger zu verstehen ist als in der Vergangenheit. Vor noch nicht einmal zwei Jahrhunderten hat uns die Wissenschaft zum ersten Mal gelehrt, dass der frontale Kortex mit angemessenem Verhalten zusammenhängt. Erst seit knapp siebzig Jahren wissen wir, dass die Schizophrenie eine biochemische Störung ist, und seit etwa fünfzig Jahren, dass das, was wir heute Legasthenie nennen, nichts mit Faulheit zu tun hat, sondern mit mikroskopischen kortikalen Missbildungen. Seit 25 Jahren wissen wir, dass die Epigenetik das Verhalten verändert. Der einflussreiche Philosoph Daniel Dennett schrieb über den freien Willen, dass »man ihn sich wahrlich wünschen könnte«. Sofern es den freien Willen tatsächlich gibt, wird er heutzutage in Bereiche abgeschoben, die zu banal sind, als dass es sich lohnen würde, sich ihn zu wünschen – will ich heute eine kurze Unterhose oder Boxershorts?[29] Um noch einmal auf die Grafiken und die Tabelle zurückzukommen, die zeigen, dass all diese wissenschaftlichen Entdeckungen erst aus der jüngeren Zeit stammen. Wenn Sie glauben, dass heute um Mitternacht etwas passieren und die Wissenschaft stehenbleiben wird, dass es keine neuen Veröffentlichungen mehr geben wird, keine neuen Erkenntnisse oder neues, für dieses Buch relevantes Wissen, dass wir vielmehr jetzt alles wissen, was es zu wissen gibt, dann liegt klar auf der Hand, welche Haltung man einnehmen sollte – es gibt einige seltene Bereiche, in denen extreme Formen biologischer Dysfunktion ungewollte Verhaltensänderungen bewirken, und wir sind

* Ich betone »in der westlichen Welt«, denn das ist auch heute keineswegs eine allgemeingültige Auslegung.

nicht sonderlich gut darin, voraussagen zu können, wer solche Veränderungen durchläuft. Mit anderen Worten: Der Homunculus lebt und ist wohlauf.

Wenn Sie hingegen glauben, dass ein Zuwachs an Wissen zu verzeichnen sein wird, haben Sie sich entweder der Meinung angeschlossen, dass jeglicher Beleg für einen freien Willen am Ende beseitigt sein wird, oder der Meinung, dass zumindest der Homunculus in immer winzigere Räume gepresst wird. Und mit einer dieser beiden Meinungen haben Sie auch zugestimmt, dass etwas anderes praktisch garantiert ist: dass die Menschen in der Zukunft auf uns so zurückblicken werden, wie wir auf die zurückblicken, die Blutegel, Aderlass und Trepanation vertreten haben, oder auf die Experten des 15. Jahrhunderts, die ihre Tage damit verbrachten, Hexen zu verurteilen, und dass diese Menschen in Zukunft uns betrachten und denken werden: »Mein Gott, was die damals alles nicht wussten! Und welchen Schaden sie angerichtet haben!«

Archäologen machen etwas, das auf beeindruckende Weise von ihrer fachlichen Demut zeugt. Wenn sie Ausgrabungen vornehmen, ist ihnen bewusst, dass künftige Archäologen über ihre primitiven Techniken entsetzt sein werden, darüber, wie viel sie bei ihrer Ausgrabung zerstören. Deswegen lassen sie oft den Großteil einer Grabungsstätte in Erwartung ihrer geschickteren Kollegen der Zukunft unberührt. So ist erstaunlicherweise über vierzig Jahre nach Beginn der Ausgrabungen erst weniger als ein Prozent der berühmten Terrakotta-Armee aus der Qin-Dynastie in China freigelegt worden.

Demgegenüber können wir es uns nicht leisten, Gerichtsurteile hundert Jahre aufzuschieben, bis wir die Verhaltensbiologie richtig begriffen haben. Aber zumindest benötigt das System die Demut der Archäologie, ein Gespür dafür, dass wir vor allem nicht unwiderruflich handeln sollten.

Aber was machen wir in der Zwischenzeit? Ganz einfach (ich kann das leicht sagen, da ich aus der beruhigenden Entfernung meines Labors auf das Rechtssystem blicke): vermutlich genau drei Dinge. Das erste ist leicht umzusetzen, das zweite sehr schwierig und das dritte fast unmöglich.

Wenden wir uns zuerst dem Leichten zu. Wenn Sie einen freien Willen ablehnen, kommt in Diskussionen über das Rechtssystem stets die nervige und provokative Unterstellung, dass man dann nichts gegen Kriminelle unternehmen würde und diese ungehindert herumlaufen und Unheil anrichten könnten. Dieser Einwand lässt sich sofort entkräften: Kein vernünftiger Mensch, der einen freien Willen ablehnt, würde dies wirklich glauben und argumentieren, dass wir die Hände in den Schoß legen sollten, da ja besagte Person einen Schaden am frontalen Kortex habe oder weil die Evolution dafür gesorgt habe, dass das abträgliche Merkmal gewöhnlich adaptiv ist, oder weil schließlich … Die Menschen müssen vor gefährlichen Individuen geschützt werden. Diese dürfen genauso wenig frei herumlaufen, wie man zulassen kann, dass jemand in einem Auto mit defekten Bremsen herumfährt. Rehabilitieren Sie solche Menschen, wenn Sie können, schließen Sie sie für immer aus der Gesellschaft aus, wenn Sie es nicht können, und sie werden gefährlich bleiben. Joshua Greene und Jonathan Cohen von der Princeton University haben dazu einen äußerst gescheiten Aufsatz mit dem Titel »For the Law, Neuroscience Changes Nothing and Everything« (»Was die Rechtsprechung betrifft, verändert die Neurowissenschaft nichts und alles«) veröffentlicht. Was weder die Neurowissenschaft noch die Biologie im Geringsten ändern, ist die anhaltende Notwendigkeit, die gefährdeten Menschen vor den gefährlichen zu schützen.[30] Kommen wir nun zu dem fast unmöglichen Punkt, zu dem, der »alles verändert« – der Frage der Bestrafung. Vielleicht, nur vielleicht, muss ein Straftäter an den kritischen Punkten eines behavioristischen Programms bestraft werden, und zwar als Teil der Rehabilitation, als Teil dessen, was einen Rückfall unwahrscheinlich macht, indem man den Einfluss des frontalen Kortex verstärkt. Einem gefährlichen Individuum die Freiheit zu verweigern, indem man es aus der Gesellschaft entfernt, beinhaltet dies bereits. Aber einen freien Willen auszuschließen bedeutet auszuschließen, dass Bestrafung ein Zweck an sich ist und dafür sorgt, dass die Waage der Gerechtigkeit wieder »ausgeglichen« wird.

Was verändert werden muss, ist die Einstellung des Bestrafenden. Wie schwierig das ist, untersucht das großartige Buch *The Punisher's Brain. The Evolution of Judge and Jury* (2014) von Morris Hoffman, einem Richter und Rechtsgelehrten.[31] Hoffman untersucht die Gründe für Bestrafung: Wie Studien zur Spieltheorie zeigen, fördert sie die Kooperation. Sie gehört untrennbar zur Evolution der Sozialität. Und vor allem kann es sich gut anfühlen, zu bestrafen, bei einer öffentlichen Hinrichtung zum gerechten und selbstgerechten Publikum zu gehören, das weiß, dass der Gerechtigkeit Genüge getan wird.

Dabei handelt es sich um eine intensive atavistische Lust. Legen Sie jemanden in einen Hirnscanner und zeigen Sie ihm Szenarien von Regelverstößen. Die Entscheidungsfindung bezüglich der Strafbarkeit für den Verstoß korreliert mit der Aktivität im kognitiven dlPFC. Die Entscheidungsfindung in Bezug auf die angemessene Bestrafung aktiviert hingegen den emotionalen vmPFC sowie die Amygdala und den Insellappen; je mehr Aktivierung, desto mehr Bestrafung.[32] Die Entscheidung, jemanden zu bestrafen, die leidenschaftliche Motivation, es zu tun, ist ein freudig erregter limbischer Zustand. Genauso verhält es sich mit den Folgen der Bestrafung – wenn Probanden bei einem Wirtschaftsspiel jemanden dafür bestrafen, dass er ein lausiges Angebot unterbreitet hat, wird bei ihnen das dopaminerge Belohnungssystem aktiviert. Bestrafung, die als gerecht empfunden wird, fühlt sich gut an.

Es ist durchaus plausibel, dass wir uns evolutionär dahingehend entwickelt haben, dass Bestrafung mit diesem limbischen Hochgefühl einhergeht und dass wir mit einem angenehmen Dopaminstoß belohnt werden, wenn wir bestrafen. Jemanden zu bestrafen ist aufwendig und teuer, angefangen bei dem Verzicht auf eine Belohnung, wenn man beim Ultimatumspiel ein lächerliches Angebot ablehnt, bis hin zu unseren Steuergeldern, mit denen die Zahnarztkosten für den Gefängniswärter bezahlt werden, der die Apparatur mit der Todesspritze bedient. Eben jenes Gefühl selbstgerechter Lust bringt uns dazu, diese Kosten zu schultern. Das wurde in einer Bildgebungsstudie mit Hilfe eines Wirtschaftsspiels nachgewiesen. Die Versuchsteilnehmer hatten abwechselnd folgende Möglichkeiten: Sie konnten miserable Angebote kostenlos bestrafen, oder sie mussten Punkte »ausgeben«, die sie sich dafür »verdient« hatten. Je stärker die dopaminerge Aktivierung während einer kostenlosen Bestrafung war, desto mehr bezahlte jemand in der anderen Situation, um zu bestrafen.[33] Die fast unmögliche Aufgabe besteht also darin, dies zu überwinden. Wie ich schon gesagt habe, würde Bestrafung weiterhin auf instrumentelle Weise eingesetzt werden, um das Verhalten gezielt zu formen. Aber es ist schlichtweg kein Platz für die Vorstellung, es sei eine Tugend, jemanden zu bestrafen. Unsere dopaminergen Pfade müssen ihre Stimulierung anderswo finden. Ich weiß allerdings nicht, wie sich eine solche Einstellung am besten erreichen lässt. Was ich aber definitiv weiß, ist, dass wir es schaffen können – denn wir haben es schon einmal geschafft: Früher wurden Menschen mit Epilepsie wegen ihrer intimen Beziehung zu Satan von Tugendwächtern schrecklich bestraft. Heute ordnen wir an, dass sie kein Auto fahren dürfen, wenn sich ihre Anfälle nicht unter Kontrolle bringen lassen. Entscheidend ist, dass niemand ein solches Fahrverbot für eine tugendhafte, befriedigende Bestrafung hält und glaubt, dass jemand mit behandlungsresistenten Anfällen ein Fahrverbot »verdient«. Es versammeln sich keine aufgeregten Massen, um mitzuerleben, wie der Führerschein des Epileptikers öffentlich verbrannt wird. In diesem Bereich haben wir den Gedanken an Bestrafung erfolgreich gebannt. Es mag vielleicht Jahrhunderte dauern, doch wir können dasselbe auch in allen anderen Sparten unseres Strafjustizsystems erreichen.

Dies bringt uns zu dem dritten Punkt, der ungeheuren praktischen Herausforderung. Die üblichen Begründungen für die Gefängnisstrafe lauten, dass es darum gehe, die Öffentlichkeit zu schützen, den Täter zu rehabilitieren und zu bestrafen und schließlich andere durch die Androhung von Strafe abzuschrecken. Letzteres stellt die praktische Herausforderung dar, denn derartige Strafandrohungen können tatsächlich abschrecken. Wie lässt sich das bewerkstelligen? Eine Art von Lösung ist mit einer offenen Gesellschaft nicht vereinbar: der Öffentlichkeit *vorzugaukeln*, dass eine Gefängnisstrafe grauenhafte Bestrafungen mit einschließt, wenn das in Wirklichkeit gar nicht der Fall ist. Vielleicht muss der Verlust der Freiheit, der eintritt, wenn ein gefährlicher Mensch aus der Gesellschaft ausgeschlossen wird, als Abschreckung ausreichen. Vielleicht ist nach wie vor eine gewisse konventionelle Bestrafung erforderlich, wenn sie ausreichend abschreckt. Was wir jedoch gänzlich ablegen sollten, sind die Vorstellungen, dass eine Strafe verdient sein kann und dass es rechtschaffen sein kann, jemanden zu bestrafen.

All das wird nicht einfach sein. Um zu erkennen, wie groß die Herausforderung ist, dies umzusetzen, müssen wir uns vor Augen führen, dass einige, viele, ja vielleicht sogar die meisten der Menschen, die im 15. Jahrhundert Epileptiker verfolgten, sich nicht von uns unterschieden. Sie waren aufrichtig, vorsichtig und moralisch, besorgt angesichts der ernsten Probleme, die ihre Gesellschaft bedrohten, und hofften, ihren Kindern eine sicherere Welt hinterlassen zu können. Ihre Denkart war einfach nur eine unverkennbar andere. Die psychologische Distanz zwischen ihnen und uns ist riesig; uns trennt der gähnende Abgrund, den die Entdeckung »Es ist nicht sie, sondern ihre Krankheit« darstellt. Die Entfernung, die wir zurücklegen müssen, ist dagegen weitaus geringer – wir müssen nur die genannte Einsicht nehmen und bereit sein, ihre gültige Erweiterung in jedem Bereich zu akzeptieren, in den uns die Wissenschaft führen wird.

Die Hoffnung ist folgende: dass Begriffe wie »böse« und »Seele« genauso irrelevant sein werden, wenn wir es mit Menschen zu tun haben, deren Verhaltensweisen zu unseren schlimmsten und schädlichsten zählen, wie wenn wir es mit einem Auto mit defekten Bremsen zu tun haben, und dass sie in einem Gerichtssaal genauso selten ausgesprochen werden wie in einer Autowerkstatt. Entscheidend ist, dass der Vergleich noch in einem weiteren wichtigen Punkt gilt: Denken wir an gefährliche Menschen, deren frontaler Kortex, Gene usw. in Ordnung zu sein scheinen. Wenn ein Auto defekt und gefährlich ist und wir es zur Werkstatt bringen, ist dies keine dualistische Situation, in der wir a) eine mechanistische Erklärung haben, wenn der Mechaniker entdeckt, dass ein kaputtes Teil das Problem verursachte, oder aber b) es mit einem bösen Auto zu tun haben, wenn der Mechaniker nichts finden kann; natürlich kann der Mechaniker Spekulationen über die Ursache des Problems anstellen – vielleicht liegt es an dem Konstruktionsplan, nach dem das Auto gebaut wurde, vielleicht war es die Produktion selbst, vielleicht enthält die Umwelt unbekannte Schadstoffe, die irgendwie die Funktion beeinträchtigen, oder vielleicht stehen den Werkstätten eines Tages Techniken zur Verfügung, mit denen sich irgendein wichtiges Molekül im Motor aufspüren lässt, das das Gleichgewicht durcheinanderbringt – aber in der Zwischenzeit halten wir dieses Auto für böse. Denn auch im Fall des Autos entspricht ein freier Wille inneren Kräften, die wir noch nicht verstehen.*[34] Viele, die intuitiv gegen diese Ansicht sind, führen an, dass es entmenschlichend sei, geschädigte Menschen als kaputte Maschinen zu begreifen. Aber der entscheidende Punkt ist, dass dies bei Weitem humaner ist, als sie als Sünder zu verteufeln und ihnen Moralpredigten zu halten.

NACHTRAG: NUN KOMMT DER SCHWIERIGE TEIL

So viel zum Strafjustizsystem. Wenden wir uns nun dem wirklich schwierigen Teil zu: Was machen Sie, wenn Ihnen jemand zu Ihrem Jochbogen gratuliert?

Falls wir einen freien Willen bestreiten, wenn es um unsere schlimmsten Verhaltensweisen geht, muss dasselbe für unsere besten Verhaltensweisen gelten. Für unsere Talente, für die Momente, in denen wir Willensstärke und Konzentration, überschäumende Kreativität, Schicklichkeit und Mitleid bewiesen haben. Logischerweise sollte es genauso albern erscheinen, sich diese Eigenschaften als Verdienst anrechnen zu lassen, wie auf ein Kompliment wegen der Schönheit Ihrer Wangenknochen zu reagieren, indem Sie demjenigen, der das Kompliment gemacht hat, dafür danken, dass er implizit Ihren freien Willen gelobt hat, statt ihm zu erklären, wie mechanische Kräfte auf den Jochbogen Ihres Schädels eingewirkt haben.

* Vielleicht werden Autos bald in den Diskussionen über die moralische Entscheidungsfindung Thema sein – sollte ein selbstfahrendes Auto von sich aus gegen eine Mauer fahren und den Insassen töten, um fünf Fußgänger zu retten? Die meisten Menschen vertreten die Ansicht, dass Autos so programmiert werden sollten, würden es aber natürlich vorziehen, dass eines, das sie benutzten, die gegensätzliche Entscheidung trifft. Vielleicht funktionieren kostspieligere Modelle auf diese Weise, während das gemeine Volk utilitaristischere Fahrzeuge hat. Oder vielleicht entscheidet das Auto abhängig davon, wie oft Sie es reinigen und das Öl wechseln.

Es wird sehr schwierig sein, auf diese Weise zu handeln. Ich gebe bereitwillig zu, dass ich mich in dieser Hinsicht einmal unmöglich verhalten habe. Meine Frau und ich frühstücken mit einem Freund, der einen Obstsalat serviert. Wir rufen aus: »Wow, die Ananas ist köstlich.« »Zurzeit ist keine Saison für Ananas«, erwidert unser Gastgeber süffisant, »aber ich hatte Glück und fand eine schmackhafte.« Meine Frau und ich sind schwer beeindruckt und sagen: »Du verstehst es wahrlich, Obst auszuwählen. Du bist ein besserer Mensch als wir.« Wir loben den Gastgeber wegen dieser vermeintlichen Demonstration freien Willens, für jene Wahl an einem der Scheidewege des Lebens, wo er sich entschloss, ein Ananas-Experte zu werden. Aber wir täuschen uns. In Wahrheit hatten Gene etwas mit den Geruchsrezeptoren unseres Gastgebers zu tun, die ihm dabei helfen, Fruchtreife zu erkennen. Vielleicht stammt unser Gastgeber von einem Volk ab, zu dessen tiefen und althergebrachten kulturellen Werten es gehört, zu lernen, wie man eine Ananas abtastet, um beurteilen zu können, ob sie gut ist. Oder das bloße Glück des sozioökonomischen Lebenswegs unseres Gastgebers hat es ihm ermöglicht, über einen überteuerten Ökomarkt zu schlendern, auf dem man von peruanischer Musik berieselt wird. Und dennoch loben wir unseren Gastgeber.

Ich kann mir wirklich nicht vorstellen, wie man so leben kann, als gäbe es keinen freien Willen. Vielleicht wird es uns nie gelingen, uns selbst als die Summe unserer Biologie zu sehen. Vielleicht müssen wir uns damit begnügen, sicherzustellen, dass unsere Homunculus-Mythen ungefährlich sind, und die schwere Aufgabe, wirklich rational zu denken, für Situationen aufheben, in denen es darauf ankommt – nämlich dann, wenn wir andere streng beurteilen.

17

KRIEG UND FRIEDEN

Schauen wir uns die Fakten noch einmal an. Üblicherweise feuert Ihre Amygdala, wenn Sie ein andersethnisches Gesicht sehen. Wenn Sie arm sind, wird Ihre frontokortikale Entwicklung vermutlich bereits im Alter von fünf Jahren unter dem Durchschnitt liegen. Oxytocin lässt uns unfreundlich zu Fremden sein. Empathie ist kein Garant für mitfühlende Handlungen, und genauso wenig führt uns eine hochmoralische Entwicklung dazu, stets den schwierigeren, aber richtigeren Weg einzuschlagen. Es gibt Genvarianten, die Sie – unter bestimmten Voraussetzungen – eher zu antisozialen Handlungen veranlassen. Und Bonobos sind gar nicht so friedfertig – sie wären nicht die Meister der Versöhnung, wenn es keine Konflikte gäbe, die beigelegt werden müssten.

All das kann einen ziemlich pessimistisch stimmen. Doch das Grundprinzip dieses Buches ist, dass es dennoch Grund für Optimismus gibt.

Daher setze ich mir für dieses letzte Kapitel folgende Ziele: (a) zu beweisen, dass sich die Dinge bessern, dass sich unsere schlimmsten Verhaltensweisen auf dem Rückzug und unsere besten auf dem Vormarsch befinden; (b) zu untersuchen, wie wir diese Entwicklung verbessern können; (c) nach Wegen zu suchen, um für dieses Projekt positive emotionale Unterstützung zu mobilisieren, und zu erkennen, dass wir auch unter widrigsten Umständen unsere besten Verhaltensweisen an den Tag legen können; (d) und schließlich herauszufinden, ob man es mir wirklich durchgehen lässt, dass ich dieses Kapitel »Krieg und Frieden« nenne.

ETWAS BESSERE ENGEL

Was unsere besten und schlimmsten Verhaltensweisen angeht, so hat sich die Welt in der jüngsten Vergangenheit sehr verändert. Zu Beginn des 19. Jahrhunderts herrschte überall auf der Welt noch Sklaverei, auch in den Kolonien eines Europas, das sich im Glanz der Aufklärung sonnte. Kinderarbeit war allgegenwärtig und sollte mit der industriellen Revolution in das goldene Zeitalter der Ausbeutung eintreten. Außerdem gab es nicht ein einziges Land, das Tierquälerei bestrafte. Heute ist Sklaverei in jedem Land geächtet, und die meisten versuchen auch, dieses Verbot durchzusetzen. In der Mehrzahl der Staaten gibt es gesetzliche Regelungen zur Kinderarbeit, die zurückgeht und immer häufiger nur noch im häuslichen Umfeld und in Anwesenheit der Eltern stattfindet. Auch der Umgang mit Tieren ist in den meisten Ländern gesetzlich geregelt.

Darüber hinaus ist die Welt sicherer geworden. Im Europa des 15. Jahrhunderts kamen auf 100 000 Einwohner durchschnittlich 41 Morde pro Jahr. Zurzeit liegen die Raten mit 62, 64 und 85 jährlichen Tötungsdelikten pro 100 000 nur in El Salvador, Venezuela und Honduras höher. Weltweit beträgt der Durchschnitt 6,9, in Europa 1,4. Leuchtende Vorbilder sind Island, Japan und Singapur, wo die Rate lediglich 0,3 beträgt.

Und noch ein paar Dinge sind in den letzten Jahrhunderten seltener geworden: Zwangsehen, Kinderbräute, Genitalverstümmelung, Frauenmisshandlung, Polygamie, Witwenverbrennungen. Die Verfolgung von Homosexuellen, Epileptikern und Albinos. Gewalt gegen Schulkinder und Gewalt gegen Lasttiere. Die Regime von Besatzungsarmeen, Kolonialmächten oder nichtgewählten Diktatoren. Analphabetismus, Tod im frühesten Kindesalter, Tod bei der Geburt, Tod durch vermeidbare Krankheiten. Die Todesstrafe. Hier eine Liste von Dingen, die im letzten Jahrhundert ins Leben gerufen wurden: Verbote bestimmter Waffenarten. Der Internationale Gerichtshof und der Straftatbestand des Verbrechens gegen die Menschlichkeit. Die Vereinten Nationen und das Aussenden multinationaler Friedenssicherungstruppen. Internationale Abkommen, um den Handel von Blutdiamanten, Elefantenzähnen, Rhinozeroshörnern, Leopardenfellen und Menschen zu unterbinden. Agenturen, die Geld sammeln, um Katastrophenopfern überall auf der Welt zu helfen, um interkontinentale Adoption von Waisen zu ermöglichen, um globale Pandemien zu bekämpfen und um medizinisches Personal in alle erdenklichen Konfliktregionen zu schicken.

Ja, ich weiß, ich bin total naiv, wenn ich glaube, dass Gesetze überall durchgesetzt werden. Beispielsweise war Mauretanien 1981 das letzte Land, das die Sklaverei abschaffte, und dennoch sind heute ungefähr 20 Prozent der Einwohner noch immer Sklaven, während die Regierung bisher nur einen einzigen Sklavenhalter verurteilt hat.[1] Ich sehe auch, dass sich in vielen Ländern nichts Wesentliches verändert hat. Ich habe Jahrzehnte in Afrika mit Menschen zusammengelebt, die glauben, dass Epileptiker besessen sind und dass die Organe ermordeter Albinos Heilkräfte besitzen. Dort ist die Gewalt gegen Ehefrauen, Kinder und Tiere an der Tagesordnung, Fünfjährige hüten das Vieh und schleppen Feuerholz, Mädchen in der Pubertät werden Klitoridektomien unterzogen und alten Männern als dritte Ehefrauen gegeben. Trotzdem hat sich auf der Welt vieles zum Besseren gewendet.

Die maßgebliche Darstellung zu diesem Thema ist Pinkers monumentales Werk *Gewalt. Eine neue Geschichte der Menschheit.*[2] Es ist eine wissenschaftliche Arbeit, die uns unbarmherzig vor Augen führt, wie entsetzlich die Verhältnisse in der Vergangenheit waren. Eindrücklich beschreibt Pinker die Unmenschlichkeit, die einen furchtbaren Schatten auf die Geschichte unserer Art wirft. Ungefähr eine halbe Million Menschen starben im Römischen Kolosseum, damit Zehntausende von Zuschauern sich am Leiden hilfloser Gefangener ergötzen konnten, die vergewaltigt, in Stücke gehackt, gefoltert und von Tieren gefressen wurden. Im Mittelalter schwärmten ganze Armeen über Eurasien aus, zerstörten Dörfer, töteten jeden Mann und versklavten jede Frau und jedes Kind. Die Aristokratie hatte einen überproportionalen Anteil an dieser Grausamkeit, indem sie völlig ungestraft unter dem Landvolk wütete. Klerus und Vertreter der Obrigkeit, unter ihnen Europäer, Perser, Chinesen, Hindus, Polynesier, Azteken, Afrikaner und die Ureinwohner Nordamerikas, erfanden Foltermethoden. Ein gelangweilter Pariser fand im 16. Jahrhundert Zerstreuung darin, dass er einer Katzenverbrennung, der Hinrichtung eines »kriminellen« Tiers oder einer Bärenhetze beiwohnte (bei Letzterer wurde ein Bär an einen Pfahl gebunden und von Hunden zerfleischt). Es ist eine verstörend andere Welt; Pinker zitiert den Autor L. P. Hartley, der schreibt: »Die Vergangenheit ist ein fremdes Land: dort gelten andere Regeln.«

Gewalt hat drei Kontroversen ausgelöst:

WARUM WAREN DIE MENSCHEN DAMALS SO FURCHTBAR?

Für Pinker ist die Antwort eindeutig. Weil die Menschen schon immer so furchtbar gewesen sind. Das geht zurück auf Kapitel 9 – wann wurde der Krieg erfunden, und erinnert das Jäger-und-Sammler-Leben unserer Vorfahren an Hobbes oder Rousseau? Wie gesehen, zählt Pinker zum Lager all jener, die behaupten, dass organisierte menschliche Gewalt der Zivilisation vorausgeht und bis zu unserem letzten gemeinsamen Vorfahren mit dem Schimpansen zurückreicht. Doch wir haben erfahren, dass die meisten Fachleute zu anderen Ergebnissen kommen; wie sie nachweisen, pickt sich Pinker jene Daten heraus, die seiner These dienen, er subsumiert Jäger und Gärtner unter Jäger und Sammler und wirft sesshaft gewordene Jäger und Sammler mit den traditionellen, nomadischen Jägern und Sammlern in einen Topf.

WARUM SIND DIE MENSCHEN WENIGER FURCHTBAR GEWORDEN?

Pinkers Antwort besteht aus zwei Teilen. Er beruft sich auf den Soziologen Norbert Elias, dessen These vom »Zivilisationsprozess« im Wesentlichen davon ausgeht, dass die Gewalt zurückgeht, wenn der Staat ein Machtmonopol schafft. Verbunden mit einer Ausweitung von Handel und Gewerbe, kommt es zu einer realpolitischen Selbstbeschränkung –

Sie begreifen, dass es besser ist, wenn der andere am Leben bleibt und mit Ihnen Handel treiben kann. Plötzlich liegt Ihnen das Wohlergehen des anderen am Herzen, was laut Pinker eine »Rolltreppe der Vernunft« in Gang setzt – eine vermehrte Fähigkeit für Empathie und Wir-heit. Das ist die Ausgangsposition für die »Revolution der Rechte«: Bürgerrechte, Frauenrechte, Kinderrechte, Schwulen- und Lesbenrechte, Tierrechte. Diese Sichtweise ist ein Triumph der Kognition. Pinker stellt eine Verbindung zum »Flynn-Effekt« her, einem vielfach dokumentierten Anstieg des durchschnittlichen IQ im letzten Jahrhundert. So beruft er sich auf einen moralischen Flynn-Effekt: Gesteigerte Intelligenz und mehr Achtung vor logischem Denken bewirken eine Verbesserung von Theory of Mind und Perspektivenübernahme, was den Menschen die Langzeitvorteile des Friedens vor Augen führt. Nach den Worten eines Rezensenten hat Pinker »keine Scheu, seine eigene Kultur als zivilisiert zu bezeichnen«.[3] Wie nicht anders zu erwarten, zog er sich damit Kritik von allen Seiten zu. Die Linke hat Pinker vorgeworfen, seine hanebüchene Überbewertung der Aufklärung im Zeichen toter weißer Männer stärke dem westlichen Neoimperialismus den Rücken.[4] Mein eigener politischer Instinkt deckt sich mit dieser Meinung. Dennoch ist anzumerken, dass jene Länder mit geringen Gewaltraten, umfangreichen sozialen Absicherungen, wenigen Kindsbräuten, zahlreichen weiblichen Abgeordneten und unantastbaren Bürgerrechten für gewöhnlich direkte Nachkommen der Aufklärung sind.

Demgegenüber behauptet die politische Rechte, dass Pinker die Religion ignoriere und behaupte, die Aufklärung habe den menschlichen Anstand erfunden.[5] In dieser Hinsicht ist er wortreich unmissverständlich – seiner Meinung nach hat sich »ein Wechsel in der Wertschätzung von *Seelen* hin zu *Leben*« vollzogen. Andere wiederum kritisieren, dass seine Rolltreppe der Vernunft den Verstand auf Kosten des Gefühls überbewertet – immerhin verfügen auch Soziopathen über eine ausgezeichnete Theory of Mind, ein (geschädigtes) rein vernünftig operierendes Gehirn fällt verstörende moralische Urteile, und unser Gerechtigkeitssinn lebt von Amygdala und Insellappen, nicht vom dlPFC. Nachdem ich so viele Seiten dieses Buches geschrieben habe, bin ich natürlich der Meinung, dass das Zusammenspiel zwischen Denken und Fühlen entscheidend ist.

SIND DIE MENSCHEN WIRKLICH SO VIEL WENIGER FURCHTBAR GEWORDEN?

Das ist eine sehr strittige Frage. Pinker steht auf einem optimistischen Standpunkt: »[H]eute dürften wir in der friedlichsten Epoche leben, seit unsere Spezies existiert.« Dieser Optimismus stützt sich auf die Tatsache, dass Europa – vom Balkankrieg abgesehen – seit 1945 die längste Friedensperiode seiner Geschichte erlebt. Für Pinker beweist dieser »Lange Friede«, dass der Westen nach der Katastrophe des Zweiten Weltkrieges zur Besinnung gekommen ist und begriffen hat, dass ein gemeinsamer Binnenmarkt weit vorteilhafter ist als ständige kriegerische Auseinandersetzungen. Unterstützt wird diese Entwicklung durch eine wachsende Empathiefähigkeit.

Kritiker werfen Pinker deshalb Eurozentrismus vor. Die westlichen Länder mögen in schönster Harmonie miteinander leben, aber ihre Kriege haben sie woanders geführt – Frankreich in Indochina und Algerien, Großbritannien in Malaysia und Kenia, Portugal in Angola und Mosambik, die UdSSR in Afghanistan, die Vereinigten Staaten in Vietnam, Korea und Lateinamerika. Darüber hinaus befinden sich verschiedene Entwicklungsländer seit Jahrzehnten ununterbrochen im Kriegszustand – denken Sie nur an den östlichen Kongo. Noch wichtiger ist die Tatsache, dass diese Kriege ausuferten, weil westliche Staaten auf die Idee kamen, Stellvertreterkriege von Satellitenstaaten führen zu lassen. Schließlich konnten wir sehen, wie die Vereinigten Staaten und die UdSSR die Kriegsgegner Somalia und Äthiopien mit Waffen versorgten, nur um wenige Jahre darauf der jeweils anderen Seite Waffen zu liefern. Den Langen Frieden gab es nur im Westen.

Die Behauptung, dass die Gewalt im letzten Jahrtausend stetig abgenommen habe, muss folglich auch für das ganze blutige 20. Jahrhundert gelten. Der Zweite Weltkrieg allein kostete 55 Millionen Menschen das Leben, mehr als irgendein anderer Konflikt in der Geschichte. Nimmt man dann noch den Ersten Weltkrieg, Stalin, Mao sowie den russischen und den chinesischen Bürgerkrieg hinzu, kommt man bei vorsichtiger Schätzung auf 130 Millionen Tote.

Pinker macht hier etwas durchaus Vernünftiges, wie es sich für einen Wissenschaftler gehört. Er berücksichtigt bei den Zahlenangaben die Bevölkerungsgröße. Obwohl also im 8. Jahrhundert die An-Lushan-Rebellion und der Bürgerkrieg im China der Tang-Dynastie »nur« 36 Millionen Menschenleben forderten, lief das zu dieser Zeit auf ein Sechstel der Weltbevölkerung hinaus. Mitte des 20. Jahrhunderts wäre das eine Zahl von 429 Millionen gewesen. Wenn man Opferzahlen als Prozentzahl relativ zur Weltbevölkerung ausdrückt, dann ist der Zweite Weltkrieg das einzige Ereignis im 20. Jahrhundert, das es in die Top Ten schafft, hinter der An-Lushan-Rebellion, Mongolenzügen, dem Sklavenhandel des Nahen Ostens, dem Untergang der Ming-Dynastie, dem Untergang des Römischen Reiches, Timurs Eroberungszügen, der Ausrottung der amerikanischen Ureinwohner durch die Europäer und dem atlantischen Sklavenhandel.

Auch diese Methode wurde von Kritikern in Frage gestellt: »He, man kann doch nicht einfach Korrekturfaktoren benutzen, um die 55 Millionen Toten des Zweiten Weltkriegs hinter den 8 Millionen verschwinden zu lassen, die dem Untergang des Römischen Reiches zum Opfer fielen.« Schließlich hätten auch die Opfer des 11. September nicht nur den halben Schrecken ausgelöst, wenn die USA 600 Millionen statt 300 Millionen Einwohner hätten. Und doch liegt Pinker richtig, denn wenn wir die Ereignis*raten* auswerten, erfahren wir, dass London heute viel sicherer ist als zu Dickens' Zeiten oder dass es in einigen Jäger-und-Sammler-Gruppen Mordraten gibt, die mit Detroiter Verhältnissen zu vergleichen sind.

Pinker versäumte es allerdings, einen logischen Schritt weiterzugehen und auch die unterschiedliche Dauer der Ereignisse statistisch zu berücksichtigen. So verglich er beispielsweise die sechs Jahre des Zweiten Weltkriegs mit zwölf *Jahrhunderten* Sklavenhandel im Nahen Osten und vier Jahrhunderten Völkermord an den Ureinwohnern Nordamerikas. Bei Berücksichtigung der Dauer und der Weltbevölkerung gehörten nun zu den Top Ten der Zweite Weltkrieg (Platz 1), der Erste Weltkrieg (Platz 3), der Russische Bürgerkrieg (Platz 8), Mao (Platz 10) und ein Ereignis, das es noch nicht einmal bei Pinker in die ursprüngliche Liste schaffte, der Völkermord in Ruanda (Platz 7), bei dem in 100 Tagen 700 000 Menschen getötet wurden.

Das ist sowohl eine gute wie eine schlechte Nachricht. Im Vergleich zur Vergangenheit verhalten wir uns ganz anders in der Frage, wem wir Rechte zugestehen, für wen wir Empathie empfinden und welchen globalen Übeln wir uns gegenübersehen. Die Situation hat sich gebessert, weil sich heute weniger Menschen gewalttätig verhalten und weil die Gesellschaften, in denen sie leben, versuchen, ihnen Einhalt zu gebieten. Aber die schlechte Nachricht besagt, dass die Reichweite der wenigen gewaltbereiten Personen immer größer wird. Sie empören sich nicht mehr nur über die Ereignisse auf einem anderen Kontinent – sie reisen dorthin und richten Chaos und Verwüstung an. Der charismatische Gewalttäter zieht in Chatrooms Tausende von Followern in seinen Bann, während es früher nur der Mob in einem Dorf war. Gleichgesinnte einsame Wölfe kommen leichter zusammen und finden neue Anhänger. Dem Unheil, das sich einst mit einer Keule oder Machete begnügte, stehen heute automatische Waffen oder Bomben zur Verfügung, was sehr viel verheerendere Konsequenzen hat. Insgesamt hat sich die Situation zweifellos verbessert, was allerdings nicht heißt, dass sie gut ist.

Schauen wir nun, welche der Erkenntnisse und Ergebnisse, über die in diesem Buch berichtet wurde, Abhilfe schaffen könnten.

EINIGE TRADITIONELLE WEGE

Zunächst gibt es eine jahrtausendealte Strategie zur Verringerung der Gewalt – fortgehen. Wenn zwei Personen in einer Gruppe von Jägern und Sammlern einen Konflikt haben, schließt sich einer von ihnen häufig einer benachbarten Gruppe an, manchmal freiwillig, manchmal unfreiwillig. Entsprechend lassen sich Spannungen zwischen Gruppen abbauen, indem sich die eine einen anderen Standort sucht – ein Vorteil des Nomadentums. Eine neuere Studie an den Hadza in Tansania, einem Volk von Jägern und Sammlern, zeigt einen weiteren Vorteil dieser Flexibilität, den wir in Kapitel 10 erörtert haben. Er erleichtert es besonders kooperativen Individuen, sich in Gruppen zusammenzuschließen.[6]

Außerdem gibt es die positiven Auswirkungen des Handels, auf den neben vielen Anthropologen auch Pinker hinweist. Vom Handel auf dem Dorfmarkt bis zur Unterzeichnung internationaler Handelsabkommen gilt nicht selten der Satz: Wo Waren die Grenzen nicht mehr passieren, werden es Armeen tun. Das ist eine Spielart von Thomas Friedmans nicht ganz ernst gemeinter Friedenstheorie der goldenen Bögen – Staaten mit McDonald's-Niederlassungen kämpfen nicht gegeneinander. Auch wenn es Ausnahmen gibt (zum Beispiel die US-Invasion in Panama oder die israelische Invasion im Libanon), so behält Friedmans Grundgedanke doch seine Geltung: Länder, die so viel Stabilität besitzen, dass sie über McDonald's und ähnliche Unternehmen in globale Märkte integriert sind, und deren Bürger genügend Geld haben, um als Verbraucher das wirtschaftliche Überleben solcher Firmen sichern zu können, werden vermutlich zu dem Schluss gelangen, dass die erhofften Erträge des Krieges die Vorteile des Handels nicht aufwiegen können.*,**[7]

Hundertprozentige Sicherheit gibt es nicht – obwohl Deutschland und Großbritannien wichtige Handelspartner waren, kämpften sie im Ersten Weltkrieg gegeneinander –, und es finden sich immer noch genügend Leute, die bereit sind, in den Krieg zu ziehen, auch wenn das den Handel zum Erliegen bringt und die Verbrauchsgüter knapp werden. Darüber hinaus ist »Handel« ein zweischneidiges Schwert. Man findet ihn toll, wenn er zwischen indigenen Jägern im Regenwald stattfindet; und gewiss nicht so toll, wenn man gerade gegen die Welthandelskonferenz protestiert. Doch solange Staaten gegen ferne Länder Krieg führen können, ist Fernhandel, der eine gewisse Abhängigkeit zwischen ihnen schafft, ein gutes Abschreckungsmittel.

* Das war immer die klassische Interpretation des Friedman'schen Konzepts. Es ist jedoch gut möglich, dass Menschen unter diesen Umständen nicht in den Krieg ziehen, weil sie wegen ihrer Altersdiabetes ständig zum Arzt laufen.

** Wie wir in Kapitel 9 gesehen haben, ist Lawrence Keeley eine Ausnahme, denn er vertritt die Auffassung, unter dem Strich führten die Folgen des Handels mit seinen unvermeidlichen Meinungsverschiedenheiten zu mehr und nicht weniger Spannungen zwischen den Gruppen.

Generell kann kulturelle Diffusion (zu der auch der Handel gehört) dem Frieden förderlich sein. Manchmal hat das einen modernen Anstrich – eine Studie in 189 Ländern zeigte, dass digitaler Zugang ein Vorhersagefaktor für mehr Bürgerrechte und Medienfreiheit ist. Außerdem gilt, je mehr Bürgerrechte ein Nachbarland genießt, desto stärker ist dieser Effekt, weil Ideen dem Warenfluss folgen.[8]

RELIGION

Diesen Abschnitt hätte ich gern übersprungen, aber leider geht es nicht. Es lässt sich nämlich mit einiger Berechtigung die Meinung vertreten, dass die Religion die kulturelle Erfindung ist, die uns am stärksten definiert und die wie kaum eine andere Dimension unserer Existenz in der Lage ist, unsere besten und unsere schlimmsten Verhaltensweisen zum Vorschein zu bringen.

Als ich in Kapitel 4 die Hypophyse einführte, fühlte ich mich zunächst nicht verpflichtet, meine Gefühle gegenüber dieser Drüse zu offenbaren. Doch hier scheint es mir angebracht. Also: Ich wurde außerordentlich strenggläubig und orthodox erzogen und hatte eine intensive, gefühlsbetonte Beziehung zur Religion. Doch als ich dreizehn war, brach das ganze Gebäude zusammen; seither bin ich unfähig zu irgendeiner Form von Religiosität und Spiritualität und beschäftige mich stärker mit den destruktiven als mit den förderlichen Aspekten der Religion. Aber ich bin gerne mit religiösen Menschen zusammen und beeindruckt von ihnen – während ich gleichzeitig staune, wie sie dieses Zeug glauben können. Dabei wünsche ich mir nichts sehnlicher, als dass ich es könnte. Das ist alles.

Wie in Kapitel 9 dargelegt, haben wir eine überwältigende Vielfalt von Religionen entwickelt. Wenn wir nur die Religionen mit weltweiter Verbreitung betrachten, sind einige wichtige Gemeinsamkeiten zu erkennen:

1. Sie alle besitzen Facetten der Religiosität, die außerordentlich persönlich und auf den Einzelnen zugeschnitten sind, und zugleich Aspekte, die die Gemeinschaft betreffen; wie wir sehen werden, wirken sich die-

se beiden Bereiche sehr verschieden auf unsere besten und schlimmsten Verhaltensweisen aus.

2. Alle verfügen über rituelle Verhaltensweisen persönlicher und gemeinschaftlicher Art, die in Zeiten der Angst Trost spenden; allerdings werden viele dieser Ängste auch durch die Religion selbst hervorgerufen. Die angstlösenden Effekte des Glaubens liegen auf der Hand, bedenkt man, dass psychologischer Stress aus Mangel an Kontrolle, Vorhersagbarkeit, Ausdrucksmöglichkeiten und sozialer Unterstützung erwächst. Je nach Religion liefern die Glaubensüberzeugungen eine Erklärung für den Grund, warum Dinge geschehen, eine Überzeugung, dass es einen Sinn und Zweck gibt, und das Gefühl, dass ein Schöpfer sich für uns interessiert, wohlwollend ist und auf die Bitten der Menschen reagiert, vor allem auf die Bitten von Menschen wie Ihnen. Kein Wunder, dass Religiosität sich positiv auf die Gesundheit auswirkt (unabhängig von der verstärkten Unterstützung durch die Gemeinde und den verringerten Drogenmissbrauch). Denken Sie daran, dass der anteriore cinguläre Kortex (ACC) einen Alarm auslöst, wenn eine Diskrepanz vorliegt zwischen dem, was Sie von den Dingen erwarten, und dem, was Sie tatsächlich tun. Nach statistischer Berücksichtigung von Persönlichkeit und kognitiven Fähigkeiten zeigen religiösere Menschen weniger ACC-Aktivierung, wenn sie eine negative Diskrepanz mitbekommen. Andere Studien weisen die angstlösende Wirkung repetitiver religiöser Rituale nach.[9]
3. Alle Weltreligionen unterscheiden zwischen »Uns« und »Ihnen«, wobei sie allerdings spezifizieren, was erforderlich ist, um ein »Wir« zu sein, und ob die betreffenden Attribute unveränderlich sind.

Man weiß inzwischen so viel über die Neurobiologie der Religiosität, dass man eine Zeitschrift mit dem Namen *Religion, Brain and Behavior* hat gründen können. Wer ein vertrautes Gebet aufsagt, aktiviert seine mesolimbischen dopaminergen Systeme. Spricht man ein freies Gebet, aktiviert man Regionen, die mit der Theory of Mind assoziiert sind, da man die Sichtweise des Gottes zu verstehen trachtet (»Gott möchte, dass ich demütig und dankbar bin; besser, ich erwähne das«). Eine höhere Aktivierung dieses Theory-of-Mind-Netzes korreliert mit einer stark personifizierten Vorstellung des Gottes. Wer glaubt, dass jemand Glaubensheilungen vollbringen kann, deaktiviert den (kognitiven) dlPFC und setzt den Unglauben außer Kraft. Und die Ausführung eines vertrauten Rituals aktiviert Kortexregionen, die mit Gewohnheit und reflexiver Evaluation verbunden sind.[10]

Sind also religiöse Menschen netter als nicht religiöse? Das hängt davon ab, ob sie mit Angehörigen der Eigengruppe oder der Fremdgruppe interagieren. Okay, sind religiöse Menschen netter zu Mitgliedern der Eigengruppe? Zahlreiche Studien kommen zu diesem Ergebnis – mehr ehrenamtliches Engagement (innerhalb oder außerhalb religiöser Kontexte), karitative Spenden, spontane Prosozialität, mehr Großzügigkeit, Vertrauen, Ehrlichkeit und Toleranz in Wirtschaftsspielen. Allerdings lassen viele Studien auch keine Unterschiede erkennen.[11]

Woher kommt diese Diskrepanz? Zunächst einmal ist von Bedeutung, ob es sich bei den Daten um Selbstauskünfte handelt – religiöse Menschen neigen stärker als nicht religiöse Menschen dazu, ihre Prosozialität zu übertreiben, wenn sie von sich selbst berichten. Ein anderer Faktor ist die Frage, ob die Prosozialität öffentlich ist – demonstrative Zurschaustellung ist besonders wichtig für religiöse Menschen, denen sehr an sozialer Anerkennung gelegen ist. Auch Kontextabhängigkeit kann eine Rolle spielen: In einer Studie zeigten religiöse Teilnehmer mehr Bereitschaft zu karitativem Verhalten als nicht religiöse Personen – allerdings nur an ihren religiösen Feiertagen (einschließlich Sabbat, Sonntag usw.).[12]

Eine weitere wichtige Frage: Welche Art von Religion? Wie in Kapitel 9 berichtet, haben Ara Norenzayan, Azim Shariff und Joseph Henrich von der University of British Columbia Beziehungen zwischen Merkmalen verschiedener Religionen einerseits und Aspekten der Prosozialität andererseits entdeckt.[13] Wie wir gesehen haben, erfinden Kleingruppen-Kulturen (wie die von Jägern und Sammlern) selten moralisierende Götter. Erst wenn die Kulturen so groß werden, dass die Menschen regelmäßig anonym mit Fremden interagieren, wird in der Regel ein wertender und urteilender Gott erfunden – die jüdisch-christlich/muslimische Gottheit.

In solchen Kulturen tragen offenkundige und versteckte religiöse Hinweise zur Prosozialität bei. In einer Studie setzten Versuchspersonen Sätze aus durcheinandergewürfelten Wörtern zusammen, die religiöse Bedeutung hatten oder nicht (zum Beispiel Geist, göttlich, heilig); Versuchspersonen, die dabei mit religiösen Begriffen zu tun hatten, erwiesen sich hinterher als großzügiger. Das erinnert an ein Ergebnis aus Kapitel 3: Die Versuchspersonen brauchten nur ein paar Augen auf einem Poster an der Wand zu sehen, um sich prosozialer zu verhalten. Dass es dabei um das Gefühl geht, kontrolliert zu werden, zeigt der Umstand, dass die Zusammensetzung von Sätzen mit säkularen Begriffen wie »Geschworene«, »Polizei« oder »Vertrag« die gleiche Wirkung hatte.[14]

Hinweise, die an einen urteilenden Gott (oder an urteilende Götter) erinnern, fördern also Prosozialität. Wichtig ist auch, was diese Gottheit bei Übertretungen macht. Innerhalb und zwischen Kulturen gilt: Je strafender der Gott ist, desto großzügiger wird man einen anonymen Glaubensbruder behandeln. Sind die Gläubigen strenger Götter ebenfalls strenger (zumindest in einem Wirtschaftsspiel)? In einer Studie, nein – behalt dein Geld, Gott kümmert sich darum. In einer anderen, ja – ein strenger Gott würde wollen, dass ich mich ebenfalls strenger verhalte. Ein ironisch anmutendes Ergebnis ermittelten die Forscher von der University of British Columbia. Primt man Versuchspersonen, sich Gott als strafend vorzustellen, verringert sich die Neigung zum Schummeln. Denkt man sich Gott als verzeihend, *erhöht* sich diese Neigung. Anschließend untersuchten die Forscher Versuchspersonen aus 67 Ländern, wobei sie interessierte, welche Rolle der Glaube an die Existenz von Himmel und Hölle in den betreffenden Glaubenssystemen spielte. Je stärker der Glaube an die Hölle im Vordergrund stand, desto niedriger war die nationale Kriminalitätsrate. Wenn es um die Ewigkeit geht, wirkt die Peitsche offensichtlich besser als das Zuckerbrot.

Und wie steht es mit der Wirkung der Religion auf unsere schlimmsten Verhaltensweisen gegenüber anderen? Ein Indiz dafür ist, nun ja, die Menschheitsgeschichte. Jeder größeren Religion klebt historisches Blut an den Händen – buddhistische Mönche organisierten die Verfolgung der Rohingya-Muslime in Burma (Myanmar), und ein Quäker im Weißen

Haus veranlasste die Flächenbombardierung Nordvietnams zu Weihnachten.*[15] Die Belege reichen von religiösen Kriegen, in denen – um einen generell Napoleon zugeschriebenen Ausspruch zu zitieren – »Menschen sich gegenseitig töten, weil sie darüber streiten, wer den besseren Fantasiefreund hat«, bis zu säkularen Kriegen, in denen trotzdem allwissende Unterstützung verlangt und verkündet wird. Religion ist ein besonders hartnäckiger Wegbereiter für Gewalt. Katholiken und Protestanten haben sich seit fast 500 Jahren gegenseitig umgebracht, Schiiten und Sunniten sogar seit 1300 Jahren. Gewalttätige Konflikte wegen unterschiedlicher Wirtschafts- oder Regierungsmodelle dauern nie so lange – sonst müssten sich die Menschen beispielsweise noch heute gegenseitig umbringen, weil der oströmische Kaiser Heraclius 610 entschied, Latein als Amtssprache durch Griechisch zu ersetzen. Wie sich in einer vierzig Jahre erfassenden Studie an 600 terroristischen Gruppen zeigte, hat religiös begründeter Terrorismus den längsten Atem und ist am wenigsten geneigt, nur deshalb aufzugeben, weil sich Kämpfer aus den eigenen Reihen am politischen Prozess beteiligen.

Religiöse Blütezeiten verstärken Feindseligkeit gegen Fremdgruppen. Als man in einer »Feldstudie« Menschen an verschiedenen Orten einer kosmopolitischen europäischen Großstadt befragte, brauchten Christen nur an einer Kirche vorbeizugehen, um konservativere und negativere Einstellungen zu Nichtchristen zu äußern.

In einer anderen Studie untersuchte man die Priming-Effekte eines gewalttätigen Gottes. Die Versuchsteilnehmer hörten einen Bibelabschnitt, in dem eine Frau von einer erbosten Menge eines anderen Stammes ermordet wird. Ihr Ehemann berät sich mit seinen Stammesgenossen und stellt ein Heer auf, das Rache nimmt und den anderen Stamm angreift (nach biblischer Art, indem es dessen Städte zerstört und jedes lebendige Geschöpf umbringt). Der einen Hälfte der Teilnehmer wurde diese Geschichte erzählt. In der Geschichte, die die andere Hälfte zu hören bekam, bittet das Heer, das auf Rache sinnt, Gott um Rat, der ihnen erlaubt, den anderen Stamm streng zu bestrafen.[16]

* Um Richard Nixon Gerechtigkeit widerfahren zu lassen – er wurde als evangelikaler Quäker erzogen; und die sind keine Pazifisten.

Dann spielten die Teilnehmer ein Wettbewerbsspiel, in dem der Verlierer jeder Runde mit einem Geräusch beschallt wurde, dessen Lautstärke die anderen Spieler bestimmen konnten. Wenn die Teilnehmer die Szene gehört hatten, in der Gott den Wunsch nach gewalttätiger Rache guthieß, wurde die Lautstärke erhöht, mit der die Gegner bestraft wurden.

Keine Überraschung: Der Effekt war bei Männern größer als bei Frauen. Große Überraschung: Die Teilnehmer waren entweder fromme Mormonen von der Brigham Young University oder Studenten an einer holländischen Universität mit typisch liberaler Einstellung zur Religion – in beiden Gruppen war der Effekt gleich stark. Größte Überraschung: Selbst bei Teilnehmern, die nicht an die Bibel glaubten (ein überraschend hoher Anteil von einem Prozent bei den Brigham-Young-Studenten und 73 Prozent bei den Holländern), erhöhte göttliche Billigung die Aggressivität (wenn auch in geringerem Maße). Göttliche Billigung von Gewalt kann also Aggression auch bei Menschen erhöhen, zu deren religiösen Vorstellungen wahrscheinlich kein rächender Gott gehört, und sogar Versuchsteilnehmer aggressiver machen, die an gar kein göttliches Wesen glauben.

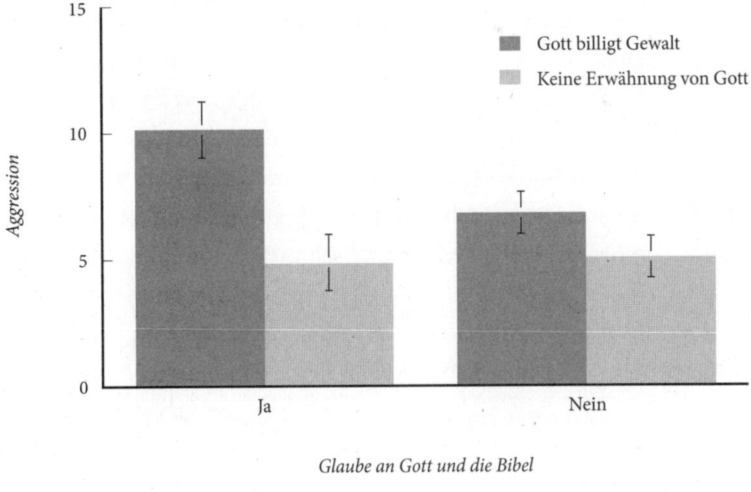

Glaube an Gott und die Bibel

Natürlich ist das keine einheitliche Wirkung der Religion; bei einer Befragung, in der es um die Unterstützung von Selbstmordattentätern bei Palästinensern ging, unterschied Norenzayan zwischen privater und gemeinschaftlicher Religiosität.[17] Im Gegensatz zu der idiotischen Gleichsetzung von Islam und Terrorismus war die persönliche Religiosität (beurteilt nach der Häufigkeit der Gebete) kein Vorhersagefaktor für die Unterstützung des Terrorismus. Wohl aber die Häufigkeit, mit der Gebete in einer Moschee besucht wurden. Anschließend stellte die Forscherin indischen Hindus, russisch-orthodoxen Gläubigen, israelischen Juden, indonesischen Muslimen, britischen Protestanten und mexikanischen Katholiken die Frage, ob sie für ihre Religion sterben würden und ob die Menschen, die anderen Religionen angehörten, für die Probleme der Welt verantwortlich seien. In allen Fällen sagten häufige Kirchen- bzw. Moscheenbesuche, nicht häufige Gebete, diese Ansichten voraus. Nicht Religiosität an sich fördert die Feindseligkeit zwischen Gruppen, sondern die Tatsache, dass man von Menschen gleichen Glaubens umgeben ist, die einen in Bezug auf die religiöse Identität, das Engagement und die Objekte der Liebe und des Hasses bestätigen. Das ist außerordentlich wichtig.

Wie sind diese verschiedenen Ergebnisse zu verstehen? Religion wird es immer geben.* Dennoch scheint es so, als ließe sich Eigengruppensozialität am besten durch einen moralisierenden, strafenden Gott stärken. Die übliche, ermüdende Atheismus-Kritik besagt, dass die Abwesenheit eines Gottes (oder von Göttern) nihilistische Amoralität erzeuge. Die übliche Erwiderung darauf lautet, dass es nicht sehr beeindruckend sei, wenn man sich nur deshalb freundlich und moralisch verhalte, weil man Angst vor

* Allerdings ist es schon faszinierend, dass im Laufe des letzten Jahrhunderts, während die skandinavischen Länder ihre aufgeklärten und weitreichenden staatlichen Sozialsysteme entwickelten, mit denen sie für die Bedürfnisse ihrer Bürger sorgten, die Religiosität dramatisch zurückging. Heute ist nur noch eine kleine Minderheit der Skandinavier tiefreligiös. Daher wird die Zukunft der Religion vielleicht nicht ganz so sicher sein, wie man annehmen könnte. Wie wir in Kapitel 9 gesehen haben, geht die Religiosität umso stärker zurück, je besser säkulare Institutionen sich der Bedürfnisse der Menschen annehmen. Vielleicht noch wichtiger: Dies zeigt deutlich, dass Religion sicherlich nicht die einzige Möglichkeit für eine sehr inklusive Eigengruppen-Prosozialität ist.

der ewigen Verdammnis habe. Wenig beeindruckend oder nicht, auf jeden Fall scheint es nützlich zu sein. Wirklich schwierig wird es, wenn gemeinschaftliche Aspekte der Religiosität die Feindseligkeit gegen Fremdgruppen verstärken. Es hat keinen Zweck, von der Religion zu verlangen, sie sollte die Reichweite ihrer Wir-heit vergrößern. Religionen sind eigen in der Frage, wen sie als »Wir« betrachten – das reicht von »nur die, die aussehen, handeln, sprechen und beten wie die Menschen in unserer Sekte« bis »alles, was lebt«. Es dürfte kaum möglich sein, Religionen zu veranlassen, die erste Haltung zugunsten der zweiten aufzugeben.

KONTAKT

Wie in Kapitel 11 erwähnt, vermuten viele Forscher, Spannungen zwischen Gruppen würden durch Kontakt verringert – wenn die Menschen einander kennenlernten, würden sie miteinander auskommen. Zwar gibt es diese begrüßenswerte Möglichkeit, doch der Kontakt zwischen Gruppen verschärft oft Feindseligkeiten.[18]

Wie Kapitel 9 zeigte, kann der Kontakt zwischen Gruppen zu einer Verschlechterung der Situation führen, wenn die beiden Gruppen ungleich behandelt werden, unterschiedlich im Hinblick auf ihre Zahl sind, wenn die kleinere Gruppe von der größeren umschlossen ist, die Grenzen zwischen Gruppen uneindeutig sind oder die Gruppen darin wetteifern, die Symbole ihrer heiligen Werte zur Schau zu stellen (wenn nordirische Protestanten beispielsweise mit den Flaggen des Oranierordens durch katholische Viertel marschieren). Dann sind Reibereien fast unvermeidlich.

Es scheint also klar zu sein, dass genau das Gegenteil erforderlich ist, um das Gefühl der Bedrohung und der Angst zu minimieren – Kontakt zwischen Gruppen, die gleich groß sind und gleich behandelt werden, die sich ohne Agitation auf neutralem Boden begegnen, wo für eine unabhängige, institutionelle Aufsicht gesorgt ist. Vor allem aber sind die Interaktionen am besten, wenn es ein gemeinsames Ziel gibt, das nach Möglichkeit erreicht werden soll. Das bringt uns zurück zu Kapitel 11 – ein gemeinsames Ziel versieht die ursprünglichen Wir/Sie-Dichotomien mit neuen Prioritäten und rückt dieses neue, kombinierte »Wir« in den Vordergrund.

Unter diesen Bedingungen reduzieren längere Kontakte zwischen Gruppen Vorurteile auf nachdrückliche, allgemeine und überdauernde Weise. So lautete 2006 die Schlussfolgerung einer Meta-Analyse von etwa 500 Studien, an denen mehr als 250 000 Probanden aus 38 Ländern beteiligt waren; die positiven Effekte waren im Großen und Ganzen gleich, egal ob es sich um Unterschiede in Hautfarbe, Religion, Ethnizität oder sexueller Orientierung handelte. Beispielsweise zeigte 1957 eine Studie über die Aufhebung der Rassentrennung in der amerikanischen Handelsmarine, dass die Einstellung weißer Seeleute zu ihren schwarzen Kollegen umso besser wurde, je häufiger sie mit ihnen fuhren. Gleiches gilt für weiße Polizisten – sie standen ihren afroamerikanischen Partnern umso positiver gegenüber, je mehr Zeit sie mit ihnen verbrachten.[19]

Eine jüngere Meta-Analyse liefert zusätzliche Erkenntnisse: (a) Zu den positiven Effekten gehören in der Regel bessere Kenntnisse über und mehr Empathie für die »Sie«. (b) Der Arbeitsplatz erweist sich als besonders geeignet, um solche positiven Entwicklungen anzubahnen. Die Reduzierung von Vorurteilen über die »Sie« im Betrieb wird häufig auf die »Sie« im Allgemeinen und manchmal sogar auf »Sie« anderer Art übertragen. (c) Der Kontakt zwischen einer traditionell dominanten Gruppe und einer untergeordneten Minderheit baut gewöhnlich die Vorurteile stärker bei der dominanten Gruppe ab; untergeordnete Minderheiten haben höhere Schwellen. (d) Neue Interaktionsformen – etwa dauerhafte Online-Beziehungen – können ähnlich wirken.[20]

Lauter gute Nachrichten. Die Kontakttheorie hat ein experimentelles Verfahren entwickelt, bei dem Menschen – in der Regel Jugendliche oder junge Erwachsene aus Gruppen, die Konflikte miteinander haben – zu verschiedensten Zwecken zusammengebracht werden, von einstündigen Diskussionen bis zu Sommerlagern. Überwiegend handelt es sich um Palästinenser und Israelis, nordirische Katholiken und Protestanten oder einander feindlich gesinnte Gruppen vom Balkan, aus Ruanda oder Sri Lanka. Das ist verbunden mit der Hoffnung, dass die Teilnehmer nach Hause zurückkehren und ihre veränderte Einstellung in ihrer Heimat verbreiten werden. Die Idee, dass da Keime gepflanzt werden, die etwas verändern können, liegt auch dem Namen dieses Programms zugrunde: *Seeds of Peace*, Saat des Friedens.

Gruppenbilder zeigen Muslime und Juden, Katholiken und Protestanten, Tutsi und Hutu, Kroaten und Bosnier Arm in Arm; herzerwärmender als Welpen. Funktionieren die Programme? Das hängt davon ab, was man unter »Funktionieren« versteht. Laut Stephen Worchel, einem Experten von der University of Hawaii, sind die Effekte im Allgemeinen positiv – weniger Furcht und freundlichere Ansichten über die »Sie«, stärkere Wahrnehmung, dass die »Sie« in sich heterogen sind, größere Bereitschaft, Fehler der »Wir« anzuerkennen, und stärkerer Eindruck, dass man selbst ein atypischer »Wir« sei.

Das sind die unmittelbaren Auswirkungen. Leider sind diese Effekte gewöhnlich vorübergehend. Angehörige unterschiedlicher Gruppen bleiben nur selten in Kontakt; in einer Studie an palästinensischen und israelischen Jugendlichen war es bei 91 Prozent nicht der Fall. Dauerhafte Reduzierungen der Vorurteile sind meist mit Exzeptionalismus verbunden: »Ja, die *meisten* ›Sie‹ sind ätzend, aber ich war mal mit einem in einem Ferienlager zusammen, der war schwer in Ordnung.« Wenn es wirklich einmal eine grundlegende Veränderung gibt, hat der friedenswillige Konvertit einen schweren Stand, wenn er wieder zu Hause ist. Beispielsweise ist aus den Tausenden von Teilnehmern am nahöstlichen *Seeds of Peace* kein einziger prominenter Friedensaktivist hervorgegangen.*

Vielleicht müssen wir andere Erwartungen an Kontakte stellen: Statt einen »Sie« für etwas zu hassen, was seine Vorfahren getan haben, warten Sie auf den Tag, an dem Sie sich über ihn ärgern, weil er, sagen wir, das letzte Stockbrot genommen hat, die Heizung im Büro zu niedrig stellt oder die Pflugschar, die einst ein Schwert war, nie an die richtige Stelle in der Scheune stellt. Das ist Fortschritt. Der Kern dieses Gedankens ist Gegenstand einer Studie, in der Susan Fiske nachgewiesen hat, dass sich

* Ein anderer Nachteil der Methode liegt darin, dass es definitionsgemäß eine Selbstselektion der Teilnehmer gibt, die sich eine Entspannung mit den »Sie« vorstellen können. Außerdem kommen die Teilnehmer überwiegend aus einem privilegierten sozioökonomischen Milieu, was ihre Möglichkeit einer anschließenden Einflussnahme auf die Massen einschränkt.

automatische Amygdala-Reaktionen auf ein andersethnisches Gesicht beseitigen lassen, wenn Versuchspersonen zu der Erkenntnis gebracht werden, dass dieses Gesicht zu einer Person gehört und nicht zu einem »Sie«. Menschen haben eine bemerkenswerte Fähigkeit, sogar völlig eindimensionale und entindividualisierte Monster zu individualisieren.

Ein rührendes Beispiel dafür erzählt Pumla Gobodo-Madikizela in ihrem Buch *Das Erbe der Apartheid. Trauma, Erinnerung, Versöhnung* (Opladen 2006). Gobodo-Madikizela wuchs während der südafrikanischen Apartheid in Südafrika in einem schwarzen Township auf und schaffte es trotzdem, einen langen Bildungsweg zurückzulegen, den sie schließlich mit einer Promotion in klinischer Psychologie abschloss. Als sich die Gründung des freien Südafrikas abzeichnete, arbeitete sie in der Wahrheits- und Versöhnungskommission und übernahm dort eine Aufgabe, die wahrhaftig nachdenklich stimmt. Sie betraf Eugene de Kock, den Mann, der wohl so viel Apartheid-Blut an den Händen kleben hatte wie kaum ein anderer. De Kock hatte die Eliteeinheit der südafrikanischen Polizei befehligt, die zur Aufstandsbekämpfung eingesetzt wurde, und persönlich die Entführung, Folterung und Ermordung von schwarzen Aktivisten organisiert. Er war angeklagt, schuldig gesprochen und zu einer lebenslangen Haftstrafe verurteilt worden. Gobodo-Madikizela sollte ihn über seine Todesschwadron befragen; als klinische Psychologin verlor sie während der mehr als vierzig Stunden, die sie mit ihm sprach, ihr eigentliches Ziel nie aus den Augen: Sie wollte diesen Mann verstehen.

Wie nicht anders zu erwarten, war er ein Mann mit vielen Facetten und Widersprüchen – ein wirklicher Mensch und kein Abziehbild. In manchen Hinsichten reuevoll, in anderen nicht; gleichgültig gegenüber seiner entsetzlichen Brutalität, aber zugleich stolz auf sein selbstgestricktes System von Prinzipien, aus dem er abgeleitet hatte, wen er auf keinen Fall töten würde; er beschuldigte seine Vorgesetzten (die sich der Strafverfolgung größtenteils entzogen, indem sie ihn als skrupellosen Täter beschrieben, der auf eigene Faust gehandelt hatte, und nicht als den willigen Beamten der Apartheid, der er war), während er gleichzeitig betonte, dass er der Befehlshaber seines Killerkommandos war. Er erschütterte sie, als er sie fragte, ob er einen ihrer Lieben getötet hatte (hatte er nicht).

Tief verstört registrierte Gobodo-Madikizela ihre wachsende Empathie für de Kock.

Zu einem entscheidenden Augenblick kam es eines Tages, als de Kock von einem Ereignis erzählte, das ihn offenkundig quälte. In einem Reflex streckte Gobodo-Madikizela den Arm aus und berührte – ein absolutes Tabu – seinen Finger zwischen den Gitterstäben. Am nächsten Morgen fühlte sich ihr Arm bleiern an, als wäre er durch die Berührung gelähmt. Sie zerbrach sich den Kopf, ob die Tatsache, dass sie diesen Kontakt gewährt hatte, ein Zeichen ihrer Macht sei oder seiner (indem er sie auf irgendeine Weise durch Manipulation zu dieser Handlung veranlasst habe). Als sie sich das nächste Mal sahen, verschlimmerte er ihr Gefühlschaos, indem er ihr dankte und gestand, dass sie seine »Abzugshand« berührt habe. Nein, das war nicht der Beginn einer unwahrscheinlichen Freundschaft zu Geigenklängen im Hintergrund. Doch der Automatismus, die implizite Empathie, die ihre Geste bestimmt hatte, zeigt, dass bei dieser Berührung bemerkenswerterweise die zarten Elemente der Wir-heit, die sie jetzt mit de Kock teilte, in diesem Augenblick irgendwie die Oberhand gewonnen hatten.

BRÜCKEN VERBRENNEN UND WIEDERAUFBAUEN

In vielen solchen Konfliktsituationen ist zu beobachten, dass kulturelle Brücken niedergebrannt werden, um eine neue, starke Wir-Kategorie zu schaffen. Betrachten wir den Mau-Mau-Aufstand in Kenia während der 1950er Jahre. In besonderem Maße hatte der Stamm der Kikuyu unter der Willkür des britischen Kolonialismus zu leiden, weil er das Pech hatte, auf fruchtbaren landwirtschaftlichen Flächen zu leben, die sich die Kolonialherren angeeignet hatten; das Leid und der Frust der Kikuyu entluden sich schließlich in der Mau-Mau-Rebellion.*

* Am Ende schlugen die Briten die Rebellion nieder, was ungefähr 150 Briten und 10 000 bis 20 000 Kikuyu das Leben kostete. Dann übergaben sie die Macht an handverlesene, extrem verwestlichte Kenianer anstatt an die Guerillakämpfer der Mau-Mau; wie erfolgreich diese Anglisierung war, lässt sich heute, mehr als fünfzig Jahre danach, daran ablesen, dass schwarze kenianische Richter im Gerichtssaal noch immer gepuderte Perücken tragen.

Die Kikuyu waren Ackerbauern und nicht besonders kriegerisch (ganz anders als beispielsweise das benachbarte Hirtenvolk der Massai, das die Kikuyu seit Urzeiten terrorisiert hatte), und so bedurfte es wirkungsvoller symbolischer Anstrengungen, um neue Mau-Mau-Kämpfer auf die gemeinsame Sache einzuschwören. Schwüre hatten große kulturelle Bedeutung für die Kikuyu, und der Mau-Mau-Schwur ging mit eklatanten Verletzungen von Normen und Tabus der Kikuyu einher – mit Handlungen, die mit Sicherheit zu Ächtung in ihren Heimatdörfern führen mussten. Die Botschaft war eindeutig: »Du hast eine Brücke hinter dir abgebrochen; dein einziges ›Wir‹ sind wir.«

Häufig findet diese Strategie Anwendung in einem grauenhaften Bereich der modernen Gewaltkultur, nämlich in den Rebellengruppen, die aus entführten Kindern Soldaten machen.[21] Manchmal gehört zu diesem Prozess, dass neue »Rekruten« symbolische kulturelle Brücken verbrennen müssen. Doch gelegentlich werden – vielleicht, um dem begrenzten Abstraktionsvermögen von Kindern Rechnung zu tragen – konkretere Strategien angewendet: Die Kinder werden gezwungen, Familienangehörige umzubringen. *Wir* sind jetzt eure Familie.

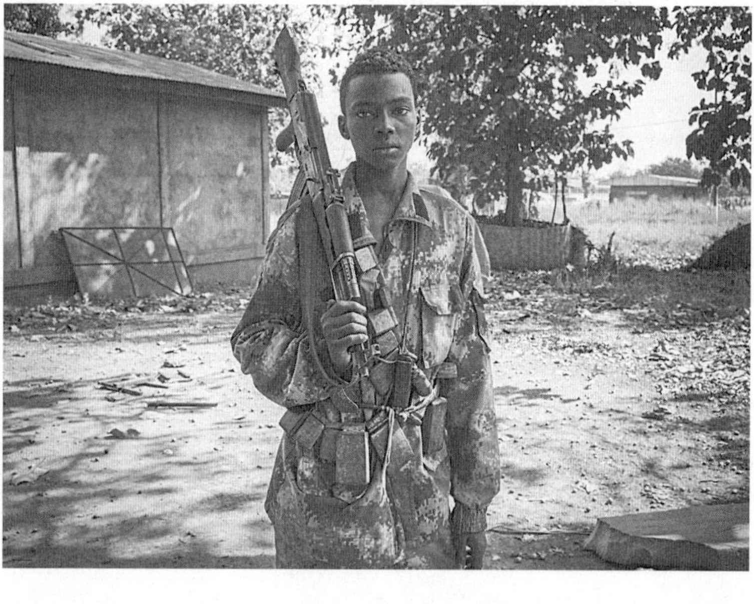

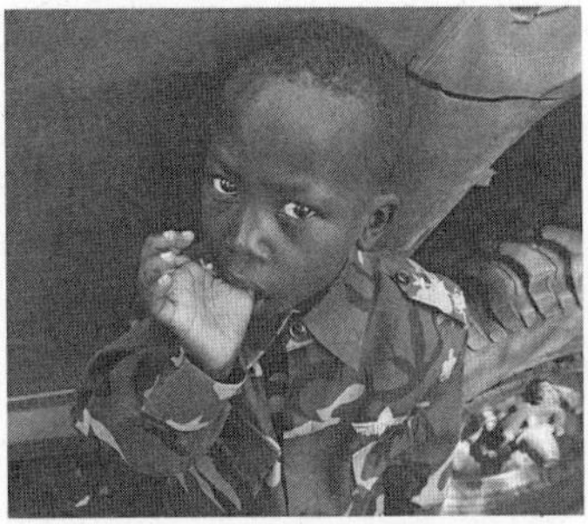 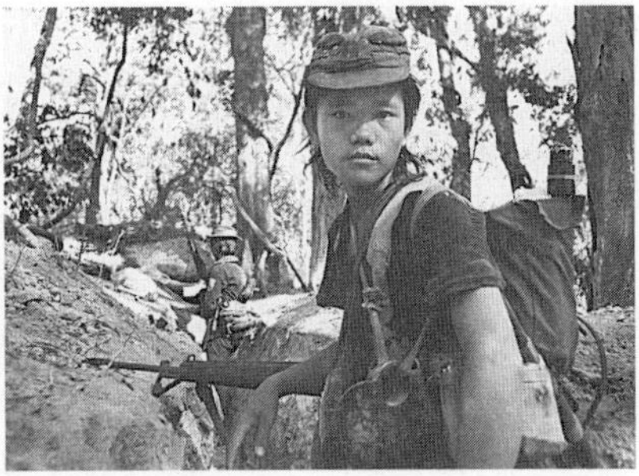

Nach ihrer Befreiung haben Kindersoldaten bessere Aussichten, zu gesunden Erwachsenen mit normalen psychischen Funktionen heranzuwachsen, wenn man einen Verwandten findet, der sie aufnimmt. Wenn eine Brücke unverbrannt geblieben ist.[22]

Während ich dies schreibe, lese ich die Nachricht, dass einige der mehr als 200 nigerianischen Schulmädchen befreit worden sind, die 2014 von der Terrorgruppe Boko Haram entführt wurden. Was diese Mädchen erlitten haben, ist unvorstellbar – Terror, Schmerzen, Zwangsarbeit, endlose Vergewaltigungen, Schwangerschaften, Aids. Und wenn diese wenigen Mädchen wieder nach Hause kommen, werden viele geächtet – weil sie Aids haben, weil man glaubt, sie seien einer Gehirnwäsche unterzogen worden, um als terroristische Schläfer platziert zu werden, weil sie bei den Vergewaltigungen schwanger wurden. Unter diesen Umständen muss man davon ausgehen, dass sie für ihr Leben gebrochen sind.

In Kapitel 11 ging es um Pseudospeziation – »Sies« erhalten ein so fremdartiges oder abstoßendes Erscheinungsbild, dass sie kaum noch als Menschen zählen. In Kapitel 15 zeigte sich, wie geschickt Demagogen sich das zunutze machen – indem sie die verhassten »Sie« als Insekten, Nagetiere, Bakterien, krankhafte Fehlentwicklungen und Fäkalien bezeichnen. Das Fazit ist klar: Hüten Sie sich vor Aufwieglern, die »andere« als etwas beschreiben, das man zertritt, mit Gift besprüht oder im Klo herunterspült. Ganz einfach.

Die Propaganda der Pseudospeziation kann aber auch subtiler daherkommen. Nachdem der Irak im Herbst 1990 in Kuwait einmarschiert war, wurden die Amerikaner durch eine Geschichte geschockt, die während der Vorbereitung des Golfkriegs publik wurde. Am 10. Oktober 1990 erschien ein fünfzehnjähriges Flüchtlingsmädchen aus Kuwait vor einem Kongressausschuss für Menschenrechte.[23]

Das Mädchen – es nannte nur seinen Vornamen, Nayirah – hatte als freiwillige Helferin in einem Krankenhaus in Kuwait City gearbeitet. Unter Tränen sagte sie aus, dass irakische Soldaten in das Krankenhaus gekommen seien und Inkubatoren gestohlen hätten, um sie als Beute nach Hause zu schicken; mehr als 300 Frühgeburten seien deshalb gestorben.

Uns stockte kollektiv der Atem: »Diese Leute lassen Babys auf dem kalten Fußboden sterben; das sind doch keine Menschen mehr.« Die Zeugenaussage wurde von ungefähr 45 Millionen Amerikanern in den Nachrichten gesehen, von sieben Senatoren genannt, als sie sich für ihre Unterstützung des Krieges rechtfertigten (ein Beschluss, der mit einer Mehrheit von *fünf* Stimmen verabschiedet wurde), und mehr als zehnmal von George H. W. Bush zitiert, als er nach Gründen für den amerikanischen Militäreinsatz suchte. Und wir Amerikaner zogen in den Krieg, wobei die Entscheidung des Präsidenten eine Zustimmungsrate von 92 Prozent erhielt. Der Abgeordnete John Porter (Republikaner, Illinois), der den Vorsitz des Ausschusses führte, erklärte nach Nayirahs Aussage: »In all dieser Zeit, unter all diesen Umständen haben wir nie einen Bericht gehört, der im Hinblick auf Unmenschlichkeit, Brutalität und Sadismus der Aussage gleichkommt, die wir heute [von Nayirah] vernommen haben.«

Viel später stellte sich heraus, dass die Inkubator-Geschichte eine Lüge im Dienst der Pseudospeziation war. Das Flüchtlingsmädchen war kein Flüchtlingsmädchen, sondern Nayirah al-Sabah, die fünfzehnjährige Tochter des kuwaitischen Botschafters in den Vereinigten Staaten. Die Inkubator-Geschichte war von der Werbeagentur Hill + Knowlton mit Hilfe von Porter und dem Co-Vorsitzenden Tom Lantos (Demokrat, Kalifornien) erfunden worden. Voruntersuchungen der Agentur hatten gezeigt, dass Menschen besonders heftig auf Geschichten über Gräueltaten gegen Babys reagieren würden (wer hätte das gedacht!). Daher dachte man sich die Inkubator-Geschichte aus und bereitete die Zeugen eingehend vor. Der Hintergrund des Berichts wurde von Menschenrechtsgruppen (Amnesty International, Human Rights Watch) und den Medien enthüllt, und man entfernte die Zeugenaussage aus den Kongressprotokollen – alles jedoch lange nach dem Krieg.

Seien Sie vorsichtig, wenn man unsere Feinde so darstellt, dass sie uns an Maden, Krebs und Kot erinnern. Seien Sie aber auch auf der Hut, wenn die Leute, die uns für ihre Ziele nutzen, unsere empathischen Regungen manipulieren statt die hasserfüllten.

KOOPERATION

Wie in Kapitel 10 untersucht, ergeben sich bei dem Versuch, die Evolution der Kooperation zu verstehen, zwei Schwierigkeiten.

Die erste ist die fundamentale Frage, wie die Kooperation überhaupt beginnt; die traurige Logik des Gefangenendilemmas zeigt, dass derjenige, der den ersten kooperativen Schritt macht, einen Schritt zurückbleibt.

Wie wir gesehen haben, geht eine plausible Lösung von Gründerpopulationen aus – wenn eine Teilmenge einer Population isoliert wird und ihr durchschnittlicher Verwandtschaftsgrad steigt, kann die Kooperation durch Verwandtenselektion gefördert werden.[24] Kommt diese Gründerpopulation wieder mit der allgemeinen Population zusammen, werden ihre kooperativen Tendenzen sich gegenüber allen anderen Strategien durchsetzen, so dass sich die Kooperation in der Gesamtpopulation verbreitet. Eine andere Lösung macht Grünbart-Effekte geltend, also die Verwandtenselektion für Arme. Dabei erzeugt ein genetisches Merkmal eine auffällige Markierung und eine Tendenz zur Kooperation mit den Trägern dieser Markierung. In dieser Situation werden alle Individuen ohne Grünbart-Markierung sich nicht durchsetzen können, wenn sie nicht auch selbst eine Form der Kooperation entwickeln. Wie gesehen, treten Grünbart-Effekte bei verschiedenen Arten auf.

Das bringt uns zur zweiten Schwierigkeit – der Frage, warum Menschen sich so außerordentlich kooperativ gegenüber Nichtverwandten benehmen. Wir halten Fahrstuhltüren für Fremde auf, lassen andere Verkehrsteilnehmer vor, obwohl wir Vorfahrt haben, steigen, ohne zu drängeln, aus Bussen. Wir erschaffen Kulturen mit Millionen Mitgliedern, die sich an gemeinsame Konventionen halten. Das verlangt mehr als Gründereffekte und Grünbärte; in den Jahren, seit Hamilton und Axelrod *Tit for Tat* in Mode brachten, sind Berge von Forschungsarbeiten zu den spezifisch menschlichen Mechanismen zur Förderung von Kooperation entstanden. Davon gibt es eine Menge.

UNBEFRISTETES SPIEL. Zwei Personen spielen das Gefangenendilemma und wissen, dass sie sich nach einer einzigen Runde niemals wiedersehen werden. Die rationale Logik verlangt, dass Sie defektieren; wenn Sie in dieser ersten Runde in Rückstand geraten, haben Sie keine Chance mehr, noch einmal aufzuholen. Wie steht es mit zwei Runden? Aus den gleichen Gründen wie in der ersten Runde verlangt auch die zweite, dass Sie defektieren. Mit anderen Worten, es ist unter keinen Umständen sinnvoll, in der Schlussrunde zu kooperieren. Wenn das Verhalten von Runde zwei bestimmt ist, wird das Ganze zu einem Ein-Runden-Spiel – bei dem die rationale Strategie gebietet zu defektieren. Drei Runden? Das Gleiche. Mit anderen Worten, bei einem Spiel mit einer festgelegten Zahl von Runden sprechen die Bedingungen gegen Kooperation. Je rationaler die Spieler sind, desto deutlicher erkennen sie das. Erst das unbefristete Spiel fördert die Kooperation – über einer unbekannten Zahl von Runden liegt der Schatten der Zukunft: Bei einer unbestimmten Zahl von Runden ist Vergeltung möglich; außerdem können sich die Vorteile fortdauernder gegenseitiger Kooperation mit der wachsenden Zahl von Interaktionen häufen.[25]

MEHRFACHSPIELE. Zwei Personen spielen zwei Spiele gleichzeitig gegeneinander (abwechselnd eine Runde des einen Spiels und eine Runde des anderen), wobei ein Spiel eine niedrigere Kooperationsschwelle hat als das andere. Sobald in dem nicht ganz so kompromisslosen Spiel Kooperation hergestellt ist, kommt es zu einem Übertragungseffekt – die Kooperation greift auf das andere Spiel über. Das ist der Grund, warum Manager von Firmen, in denen eine gespannte, konkurrenzorientierte Atmosphäre herrscht, Außenseiter einladen, die mit den Angestellten Vertrauensspiele veranstalten, in der Hoffnung, dass die niedrige Vertrauensschwelle dieser Spiele sich auch im Arbeitsleben auswirkt.

OPEN-BOOK-SPIEL. Hier kann der andere Spieler sehen, ob Sie sich in der Vergangenheit gegenüber anderen hinterhältig verhalten haben. Reputation ist ein sehr wirksamer Faktor zur Förderung von Kooperation. Darin liegt auch die besondere Wirkung eines moralisierenden Gottes – das Buch bleibt ewig offen. Wie in Kapitel 9 gesehen, hat der Klatsch der Jäger und Sammler wie der Stadtbewohner vor allem die Funktion, die Reputationsbücher noch weiter zu öffnen.[26]

Das Open-Book-Spiel vermittelt eine ganz besonders raffinierte Art menschlicher Kooperation, nämlich die »indirekte Reziprozität«. Person A hilft Person B, die C hilft, die D hilft ... Die Reziprozität zwischen zwei Individuen in einer geschlossenen Interaktion ähnelt einem Tauschhandel. Doch indirekte, auf einer »Vorauszahlung« beruhende Reziprozität ist wie Geld, bei dem die gemeinsame Währung Reputation ist.[27]

STRAFE

Andere Tiere haben keine Reputationen und überlegen auch nicht, ob ihre Interaktionen unbefristet sind. Bei zahlreichen Arten gibt es gleichwohl Strafen zur Förderung der Kooperation – um eine solche Bestrafung handelt es sich beispielsweise, wenn ein männlicher Pavian, der sich aggressiv und brutal gegenüber einem Weibchen verhält, von diesem und seinen Verwandten eine Zeitlang aus der Gruppe verjagt wird. Strafe kann der Kooperation erheblich zugutekommen, ihre Anwendung bei Menschen erweist sich aber unter Umständen als zweischneidiges Schwert.

Alle Kulturen zeigen ein gewisses Maß an Bereitschaft zu »kostspieliger Bestrafung« – das heißt, für die Bestrafung von Normverletzern Nachteile in Kauf zu nehmen –, wobei ein hohes Maß an solcher Bereitschaft mit einem hohen Maß an Prosozialität korreliert. Eine Studie untersuchte Personen, die im ländlichen Äthiopien ihren Lebensunterhalt damit verdienten, dass sie Holzkohle verkauften, für die sie sich das Holz in den umliegenden Wäldern besorgten – ein klassisches Szenario der Tragik der Allmende: Niemand kommt von sich aus auf die Idee, die Abholzung zu begrenzen, damit der Wald gesund bleibt. Die Studie zeigte, dass Dörfer mit einem hohen durchschnittlichen Maß an Bereitschaft, in einem Wirtschaftsspiel kostspielige Bestrafungen zu verhängen, diejenigen waren, die die meisten Kontrollgänge machten, um eine übermäßige Abholzung zu vermeiden, und die die gesündesten Wälder hatten. Wie wir in Kapitel 9 gesehen haben, sind Kulturen mit Göttern, die Normverletzungen bestrafen, ungewöhnlich prosozial.[28]

Eine Komplikation der kostspieligen Bestrafung sind die Kosten – die Gefahr, dass der Preis für Kontrolle und Bestrafung von Normverletzungen den Nutzen der dadurch erzielten Kooperation übertreffen könnte. Eine Lösung besteht darin, die Überwachung nach längeren Kooperationsphasen zu verringern – mit anderen Worten, zu vertrauen. Zum Beispiel dürften nur wenige Amische auf Netzhautscannern basierende Hausalarmanlagen besitzen.[29]

Eine weitere Schwierigkeit ist die Frage, wer die Bestrafung vornimmt. Bei anderen Tierarten ist es gewöhnlich das Opfer, der beteiligte Zweite *(second party)*. Definitionsgemäß wird die Bestrafung bei Menschen in Zwei-Personen-Spielen (zum Beispiel dem Ultimatumspiel) immer von dem beteiligten Zweiten vorgenommen. In diesem Fall verzichtet der Bestrafende auf den armseligen Anteil, der ihm angeboten wird, (a) in der Hoffnung, eine tief sitzende Befriedigung daraus zu ziehen, dass er den beteiligten Ersten *(first party)* um seinen größeren Anteil bringt (wie im vorhergehenden Kapitel gesehen, ist das ein wichtiger, von Amygdala und Insellappen unterstützter Beweggrund für Bestrafung); (b) in dem Bemühen, dem beteiligten Ersten beizubringen, dass er in Zukunft dem beteiligten Zweiten fairere Angebote macht; oder (c) als altruistische Tat, damit der beteiligte Erste sich seinem nächsten Mitspieler gegenüber hoffentlich anständiger verhält. Das Ganze ist für beteiligte Zweite kompliziert, weil sie Kosten und Nutzen, Herz und Kopf, den Spatz in der Hand und die Taube auf dem Dach gegeneinander abwägen müssen. Es könnte auch dazu führen, dass der beteiligte Erste über die Zurückweisung empört ist und danach noch weniger kooperativ wird – ein Ergebnis, das in einigen Spielszenarien zu beobachten ist.[30]

Eine spezifisch menschliche und sehr effektive Maßnahme zur Förderung der Kooperation ist die Bestrafung durch unbeteiligte Dritte; allerdings kann eine solche Bestrafung für den unbeteiligten Dritten kostspielig sein. Hier betrifft die evolutionstheoretische Schwierigkeit nicht nur die Frage, wie die Kooperation begann, sondern auch, wie die altruistische Bestrafung durch unbeteiligte Dritte anfing.[31]

Die – häufig bei Menschen anzutreffende – Antwort besteht darin, weitere Schichten hinzuzufügen. Sekundäre Bestrafung zu entwickeln, jemanden zu bestrafen, wenn er die Bestrafung durch unbeteiligte Dritte nicht vornimmt – die Welt der Ehrenkodizes, in der Sie bestraft werden, wenn Sie nicht von einer Normverletzung berichten. Eine Alternative besteht darin, die bestrafenden unbeteiligten Dritten zu entlohnen – Menschen verdienen sich ihren Lebensunterhalt als Polizisten und Richter. Wie jüngere theoretische und empirische Forschungsarbeiten außerdem zeigen, bringen Ihnen die Menschen, wenn Sie ein bekannter strafender unbeteiligter Dritter sind, Vertrauen entgegen. Doch wer beaufsichtigt strafende unbeteiligte Dritte? Hier kann man die Menschen dazu bringen, die Kosten zu teilen und zu verringern, indem man ein Höchstmaß an Sozialität einführt – die Kosten werden von allen getragen und Trittbrettfahrer bestraft (zum Beispiel zahlen wir Steuern und ziehen Steuerhinterzieher zur Rechenschaft). Solange man die beweglichen Teile im Gleichgewicht hält, erzielt man außerordentliche Kooperationsniveaus.[32]

Über die beweglichen Teile wurde 2010 in einem faszinierenden *Science*-Artikel berichtet. Die Autoren hatten eine Studie an 113 000 Online-Probanden durchgeführt, deren jeder eine Ansichtskarte unter einer der folgenden Bedingungen gekauft hatte:[33]

1. Man konnte sie für einen Festpreis kaufen. (Das war die Kontrollbedingung.)
2. Man konnte zahlen, was immer man wollte; die Verkaufszahlen gingen in die Höhe, aber die Käufer zahlten in der Regel nur winzige Beträge, so dass der »Laden« in die roten Zahlen geriet.
3. Man bekam den Originalpreis berechnet, wusste aber, dass das Unternehmen X Prozent seiner Einnahmen für wohltätige Zwecke spendete; die Verkaufszahlen nahmen zu, aber weniger als X Prozent, so dass der Laden Geld verlor.

4. Man konnte zahlen, was man wollte, wobei die Hälfte für wohltätige Zwecke abgeführt wurde. Das erhöhte die Verkaufszahlen und den Preis, der freiwillig gezahlt wurde, so dass Gewinne für den Laden und ein großer Wohltätigkeitsbeitrag abfielen.

Mit anderen Worten, Belege für die soziale Verantwortung des Unternehmens (Szenario C) erhöhen den Absatz zwar ein wenig, doch es bringt weit mehr, wenn das Individuum und das Unternehmen die soziale Verantwortung teilen und wenn das Individuum den Betrag des zu stiftenden Geldbetrags selbst bestimmt.

SEINEN PARTNER WÄHLEN

Wie wir gesehen haben, können sich Kooperatoren gegen zahlenmäßig überlegene Nicht-Kooperatoren durchsetzen, vorausgesetzt, die Kooperatoren können sich finden. Das ist die Funktion von Grünbärten – sie helfen uns, verwandte Seelen (wenn auch keine Verwandten) zu finden. Wenn also dieses Element in ein Spiel eingeführt wird (einschließlich der Option, jemanden als Spielpartner abzulehnen), nimmt die Kooperation schlagartig zu, und zwar preiswerter als durch die Bestrafung von Defektoren.[34]

Diese Ergebnisse zeigen, dass es zahlreiche theoretische Möglichkeiten gibt, Kooperation anzustoßen oder zu fördern – die aber durchaus reale Entsprechungen haben; außerdem haben wir viel darüber gelernt, welche wann am besten funktionieren. Auf diese Weise haben wir dank unserer Evolution gelernt, gemeinsam Scheunen für Nachbarn zu bauen, als Dorfgemeinschaft den Reis zu pflanzen und zu ernten oder die Mitglieder einer Marschkapelle so zu organisieren, dass sie das Logo ihrer Schule abbilden.

Ach ja, um zu wiederholen, was schon gesagt wurde: »Kooperation« ist ein wertfreier Begriff. Manchmal braucht es das ganze Dorf, um das Nachbardorf zu plündern.

VERSÖHNUNG UND DINGE, DIE NICHT SYNONYM MIT IHR SIND

»Ich hatte also einen Stummelaffen erwischt und fing an, ihn zu fressen. Als ich gerade an seine leckersten Teile kam, tauchte dieser Typ auf und begann doch tatsächlich zu betteln. Er ging mir auf die Nerven, und ich knurrte ihn an. Trotzdem griff er nach dem Arm des Äffchens und begann daran zu ziehen – da biss ich ihm in die Schulter. Er verzog sich und setzte sich ans andere Ende der Lichtung, wobei er mir den Rücken zukehrte.

Als ich mich beruhigt hatte, dachte ich ein bisschen nach. Um ehrlich zu sein, ich hätte schon ein bisschen Futter mit ihm teilen können. Und als er dann tatsächlich zu weit ging, indem er nach der Beute griff, hätte ich ihn auch ein wenig zwicken können, statt richtig zuzubeißen. Jetzt habe ich ein schlechtes Gewissen. Und abgesehen davon arbeiten wir auf diesen Kontrollgängen alle zusammen – deshalb sollten wir solche Sachen vernünftig klären.

Also nehme ich den Affen und setze mich neben ihn. Wir sind beide verlegen – er blickt mich nicht an, ich tue so, als hätte ich eine Nessel zwischen den Zehen. Aber schließlich gebe ich ihm etwas von dem Fleisch, und er krault mich ein bisschen. Die ganze Angelegenheit war dumm, wir hätten gleich so handeln sollen.«

Wenn Sie ein Schimpanse sind, ist die Versöhnung leicht, sobald Ihre Herzfrequenz wieder normal ist. Manchmal gilt das auch für uns – berühren Sie die Schulter eines Freundes, setzen Sie eine schuldbewusste Miene auf und sagen Sie: »Hör mal, ich war ein …«, und der andere unterbricht Sie und sagt: »Nein, nein. Es war meine Schuld. Ich hätte nicht …« Und alles ist wieder in Ordnung.

Das ist einfach. Aber wie sieht es aus, wenn alle versuchen, wieder zur Normalität zurückzukehren, nachdem Ihr Volk drei Viertel des anderen Volks abgeschlachtet hat oder nachdem die anderen als Kolonialherren kamen, Ihr Land stahlen und Sie zwangen, jahrzehntelang in verslumten »Homelands« zu leben? Das ist schon schwieriger.

Wir sind die einzige Tierart, die Versöhnung institutionalisiert und sich mit Begriffen wie »Wahrheit«, »Entschuldigung«, »Vergebung«, »Wiedergutmachung«, »Amnestie« und »Vergessen« herumschlägt.

Der Höhepunkt der institutionalisierten Komplexität ist die Wahrheits- und Versöhnungskommission (TRC nach englisch: *truth and reconciliation commission*). Die erste wurde in den 1980er Jahren eingesetzt, und seither haben sie sich traurigerweise in vielen Fällen als außerordentlich nützlich und notwendig erwiesen – etwa in Bolivien, Kanada, Australien, Nepal, Ruanda und Polen. Einige TRCs fanden in stabilen Ländern (Kanada und Australien) statt, wo es um die Aufarbeitung einer langen Geschichte der Unterdrückung indigener Völker ging. Doch meistens nahmen sie ihre Arbeit auf, nachdem eine Nation eine blutige, die Bevölkerung tief spaltende Übergangszeit durchlebt hatte – den Sturz eines Diktators, einen Bürgerkrieg, einen Völkermord. Nach verbreiteter Auffassung besteht der Zweck dieser Kommissionen darin, dass die Täter ihre Verbrechen gestehen, Reue zum Ausdruck bringen und die Opfer um Vergebung bitten, woraufhin diese sie gewähren und die Beteiligten sich weinend in die Arme fallen.

Tatsächlich aber sind TRCs in der Regel Übungen in Pragmatismus, bei denen die Täter im Grunde genommen sagen: »Das und das habe ich getan, und ich gelobe, dass ich eurem Volk nie wieder Schaden zufügen werde«, und die Opfer antworten im Prinzip: »Okay, wir geloben, keine außergerichtliche Vergeltung zu üben.« Eine häufig fast übermenschliche Leistung, wenn auch nicht ganz so herzerwärmend.

Wohl kaum eine TRC dürfte so gründlich untersucht worden sein wie diejenige, die nach dem Ende der Apartheid in Südafrika eingerichtet wurde. Sie besaß ein sehr hohes Maß an moralischer Legitimität, da sie unter dem Vorsitz von Desmond Tutu stattfand, und gewann eine zusätzliche moralische Rechtfertigung dadurch, dass sie, obwohl die Verbrechen der Weißen im Mittelpunkt standen, auch die Gräueltaten der afrikanischen Freiheitskämpfer untersuchte. Die Anhörungen waren öffentlich und gaben den Opfern Gelegenheit, ihre Geschichten zu erzählen. Mehr als 6000 der Täter sagten aus und baten um Amnestie. Diese wurde 13 Prozent von ihnen gewährt.

Was war mit den tränenreichen Vergebungsszenarien? Was mit den

Tätern, die zumindest Reue für ihre Taten bezeugten? Die wurde nicht verlangt und nur selten bekundet. Das Ziel bestand nicht darin, diese Menschen zu verändern, sondern die Wahrscheinlichkeit zu erhöhen, dass die am Boden liegende Nation wieder auf die Beine kam. In Nachfolgestudien des South African Centre for the Study of Violence and Reconciliation berichteten die teilnehmenden Opfer überwiegend, sie hätten das Gefühl, »dass die TRC auf der nationalen Ebene erfolgreicher gewesen sei als auf der lokalen«. Viele waren empört, dass es keine Entschuldigungen gab, keine Wiedergutmachung, dass viele Täter in ihren Stellungen und Positionen blieben. Interessanterweise waren viele Opfer genauso empört darüber, dass bestimmte symbolische Veränderungen ausgeblieben waren – eine Erinnerung an Kapitel 15: Nicht nur, dass dieser Mörder nach wie vor Polizist ist, es gibt auch noch immer Feiertage/Denkmäler/Straßennamen, die an die Apartheid erinnern. Eine große Mehrheit der schwarzen (wenn auch nicht der weißen) Südafrikaner hielt die TRC für fair und erfolgreich. Diese Kommission begleitete Südafrika durch die Übergangszeit, die erstaunlicherweise in die Freiheit statt in den Bürgerkrieg führte. So zeigen die TRCs den Unterschied zwischen Versöhnung und emotionalen Phänomenen wie Reue und Vergebung.*[35]

Wie alle Eltern wissen, bewirkt eine erkennbar unehrliche Entschuldigung wenig und kann die Situation sogar verschlimmern. Aber bei echter Reue verhält es sich anders. Der *New Yorker* erzählt die Geschichte von Lu Lobello, einem Teilnehmer des amerikanisch-irakischen Kriegs, der aus Versehen drei Mitglieder einer Familie tötete – ein Kollateralschaden bei einem Feuergefecht. Von der Erinnerung gequält, verbrachte er neun Jahre damit, die Spur der Überlebenden aufzunehmen, um sich zu entschuldigen. Oder denken wir an Hazel Bryan Massery, die schimpfende weiße Jugendliche im Mittelpunkt jenes hochsymbolischen Fotos von Elizabeth Eckford, die 1957 versucht, die Rassentrennung an der Little Rock Central High School aufzuheben. Einige Jahre später setzte sich Massery mit Eckford in Verbindung, um sich zu entschuldigen.[36]

»Funktionieren« Entschuldigungen? Kommt darauf an. Unter ande-

* Ich danke der wirklich hervorragenden Studentin Dawn Maxey für ihre Forschungsassistenz bei dem Thema der TRCs und der Mehrzahl dieser Erkenntnisse.

rem hängt es davon ab, wofür sich der Betreffende entschuldigt – das reicht von dem konkreten Anlass (»Tut mir leid, dass ich dein Spielzeug kaputt gemacht habe«) bis zur globalen und essentialistischen Perspektive (»Tut mir leid, dass ich dein Volk nicht wirklich als menschlich angesehen habe«). Eine andere Frage in dem Zusammenhang: Was will derjenige, der sich entschuldigt, mit seiner Reue bezwecken? Schließlich gibt es noch die Einstellung des Adressaten der Entschuldigung. Aus Untersuchungen geht hervor, (a) dass Opfer, die das Verhalten eines kollektiven Systems vor Augen haben, am stärksten auf Entschuldigungen reagieren, die das Versagen dieses Systems thematisieren (»Entschuldigung, wir Polizisten sollen doch das Recht schützen und nicht brechen«); (b) dass Opfer, die sich vor allem an Beziehungen orientieren, am stärksten auf Entschuldigungen reagieren, die empathisch sind (»Ich bin untröstlich, dass ich dir so viel Leid zugefügt habe, als ich dir deinen Sohn nahm«); und (c) dass Opfer, die besonders autonom und unabhängig sind, am stärksten auf Entschuldigungen reagieren, die mit dem Angebot einer Entschädigung verknüpft sind. Was hat es für eine Bedeutung, dass Bill Clinton sich 1993 bei den US-Japanern für ihre Internierung während des Zweiten Weltkriegs entschuldigte? Auch wenn die Entschuldigung lobenswert und mit einer finanziellen Wiedergutmachung verbunden war, stellt sich doch die Frage, ob Clinton wirklich für Franklin Delano Roosevelt sprechen konnte.[37]

Die Frage der Wiedergutmachung ist ungeheuer kompliziert. Auf der einen Seite können Reparationen der ultimative Beweis für Aufrichtigkeit sein. Das ist ein Kernpunkt der Bewegung für Sklaverei-Reparationen – die Sklaverei hatte so großen Anteil an der wirtschaftlichen Ausnahmestellung Amerikas, und den Afroamerikanern wurde anschließend der Nutzen dieser erfolgreichen Wirtschaftsentwicklung so nachhaltig verweigert, dass es Reparationen für die Nachkommen der Sklaven geben müsste. Auf der anderen Seite sind Reparationen, mit denen man sich Vergebung erkaufen will, eine Beleidigung – das war der Grund, warum der gerade gegründete Stadt Israel die angebotenen Wiedergutmachungsleistungen Deutschlands ohne eine damit einhergehende angemessene Reuebekundung ablehnte.

Am Ende dieser Schritte könnte uns eine der merkwürdigsten Handlungen erwarten, zu denen Menschen fähig sind – wir vergeben.[38] Zunächst müssen wir uns klarmachen, dass Vergeben nicht Vergessen ist. Dagegen spricht schon die Neurobiologie. Eine Ratte lernt, eine Glocke mit einem Stromstoß zu assoziieren und vor Schreck zu erstarren, wenn sie sie hört. Wenn sie am nächsten Tag die Glocke wiederholt hört, ohne einen Stromstoß zu erhalten, wird dadurch ihr Erstarrungsverhalten »gelöscht«, aber die Gedächtnisspur dieses Lernprozesses verflüchtigt sich nicht. Vielmehr wird sie nur durch eine neue Lernerfahrung überlagert – »Heute bedeutet die Glocke keine schlechte Neuigkeit«. Nehmen wir zum Beweis an, dass am Tag danach die Glocke erneut einen bevorstehenden Stromstoß signalisiert. Wäre der ursprüngliche Lerninhalt »Glocke = Stromstoß« beseitigt worden, brauchte die Ratte den ganzen Tag, um die Assoziation wieder zu lernen. Stattdessen ist sie sofort wieder da: »Glocke = wieder Stromstoß«. Jemandem vergeben heißt nicht zu vergessen, was er getan hat.

Es gibt eine Untergruppe von Opfern, die behaupten, sie hätten dem Täter vergeben und auf ihre Wut und ihren Wunsch nach Bestrafung verzichtet. Ich verwende das Wort »behaupten« nicht, um meine Skepsis zum Ausdruck zu bringen, sondern um deutlich zu machen, dass Vergebung ein selbst bekundeter Zustand ist, der behauptet, aber nicht bewiesen werden kann.

Vergebung kann ein religiöser Imperativ sein. Im Juni 2015 tötete der weiße Rassist Dylann Roof neun Gemeindemitglieder der Emanuel African Methodist Episcopal Church. Zwei Tage später erschienen bei seiner Anklageerhebung Familienangehörige der Toten, um ihm zur Verblüffung aller zu vergeben und für seine Seele zu beten.[39]

Vergebung kann eine ungewöhnliche kognitive Neueinschätzung erforderlich machen. Betrachten wir den Fall von Jennifer Thompson-Cannino und Ronald Cotton.[40] Im Jahr 1984 wurde Thompson-Cannino von einem Fremden vergewaltigt. Bei einer polizeilichen Gegenüberstellung identifizierte sie Cotton mit großer Gewissheit; obwohl er seine Unschuld beteuerte, wurde er für schuldig befunden und zu einer lebenslangen Haft verurteilt. In den Jahren danach wurde sie vorsichtig von Freunden gefragt, ob sie den Albtraum nun nicht endlich abschütteln könne. »Nie und nimmer«, antwortete sie stets. Sie war völlig in Anspruch genommen von ihrem Hass auf Cotton und von ihrem Wunsch, sich an ihm zu rächen. Und dann, nachdem Cotton schon mehr als zehn Jahre seiner Gefängnisstrafe abgesessen hatte, wurde er durch einen DNA-Beweis entlastet. Ein anderer Mann hatte die Tat begangen; er saß im selben Gefängnis wegen anderer Vergewaltigungen ein und prahlte damit, bei dieser ungeschoren davongekommen zu sein. Thompson-Cannino hatte den falschen Mann identifiziert und damit die Geschworenen überzeugt. Fragen des Hasses und der Vergebung hatten jetzt die Seiten gewechselt.

Als sie sich nach Cottons Freilassung schließlich trafen, sagte Thompson-Cannino: »Wenn ich Ihnen jede Minute und jede Stunde jeden Tages meines restlichen Lebens sagen würde, dass es mir leidtut, könnten Sie mir dann jemals vergeben?« Und Cotton sagte: »Jennifer, ich habe Ihnen schon vor Jahren vergeben.« Dass er dazu fähig war, beruhte auf einer tiefgehenden Neueinschätzung: »Jennifer zu vergeben, dass sie mich in dieser Gegenüberstellung als ihren Vergewaltiger identifiziert hat, hat mich weniger Zeit gekostet, als die Leute glauben. Ich wusste, dass sie ein Opfer war und schrecklich litt … Wir waren Opfer derselben Ungerechtigkeit desselben Mannes, und damit hatten wir eine gemeinsame Basis.« Eine vollkommene Neueinschätzung der Situation, die sie in ihrer Opferrolle zu »Wirs« machte. Die beiden halten jetzt gemeinsam Vorträge über die Notwendigkeit einer Justizreform.

Meist geht es bei Vergebung nur um ein Prinzip: »Das tue ich für mich, nicht für dich.« Hass ist anstrengend; Vergebung – oder auch nur Gleichgültigkeit – befreiend. Booker T. Washington sagt einmal: »Ich werde keinem Menschen erlauben, meine Seele dadurch herabzusetzen, dass er mich dazu bringt, ihn zu hassen.« Herabzusetzen, zu entstellen und völlig in Beschlag zu nehmen. Vergebung scheint zumindest gut für die Gesundheit zu sein – bei Opfern, die spontan vergaben oder die sich einer Vergebungstherapie unterzogen (im Gegensatz zu einer »Wut-Validierungstherapie«), bessern sich der allgemeine Gesundheitszustand, die Herz-Kreislauf-Funktion und die Symptome von Depression, Angststörung und PTBS. In Kapitel 14 haben wir gesehen, dass Mitgefühl leicht, vielleicht sogar unvermeidlich, Elemente des Eigennutzes enthält. Mitfühlende Vergebung ist ein überzeugender Beleg dafür.[41] Vergebung, Entschuldigung, Wiedergutmachung, Versöhnung und die Frage, inwieweit es in den TRCs eher um Versöhnung als um Vergebung ging – das waren die Aspekte, mit denen wir uns bisher beschäftigt haben. Und was ist mit der Wahrheit, die sich diese Kommissionen doch auch auf die Fahne geschrieben haben? Sie trägt in hohem Maße zu dem Heilungsprozess bei. Dass die Täter in den TRCs die Wahrheit bekennen – detailliert, erschöpfend, rückhaltlos und öffentlich –, war für die Opfer am wichtigsten. Es geht um das Bedürfnis zu wissen, was geschah; die Täter dazu zu bringen, es auszusprechen; der Welt mitzuteilen: »Seht, was sie uns angetan haben.«

UNSERE IRRATIONALITÄT ERKENNEN

Im Gegensatz zu dem, was einige Wirtschaftswissenschaftler behaupten, sind wir keine rationalen Optimierungsmaschinen. In Spielen verhalten wir uns großzügiger, als die Logik vorhersagt; wir entscheiden mit Hilfe des Denkens, ob jemand schuldig ist, doch wenn es dann um die Frage geht, wie er bestraft werden soll, halten wir uns an das Gefühl; wenn wir entscheiden, ob ein Mensch geopfert werden soll, um fünf zu retten, fällt das Ergebnis etwa 50 zu 50 aus, je nachdem, ob wir die Person auf die Schienen stoßen oder einen Hebel ziehen müssen; mühelos widerstehen wir der Versuchung zu schummeln, auch wenn es niemand mitbekommen würde; wir treffen charakterstarke Entscheidungen, ohne erklären zu können, warum. Daher könnte es hilfreich sein, die systematischen Merkmale unserer Irrationalität zu erkennen.

Manchmal bemühen wir uns, diese Irrationalität zu beseitigen. Vielleicht ist die fundamentalste Irrationalität der häufige instinktive Widerstand gegen eine einfache Tatsache – dass wir gelegentlich Verträge mit Leuten abschließen müssen, die nicht unsere Freunde sind; unter diesen Umständen hassen wir nämlich ebendie Menschen leidenschaftlich, denen wir gerade die Hand schütteln sollen – das darf aber kein Hindernis sein. Ein anderer Bereich sind die Diskrepanzen zwischen unseren bewussten Meinungen und dem, was unsere impliziten Vorurteile uns tatsächlich zu tun heißen. Wie wir gesehen haben, lassen sich Wir/Sie-Animositäten abmildern, indem man unterschwellige Vorurteile bewusst macht. Dadurch wird nicht zwangsläufig das Vorurteil beseitigt – schließlich ist es nicht leicht, ein Vorurteil durch Denken zu überwinden, das man ursprünglich nicht durch Denken erworben hat. Stattdessen gibt die Offenlegung impliziter Vorurteile Hinweise darauf, wo wir uns stärker kontrollieren müssen, um die Auswirkungen dieser Vorurteile zu verringern. Dieses Prinzip lässt sich auf alle Bereiche unseres Verhaltens anwenden, die durch implizite, unterschwellige, interozeptive, unbewusste, unterirdische Faktoren beeinflusst werden – Bereiche, in denen wir dann unsere Einstellungen im Nachhinein rationalisieren. Zum Beispiel sollte jeder Richter lernen, dass juristische Entscheidungen nicht zuletzt davon abhängen, wann er zum letzten Mal etwas gegessen hat.

Ein anderes Beispiel, das Sie im Auge behalten sollten, ist die menschliche Neigung zu irrationalem Optimismus. So können Menschen beispielsweise das Risiko eines Verhaltens richtig einschätzen, neigen aber zu unrealistischem Optimismus, wenn sie das Risiko für sich selbst bewerten – »Nicht doch, mir kann so was nicht passieren«. Irrationaler Optimismus kann großartig sein; er ist der Grund dafür, dass nur 15 Prozent und nicht 85 Prozent der Menschen unter einer klinischen Depression leiden. Wie aber der Psychologe Daniel Kahneman, ein Nobelpreisträger, unterstreicht, kann irrationaler Optimismus in Kriegszeiten katastrophale Folgen haben. Das reicht von der optimistischen theologischen Überzeugung, Gott stehe den eigenen Truppen bei, bis zur Tendenz militärischer Strategen, die Stärke der eigenen Seite zu überschätzen und die der anderen zu unterschätzen – »Kinderspiel, volle Kraft voraus« ist die logische Schlussfolgerung.[42]

Ein letzter Bereich der Irrationalität, der berücksichtigt werden muss, betrifft die »heiligen Werte« aus Kapitel 15, wo rein symbolische Handlungen unter Umständen mehr zählen als nüchterne materielle Zugeständnisse. Rationalität kann eine entscheidende Voraussetzung für einen Friedensprozess sein, doch die irrationale Bedeutung von heiligen Werten ist entscheidend für die Schaffung eines dauerhaften Friedens.

UNSERE UNFÄHIGKEIT ZUM UND AVERSION GEGEN DAS TÖTEN

Videokameras sind heute so allgegenwärtig, dass sie das Prinzip der »Privatheit« ernsthaft bedrohen. Eine Folge dieser Allgegenwart ist die Tatsache, dass Wissenschaftler ihrem Voyeurismus auf ganz neue Weise frönen können. Daraus haben sich einige interessante Resultate ergeben.

Das betrifft Tumulte in Fußballstadien – das Phänomen der »Hooligans«, Schlachten zwischen ethnischen oder nationalistischen Gruppen, zwischen Anhängern beider Mannschaften, häufig auch rechtsextremen Skinheads, die kräftig mitmischen. Filmaufnahmen solcher Ereignisse zeigen, dass nur wenige Menschen wirklich kämpfen. Die meisten schauen aus sicherer Entfernung zu oder laufen wie aufgescheuchte Hühner herum. Unter denjenigen, die wirklich kämpfen, führen die meisten ein oder zwei wirkungslose Faustschläge aus, bevor sie entdecken, dass man sich die Hand dabei wehtut. Die wirklich entschlossenen Kämpfer sind eine winzige Minderheit. Dazu meinte ein Forscher: »Menschen sind schlecht in [Nahkampf-]Gewalt, auch wenn die Zivilisation uns ein bisschen besser darin gemacht hat.«[43]

Noch interessanter sind die Belege für die beträchtlichen Hemmungen, die wir haben, jemandem, der uns unmittelbar gegenübersteht, ernsthaften Schaden zuzufügen.

Die maßgebliche Untersuchung zu diesem Thema ist das 1995 erschienene Buch *On Killing. The Psychological Cost of Learning to Kill in War and Society* von David Grossman, einem Professor für Militärwissenschaft und ehemaligen Oberst des amerikanischen Heeres.[44]

Ausgangspunkt des Buches ist ein Phänomen, das nach der Schlacht von Gettysburg bemerkt wurde. Von den fast 27 000 Musketen, die auf dem Schlachtfeld eingesammelt wurden, waren fast 24 000 geladen und nicht abgefeuert; 12 000 waren mehrfach geladen worden, 6000 drei- bis zehnmal. Viele Soldaten standen da und dachten: »Ich werde bald schießen, ja, das werde ich, vielleicht sollte ich mein Gewehr erst einmal wieder laden.« Diese Waffen fand man in der Mitte des Schlachtfeldes, dort, wo die Männer ihr Leben riskierten, während sie nachluden. Bei Gettysburg wurden die meisten Todesfälle durch die Artillerie verursacht, nicht durch die Infanterie auf dem Boden. In der Hitze der tobenden Schlacht war es offenbar so, dass die meisten Männer luden, verwundet wurden, Befehle brüllten, davonliefen oder benommen umherliefen.

Entsprechend feuerten nur 15 bis 20 Prozent der Soldaten im Zweiten Weltkrieg ihre Gewehre jemals ab. Der Rest? Überbrachte Nachrichten, half anderen zu laden, kümmerte sich um verwundete Kameraden – legte sein Gewehr aber nicht auf irgendjemand in der Nähe an und drückte ab.

Kriegspsychologen betonen, dass die Männer, wenn sie mitten in der Schlacht auf andere Menschen schießen, nicht aus Hass oder Gehorsam handeln, auch nicht aus der Gewissheit heraus, dass der Feind *sie* töten will. Vielmehr ist es die Pseudoverwandtschaft der Männergruppe – der Wunsch, die Kameraden zu schützen, den Mann neben sich nicht im Stich zu lassen. Doch abgesehen von diesen Beweggründen haben Menschen eine starke natürliche Aversion gegen das Töten aus naher Distanz. Den größten Widerstand empfinden wir gegen den Nahkampf mit dem Messer oder dem Bajonett. Dann folgt das Schießen auf kurze Entfernung mit einer Pistole, dann das Schießen aus großer Entfernung, und am leichtesten fällt uns das Töten durch Bomben und Artillerie.

Der Widerstand lässt sich psychologisch verändern. Es ist leichter, wenn man nicht auf ein identifiziertes Individuum zielt – wenn man beispielsweise eine Handgranate in eine Gruppe wirft, statt auf einen einzelnen Feind zu schießen. Das Töten als Einzelperson ist schwieriger als das Töten in einer Gruppe – während im Zweiten Weltkrieg nur die kleine Minderheit der Gewehrschützen ihre Waffen individuell abfeuerte, wurden fast alle anderen Waffen (zum Beispiel Maschinengewehre), die von einem Team bedient wurden, auch eingesetzt. So ließ sich die Verantwortung verteilen – ganz so wie in einem Exekutionskommando jeder wusste, dass einer der Schützen Platzpatronen geladen hatte, so dass jedes Mitglied des Kommandos hoffen konnte, dass es möglicherweise niemanden getötet hatte.

Grossmans Prämisse wird durch eine neue und verblüffende Erkenntnis gestützt. Seit die PTBS von einer »Kriegsneurose« oder einem »Granatenschock« zu einer wissenschaftlich definierten psychiatrischen Erkrankung wurde, versteht man unter der posttraumatischen Belastungsstörung das Ergebnis des Schreckens, der entsteht, wenn man weiß, dass man unmittelbar Menschen ausgesetzt ist, die einen angreifen und töten wollen. Wie gesehen, ist es eine Erkrankung, bei der die Furchtkonditionierung übergeneralisiert wird und krankhaft entartet, ausgelöst durch eine vergrößerte, pathologisch reaktive Amygdala, die in der Überzeugung lebt, dass Sie nirgends sicher sind. Aber betrachten Sie Drohnenpiloten – Soldaten, die in Kontrollzentren in den Vereinigten Staaten sitzen und Drohnen auf der anderen Seite des Planeten steuern. Sie sind nicht in Gefahr. Trotzdem sind die PTBS-Raten bei ihnen *genauso hoch* wie bei Soldaten, die tatsächlich »im« Krieg sind.

Warum? Drohnenpiloten machen etwas Schreckliches und Faszinierendes: Sie töten auf eine Art, die es noch nie in der Geschichte der Menschheit gab – sie bringen ihre Opfer aus kurzer, fast intimer Distanz um, wobei sie eine bildgebende Technologie von außerordentlicher Qualität verwenden. Ein Ziel wird identifiziert. Dann positioniert der Pilot unsichtbar, hoch oben im Himmel über dem Haus der Zielpersonen wochenlang eine Drohne, während er fortwährend beobachtet und auf ein bestimmtes Ereignis wartet, sagen wir eine Versammlung, die in dem Haus stattfinden soll. Er verfolgt, wie die Zielperson kommt und geht, zu Abend isst, Mittagsschlaf auf der Veranda hält, mit den Kindern spielt. Dann erfolgt das Kommando zum Feuern, zum Abschießen seiner Hellfire-Rakete mit Überschallgeschwindigkeit.

Hören wir einen Drohnenpiloten, der seinen ersten »Kill« (tödlichen Abschuss) beschreibt – drei Afghanen, die er von seiner Luftwaffenbasis in Nevada aus erfasst hatte. Die Rakete hat getroffen, und er beobachtet durch seine Infrarotkamera die visuellen Informationen, die sie ihm übermittelt:

> *Der Rauch verzieht sich, und rund um den Krater liegen die Teile der beiden Burschen. Dann ist da noch dieser andere, dem das rechte Bein ab dem Knie fehlt. Er umklammert es und wälzt sich am Boden, und das Blut spritzt aus seinem Bein, es trifft auf den Boden, und es ist warm. Sein Blut ist warm. Aber wenn es auf den Boden trifft, be-*

ginnt es abzukühlen; die Lache kühlt rasch ab. Er braucht lange, um zu sterben. Ich habe ihm einfach dabei zugesehen. Ich habe zugesehen, während er dieselbe Farbe annahm wie der Boden, auf dem er lag.[45]

Aber das ist noch nicht alles. Die Piloten warten, um zu sehen, wer die Leichen birgt und wer zur Beerdigung kommt – immer bereit, möglicherweise noch einen Angriff zu führen. Unter anderen Umständen beobachtet der Pilot auch, wie ein amerikanischer Konvoi sich einer am Straßenrand befindlichen Sprengfalle nähert, ohne dass er ihn warnen kann, oder er muss hilflos zusehen, wie Aufständische einen schreienden, um Gnade bettelnden Zivilisten hinrichten.

Der Pilot, von dem oben berichtet wurde, war bei diesem ersten Kill 21 Jahre alt; schließlich brachte er es auf 1626 Kills.* Keine persönliche Gefahr, ein allgegenwärtiges Auge am Himmel. Nach seiner Schicht konnte er sich auf dem Nachhauseweg einen Donut holen. Und doch erkrankten er und viele der anderen Drohnenpiloten an schwerer PTBS.

Nach der Lektüre von Grossman ist die Erklärung einfach. Das tiefste Trauma ist nicht die Angst, getötet zu werden, sondern die Tatsache, dass man aus großer Nähe individuellere Tötungsakte vornimmt, dass man jemanden wochenlang beobachtet und dann zusieht, wie er die Farbe des Bodens annimmt. Grossman berichtet, dass es während des Zweiten Weltkriegs selten zu psychischen Zusammenbrüchen bei Seeleuten und medizinischem Personal kam – also bei Menschen, die zwar genauso gefährdet waren wie Infanteristen, aber entweder unpersönlich oder gar nicht töteten.

Das Militär versucht, Soldaten während der Ausbildung ihre Hemmungen gegen das Töten zu nehmen. Wir erfahren von Grossman, dass die Ausbildung effektiver geworden ist – Rekruten schießen nicht mehr auf Zielscheiben. Stattdessen befinden sie sich in einer virtuellen Wirklichkeit, in der rasch feuernde bewegliche Figuren auf sie zukommen. Unter solchen Bedingungen wird das Schießen zur Reflexhandlung. Im

* Dabei ist anzumerken, dass der Prozentsatz der Kills, die als Unfälle – Kollateralschäden unbeteiligter Anwesender – gelten, sehr umstritten ist; er reicht von 2 bis 20 Prozent.

Koreakrieg feuerten 55 Prozent der amerikanischen Gewehrschützen ihre Waffen tatsächlich ab; im Vietnamkrieg über 90 Prozent. Und das war vor der Zunahme der gewalttätigen, desensibilisierenden Videospiele.

Vielleicht wird es bald vollkommen andere Formen des Krieges geben. Gut möglich, dass die Drohnen eines Tages selbst entscheiden werden, wann sie feuern. Oder die Kriege werden von autonomen Waffen geführt, die sich gegenseitig bekämpfen, oder jede Seite arbeitet fieberhaft daran, die effektivsten Cyberattacken gegen die Computer der anderen zu führen. Doch solange wir die Gesichter der Menschen sehen, die wir töten, wird die anscheinend natürliche Hemmung eine entscheidende Rolle spielen.

DIE MÖGLICHKEITEN

Es ist bemerkenswert, was für Dinge sich manche Menschen aussuchen, um sie ihr Leben lang zu studieren. Sie können Koniologe oder Kaliologe werden und Staub beziehungsweise Vogelnester studieren. Es gibt Batologen und Brontologen, die sich den Kopf über Brombeeren und Gewitter zerbrechen, Vexillologen und Zygologen mit ihrem verblüffenden Wissen über Flaggen und Methoden zur Beschleunigung bestimmter Dinge. Und so fort und fort – Odontologie und Odonatologie, Phenologie und Phonologie, Parapsychologie und Parasitologie. Ein Rhinologe und eine Nosologin verlieben sich ineinander und bekommen ein Kind, das ein rhinologischer Nosologe wird und sich der Lehre von der Klassifizierung der Nasenerkrankungen verschreibt.

Die vorhergehenden Seiten suggerieren die Möglichkeit einer »Friedologie«, einer wissenschaftlichen Lehre der Auswirkungen von Handel, Demografie, Religion, Kontakten zwischen Gruppen, Versöhnung etc. auf die Fähigkeit der Menschen, in Frieden zu leben. Ein intellektuelles Unterfangen mit vielen Möglichkeiten, der Welt zu helfen.

Doch mit jedem neuen Beispiel für unsere schlimmsten Seiten, von den Nadelstichen kleinlicher Gemeinheiten bis hin zu gigantischen Gemetzeln, kann uns dieses intellektuelle Wagnis so vorkommen, als rollten wir einen Stein bergauf. Und mit einer eigentlich unzulässigen Trennung von Denken und Gefühl schließen wir diese vielen Seiten, indem wir der emotionalen – und nicht intellektuellen – Gewissheit Ausdruck verleihen, dass es Hoffnung gibt, dass sich die Dinge verändern können, dass wir verändert werden können, dass wir persönlich Veränderung bewirken können.

ROUSSEAU MIT SCHWANZ

Mehr als dreißig Jahre lang habe ich meine Sommer damit verbracht, die Savannenpaviane im ostafrikanischen Ökosystem der Serengeti zu studieren. Ich liebe Paviane, aber ich muss zugeben, dass sie häufig gewalttätig und gemein sind, so dass die Schwachen unter den scharfen Eckzähnen der Starken zu leiden haben. Gut, ein wenig professionelle Distanz: Sie sind eine ausgeprägt sexuell dimorphe Turnier-Art mit hochgradigem Aggressionsverhalten und einer starken Neigung zu Frustrationsverschiebung – das heißt, sie können äußerst eklig zueinander sein.

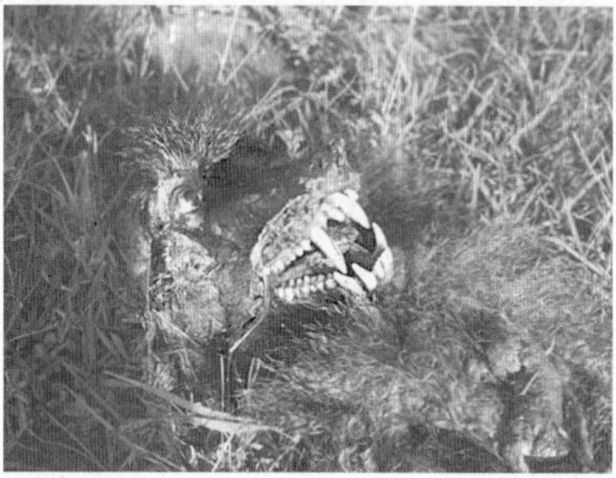

Die Überreste eines meiner Männchen am Morgen nach dem Angriff einer Koalition von Rivalen.

Mitte der 1980er Jahre zog die Paviangruppe neben meiner Untersuchungsgruppe das große Los. Auf dem Territorium der Nachbarn befand sich eine Touristen-Lodge; wie bei allen diesen Touristen-Einrichtungen in freier Wildbahn war es schwierig, die wild lebenden Tiere daran zu hindern, von den Nahrungsabfällen zu fressen. Versteckt in einem Wäldchen, weitab von der Lodge, lag, umgeben von einem Zaun, eine tiefe Abfallgrube. Aber Paviane klettern über Zäune, die Zäune werden niedergerissen, Tore offen gelassen – und so hatte sich der Nachbartrupp angewöhnt, in der Abfallgrube täglich nach Nahrung zu suchen. Wie eine andere weit verbreitete Primatenart – die Menschen – fressen Paviane fast alles – Obst, grüne Pflanzen, Wurzelknollen, Insekten, Eier, Beutetiere, die sie gerissen haben, Aas.

Das veränderte die »Müllplatz-Gruppe«. Normalerweise steigen Paviane bei Morgengrauen von ihren Schlafbäumen und legen bei der Nahrungssuche pro Tag fünfzehn Kilometer zurück. Die »Müllsammler« schliefen in Bäumen über der Grube, stiegen um acht Uhr gemächlich herab, um den Müll-Traktor von der Lodge zu erwarten, verbrachten zehn Minuten in heftigem Wettstreit um weggeworfene Leckerbissen – Roastbeef, Hähnchenschenkel und Plumpudding –, dann watschelten sie davon, um ein Schläfchen zu halten. Ich hatte sogar einige der Müllplatz-Tiere mit einem Betäubungsgewehr eingefangen, um sie mit Kollegen zu untersuchen – sie nehmen zu, haben ein Polster von subkutanem Fett, erhöhte Insulin- und Triglyceridwerte sowie ein beginnendes metabolisches Syndrom.[46]

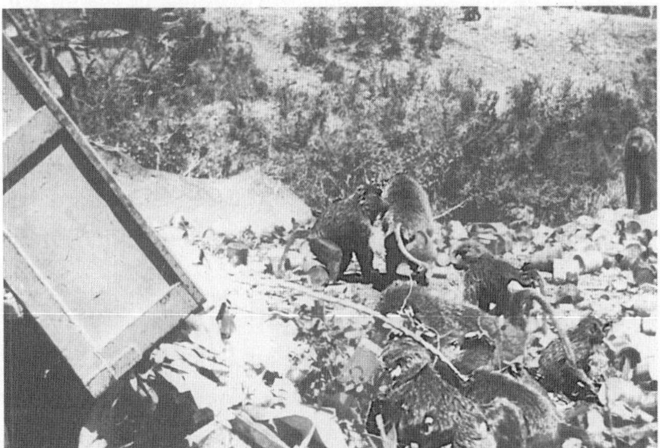

Frühstück: Abfall, der von einem Karren gekippt wird.

Irgendwie erfuhren die Paviane in »meiner« Gruppe von den Schlemmereien jenseits des Hügels, und schon bald liefen ein halbes Dutzend von ihnen jeden Morgen hinüber, um sich den anderen anzuschließen. Dabei war es kein Zufall, dass gerade diese Tiere sich aufmachten, um mit fünfzig oder sechzig »Sies« um das Futter zu streiten. Diejenigen, die es versuchten, waren männlich, groß und aggressiv. Der Morgen ist die Tageszeit, zu der Paviane einen Großteil ihrer sozialen Bedürfnisse befriedigen – in engem Kontakt sitzen, soziale Fellpflege betreiben, spielen; zur Müllhalde zu gehen hieß also, die sozialen Beziehungen zu vernachlässigen. Die Männchen, die jeden Morgen zur Müllhalde aufbrachen, waren die aggressivsten, ungeselligsten Mitglieder der Gruppe.

Nicht lange danach brach bei den Müllhalden-Pavianen Tuberkulose aus. Bei uns Menschen ist Tuberkulose ein chronisches Leiden, dem wir langsam durch »Auszehrung« erliegen. Bei nichtmenschlichen Primaten erweist sich TB als eine rasant fortschreitende Erkrankung, die die betroffenen Tiere in wenigen Wochen dahinrafft. Die kenianischen Wildtierärzte und ich fanden die Ursache des Ausbruchs heraus – der Fleischbeschauer der Lodge hatte sich bestechen lassen und tuberkulöse Rinder zum Schlachten freigegeben; die Tiere wurden getötet, hässlich befallene Organe auf der Müllkippe entsorgt und dann von den Pavianen gefressen. Die meisten Tiere der »Müllhalden-Gruppe« sowie alle meine Männchen, die an den Raubzügen auf dem Müllplatz teilnahmen, starben.[47]

Das hat mich ziemlich mitgenommen; am anderen Ende des Parks gewöhnte ich einen neuen Trupp an mich und vermochte mich den Überlebenden meines alten Trupps mehr als sechs Jahre nicht zu nähern. Als meine zukünftige Frau schließlich zum ersten Mal nach Kenia kam, nahm ich mich mächtig zusammen und kehrte zu dem Trupp zurück, um ihr die Paviane meiner Jugend zu zeigen.

Sie waren anders als jeder dokumentierte Paviantrupp – das heißt genau so, wie man es erwarten würde, wenn man die Hälfte der adulten Männchen beseitigt und ein Verhältnis zwischen Weibchen und Männchen von 2:1 erzeugt statt des üblichen 1:1-Verhältnisses und wenn die verbleibenden Männchen besonders aggressionsfrei und gesellig sind.[48]

Sie blieben dicht zusammen, hatten Körperkontakt, während sie saßen, betrieben häufiger soziale Fellpflege als üblich. Das Aggressionsniveau war niedriger, was sehr aufschlussreich war. Die Männchen hatten noch immer eine Dominanzhierarchie; Nummer drei kämpfte nach wie vor mit Nummer vier und zwei, um seinen Status zu verteidigen beziehungsweise zu verbessern. Aber es gab nur wenig Aggression, die auf Unbeteiligte verschoben wurde – wenn Nummer drei einen Kampf verlor, ließ er seinen Frust nur selten an Nummer zehn oder einem Weibchen aus. Die Stresshormonspiegel waren niedrig; in diesen Individuen wirkten die Neurochemie der Angst und die Benzodiazepine anders als in anderen Gruppen.

Hier ist ein Beleg dafür, ein Bild, das Sie, wenn sie ein »Pavianologe« wären, mehr überraschen würde, als wenn man Ihnen zeigte, wie Paviane das Rad erfinden – zwei adulte Männchen, die soziale Fellpflege betreiben. Das passiert so gut wie nie. Außer in diesem Trupp.

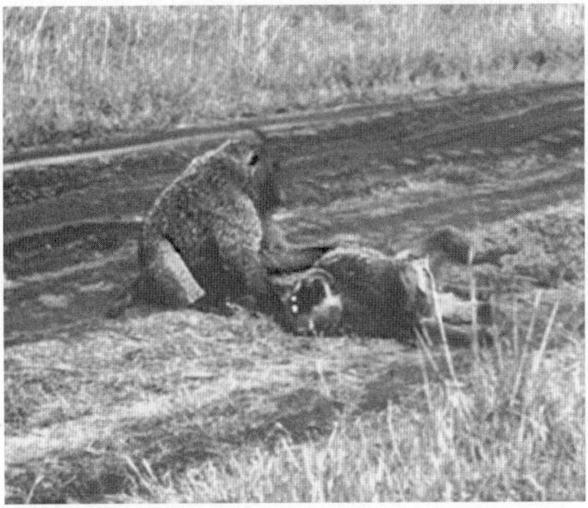

Und nun zum wichtigsten Aspekt. Weibliche Paviane bleiben in ihrem Geburtstrupp, während die Männchen in der Pubertät unruhig werden, den Trupp verlassen und ihr Glück irgendwo zwischen unmittelbarer Nachbarschaft und einer Entfernung von fünfzig Kilometern suchen. Zu dem Zeitpunkt, als ich zu dem Trupp zurückkehrte, waren die meisten Männchen gestorben, die von der Tuberkulose verschont geblieben waren. Der

Trupp hatte sie durch Männchen ersetzt, die nach der TB zu ihnen gestoßen waren. Mit anderen Worten, die adoleszenten Männchen waren in einem typischen Paviantrupp aufgewachsen, hatten sich dann dieser Gruppe angeschlossen und den Verhaltensstil von niedriger Aggression und hoher Geselligkeit übernommen. Die soziale Kultur des Trupps war weitergegeben worden.

Wie? Jugendliche, die sich dem Trupp anschlossen, waren nicht weniger angriffslustig und neigten nicht weniger zu verschobener Aggression als die Tiere, die sich anderen Trupps anschlossen – sie stießen nicht aufgrund besonderer Charaktereigenschaften zu der Gruppe. Auch ließen sich keine Anzeichen für soziale Unterweisung erkennen. Die plausibelste Erklärung lieferten die residenten Weibchen. Sie waren wahrscheinlich die am wenigsten gestressten Weibchen des Planeten, da sie von den Männchen keine verschobenen Aggressionen zu befürchten hatten. In diesem entspannteren Zustand waren sie eher bereit, den Neuankömmlingen sozial entgegenzukommen – in einem typischen Paviantrupp vergehen mehr als zwei Monate, bevor Weibchen das erste Mal mit neu dazugestoßenen Männchen soziale Fellpflege betreiben oder ihnen sexuelle Avancen machen; in diesem Trupp dauerte es nur ein paar Tage oder Wochen. In Verbindung mit der Tatsache, dass die residenten Männchen nicht zu verschobenen Aggressionen neigten, bewirkte das eine allmähliche Veränderung der Neuankömmlinge, so dass sie sich nach ungefähr sechs Monaten der Trupp-Kultur angepasst hatten. Als die jugendlichen Paviane sich weniger aggressiv und geselliger behandelt sahen, begannen sie diesen Verhaltensstil zu übernehmen.

Im Jahr 1965 veröffentlichte Irven DeVore von der Harvard University, ein aufgehender Stern am Himmel der Primatologie, den ersten Forschungsüberblick zu diesem Thema.[49] Bei der Erörterung seines eigenen Spezialgebiets, der Savannenpaviane, schrieb er, sie hätten »ein aggressives Temperament als Abwehr gegen Fressfeinde erworben, und Aggressivität lässt sich nicht an- und abstellen wie ein Wasserhahn. Sie ist ein integraler Bestandteil der Persönlichkeit, so tief verankert, dass er die Affen in jeder Situation zu potentiellen Aggressoren machen kann.« So wurden die Savannenpaviane buchstäblich zu Lehrbuchbeispielen für eine aggressive, hierarchisch organisierte, männlich dominierte Primatenart. Doch wie wir hier sehen, ist dieses Bild nicht universell oder unvermeidlich.

Menschen haben sowohl kleine Nomadenhorden wie Megastaaten gebildet und dank ihrer Flexibilität erreicht, dass Nachkommen der Nomaden in solchen Staaten heimisch wurden. Auch die Paarungsmuster der Menschen sind ungewöhnlich flexibel – es gibt menschliche Gesellschaften, in denen Monogamie, Polygynie oder Polyandrie herrschen. Wir haben Religionen, in denen bestimmte Arten von Gewalt für den Gläubigen den Weg ins Paradies bedeuten, während die gleiche Gewalt in anderen Glaubenssystemen direkt in die Hölle führt. Im Prinzip gilt: Wenn Paviane unerwarteterweise so viel soziale Wandlungsfähigkeit an den Tag legen, dann können wir das auch. Jeder, der behauptet, unsere schlimmsten Verhaltensweisen seien unvermeidlich, weiß zu wenig über Primaten, zu denen wir schließlich auch gehören.

EINE PERSON

Irgendwo zwischen Neuronen, Hormonen und Genen auf der einen Seite und Kultur, ökologischen Einflüssen und Evolution auf der anderen befindet sich das Individuum. Und angesichts der Tatsache, dass es mehr als sieben Milliarden von uns gibt, stellt sich leicht das Gefühl ein, dass ein einzelnes Individuum keinen Unterschied ausmacht.

Aber wir wissen, dass das nicht stimmt. Da gibt es die übliche Liste der Menschen, die alles verändert haben – Mandela, Gandhi, Martin Luther King, Rosa Parks, Lincoln, Aung San Suu Kyi. Gewiss, oft hatten sie einen Riesenstab von Beratern. Aber sie waren die Katalysatoren, diejenigen, die mit ihrer Freiheit oder ihrem Leben bezahlten. Und dann gibt es noch die Whistleblower, die große Gefahren auf sich nehmen, um Veränderungen zu bewirken – Daniel Ellsberg, Karen Silkwood, W. Mark Felt (Watergates Deep Throat), Samuel Provance (der US-Soldat, der die Missstände im Gefängnis Abu Ghraib enthüllte), Edward Snowden.*

* Ja doch, ich weiß, dass viele solche Listen möglich sind, aber entscheidend ist die Singularität, nicht das Spezifische ihrer Handlung.

Es gibt jedoch auch weniger bekannte Menschen – die allein oder in kleinen Gruppen eine außerordentliche Wirkung entfalten. Nehmen Sie Mohamed Bouazizi, einen 26-jährigen Obstverkäufer in Tunesien, der zur Zeit der Ereignisse, von denen hier die Rede ist, seit 23 Jahren unter der Herrschaft eines korrupten und repressiven Diktators lebte. Auf dem Markt wurde Bouazizi wegen einer imaginären Gewerbeerlaubnis von der Polizei schikaniert, die Bestechungsgeld erwartete. Er weigerte sich, nicht aus Prinzip – er zahlte oft Schmiergelder –, sondern weil er das Geld nicht hatte. Die Polizei trat ihn mit Füßen, bespuckte ihn und warf seinen Obstkarren um. Die Beschwerden, die er bei den Behörden einlegte, wurden missachtet. Am 10. Dezember 2010, eine Stunde nachdem er von der Polizei misshandelt worden war, stand Bouazizi vor der Tür dieser Behörde, übergoss sich mit Benzin, rief: »Wie soll ich eurer Meinung nach meinen Lebensunterhalt verdienen?«, und setzte sich in Brand.

Bouazizis Selbstverbrennung und Tod lösten in ganz Tunesien Proteste gegen den Regierungschef Zine El Abidine Ben Ali, gegen seine herrschende Partei und gegen die Polizei aus. Die Proteste nahmen zu, und binnen eines Monats wurde das Regime von Ben Ali gestürzt. Bouazizis Tat löste auch in Ägypten Proteste aus, die Hosni Mubaraks dreißigjährige Diktatur beendeten. Das gleiche Bild im Jemen, dort endete Ali Abdullah Salehs 34-jährige Herrschaft. Und in Libyen führte die Entwicklung zum Sturz und der Ermordung von Muammar al-Gaddafi, der seit 34 Jahren an der Macht war. Und in Syrien mündeten die Proteste in einen Bürgerkrieg. Und in Jordanien, Oman und Kuwait mussten die Ministerpräsidenten zurücktreten. Und in Algerien, Irak, Bahrain, Marokko und Saudi-Arabien wurden ähnliche Regierungsreformen erzwungen. Es war der Arabische Frühling. Bouazizi dachte nicht an politische Reformen in der gesamten muslimischen Welt, als er das Streichholz anzündete; er war erfüllt von einer Wut, die er gegen niemanden richten konnte als gegen sich selbst. Man mag zu dem kurzen Aufglimmen von Hoffnung während des Arabischen Frühlings stehen, wie man will. Gewiss folgten auf ihn neue Machthaber, Gewaltausbrüche, Flüchtlingswellen und die Katastrophen Syriens und des IS, und möglicherweise macht ja die Geschichte im selben Maße den, der sich selbst verbrennt, wie dieser Geschichte macht – die

Unzufriedenheit gärte schon lange. Trotzdem brachte Bouazizis Einzeltat Millionen Menschen in zwanzig Ländern mittelbar zu der Überzeugung, dass sie eine Veränderung bewirken könnten.

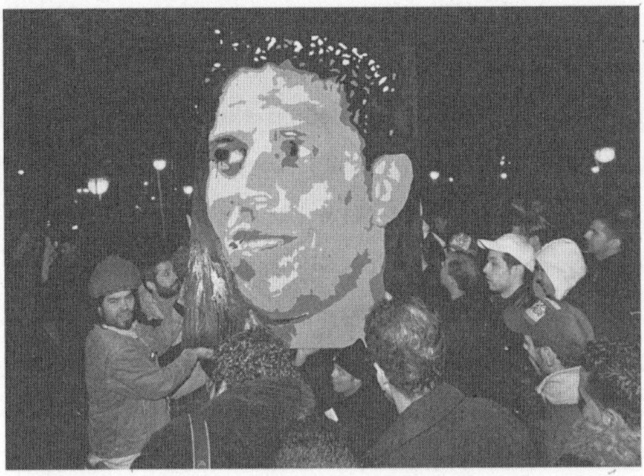

Regimefeindliche Demonstranten zeigen ein Porträt Bouazizis.

Es gab andere singuläre Akte. Mitte der 1980er Jahre fand am Jahrestag des Angriffs eine Gedenkfeier am Pearl Harbor Memorial statt. Zu einer Gruppe von Überlebenden, die sich dort versammelt hatten, trat ein älterer Mann. Es war seine dritte Reise zu der Gedenkstätte. Er nahm seinen ganzen Mut zusammen; in stockendem Englisch ergriff er das Wort und entschuldigte sich.[50]

Dieser Mann – Zenji Abe – war ein Jagdpilot, der 1937 an der japanischen Invasion in China und während des Zweiten Weltkriegs am gesamten Kampfgeschehen im Pazifik teilgenommen hatte – unter anderem auch an dem Angriff auf Pearl Harbor.

In Abes Leben gab es wenig, das auf seine spätere Entschuldigung hätte schließen lassen. Schon früh wurde er auf den Krieg vorbereitet – als Siebtklässler kam er auf die Militärakademie. Er erlebte den Krieg aus einer gewissen Distanz – nie tötete er einen Amerikaner im Nahkampf. Den Angriff auf Pearl Harbor empfand er wie einen Übungseinsatz. Seine Schuldgefühle hätte er leicht beruhigen können, denn die Bombe, die er abwarf, war nicht explodiert. Und außerdem war sein Land besiegt worden.

Einige Dinge begünstigten Abes noble Geste. Er war in Gefangenschaft geraten. Während der einjährigen Kriegsgefangenschaft war er von den Amerikanern anständig behandelt worden. Und er schämte sich wegen des Angriffs – den Piloten war gesagt worden, man habe Amerika am Morgen den Krieg erklärt, und die Amerikaner hätten alle Vorkehrungen zur Abwehr eines Angriffs getroffen. Bald darauf erfuhr er, dass es sich um einen Überraschungsangriff handelte.

Zu seinem Verhalten trugen auch einige globale Faktoren bei. Die japanisch-amerikanischen Beziehungen hatten sich verändert. Außerdem war Amerika kein traditioneller Feind. Die ethnische, kulturelle und geografische Entfernung mochte die Pseudospeziation der Amerikaner erleichtert haben, aber es war eine neue Pseudospeziation und damit etwas anderes als der uralte Hass auf einen benachbarten Feind – Abe reiste nie nach China, um sich für das Massaker in Nanjiing zu entschuldigen. Wie wir wissen, gibt es verschiedene Kategorien von »Sies«.

Alle diese Wahrscheinlichkeiten und Unwahrscheinlichkeiten kamen zusammen, und so stand Abe nun dort mit neun weiteren Pearl-Harbor-Piloten, um sich zu entschuldigen. Einige Überlebende nahmen die Entschuldigung nicht an. Die meisten akzeptierten sie. Anschließend besuchten Abe und andere Piloten mehrmals Pearl Harbor auf und trafen sich dort jeweils für einige Tage mit amerikanischen Überlebenden; zum fünfzigsten Jahrestag wurde versöhnliches Händeschütteln in der Fernsehsendung *Today* übertragen. Die amerikanischen Überlebenden waren im Allgemeinen der Ansicht, die Piloten hätten nur ihre Befehle befolgt, und fanden ihre gegenwärtige Handlungsweise mutig und bewundernswert. Abe freundete sich mit Richard Fiske an, einem der Überlebenden, der jetzt ehrenamtlicher Führer in der Gedenkstätte war. Zum Zeitpunkt des Angriffs hatte Fiske auf einem der Schiffe gedient, viele Freunde verloren, die zu den 2390 gefallenen Amerikanern gehörten, hatte an der Schlacht um Iwo Jima teilgenommen und nach eigenem Bekunden die Japaner so gehasst, dass er ein offenes Magengeschwür bekommen hatte. Aus Gründen, die er nie wirklich begriff, hatte er zu den Ersten gehört, die Abes Geste akzeptierten. Auch andere Japaner und Amerikaner freundeten sich an, besuchten sich gegenseitig zu Hause und statteten schließlich sogar den Grabstätten ihrer Ex-Feinde Besuche ab.

Der Prozess war voller Symbole; das begann mit einer Entschuldigung, die, wie wir gesehen haben, gar nichts und alles verändert. Abe gab Fiske Geld, so dass dieser für den Rest seines Lebens monatlich Blumen an der Gedenkstätte aufstellen konnte. Fiske, ein Hornist, spielte von nun an nicht mehr nur eine Aufnahme des amerikanischen Zapfenstreichs in der Gedenkstätte ab, sondern auch das japanische Gegenstück. Eine Art Wirheit war entstanden, die jeden einschloss, der an diesem schändlichen Tag da gewesen war.

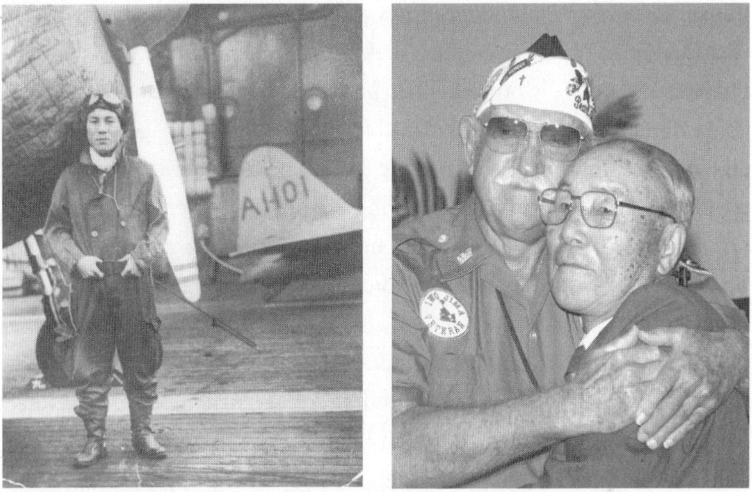

Links: Zenji Abe, 6. Dezember 1941; rechts: Abe und Richard Fiske, 6. Dezember 1991.

Was vielleicht noch wichtiger ist: Abes singulärer Akt war gar nicht singulär. Heute gibt es Reiseagenturen, die sich darauf spezialisiert haben, Fahrten für amerikanische Vietnam-Veteranen zu organisieren, bei denen in Vietnam Versöhnungszeremonien mit ehemaligen Vietkongs stattfinden. Die Veteranen hatten schon früher Organisationen gegründet, wie zum Beispiel Friends of Danang, die soziale Projekte in Vietnam durchführten, indem sie Schulen, Krankenhäuser und echte Brücken bauten.[51]

Das folgende Bild bringt uns zu einem anderen außergewöhnlichen Vorfall. Das vermutlich schockierendste Einzelereignis des Vietnamkriegs, eine Gräueltat, die Amerika letztlich aus der selbstgerechten Vorstellung riss, es sei die Kraft des Guten in der Welt, war das My-Lai-Massaker.

Am 16. März 1968 griff eine Kompanie amerikanischer Soldaten unter dem Befehl von Leutnant William Calley jr. die unbewaffneten Zivilisten des Dorfs My Lai an.[52] Die Kompanie befand sich schon drei Monate in Vietnam und hatte noch keine direkte Feindberührung gehabt. Allerdings hatte sie 28 Tote oder Verletzte durch Sprengfallen und Landminen zu beklagen, so dass die Stärke der Kompanie auf rund hundert Mann geschrumpft war. Die gängige Interpretation – eine Interpretation, die uns mittlerweile bekannt vorkommt – lautete, sie hätten den grimmigen, rachsüchtigen Wunsch verspürt, diesen gesichtslosen Feind mit Gesichtern zu versehen. Die offizielle Begründung besagte, das Dorf hätte Vietkong-Kämpfern und zivilen Sympathisanten Unterschlupf gewährt; dafür gibt es kaum Anhaltspunkte. Einige der Teilnehmer berichteten, sie hätten den Auftrag gehabt, nur Vietkong-Kämpfer zu töten; andere erklärten, man habe ihnen gesagt, jeden umzubringen, Häuser niederzubrennen, das Vieh abzuschlachten und die Brunnen zu zerstören.

Ungeachtet dieser widersprüchlichen Berichte ist der Rest Geschichte, unbestreitbare, quälende Geschichte. Zwischen 350 und 500 unbewaffnete Zivilisten, darunter Kleinkinder und ältere Menschen, wurden getötet. Körper wurden verstümmelt und in Brunnen geworfen, Hütten und Felder in Brand gesetzt, etliche Frauen von Soldatengruppen vergewaltigt und anschließend getötet. Von Calley wurde berichtet, er habe persönlich Kinder unter ihren Müttern erschossen, die bei dem Versuch, die Kleinen zu schützen, den Tod gefunden hatten. Die Amerikaner stießen auf kein feindliches Feuer und entdeckten keine Männer in kriegsfähigem Alter. Es war ein Vernichtungswerk von biblischen Ausmaßen, von Ausmaßen, die an die Römer erinnerten oder die Kreuzfahrer oder die Wikinger oder … Dieses Vernichtungswerk wurde fotografiert. Das Entsetzliche wird noch entsetzlicher, weil My Lai nicht die einzige Gräueltat war und der Staat nach Kräften bemüht war, die Ereignisse unter den Teppich zu kehren, und weil er Calley nur einen kleinen Klaps versetzte, indem er ihn zu drei Jahren Hausarrest verurteilte.

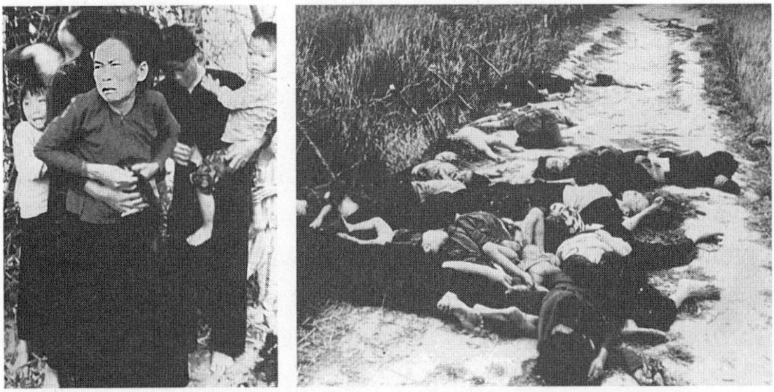

Ikonische Bilder des Albtraums. Links: Zivilisten, Sekunden, bevor sie getötet werden; die Frau im Hintergrund, die ihr Kind im Arm hält, ist gerade vergewaltigt worden. Rechts: ermordete Dorfbewohner.

Es haben keineswegs alle Amerikaner teilgenommen (letztlich wurden 26 Soldaten in einem Strafprozess angeklagt, wobei Calley als Einziger verurteilt wurde; »Haben nur Befehle befolgt« war die Losung des Tages).*[53] Dabei waren die Hemmschwellen der Männer unterschiedlich. Ein Soldat tötete eine Mutter und ein Kind und weigerte sich dann, damit fortzufahren. Ein anderer beteiligte sich am Zusammentreiben der Zivilisten, aber nicht an den Erschießungen. Einige verweigerten jede Mitwirkung, selbst als man ihnen mit Kriegsgericht oder Erschießung drohte. Der Gefreite Michael Bernhardt verweigerte den Befehl und drohte damit, die Ereignisse den Vorgesetzten zu melden; daraufhin setzten ihn die Offiziere zu besonders gefährlichen Patrouillengängen ein, möglicherweise in der Hoffnung, dass er getötet würde.

* Zwei der Soldaten, die an den Morden beteiligt waren, begingen später Selbstmord. Einer, Leutnant Stephen Brooks, tat es aus unbekannten Gründen, während er noch in Vietnam stationiert war. Der andere, der Gefreite Varnado Simpson, brachte sich Jahre später um, nachdem er unter anderem hatte mitansehen müssen, wie sein zehnjähriger Sohn von einer verirrten Kugel aus der Waffe eines in der Nachbarschaft wohnenden Jugendlichen getötet wurde. Simpson sagte: »Er starb in meinen Armen. Und als ich ihn anblickte, sah sein Gesicht genauso aus wie das Gesicht des Kindes, das ich getötet hatte. Und ich sagte: Das ist die Strafe dafür, dass ich die Menschen tötete, die ich tötete.« Er litt unter schwerer PTBS und verbarrikadierte sich in seinem Haus hinter jahrelang verschlossenen Fensterläden. Mit seinem dritten Selbstmordversuch hatte er schließlich Erfolg.

Drei Männer beendeten das Morden. Wie zu erwarten, waren sie Außenseiter. Die Initiative ging von dem 25-jährigen Warrant Officer Hugh Thompson jr. aus, der einen Hubschrauber flog; begleitet wurde er von seinen beiden Besatzungsmitgliedern Glenn Andreotta und Lawrence Colburn. Möglicherweise spielte für das nachfolgende Geschehen die Tatsache eine Rolle, dass Thompson ein Nachkomme der amerikanischen Ureinwohner war, die den Todesmarsch überlebt hatten, der heute als »Pfad der Tränen« *(Trail of Tears)* bezeichnet wird; er war in den 1950er Jahren im ländlichen Georgia von seinen religiösen Eltern dazu erzogen worden, sich für die Aufhebung der Rassentrennung einzusetzen. Colburn und Andreotta waren praktizierende Katholiken.

Thompson und seine Crew überflogen das Dorf in der Absicht, den Infanteristen zu helfen, die den Vietkong bekämpften. Doch anstelle der Spuren einer Schlacht sahen sie überall tote Zivilisten liegen. Anfänglich glaubte Thompson, das Dorf werde angegriffen und die Amerikaner verteidigten die Dorfbewohner, doch er konnte nicht feststellen, woher der Angriff kam. Er landete sein Fluggerät mitten im Chaos und sah einen Soldaten, Sergeant David Mitchell, der in eine Masse verwundeter, wimmernder Zivilisten schoss, die in einem Graben lagen, und einen weiteren, Captain Ernest Medina, der eine Frau aus kürzester Entfernung erschoss; nun wurde Thompson klar, wer für den Angriff verantwortlich war. Er stellte Calley zur Rede, der einen höheren Rang bekleidete als er, doch dieser sagt ihm, er solle sich gefälligst um seinen eigenen Kram kümmern.

Thompson erblickte eine Gruppe von Frauen, Kindern und älteren Männern, die in einem Bunker kauerten, während amerikanische Soldaten näher kamen, die offenbar im Begriff waren, die Leute zu erschießen. Als er mehr als zwanzig Jahre später die Ereignisse rekapitulierte, beschrieb er, was er angesichts dieser Soldaten empfand: »Sie waren damals der Feind, nehme ich an. Jedenfalls bin ich mir verdammt sicher, dass sie der Feind der Menschen dort am Boden waren.« Dann tat er etwas, was eine unglaubliche Charakterstärke und Tapferkeit verriet, etwas, was auf unwiderlegliche Weise bestätigt, dass sich, wie in einem früheren Kapitel dargelegt, Wir/Sie-Kategorien augenblicklich verändern können. Hugh Thompson landete mit seinem Helikopter zwischen den Dorfleuten und den Soldaten, richtete seine Maschinengewehre auf seine amerikanischen Landsleute und befahl seiner Crew, sie niederzumähen, falls sie versuchen sollten, den Dorfleuten weiteren Schaden zuzufügen.* **

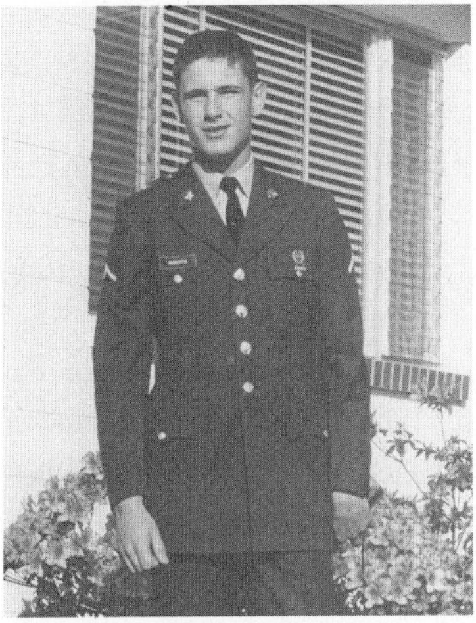

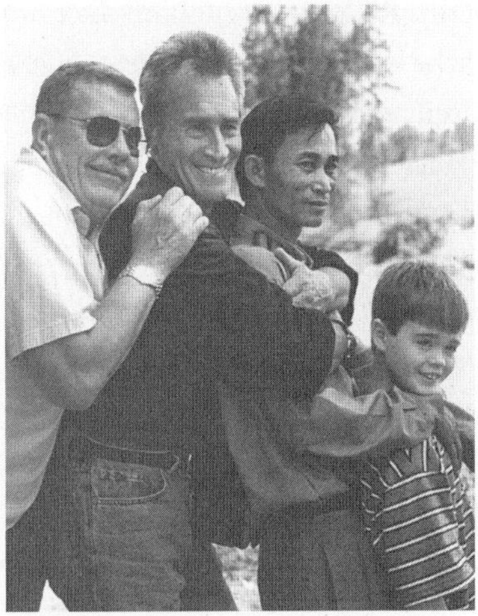

Links: Glenn Andreotta; Rechts, von links nach rechts: Hugh Thompson, Lawrence Colburn und Do Hoa, den sie aus dem Graben retteten, als er noch ein Kind war, in My Lai, 1998.

* Thompson forderte andere Hubschrauberpiloten über Funk auf, die Überlebenden in Krankenhäuser zu evakuieren; Andreotta watete durch die Toten in dem Graben und fand einen vierjährigen Jungen, der wie durch ein Wunder unverletzt geblieben war. Thompson berichtete seinen vorgesetzten Offizieren von den Ereignissen, die er beobachtet hatte, und diese gaben die Informationen an ihre eigenen Vorgesetzten weiter. Daraufhin sagte der Führungsoffizier, der die Vernichtungsmission befohlen hatte, die weiteren für die nächsten Tage geplanten Aktionen in benachbarten Dörfern ab und begann mit einer groß angelegten Vertuschung. Andreotta fiel drei Wochen später in einer Schlacht. Colburn und mehr noch Thompson versuchten, jede militärische, staatliche und mediale Instanz, die für sie erreichbar war, über die Ereignisse zu informieren, und waren entscheidend daran beteiligt, dass die Öffentlichkeit von dem My-Lai-Massaker erfuhr. Der Kongressabgeordnete Mendel Rivers, der Vorsitzende des Verteidigungsausschusses des Repräsentantenhauses, versuchte den Prozess gegen Calley zu unterdrücken und stattdessen Thompson wegen Landesverrats vor Gericht zu bringen; Thompson sagte in Calleys Prozess gegen diesen aus, woraufhin er noch jahrelang Todesdrohungen erhielt. Erst nach dreißig Jahren empfingen Colburn und er militärische Auszeichnungen für ihr Handeln. Als Thompson 2006 starb, saß Colburn an seinem Bett.

** Ich möchte den beiden ausgezeichneten Studenten Elena Bridgers und Wyatt Hong für die Hilfe bei den Recherchen zu dem vorliegenden Abschnitt danken.

Wir haben also eine Person, die aus einem Impuls heraus die geschichtlichen Ereignisse in zwanzig Ländern verändert hat, weitere zwei Personen, die Jahrzehnte des Hasses überwunden und auf diese Weise einen Versöhnungsprozess eingeleitet haben, sowie drei weitere Personen, die jeden Reflex ihrer militärischen Ausbildung überwanden, um das Richtige zu tun. Zeit für eine letzte singuläre Person, die ich als außerordentlich inspirierend empfinde.

Die Person war der anglikanische Geistliche John Newton, der 1725 zur Welt kam.[54] Nun, das klingt nicht sehr aufregend. Der Nachwelt ist er in erster Linie im Gedächtnis geblieben, weil er die Hymne »Amazing Grace« komponiert hat. Toll, das und Leonard Cohens »Hallelujah« berühren mich jedes Mal, wenn ich sie höre. Newton war außerdem ein Gegner der Sklaverei und ein Mentor für William Wilberforce, als dieser eine Parlamentsdebatte entfachte, die das Ziel hatte, die Sklaverei im Britischen Empire gesetzlich zu verbieten. Okay, das hört sich schon besser an. Nun betrachten wir noch das Folgende: Als junger Mann war Newton Kapitän eines Sklavenschiffes. Bingo, das vervollständigt das Bild – ein Mann, der maßgeblich am Sklavenhandel beteiligt ist und von ihm profitiert, eine plötzliche religiöse und moralische Einsicht, radikale Neukategorisierung von »Wir« und »Sie«, fundamentale Generalisierung seiner Menschlichkeit, leidenschaftliches Bestreben, seine Untaten wiedergutzumachen. Wir können praktisch beobachten, wie sich die neuronale Plastizität aus Kapitel 5 in Newtons Gehirn austobt.

Nichts dergleichen passierte.

Newton, der Sohn eines Kapitäns, fährt mit elf Jahren auf dem Schiff seines Vaters zur See. Mit achtzehn wird er zum Dienst in der Kriegsmarine gezwungen, versucht zu desertieren und wird ausgepeitscht. Schließlich gelingt ihm die Flucht, und er heuert auf einem westafrikanischen Sklavenschiff an. Ist doch klar – nun wird er bestimmt die Ähnlichkeit zwischen der Gefangenschaft dieser Menschen und seinen eigenen Erfahrungen erkennen und erleuchtet werden.

Keineswegs.

Er arbeitet auf einem Sklavenschiff und ist offenbar bei den anderen so verhasst, dass sie ihn in dem heutigen Sierra Leone von Bord werfen und einem Sklavenhalter überlassen, der ihn seiner Frau als Sklave schenkt. Er entkommt; das Schiff, auf dem er für die Rückfahrt nach England angeheuert hat, gerät in einen fürchterlichen Sturm und beginnt zu sinken. Newton ruft Gott um Hilfe an, das Schiff sinkt nicht, und er hat ein Gotteserlebnis, das ihn zum evangelikalen Christentum bekehrt. Abermals heuert er auf einem Sklavenschiff an. Jetzt kommt's bestimmt – er hat Gott gefunden, war gerade selbst Sklave und besitzt folglich alle Voraussetzungen, auf einmal die Grausamkeit des Sklavenhandels zu erkennen.

Nicht doch.

Er äußert ein gewisses Mitgefühl für Sklaven und widmet sich seiner evangelikalen Bekehrung mit noch größerem Eifer. Schließlich wird er Kapitän eines Sklavenschiffes und bleibt es sechs weitere Jahre, bevor er den Beruf an den Nagel hängt. Also hat er endlich eingesehen, was er da tut.

Noch nicht einmal das.

Der Grund ist, dass seine Gesundheit unter diesen beschwerlichen Reisen gelitten hat. Nun arbeitet er als Steuereintreiber, studiert Theologie und strebt das Amt eines anglikanischen Priesters an. *Sein Geld investiert* er in den Sklavenhandel. Man muss schon derb werden, um ihm gerecht zu werden: Was für ein hinterfotziger Typ!

Er wird ein beliebter Priester, hoch geschätzt wegen seiner Predigten und seiner seelsorgerischen Tätigkeit; er komponiert Hymnen und setzt sich für die Armen und Unterdrückten ein. Vermutlich hört er irgendwann auf, in den Sklavenhandel zu investieren; vielleicht weil ihn sein Gewissen plagt, vielleicht hat er bessere Anlagemöglichkeiten entdeckt. Aber noch immer kein Wort über die Sklaverei. Schließlich veröffentlicht er eine Broschüre, in der er sie anprangert, *34 Jahre* nachdem er aufgehört hat, sich als Sklavenhändler zu betätigen. Lange Zeit war er ein Schurke und blind für die Leiden der Sklaven. Newton ist eine seltene Stimme unter Abolitionisten, jemand, der diese Schrecken hautnah erlebt, ja sogar selbst verursacht hat. Schließlich wird er zur wichtigsten abolitionistischen Stimme in England und erlebt noch, dass dort im Jahr 1807 der Sklavenhandel verboten wird.

Ich könnte niemals ein Thompson, Andreotta oder Colburn werden. Mir fehlt es an Tapferkeit; ich flüchte mich zu meiner einsamen Feldforschung in Afrika, statt mich schwierigen Dingen zu stellen. Bestenfalls wäre ich wohl einer der Soldaten gewesen, von denen Grossman berichtet, die verwirrt herumliefen und ständig überprüften, ob ihr Gewehr geladen war, statt damit zu schießen. Ich sehe wenig Anhaltspunkte dafür, dass ich als alter Mann den Anstand und die moralische Größe eines Zenji Abe oder Richard Fiske besitzen könnte. Bouazizis Tat ist mir völlig unverständlich.

Doch mit Newton verhält es sich anders; Newton ist uns vertrauter. Er gewinnt bequemen Trost aus der biblischen Rechtfertigung der Sklaverei, wehrt sich jahrzehntelang gegen die Möglichkeit, sich mit seinen persönlichen Moralvorstellungen über die Konventionen zu erheben. Zwar beweist er große Empathie, geht aber sehr selektiv mit ihr um. Er erweitert den Kreis der Menschen, die als »Wir« zählen, zieht dabei aber bestimmte Grenzen. Wir haben gesehen, dass die Person, die sich aus der Menge löst, um in das brennende Gebäude zu laufen, in der Regel handelt, bevor sie nachgedacht hat, weil ihr Verhalten Ausdruck einer Automatizität ist, die sie veranlasst, den schwierigeren, besseren Weg zu gehen. Bei Newton gibt es keine Automatizität. Fast können wir dem dlPFC dabei zusehen, wie er all diese Rationalisierungen hervorkramt – »Da gibt es nichts, was ich tun könnte«, »Das ist zu viel für einen allein«, »Besser, man kümmert sich um die Bedürftigen hier bei uns«, »Ich kann die Gewinne aus den Investitionen dazu verwenden, Gutes zu tun«, »Diese Menschen sind wirklich so grundlegend verschieden von uns«, »Ich bin müde«. Ja, auch der weiteste Weg beginnt mit dem ersten Schritt, aber bei Newton sind es zehn Schritte vorwärts und neun eigennützige rückwärts. Thompsons Augenblick moralischer Vollkommenheit erscheint mir so unmöglich wie der Wunsch, eine Gazelle, ein Wasserfall oder ein rot glühender Sonnenuntergang zu werden. Aber es gibt Hoffnung für uns, die wir schwach und widersprüchlich und labil sind, wenn wir beobachten, wie Newton auf seinem langen Weg mühsam vorwärtskriecht und am Ende doch ein moralischer Gigant ist.

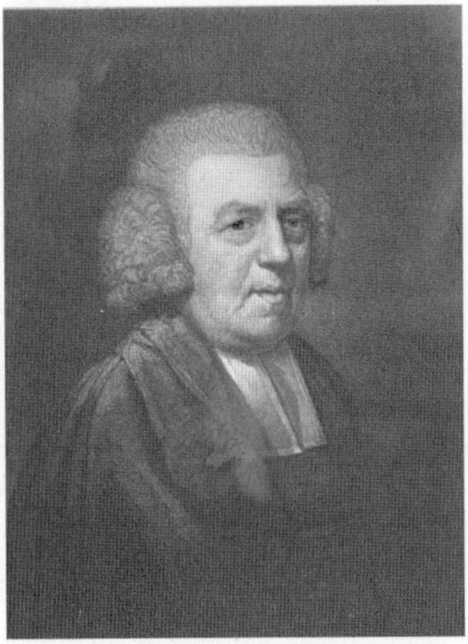

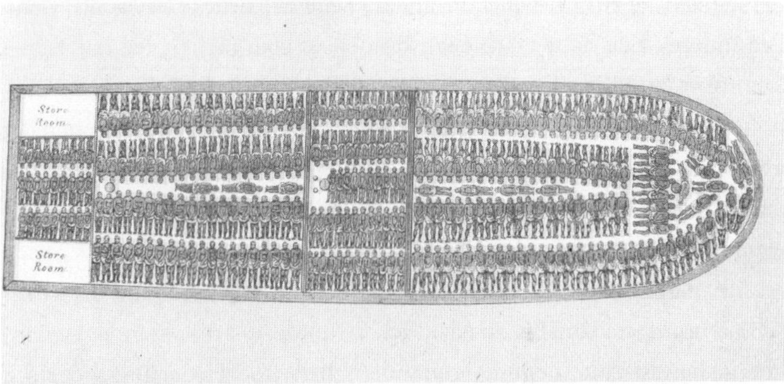

Abbildung, die 1788 von Abolitionisten angefertigt wurde, um zu zeigen, wie viele Sklaven (487) ein britisches Schiff legal auf einer Atlantiküberquerung laden durfte. Tatsächlich beförderten diese Schiffe weit mehr Menschen.

UND ZUM SCHLUSS – DAS POTENTIAL FÜR KOLLEKTIVE MACHT

Es gibt eine Anekdote aus dem Spanischen Unabhängigkeitskrieg (1807–1814), die Generalmajor George Bell erzählt hat, der damals noch Fähnrich war: Es gab eine Brücke, die die feindlichen Briten und Franzosen trennte. Auf jeder Seite stand ein Posten, der Alarm schlagen sollte, wenn der Feind versuchte, die Brücke zu stürmen.[55] Auf einem Kontrollgang traf ein britischer Offizier seinen eigenen Posten in einer höchst unerwarteten Situation an – er trug eine britische und eine französische Muskete, eine auf jeder Schulter, und bewachte die Brücke allem Anschein nach für die beiden feindlichen Armeen, während kein französischer Posten in Sicht war. Seine Erklärung? Sein französischer Kollege hatte sich davongeschlichen, um für sie beide Schnaps zu kaufen, und da passte er natürlich auf das Gewehr des Kameraden auf.

Fraternisierung kommt bemerkenswert häufig zwischen Kriegsgegnern vor. Besonders verbreitet ist sie, wenn die Beteiligten der gleichen Ethnie oder Religion angehören und wenn es sich um Mannschaftsdienstgrade und keine Offiziere handelt. Häufiger ist sie auch, wenn sich einzelne Feinde begegnen und keine Gruppen, wenn es Tag für Tag dieselbe Person ist (die zum Beispiel die andere Seite der Brücke bewacht), wenn der andere einen hätte erschießen können, es aber nicht getan hat. Selten kommt es bei Fraternisierung zu Gesprächen über Leben, Tod oder Geopolitik; stattdessen geht um den Tausch von Essen (weil die Rationen der andern Seite auf keinen Fall so schlecht sein können wie die eigenen), Zigaretten oder Alkohol oder darum, sich über das elende Wetter und die elenden Offiziere zu beklagen.[56]

Im Spanischen Bürgerkrieg trafen sich republikanische und faschistische Truppen regelmäßig zu nächtlicher Stunde, um miteinander zu trinken, zu handeln und Zeitungen auszutauschen, wobei jeder ängstlich nach Offizieren Ausschau hielt. Im Krimkrieg gab es ständige Tauschgeschäfte über die Frontlinie hinweg – russischen Wodka gegen französische Baguettes. Ein britischer Soldat berichtete, dass sich während des Spanischen Unabhängigkeitskriegs regelmäßig britische und französische Soldaten an Lagerfeuern zusammenfanden und Karten spielten. Im Amerikanischen Bürgerkrieg schließlich fraternisierten Yankees und Rebellen fortwährend, um Handel zu treiben, Zeitungen zu tauschen und um, was besonders schmerzlich anmutet, am Abend vor der Schlacht, die mit Sicherheit ein Blutbad zur werden versprach, gemeinsame Taufgottesdienste abzuhalten.

So haben feindliche Soldaten häufig eine gemeinsame Basis entdeckt. Vor etwas mehr als hundert Jahren fanden zwei solche Ereignisse in erstaunlichem Umfang statt.

Man kann nicht leugnen, dass die Folgen des Ersten Weltkriegs auch ihr Gutes hatten – dank des anschließenden Zusammenbruchs dreier Weltreiche gewannen ganze Völker im Baltikum, auf dem Balkan und in Osteuropa ihre Unabhängigkeit. Doch aus der Sicht aller anderen bedeutete er den sinnlosen Tod von fünfzehn Millionen Menschen. Der Krieg, der alle Kriege beenden sollte, führte zu einem zum Scheitern verurteilten Frieden, der allen Frieden beenden sollte. Und so begann ein weiteres Jahrhundert, in dem Europa seine Kinder in nutzlosen Konflikten verschlang. Doch inmitten des Schreckens und des Sterbens des Ersten Weltkriegs kam es zu zwei Ereignissen, die Zeichen der Hoffnung waren und mangels eines besseren Wortes fast als Wunder zu bezeichnen sind.

Das erste ist der Weihnachtsfrieden von 1914, als Offiziere in den Schützengräben entlang der Front versuchsweise in der Sprache der Feinde »Nicht schießen« riefen und sich mit Offizieren der anderen Seite im Niemandsland trafen. Der Frieden, der natürlich nur eine vorübergehende Waffenruhe war, begann als Vereinbarung, während des Weihnachtsessens und der Zeit, die man brauchte, um die Toten zu bergen, alle Feindseligkeiten einzustellen.

Von da an entwickelten die Ereignisse eine Eigendynamik. Wie ausführlich dokumentiert ist, liehen sich Soldaten beider Seiten einander Schaufeln, um Gräber auszuheben. Sie halfen sich gegenseitig und hielten gemeinsame Trauergottesdienste ab. Daraus entwickelte sich ein Austausch von Lebensmitteln, Getränken und Tabak. Schließlich schwärmten unbewaffnete Soldaten ins Niemandsland aus, beteten und sangen zusammen, teilten sich ihre Essensvorräte, tauschten Geschenke aus. Feindliche Kombattanten stellten sich zu Gruppenfotos auf; sie schenkten sich gegenseitig Knöpfe und Helme als Erinnerungsstücke und verabredeten, sich nach Kriegsende zu treffen. Berühmt sind die Fußballspiele, die mit improvisierten Bällen durchgeführt und deren Tore nur selten gezählt wurden.[57]

Ein Historiker erzählt eine schaurige Anekdote: Ein Soldat berichtete in einem Brief nach Hause von dem Weihnachtsfrieden und erwähnte, dass nicht jeder mitgemacht habe – dass da ein Soldat gewesen sei, der die

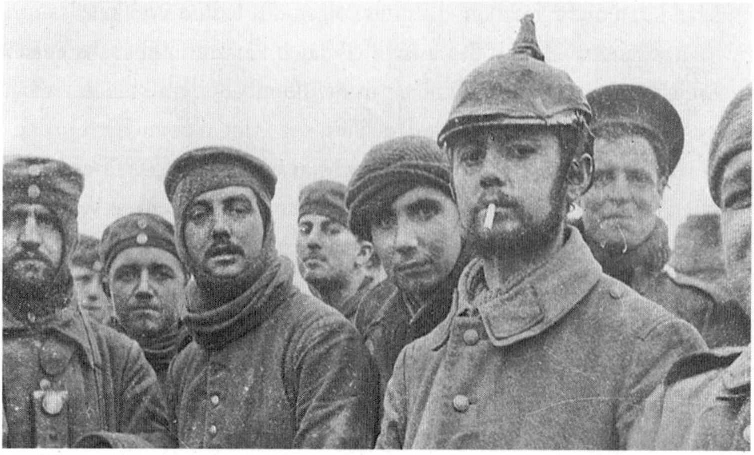

Deutsche und britische Soldaten auf einem gemeinsamen Foto.

anderen als Verräter beschimpft habe, ein unbedeutender Gefreiter namens … Hitler. Doch so gut wie überall entlang der 800 Kilometer Schützengräben hielt die Waffenruhe das ganze Weihnachtsfest hindurch und oft sogar bis Neujahr. Die Offiziere mussten mit dem Kriegsgericht drohen, um alle wieder an die Waffen zu bringen; die Soldaten wünschten sich gegenseitig, dass sie heil durch den Krieg kamen. Erstaunlich, ergreifend, herzzerreißend. Von sporadischen Ausnahmen abgesehen wiederholte sich das Geschehen nie wieder, da selbst der kürzeste Weihnachtsfrieden zur Bergung der Gefallenen die Männer vor das Kriegsgericht brachte.

Warum funktionierte der Weihnachtsfrieden 1914? Die besondere Unbeweglichkeit des Stellungskriegs führte dazu, dass sich die Soldaten tagaus, tagein unmittelbar gegenüberlagen. Dadurch kam es in der Vorweihnachtszeit häufig zu freundlichen Neckereien über die Linien hinweg, was ein vages Gefühl der Verbundenheit hervorrief. Außerdem erzeugten die wiederholten Interaktionen einen »Schatten der Zukunft« – brich die Waffenruhe, und du wirst dein blaues Wunder erleben.

Zum Erfolg trug auch die Tatsache bei, dass alle Beteiligten aus der gleichen jüdisch-christlichen Tradition und westeuropäischen Kultur kamen; viele beherrschten die Sprache der anderen Seite und hatten das jeweils andere Land besucht. Sie gehörten derselben Ethnie an, und wenn sie sich gegenseitig etwas abschätzig »Fritz« und »Tommy« nannten, so hatte das eine ganz andere Qualität als die Pseudospeziationen des Vietnamkriegs: *gooks, slants* oder *dinks* (Schlitzaugen).

Einige zusätzliche Faktoren erklären, warum hauptsächlich britische und deutsche Soldaten am Weihnachtsfrieden beteiligt waren. Während die Franzosen leidenschaftlich jeden Zentimeter ihres Bodens verteidigten, hegten die Briten keine besondere Abneigung gegen die Deutschen und hatten zumeist das Gefühl, dass sie mit ihrem Einsatz das Eisen für die Franzosen aus dem Feuer holten, obwohl diese so häufig in der Geschichte ihre Feinde gewesen waren. Paradoxerweise erklärten viele britische Soldaten den Deutschen während des Weihnachtsfriedens, dass sie eigentlich beide die Franzosen bekämpfen sollten. Hinzu kam, dass zufällig die meisten deutschen Soldaten Sachsen waren, die sich offenbar den britischen Angelsachsen landsmännisch verbunden fühlten und meinten, die Briten und sie sollten lieber gemeinsam gegen die Preußen ins Feld ziehen, die verhasste vorherrschende Bevölkerungsgruppe in Deutschland.

Vielleicht am wichtigsten war der Umstand, dass der Weihnachtsfrieden Segen von oben hatte: Die Verhandlungen wurden in der Regel von Offizieren geführt. Außerdem riefen prominente Persönlichkeiten wie der Papst zur Waffenruhe auf. Schließlich ist Weihnachten das Fest des Friedens und der Nächstenliebe.

Das war also der Weihnachtsfrieden. Während des Krieges gab es jedoch ein noch wundersameres Ereignis, das Phänomen des »Leben und leben lassen«, wie man es nannte. Wiederholt schlossen die Soldaten in den Schützengräben stabile Waffenruhen, ohne ein Wort zu wechseln, ohne einen gemeinsamen religiösen Feiertag, ohne Billigung der militärischen oder politischen Führung.

Wie ging das vonstatten? Der Historiker Tony Ashworth dokumentiert in seinem Buch *Trench Warfare. 1914–1918*, dass die Anfänge passiv waren. Die Soldaten auf beiden Seiten aßen ungefähr zur gleichen Zeit, dann schwiegen die Waffen – wer will schon sein Abendessen unterbrechen, um jemanden zu töten oder selbst getötet zu werden? Das Gleiche passierte bei sehr schlechtem Wetter, wenn die Männer alle Hände voll damit zu tun hatten, die überfluteten Schützengräben trockenzulegen oder Vorkehrungen gegen die tödliche Kälte zu treffen.[58]

Gegenseitige Zurückhaltung entwickelte sich auch unter Umständen, die von der Zukunft überschattet wurden. Güterzüge, die Lebensmittel brachten, waren ein leichtes Ziel für die Artillerie, blieben aber unbehelligt, um die Vernichtung des eigenen Nachschubs zu verhindern. Aus ähnlichen Gründen wurden Latrinen verschont.

Diese Waffenruhen traten ein, wenn Soldaten sich entschieden, irgendetwas nicht zu tun. Doch Waffenruhen wurden auch durch aktives Handeln geschaffen. Wie? Lassen Sie Ihren besten Scharfschützen einen Schuss in die Mauer eines verlassenen Hauses in der Nähe der feindlichen Linien abgeben. Dann lassen Sie es ihn wieder und wieder tun, wobei er wiederholt die gleiche Stelle trifft. Was teilen Sie dem Feind auf diese Weise mit? »Schaut her, so gut ist unser Mann. Er hätte auch auf euch zielen können, was er aber nicht getan hat. Wie verhaltet ihr euch dazu?« Die andere Seite antwortete mit ihrem besten Scharfschützen auf die gleiche Weise. Damit war ein Abkommen getroffen: Beide Seiten schossen über die Köpfe des Feindes.

Entscheidend war die Ritualisierung – dass man wiederholt auf das gleiche harmlose Ziel schoss und dass man diese Verpflichtung zum Frieden täglich zur gleichen Zeit wiederholte.

Auf »Leben und leben lassen« basierende Waffenruhen konnten Störungen unbeschadet überstehen. Die Soldaten signalisierten der anderen Seite, dass sie eine Zeitlang richtig schießen mussten, weil Offiziere kamen. Das System überlebte auch Verstöße. Wenn irgendein übereifriger Neuling eine Granate in die Schützengräben der anderen Seite schoss, bestand die übliche Reaktion in zwei Granaten, die irgendein wichtiges Ziel der für die Regelverletzung verantwortlichen Seite trafen. Dann wurde die Waffenruhe fortgesetzt. (Ashworth beschreibt eine solche Verletzung, die darin bestand, dass die Deutschen unerwartet eine Granate in britische Schützengräben feuerten. Gleich darauf rief ein Deutscher: »Tut uns sehr leid; hoffentlich ist niemand verwundet. Es ist nicht unsere Schuld, sondern die der verdammten preußischen Artillerie.« Und schon kamen zwei britische Granaten zurück.)

Solche Abkommen auf der Grundlage von »Leben und leben lassen« kamen immer wieder zustande. Und immer wieder griff die Heeresführung ein, tauschte Truppen aus, drohte mit Kriegsgerichten oder befahl wilde Angriffe, die im Nahkampf mündeten, der jegliches Gefühl für gemeinsame Interessen zwischen Feinden zerstörte.

Wir erkennen das evolutionäre Muster – Eröffnungen mit niedrigen Kosten bei unmittelbarem Nutzen, zum Beispiel die Feuerpause während des Abendessens, dann graduelle Übergänge zu immer ausgefeilterer Zurückhaltung und Signalgebung. Und wir erkennen das modifizierte Tit for Tat im Umgang mit Verletzungen der Waffenruhe, mit der Tendenz zu Kooperation, Bestrafung von Regelverletzung, Mechanismen für Vergebung und klaren Regeln.

Hurra, dann können wir also genau wie soziale Bakterien Kooperation entwickeln! Allerdings fehlt dem kooperativen Bakterium etwas: Es hat keine Psyche. Scharfsinnig analysiert Ashworth die psychologischen Mechanismen, die dem Feindbild der Teilnehmer von »Leben und leben lassen« zugrunde liegen.

Er beschreibt eine Reihe von Schritten. Erstens, sobald erste Anzeichen gegenseitiger Zurückhaltung erkennbar wurden, wussten beide Seiten, dass sie es mit rationalen Feinden zu tun hatten und dass es Anreize zur Feuerpause gab. Das löste ein Gefühl der Verantwortung im Umgang mit ihnen aus, ein Gefühl, das anfänglich vollkommen eigennützig war – besser, wir verletzen die Regeln nicht, sonst verletzen sie sie nämlich auch. Im Laufe der Zeit nahm dieses Verantwortungsgefühl eine moralische Qualität an, die sich mit dem Widerstreben der meisten Menschen verband, jemanden zu verraten, der sich ihnen gegenüber zuverlässig verhält. Diese spezifischen Motivationen für Waffenruhen vermittelten Erkenntnisse: »Hey, sie möchten beim Abendessen genauso wenig gestört werden wie wir; die haben auch keine Lust, bei diesem Regen zu kämpfen; die müssen auch Offiziere ertragen, die alles vermasseln.« So schlich sich ein Gefühl von Kameradschaft ein.

Das führte zu einem verblüffenden Resultat. Die Kriegsmaschinerien in Großbritannien und Deutschland spuckten die übliche propagandistische Pseudospeziation aus. Doch als Ashworth sich näher mit den Tagebücher und Briefen der Soldaten beschäftigte, stellte er fest, dass die Soldaten in den Schützengräben nur sehr wenig Feindseligkeit gegen den Feind zum Ausdruck brachten. Je weiter die Entfernung zur Front, desto größer die Feindseligkeit. Ashworth zitiert einen Frontsoldaten mit den Worten: »In der Heimat beleidigt man den Feind und zeichnet entwürdigende Karikaturen. Was bin ich diese grotesken Kaiserbilder leid. Hier draußen haben wir es mit tapferen, fähigen und findigen Feinden zu tun. Sie haben in der Heimat Menschen, die sie lieben, und auch sie müssen Schlamm, Regen und Stahl ertragen.«

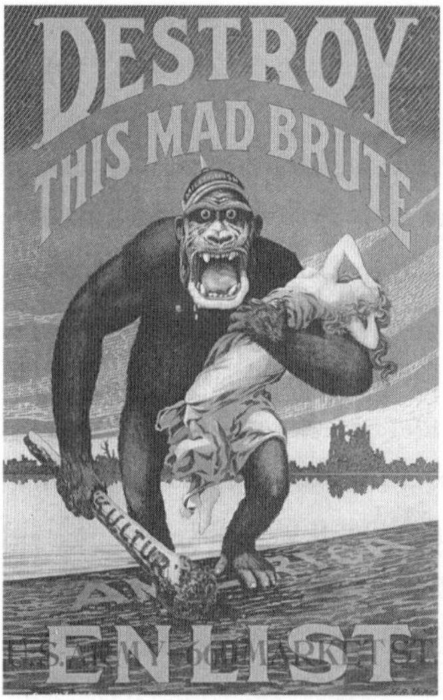

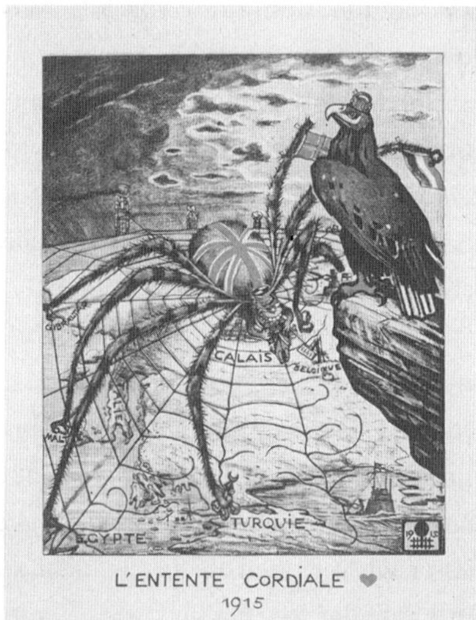

Amerikanische und deutsche Propagandaplakate.

»Wir« und »Sie« sind im Fluss. Wenn jemand auf uns oder unsere Kameraden schießt, ist er sicherlich ein »Sie«. Aber ansonsten waren die »Sie« weit eher Ratten und Läuse, der Schimmel im Essen, die Kälte. Und nicht zuletzt jeder Offizier, der bequem und sicher in der Etappe hockte und der – wie es ein anderer Frontkämpfer formulierte – »uns mit seinen abstrakten Taktiken aus weiter Entfernung über die Klinge springen lässt«.

Diese Waffenruhen hatten keinen Bestand; sie wurden vernichtet, als das britische Oberkommando mit seiner mörderischen Strategie des Abnutzungskrieges begann.

Wenn ich an den Weihnachtsfrieden und das System »Leben und leben lassen« denke, habe ich immer die gleiche Fantasie, eine ganz andere Fantasie als zu Beginn dieses Buchs. Was wäre wohl geschehen, wenn während des Ersten Weltkriegs zwei zusätzliche Erfindungen gemacht worden wären? Die erste im Bereich der modernen Massenkommunikation – Textnachrichten, Twitter, Facebook. Die zweite eine Einstellung, die erst nach dem Ersten Weltkrieg unter seinen traumatisierten Überlebenden entstand – der moderne Zynismus. Überall auf einer Länge von mehreren Hundert Kilometern wurde das Prinzip von »Leben und leben lassen« immer wieder neu erfunden, wobei die Männer gar nicht merkten, dass sie mit ihrem Verhalten nicht alleine dastanden. Stellen sich vor, es liefen SMS-Nachrichten die Schützengräben rauf und runter, und eine Million Soldaten an der Schwelle des Todes sagten: »Das ist doch Mist. Keiner von uns will noch länger kämpfen, wir haben einen Weg gefunden, den Wahnsinn zu beenden.« Sie hätten tatsächlich die Möglichkeit gehabt, ihn zu beenden, ihre Waffen wegzuwerfen, jeden Offizier, der ihnen irgendeine Obszönität über Gott und Vaterland erzählt hätte, zu ignorieren, auszulachen oder zu töten; sie hätten heimfahren und ihre Lieben küssen können, um sich dann mit dem wirklichen Feind zu befassen, der aufgeblasenen Aristokratie, die bereit war, sie zum Erhalt ihrer eigenen Macht zu opfern.

Über den Ersten Weltkrieg lässt sich leicht fantasieren, dieses ferne Museumsstück, das mit gezwirbelten Schnurrbärten und lächerlich gefiederten Offiziershelmen ausstaffiert ist. Treten wir einen Schritt von diesen grobkörnigen Schwarz-Weiß-Fotos zurück und versuchen wir ein sehr viel schwierigeres Gedankenexperiment. Die Feinde unserer Tage entführen Mädchen und verkaufen sie in die Sklaverei, begehen Gräueltaten und prahlen damit auf Online-Plattformen, statt sie zu verbergen. Wenn ich von den Verbrechen lese, die sie verübt haben, überwältigt mich grenzenloser Hass. Ich kann mir beim besten Willen nicht vorstellen, dass ich mit diesen Al-Qaida-Kämpfern irgendwann ein Weihnachtssingen veranstalten und Julklapp-Geschenke austauschen könnte.

Doch die Zeit wirkt manchmal Wunder. Während des Zweiten Weltkriegs war der Hass zwischen Amerikanern und Japanern grenzenlos. Amerikanische Rekrutierungsplakate warben mit »Jagdscheinen für Japse«; ein Veteran des Pazifikkriegs beschrieb 1946 in der Zeitschrift *Atlantic* eine verbreitete Gewohnheit amerikanischer Soldaten: »Sie kochten feindliche Schädel so lange, bis sie vom Fleisch befreit waren, und benutzten sie dann als Tischschmuck für ein Essen mit der Liebsten, oder sie schnitzten sich aus den Knochen gefallener Japaner Brieföffner.«[59] Umgekehrt wurden amerikanische Kriegsgefangene von Japanern bestialisch behandelt. Wäre Richard Fiske in japanische Kriegsgefangenschaft geraten, hätte Zenji Abe ihn vielleicht auf einem Todesmarsch angetrieben; hätte Fiske seinen späteren Freund in der Schlacht getötet, hätte er sich aus dessen Schädel vielleicht ein Souvenir gemacht. Stattdessen schrieb der eine fünfzig Jahre später den Enkeln des anderen und drückte ihnen sein Beileid anlässlich des Todes des Großvaters aus.

Ein entscheidender Punkt des vorhergehenden Kapitels war die Überlegung, dass künftige Generationen, die auf uns zurückblicken, entsetzt wären über das, was wir in unserer wissenschaftlichen Ignoranz angerichtet haben. Ein zentraler Aspekt des vorliegenden Kapitels ist die Frage, wie wahrscheinlich es wohl ist, dass wir irgendwann auf unsere gegenwärtigen Hassausbrüche zurückschauen und sie völlig unverständlich finden.

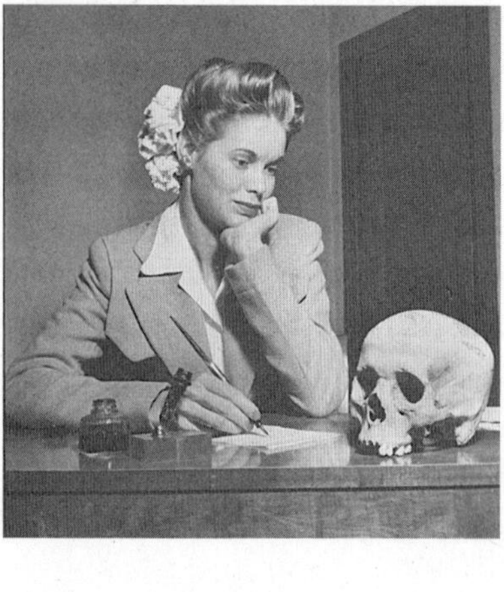

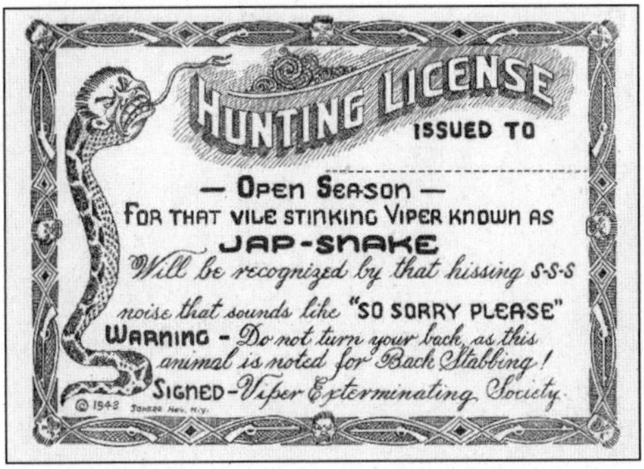

In einem von Daniel Dennett ersonnenen Szenario unterzieht sich jemand einer Operation, bei der er zwar keine Narkose bekommt, aber die absolute Gewissheit besitzt, dass er hinterher ein Medikament erhält, das alle seine Erinnerungen an dieses Ereignis löschen wird. Wäre der Schmerz weniger schmerzhaft, wenn man wüsste, dass man ihn vergäße? Würde das Gleiche mit dem Hass geschehen, wenn man wüsste, dass er mit der Zeit verblasste und dass die Ähnlichkeiten zwischen »Uns« und »Ihnen« die Unterschiede überwögen? Und dass vor hundert Jahren an einem Ort, der die Hölle auf Erden war, die Menschen, die den meisten Grund zum Hassen hatten, noch nicht einmal das Verstreichen der Zeit brauchten, um ihren Hass zu überwinden?

Der Philosoph George Santayana hat uns einen Aphorismus hinterlassen, der so klug ist, dass er leider zum Gemeinplatz werden musste: »Wer sich nicht an die Vergangenheit erinnern kann, ist dazu verurteilt, sie zu wiederholen.« Im Kontext dieses Kapitels müssen wir Santayana von den Füßen auf den Kopf stellen: Wer sich nicht an die außerordentlichen Waffenruhen in den Schützengräben des Ersten Weltkriegs erinnert, wer nicht von Thompson, Colburn und Andreotta lernt, nicht von den Distanzen, die Abe und Fiske, Mandela und Viljoen, Hussein und Rabin überwinden mussten, um sich zu versöhnen, nicht von den uns allen vertrauten moralischen Schwächen, die Newton besiegen musste, wer nicht erkennt, dass die Wissenschaft uns lehren kann, wie sich die Wahrscheinlichkeit solcher erstrebenswerter Ereignisse erhöhen lässt – der ist dazu verurteilt, diese Anlässe für Hoffnung wohl eher nicht zu wiederzuholen.

EPILOG

Wir haben einen weiten Horizont abgeschritten und sind dabei einigen Themen mehrfach begegnet, die wir uns noch einmal vergegenwärtigen sollten, bevor wir zwei letzte Punkte betrachten. Der Wichtigste von ihnen: So gut wie jedes wissenschaftliche Faktum, das in diesem Buch vorgelegt wurde, betrifft den *Durchschnitt* dessen, was gemessen worden ist. Variationen gibt es immer, und sie sind oft der interessanteste Aspekt. Nicht jede Person aktiviert die Amygdala, wenn sie das Gesicht eines »Sie« sieht; nicht jede Hefe haftet an einer anderen mit dem gleichen Oberflächenmarker. Vielmehr ist es so, dass es bei beiden *im Durchschnitt* der Fall ist. Während ich mir dies klarmache, habe ich gerade entdeckt, dass dieses Buch mehr als 500-mal Formulierungen wie »Durchschnitt«, »typisch«, »gewöhnlich«, »häufig«, »in der Regel« und »im Allgemeinen« enthält. Vermutlich hätte ich noch mehr einfügen müssen, um uns immer wieder an diese Tatsache zu erinnern. Natürlich gibt es in allen naturwissenschaftlichen Bereichen individuelle Unterschiede und interessante Ausnahmen.

Fangen wir also an, ohne eine bestimmte Reihenfolge:

- Es ist großartig, wenn Ihnen Ihr frontaler Kortex hilft, Versuchungen zu vermeiden und den schwierigeren, richtigeren Weg zu wählen. Aber im Allgemeinen ist es einfacher, wenn die Wahl des richtigen Weges so automatisch geworden ist, dass sie gar nicht mehr schwierig ist. Häufig ist es am leichtesten, Versuchungen durch Ablenkung und Neubewertung zu vermeiden statt durch Willenskraft.
- Zwar ist es toll, dass das Gehirn über ein so hohes Maß an Plastizität verfügt, aber überraschend ist es nicht – das ist seine grundlegende Funktionsweise.

- Schwerwiegende Probleme in der Kindheit können überall Narben hinterlassen – von der DNA bis zu unseren Kulturen – und sich das ganze Leben hindurch auswirken, manchmal sogar über mehrere Generationen hinweg. Allerdings lassen sich mehr schwerwiegende Konsequenzen beseitigen als gemeinhin angenommen. Aber je länger wir mit Interventionen warten, desto schwieriger wird es.
- Gehirne und Kulturen befinden sich in einem ständigen Prozess der Koevolution.
- Handlungsweisen, die uns heute moralisch selbstverständlich und intuitiv richtig erscheinen, müssen es nicht zwangsläufig auch in der Vergangenheit gewesen sein. Viele wurden in einem von der Norm abweichenden Denkprozess entwickelt.
- Oft sind biologische Faktoren (zum Beispiel Hormone) nicht unbedingt *ursächlich* für eine Verhaltensweise verantwortlich, sondern modulieren nur, sensibilisieren und senken die Schwelle für Umweltreize, die sie verursachen.
- Denken und Fühlen befinden sich in ständiger Interaktion. Interessant ist die Frage, welches davon wann dominiert.
- Gene haben unterschiedliche Effekte in unterschiedlichen Umwelten; abhängig von Ihren Wertvorstellungen, können Hormone Sie netter oder gemeiner machen; wir haben uns evolutionär nicht dahin entwickelt, »egoistisch«, »altruistisch« oder irgendetwas sonst zu sein – die Evolution hat dafür gesorgt, dass wir uns in spezifischen Situationen auf spezifische Weise verhalten. Kontext, Kontext, Kontext.
- Biologisch sind intensive Liebe und intensiver Hass keine Gegensätze. Der Gegensatz zu jeder dieser Emotionen ist Gleichgültigkeit.
- Die Adoleszenz zeigt uns, dass der interessanteste Teil des Gehirns aufgrund seiner evolutionären Voraussetzungen in sehr geringem Maß von Genen und in sehr hohem Umfang von Erfahrungen geformt worden ist. So lernen wir – Kontext, Kontext, Kontext.
- Willkürliche Grenzen in kontinuierlichen Prozessen können hilfreich sein, aber Sie dürfen nie vergessen, dass sie willkürlich sind.
- Häufig beschäftigen wir uns mehr mit der Antizipation und Vorbereitung der Lust als mit ihrer eigentlichen Erfahrung.

- Sie können Aggression nicht verstehen, ohne Furcht zu verstehen (und zu wissen, was die Amygdala mit beiden zu tun hat).
- Bei Genen geht es nicht um Unvermeidbarkeiten, sondern um Möglichkeiten und Anfälligkeiten; und für sich genommen, legen sie nichts fest. Zu Wechselwirkungen zwischen Genen und Umwelt kommt es überall. Am wirkungsvollsten ist Evolution, wenn sie die Gen*regulation* verändert, nicht die Gene selbst.
- Implizit unterteilen wir die Welt in »Wir« und »Sie«, wobei wir Erstere vorziehen. In der Frage, wen wir welcher Gruppe zuordnen, sind wir leicht zu manipulieren, auch unterschwellig und in Sekundenschnelle.
- Wir sind keine Schimpansen und keine Bonobos – weder eine klassische monogame Art noch eine Turnier-Art. Unsere Evolution hat uns irgendwo zwischen diese Kategorien geführt – was auch für weitere Kategorien gilt, die bei anderen Tierarten klar abgegrenzt sind. Dadurch sind wir eine flexiblere und resilientere Spezies. Allerdings macht es unser Sozialleben verwirrender und unübersichtlicher, so dass überall Unvollkommenheit und falsche Entscheidungen drohen.
- Der Homunculus hat keine Kleider.
- Zwar mag das traditionelle Leben nomadischer Jäger und Sammler im Laufe von vielen Hunderttausend Jahren hin und wieder etwas langweilig gewesen sein, aber es war mit Sicherheit kein ununterbrochenes Blutbad. In den Jahren, seit die meisten Menschen die Lebensweise der Jäger und Sammler aufgegeben haben, haben wir zweifellos viele Dinge erfunden. Zu den interessantesten und anspruchsvollsten gehören Sozialsysteme, in denen wir die Anwesenheit von Fremden ertragen und anonym handeln können.
- Die Aussage, ein biologisches System funktioniere »gut«, ist eine wertfreie Einschätzung; ob man nun etwas Wunderbares oder Entsetzliches erreichen will, für beides bedarf es Disziplin, harter Arbeit und Willenskraft. »Den richtigen Weg zu wählen« ist immer kontextabhängig.
- Viele unserer besten Manifestationen von Moral und Mitgefühl sind nicht einfach ein Produkt der menschlichen Zivilisation, sondern haben weit tiefere und ältere Wurzeln.

- Misstrauen Sie allen, die behaupten, andersgeartete Menschen seien kleine krabbelnde, ansteckende Objekte.
- Als die Menschen den sozioökonomischen Status erfanden, verschafften sie sich damit ein Instrument der Unterordnung, das alles in den Schatten stellte, was hierarchische Primaten in dieser Hinsicht bisher entwickelt hatten.
- »Ich« versus »Wir« (innerhalb der Eigengruppe prosozial zu sein) ist leichter als »Wir« versus »Sie« (Prosozialität zwischen Gruppen).
- Es ist schändlich, wenn jemand glaubt, Menschen dürften schädliche und schreckliche Handlungen begehen. Doch weit häufiger entsteht das Elend der Welt durch die Haltung von Menschen, die solche entsetzlichen Akte natürlich verurteilen – sich aber auf irgendwelche besonderen Umstände berufen, die solche Handlungen ausnahmsweise rechtfertigen. Der Weg zur Hölle ist mit Rationalisierungen gepflastert.
- Die Gewissheit, mit der wir heute handeln, mag nicht nur künftigen Generationen schrecklich erscheinen, sondern auch den künftigen Versionen unserer selbst.
- Weder die Fähigkeit zu originellem, feinsinnigem moralischen Denken noch die zu besonders empathischem Empfinden führt zwangsläufig dazu, dass man auch wirklich etwas Schwieriges, Mutiges und Mitfühlendes tut.
- Menschen sind bereit, für symbolische heilige Werte zu töten und sich töten zu lassen. Verhandlungen können Frieden mit den »Sie« bringen; wenn wir dabei verstehen und respektieren, welche Bedeutung ihre heiligen Werte für sie haben, kann es ein dauerhafter Friede werden.
- Wir werden fortwährend von scheinbar irrelevanten Reizen, unterschwelligen Informationen und inneren Kräften geprägt, von denen wir nicht die geringste Ahnung haben.
- Unsere schlimmsten Verhaltensweisen, diejenigen, die wir verdammen und bestrafen, sind die Produkte unserer Biologie. Aber vergessen wir nicht, dass das Gleiche auch für unsere besten Verhaltensweisen gilt.
- Individuen, die nicht außergewöhnlicher sind als der Rest von uns, liefern erstaunliche Beispiele für unsere besten Verhaltensweisen.

ZWEI LETZTE GEDANKEN

- Wenn wir dieses Buch in einem einzigen Satz zusammenfassen müssten, würde er wohl lauten: »Es ist kompliziert.« Nichts scheint irgendetwas zu verursachen; vielmehr übt alles nur einen modulierenden Einfluss auf etwas anderes aus. Ständig sagen die Forscher: »Eigentlich haben wir X gedacht, aber jetzt stellen wir fest, dass …« Wenn wir eine Sache klären, bringt das zehn andere durcheinander, weil das Gesetz der unbeabsichtigten Folgen herrscht. Bei jeder großen, wirklich wichtigen Frage entsteht der Eindruck, dass 51 Prozent der wissenschaftlichen Studien zu einem Ergebnis kommen und 49 Prozent zum gegenteiligen. Das wiederholt sich ständig. Am Ende scheint es keinerlei Hoffnung zu geben, dass wir irgendetwas klären oder verbessern können. Aber uns bleibt nichts anderes übrig, als es zu versuchen. Und da Sie diesen Epilog lesen, sind Sie wahrscheinlich ideal dazu geeignet. Sie haben ihre intellektuelle Hartnäckigkeit gründlich unter Beweis gestellt. Wahrscheinlich haben sie fließendes Wasser, ein Haus, hinreichende Versorgung mit Kalorien und keine schlimme Parasitenerkrankung. Man kann auch davon ausgehen, dass Sie nicht unter dem Ebolavirus oder unter Warlords leiden oder befürchten müssen, dass man sie in ihrer Welt nicht wahrnimmt. Und Sie haben eine vernünftige Bildung erhalten. Mit anderen Worten, Sie gehören zu den glücklichen Menschen. Also versuchen Sie Ihr Bestes.
- Schließlich: Sie brauchen nicht zwischen Wissenschaft und Mitleid zu wählen.

DANKSAGUNG

Der Naturforscher Edward O. Wilson, einer der einflussreichsten Denker unserer Zeit, befand sich (wie wir in Kapitel 10 gesehen haben) im Mittelpunkt einer heftigen Kontroverse über die Evolution menschlichen Sozialverhaltens. Auf seine elegante und eloquente Art schrieb er über diese Auseinandersetzungen und seine schärfsten Kritiker: »Ich kann ohne eine Spur von Ironie sagen, dass ich mit brillanten Feinden gesegnet worden bin. Ich schulde ihnen viel, denn sie haben meine Energie beflügelt und mir neue Richtungen gewiesen.«

Im Hinblick auf mein Buch schätze ich mich sogar noch glücklicher als Wilson, denn ich habe das Glück, brillante Freunde zu besitzen, welche unglaublich hilfsbereit und großzügig mit ihrer Zeit waren, indem sie die einzelnen Kapitel dieses Buches gründlich gelesen haben. Sie haben mich auf Aus- und Unterlassungen und auf meine fehlerhaften Interpretationen hingewiesen; sie haben mir auf taktvolle Art und Weise mitgeteilt, wo ich zwanzig Jahre hinter dem aktuellen Forschungsstand herhinkte oder wo ich ganz danebenlag. Dieses Buch hat so immens von ihrer kollegialen Freundlichkeit profitiert, dass ich ihnen aus vollem Herzen danken möchte (und gleichzeitig die Verantwortung für alle Fehler übernehme, die dennoch stehengeblieben sind). Ich danke:

Ara Norenzayan, University of British Columbia, Kanada
Carsten De Dreu, Universität Leiden/ Universität Amsterdam, Niederlande
Daniel Weinberger, Johns Hopkins University
David Barash, University of Washington
David Moore, Pitzer College und Claremont Graduate University

Douglas Fry, University of Alabama in Birmingham
Gerd Kempermann, Technische Universität Dresden
James Gross, Stanford University
James Rilling, Emory University
Jeanne Tsai, Stanford University
John Crabbe, Oregon Health and Science University
John Jost, New York University
John Wingfield, University of California in Davis
Joshua Greene, Harvard University
Kenneth Kendler, Virginia Commonwealth University
Lawrence Steinberg, Temple University
Owen Jones, Vanderbilt University
Paul Whalen, Dartmouth College
Randy Nelson, Ohio State University
Robert Seyfarth, University of Pennsylvania
Sarah Hrdy, University of California in Davis
Stephen Manuck, University of Pittsburgh
Steven Cole, University of California in Los Angeles
Susan Fiske, Princeton University.

Außerdem kann ich mich glücklich schätzen, die hervorragenden Studenten der Stanford University kennengelernt zu haben. Eine ganze Reihe von ihnen haben direkt zu diesem Buch beigetragen. Zu ihren Aufgaben gehörte es, in der Bibliothek zu assistieren, bestimmte Themengebiete zu recherchieren oder an einem Seminar zum Thema dieses Buches teilzunehmen, das ich bereits einige Male unterrichtet habe. Ich habe sehr gern mit ihnen zusammengearbeitet und viel von ihnen gelernt. Zu ihnen gehören:

Adam Widman, Alexander Morgan, Ali Maggioncalda, Alice Spurgin, Allison Waters, Anna Chan, Arielle Lasky, Ben Wyler, Bethany Michel, Bilal Mahmood, Carl Cummings, Catherine Le, Christopher Schulze, Davie Yoon, Dawn Maxey, Dylan Alegria, Elena Bridgers, Elizabeth Levey, Ellen Edenberg, Ellora Karmarkar, Erik Lehnert, Ethan Lipka, Felicity Grisham, Gabe Ben-Dor, Gene Lowry, George Capps, Helen McLendon,

Helen Shen, Jeffrey Woods, Jonathan Lu, Kaitlin Greene, Katharine Tomalty, Katrina Hui, Kian Eftekhari, Kirsten Hornbeak, Lara Rangel, Lauren Finzer, Lindsay Louie, Lisa Diver, Maisy Samuelson, Morgan Freret, Nick Hollon, Patrick Wong, Pilar Abascal, Robert Schafer, Sam Bremmer, Sandy Kory, Scott Huckaby, Sean Bruich, Sonia Singh, Stacie Nishimoto, Tom McFadden, Vineet Singhal, Will Peterson, Wyatt Hong, Yun Chu.

Mein Dank richtet sich außerdem an Lisa Pereira von der Stanford University, Christopher Richards bei Penguin Books, Thea Traff vom *New Yorker* und Ethan Lipka von der Nueva School. Sie alle haben mich fantastisch dabei unterstützt, dieses Buch durch die letzten Stadien der Fertigstellung zu bringen. Ferner danke ich Kevin Berger, der die treffende Überschrift für das Kapitel 6 gefunden hat. Darüber hinaus gilt mein herzlicher Dank meinen Agenten Katinka Matson und Steven Barclay für ihre Freundschaft und die Geduld, mit der sie sich meine Ideen anhörten. Ihr beide wisst, wie lang und schwierig die Umsetzung dieses Buches war, und ich danke Euch, dass Ihr mir die ganze Zeit über beigestanden habt. Unendlich dankbar bin ich Scott Moyers bei Penguin, der sich als ein traumhafter Lektor erwies. Ich möchte mich bei all jenen Menschen entschuldigen, die ich noch unbedingt in meinen Dank hätte einschließen müssen, aber ich bin in großer Eile, weil der Abgabetermin drängt …

Schließlich gilt mein Dank den Menschen, denen ich in grenzenloser Liebe verbunden bin, die mir die größte Unterstützung zukommen ließen und die sich geduldig die meisten Unterbrechungen ihrer Brettspiele gefallen ließen – meiner Familie.

ANHANG 1

BASISWISSEN NEUROWISSENSCHAFT

Betrachten Sie zwei verschiedene Szenarien. Erstens:

Denken Sie zurück an die Zeit, als Sie in die Pubertät kamen. Sie wurden von Mutter, Vater oder einem Lehrer auf das kommende Ereignis vorbereitet. Eines Nachts wachten Sie mit einem merkwürdigen Gefühl auf und stellten fest, dass Ihr Pyjama beunruhigend beschmutzt war. Aufgeregt weckten sie ihre Eltern auf, die vor Rührung weinten. Sie machten peinliche Fotos, ein Schaf wurde zu Ihren Ehren geschlachtet, und Sie wurden in einer Sänfte durch die Ortschaft getragen, während die Nachbarn in einer altertümlichen Sprache sangen. Das war ein großes Ereignis.

Aber seien Sie ehrlich, wäre ihr Leben so viel anders verlaufen, wenn diese endokrinen Veränderungen 24 Stunden später eingetreten wären?

Zweitens:

Als Sie aus einem Supermarkt treten, werden Sie unerwarteterweise von einem Löwen gejagt. Im Rahmen der Stressreaktion erhöht Ihr Gehirn Herzfrequenz und Blutdruck, erweitert die Blutgefäße in Ihren Beinmuskeln, die jetzt hektisch arbeiten, und erhöht Ihren sensorischen Verarbeitungsprozess, um einen konzentrierten Tunnelblick herzustellen.

Wie wäre die Sache ausgegangen, wenn Ihr Gehirn 24 Stunden gebraucht hätte, um diese Befehle auszusenden? Sie wären eine hübsche Mahlzeit für den Löwen geworden.

Das macht die Besonderheit des Gehirns aus. Sie kommen morgen in die Pubertät statt heute? Na und? Produzieren erst heute Nacht ein paar Antikörper statt jetzt gleich? Selten fatal. Gleiches gilt für die Ablagerung von Kalk in Ihren Knochen. Einer der wichtigsten Aspekte des Nervensystems kommt im Thema von Kapitel 2 zum Ausdruck – was geschah in der Sekunde zuvor? Unglaubliche Geschwindigkeit. Das Nervensystem lebt von Kontrasten, von ungemilderten Extremen zwischen Kommunikation und Nicht-Kommunikation, Maximierung des Signal-Rausch-Verhältnisses. Das ist anstrengend und kostspielig.*

EIN NEURON AUF EINMAL

Der grundlegende Zelltyp des Nervensystems, der Typ, den wir gewöhnlich als »Gehirnzelle« bezeichnen, ist das Neuron. Die etwa hundert Milliarden Neuronen in unserem Gehirn kommunizieren miteinander und bilden komplexe Schaltkreise. Außerdem gibt es Gliazellen, die eine Vielzahl von Hilfsdiensten leisten – sie dienen als Gerüst und Isolierung für Neuronen, speichern Energie für sie und helfen bei der Beseitigung von neuronalen Schädigungen.

Natürlich ist dieser Vergleich zwischen Neuronen und Gliazellen vollkommen falsch. Auf jedes Neuron kommen rund zehn Gliazellen verschiedener Unterarten. Sie haben erheblichen Einfluss darauf, wie sich Neuronen untereinander verständigen, und verknüpfen sich auch zu Glianetzen, die ganz anders als Neuronen miteinander kommunizieren. Daher sind Gliazellen wichtig. Trotzdem werde ich mich weitgehend auf

* Was einer der Gründe ist, warum das Nervensystem so anfällig für Verletzungen ist. Jemand hat einen Herzstillstand. Ein paar Minuten setzt das Organ aus, bevor es durch einen Stromstoß wieder zum Schlagen gebracht wird, und in diesen wenigen Minuten wird die Versorgung des Körpers mit Blut, Sauerstoff und Glukose vollkommen unterbrochen. Und am Ende dieser kurzen »Asphyxie« ist jede Zelle im Körper in einem elenden, unterversorgten Zustand. Doch es ist vor allem den Gehirnzellen (und unter ihnen einer bestimmten Untergruppe) vorherbestimmt, im Laufe der nächsten Tage abzusterben.

die Neuronen beschränken, weil diese Einführung dann verständlicher bleibt.

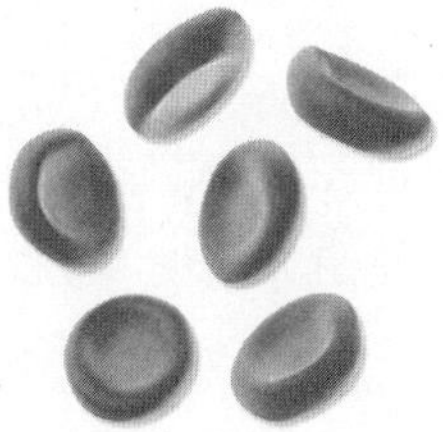

Rote Blutkörperchen

Zum Teil verdankt das Nervensystem seine Besonderheit der Tatsache, dass die Neuronen als Zellen so besonders sind. Zellen sind gewöhnlich kleine, eigenständige Gebilde – betrachten Sie die kleinen runden roten Blutzellen, die roten Blutkörperchen.

Neuronen dagegen sind extrem asymmetrische, längliche Monster, die in der Regel ihre Fortsätze in alle Richtungen aussenden. Diese Fortsätze können völlig unsinnige Ausmaße annehmen. Betrachten Sie dieses einzelne Neuron, das Anfang des 20. Jahrhunderts von Santiago Ramón y Cajal, einem der Götter dieser Disziplin, gezeichnet wurde.

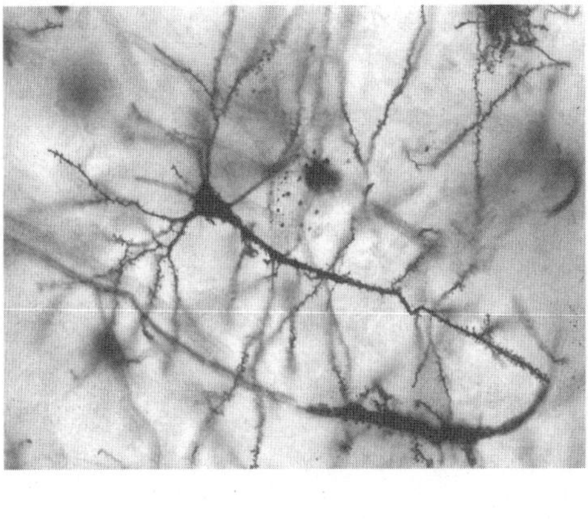

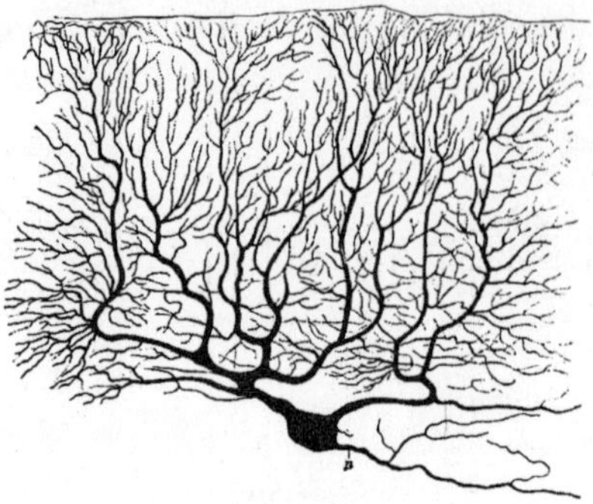

Man denkt unwillkürlich an das Gezweig eines manischen Baums, was erklärt, warum ein solches Neuron im neurowissenschaftlichen Jargon als stark »arborisiert«* bezeichnet wird.

Viele Neuronen sind ungewöhnlich groß. Unvorstellbar viele rote Blutkörperchen gehen in den sprichwörtlichen Punkt am Ende dieses Satzes. Im Gegensatz dazu gibt es einzelne Neuronen im Rückenmark, deren Projektionsfasern viele Fuß lang sind. Bei Blauwalen gibt es Rückenmarksneuronen, die die halbe Länge eines Basketballfelds aufweisen.

Jetzt zu den einzelnen Elementen eines Neurons, die den Schlüssel zum Verständnis seiner Funktionen bilden.

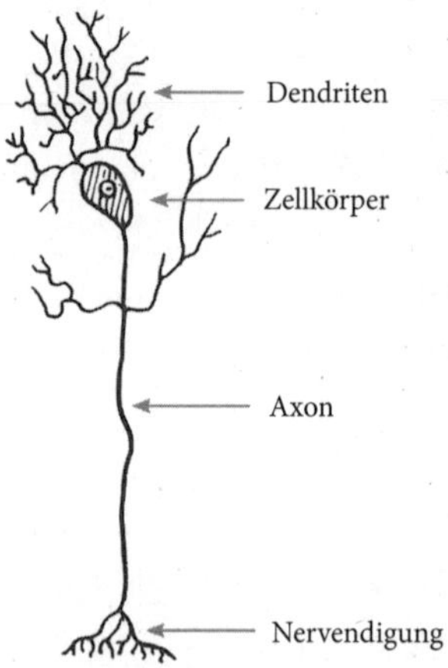

* Von lateinisch »arbor«, der Baum.

Das, was die Neuronen miteinander reden, erregt sie gegenseitig. An dem einen Ende des Neurons befinden sich metaphorische Ohren, spezialisierte Fortsätze, die Informationen von einem anderen Neuron empfangen. Am anderen Ende sind die Fortsätze, die gewissermaßen den Mund bilden, der mit dem nächstfolgenden Neuron kommuniziert.

Die für den Input zuständigen Ohren heißen Dendriten. Der Output beginnt mit einem einzelnen langen kabelartigen Fortsatz, der sich am Ende zu den axonalen Endigungen verzweigt – diese Enden sind die Münder (lassen wir die Myelinscheiden einen Augenblick außer Betracht). Die Axonendigungen verbinden sich mit den Dendriten des nächstfolgenden Neurons. Auf diese Weise werden die Dendritenohren des Neurons darüber informiert, dass das Neuron hinter ihm erregt ist. Daraufhin wird der Informationsfluss von den Dendriten zum Zellkörper, dann zum Axon und schließlich zu den Axonendigungen geleitet und von dort an das nächste Neuron weitergegeben.

Übersetzen wir »Informationsfluss« in einen annähernd chemischen Begriff. Was wandert tatsächlich von den Dendriten zu den Axonendigungen? Eine Welle elektrischer Erregung. Im Inneren des Neurons befinden sich verschiedene positiv und negativ geladene Ionen. Unmittelbar außerhalb der Neuronenmembran sind andere positiv oder negativ geladene Ionen. Wenn ein Neuron ein Erregungssignal vom vorhergehenden Neuron am Ende einer einzigen Dendritenfaser erhalten hat, öffnen sich Kanäle in der Membran des Dendriten, so dass verschiedene Ionen hinein- und andere Ionen herausfließen können. Schließlich aber ist das Innere dieses Dendritenendes positiver geladen als vorher. Die Ladung breitet sich zur Axonendigung hin aus, wo sie an das nächste Neuron weitergegeben wird. Das ist die chemische Seite des Vorgangs.

Zwei immens wichtige Details:

DAS RUHEPOTENTIAL. Wenn also ein Neuron eine außerordentlich exzitatorische Nachricht von dem ihm vorausgehenden Neuron erhalten hat, wird sein Inneres relativ zu dem umgebenden Extrazellularraum positiv geladen. Kommen wir noch mal auf unsere obige Metapher zurück – das Neuron hat jetzt etwas zu sagen und schreit sich die Seele aus dem Leib. Wie würde es denn aussehen, wenn das Neuron nichts zu sagen hätte, es also nicht erregt wäre? Befände es sich dann vielleicht in einem Zustand des Gleichgewichts, in dem Innen- und Außenseite gleiche, neutrale Ladungen hätten?* Ganz und gar nicht! Damit mögen sich einige Zellen in Ihrer Milz oder Ihrem großen Zeh zufriedengeben. Zurück zu dem entscheidenden Aspekt, dass Neuronen von Kontrasten leben. Wenn ein Neuron nichts zu sagen hat, dann befindet es sich keineswegs in einem passiven Zustand, in dem alle Prozesse gegen null gehen. Es ist vielmehr ein durchaus aktiver Zustand. Ein aktiver, intentionaler, kraftvoller, muskulärer, schweißtreibender Zustand. Die »Ich habe nichts zu sagen«-Verfassung ist also kein Zustand der Ladungsneutralität, sondern einer, in dem das Innere des Neurons relativ zur Außenseite *negativ* geladen ist.

Ein dramatischerer Kontrast ist kaum vorstellbar: Ich habe nichts zu sagen = das Innere des Neurons ist negativ geladen. Ich habe etwas zu sagen = das Innere ist positiv. Kein Neuron wird diese beiden Zustände jemals verwechseln. Der innere negative Zustand heißt »Ruhepotential«. Der Zustand innerer Erregung trägt die Bezeichnung »Aktionspotential«. Und warum ist es ein derart aktiver Prozess, dieses dramatische Ruhepotential zu erzeugen? Weil Neuronen wie verrückt arbeiten und verschiedene Pumpen in ihren Membranen einsetzen müssen, um einige positiv geladene Ionen auszuscheiden und einige negativ geladene im Inneren zu halten – und das alles nur, um diesen negativen inneren Ruhezustand zu erhalten. Dann trifft ein exzitatorisches Signal (Erregungssignal) ein; die Pumpen stellen ihre Arbeit ein, Kanäle öffnen sich, und Ionen fließen in diese und in jene Richtung, um die exzitatorische positive innere Ladung zu erzeugen. Wenn die Erregungswelle vorbei ist, schließen sich die Kanäle, die Pumpen nehmen ihre Arbeit wieder auf und stellen das negative Ruhepotential wieder her. Bemerkenswerterweise verbrauchen Neuronen fast die Hälfte ihrer Energie für die Pumpen, die das Ruhepotential herstellen. Es ist mit beträchtlichen Kosten verbunden, für die dramatischen Kontraste zwischen »Ich habe nichts zu sagen« und »Ich habe aufregende Neuigkeiten« zu sorgen.

Nun, da wir wissen, was es mit den Ruhepotentialen und den Aktions-

* Für Chemieinteressierte: Die Verteilung geladener Ionen innen und außen befindet sich im Gleichgewicht.

potentialen auf sich hat, wenden wir uns dem anderen immens wichtigen Detail zu:

SO SIND DIE AKTIONSPOTENTIALE NICHT WIRKLICH. Soeben habe ich skizziert, wie eine einzelne Dendritenfaser ein exzitatorisches Signal von dem vorausgehenden Neuron erhält (das heißt, von dem benachbarten Neuron, das unmittelbar zuvor ein Aktionspotential hatte); das erzeugt ein Aktionspotential in dem Dendriten, der sich zum Zellkörper hin ausbreitet, über ihn hinausgelangt, das Axon und die Axonendigungen erreicht und ein Signal an das nachfolgende Neuron übermittelt. Falsch. Richtig ist:

Das Neuron sitzt da und hat nichts zu sagen, mit anderen Worten, es liegt ein Ruhepotential vor; alles im Inneren des Neurons ist negativ geladen. Jetzt trifft an dieser einen dendritischen Faser ein exzitatorisches Signal von dem Neuron vor ihm ein. Dadurch öffnen sich Kanäle, woraufhin Ionen in den Dendriten hinein- und hinausfließen. Allerdings in sehr bescheidener Menge. Nicht genug, um das ganze Innere des Neurons mit einer positiven Ladung zu versehen. Nur das Innere dieses Dendriten ist etwas negativer geladen als vorher (lassen Sie uns einige Zahlen verwenden, die überhaupt keine Rolle spielen, und sagen, dass sich die Ladung des Ruhepotentials von rund -70 Millivolt auf rund -60 Millivolt verlagert). Dann schließen sich die Kanäle. Dieser kleine Schluckauf negativer Ladung* wandert den Ast des Dendriten weiter hinauf. Die Pumpen haben ihre Arbeit aufgenommen und befördern die Ionen wieder dorthin, wo sie ursprünglich waren. Am Ende der Dendritenfaser veränderte sich die Ladung von -70 auf -60 mV. Doch ein wenig weiter oben in der Faser verändert sich die Ladung nur von -70 auf -65 mV. Und noch etwas weiter oben in der Faser von -70 auf -69 mV. Mit anderen Worten, das exzitatorische Signal verliert sich. Sie haben in einen idyllischen, stillen See, der sich in seinem Ruhezustand befand, einen kleinen Kieselstein hineingeworfen. Er bewirkt eine kleine Kräuselung genau an dieser Stelle, die sich nach außen ausbreitet, an Stärke einbüßt und sich nicht weit von dem Ort, an dem der Kiesel traf, vollkommen verliert. Und ein paar Kilometer weiter, am

* Jargon: diese winzige »Depolarisation«.

axonalen Ende des Sees, hat diese exzitatorische Kräuselung nicht mehr den geringsten Effekt.

Anders gesagt, wenn eine einzelne Dendritenfaser erregt wird, reicht es nicht aus, um die Erregung bis zur axonalen Endigung und von dort aus zum nächsten Neuron weiterzuleiten. Wie kann dann eine Nachricht jemals übermittelt werden? Kehren wir zu Cajals wunderbarer Zeichnung eines Neurons auf Seite 874 zurück.

Diese verzweigte Anordnung gegabelter Dendritenäste verfügt über eine Vielzahl von Faserenden (Zeit, den üblicherweise verwendeten Terminus einzuführen: »verfügt über eine Vielzahl von dendritischen *Dornen*«). Um eine Erregung zu erhalten, die ausreicht, um die ganze Strecke vom dendritischen Dorn bis zur axonalen Endigung zu schaffen, bedarf es der Summation – ein und derselbe Dorn muss wiederholt und/oder, häufiger, ein Bündel von Dornen muss gleichzeitig gereizt werden. Sie können anstelle der Kräuselung keine Welle erhalten, wenn Sie nicht viele Kieselsteine werfen.

An der Basis des Axons, dort, wo es aus dem Zellkörper austritt, befindet sich ein spezieller Teil (der »Axonhügel«). Wenn alle diese summierten dendritischen Inputs genügend Kräuselung erzeugen, um das Ruhepotential in der Umgebung des Hügels von -70 mV auf rund -40 mV zu bringen, ist eine Schwelle überschritten. Geschieht das, ist plötzlich die Hölle los. In der Hügelmembran öffnen sich Kanäle anderer Art, die eine massive Ionenwanderung ermöglichen und schließlich eine positive Ladung (um 30 mV) hervorrufen. Mit anderen Worten, ein Aktionspotential. Das öffnet dann im nächsten winzigen Abschnitt der Axonmembran die gleiche Art von Kanälen, so dass sich dort ein Aktionspotential bildet, und dann im nächsten Abschnitt und dem nächsten bis hin zu den Axonendigungen.

Informationstheoretisch betrachtet, besitzt ein Neuron zwei verschiedene Signalsysteme. Von den dendritischen Dornen bis zum Beginn des Axonhügels handelt es sich um ein analoges Signal mit abgestuften Stärken, die in Zeit und Raum schwächer werden und sich ganz verlieren. Und vom Axonhügel bis zu den Axonendigungen ist es ein digitales System mit einer Signalgebung nach dem Alles-oder-nichts-Prinzip, deren Stärke sich auf dem Rest des Weges bis zur Endigung regeneriert.

Verwenden wir wieder einige fiktive Zahlen. Nehmen wir an, ein durchschnittliches Neuron hätte rund hundert Dornen und rund hundert Axonendigungen. Was folgt daraus im Kontext des analog-digitalen Merkmals der Neuronen?

Manchmal nichts Interessantes. Betrachten wir Neuron A, das, wie eben erwähnt, hundert Axonendigungen besitzt. Jede von ihnen ist verbunden mit einer der dendritischen Dornen des nächstfolgenden Neurons, Neuron B. Neuron A hat ein Aktionspotential, das sich bis zu all seinen hundert Axonendigungen ausbreitet, so dass alle hundert dendritischen Dornen in Neuron B erregt werden. Zu einem Aktionspotential in Neuron B kommt es erst, wenn die Schwelle an seinem Axonhügel überschritten wird, wozu fünfzig Dendriten von Neuron B ungefähr gleichzeitig exzitatorische Signale empfangen müssen; wenn also alle einhundert Dendriten feuern, wird in Neuron B unter Garantie ein Aktionspotential ausgelöst.

Nehmen wir jetzt an, Neuron A projiziert die Hälfte seiner Axonendigungen auf Neuron B und die andere Hälfte auf Neuron C. Neuron A hat ein Aktionspotential; garantiert das ein Aktionspotential in Neuron B und ein zweites in Neuron C? Ja. Die Axonhügel in B und C haben jeweils eine Schwelle, die bei fünfzig dendritischen Kieselsteinen liegt; erst dann bildet sich ein Aktionspotential.

Nehmen wir jetzt an, Neuron A verteile seine Axonendigungen gleichmäßig unter zehn verschiedenen Zielneuronen – den Neuronen B bis K. Wird das Aktionspotential von A Aktionspotentiale in den Zielneuronen auslösen? Auf keinen Fall: Die zehn dendritischen Dornen – die je einem Kieselstein in jedem Zielneuron entsprechen – bleiben weit unterhalb der Schwelle von fünfzig Kieselsteinen.

Wie kann also, sagen wir, Neuron K, das nur an zehn seiner dendritischen Dornen exzitatorische Signale von Neuron A empfängt, jemals ein Aktionspotential haben? Nun, was geschieht mit seinen anderen neunzig dendritischen Dornen? Sie erhalten Input von anderen Neuronen – neun an der Zahl, und von jedem zehn axonale Projektionen. Wann hat Neuron B ein Aktionspotential? Wenn mindestens die Hälfte der Neuronen, die auf Neuron B projizieren, ein Aktionspotential haben. Mit anderen Worten, jedes Neuron integriert die Inputs aller Neuronen, deren Projektionen es empfängt. Und daraus ergibt sich eine Regel: *Je mehr Neuronen die Projektionen von Neuron A erreichen, desto mehr Neuronen kann Neuron A definitionsgemäß beeinflussen; doch je mehr Neuronen seine Projektionen erreichen, desto geringer ist sein durchschnittlicher Einfluss auf jedes einzelne dieser Zielneuronen.* Eine Kosten-Nutzen-Abwägung.

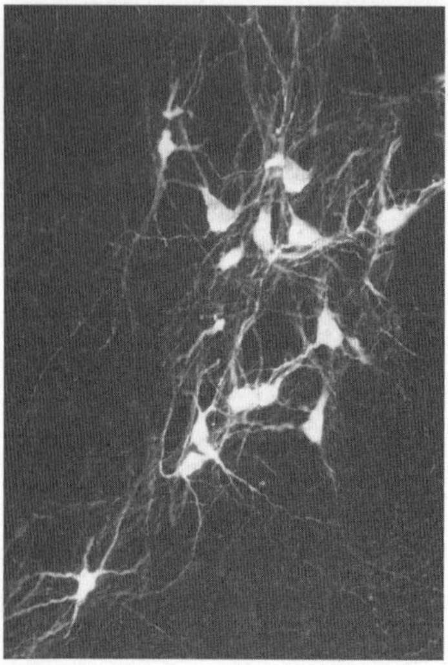

Das spielt im Rückenmark keine Rolle, wo ein Neuron in der Regel alle seine Projektionen an das nächstfolgende Neuron schickt. Doch im Gehirn wird ein Neuron seine Projektionen auf eine Vielzahl anderer verteilen und Signale von einer Vielzahl anderer empfangen, wobei der Axonhügel eines jeden Neurons bestimmt, ob die Schwelle erreicht ist und ein Aktionspotential erzeugt wird. Das Gehirn ist zu Netzwerken divergenter und konvergenter Signalgebung verschaltet.

Setzen wir jetzt eine verblüffend reale Zahl ein – Ihr durchschnittliches Neuron hat rund *10 000* dendritische Dornen und ungefähr die gleiche Anzahl von Axonendigungen. Wenn wir nun noch berücksichtigen, dass wir es mit hundert Milliarden Neuronen zu tun haben, wird klar, warum Gehirne – und nicht Nieren – Gedichte schreiben.

Nur der Vollständigkeit halber noch ein paar letzte Fakten. Neuronen haben einige zusätzliche Tricks, um am Ende eines Aktionspotentials den Kontrast zwischen »nichts zu sagen« und »etwas zu sagen« noch stärker hervorzuheben. Es handelt sich um zwei Möglichkeiten, das Aktionspotential sehr schnell und dramatisch abzuschließen: zum einen die sogenannte verzögerte Gleichrichtung und zum anderen die hyperpolarisierte Refraktärzeit. Ein weiteres winziges Detail aus dem obigen Diagramm – eine spezielle Gliazelle wickelt sich um ein Axon und bildet eine Isolierschicht, die als Myelinscheide bezeichnet wird; diese »Myelinisierung« hat zur Folge, dass das Aktionspotential noch rascher im Axon entlangschießt.

Und ein allerletztes Detail, das uns noch näher beschäftigen wird: Die Schwelle des Axonhügels kann sich im Laufe der Zeit verändern und damit auch die Erregbarkeit des Neurons modifizieren. Welche Einflüsse verändern Schwellen? Hormone, Ernährungzustände, Erfahrungen und andere Faktoren, die wir auf den vorangehenden Seiten kennengelernt haben.

Damit haben wir den Weg von einem Ende des Neurons zum anderen zurückgelegt. Stellt sich die Frage, wie ein Neuron mit einem Aktionspotential seine Erregung an das nächstfolgende Neuron weitergibt.

ZWEI NEURONEN AUF EINMAL: SYNAPTISCHE KOMMUNIKATION

Ein Aktionspotential ist also am Hügel in Neuron A ausgelöst worden und hat sich bis in alle 10 000 Axonendigungen ausgebreitet. Wie wird diese Erregung an das nächste Neuron (die nächsten Neuronen) weitergegeben?

DIE NIEDERLAGE DER SYNCTIUM-ITEN

Für den durchschnittlichen Hirnforscher des 19. Jahrhunderts war die Antwort einfach. Seine Erklärung hätte gelautet: Ein fötales Gehirn besteht aus einer Riesenzahl von separaten Neuronen, die langsam ihre dendritischen und axonalen Fortsätze ausbilden. Irgendwann erreichen die Axonendigungen die dendritischen Dornen des nächsten Neurons (der nächsten Neuronen), berühren sie, verschmelzen mit ihnen und bilden eine gemeinsame Membran zwischen den beiden Zellen. Aus all diesen separaten fötalen Neuronen, so diese Theorie weiter, bildet das reife Gehirn das kontinuierliche, ungeheuer komplexe Netz eines einzigen Superneurons, das man als »Synctium« bezeichnet. Auf diese Weise kann die Erregung leicht von einem Neuron zum nächsten fließen, weil es sich nicht um wirklich getrennte Neuronen handelt.

Ende des 19. Jahrhunderts entwickelte sich eine alternative Auffassung, nach der jedes Neuron eine unabhängige Einheit bleibt und die Axonendigungen des einen Neurons die dendritischen Dornen des nächsten nicht wirklich berühren. Zwischen beiden bleibt ein winziger Spalt bestehen. Diese Theorie wurde als »Neuronenlehre« bezeichnet.

Die Anhänger der Synctium-Schule hielten die Neuronenlehre für absurd. »Zeigt mir die Spalten zwischen Axonendigungen und dendritischen Dornen«, verlangten sie von diesen Ketzern, »und erklärt mir, wie die Erregung von einem Neuron zum nächsten springt.«

1873 wurden dann all diese Fragen von dem italienischen Hirnforscher Camillo Golgi gelöst, der eine neue Färbetechnik für Gehirngewebe entwickelte. Der oben erwähnte Cajal verwendete Golgis Methode, um alle Fortsätze, alle Verästelungen und Verzweigungen der Dendriten und Axonendigungen einzelner Neuronen zu färben. Entscheidend war dabei, dass das Färbemittel nicht von einem Neuron auf das andere übergriff. Das kontinuierliche, zusammengewachsene Netz eines einzigen Superneurons gab es nicht. Individuelle Neuronen sind separate Gebilde. Die Neuronentheoretiker besiegten die Synctium-iten.*

* Ironische Fußnote: Cajal war der Wortführer der Neuronentheorie oder Neuronenlehre. Und der führende Vertreter des Synctiums? Golgi; mit der Technik, die er erfand, wurde

Hurra, Akte geschlossen; es gibt tatsächlich extrem mikroskopische Lücken zwischen Axonendigungen und dendritischen Dornen; diese Lücken heißen »Synapsen« (die jedoch erst direkt sichtbar gemacht werden und damit dem Synctium den endgültigen Todesstoß versetzen konnten, nachdem in den 1950er Jahren das Elektronenmikroskop erfunden worden war). Allerdings blieb noch die Frage, wie die Erregung von einem Neuron zum nächsten gelangt, das heißt, wie sie über die Synapse springt.

Die Antwort, um die sich die Neurowissenschaft in den mittleren Jahrzehnten des 20. Jahrhunderts bemühte, lautete: Die elektrische Erregung springt nicht über die Synapse, sondern wird in einen anderen Signaltyp verwandelt.

NEUROTRANSMITTER

Im Inneren jeder Axonendigung haften an der Membran kleine Ballons, sogenannte Vesikel, die mit vielen Kopien eines chemischen Botenstoffs gefüllt sind. Wenn das an dem weit entfernten Axonhügel erzeugte Aktionspotential eintrifft, breitet es sich über die ganze Endigung aus und bewirkt die Ausschüttung dieser chemischen Botenstoffe in die Synapse. Diese treiben in dem Spalt umher, erreichen dabei den dendritischen Dorn auf der anderen Seite und erregen dadurch das Neuron. Diese chemischen Botenstoffe werden als Neurotransmitter bezeichnet.

Wie verursachen Neurotransmitter, die auf der »präsynaptischen« Seite der Synapsen freigesetzt werden, die Erregung in dem »postsynaptischen« dendritischen Dorn? In der Membran des Dorns sitzen Rezeptoren für den Neurotransmitter. Zeit, eines der großen Klischees der Biologie einzuführen. Das Neurotransmittermolekül hat eine ganz be-

bewiesen, dass er unrecht hatte. Offenbar war er 1906 auf dem ganzen Weg nach Stockholm äußerst verstimmt, wohin er fuhr, um den Nobelpreis entgegenzunehmen – den er sich mit Cajal teilte. Die beiden grollten einander und wechselten kein Wort. In seiner Nobelpreisrede besaß Cajal immerhin den Anstand, Golgi gebührend zu würdigen. Golgi indessen griff Cajal und die Neuronenlehre an. Idiot.

stimmte Form (jedes Exemplar des Moleküls besitzt die gleiche Form). Der Rezeptor besitzt eine Bindungstasche, deren Form zu der des Neurotransmitters genau komplementär ist. Mit anderen Worten, der Neurotransmitter – und nun kommt das Klischee – passt in den Rezeptor wie ein Schlüssel ins Schloss. Kein anderes Molekül passt so genau in den Rezeptor; und das Neurotransmittermolekül würde sich in keinen anderen Rezeptortyp so genau einfügen. Der Neurotransmitter bindet an einen Rezeptor, der die betreffenden Kanäle öffnet, und die Ströme der Ionenerregung beginnen in dem dendritischen Dorn zu fließen.

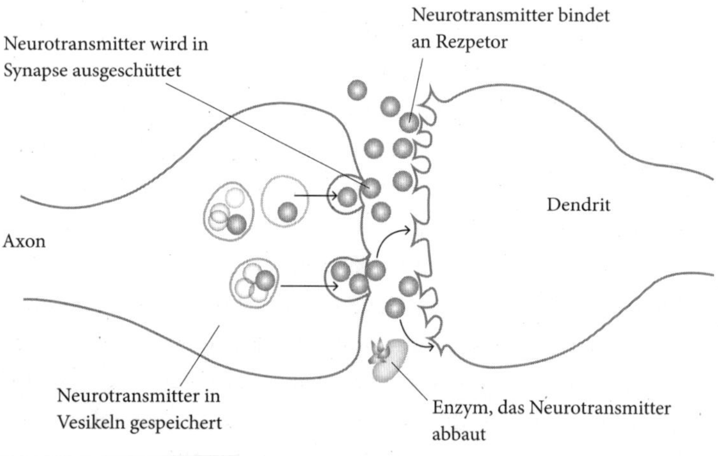

Das ist eine Beschreibung der »transsynaptischen« Kommunikation mittels Neurotransmitter. Abgesehen von einer Kleinigkeit: Was geschieht mit den Neurotransmittermolekülen, nachdem sie an die Rezeptoren gebunden haben? Sie binden nicht ewig – denken Sie daran, dass Aktionspotentiale in einer zeitlichen Größenordnung von einer Millisekunde stattfinden. Sie lösen sich von den Rezeptoren und müssen dann beseitigt werden. Dafür gibt es zwei Methoden. Erstens, die ökologisch gesinnten Synapsen haben in der Membran der Axonendigung »Wiederaufnahme-Pumpen«, die die Neurotransmitter einfangen, sie recyceln und wieder in die sekretorischen Vesikel füllen, so dass sie erneut verwendet werden können.* Die zweite Möglichkeit zur Entsorgung des Neurotransmitters besteht darin, dass er in der Synapse von einem Enzym abgebaut wird. Die Abbauprodukte werden ins Meer gespült (das heißt in die extrazelluläre Umgebung, von dort in die zerebrospinale Flüssigkeit, den Blutkreislauf und schließlich in die Blase).

Diese Aufräumarbeiten sind von enormer Bedeutung. Angenommen, Sie möchten die Menge der Neurotransmitter erhöhen, die für die Signalgebung an einer Synapse zuständig sind. Übersetzen wir das in die Erregungsbegrifflichkeit des vorhergehenden Abschnitts – Sie möchten die Erregbarkeit der Synapsen erhöhen, damit das Aktionspotential im präsynaptischen Neuron dem postsynaptischen Neuron ordentlich Dampf machen kann, sprich, Sie wollen die Wahrscheinlichkeit erhöhen, dass im zweiten Neuron ein Aktionspotential ausgelöst wird. Dazu können Sie die Menge der ausgeschütteten Neurotransmittermoleküle erhöhen – dann schreit das präsynaptische Neuron lauter. Oder Sie können die Menge der Rezeptormoleküle auf den dendritischen Dornen vermehren – dann hört das postsynaptische Neuron genauer hin.

Aber es gibt noch eine andere Möglichkeit: Sie können die Aktivität der Wiederaufnahme-Pumpe verringern – mit dem Ergebnis, dass weniger Neurotransmittermoleküle aus der Synapse entfernt werden. Dadurch bleiben sie länger vor Ort und binden wiederholt an die Rezeptoren, wodurch sich das Signal verstärkt. Die gleiche Wirkung können Sie erzielen, indem sie die Aktivität des Abbauenzyms einschränken; weniger Neurotransmittermoleküle werden abgebaut, so dass mehr in der Synapse vorhanden bleiben und dort einen verstärkenden Effekt entfalten. Wie wir gesehen haben, sind einige der interessantesten Befunde, die zur Erklärung individueller Unterschiede der in diesem Buch betrachteten Verhaltensweisen beitragen, mit den beschriebenen Prozessen verknüpft – der Menge der Neurotransmitter, die hergestellt und freigesetzt werden, sowie der Menge und Funktion von Rezeptoren, Wiederaufnahme-Pumpen und Abbauenzymen.

* Kommen wir noch einmal auf die Schlüssel-Schloss-Metapher zurück – die Wiederaufnahme-Pumpen haben eine Form, die der des Neurotransmitters komplementär ist, so dass Letzterer das einzige Objekt ist, das die Axonendigung zurücknimmt.

ARTEN VON NEUROTRANSMITTERN

Was also hat es mit diesem mythischen Neurotransmittermolekül auf sich, das durch Aktionspotentiale von den Axonendigungen all der hundert Milliarden Neuronen ausgeschüttet wird? Hier wird die Angelegenheit kompliziert, denn es gibt mehr als einen Neurotransmittertyp.

Warum mehr als einen? Es geschieht doch in jeder Synapse das Gleiche, das heißt, das Neurotransmittermolekül bindet an seinen Schlüssel-im-Schloss-Rezeptor und löst damit die Öffnung verschiedener Kanäle aus, woraufhin ein Ionenfluss einsetzt, der die negative Ladung im Inneren des Dorns verringert.

Ein Grund ist, dass verschiedene Neurotransmitter in unterschiedlichem Maße depolarisieren – soll heißen, einige haben stärkere exzitatorische Effekte als andere – und für unterschiedlich lange Dauer. Das ermöglicht die Übertragung weit komplexerer Informationen von einem Neuron zum nächsten.

Verdoppeln wir jetzt die Größe unserer Palette: Es gibt einige Neurotransmitter, die nicht depolarisieren und nicht die Wahrscheinlichkeit erhöhen, dass im nächstfolgenden Neuron ein Aktionspotential ausgelöst wird. Sie bewirken das Gegenteil – sie »hyperpolarisieren« den dendritischen Dorn, woraufhin sich Kanäle anderer Art öffnen, die dafür sorgen, dass das Ruhepotential noch negativer wird (sich zum Beispiel von -70 mV auf -80 mV verschiebt). Es gibt also auch *inhibitorische* Neurotransmitter. Unschwer ist zu erkennen, dass das die Dinge noch komplizierter macht – ein Neuron mit seinen 10 000 dendritischen Dornen erhält exzitatorischen Input unterschiedlicher Größenordnung von verschiedenen Neuronen und inhibitorischen Input von anderen Neuronen; alle diese Signale muss es am Axonhügel integrieren.

Es gibt folglich verschiedene Neurotransmitterklassen, deren jede an einer einzigen, ihrer eigenen Form komplementären Rezeptorstelle bindet. Gibt es an jeder Axonendigung eine ganze Reihe verschiedener Neurotransmittertypen, so dass ein Aktionspotential die Freisetzung eines ganzen Spektrums von Signalübertragungen auslöst? Die Antwort auf diese Frage gibt uns das Dale-Prinzip, das nach Henry Dale, einem der Großmeister des Forschungsfelds, benannt ist, der in den 1930er Jahren eine Regel aufstellte, deren Gültigkeit zum Wohlbefinden eines jeden Naturwissenschaftlers beiträgt: Ein Aktionspotential löst in allen Axonendigungen eines Neurons die Ausschüttung des gleichen Neurotransmittertyps aus. Daher hat jedes Neuron sein unverwechselbares neurochemisches Profil: »Oh, das ist ein Neuron des A-Typ-Neurotransmitters. Und das bedeutet auch, dass Neuronen, zu denen es spricht, Neurotransmitter-A-Rezeptoren in ihren dendritischen Dornen haben.«*

Inzwischen hat man Dutzende von Neurotransmittern identifiziert. Einige sind sehr bekannt: Serotonin, Noradrenalin, Dopamin, Acetylcholin, Glutamat (der stärkste exzitatorische Neurotransmitter im Gehirn) und GABA (der stärkste inhibitorische Neurotransmitter). An diesem Punkt ihres Studiums werden Medizinstudenten mit all den vielsilbigen Einzelheiten gequält, die die Biosynthese jedes dieser Neurotransmitter bestimmen – die Vorläufer, die Zwischenformen, in die der Vorläufer umgewandelt wird, bevor endlich das Endprodukt hergestellt ist, die unerträglich langen Namen der verschiedenen Enzyme, die als Katalysatoren der Synthesen dienen. Doch hier ein paar einfache Regeln, die an drei Orientierungspunkten ausgerichtet sind:

1. Es würde Ihnen sicherlich nicht gefallen, wenn Sie um Ihr Leben liefen, weil ein Löwe hinter Ihnen her ist, und sich die Neuronen, die eigentlich Ihre Muskeln anweisen müssten, schneller zu arbeiten, plötzlich aus dem Geschehen zurückzögen, weil ihnen der Neurotransmitter ausgegangen ist. Daher werden Neurotransmitter aus Vorläufern hergestellt, die es in Hülle und Fülle gibt; häufig sind sie einfache Bestandteile der Nahrung. Serotonin und Dopamin werden beispielsweise aus den in der Nahrung vorkommenden Aminosäuren Tryptophan beziehungsweise Tyrosin synthetisiert. Die Ausgangsstoffe für Acetylcholin sind Cholin und Lecithin.

* Was auch bedeutet, dass ein Neuron, das axonale Projektionen an 5000 seiner Dornen von Neurotransmitter-A-freisetzenden Neuronen und an 5000 Dornen Projektionen von Neurotransmitter-B-freisetzenden Neuronen empfängt, an diesen beiden Dornenpopulationen unterschiedliche Rezeptoren ausbildet.

2. Ein Neuron kann prinzipiell Dutzende von Aktionspotentialen pro Sekunde haben. Bei jedem ist erforderlich, die Vesikel wieder mit Neurotransmittern aufzufüllen, sie auszuschütten und hinterher wieder zu beseitigen. Angesichts dieser Voraussetzungen verspüren Sie sicherlich keinen Wunsch nach Neurotransmittern, die riesige, komplexe, mit Verzierungen versehene Moleküle sind, an deren jedem sich Generationen von Steinmetzen abmühen müssen. Stattdessen lassen sie sich alle in einer kleinen Zahl von Syntheseschritten aus ihren Vorläufern herstellen. Sie sind billig und leicht zu produzieren. Beispielsweise bedarf es nur zweier einfacher Syntheseschritte, um Tyrosin in Dopamin zu verwandeln.
3. Diesem Prinzip der billigen und leichten Neurotransmittersynthese entspricht auch die Tatsache, dass sich verschiedene Neurotransmitter aus demselben Vorläufer herstellen lassen. So kommen in Neuronen, die Dopamin als Neurotransmitter verwenden, zwei Enzyme vor, die diese zwei Konstruktionsschritte übernehmen. Nun gibt es aber in Noradrenalin freisetzenden Neuronen ein zusätzliches Enzym, das Dopamin in Noradrenalin umwandelt.

Billig, billig, billig. Was durchaus sinnvoll ist. Nichts wird rascher obsolet als ein Neurotransmitter, der seine postsynaptische Aufgabe erledigt hat. Die Zeitung von gestern taugt nur noch zur Sauberkeitserziehung von Welpen.

NEUROPHARMAKOLOGIE

In dem Maße, wie die Forscher diese Erkenntnisse auf dem Gebiet der Neurotransmitter gewannen, fingen sie an zu verstehen, wie verschiedene »neuroaktive« und »psychoaktive« Drogen und Medikamente wirken.

Prinzipiell gehören solche Wirkstoffe zwei Kategorien an: Substanzen, die die Signalübertragung an einem bestimmten Synapsentyp verstärken, und Substanzen, die sie verringern. Wir haben bereits einige Strategien zur Verstärkung der Signalgebung kennengelernt: (a) Die Synthese von mehr Neurotransmittern anregen (etwa durch die Verabreichung des Vorläufers oder durch Verwendung eines Wirkstoffs, der die Aktivität der für die Synthese des Neurotransmitters zuständigen Enzyme verstärkt). Beispielsweise geht die Parkinson-Krankheit mit einem Dopaminverlust in einer bestimmten Gehirnregion einher, weshalb ein Grundpfeiler der Behandlung die Erhöhung des Dopaminspiegels durch Verabreichung des Wirkstoffs L-Dopa ist, der ein unmittelbarer Vorläufer von Dopamin ist. (b) Eine synthetische Version des Neurotransmitters verabreichen oder eine Substanz geben, die dem Original strukturell so ähnlich ist, dass die Rezeptoren hinters Licht geführt werden. Beispielsweise gleicht die Struktur von Psilocybin der des Serotonins hinreichend, um einen Subtyp von dessen Rezeptoren zu aktivieren. (c) Das postsynaptische Neuron anregen, mehr Rezeptoren herzustellen. Schöne Theorie, aber schwer in die Praxis umzusetzen. (d) Die Abbauenzyme hemmen, so dass sich mehr Neurotransmitter in der Synapse befinden. (e) Die Wiederaufnahme des Neurotransmitters hemmen, so dass dessen Effekte in der Synapse verlängert werden. Genau dafür sorgt das moderne Lieblingsantidepressivum Prozac (Wirkstoff Fluoxetin, deutscher Markenname Fluctin) in den Serotonin-Synapsen. Daher wird es oft als Selektiver Serotonin-Wiederaufnahmehemmer bezeichnet (SSRI nach englisch *selective serotonin reuptake inhibitor*).

Mittlerweile ist ein ganzes Arsenal an Arzneimitteln verfügbar, mit denen sich die Signalübertragung an Synapsen verringern lässt. Und Sie können sehen, dass sie auf einer Reihe von Mechanismen beruhen – Blockierung der Synthese eines Neurotransmitters, Blockierung seiner Ausschüttung, Blockierung des Zugangs zu seinem Rezeptor und so fort. Ein komisches Beispiel: Acetylcholin regt Ihr Zwerchfell zur Kontraktion an. Curare, das Pfeilgift von Amazonasstämmen, blockiert die Acetylcholin-Rezeptoren. Sie hören auf zu atmen.

Ein letzter, sehr wichtiger Punkt – so wie sich die Schwelle am Axonhügel im Laufe der Zeit erfahrungsabhängig verändern kann, so lässt sich auch fast jede Facette der grundlegenden Neurotransmitterprozesse durch Erfahrung verändern.

MEHR ALS ZWEI NEURONEN AUF EINMAL

Voller Stolz können wir konstatieren, dass wir jetzt schon über drei Neuronen gleichzeitig nachdenken. Und in absehbarer Zeit werden wir alle Hemmungen fallen lassen und mehr als drei auf einmal betrachten. Im vorliegenden Abschnitt wollen wir schauen, wie Neuronenschaltkreise arbeiten – eine Zwischenetappe auf dem Weg zu der Frage, was ganze Hirnregionen mit unseren besten und schlimmsten Verhaltensweisen zu tun haben. Daher wurden die hier angeführten Beispiele nur ausgewählt, um Ihnen eine Ahnung davon zu vermitteln, wie das Gehirn auf dieser Ebene arbeitet.

NEUROMODULATION

Schauen Sie sich das folgende Diagramm an:

Präsynaptische Hemmung

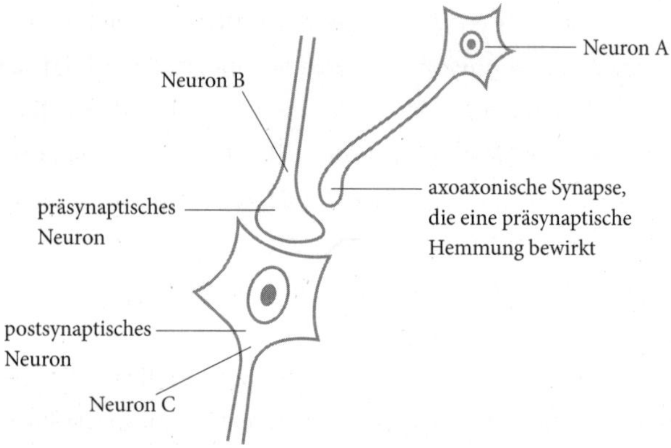

Die Axonendigung von Neuron B bildet eine Synapse mit dem dendritischen Dorn des postsynaptischen Neurons (nennen wir es Neuron C) und schüttet einen exzitatorischen Neurotransmitter aus. Das Übliche. Derweil schickt Neuron A die Projektion einer Axonendigung zu Neuron B. Allerdings nicht, wie normal, zu einem dendritischen Dorn, sondern die Synapsen seiner Axonendigung zu der Axonendigung von Neuron B.

Was soll das? Neuron A schüttet den inhibitorischen Neurotransmitter GABA aus, der durch die »axoaxonische« Synapse treibt und auf der anderen Seite an den Axonendigungen des Neurons B bindet. Ein solcher inhibitorischer Effekt (der dafür sorgt, dass das Ruhepotential von -70 mV noch negativer wird) hebt jedes Aktionspotential auf, welches das Axon herabwandert, und hindert es daran, zur Axonendigung vorzudringen, um dort Neurotransmittermoleküle freizusetzen. Im Jargon der Zunft: Neuron A hat einen neuromodulatorischen Effekt auf Neuron B.

VERDEUTLICHUNG EINES SIGNALS IN ZEIT UND RAUM

Nun zu einem Schaltkreis neuen Typs. Aus Gründen der Verständlichkeit werde ich die Neuronen einfacher darstellen. Wie im Diagramm gezeigt, schickt A alle seine axonalen Projektionen zu Neuron B und schüttet einen exzitatorischen Neurotransmitter aus, der durch ein Pluszeichen symbolisiert ist. Der Kreis in Neuron B stellt den Zellkörper nebst aller dendritischen Verzweigungen dar.

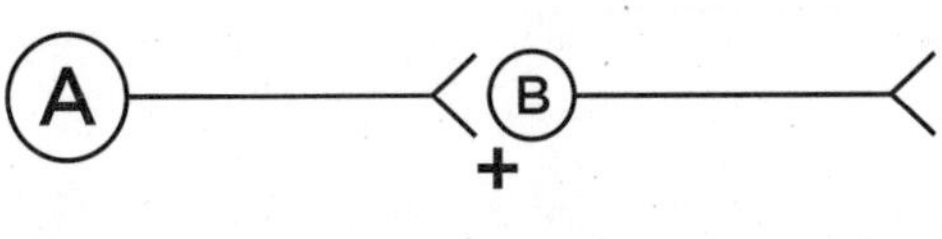

Betrachten wir jetzt den nächsten Schaltkreis. Neuron A stimuliert wie gewöhnlich Neuron B. Außerdem stimuliert es Neuron C. Das ist Routine – Neuron A teilt seine axonalen Projektionen zwischen Zielzellen auf und erregt beide. Und was macht Neuron C? Es sendet eine inhibitorische Projektion zu Neuron A zurück, so dass sich eine negative Rückkopplungsschleife bildet. Erinnern wir uns an die Vorliebe des Gehirns für Kontraste. Oben haben wir gehört, dass sich ein Neuron energetisch die Lunge aus dem Hals schreit, wenn es einem anderen etwas zu sagen hat, oder aber energetisch verstummt. Hier haben wir es mit dem gleichen Vorgang in etwas größerem Maßstab zu tun. Neuron A feuert eine Reihe von Aktionspotentialen ab. Gibt es einen besseren Weg, energetisch mitzuteilen, dass jetzt alles vorbei ist, als dank der Rückkopplungsschleife weitgehend zu verstummen? Es ist ein Mittel, um ein Signal im Laufe der Zeit zu verdeutlichen.* Interessant ist dabei, dass Neuron A »bestimmen« kann, wie stark das negative Rückkopplungssignal sein soll, indem es entscheidet, wie viele der 10 000 Axonendigungen es von Neuron B auf Neuron C verlagert.

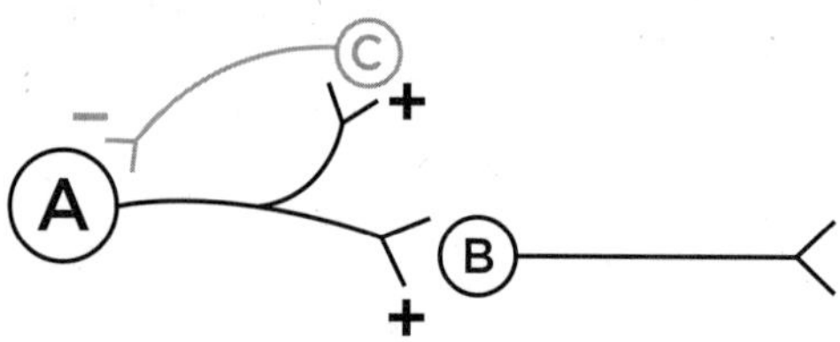

Diese zeitliche Verdeutlichung eines Signals lässt sich noch auf eine andere Weise erreichen:

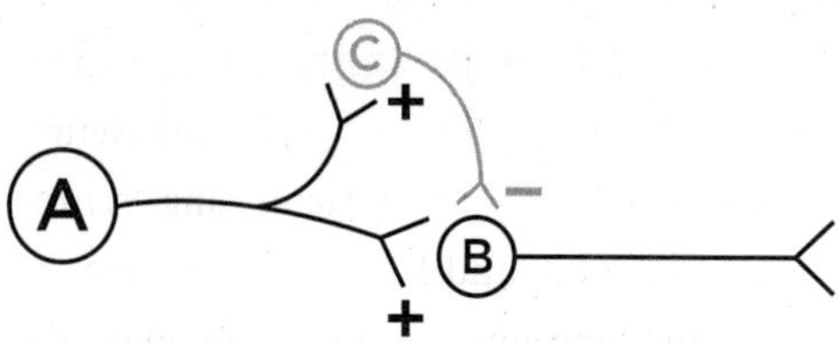

* Das ergibt erst nach Einführung eines zusätzlichen Faktums einen Sinn. Da es hin und wieder zu zufälligen, probabilistischen Schluckaufs in den Ionenkanälen kommt, bildet sich in den Neuronen gelegentlich ein spontanes Aktionspotential aus dem Nichts. Beispielsweise feuert Neuron A zehn beabsichtigte Aktionspotentiale ab, gefolgt von zwei zufälligen. Unter diesen Umständen lässt sich möglicherweise schwer entscheiden, ob Neuron A zehn, elf oder zwölf Mal schreien wollte. Wird der Schaltkreis nun dadurch justiert, dass gleich auf das zehnte Aktionspotential das inhibitorische Rückkopplungssignal folgt, werden die beiden zufälligen Aktionspotentiale verhindert, so dass sich leichter erkennen lässt, was Neuron A meint. Das Signal ist verdeutlicht worden, indem man das Rauschen unterdrückte.

Neuron A stimuliert B und C. Neuron C sendet ein inhibitorisches Signal an Neuron B, das einige Zeit, nachdem die Stimulation von B begonnen hat, bei diesem eintrifft (da die A/C/B-Schleife zwei synaptische Schritte enthält, A/B dagegen nur einen). Das Ergebnis? Verdeutlichung eines Signals mittels »Hemmung durch Vorwärtskoppelung«.

Nun zu einer anderen Art der Verschärfung eines Signals – durch Erhöhung des Signal-Rausch-Verhältnisses. Schauen wir uns diesen aus sechs Neuronen bestehenden Schaltkreis an: Neuron A stimuliert B, C stimuliert D und E stimuliert F:

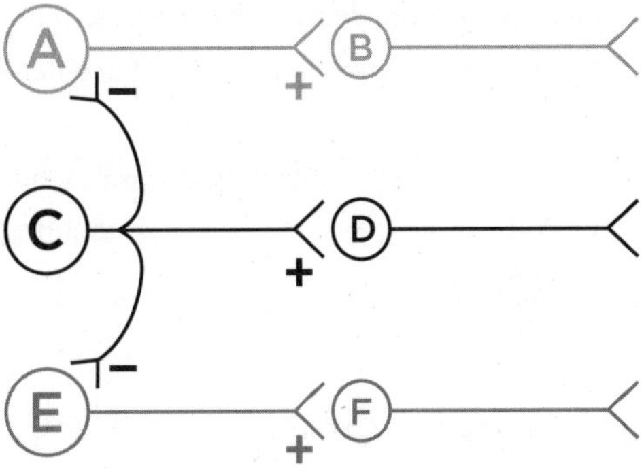

Neuron C sendet also eine exzitatorische Projektion an Neuron D. Doch zusätzlich sendet das Axon von Neuron C kollaterale inhibitorische Projektionen an die Neuronen A und E.* Wenn folglich Neuron C stimuliert wird, macht es zwei Dinge: Es stimuliert Neuron D *und* bringt die Neuronen A und E zum Schweigen. Infolge dieser »lateralen Hemmung« schreit C sich die Lunge aus dem Hals, während A und E auffällig schweigsam werden. Es ist ein Mittel zur Verdeutlichung eines räumlichen Signals (dabei ist anzumerken, dass das Diagramm vereinfacht ist, insofern ich etwas Offenkundiges weggelassen habe – die Neuronen A und E senden in diesem imaginären Netz ebenfalls inhibitorische kollaterale Projektionen an

* Dank des Scharfsinns von Dale wissen wir, dass aus jeder Axonendigung von C der gleiche Neurotransmitter kommt. Mit anderen Worten, ein und derselbe Neurotransmitter kann in einigen Synapsen exzitatorisch und an anderen Synapsen inhibitorisch wirken. Das hängt davon ab, an was für einen Ionenkanaltyp der Rezeptor im dendritischen Dorn gekoppelt ist.

Neuron C sowie an die Neuronen, die von ihnen aus gesehen auf der anderen Seite liegen).

Solche laterale Hemmung findet man überall in Sinnessystemen. Bestrahlen Sie ein Auge mit einem winzigen Lichtfleck. Moment mal, wurde gerade das Photorezeptor-Neuron A, C oder E stimuliert? Dank der lateralen Hemmung ist deutlicher erkennbar, dass es C war. Gleiches gilt für taktile Systeme: Sie können feststellen, dass soeben dieser Hautfleck berührt wurde, nicht einer etwas weiter dort oder etwas weiter hier. Oder Ihr Ohr teilt Ihnen mit, dass es unzweifelhaft ein A war und kein Ais oder As.*

Das beschriebene Prinzip ist also einfach ein weiteres Beispiel für Kontrastverstärkung im Nervensystem. Welche Bedeutung hat der Umstand, dass der stumme Zustand eines Neurons negativ geladen ist, statt den neutralen Wert von 0 mV aufzuweisen? Er bietet die Möglichkeit, ein Signal innerhalb eines Neurons zu verdeutlichen. Rückkoppelung, Vorwärtskoppelung und laterale Hemmung? Alles Mechanismen zur Verdeutlichung eines Signals innerhalb eines Schaltkreises.

ZWEI VERSCHIEDENE SCHMERZARTEN

Der nächste Schaltkreis umfasst einige der Elemente, die wir eben eingeführt haben, und erklärt, warum es im Großen und Ganzen zwei verschiedene Schmerzarten gibt. Mir gefällt dieser Schaltkreis, weil er außerordentlich elegant ist:

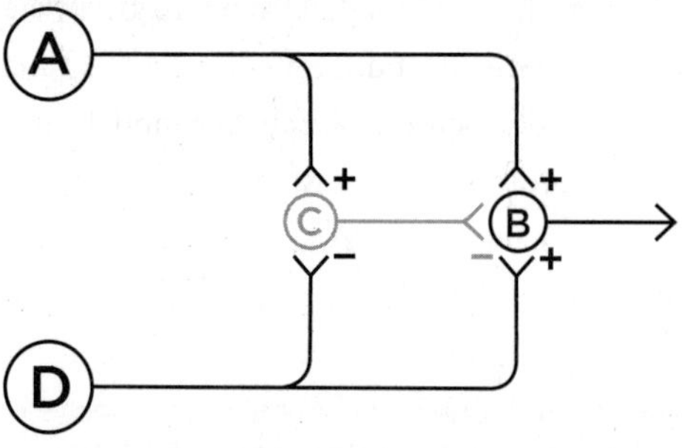

* Einen ähnlichen Schaltkreis weist auch das Geruchssystem auf, das mich schon immer fasziniert hat. Was ist mit dem Geruch einer Orange verwandt? Eine Mandarine?

Die Dendriten von Neuron A sitzen unmittelbar unter der Hautoberfläche, und das Neuron reagiert auf einen schmerzhaften Reiz mit einem Aktionspotential. Neuron A stimuliert Neuron B, das zum Rückenmark projiziert und Ihnen mitteilt, dass soeben etwas Schmerzhaftes passiert ist. Aber Neuron A stimuliert auch Neuron C, das B hemmt. Das ist einer unserer Schaltkreise mit Vorwärts-Hemmung. Ergebnis? Neuron B feuert eine Zeitlang und verstummt dann, während Sie dies als scharfen Schmerz empfinden – Sie sind mit einer Nadel gestochen worden.

Daneben gibt es noch Neuron D, das im gleichen Hautbereich liegt und auf einen Schmerzreiz anderer Art reagiert. Wie oben stimuliert Neuron D das Neuron B, und die Nachricht wird an das Gehirn gesandt. Aber es schickt auch Projektionen zu Neuron C und *hemmt* es. Ergebnis? Wenn Neuron D durch ein Schmerzsignal aktiviert wird, hemmt es die Fähigkeit von Neuron C, Neuron B zu hemmen. Das empfinden Sie als einen pochenden, anhaltenden Schmerz, wie er bei Brand- oder Schürfwunden auftritt. Interessanterweise wird dieses Phänomen noch durch den Umstand verstärkt, dass sich Aktionspotentiale im Axon von Neuron D sehr viel langsamer fortbewegen als in Neuron A (was mit dem oben erwähnten Myelin zu tun hat – auf die Einzelheiten können wir hier verzichten). Folglich ist der Schmerz in der Welt von Neuron A nicht nur vorübergehend, sondern auch schnell. Der Schmerz in Neuron D ist nicht nur von längerer Dauer, sondern setzt auch langsamer ein.

Die beiden Faserkategorien können wechselwirken, wozu wir sie manchmal auch bewusst veranlassen. Stellen Sie sich vor, Sie leiden unter einem ständigen, pochenden Schmerz – sagen wir, einem Insektenstich. Wie können Sie das Pochen beseitigen? Indem Sie die schnelle Faser kurzzeitig stimulieren. Das verstärkt den Schmerz einen Augenblick lang, doch durch die Stimulierung von Neuron C schalten Sie das System eine Zeitlang ab. Genauso verfahren wir häufig unter solchen Umständen. Ein Insektenstich verursacht einen unerträglichen pochenden Schmerz; wir kratzen uns heftig in der Umgebung der schmerzenden Stelle, woraufhin sich die langsame, chronische Schmerzbahn einige Minuten lang schließt.

Der Umstand, dass der Schmerz auf diese Weise wirkt, hat wichtige klinische Implikationen. So hat er Forschern ermöglicht, Behandlungsmethoden für Menschen mit schweren chronischen Schmerzsyndromen zu entwickeln (zum Beispiel für Patienten mit Rückenverletzung). Wenn man eine kleine Elektrode in die schnelle Schmerzbahn implantiert, die mit einem Stimulator an der Hüfte verbunden ist, kann der Patient die Bahn hin und wieder aktivieren, um den chronischen Schmerz auszuschalten; in manchen Fällen bewirkt die Methode Wunder.

Wir haben also einen Schaltkreis mit einem Mechanismus zur vorübergehenden Verstärkung des Schmerzes, der auf dem Prinzip der doppelten Negation beruht – der Hemmung von Hemmern – und schlichtweg cool ist. Und einer der wichtigsten Gründe, warum ich ihn so bewundere, ist der Umstand, dass er 1965 von den namhaften Neurobiologen Ronald Melzack und Patrick Wall als theoretisches Modell vorgeschlagen wurde: »Bislang hat noch niemand eine solche Verschaltung beobachtet, aber nach unserer Ansicht muss sie, geht man von der Wirkungsweise des Schmerzes aus, genau diese Form haben.« Spätere Forschungsarbeiten haben gezeigt, dass dieser Teil des Nervensystems genauso verschaltet ist.

WELCHER MANN IST ES?

Ein letzter, vollkommen hypothetischer Schaltkreis.

Nehmen wir an, wir hätten einen Schaltkreis, der aus zwei Neuronenschichten besteht:

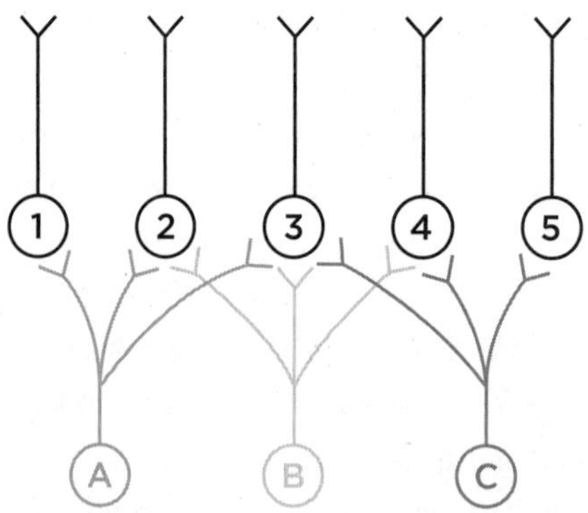

Neuron A projiziert zu den Neuronen 1, 2 und 3; Neuron B projiziert zu 2, 3 und 4, und so weiter. Um zu verdeutlichen, wie hypothetisch dieser Schaltkreis ist, wollen wir den Neuronen A, B und C vollkommen imaginäre Funktionen zuweisen. Neuron A reagiert auf das Bild des Mannes links, B auf das des Mannes in der Mitte, C auf den Mann rechts:

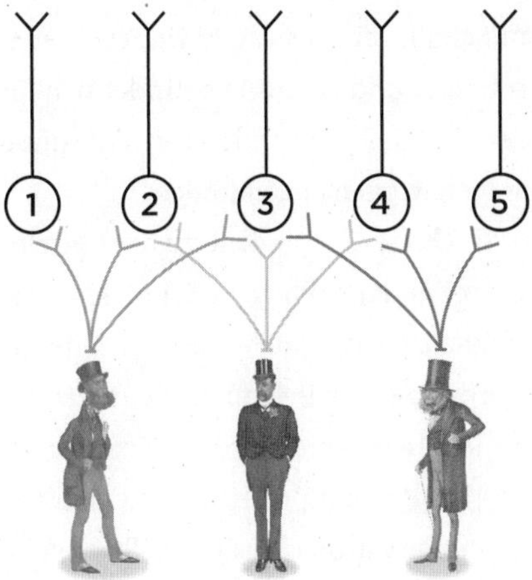

Was kann Neuron 1 lernen? Wie es einen bestimmten Mann erkennen kann. Neuron 5 ist genauso spezialisiert. Aber was kann Neuron 3 lernen? Wie viktorianische Gentlemen gekleidet sind. Dieses Neuron hilft Ihnen zum Beispiel, den Viktorianer in dem unten abgebildeten Quartett herauszufinden.

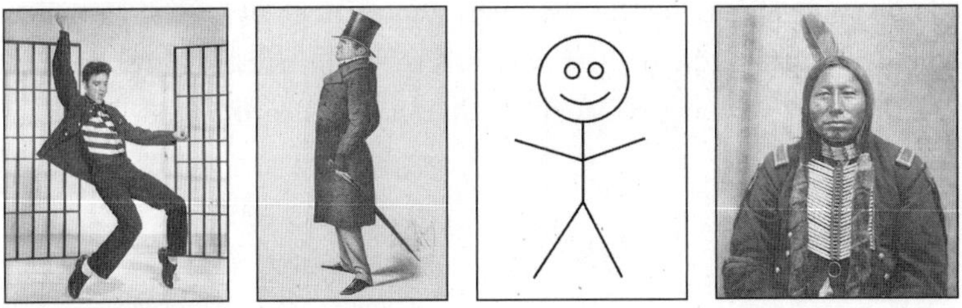

Das Wissen von Neuron 3 ist allgemeiner Natur und ergibt sich aus den Überschneidungen der Projektionen von Schicht 1. Die Neuronen 2 und 4

sind ebenfalls generalistische Neuronen, aber sie sind weniger genau, weil sie jeweils nur zwei Exemplare haben.

Folglich befindet sich Neuron 3 im Zentrum dieses Netzes, in dem alle Fäden zusammenlaufen. Die raffiniertesten Teile des Gehirns sind ganz ähnlich verdrahtet wie dieser erfundene Schaltkreis. Gleichzeitig ist Neuron 3 ein eher peripheres Element in einem anderen Schaltkreis, der Projektionen zu ihm schickt (in einem Schaltkreis der, sagen wir, senkrecht zu dieser Seite gezeichnet werden müsste), und Neuron 1 befindet sich im Zentrum eines anderen Netzes in der vierten Ebene und so fort. Alle diese Neuronen sind in eine Vielzahl von Netzwerken eingebunden.

Was vermögen diese Strukturen? Uns die Fähigkeit zu vermitteln, mit Assoziationen, Metaphern, Analogien, Parabeln und Symbolen umzugehen. Zwei völlig verschiedene Signale – sogar aus verschiedenen Sinnesmodalitäten – miteinander zu verknüpfen. Wie Homer die Farbe des Weins mit der des Meeres zu vergleichen. In einem Song die Wörter *tomato* und *potato* auf zwei verschiedene Weise auszusprechen und von einer frech herausgestreckten knallroten Zunge an die Musik der Stones erinnert zu werden. Das ist auch der Grund, warum ich Strawinsky immer mit Picasso assoziiere, schienen doch diese Strawinsky-Alben (erinnern Sie sich?) immer ein Picasso-Bild auf dem Cover zu haben. Und es ist der Grund, warum ein rechteckiges Stück Stoff mit einem bestimmten Farbmuster für eine ganze Nation, ein Volk oder eine Ideologie stehen kann.

Noch ein letzter Punkt. Wir unterscheiden uns im Hinblick auf die Beschaffenheit und Reichweite dieser assoziativen Netze. In extremer Form können sie gelegentlich höchst interessante Dinge hervorbringen. Beispielsweise haben die meisten von uns schon in frühen Jahren gelernt, eine Figur, die der abgebildeten ähnelt, mit dem Begriff »Gesicht« zu assoziieren:

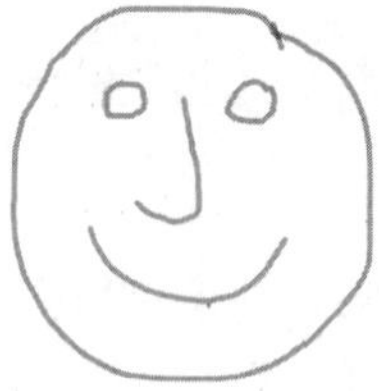

Doch dann kommt jemand daher, dessen assoziative Netzwerke neuronaler Projektionen weiter gespannt sind und eigenwilliger funktionieren als die irgendeines anderen Menschen. Und er lehrt die Welt, dass auch eine bildliche Darstellung wie die folgende Gesichtheit vermitteln kann:

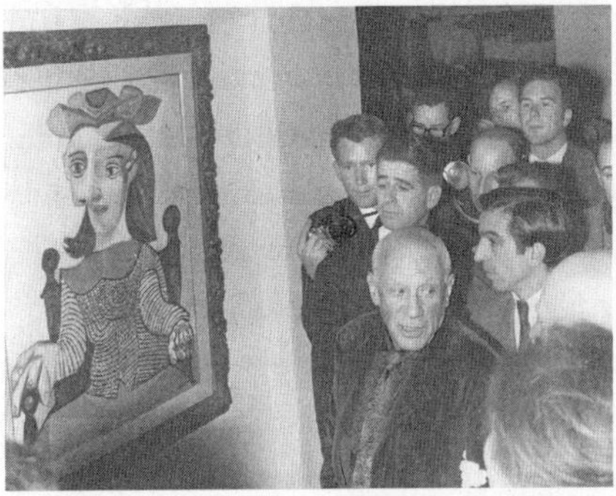

Wie könnte man das Resultat ungewöhnlich breit gefächerter assoziativer Neuronennetze nennen? Kreativität.

EINE LETZTE AUFSTOCKUNG

Ein Neuron, zwei Neuronen, ein neuronaler Schaltkreis. Jetzt sind wir zum letzten Schritt bereit und wollen Tausende von Neuronen auf einmal betrachten.

Betrachten Sie den folgenden Gewebeschnitt, der unter einem Mikroskop zu sehen ist:

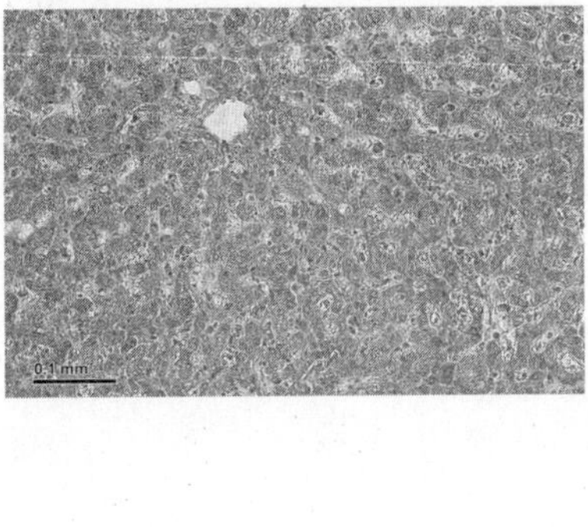

Es ist ein homogenes Feld von Zellen, die alle ungefähr auf die gleiche Weise angeordnet sind. Die linke obere Ecke sieht genauso aus wie die untere linke Ecke.

Es handelt sich um einen Leberquerschnitt; wenn Sie eine Region gesehen haben, haben Sie alle gesehen. Langweilig.

Wäre das Gehirn so homogen und langweilig beschaffen, wäre es eine undifferenzierte Gewebemasse; die Zellkörper der Neuronen wären überall auf die gleiche Weise zusammengepfercht und würden ihre Signale wahllos in alle Richtung verschicken. Stattdessen gibt es ein hohes Maß an innerer Organisation:

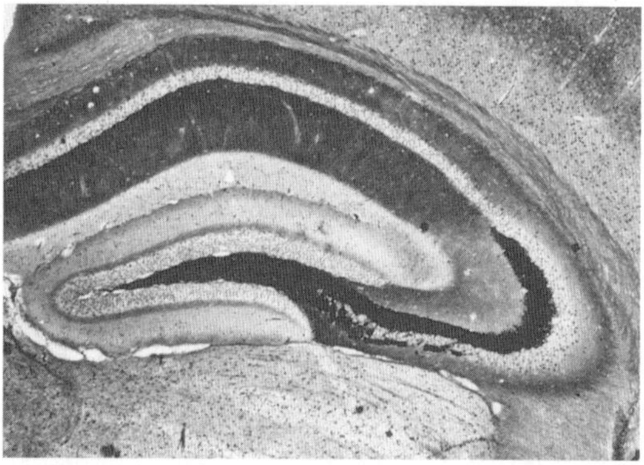

Mit anderen Worten, die Zellkörper der Neuronen, die ähnliche Funktionen haben, sind in bestimmten Hirnregionen versammelt, und die Axone, die sie in andere Teile des Gehirns verschicken, sind zu Projektionsbahnen organisiert. Das heißt im Prinzip, dass *verschiedene Bereiche des Gehirns verschiedene Dinge tun*. Alle Gehirnregionen haben Namen (gewöhnlich vielsilbige Bezeichnungen, die aus dem Griechischen oder Lateinischen abgeleitet sind); dies gilt auch für die Subregionen und die Sub-Subregionen. Jede spricht darüber hinaus zu einer bestimmten Kollektion anderer Regionen (das heißt, sie sendet Axone zu ihnen) und wird von einer bestimmten Kollektion anderer Regionen angesprochen (das heißt, sie empfängt von diesen axonale Projektionen).

Beim Studium dieser überwältigenden Vielfalt kann man närrisch werden, wie ich es tragischerweise bei manchem Neuroanatomen erlebt habe, der sich verzückt in all diesen Details verlor. Für unsere Zwecke reichen hier ein paar Schlüsselpunkte:

- Jede bestimmte Region enthält Millionen von Neuronen. Einige Namen, die uns inzwischen schon vertraut geworden sind, lauten: Hypothalamus, Cerebellum, Kortex, Hippocampus.
- Einige Regionen haben sehr klar definierte und kompakte Subregionen, die alle als »Nuclei«, »Kerne« oder »Kerngebiete« bezeichnet werden. (Das ist insofern verwirrend, als der Teil jeder Zelle, der die DNA enthält, ebenfalls als Kern oder Nucleus bezeichnet wird. Das lässt sich leider nicht ändern.) Einige haben vollkommen unvertraute Namen – nur zum Beleg: der Nucleus basalis, der Nucleus supraopticus des Hypothalamus, und ein Nucleus mit dem putzigen Namen unterer Olivenkern.
- Wie geschildert, werden die Zellkörper von Neuronen mit verwandten Funktionen in ihren besonderen Regionen – ihren Kerngebieten – zusammengefasst, von wo aus sie ihre axonalen Projektionen alle in die gleiche Richtung schicken; dabei verbinden sich diese zu einer Art Kabel (einer »Faserbahn«). Es folgt ein Beispiel aus dem Hippocampus:

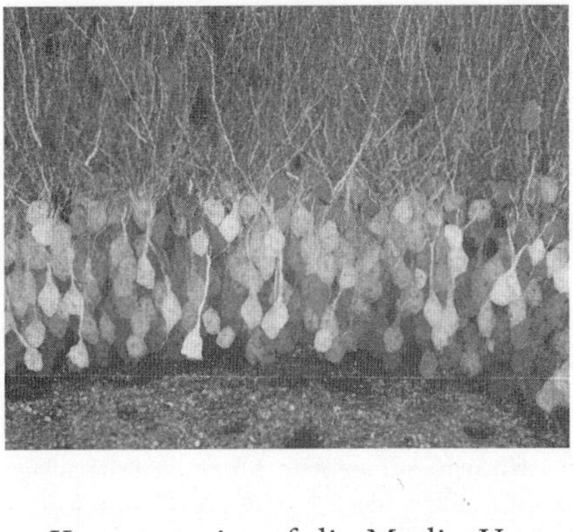

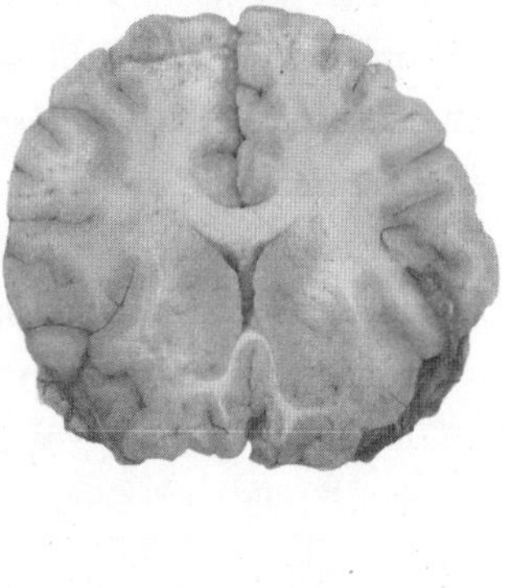

- Kommen wir auf die Myelin-Ummantelung (»Myelinscheide«) der Axone zurück, die den Aktionspotentialen hilft, sich schneller auszubreiten. Myelin ist in der Regel so weiß, dass die Faserbahnen im

Gehirn weiß aussehen. Daher werden sie zusammenfassend als »weiße Substanz« bezeichnet.

- Wie deutlich zu erkennen ist, besteht das Gehirn großenteils aus Faserbahnen – Regionen verschiedenster Art kommunizieren miteinander, oft über weite Entfernungen.*
- Nehmen wir an, jemand hat eine Verletzung in einer Hirnregion erlitten, und zwar an der geheimnisvollen Stelle X. Das gibt Neurowissenschaftlern die Möglichkeit, etwas über das Gehirn zu erfahren, indem sie feststellen, welche Funktion bei dem Patienten gestört ist. Die Neurowissenschaft als Disziplin verdankt ihre Anfänge tatsächlich der Untersuchung von Soldaten, die unter entsprechenden Kriegsverletzungen litten. Sehr nüchtern betrachtet, waren die endlosen militärischen Blutbäder des 19. Jahrhunderts ein Gottesgeschenk für die Neuroanatomen. Der verletzte Patient verhält sich jetzt in irgendeiner Weise abnorm. Können Sie daraus schließen, dass die Stelle X der Teil des Gehirns ist, der für die normale Version des Verhaltens verantwortlich ist? Nur wenn es sich um eine Ansammlung von neuronalen Zellkörpern handelt. Wenn die Stelle X ein Faserbündel ist, erfahren Sie in Wahrheit etwas über die Hirnregion, deren Neuronen axonale Projektionen in diese Faserbahnen schicken, und diese Region könnte am anderen Ende des Gehirns liegen. Daher ist es wichtig, zwischen »Neuronenkernen« und »Faserbündeln« zu unterscheiden.
- Kommen wir zum Schluss noch einmal zurück auf die Frage, inwieweit man eine bestimmte Hirnregion als Zentrum eines Verhaltens bezeichnen kann. Die in diesem Kapitel angeführten Beispiele zeigen, wie schwierig es ist, die Funktion eines individuellen Neurons zu verstehen, ohne das Netzwerk zu berücksichtigen, zu dem es gehört. Das Gleiche gilt hier, nur in verstärktem Maße. Angesichts der Tatsache,

* Nebenbei bemerkt gibt es unglaublich interessante Forschungsprojekte, die sich mit dem Problem bestimmter emergenter Eigenschaften des Gehirns beschäftigen, das heißt mit der Frage, wie sich während der Entwicklung die verschiedenen Regionen des Gehirns so optimal verschalten, dass die erforderlichen Mengen der axonalen Projektionen (und damit die »Kosten«) minimiert werden. Für Aficionados: Die Vorgehensweise des in der Entwicklung befindlichen Gehirns ähnelt dabei bestimmten Methoden, die verwendet werden, um das »Problem des Handlungsreisenden« zu lösen.

dass jede Gehirnregion Projektionen von unzähligen Regionen erhält und an unzählige andere verschickt, dürfen wir wohl kaum davon ausgehen, dass eine individuelle Gehirnregion das »Zentrum für« irgendetwas ist. Stattdessen gibt es lediglich Netze, in denen weitaus häufiger eine bestimmte Region für ein Verhalten »eine Schlüsselrolle spielt«, es »vermittelt« oder »beeinflusst«. Die Funktion einer bestimmten Hirnregion ist in den Kontext ihrer Verbindungen eingebettet.

Damit schließen wir unsere Einführung in das Basiswissen Gehirn.

ANHANG 2

GRUNDLAGEN DER ENDOKRINOLOGIE

Endokrinologie ist die Lehre von den Hormonen, Botenstoffen, die sich erheblich von den Neurotransmittern aus Kapitel 2 unterscheiden. Zur Erinnerung: Neurotransmitter werden in Reaktion auf Aktionspotentiale von den Axonendigungen der Neuronen ausgeschüttet. Anschließend treiben sie über eine mikroskopische Distanz durch die Synapse und binden an Rezeptoren von Dendriten des zweiten, des postsynaptischen Neurons und verändern dadurch dessen Erregbarkeit.

Im Gegensatz dazu ist ein Hormon ein chemischer Botenstoff, der von sekretorischen Zellen (unter anderem auch Neuronen) in verschiedenen Drüsen abgesondert wird. Es gelangt sofort in die Blutbahn, dank der es alle Zellen im Körper beeinflussen kann, die Rezeptoren für diesen besonderen Botenstoff besitzen.* Auf Anhieb erkennen wir einige entscheidende Unterschiede. Erstens, Neurotransmitter wirken sich unmittelbar nur auf Neuronen der anderen Synapsenseite aus, während ein Hormon theoretisch jede der Billionen von Zellen im Körper beeinflussen kann. Ein zweiter Unterschied ist der Zeitverlauf: Die Signalgebung von Neuronen an Synapsen vollzieht sich in Millisekunden; dagegen entwickeln sich viele hormonale Effekte über Stunden bis Tage und können auf ewig

* Eine Konsequenz dieser Definition besteht darin, dass ein und dasselbe Molekül in verschiedenen Teilen des Körpers entweder als Neurotransmitter oder als Hormon wirken kann. Außerdem wirken Hormone manchmal (Warnung – es folgt ein winziges Detail) »parakrin«, soll heißen, sie beeinflussen Zellen in der Drüse, von der sie sekretiert wurden.

bleiben (wie oft haben Sie beispielsweise erlebt, dass die Pubertät nach ein paar Tagen verschwindet?).

Neurotransmitter und Hormone unterscheiden sich auch in der Größenordnung ihrer Auswirkungen. Ein Neurotransmitter bindet an seinem postsynaptischen Rezeptor, was dazu führt, dass sich der lokale Ionenfluss durch die Membran des betreffenden dendritischen Dorns verändert. Doch abhängig von dem Hormon und der Zielzelle, um die es geht, können Hormone die Aktivität bestimmter Proteine verändern, manche Gene an- oder abschalten, den Stoffwechsel von Zellen modifizieren, dafür sorgen, dass sie wachsen oder verkümmern, sich teilen oder schrumpfen und absterben. Beispielsweise vergrößert Testosteron die Muskelmasse, während Progesteron die Zellvermehrung in der Gebärmutter verstärkt, so dass sie sich während der Gelbkörperphase verdickt. Umgekehrt tötet das Schilddrüsenhormon die Zellen im Schwanz einer Kaulquappe ab, wenn diese sich in einen Frosch verwandelt, und eine bestimmte Kategorie von Stresshormonen kann Zellen des Immunsystems vernichten (was eine Erklärung dafür ist, dass Stress uns anfällig für Erkältungen macht). Hormone sind außerordentlich wandlungsfähig.

Die meisten Hormone gehören zu einer »neuroendokrinen Achse«. In Kapitel 2 haben wir erfahren, dass alle Wege im limbischen System zum Hypothalamus führen, der eine zentrale Rolle für die Regulation des autonomen Nervensystems und bestimmter Hormonsysteme spielt. An dieser Stelle kommt der zweite Teil ins Spiel. Neuronen im Hypothalamus sondern ein bestimmtes Hormon ab, das durch ein winziges, lokales Zirkulationssystem mit der Hypophyse unmittelbar unterhalb der Hirnbasis verbunden ist. Dort regt das Hormon die Sekretion eines bestimmten Hypophysenhormons an, das in den allgemeinen Kreislauf eintritt und eine periphere Drüse zur Sekretion eines dritten Hormons veranlasst. Es folgt ein Beispiel, an dem meine drei Lieblingshormone beteiligt sind: Bei Stress sekretieren Hypothalamusneuronen Kortikoliberin (CRH, nach englisch: *corticotropin-releasing hormone*), das die Hypophysenzellen veranlasst, ACTH (*adrenocorticotropic hormone*, adrenokortikotropes Hormon) auszuschütten. Sobald das ACTH im allgemeinen Blutkreislauf ist, gelangt es zu den Nebennieren, wo es die Ausschüttung von Glukokortikoiden bewirkt, Stresshormonen, deren menschliche Version als Cortisol oder Hydrocortison bezeichnet wird. Andere Hormone (zum Beispiel Östrogen, Progesteron, Testosteron und das Schilddrüsenhormon) werden von peripheren Drüsen als letzter Schritt ihrer eigenen »Hypothalamus-Hypophysen-Schilddrüsen-Achse« freigesetzt.* Noch eine wunderbare Komplikation: Die Sekretion der verschiedenen Hypophysenhormone ist häufig nicht der Kontrolle eines einzigen hypothalamischen Releasing-Hormons unterworfen. Es gibt vielmehr verschiedene Hormontypen, die diese Funktionen erfüllen, während andere Hypothalamushormone die Freisetzung dieses bestimmten Hypophysenhormons hemmen. Beispielsweise regulieren neben dem CRH eine Reihe Hypothalamushormone die Ausschüttung von ACTH, wobei verschiedene Arten von Stressoren verschiedene Kombinationen dieser Hypothalamushormone produzieren.

Nicht alle Hormone werden nach Art dieser Gehirn-Hypophyse-Schilddrüsen-Methode reguliert. In einigen Fällen ist es ein Zwei-Schritt-Verfahren, an dem nur Gehirn und Hypophyse beteiligt sind; dabei entfaltet das Hypophysenhormon seine Wirkung im ganzen Körper. Im Allgemeinen beruht die Wirkung des Wachstumshormons auf diesem Schema. In anderen Systemen schickt das Gehirn Projektionen im Rückenmark abwärts an eine bestimmte Drüse und trägt auf diese Weise zur Freisetzung von deren Hormon bei; ein Beispiel dafür ist die Bauchspeicheldrüse und ihre Insulinausschüttung (wobei der Glukosespiegel der wichtige Regulationsfaktor ist). Dann gibt es noch die höchst seltsamen Hormone, die an unüblichen Orten wie dem Herzen oder dem Darm freigesetzt werden; deren Sekretion reguliert das Gehirn nur indirekt.

Wie Neurotransmitter sind auch Hormone kostengünstig in der Herstellung. Sie werden in nur wenigen biosynthetischen Schritten aus reichlich vorhandenen Vorläufern – entweder einfachen Proteinen oder Cholesterin – hergestellt.** Außerdem erzeugt der Körper mehrere Hor-

* Nur um sicherzugehen, dass wir uns richtig verstehen, noch ein zweites Beispiel, nämlich die Hypothalamus-Hypophysen-Ovarien-Achse: Der Hypothalamus setzt Gonadoliberin (GnRH nach englisch: *gonadotropin-releasing hormone*) frei, das die Hypophyse veranlasst, LH (luteinisierendes Hormon) auszuschütten, das die Ovarien veranlasst, Östrogen auszuschütten.

** Räumen wir im Vorbeigehen ein mögliches Missverständnis aus: Ein verschwindend gerin-

montypen aus ein und demselben Vorläufer. Beispielsweise werden die zahlreichen Steroidhormone alle aus Cholesterin synthetisiert.

Bislang haben wir uns kaum um die Hormonrezeptoren gekümmert. Im Großen und Ganzen erfüllen sie die gleiche Aufgabe wie Neurotransmitter-Rezeptoren. Es gibt ein bestimmtes Rezeptormolekül für jeden Hormontyp,* mit einer konkaven Bindungsdomäne, deren Form komplementär zu der Form des Hormons ist. Um noch einmal das Klischee zu bemühen, das wir schon im Zusammenhang mit den Neurotransmittern strapaziert haben: Ein Hormon passt in seinen Rezeptor wie ein Schlüssel ins Schloss. Und wie die Neurotransmitter-Rezeptoren sind auch die Hormonrezeptoren nicht frei zugänglich, obwohl die verschiedenen Steroidhormone von ganz ähnlichem Bau sind. Mag die Herstellung also auch billig sein, so sind doch differenzierte und raffinierte Rezeptoren erforderlich – Sie wollen doch sicherlich keine Rezeptoren haben, die beispielsweise Östrogen und Testosteron verwechseln.

Damit sind die Ähnlichkeiten zwischen Hormonen und Neurotransmittern noch nicht erschöpfend beschrieben. Wie bei Neurotransmitter-Rezeptoren kann auch die »Avidität« eines Hormonrezeptors für sein Hormon Veränderungen unterworfen sein. Das heißt, die Form der Bindungsstelle verändert sich, so dass das Hormon jetzt besser oder schlechter hineinpasst. Dadurch nimmt die Wirkungsdauer des Hormons zu oder ab. In einer Zelle können sich auch die Zahl der Rezeptoren für ein bestimmtes Hormon und damit die Empfänglichkeit der Zelle für die Effekte des Hormons ändern. Die Zahl der Rezeptoren in einer Zielzelle kann genauso wichtig sein wie der Hormonspiegel selbst. Bei bestimmten endokrinen Erkrankungen werden normale Mengen eines Hormons ausgeschüttet, aber es kommt infolge einer Mutation im Rezeptor des Hormons kein Signal durch. Hormonspiegel entsprechen der Lautstärke, mit der jemand spricht. Rezeptorspiegel entsprechen der Genauigkeit, mit der die Ohren die Stimme wahrnehmen.

ger Teil eines Prozents des Cholesterins in Ihrem Körper wird für die Hormonsynthese benötigt, daher hat eine Veränderung des Cholesterinanteils in Ihrer Ernährung keinen Einfluss auf die Menge der synthetisierten Steroide – der Körper stellt für seine eigene Steroidproduktion genügend Cholesterin her.

* Tatsächlich meist mehr als einen, aber darauf wollen wir hier nicht eingehen.

Schließlich bleibt noch festzustellen, dass Rezeptoren für ein Hormon gewöhnlich nur in einem Teil der Zellen und Gewebe des Körpers vorkommen, was zur Folge hat, dass nur diese auf das Hormon reagieren. Beispielsweise enthalten nur die Schwanzzellen Rezeptoren für das Schilddrüsenhormon, wenn sich Kaulquappen in Frösche verwandeln. Ganz ähnlich weisen einige Brustkrebsarten Tumoren auf, deren Zellen »ER-positiv« sind – das heißt, sie besitzen Östrogen-Rezeptoren und reagieren auf die wachstumsfördernden Effekte des Hormons.

So weit unsere summarische Antwort auf die Frage, wie Hormone die Funktionen von Zielzellen im Laufe von Stunden bis Tagen verändern. Hormone spielten eine große Rolle in Kapitel 7, als wir betrachteten, wie sich Hormone in der Kindheit und im Mutterleib auswirken. Insbesondere können Hormone dauerhafte »Organisationseffekte« ausüben, indem sie permanent festlegen, wie unser Gehirn strukturiert ist. Dagegen überdauern »Aktivierungseffekte« nur Stunden bis Tage. Allerdings stehen diese beiden Bereiche in Wechselwirkung miteinander, denn die Auswirkungen von Hormonen auf die Organisation eines fötalen Gehirns beeinflussen, wie empfänglich das erwachsene Gehirn für hormonale Aktivierungseffekte ist.

Im Haupttext finden Sie Beispiele für die Wirkungsweise spezifischer Hormone.

ANHANG 3

PROTEINE

Proteine sind eine Klasse organischer Verbindungen, die die häufigsten Moleküle in lebenden Systemen stellen. Sie sind ungeheuer wichtig, da zahlreiche Hormone, Neurotransmitter und Botenstoffe des Immunsystems aus Proteinen bestehen; Gleiches gilt für die Rezeptoren, die auf diese Botenstoffe reagieren, die Enzyme, die sie herstellen oder abbauen,* das Gerüst, das einer Zelle ihre Form gibt und so fort.

Ein entscheidendes Merkmal von Proteinen ist ihre Form, denn die Form eines Proteins bestimmt seine Funktion. Proteine, die das Gerüst einer Zelle bilden, ähneln den verschiedenen Querbalken des Fachwerks einer Baustelle (jedenfalls fast). Ein Proteinhormon hat eine spezifische Form, die nicht mit der Form eines Hormons von unterschiedlicher Wirkung zu verwechseln ist.** Und ein Proteinrezeptor muss eine Form haben, die komplementär zu der Form des Hormon- oder Neurotransmittermoleküls ist, das an ihn bindet (und noch einmal sei das Klischee aus Anhang 1 bemüht: Ein Botenstoff wie ein Hormon passt in seinen Rezeptor wie ein Schlüssel ins Schloss).

Einige Proteine verändern ihre Form, wobei sie in der Regel eine von zwei Konformationen aufweisen. Nehmen wir an, Sie haben ein Enzym (auch das ein Protein), das ein Saccharinmolekül synthetisiert, indem es ein Glukosemolekül mit einem Fruktosemolekül verbindet. Das Enzym

* Natürlich ist das Bild komplizierter, als es hier dargestellt wird – was für fast jedes Beispiel dieses Einführungstextes gilt. Nicht alle Enzyme bestehen aus Proteinen.

** Nur zur Erklärung: Es gibt Millionen von Exemplaren eines bestimmten Hormonmoleküls (zum Beispiel des Insulins) in der Blutbahn, und sie alle haben die gleiche Form.

muss eine Konformation aufweisen, die dem Buchstaben V ähnelt, wobei ein Ende ein Glukosemolekül in einem bestimmten Winkel bindet und das andere das Fruktosemolekül. Die Bindung beider Moleküle veranlasst das Enzym, seine andere Konformation anzunehmen, bei der die beiden Enden des V sich so weit annähern, dass die Glukose und die Fruktose sich verbinden können. Das Saccharinmolekül schwimmt davon, und das Enzym springt wieder in seine ursprüngliche Konformation zurück.

Wodurch werden Form und Funktion eines Proteins bestimmt? Jedes Protein besteht aus einer Kette von Aminosäuren. Es gibt rund zwanzig verschiedene Aminosäuren – darunter einige vertraute wie Tryptophan und Glutamat. Jede Aminosäuresequenz ist einzigartig – wie die Buchstabenkette, die ein Wort zusammensetzt. Wenn ein typisches Protein rund 300 Aminosäuren lang ist und aus 20 verschiedenen Aminosäuretypen besteht, gibt es fast 10^{400} mögliche Sequenzen (das ist eine 10 gefolgt von 400 Nullen) – mehr, als es Atome im Universum gibt.* Die Aminosäuresequenz eines Proteins beeinflusst die besondere Form (oder die Formen) des Proteins. Einst lautete das Dogma, dass die Aminosäuresequenz die Form(en) des Proteins *bestimmt*, aber nun stellt sich heraus, dass die Form auch unmerklich verändert wird durch Dinge wie Temperatur und Azidität – mit anderen Worten durch Umwelteinflüsse.

Und was bestimmt die Aminosäuresequenz, die durch ihre besondere Verbindung ein Protein bildet? Ein bestimmtes Gen.

* Tatsächlich hat niemand eine Ahnung, wie viele Atome es im Universum gibt, aber schließlich wird von einem Autor erwartet, dass er solche Sachen sagt.

DIE DNA ALS BLAUPAUSE FÜR DIE HERSTELLUNG VON PROTEINEN

Die DNA ist eine andere Kategorie organischer Verbindungen; wie es ungefähr zwanzig verschiedene Aminosäuretypen gibt, so gibt es vier verschiedene »Buchstaben« (sogenannte Nukleotide), die die DNA aufbauen. Eine Sequenz von 3 Nukleotiden (ein sogenanntes Codon) codiert für eine einzelne Aminosäure. Wenn wir 4 verschiedene Arten von Nukleotiden haben und jedes Codon 3 Nukleotide lang ist, können es insgesamt 64 verschiedene Codone sein (4 Möglichkeiten an der ersten Stelle x 4 an der zweiten x 4 an der dritten = 64). Einige dieser 64 haben die Aufgabe, das Ende eines Gens zu markieren; nachdem wir diese »Stop-Codone« abgezogen haben, bleiben noch 61 verschiedene Codone, die für zwanzig verschiedene Aminosäuren codieren. Daher kommt es zu »Redundanz« – fast alle Aminosäuren können durch mehr als ein besonderes Codon spezifiziert werden (im Durchschnitt rund drei, das heißt 61/20). In der Regel unterscheiden sich die verschiedenen für die gleiche Aminosäure codierenden Codone nur durch ein einziges Nukleotid. Beispielsweise codieren vier verschiedene Codonsequenzen für die Aminosäure Alanin: GCA, GCC, GCG und GCT (A, C, G und T sind die Abkürzungen für die vier Nukleotidarten).* Redundanz wird von Bedeutung sein, um die Gen-Evolution zu verstehen.

Die gesamte Strecke von Nukleotiden, die für einen einzigen Proteintyp codieren, bezeichnet man als Gen. Die Gesamtmenge der DNA ist das Genom, das für all die vielen Tausend Gene eines Organismus codiert; die »Sequenzierung« des Genoms bedeutet, dass man die besondere Sequenz der Milliarden Nukleotiden bestimmt, aus denen das Genom des Organismus besteht. Diese DNA-Strecke ist so lang (beim Menschen enthält sie ungefähr 20 000 Gene), dass sie in einzelne Untereinheiten zerlegt werden muss, die sogenannten Chromosomen.

* Deren Namen ich weglasse, um den Neuling nicht zu überfordern.

Dadurch entsteht ein räumliches Problem. Die DNA-Bibliothek befindet sich im Zentrum der Zelle, im Kern. Proteine kommen jedoch überall in der Zelle vor und werden auch überall hergestellt (denken Sie nur an die Proteine in den Axonendigungen eines Rückenmarkneurons des Blauwals – Endigungen, die Lichtjahre vom Zellkörper dieses Neurons entfernt sind). Wie lässt sich die DNA-Information an die Stelle transportieren, an der das Protein hergestellt wird? Es gibt eine Vermittlungsinstanz, die das Bild vervollständigt. Die spezifische Nukleotid-Sequenz in der DNA, die für ein bestimmtes Gen codiert, wird als eine Kette ähnlicher Nukleotid-Buchstaben kopiert, die aus einer verwandten Verbindung namens RNA besteht. Jedes beliebige Chromosom enthält eine schwindelerregend lange DNA-Strecke, die für ein Gen nach dem anderen codiert; die RNA-Sequenz dagegen ist nur so lang wie ein bestimmtes Gen. Mit anderen Worten, ihre Länge lässt sich besser handhaben. Diese RNA wird dann an die Stelle der Zelle transportiert, für die sie bestimmt ist. Dort legt sie fest, welche Aminosäuren in welcher Reihenfolge zusammengefügt werden, um ein Protein zu bilden (in der Zelle schwimmen genügend Aminosäuren umher, die sich leicht für das Protein-Bauprojekt einfangen und nutzen lassen). Stellen Sie sich vor, die RNA sei die Fotokopie einer einzelnen Seite aus dieser riesigen 20 000 Seiten umfassenden DNA-Enzyklopädie. (Aus den Anweisungen der fotokopierten RNA-Seite lassen sich eine Vielzahl von Kopien herstellen, was sich sicherlich als hilfreich erweist, wenn Kopien des Proteins in jedem der vielen Tausend Axonendigungen eines einzelnen Neurons vorhanden sein müssen.)

Das ist die Grundlage des sogenannten »zentralen Dogmas« des Lebens, eines Begriffs, der Anfang der 1960er Jahre von Francis Crick geprägt wurde, der einen Hälfte des weltberühmten Watson-Crick-Duos, das die »Doppelhelix«-Struktur der DNA entdeckte (allerdings mit mehr als ein wenig gestohlener Hilfe von Rosalind Franklin, aber das ist eine andere Geschichte). Cricks zentrales Dogma besagt, dass die Nukleotidsequenz der DNA, die ein Gen zusammensetzt, bestimmt, wie eine spezifische RNA-Sequenz zusammengesetzt ist … die bestimmt, wie eine spezifische Aminosäuresequenz zusammengesetzt ist … die die Form(en) des resultierenden Proteins bestimmt … die die Funktion des Proteins bestimmt. DNA bestimmt RNA bestimmt Protein.* Diesem zentralen Dogma ist ein weiterer entscheidender Punkt implizit: Ein Gentypus spezifiziert einen Proteintypus.

Zum Wohle aller Beteiligten werde ich hier die RNA weitgehend außer Acht lassen. Uns interessiert hier lediglich, was die Gene, der Ausgangspunkt, mit ihren Endprodukten zu tun haben – den Proteinen und deren Funktionen.

MUTATIONEN UND POLYMORPHISMEN

Wir erben unsere Gene von unseren Eltern (die Hälfte von je einem Elternteil [was nicht ganz wahr ist, wie im Haupttext erläutert wird]). Nehmen wir an, dass bei der Kopie eines DNA-Genoms, das in die Ei- oder Samenzelle des Trägers oder der Trägerin eingeschlossen werden soll, ein Fehler passiert, der nur ein einziges Nukleotid betrifft; bei Milliarden Nukleotiden muss das einfach von Zeit zu Zeit geschehen. Nun wird die Nukleotidsequenz, die irrtümlicherweise an einer Stelle von dem Original abweicht, an den Nachkommen weitergegeben. Das ist eine Mutation.

In der klassischen Genetik können drei Mutationsarten vorkommen. Die erste heißt Punktmutation. Ein einzelnes Nukleotid wird falsch kopiert. Verändert das die Aminosäuresequenz des codierten Proteins? Das kommt darauf an. Gehen wir zurück zur Redundanz des DNA-Codes, von der ein paar Absätze weiter oben die Rede war, und nehmen wir an, es

* Das zentrale Dogma »Information fließt von DNA zu RNA zu Protein« stimmt nicht immer. Es gibt Umstände, unter denen die RNA die DNA-Sequenz festlegen kann. Das hat viel mit der Vorgehensweise einiger Viren zu tun, aber das ist für uns ohne Bedeutung. Ein anderes Beispiel für solchen Revisionismus, das 2006 mit dem Nobelpreis belohnt wurde, ist die Entdeckung, dass ein enormer Prozentsatz der RNA nicht immer die Herstellung einiger Proteine spezifiziert. Stattdessen kann sie andere RNA-Sequenzen zielgerichtet abschalten, ein Phänomen, das man als »RNA-Interferenz« bezeichnet. Wieder andere RNA-Sequenzen werden nur hergestellt, um für die »Unlesbarkeit« einiger DNA-Segmente zu sorgen.

gibt ein Codon in einem Gen mit der Sequenz GCT, die für Alanin codiert. Doch durch eine Mutation ergibt sich stattdessen GCA. Kein Problem – auch das codiert für Alanin. Es handelt sich um eine folgenlose, eine »neutrale« Mutation. Doch angenommen, die Mutation wäre stattdessen GAT. Das codiert für eine vollkommen andere Aminosäure namens Asparagin. Oje.

Tatsächlich wäre aber auch das nicht sonderlich schlimm, wenn die neue Aminosäure große Ähnlichkeit mit der ursprünglichen hätte. Nehmen wir an, Sie hätten eine Nukleotidsequenz, die für die folgende metaphorische Aminosäuresequenz codiert:

»I/am/now/going/to/do/the/following«
(»Ich werde jetzt das Folgende tun«)

Durch eine kleine Mutation kommt es zu einer Veränderung einer Aminosäure, die aber keine großen Folgen hat:

»I/am/now/going/ta/do/the/following«
(Ungefähr »Ich werde jetzt dos Folgende tun«)

Das wäre für die meisten Leute noch verständlich; übersetzt ins Proteinesisch: Das Protein hat eine etwas andere Form und erledigt seine üblichen Aufgaben ein klein wenig anders (vielleicht ein bisschen langsamer oder schneller). Kein Beinbruch.

Doch wenn die Mutation für eine Aminosäure codiert, die eine extrem andere Form besitzt, können die Folgen enorm (sogar fatal) sein.

Zurück zu

»I/am/now/going/ta/do/the/following«

Was wäre, wenn eine Mutation in einem Nukleotid erfolgte, das zur Codierung des ersten *w* beitrüge? Das wäre eine höchst folgenreiche Mutation.

»I/am/not/going/to/do/the/following«
(»Ich werde das Folgende nicht tun«)

Problematisch.

Die nächste Art klassischer Mutation heißt Deletionsmutation. Bei diesem Szenario wird während der Vererbung eines Gens ein Kopierfehler begangen. Doch in diesem Fall wird ein Nukleotid nicht falsch kopiert, sondern gelöscht. Hier betrifft die Löschung das siebte Nukleotid. Aus

»I/am/now/going/to/do/the/following«

wird

»I/am/now/oingt/od/ot/hef/ollowing«

Durch diese Rasterverschiebung kommt eine unverständliche Nachricht heraus, manchmal sogar eine falsche (etwa wenn aus »Ich habe einen Braten im Herd« »Ich habe einen Briten im Herd« wird).

Deletionsmutationen können den Verlust von mehr als einem einzelnen Nukleotid umfassen. Im Extremfall bedeutet das die Löschung eines ganzen Gens oder sogar einer Gensequenz auf einem bestimmten Chromosom. Gar nicht gut.

Schließlich gibt es noch die Insertionsmutationen. Wenn die DNA kopiert wird, um sie auf die nächste Generation zu übertragen, wird ein Nukleotid unabsichtlich zweimal kopiert, verdoppelt. Das sieht so aus:

»I/am/now/going/to/do/the/following«

wird zu

»I/am/now/ggoin/gt/od/oth/efollowin«

Unsinn – unter Umständen aber auch eine andere Nachricht wie in dem folgenden Fall, in dem ein *e* gegen Ende der Buchstabenkette eingefügt wurde: »Mary turned John down for a date because she did not enjoy boweling.« »Mary sagte die Verabredung mit John ab, weil sie keine Lust auf Stuhlgang hatte.« (Eigentlich ging es um »Bowling«, aber daraus wurde »Boweling«, also »Stuhlgang«.) In einigen Fällen kann eine Insertionsmutation die Einfügung von mehr als einem einzelnen Nukleotid bedeuten. Im Extremfall führt das sogar zur Verdoppelung eines ganzen Gens.

Punkt-, Deletions- und Insertionsmutationen machen den Großteil aller Mutationen aus.* Deletion- und Insertionsmutationen haben häufig erhebliche Konsequenzen, in der Regel schädliche, aber gelegentlich ergibt sich dabei auch ein neues, interessantes Protein.

Kommen wir auf die Punktmutationen zurück. Betrachten wir eine, bei der in dem Protein eine einzige Aminosäure ersetzt wird. Das Protein arbeitet dann ein bisschen anders als die korrekte Aminosäure. Wie oben erwähnt, erfüllt es zwar immer noch seine alte Funktion, aber es verfährt dabei vielleicht etwas schneller oder langsamer. Das könnte die Voraussetzung für eine evolutionäre Veränderung sein: Wenn die neue Version nachteilig ist, beeinträchtigt sie den Reproduktionserfolg aller Träger dieser Mutation und entfernt sie allmählich aus der Population. Ist sie hingegen vorteilhaft, ersetzt sie die alte Version allmählich in der Population. Oder wenn sich die neue Version unter einigen Bedingungen besser als die ursprüngliche Spielart bewährt und in anderen schlechter, könnte sie ein neues Gleichgewicht mit der ursprünglichen Version herstellen, so dass ein gewisser Prozentsatz der Menschen die alte Version aufweist und die anderen die neue. In diesem Fall hätte das betreffende Gen zwei verschiedene Formen oder Varianten – zwei verschiedene »Allele«. Die meisten Gene weisen mehrere Allele auf. Das führt zu individuellen Variationen in den Funktionen von Genen (ein Thema, das weit komplexer in Kapitel 8 behandelt wird).

Schließlich eine Klärung der Verwirrung, die zwei widersprüchliche

* Es gibt auch andere, seltenere Mutationsarten. Eine Kategorie betrifft beispielsweise das Codon, das für die Aminosäure Glutamin codiert. Dabei wird das Glutamin in dem Gen immer aufs Neue wiederholt, manchmal Dutzende von Malen. Das führt zur »Polyglutamin-Expansion«, einer Kategorie von Krankheiten, unter denen die Chorea Huntington wohl die bekannteste ist. Sie sind allerdings außerordentlich selten.

Aussagen über die Genetik hervorrufen. Die erste besagt, dass im Durchschnitt Vollgeschwister (zweieiige Zwillinge) 50 Prozent ihrer Gene gemeinsam haben.* Die andere behauptet, dass wir 98 Prozent unserer Gene mit Schimpansen teilen. Weisen wir also zu Schimpansen eine nähere Verwandtschaft auf als zu unseren Geschwistern? Nein. Vergleiche zwischen Menschen und Schimpansen betreffen Merkmals*typen* – beide Arten haben Gene, die für allgemeine Merkmale wie Augen, Muskelfasern oder Dopaminrezeptoren codieren, und beide haben keine Gene, die sich auf den Besitz von beispielsweise Kiemen, Fühlern oder Blütenblättern beziehen. So kommt es zu der 98-prozentigen Übereinstimmung bei einem Vergleich auf dieser Ebene. Doch der Vergleich zwischen zwei Menschen betrifft die *Spielarten* dieser Merkmale – beide haben ein Gen, das für, sagen wir, die Augenfarbe codiert, aber haben sie auch das Gen gemeinsam, das für dieselbe spezifische Farbe codiert? Das Gleiche gilt für die Blutgruppe, für die Version des Dopaminrezeptors und so fort. Auf dieser Vergleichsebene haben wir dann eine Überschneidung von 50 Prozent mit Geschwistern.

* Das gilt auch für ein Elternteil und ein Kind, während Halbgeschwister 25 Prozent ihrer Gene gemeinsam haben, genauso wie Großeltern und Enkelkinder und so fort.

ANMERKUNGEN

Die Literaturnachweise verzeichnen immer nur die jeweils ersten ein oder zwei Autoren. Die folgenden Abkürzungen stehen für Zeitschriftentitel oder Wörter, die in ihnen enthalten sind:

AEL: *Applied Economics Letters*. AGP: *Archives of General Psychiatry*. Am: American. AMFP: *American Journal of Forensic Psychology*. Ann: Annual. ANYAS: *Annals of the New York Academy of Sciences*. Arch: Archives of. ARSR: *Annual Review of Sex Research*. BBR: *Behavioral Brain Research*. BBS: *Behavioral and Brain Sciences*. Behav: Behavior oder Behavioral. Biol: Biology oder Biological. Biol Lett: *Biology Letters*. BP: *Biological Psychiatry*. Brit: British. Bull: Bulletin. Clin: Clinical. Cog: Cognitive oder Cognition. Comp: Comparative. Curr: Current. Dir: Directions in. EHB: *Evolution and Human Behavior*. Endo: Endocrinology. Evol: Evolution. Eur: European. Exp: Experimental. Front: Frontiers in. Horm Behav: *Hormones and Behavior*. Hum: Human. Int: International. J: Journal oder Journal of. JAMA: *Journal of the American Medical Association*. JCP: *Journal of Comparative Psychology*. JEP: *Journal of Economic Psychology*. JESP: *Journal of Experimental and Social Psychology*. JPET: *Journal of Pharmacology and Experimental Therapeutics*. JPSP: *Journal of Personality and Social Psychology*. JSS: *Journal of Sports Sciences*. Med: Medical oder Medicine. Mol: Molecular. Nat: Nature. NEJM: *New England Journal of Medicine*. Neurobiol: Neurobiology. Neurol: Neurology. Nsci: Neuroscience oder Neurosciences. Nsci Biobehav Rev: *Neuroscience and Biobehavioral Reviews*. PLoS: *Public Library of Science*. PNAS: *Proceedings of the National Academy of Science, USA*. PNE: *Psychoneuroendocrinology*. Primat: Primatology. Proc: Proceedings of the. Prog: Progress in. PSPB: *Personality and Social Psychology Bulletin*. PSPR: *Personality and Social Psychology Review*. Psych: Psychology oder Psychological. Rep: Report oder Reports. Res: Research. Rev: Review oder Reviews. SCAN: *Social, Cognitive and Affective Neuroscience*. Sci: Science oder Sciences. Sci Am: *Scientific American*. Soc: Society or Social. TICS: *Trends in Cognitive Sciences*. TIEE: *Trends in Ecology and Evolution*. TIGS: *Trends in Genetic Sciences*. TINS: *Trends in Neuroscience*.

EINLEITUNG

1 R. Byrne, »Game 21 Adjourned as Thrust and Parry Give Way to Melee«, *New York Times*, 20. Dezember 1990.

2 Zu Reviews dieser beiden »leichten« Themen siehe: M. Winklhofer, »An Avian Magnetometer«, *Sci* 336 (2012): 991; L. Kow und D. Pfaff, »Mapping of Neural and Signal Transduction Pathways for Lordosis in the Search for Estrogen Actions on the Central Nervous System«, *BBR* 92 (1998): 169.

3 J. Watson, *Der Behaviorismus*, Stuttgart 1930, S. 104.

4 Fußnote: J. Todd und E. Morris (Hg.), *Modern Perspectives on John B. Watson and Classical*

Behaviorism, Westport 1994; H. Link, *The New Psychology of Selling and Advertising*, New York 1932.

5 Moniz-Zitat in: T. Szasz, *Schizophrenie. Das heilige Symbol der Psychiatrie*, Wien 1979.

6 K. Lorenz, »Durch Domestikation verursachte Störungen arteigenen Verhaltens«, *Zeitschrift für angewandte Psychologie und Charakterkunde* 59 (1940) 1/2: 2–81, hier S. 68, 71 und 75.

7 Zur Diskussion der Publikationstätigkeit von Lorenz während der Nazizeit siehe: B. B. Sax, »What is a ›Jewish Dog‹? Konrad Lorenz and the Cult of Wildness«, *Soc and Animals* 5 (1997): 3; U. Deichmann, *Biologen unter Hitler. Die Vertreibung der jüdischen Biologen und die biologische Forschung in Deutschland*, Köln 1991; und B. Müller-Hill, *Tödliche Wissenschaft. Die Aussonderung von Juden, Zigeunern und Geisteskranken*, Reinbek 1984.

8 Als Erste hat Martha McClintock von der University of Chicago über den Wellesley-Effekt berichtet: M. McClintock, »Menstrual Synchrony and Suppression«, *Nat* 229 (1971): 244. Zwar konnte in zahlreichen Studien der Wellesley-Effekt wiederholt werden, in anderen jedoch nicht, wie H. Wilson in seinem Überblick zusammenfasst: »A Critical Review of Menstrual Synchrony Research«, *PNE* 17 (1992): 565. Eine Kritik dieser Kritik findet der Leser in: M. McClintock, »Whither Menstrual Synchrony?«, *ARSR* 9 (1998): 77.

9 V. S. Naipaul, *Eine islamische Reise. Unter den Gläubigen*, München 2002. Maßgeblich für das gesamte Gebiet der Verhaltensbiologie ist zweifellos M. Konner, *Die unvollkommene Gattung. Biologische Grundlagen und die Natur des Menschen*, Basel 1983. Es ist das gelungenste Buch über die Biologie des menschlichen Sozialverhaltens – scharfsinnig, differenziert, undogmatisch und wunderbar geschrieben. Ich hatte das außerordentliche Privileg, während meines Undergraduate-Studiums den Anthropologen und Arzt Mel Konner als Mentor und Ratgeber zur Seite zu haben. Niemand hat mich so nachhaltig beeinflusst wie er. Wer Mel kennt, wird die Spuren seines Wirkens auf jeder Seite dieses Buchs erkennen.

1 | DAS VERHALTEN

1 Fußnote: F. Gervasi, *The Life and Times of Menachem Begin*, New York 1979.

2 Einen guten Überblick zu diesen Unterscheidungen findet der Leser in: K. Miczek et al., »Neurosteroids, GABAA Receptors, and Escalated Aggressive Behavior«, *Horm Behav* 44 (2003): 242; und S. Motta et al., »Dissecting the Brain's Fear System Reveals That the Hypothalamus Is Critical for Responding in Subordinate Conspecific Intruders«, *PNAS* 106 (2009): 4870.

3 Es gibt einige verstörende Bücher über ehemalige Kindersoldaten und Teilnehmer an Völkermorden, die ihre Symptome einer posttraumatischen Belastungsstörung durch besonders grausame Handlungen unterdrücken können: R. Weierstall et al., »When Combat Prevents PTSD Symptoms: Results from a Survey with Former Child Soldiers in Northern Uganda«, *BMC Psychiatry* 12 (2012): 41; R. Weierstall et al., »The Thrill of Being Violent as an Antidote to Posttraumatic Stress Disorder in Rwandese Genocide Perpetrators«, *Eur J Psychotraumatology* 2 (2011): 6345; V. Nell, »Cruelty's Rewards: The Gratifications of Perpetrators and Spectators«, *BBS* 29 (2006): 211; T. Elbert et al., »Fascination Violence: On Mind and Brain of Man Hunters«, *Eur Arch Psychiatry and Clin Nsci* 260 (2010): S100.

4 B. Oakley et al., *Pathological Altruism*, Oxford 2011.

5 L. MacFarquhar, »The Kindest Cut«, *New Yorker*, 27. Juli 2009, S. 38.

6 Fußnote: Einen längeren Überblick zum Münchhausen-Stellvertreter-Syndrom findet der Leser in: R. Sapolsky, »Nursery Crimes«, in: *Monkeyluv and Other Essays on our Lives as Animals*, New York 2005.

7 J. King et al., »Doing the Right Thing: A Common Neural Circuit for Appropriate Violent or Compassion Behavior«, *NeuroImage* 30 (2006): 1069.

2 | EINE SEKUNDE ZUVOR

1 Zu einer Zusammenfassung seiner Resultate und Theorien siehe: P. MacLean, *The Triune Brain in Evolution*, New York 1990.

2 A. Damasio, *Descartes' Irrtum. Fühlen, Denken und das menschliche Gehirn*, München 1995.

3 W. Nauta, »The Problem of the Frontal Lobe: A Reinterpretation«, *J Psychiatric Res* 8 (1971): 167; W. Nauta und M. Feirtag, »The Organization of the Brain«, *Sci Am* 241 (1979): 88.

4 R. Nelson und B. Trainor, »Neural Mechanisms of Aggression«, *Nat Rev Nsci* 8 (2007): 536.

5 Zu eingehenderen Informationen über Amygdala-Schädigungen beim Menschen siehe: A. Young et al., »Face Processing Impairments After Amygdalotomy«, *Brain* 118 (1995): 15; H. Narabayashi et al., »Stereotaxic Amygdalotomy for Behavior Disorders«, *Arch Neurol* 9 (1963): 1; V. Balasubramaniam und T. Kanaka, »Amygdalotomy and Hypothalamotomy: A Comparative Study«, *Confinia Neurologia* 37 (1975): 195; R. Heimburger et al., »Stereotaxic Amygdalotomy for Epilepsy with Aggressive Behavior«, *JAMA* 198 (1966): 741; B. Ramamurthi, »Stereotactic Operation in Behavior Disorders: Amygdalotomy and Hypothalamotomy«, *Acta Neurochirurgica* (Wien) 44 (1988): 152; G. Lee et al., »Clinical and Physiological Effects of Stereotaxic Bilateral Amygdalotomy for Intractable Aggression«, *J Neuropsychiatry and Clin Nsci* 10 (1998): 413; E. Hitchcock und V. Cairns, »Amygdalotomy«, *Postgraduate Med J* 49 (1973): 894; und M. Mpakopoulou et al., »Stereotactic Amygdalotomy in the Management of Severe Aggressive Behavioral Disorders«, *Neurosurgical Focus* 25 (2008): E6.

6 Einige Artikel beschäftigen sich mit den politischen Kontroversen, die sich an den Amydalotomien entzündeten: V. Mark et al., »Role of Brain Disease in Riots and Urban Violence«, *JAMA* 201 (1967): 217; P. Breggin, »Psychosurgery for Political Purposes«, *Duquesne Law Rev* 13 (1975): 841; E. Valenstein, *Great and Desperate Cures. The Rise and Decline of Psychosurgery and Other Radical Treatments for Mental Illness*, New York 2010.

7 C. Holden, »Fuss over a Terrorist's Brain«, *Sci* 298 (2002): 1551.

8 D. Eagleman, »The Brain on Trial«, *Atlantic*, 7. Juni 2011; G. Lavergne, *A Sniper in the Tower*, Denton, Texas, 1997; H. Hylton, »Texas Sniper's Brother John Whitman Shot«, *Palm Beach Post*, 5. Juli 1973, S. A1.

9 Einen hervorragenden Überblick zur Rolle der Aggression in der Furcht findet der Leser in: J. LeDoux, *Das Netz der Gefühle. Wie Emotionen entstehen*, München 1998.

10 N. Kalin et al., »The Role of the Central Nucleus of the Amygdala in Mediating Fear and Anxiety in the Primate«, *J Nsci* 24 (2004): 5506; T. Hare et al., »Contributions of Amygdala and Striatal Activity in Emotion Regulation«, *BP* 57 (2005): 624; D. Zald, »The Human Amygdala and the Emotional Evaluation of Sensory Stimuli«, *Brain Res Rev* 41 (2003): 88.

11 D. Mobbs et al., »When Fear Is Near: Threat Imminence Elicits Prefrontal-Periaqueductal Gray Shifts in Humans«, *Sci* 317 (2007): 1079.

12 G. Berns, »Neurobiological Substrates of Dread«, *Sci* 312 (2006): 754. Weitere Artikel zur Beziehung zwischen Amygdala und Furcht: R. Adolphs et al., »Impaired Recognition of Emotion in Facial Expressions Following Bilateral Damage to the Human Amygdala«, *Nat* 372 (1994): 669; A. Young et al., »Face Processing Impairments After Amygdalotomy«, *Brain* 118 (1995): 15; J. Feinstein et al., »The Human Amygdala and the Induction and Experience of Fear«, *Curr Biol* 21 (2011): 34; A. Bechara et al., »Double Dissociation of Conditioning and

Declarative Knowledge Relative to the Amygdala and Hippocampus in Humans«, *Sci* 269 (1995): 1115.

13 A. Gilboa et al., »Functional Connectivity of the Prefrontal Cortex and The Amygdala in PTSD«, *BP* 55 (2004): 263.

14 M. Hsu et al., »Neural Systems Responding to Degrees of Uncertainty in Human Decision-Making«, *Sci* 310 (2006): 1680; J. Rilling et al., »The Neural Correlates of Mate Competition in Dominant Male Rhesus Macaques«, *BP* 56 (2004): 364.

15 C. Zink et al., »Know Your Place: Neural processing of social hierarchy in humans«, *Neuron* 58 (2008): 273; M. Freitas-Ferrari et al., »Neuroimaging in Social Anxiety Disorder: A Systematic Review of the Literature«, *Prog Neuro-Psychopharmacology and Biol Psychiatry* 34 (2010): 565.

16 G. Berns et al., »Neurobiological Correlates of Social Conformity and Independence During Mental Rotation«, *BP* 58 (2005): 245.

17 K. Tye et al., »Amygdala Circuitry Mediating Reversible and Bidirectional Control of Anxiety«, *Nat* 471 (2011): 358; S. Kim et al., »Differing Neural Pathways Assemble a Behavioural State from Separable Features in Anxiety«, *Nat* 496 (2013): 219.

18 J. Ipser et al., »Meta-analysis of Functional Brain Imaging in Specific Phobia«, *Psychiatry and Clin Nsci* 67 (2013): 311; U. Lueken, »Neural Substrates of Defensive Reactivity in Two Subtypes of Specific Phobia«, *SCAN* 9 (2013): 11; A. Del Casale et al., »Functional Neuroimaging in Specific Phobia«, *Psychiatry Res* 202 (2012): 181; J. Feinstein et al., »Fear and Panic in Humans with Bilateral Amygdala Damage«, *Nat Nsci* 16 (2013): 270.

19 M. Cook und S. Mineka, »Selective Associations in the Observational Conditioning of Fear in Rhesus Monkeys«, *J Exp Psych and Animal Behav Processes* 16 (1990): 372; S. Mineka und M. Cook, »Immunization Against the Observational Conditioning of Snake Fear in Rhesus Monkeys«, *J Abnormal Psych* 95 (1986): 307.

20 S. Rodrigues et al., »Molecular Mechanisms Underlying Emotional Learning and Memory in the Lateral Amygdala«, *Neuron* 44 (2004): 75; J. Johansen et al., »Optical Activation of Lateral Amygdala Pyramidal Cells Instructs Associative Fear Learning«, *PNAS* 107 (2010): 12 692; S. Rodrigues et al., »The Influence of Stress Hormones on Fear Circuitry«, *Ann Rev of Nsci* 32 (2009): 289; S. Rumpel et al., »Postsynaptic Receptor Trafficking Underlying a Form of Associative Learning«, *Sci* 308 (2005): 83. Andere Arbeiten in diesem Bereich: C. Herry et al., »Switching On and Off Fear by Distinct Neuronal Circuits«, *Nat* 454 (2008): 600; S. Maren und G. Quirk, »Neuronal Signaling of Fear Memory«, *Nat Rev Nsci* 5 (2004): 844; S. Wolff et al., »Amygdala Interneuron Subtypes Control Fear Learning Through Disinhibition«, *Nat* 509 (2014): 453; R. LaLumiere, »Optogenetic Dissection of Amygdala Functioning«, *Front Behav Nsci* 8 (2014): 1.

21 T. Amano et al., »Synaptic Correlates of Fear Extinction in the Amygdala«, *Nat Nsci* 13 (2010): 489; M. Milad und G. Quirk, »Neurons in Medial Prefrontal Cortex Signal Memory for Fear Extinction«, *Nat* 420 (2002): 70; E. Phelps et al., »Extinction Learning in Humans: Role of the Amygdala and vmPFC«, *Neuron* 43 (2004): 897; S. Ciocchi et al., »Encoding of Conditioned Fear in Central Amygdala Inhibitory Circuits«, *Nat* 468 (2010): 277; W. Haubensak et al., »Genetic Dissection of an Amygdala Microcircuit That Gates Conditioned Fear«, *Nat* 468 (2010): 270.

22 K. Gospic et al., »Limbic Justice: Amygdala Involvement in Immediate Rejections in the Ultimatum Game«, *PLoS ONE* 9 (2011): e1 001 054; B. De Martino et al., »Frames, Biases, and Rational Decision-Making in the Human Brain«, *Sci* 313 (2006): 684; A. Bechara et al., »Role of the Amygdala in Decision-Making«, *ANYAS* 985 (2003): 356; B. De Martino et al., »Amygdala Damage Eliminates Monetary Loss Aversion«, *PNAS* 107 (2010): 3788; J. Van Honk

et al., »Generous Economic Investments After Basolateral Amygdala Damage«, *PNAS* 110 (2013): 2506.

23 R. Adolphs et al., »The Human Amygdala in Social Judgment«, *Nat* 393 (1998): 470.

24 D. Zald, »The Human Amygdala and the Emotional Evaluation of Sensory Stimuli«, *Brain Res Rev* 41 (2003): 88; C. Saper, »Animal Behavior: The Nexus of Sex and Violence«, *Nat* 470 (2011): 179; D. Lin et al., »Functional Identification of an Aggression Locus in Mouse Hypothalamus«, *Nat* 470 (2011): 221; M. Baxter und E. Murray, »The Amygdala and Reward«, *Nat Rev Nsci* 3 (2002): 563.

Einige andere Bereiche, in denen positive Reize die Amygdala aktivieren: S. Aalto et al., »Neuroanatomical Substrate of Amusement and Sadness: A PET Activation Study Using Film Stimuli«, *Neuroreport* 13 (2002): 67–73; T. Uwano et al., »Neuronal Responsiveness to Various Sensory Stimuli, and Associative Learning in the Rat Amygdala«, *Nsci* 68 (1995): 339; K. Tye und P. Janak, »Amygdala Neurons Differentially Encode Motivation and Reinforcement«, *J Nsci* 27 (2007): 3937; G. Schoenbaum et al., »Orbitofrontal Cortex and Basolateral Amygdala Encode Expected Outcomes During Learning«, *Nat Nsci* 1 (1998): 155; I. Aharon et al., »Beautiful Faces Have Variable Reward Value: fMRI and Behavioral Evidence«, *Neuron* 32 (2001): 537.

25 P. Janak und K. Tye, »From Circuits to Behavior in the Amygdala«, *Nat* 517 (2015): 284.

26 J. LeDoux, »Coming to Terms with Fear«, *PNAS* 111 (2014): 2871; J. LeDoux, »The Amygdala«, *Curr Biol* 17 (2007): R868; K. Tully et al., »Norepinephrine Enables the Induction of Associative LTP at Thalamo-Amygdala Synapses«, *PNAS* 104 (2007): 14146.

27 T. Rizvi et al., »Connections Between the Central Nucleus of the Amygdala and the Midbrain Periaqueductal Gray: Topography and Reciprocity«, *J Comp Neurol* 303 (1991): 121; E. Kim et al., »Dorsal Periaqueductal Gray-Amygdala Pathway Conveys Both Innate and Learned Fear Responses in Rats«, *PNAS* 110 (2013): 14795; C. Del-Ben und F. Graeff, »Panic Disorder: Is the PAG Involved?« *Neural Plasticity* 2009 (2009): 108135; P. Petrovic et al., »Context Dependent Amygdala Deactivation During Pain«, *NeuroImage* 13 (2001): S457; J. Johnson et al., »Neural Substrates for Expectation-Modulated Fear Learning in the Amygdala and Periaqueductal Gray«, *Nat Nsci* 13 (2010): 979; W. Yoshida et al., »Uncertainty Increases Pain: Evidence for a Novel Mechanism of Pain Modulation Involving the Periaqueductal Gray«, *J Nsci* 33 (2013): 5638.

28 T. Heatherton, »Neuroscience of Self and Self-Regulation«, *Ann Rev of Psych* 62 (2011): 363; K. Krendl et al., »The Good, the Bad, and the Ugly: An fMRI Investigation of the Functional Anatomic Correlates of Stigma«, *Soc Nsci* 1 (2006): 5; F. Sambataro et al., »Preferential Responses in Amygdala and Insula During Presentation of Facial Contempt and Disgust«, *Eur J Nsci* 24, (2006): 2355.

29 X. Liu et al., »Optogenetic Stimulation of a Hippocampal Engram Activates Fear Memory Recall«, *Nat* 484 (2012): 381; T. Seidenbecher et al., »Amygdalar and Hippocampal Theta Rhythm Synchronization During Fear Memory Retrieval«, *Sci* 301 (2003): 846; R. Redondo et al., »Bidirectional Switch of the Valence Associated with a Hippocampal Contextual Memory Engram«, *Nat* 513 (2014): 426; E. Kirby et al., »Basolateral Amygdala Regulation of Adult Hippocampal Neurogenesis and Fear-Related Activation of Newborn Neurons«, *Mol Psychiatry* 17 (2012): 527.

30 A. Gozzi, »A Neural Switch for Active and Passive Fear«, *Neuron* 67 (2010): 656.

31 G. Aston-Jones und J. Cohen, »Adaptive Gain and the Role of the Locus Coeruleus-Norepinephrine System in Optimal Performance«, *J Comp Neurol* 493 (2005): 99; M. Carter et al., »Tuning Arousal with Optogenetic Modulation of Locus Coeruleus Neurons«, *Nat Nsci* 13 (2010): 1526.

32 D. Blanchard et al., »Lesions of Structures Showing FOS Expression to Cat Presentation: Effects on Responsivity to a Cat, Cat Odor, and Nonpredator Threat«, *Nsci Biobehav Rev* 29 (2005): 1243.

33 G. Holstege, »Brain Activation During Human Male Ejaculation«, *J Nsci* 23 (2003): 9185; H. Lee et al., »Scalable Control of Mounting and Attack by Ers1+ Neurons in the Ventromedial Hypothalamus«, *Nat* 509 (2014): 627; D. Anderson, »Optogenetics, Sex, and Violence in the Brain: Implications for Psychiatry«, *BP* 71 (2012): 1081.

34 K. Blair, »Neuroimaging of Psychopathy and Antisocial Behavior: A Targeted Review«, *Curr Psychiatry Rep* 12 (2010): 76; K. Kiehl, *The Psychopath Whisperer. The Nature of Those Without Conscience*, Woodland Hills 2014; M. Koenigs et al., »Investigating the Neural Correlates of Psychopathy: A Critical Review«, *Mol Psychiatry* 16 (2011): 792.

35 Eine besonders interessante These über den Zusammenhang zwischen Impulsivität und Stirnhirn: J. Dalley et al., »Impulsivity, Compulsivity, and Top-Down Cognitive Control«, *Neuron* 69 (2011): 680.

36 J. Rilling und T. Insel, »The Primate Neocortex in Comparative Perspective Using MRI«, *J Hum Evol* 37 (1999): 191; R. Barton und C. Venditti, »Human Frontal Lobes Are Not Relatively Large«, *PNAS* 110 (2013): 9001; Y. Zhang et al., »Accelerated Recruitment of New Brain Development Genes into the Human Genome«, *PLoS Biol* 9 (2011): e1001179; G. Miller, »New Clues About What Makes the Human Brain Special«, *Sci* 330 (2010): 1167; K. Semendeferi et al., »Humans and Great Apes Share a Large Frontal Cortex«, *Nat Nsci* 5 (2002): 272; P. Schoenemann, »Evolution of the Size and Functional Areas of the Human Brain«, *Ann Rev of Anthropology* 35 (2006): 379.

37 J. Allman et al., »The von Economo Neurons in the Frontoinsular and Anterior Cingulate Cortex«, *ANYAS* 1225 (2011): 59; C. Butti et al., »Von Economo Neurons: Clinical and Evolutionary Perspectives«, *Cortex* 49 (2013): 312; H. Evrard et al., »Von Economo Neurons in the Anterior Insula of the Macaque Monkey«, *Neuron* 74 (2012): 482.

38 E. Miller und J. Cohen, »An Integrative Theory of Prefrontal Cortex Function«, *Ann Rev of Nsci* 24 (2001): 167.

39 V. Mante et al., »Context-Dependent Computation by Recurrent Dynamics in Prefrontal Cortex«, *Nat* 503 (2013): 78. Weitere Beispiele für die Beteiligung des frontalen Kortex am Aufgabenwechsel: S. Bunge, »How We Use Rules to Select Actions: A Review of Evidence from Cognitive Neuroscience«, *SCAN* 4 (2004): 564; E. Crone et al., »Evidence for Separable Neural Processes Underlying Flexible Rule Use«, *Cerebral Cortex* 16 (2005): 475; R. Passingham et al., »Specialisation Within the Prefrontal Cortex: The Ventral Prefrontal Cortex and Associative Learning«, *Exp Brain Res* 133 (2000): 103; D. Liu et al., »Medial Prefrontal Activity During Delay Period Contributes to Learning of a Working Memory Task«, *Sci* 346 (2014): 458; 1983, in wichtigen Rollen Robert DeNiro, Diane Keaton und der junge Brad Pitt in seinem Filmdebüt als sechstes frontokortikales Neuron von links.

40 J. Baldo et al., »Memory Performance on the California Verbal Learning Test-II: Findings from Patients with Focal Frontal Lesions«, *J the Int Neuropsychological Soc* 8 (2002): 539.

41 D. Freedman, »Categorical Representation of Visual Stimuli in the Primate Prefrontal Cortex«, *Sci* 291 (2001): 312. Mehr Beispiele für kategoriale Codierung: D. McNamee et al., »Category-Dependent and Category-Independent Goal-Value Codes in Human Ventromedial Prefrontal Cortex«, *Nat Nsci* 16 (2013): 479; R. Schmidt et al., »Canceling Actions Involves a Race Between Basal Ganglia Pathways«, *Nat Nsci* 16 (2013): 1118.

42 M. Histed et al., »Learning Subtracts in the Primate Prefrontal Cortex and Striatum: Sustained Activity Related to Successful Actions«, *Neuron* 63 (2004): 244. Zu einem schönen Beispiel, das zeigt, wie der frontale Kortex für die Einhaltung von Regeln sorgt, vgl. D. Crowe

et al., »Prefrontal Neurons Transmit Signals to Parietal Neurons That Reflect Executive Control of Cognition«, *Nat Nsci* 16 (2013): 1484.

43 M. Rigotti et al., »The Importance of Mixed Selectivity in Complex Cognitive Tasks«, *Nat* 497 (2013): 585; J. Cromer et al., »Representation of Multiple, Independent Categories in the Primate Prefrontal Cortex«, *Neuron* 66 (2010): 796; M. Cole et al., »Global Connectivity of Prefrontal Cortex Predicts Cognitive Control and Intelligence«, *J Nsci* 32 (2012): 8988.

44 L. Grossman et al., »Accelerated Evolution of the Electron Transport Chain in Anthropoid Primates«, *Trends in Genetics* 20 (2004): 578.

45 J.W. De Fockert et al., »The Role of Working Memory in Visual Selective Attention«, *Sci* 291 (2001): 1803; K. Vohs et al., »Making Choices Impairs Subsequent Self-Control: A Limited-Resource Account of Decision Making, Self-Regulation, and Active Initiative«, *JPSP* 94 (2008): 883; K. Watanabe und S. Funahashi, »Neural Mechanisms of Dual-Task Interference and Cognitive Capacity Limitation in the Prefrontal Cortex«, *Nat Nsci* 17 (2014): 601.

46 N. Meand et al., »Too Tired to Tell the Truth: Self-Control Resource Depletion and Dishonesty«, *JESP* 45 (2009): 594; M. Hagger et al., »Ego Depletion and the Strength Model of Self-Control: A Meta-analysis«, *Psych Bull* 136 (2010): 495; C. DeWall et al., »Depletion Makes the Heart Grow Less Helpful: Helping as a Function of Self-Regulatory Energy and Genetic Relatedness«, *PSPB* 34 (2008): 1653; W. Hofmann et al., »And Deplete Us Not into Temptation: Automatic Attitudes, Dietary Restraint, and Self-Regulatory Resources as Determinants of Eating Behavior«, *JESP* 43 (2007): 497.

47 Fußnote: M. Inzlicht und S. Marcora, »The Central Governor Model of Exercise Regulation Teaches Us Precious Little About the Nature of Mental Fatigue and Self-Control Failure«, *Front Psych* 7 (2016): 656.

48 J. Fuster, »The Prefrontal Cortex – an Update: Time Is of the Essence«, *Neuron* 30 (2001): 319.

49 K. Yoshida et al., »Social Error Monitoring in Macaque Frontal Cortex«, *Nat Nsci* 15 (2012): 1307; T. Behrens et al., »Associative Learning of Social Value«, *Nat* 456 (2008): 245.

50 R. Dunbar, »The Social Brain Meets Neuroimaging«, *TICS* 16 (2011): 101; K. Bickart et al., »Intrinsic Amygdala-Cortical Functional Connectivity Predicts Social Network Size in Humans«, *J Nsci* 32 (2012): 14729; K. Bickart, »Amygdala Volume and Social Network Size in Humans«, *Nat Nsci* 14 (2010): 163; R. Kanai et al., »Online Social Network Size Is Reflected in Human Brain Structure«, *Proc Royal Soc B* 279 (2012): 1327; F. Amici et al., »Fission-Fusion Dynamics, Behavioral Flexibility, and Inhibitory Control in Primates«, *Curr Biol* 18 (2008): 1415. Zu ähnlichen Ergebnissen bei Rabenvögeln siehe: A. Bond et al., »Serial Reversal Learning and the Evolution of Behavioral Flexibility in Three Species of North American Corvids (*Gymnorhinus cyanocephalus, Nucifraga columbiana, Aphelocoma californica*)«, *JCP* 121 (2007): 372.

51 P. Lewis et al., »Ventromedial Prefrontal Volume Predicts Understanding of Others and Social Network Size«, *Neuroimage* 57 (2011): 1624; J. Sallet et al., »Social Network Size Affects Neural Circuits in Macaques«, *Sci* 334 (2011): 697.

52 J. Harlow, »Recovery from the Passage of an Iron Bar Through the Head«, *Publication of the Massachusetts Med Soc* 2 (1868): 327; H. Damasio et al., »The Return of Phineas Gage: Clues About the Brain from the Skull of a Famous Patient«, *Sci* 264 (1994): 1102; P. Ratiu und I. Talos, »The Tale of Phineas Gage, Digitally Remastered«, *NEJM* 351 (2004): e21; J. Van Horn et al., »Mapping Connectivity Damage in the Case of Phineas Gage«, *PLoS ONE* 7 (2012): e37454; M. Macmillan, *An Odd Kind of Fame. Stories of Phineas Gage*, Cambridge, MA, 2000; J. Jackson, »Frontis. and Nos. 949–51«, in *A Descriptive Catalog of the Warren Anatomical Museum*, abgedruckt in Macmillan, *An Odd Kind of Fame*. Gages Fotografien stammen aus: J. Wilgus und B. Wilgus, »Face to Face with Phineas Gage«, *J the History of the Nsci* 18 (2009): 340.

53 W. Seeley et al., »Early Frontotemporal Dementia Targets Neurons Unique to Apes and Humans«, *Annals of Neurol* 60 (2006): 660; R. Levenson und B. Miller, »Loss of Cells, Loss of Self: Frontotemporal Lobar Degeneration and Human Emotion«, *Curr Dir Psych Sci* 16 (2008): 289.

54 U. Voss et al., »Induction of Self Awareness in Dreams Through Frontal Low Curr Stimulation of Gamma Activity«, *Nat Nsci* 17 (2014): 810; J. Georgiadis et al., »Regional Cerebral Blood Flow Changes Associated with Clitorally Induced Orgasm in Healthy Women«, *Eur J Nsci* 24 (2006): 3305.

55 A. Glenn et al., »Antisocial Personality Disorder: A Current Review«, *Curr Psychiatry Rep* 15 (2013): 427; N. Anderson und K. Kiehl, »The Psychopath Magnetized: Insights from Brain Imaging«, *TICS* 16 (2012): 52; L. Mansnerus, »Damaged Brains and the Death Penalty«, *New York Times*, 21. Juli 2001, S. B9; M. Brower und B. Price, »Neuropsychiatry of Frontal Lobe Dysfunction in Violent and Criminal Behaviour: A Critical Review«, *J Neurol, Neurosurgery & Psychiatry* 71 (2001): 720.

56 J. Greene et al., »The Neural Bases of Cognitive Conflict and Control in Moral Judgment«, *Neuron* 44 (2004): 389; S. McClure et al., »Separate Neural Systems Value Immediate and Delayed Monetary Rewards«, *Sci* 306 (2004): 503.

57 A. Barbey et al., »Dorsolateral Prefrontal Contributions to Human Intelligence«, *Neuropsychologia* 51 (2013): 1361.

58 D. Knock et al., »Diminishing Reciprocal Fairness by Disrupting the Right Prefrontal Cortex«, *Sci* 314 (2006): 829.

59 D. Mobbs et al., »A Key Role for Similarity in Vicarious Reward«, *Sci* 324 (2009): 900; P. Janata et al., »The Cortical Topography of Tonal Structures Underlying Western Music«, *Sci* 298 (2002): 2167; M. Balter, »Study of Music and the Mind Hits a High Note in Montreal«, *Sci* 315 (2007): 758.

60 J. Saver und A. Damasio, »Preserved Access and Processing of Social Knowledge in a Patient with Acquired Sociopathy Due to Ventromedial Frontal Damage«, *Neuropsychologia* 29 (1991): 1241; M. Donoso et al., »Foundations of Human Reasoning in the Prefrontal Cortex«, *Sci* 344 (2014): 1481; T. Hare, »Exploiting and Exploring the Options«, *Sci* 344 (2014): 1446; T. Baumgartner et al., »Dorsolateral and Ventromedial Prefrontal Cortex Orchestrate Normative Choice«, *Nat Nsci* 14 (2011): 1468; A. Bechara, »The Role of Emotion in Decision-Making: Evidence from Neurological Patients with Orbitofrontal Damage«, *Brain and Cog* 55 (2004): 30.

61 A. Damasio, *Ich fühle, also bin ich. Die Entschlüsselung des Bewusstseins*, München 2000.

62 M. Koenigs et al., »Damage to the Prefrontal Cortex Increases Utilitarian Moral Judgments«, *Nat* 446 (2007): 865; B. Thomas et al., »Harming Kin to Save Strangers: Further Evidence for Abnormally Utilitarian Moral Judgments After Ventromedial Prefrontal Damage«, *J Cog Nsci* 23 (2011): 2186.

63 A. Bechara et al., »Deciding Advantageously Before Knowing the Advantageous Strategy«, *Sci* 275 (1997): 1293; A. Bechara et al., »Insensitivity to Future Consequences Following Damage to Human Prefrontal Cortex«, *Cog* 50 (1994): 7.

64 L. Young et al., »Damage to Ventromedial Prefrontal Cortex Impairs Judgment of Harmful Intent«, *Neuron* 25 (2010): 845.

65 C. Limb und A. Braun, »Neural Substrates of Spontaneous Musical Performance: An fMRI Study of Jazz Improvisation«, *PLoS ONE* 3 (2008): e1679; C. Salzman und S. Fusi, »Emotion, Cognition, and Mental State Representation in Amygdala and Prefrontal Cortex«, *Ann Rev of Nsci* 33 (2010): 173.

66 J. Greene et al., »An fMRI Investigation of Emotional Engagement in Moral Judgment«, *Sci*

293 (2001): 2105; J. Greene et al., »The Neural Bases of Cognitive Conflict and Control in Moral Judgment«, *Neuron* 44 (2004): 389–400; J. Greene, *Moral Tribes. Emotion, Reason, and the Gap Between Us and Them*, New York 2013.

67 J. Peters et al., »Induction of Fear Extinction with Hippocampal-Infralimbic BDNF«, *Sci* 328 (2010): 1288; M. Milad und G. Quirk, »Neurons in Medial Prefrontal Cortex Signal Memory for Fear Extinction«, *Nat* 420 (2002): 70; M. Milad und G. Quirk, »Fear Extinction as a Model for Translational Neuroscience: Ten Years of Progress«, *Ann Rev of Psych* 63 (2012): 129; C. Lai et al., »Opposite Effects of Fear Conditioning and Extinction on Dendritic Spine Remodeling«, *Nat* 483 (2012): 87. Einige neuere Untersuchungen lassen darauf schließen, dass der vmPFC und die basomediale Amygdala an diesem Prozess beteiligt sind: A. Adhikari et al., »Basomedial Amygdala Mediates Top-Down Control of Anxiety and Fear«, *Nat* 527 (2016): 179.

68 K. Ochsner et al., »Rethinking Feelings: An fMRI Study of the Cognitive Regulation of Emotion«, *J Cog Nsci* 14 (2002): 1215; G. Sheppes und J. Gross, »Is Timing Everything? Temporal Considerations in Emotion Regulation«, *PSPR* 15 (2011): 319; G. Sheppes und Z. Levin, »Emotion Regulation Choice: Selecting Between Cognitive Regulation Strategies to Control Emotion«, *Front Human Neurosci* 7 (2013): 179; J. Gross, »Antecedent- and Response-Focused Emotion Regulation: Divergent Consequences for Experience, Expression, and Physiology«, *JPSP* 74 (1998): 224; J. Gross, »Emotion Regulation: Affective, Cognitive, and Social Consequences«, *Psychophysiology* 39 (2002): 281; K. Ochsner und J. Gross, »The Cognitive Control of Emotion«, *TICS* 9 (2005): 242.

69 M. Lieberman et al., »The Neural Correlates of Placebo Effects: A Disruption Account«, *NeuroImage* 22 (2004): 447; P. Petrovic et al., »Placebo and Opioid Analgesia: Imaging a Shared Neuronal Network«, *Sci* 295 (2002): 1737.

70 J. Beck, *Cognitive Behavior Therapy*, 2. Aufl., New York 2011; P. Goldin et al., »Cognitive Reappraisal Self-Efficacy Mediates the Effects of Individual Cognitive-Behavioral Therapy for Social Anxiety Disorder«, *J Consulting Clin Psych* 80 (2012): 1034.

71 A. Bechara et al., »Failure to Respond Autonomically to Anticipated Future Outcomes Following Damage to Prefrontal Cortex«, *Cerebral Cortex* 6 (1996): 215; C. Martin et al., »The Effects of Vagus Nerve Stimulation on Decision-Making«, *Cortex* 40 (2004): 605.

72 G. Bodenhausen et al., »Negative Affect and Social Judgment: The Differential Impact of Anger and Sadness«, *Eur J Soc Psych* 24 (1994): 45; A. Sanfey et al., »The Neural Basis of Economic Decision-Making in the Ultimatum Game«, *Sci* 300 (2003): 1755; K. Gospic et al., »Limbic Justice: Amygdala Involvement in Immediate Rejections in the Ultimatum Game«, *PLoS ONE* 9 (2011): e1 001 054.

73 D. Wegner, »How to Think, Say, or Do Precisely the Worst Thing on Any Occasion«, *Sci* 325 (2009): 58.

74 R. Davidson und S. Begley, *Warum wir fühlen, wie wir fühlen*, München 2012; A. Tomarken und R. Davidson, »Frontal Brain Activation in Repressors and Nonrepressors«, *J Abnormal Psych* 103 (1994): 339.

75 A. Ito et al., »The Contribution of the Dorsolateral Prefrontal Cortex to the Preparation for Deception and Truth-Telling«, *Brain Res* 1464 (2012): 43; S. Spence et al., »A Cognitive Neurobiological Account of Deception: Evidence from Functional Neuroimaging«, *Philosophical Transactions of the Royal Soc London Series B* 359 (2004): 1755; I. Karton und T. Bachmann, »Effect of Prefrontal Transcranial Magnetic Stimulation on Spontaneous Truth-Telling«, *BBR* 225 (2011): 209; Y. Yang et al., »Prefrontal White Matter in Pathological Liars«, *Brit J Psychiatry* 187 (2005): 320.

76 D. Carr und S. Sesack, »Projections from the Rat Prefrontal Cortex to the Ventral Tegmental Area: Target Specificity in the Synaptic Associations with Mesoaccumbens and Mesocortical

Neurons«, *J Nsci* 20 (2000): 3864; M. Stefani und B. Moghaddam, »Rule Learning and Reward Contingency Are Associated with Dissociable Patterns of Dopamine Activation in the Rat Prefrontal Cortex, Nucleus Accumbens, and Dorsal Striatum«, *J Nsci* 26 (2006): 8810.

77 T. Danjo et al., »Aversive Behavior Induced by Optogenetic Inactivation of Ventral Tegmental Area Dopamine Neurons Is Mediated by Dopamine D2 Receptors in the Nucleus Accumbens«, *PNAS* 111 (2014): 6455; N. Schwartz et al., »Decreased Motivation During Chronic Pain Requires Long-Term Depression in the Nucleus Accumbens«, *Nat* 345 (2014): 535.

78 J. Cloutier et al., »Are Attractive People Rewarding? Sex Differences in the Neural Substrates of Facial Attractiveness«, *J Cog Nsci* 20 (2008): 941; K. Demos et al., »Dietary Restraint Violations Influence Reward Responses in Nucleus Accumbens and Amygdala«, *J Cog Nsci* 23 (2011): 1952.

79 Fußnote: R. Deaner et al., »Monkeys Pay per View: Adaptive Valuation of Social Images by Rhesus Macaques«, *Curr Biol* 15 (2005): 543.

80 V. Salimpoor et al., »Interactions Between the Nucleus Accumbens and Auditory Cortices Predicts Music Reward Value«, *Sci* 340 (2013): 216; G. Berns und S. Moore, »A Neural Predictor of Cultural Popularity«, *J Consumer Psych* 22 (2012): 154; S. Erk et al., »Cultural Objects Modulate Reward Circuitry«, *Neuroreport* 13 (2002): 2499.

81 A. Sanfey et al., »The Neural Basis of Economic Decision-Making in the Ultimatum Game«, *Sci* 300 (2003): 1755. Siehe auch J. Moll et al., »Human Front-Mesolimbic Networks Guide Decisions About Charitable Donation«, *PNAS* 103 (2006): 15 623; W. Harbaugh et al., »Neural Responses to Taxation and Voluntary Giving Reveal Motives for Charitable Donations«, *Sci* 316 (2007): 1622.

82 D. De Quervain et al., »The Neural Basis of Altruistic Punishment«, *Sci* 305 (2004): 1254; B. Knutson, »Sweet Revenge?«, *Sci* 305 (2004): 1246.

83 M. Delgado et al., »Understanding Overbidding: Using the Neural Circuitry of Reward to Design Economic Auctions«, *Sci* 321 (2008): 1849; E. Maskin, »Can Neural Data Improve Economics?«, *Sci* 321 (2008): 1788.

84 H. Takahasi et al., »When Your Gain Is My Pain and Your Pain Is My Gain: Neural Correlates of Envy and Schadenfreude«, *Sci* 323 (2009): 890; K. Fliessbach et al., »Social Comparison Affects Reward-Related Brain Activity in the Human Ventral Striatum«, *Sci* 318 (2007): 1305.

85 W. Schultz, »Dopamine Signals for Reward Value and Risk: Basic and Recent Data«, *Behav and Brain Functions* 6 (2010): 24.

86 J. Cooper et al., »Available Alternative Incentives Modulate Anticipatory Nucleus Accumbens Activation«, *SCAN* 4 (2009): 409; D. Levy und P. Glimcher, »Comparing Apples and Oranges: Using Reward-Specific and Reward-General Subjective Value Representation in the Brain«, *J Nsci* 31 (2011): 14 693.

87 P. Tobler et al., »Adaptive Coding of Reward Value by Dopamine Neurons«, *Sci* 307 (2005): 1642.

88 W. Schultz, »Dopamine Signals for Reward Value and Risk: Basic and Recent Data«, *Behav and Brain Functions* 6 (2010): 24; J. Cohen et al., »Neuron-Type-Specific Signals for Reward and Punishment in the Central Tegmental Area«, *Nat* 482 (2012): 85; J. Hollerman und W. Schultz, »Dopamine Neurons Report an Error in the Temporal Prediction of Reward During Learning«, *Nat Nsci* 1 (1998): 304; A. Brooks et al., »From Bad to Worse: Striatal Coding of the Relative Value of Painful Decisions«, Front *Nsci* 4 (2010): 1.

89 B. Knutson et al., »Neural Predictors of Purchases«, *Neuron* 53 (2007): 147.

90 P. Sterling, »Principles of Allostasis: Optimal Design, Predictive Regulation, Pathophysiology and Rational Therapeutics«, in J. Schulkin (Hg.), *Allostasis, Homeostasis, and the Costs of Adaptation*, Cambridge, MA, 2004.

91 B. Knutson et al., »Anticipation of Increasing Monetary Reward Selectively Recruits Nucleus Accumbens«, *J Nsci* 21 (2001): RC159.

92 G. Stuber et al., »Reward-Predictive Cues Enhance Excitatory Synaptic Strength onto Midbrain Dopamine Neurons«, *Sci* 321 (2008): 1690; A. Luo et al., »Linking Context with Reward: A Functional Circuit from Hippocampal CA3 to Ventral Tegmental Area«, *Sci* 33 (2011): 353; J. O'Doherty, »Reward Representations and Reward-Related Learning in the Human Brain: Insights from Neuroimaging«, *Curr Opinions in Neurobiol* 14 (2004): 769; M. Cador et al., »Involvement of the Amygdala in Stimulus-Reward Associations: Interaction with the Ventral Striatum«, *Nsci* 30 (1989): 77; J. Britt et al., »Synaptic and Behavioral Profile of Multiple Glutamatergic Inputs to the Nucleus Accumbens«, *Neuron* 76 (2012): 790; G. Stuber et al., »Optogenetic Modulation of Neural Circuits That Underlie Reward Seeking«, *BP* 71 (2012): 1061; F. Ambroggi et al., »Basolateral Amygdala Neurons Facilitate Reward-Seeking Behavior by Exciting Nucleus Accumbens Neurons«, *Neuron* 59 (2008): 648.

93 S. Hyman et al., »Neural Mechanisms of Addiction: The Role of Reward-Related Learning and Memory«, *Ann Rev of Nsci* 29 (2006): 565; B. Lee et al., »Maturation of Silent Synapses in Amygdala-Accumbens Projection Contributes to Incubation of Cocaine Craving«, *Nat Nsci* 16 (2013): 1644. Zu einer Erörterung des Zwangsverhaltens als Suchtform siehe: S. Rauch und W. Carlezon, »Illuminating the Neural Circuitry of Compulsive Behaviors«, *Sci* 340 (2013): 1174; S. Ahmari et al., »Repeated Cortico-Striatal Stimulation Generates Persistent OCD-like Behavior«, *Sci* 340 (2013): 1234; E. Burguiere et al., »Optogenetic Stimulation of Lateral Orbitofronto-Striatal Pathway Suppresses Compulsive Behaviors«, *Sci* 340 (2013): 1243.

94 S. Flagel et al., »A Selective Role for Dopamine in Stimulus-Reward Learning«, *Nat* 469 (2011): 53; K. Burke et al., »The Role of the Orbitofrontal Cortex in the Pursuit of Happiness and More Specific Rewards«, *Nat* 454 (2008): 340.

95 P. Tobler et al., »Adaptive Coding of Reward Value by Dopamine Neurons«, *Sci* 307 (2005): 1642; C. Fiorillo et al., »Discrete Coding of Reward Probability and Uncertainty by Dopamine Neurons«, *Sci* 299 (2003): 1898.

96 B. Knutson et al., »Distributed Neural Representation of Expected Value«, *J Nsci* 25 (2005): 4806; M. Stefani und B. Moghaddam, »Rule Learning and Reward Contingency Are Associated with Dissociable Patterns of Dopamine Activation in the Rat Prefrontal Cortex, Nucleus Accumbens, and Dorsal Striatum«, *J Nsci* 26 (2006): 8810.

97 R. Habib und M. Dixon, »Neurobehavioral Evidence for the ›Near-Miss‹ Effect in Pathological Gamblers«, *J the Exp Analysis of Behav* 93 (2010): 313; M. Hsu et al., »Neural Systems Responding to Degrees of Uncertainty in Human Decision-Making«, *Sci* 310 (2006): 1680.

98 A. Braun et al., »Dorsal Striatal Dopamine Depletion Impairs both Allocentric and Egocentric Navigation in Rats«, *Neurobiol of Learning and Memory* 97 (2012): 402; J. Salamone, »Dopamine, Effort, and Decision Making«, *Behavioral Nsci* 123 (2009): 463; I. Whishaw und S. Dunnett, »Dopamine Depletion, Stimulation or Blockade in the Rat Disrupts Spatial Navigation and Locomotion Dependent upon Beacon or Distal Cues«, *BBR* 18 (1985): 11; J. Salamone und M. Correa, »The Mysterious Motivational Functions of Mesolimbic Dopamine«, *Neuron* 76 (2012): 470; H. Tsai et al., »Phasic Firing in Dopaminergic Neurons Is Sufficient for Behavioral Conditioning«, *Sci* 324 (2009): 1080; P. Phillips et al., »Sub-second Dopamine Release Promotes Cocaine Seeking«, *Nat* 422 (2003): 614; M. Pessiglione et al., »Dopamine-Dependent Prediction Errors Underpin Reward-Seeking Behavior in Humans«, *Nat* 442 (2008): 1042.

99 Fußnote: M. Numan und D. Stolzenberg, »Medial Preoptic Area Interactions With Dopamine Neural Systems in the Control of the Onset and Maintenance of Maternal Behavior in Rats«, *Front Neuroendocrinology* 30 (2009): 46.

100 S. McClue et al., »Separate Neural Systems Value Immediate and Delayed Monetary Rewards«, *Sci* 306 (2004): 503; J. Jennings et al., »Distinct Extended Amygdala Circuits for Divergent Motivational States«, *Nat* 496 (2013): 224.

101 M. Howe et al., »Prolonged Dopamine Signaling in Striatum Signals Proximity and Value of Distant Rewards«, *Nat* 500 (2013): 575; Y. Niv, »Dopamine Ramps Up«, *Nat* 500 (2013): 533.

102 W. Schultz, »Subjective Neuronal Coding of Reward: Temporal Value Discounting and Risk«, *Eur J Nsci* 31 (2010): 2124; S. Kobayashi und W. Schultz, »Influence of Reward Delays on Responses of Dopamine Neurons«, *J Nsci* 28 (2008): 7837; S. Kim et al., »Prefrontal Coding of Temporally Discounted Values During Intertemporal Choice«, *Neuron* 59 (2008): 161; M. Roesch und C. Olson, »Neuronal Activity in Orbitofrontal Cortex Reflects the Value of Time«, *J Neurophysiology* 94 (2005): 2457; M. Bermudez und W. Schultz, »Timing in Reward and Decision Processes«, *Philosophical Trans of the Royal Soc of London B* 369 (2014): 20120468; B. Figner et al., »Lateral Prefrontal Cortex and Self-Control in Intertemporal Choice«, *Nat Nsci* 13 (2010): 538; K. Jimura et al., »Impulsivity and Self-Control During Intertemporal Decision Making Linked to the Neural Dynamics of Reward Value Representation«, *J Nsci* 33 (2013): 344; S. McClure et al., »Time Discounting for Primary Rewards«, *J Nsci* 27 (2007): 5796.

103 K. Ballard und B. Knutson, »Dissociable Neural Representations of Future Reward Magnitude and Delay During Temporal Discounting«, *NeuroImage* 45 (2009): 143.

104 A. Lak et al., »Dopamine Prediction Error Responses Integrate Subjective Value from Different Reward Dimensions«, *PNAS* 111 (2014): 2343.

105 V. Noreika et al., »Timing Deficits in Attention-Deficit/Hyperactivity Disorder (ADHD): Evidence from Neurocognitive and Neuroimaging Studies«, *Neuropsychologia* 51 (2013): 235; A. Pine et al., »Dopamine, Time, and Impulsivity in Humans«, *J Nsci* 30 (2010): 8888; W. Schultz, »Potential Vulnerabilities of Neuronal Reward, Risk, and Decision Mechanisms to Addictive Drugs«, *Neuron* 69 (2011): 603.

106 G. Brown et al., »Aggression in Humans Correlates with Cerebrospinal Fluid Amine Metabolites«, *Psychiatry Res* 1 (1979): 131; M. Linnoila et al., »Low Cerebrospinal Fluid 5-Hydroxyindoleacetic Acid Concentration Differentiates Impulsive from Nonimpulsive Violent Behavior«, *Life Sci* 33 (1983): 2609; P. Stevenson und K. Schildberger, »Mechanisms of Experience Dependent Control of Aggression in Crickets«, *Curr Opinion in Neurobiol* 23 (2013): 318; P. Fong und A. Ford, »The Biological Effects of Antidepressants on the Molluscs and Crustaceans: A Review«, *Aquatic Toxicology* 151 (2014): 4.

107 M. Linnoila et al., »Low Cerebrospinal Fluid 5-Hydroxyindoleacetic Acid Concentration Differentiates Impulsive from Nonimpulsive Violent Behavior«, *Life Sci* 33 (1983): 2609; J. Higley et al., »Excessive Mortality in Young Free-Ranging Male Nonhuman Primates with Low Cerebrospinal Fluid 5-Hydroxyindoleacetic Acid Concentrations«, *AGP* 53 (1996): 537; M. Åsberg et al., »5-HIAA in the Cerebrospinal Fluid: A Biochemical Suicide Predictor?« *AGP* 33 (1976): 1193; M. Bortolato et al., »The Role of the Serotonergic System at the Interface of Aggression and Suicide«, *Nsci* 236 (2013): 160.

108 H. Clarke et al., »Cognitive Inflexibility After Prefrontal Serotonin Depletion«, *Sci* 304 (2004): 878; R. Wood et al., »Effects of Tryptophan Depletion on the Performance of an Iterated PD Game in Healthy Adults«, *Neuropsychopharmacology* 1 (2006): 1075.

109 J. Dalley und J. Roiser, »Dopamine, Serotonin and Impulsivity«, *Nsci* 215 (2012): 42; P. Redgrave und R. Horrell, »Potentiation of Central Reward by Localized Perfusion of Acetylcholine and 5-Hydroxytryptamine«, *Nat* 262 (1976): 305; A. Harrison und A. Markou, »Serotonergic Manipulations Both Potentiate and Reduce Brain Stimulation Reward in Rats: Involvement of Serotonin-1A Receptors«, *JPET* 297 (2001): 316.

110 A. Duke, »Revisiting the Serotonin-Aggression Relation in Humans: A Meta-analysis«, *Psych Bull* 139 (2013): 1148.

111 A. Gopnik, »The New Neuro-Skeptics«, *New Yorker*, 9. September 2013.

112 C. Bukach et al., »Beyond Faces and Modularity: The Power of an Expertise Framework«, *TICS* 10 (2006): 159.

3 | SEKUNDEN BIS MINUTEN ZUVOR

1 Missbräuchliches Mutterverhalten und antibehavioristische Ergebnisse: D. Maestripieri et al., »Neurobiological Characteristics of Rhesus Macaque Abusive Mothers and Their Relation to Social and Maternal Behavior«, *Nsci Biobehav Rev* 29 (2005): 51; R. Sullivan et al., »Ontogeny of Infant Fear Learning and the Amygdala«, in M. Gazzaniga (Hg.), *Cognitive Neuroscience IV*, Cambridge, MA, 2009, S. 889.

2 Pandastimmen: B. Charlton et al., »Vocal Discrimination of Potential Mates by Female Giant Pandas (*Ailuropoda melanoleuca*)«, *Biol Lett* 5 (2009): 597. Frauenstimmen: G. Bryant und M. Haselton, »Vocal Cues of Ovulation in Human Females«, *Biol Lett* 5 (2009): 12.

3 Fußnote: H. Herzog, *Wir streicheln und wir essen sie. Unser paradoxes Verhältnis zu Tieren*, München 2012.

4 Vibrationskommunikation: P. Hill, *Vibrational Communication in Animals*, Cambridge, MA, 2008. Störung von Fledermaussignalen: A. Corcoran und W. Conner, »Bats Jamming Bats: Food Competition Through Sonar Interference«, *Sci* 346 (2014): 745. Kitzeln von Ratten: J. Panksepp, »Beyond a Joke: From Animal Laughter to Human Joy?«, *Sci* 308 (2005): 62.

5 Ein Forschungsüberblick, der sich mit der Frage beschäftigt, ob ein Kontinuum besteht zwischen Informationen, die unterschwellig sind, und Informationen, die bewusst wahrgenommen, aber für bedeutungslos gehalten werden: T. Marteau et al., »Changing Human Behavior to Prevent Disease: The Importance of Targeting Automatic Processes«, *Sci* 337 (2012): 1492.

6 Kartoffelchips: M. Zampini und C. Spence, »Assessing the Role of Sound in the Perception of Food and Drink«, *Chemical Senses* 3 (2010): 57; K. Edwards, »The interplay of affect and cognition in attitude formation and change«, *JPSP* 59 (1990): 212.

7 Ein ausgezeichneter Forschungsüberblick zum Thema: J. Kubota et al., »The Neuroscience of Race«, *Nat Nsci* 15 (2012): 940; zu einem guten Überblick des gesamten Themenbereichs siehe: D. Ariel, *Denken hilft zwar, nützt aber nichts. Warum wir immer wieder unvernünftige Entscheidungen treffen*, München 2008.

8 T. Ito und G. J. Urland, »Race and Gender on the Brain: Electrocortical Measures of Attention to the Race and Gender of Multiply Categorizable Individuals«, *JPSP* 85 (2003): 616. Für einen guten Überblick zu der Frage, wie sich implizite Einstellungen untersuchen lassen, siehe: B. Nosek et al., »Implicit Social Cognition: From Measures to Mechanisms«, *TICS* 15 (2011): 152.

9 A. Olsson et al., »The Role of Social Groups in the Persistence of Learned Fear«, *Sci* 309 (2005): 785.

10 J. Richeson et al., »An fMRI Investigation of the Impact of Interracial Contact on Executive Function«, *Nat Nsci* 6 (2003): 1323; K. Knutson et al., »Why Do Interracial Interactions Impair Executive Function? A Resource Depletion Account«, *TICS* 10 (2007): 915; K. Knutson et al., »Neural Correlates of Automatic Beliefs About Gender and Race«, *Human Brain Mapping* 28 (2007): 915.

11 N. Kanwisher et al., »The Fusiform Face Area: A Module in Human Extrastriate Cortex Specialized for Face Perception«, *J Nsci* 17 (1997): 4302; J. Sergent et al., »Functional Neuroanato-

my of Face and Object Processing: A Positron Emission Tomography Study«, *Brain* 115 (1992): 15; A. Golby et al., »Differential Responses in the Fusiform Region to Same-Race and Other-Race Faces«, *Nat Nsci* 4 (2001): 845; A. J. Hart et al., »Differential Response in the Human Amygdala to Racial Outgroup Versus Ingroup Face Stimuli«, *Neuroreport* 11 (2000): 2351.

12 K. Shutts und K. Kinzler, »An Ambiguous-Race Illusion in Children's Face Memory«, *Psych Sci* 18 (2007): 763; D. Maner et al., »Functional Projection: How Fundamental Social Motives Can Bias Interpersonal Perception«, *JPSP* 88 (2005): 63; K. Hugenberg und G. Bodenhausen, »Facing Prejudice: Implicit Prejudice and the Perception of Facial Threat«, *Psych Sci* (2003): 640; J. Van Bavel et al., »The Neural Substrates of In-group Bias: A Functional Magnetic Resonance Imaging Investigation«, *Psych Sci* 19 (2008): 1131; J. Van Bavel und W. Cunningham, »Self-Categorization with a Novel Mixed-Race Group Moderates Automatic Social and Racial Biases«, *PSPB* 35 (2009): 321.

13 A. Avenanti et al., »Racial Bias Reduces Empathic Sensorimotor Resonance with Other-Race Pain«, *Curr Biol* 20 (2010): 1018; V. Mathur et al., »Neural Basis of Extraordinary Empathy and Altruistic Motivation«, *NeuroImage* 51 (2010): 1468–1475.

14 J. Correll et al., »Event-Related Potentials and the Decision to Shoot: The Role of Threat Perception and Cognitive Control«, *JESP* 42 (2006): 120.

15 J. Eberhardt et al., »See Black: Race, Crime, and Visual Processing«, *JPSP* 87 (2004): 876; I. Blair et al., »The Influence of Afrocentric Facial Features in Criminal Sentencing«, *Psych Sci* 15 (2004): 674; M. Brown et al., »The Effects of Eyeglasses and Race on Juror Decisions Involving a Violent Crime«, *AMFP* 26 (2008): 25.

16 J. LeDoux, »Emotion: Clues from the Brain«, *Ann Rev of Psych* 46 (1995): 209.

17 T. Ito und G. Urland, »Race and Gender on the Brain: Electrocortical Measures of Attention to the Race and Gender of Multiply Categorizable Individuals«, *JPSP* 85 (2003): 616; N. Rule et al., »Perceptions of Dominance Following Glimpses of Faces and Bodies«, *Perception* 41 (2012): 687; C. Zink et al., »Know Your Place: Neural Processing of Social Hierarchy in Humans«, *Neuron* 58 (2008): 273.

18 T. Tsukiura und R. Cabeza, »Shared Brain Activity for Aesthetic and Moral Judgments: Implications for the Beauty-Is-Good Stereotype«, *SCAN* 6 (2011): 138.

19 H. Aviezer et al., »Body Cues, Not Facial Expressions, Discriminate Between Intense Positive and Negative Emotions«, *Sci* 338 (2012): 1225; C. Bobst und J. Lobmaier, »Men's Preference for the Ovulating Female Is Triggered by Subtle Face Shape Differences«, *Horm Behav* 62 (2012): 413; N. Rule und N. Ambady, »Democrats and Republicans Can Be Differentiated from Their Faces«, *PLoS ONE* 5 (2010): e8733; N. Rule et al., »Flustered and Faithful: Embarrassment as a Signal of Prosociality«, *JPSP* 102 (2012): 81; N. Rule et al., »On the Perception of Religious Group Membership from Faces«, *PLoS ONE* 5 (2010): e14 241.

20 P. Whalen et al., »Human Amygdala Responsivity to Masked Fearful Eye Whites«, *Sci* 306 (2004): 2061.

21 Fußnote: R. Hill und R. Barton, »Red Enhances Human Performance in Contests«, *Nat* 435 (2005): 293; M. Attrill et al., »Red Shirt Colour Is Associated with Long-Term Team Success in English Football«, *JSS* 26 (2008): 577; M. Platti et al., »The Red Mist? Red Shirts, Success and Team Sports«, *JSS* 15 (2012): 1209; A. Ilie et al., »Better to Be Red Than Blue in Virtual Competition«, *CyberPsychology & Behav* 11 (2008): 375; M. Garcia-Rubio et al., »Does a Red Shirt Improve Sporting Performance? Evidence from Spanish Football«, *AEL* 18 (2011): 1001; C. Rowe et al., »Sporting Contests: Seeing Red? Putting Sportswear in Context«, *Nat* 437 (2005): E10.

22 D. Francey und R. Bergmuller, »Images of Eyes Enhance Investments in a Real-Life Public Good«, *PLoS ONE* 7 (2012): e37 397; M. Bateson et al., »Cues of Being Watched Enhance

Cooperation in a Real-World Setting«, *Biol Lett* 2 (2006): 412; K. Haley und D. Fessler, »Nobody's Watching? Subtle Cues Affect Generosity in an Anonymous Economic Game«, *EHB* 3 (2005): 245; T. Burnham und B. Hare, »Engineering Human Cooperation«, *Hum Nat* 18 (2007): 88; M. Rigdon et al., »Minimal Social Cues in the Dictator Game«, *JEP* 30 (2009): 358.

23 C. Forbes et al., »Negative Stereotype Activation Alters Interaction Between Neural Correlates of Arousal, Inhibition and Cognitive Control«, *SCAN* 7 (2011): 771.

24 C. Steele, *Whistling Vivaldi and Other Clues to How Stereotypes Affect Us*, New York 2010.

25 L. Mujica-Parodi et al., »Chemosensory Cues to Conspecific Emotional Stress Activate Amygdala in Humans«, *PLoS ONE* 4 (2009): e6415; W. Zhou und D. Chen, »Fear-Related Chemosignals Modulate Recognition of Fear in Ambiguous Facial Expressions«, *Psych Sci* 20 (2009): 177; A. Prehn et al., »Chemosensory Anxiety Signals Augment the Startle Reflex in Humans«, *Nsci Letters* 394 (2006): 127.

26 H. Critchley und N. Harrison, »Visceral Influences on Brain and Behavior«, *Neuron* 77 (2013): 624; D. Carney et al., »Power Posing Brief Nonverbal Displays Affect Neuroendocrine Levels and Risk Tolerance«, *Psych Sci* 21 (2010): 1363. Einige verwandte Ergebnisse: A. Hennenlotter et al., »The Link Between Facial Feedback and Neural Activity Within Central Circuitries of Emotion: New Insights from Botulinum Toxin-Induced Denervation of Frown Muscles«, *Cerebral Cortex* 19 (2009): 357; J. Davis, »The Effects of BOTOX Injections on Emotional Experience«, *Emotion* 10 (2010): 433.

27 L. Berkowitz, »Pain and Aggression: Some Findings and Implications«, *Motivation and Emotion* 17 (1993): 277.

28 M. Gailliot et al., »Self-Control Relies on Glucose as a Limited Energy Source: Willpower Is More Than a Metaphor«, *JPSP* 92 (2007): 325–336; N. Mead et al., »Too Tired to Tell the Truth: Self-Control Resource Depletion and Dishonesty«, *JESP* 45 (2009): 594; C. DeWall et al., »Depletion Makes the Heart Grow Less Helpful: Helping as a Function of Self-Regulatory Energy and Genetic Relatedness«, *PSPB* 34 (2008): 1653; B. Briers et al., »Hungry for Money: The Desire for Caloric Resources Increases the Desire for Financial Resources and Vice Versa«, *Psych Sci* 17 (2006): 939; C. DeWall et al., »Sweetened Blood Cools Hot Tempers: Physiological Self-Control and Aggression«, *Aggressive Behav* 37 (2011): 73; D. Benton, »Hypoglycemia and Aggression: A Review«, *Int J Nsci* 41 (1988): 163; B. Bushman et al., »Low Glucose Relates to Greater Aggression in Married Couples«, *PNAS USA* 111 (2014): 6254. In einer Neuinterpretation geht es um die Motivation und nicht die Fähigkeit zur Selbstbeherrschung: M. Inzlicht et al., »Why Self-Control Seems (But May Not Be) Limited«, *TICS* 18 (2014): 127.

29 V. Liberman et al., »The Name of the Game: Predictive Power of Reputations Versus Situational Labels in Determining Prisoner's Dilemma Game Moves«, *PSPB* 30 (2004): 1175; A. Kay und L. Ross, »The Perceptual Push: The Interplay of Implicit Cues and Explicit Situational Construals on Behavioral Intensions in the Prisoner's Dilemma«, *JESP* 39 (2003): 634.

30 Fußnote: E. Hall et al., »A Rose by Any Other Name? The Consequences of Subtyping ›African-Americans‹ from ›Blacks‹«, *JESP* 56 (2015): 183.

31 Fußnote: K. Jung et al., »Female Hurricanes Are Deadlier Than Male Hurricanes«, *PNAS* 111 (2014): 8782.

32 A. Tversky und D. Kahneman, »Rational Choice and the Framing of Decisions«, *J Business* 59 (1986): S251; siehe auch J. Bargh et al., »Priming In-group Favoritism: The Impact of Normative Scripts in the Minimal Group Paradigm«, *JESP* 37 (2001): 316; C. Zogmaister et al., »The Impact of Loyalty and Equality on Implicit Ingroup Favoritism«, *Group Processes & Intergroup Relations* 11 (2008): 493.

33 J. Christensen und A. Gomila, »Moral Dilemmas in Cognitive Neuroscience of Moral Decision-Making: A Principled Review«, *Nsci Biobehav Rev* 36 (2012): 1249; L. Petrinovich und P. O'Neill, »Influence of Wording and Framing Effects on Moral Intuitions«, *Ethology and Sociobiology* 17 (1996): 145; R. O'Hara et al., »Wording Effects in Moral Judgments«, *Judgment and Decision Making* 5 (2010): 547; R. Zahn et al., »The Neural Basis of Human Social Values: Evidence from Functional MRI«, *Cerebral Cortex* 19 (2009): 276.

34 D. Butz et al., »Liberty and Justice for All? Implications of Exposure to the U.S. Flag for Intergroup Relations«, *PSPB* 33 (2007): 396; M. Levine et al., »Identity and Emergency Intervention: How Social Group Membership and Inclusiveness of Group Boundaries Shape Helping Behavior«, *PSPB* 31 (2005): 443; R. Enos, »Causal Effect of Intergroup Contact on Exclusionary Attitudes«, *PNAS* 111 (2014): 3699.

35 M. Shih et al., »Stereotype Susceptibility: Identity Salience and Shifts in Quantitative Performance«, *Psych Sci* 10 (1999): 80.

36 P. Fischer et al., »The Bystander-Effect: A Meta-analytic Review on Bystander Intervention in Dangerous and Non-dangerous Emergencies«, *Psych Bull* 137 (2011): 517.

37 B. Pawlowski et al., »Sex Differences in Everyday Risk-Taking Behavior in Humans«, *Evolutionary Psych* 6 (2008): 29; B. Knutson et al., »Nucleus Accumbens Activation Mediates the Influence of Reward Cues on Financial Risk Taking«, *Neuroreport* 26 (2008): 509; V. Griskevicius et al., »Blatant Benevolence and Conspicuous Consumption: When Romantic Motives Elicit Strategic Costly Signals«, *JPSP* 93 (2007): 85; L. Chang et al., »The Face That Launched a Thousand Ships: The Mating-Warring Association in Men«, *PSPB* 37 (2011): 976; S. Ainsworth und J. Maner, »Sex Begets Violence: Mating Motives, Social Dominance, and Physical Aggression in Men«, *JPSP* 103 (2012): 819; W. Iredale et al., »Showing Off in Humans: Male Generosity as a Mating Signal«, *Evolutionary Psych* 6 (2008): 386; M. Van Vugt und W. Iredale, »Men Behaving Nicely: Public Goods as Peacock Tails«, *Brit J Psych* 104 (2013): 3.

38 J. Q. Wilson und G. Kelling, »Broken Windows«, *Atlantic Monthly*, März 1982, S. 29.

39 K. Keizer et al., »The Spreading of Disorder«, *Sci* 322 (2008): 1681.

40 Für die Art und Weise, wie der frontale Kortex die sensorische Verarbeitung steuert und fokussiert, gibt es einige schöne Beispiele bei: G. Gregoriou et al., »Lesions of Prefrontal Cortex Reduce Attentional Modulation of Neuronal Responses and Synchrony in V4«, *Nat Nsci* 17 (2014): 1003; S. Zhang et al., »Long-Range and Local Circuits for Top-Down Modulation of Visual Cortex Processing«, *Sci* 345 (2014): 660; und T. Zanto et al., »Causal Role of the Prefrontal Cortex in Top-Down Modulation of Visual Processing and Working Memory«, *Nat Nsci* 14 (2011): 656.

41 R. Adolphs et al., »A Mechanism for Impaired Fear Recognition After Amygdala Damage«, *Nat* 433 (2005): 68.

42 M. Dadds et al., »Reduced Eye Gaze Explains Fear Blindness in Childhood Psychopathic Traits«, *J the Am Academy of Child and Adolescent Psychiatry* 47 (2008): 4; M. Dadds et al., »Attention to the Eyes and Fear-Recognition Deficits in Child Psychopathy«, *Brit J Psychiatry* 189 (2006): 280.

43 Für eine Einführung in diese interkulturelle Literatur siehe: R. Nisbett et al., »Culture and Systems of Thought: Holistic Versus Analytic Cognition«, *Psych Rev* 108 (2001): 291; T. Hedden et al., »Cultural Influences on Neural Substrates of Attentional Control«, *Psych Sci* 19 (2008): 12; J. Chiao, »Cultural Neuroscience: A Once and Future Discipline«, *Prog in Brain Res* 178 (2009): 287; und H. Chua et al., »Cultural Variation in Eye Movements During Scene Perception«, *PNAS* 102 (2005): 12 629.

4 | STUNDEN BIS TAGE ZUVOR

1 Generelle Wirksamkeit der chemischen Kastration bei zwanghaften Paraphilen: F. Berlin, »›Chemical Castration‹ for Sex Offenders«, *NEJM* 336 (1997): 1030. Mangelnde Wirksamkeit bei »feindseligen« Vergewaltigern: K. Peters, »Chemical Castration: An Alternative to Incarceration«, *Duquesne University Law Rev* 31 (1992): 307. Generelles Fazit: Die chemische Kastration ist nicht sehr wirkungsvoll: P. Fagan, »Pedophilia«, *JAMA* 288 (2002): 2458. Ich danke Arielle Lasky für ihre ausgezeichnete Unterstützung bei diesem Forschungsgegenstand.

2 Für Beispiele zu mangelnder Korrelation bei einer Primatenart siehe: M. Arlet et al., »Social Factors Increase Fecal Testosterone Levels in Wild Male Gray-Cheeked Mangabeys (*Lophocebus albigena*)«, *Horm Behav* 59 (2011): 605; J. Archer, »Testosterone and Human Aggression: An Evaluation of the Challenge Hypothesis«, *Nsci Biobehav Rev* 30 (2006): 319; das Zitat findet sich auf S. 320.

3 J. Oberlander und L. Henderson, »The Sturm und Drang of Anabolic Steroid Use: Angst, Anxiety, and Aggression«, *TINS* 35 (2012): 382; R. Agis-Balboa et al., »Enhanced Fear Responses in Mice Treated with Anabolic Androgenic Steroids«, *Neuroreport* 22 (2009): 617.

4 E. Hermans et al., »Testosterone Administration Reduces Empathetic Behavior: A Facial Mimicry Study«, *PNE* 31 (2006): 859; J. Honk et al., »Testosterone Administration Impairs Cognitive Empathy in Women Depending on Second-to-Fourth Digit Ratio«, *PNAS* 108 (2011): 3448; P. Bos et al., »Testosterone Decreases Trust in Socially Naive Humans«, *PNAS* 107 (2010): 9991; P. Bos et al., »The Neural Mechanisms by Which Testosterone Acts on Interpersonal Trust«, *NeuroImage* 2 (2012): 730; P. Mehta und J. Beer, »Neural Mechanisms of the Testosterone-Aggression Relation: The Role of the Orbitofrontal Cortex«, *J Cog Nsci* 22 (2009): 2357.

5 L. Tsai und R. Sapolsky, »Rapid Stimulatory Effects of Testosterone upon Myotubule Metabolism and Hexose Transport, as Assessed by Silicon Microphysiometry«, *Aggressive Behav* 22 (1996): 357; C. Rutte et al., »What Sets the Odds of Winning and Losing?« *TIEE* 21 (2006) 16.

Selbstvertrauen und Ausdauer: A. Boissy und M. Bouissou, »Effects of Androgen Treatment on Behavioral and Physiological Responses of Heifers to Fear-Eliciting Situations«, *Horm Behav* 28 (1994): 66; R. Andrew und L. Rogers, »Testosterone, Search Behaviour and Persistence«, *Nat* 237 (1972): 343; J. Archer, »Testosterone and Persistence in Mice«, *Animal Behav* 25 (1977): 479; M. Fuxjager et al., »Winning Territorial Disputes Selectively Enhances Androgen Sensitivity in Neural Pathways Related to Motivation and Social Aggression«, *PNAS* 107 (2010): 12393.

Körperliche Betätigung beim Menschen: M. Elias, »Serum Cortisol, Testosterone, and Testosterone-Binding Globulin Responses to Competitive Fighting in Human Males«, *Aggressive Behav* 7 (1981): 215; A. Booth et al., »Testosterone, and Winning and Losing in Human Competition«, *Horm Behav* 23 (1989): 556; J. Carré und S. Putnam, »Watching a Previous Victory Produces an Increase in Testosterone Among Elite Hockey Players«, *PNE* 35 (2010): 475; A. Mazur et al., »Testosterone and Chess Competition«, *Soc Psych Quarterly* 55 (1992): 70; J. Coates und J. Herbert, »Endogenous Steroids and Financial Risk Taking on a London Trading Floor«, *PNAS* 105 (2008): 616.

6 N. Wright et al., »Testosterone Disrupts Human Collaboration by Increasing Egocentric Choices«, *Proc Royal Soc B* (2012): 2275.

7 P. Mehta und J. Beer, »Neural Mechanisms of the Testosterone-Aggression Relation: The Role of Orbitofrontal Cortex«, *J Cog Nsci* 22 (2010): 2357; G. van Wingen et al., »Testosterone Reduces Amygdala-Orbitofrontal Cortex Coupling«, *PNE* 35 (2010): 105; P. Bos und E. Her-

mans et al., »The Neural Mechanisms by Which Testosterone Acts on Interpersonal Trust«, *Neuroimage* 2 (2012): 730.

8 Testosteron baut Furcht und Angst in Nagetieren ab: C. Eisenegger et al., »The Role of Testosterone in Social Interaction«, *TICS* 15 (2011): 263. Testosteron verringert die Stressreaktion: V. Viau, »Functional Cross-Talk Between the Hypothalamic- Pituitary-Gonadal and -Adrenal Axes«, *J Neuroendocrinology* 14 (2002): 506. Testosteron dämpft die Schreckreaktion bei Menschen: J. van Honk et al., »Testosterone Reduces Unconscious Fear But Not Consciously Experienced Anxiety: Implications for the Disorders of Fear and Anxiety«, *BP* 58 (2005): 218; E. J. Hermans et al., »A Single Administration of Testosterone Reduces Fear-Potentiated Startle in Humans«, *BP* 59 (2006): 872.
Allgemeine Forschungsüberblicke: R. Woods, »Reinforcing Aspects of Androgens«, *Physiology & Behav* 83 (2004): 279; A. DiMeo und R. Wood, »Circulating Androgens Enhance Sensitivity to Testosterone Self-Administration in Male Hamsters«, *Pharmacology, Biochemistry & Behav* 79 (2004): 383; M. Packard et al., »Rewarding Affective Properties of Intra-Nucleus Accumbens Injections of Testosterone«, *Behav Nsci* 111 (1997): 219.

9 A. N. Dimeo und R. I. Wood, »ICV Testosterone Induces Fos in Male Syrian Hamster Brain«, *PNE* 31 (2006): 237; M. Packard et al., »Rewarding Affective Properties of Intra-Nucleus Accumbens Injections of Testosterone«, *Behav Nsci* 111 (1997): 219; M. Packard et al., »Expression of Testosterone Conditioned Place Preference Is Blocked by Peripheral or Intra-accumbens Injection of Alpha-flupenthixol«, *Horm Behav* 34 (1998): 39. M. Fuxjager et al., »Winning Territorial Disputes Selectively Enhances Androgen Sensitivity in Neural Pathways Related to Motivation and Social Aggression«, *PNAS* 107 (2010): 12393; A. Lacreuse et al., »Testosterone May Increase Selective Attention to Threat in Young Male Macaques«, *Horm Behav* 58 (2010): 854.

10 A. Dixson und J. Herbert, »Testosterone, Aggressive Behavior and Dominance Rank in Captive Adult Male Talapoin Monkeys (*Miopithecus talapoin*)«, *Physiology & Behav* 18 (1977): 539.

11 E. Hermans et al., »Exogenous Testosterone Enhances Responsiveness to Social Threat in the Neural Circuitry of Social Aggression in Humans«, *BP* 63 (2008): 263; J. van Honk et al., »A Single Administration of Testosterone Induces Cardiac Accelerative Responses to Angry Faces in Healthy Young Women«, *Behav Nsci* 115 (2001): 238; R. Ronay und A. Galinsky, »*Lex Talionis*: Testosterone and the Law of Retaliation«, *JESP* 47 (2011): 702; P. Mehta und J. Beer, »Neural Mechanisms of the Testosterone-Aggression Relation: The Role of Orbitofrontal Cortex«, *J Cog Nsci* 22 (2010): 2357; P. Bos et al., »Testosterone Decreases Trust in Socially Naive Humans«, *PNAS* 107 (2010): 9991.

12 K. Kendrick und R. Drewett, »Testosterone Reduces Refractory Period of Stria Terminalis Neurons in the Rat Brain«, *Sci* 204 (1979): 877; K. Kendrick, »Inputs to Testosterone-Sensitive Stria Terminalis Neurones in the Rat Brain and the Effects of Castration«, *J Physiology* 323 (1982): 437; K. Kendrick, »The Effect of Castration on Stria Terminalis Neurone Absolute Refractory Periods Using Different Antidromic Stimulation Loci«, *Brain Res* 248 (1982): 174; K. Kendrick, »Electrophysiological Effects of Testosterone on the Medial Preoptic-Anterior Hypothalamus of the Rat«, *J Endo* 96 (1983): 35; E. Hermans et al., »Exogenous Testosterone Enhances Responsiveness to Social Threat in the Neural Circuitry of Social Aggression in Humans«, *BP* 63 (2008): 263.

13 J. Wingfield et al., »The ›Challenge Hypothesis‹: Theoretical Implications for Patterns of Testosterone Secretion, Mating Systems, and Breeding Strategies«, *Am Naturalist* 136 (1990): 829.

14 J. Archer, »Sex Differences in Aggression in Real-World Settings: A Meta-analytic Review«, *Rev of General Psych* 8 (2004): 291.

15 J. Wingfield et al., »Avoiding the ›Costs‹ of Testosterone: Ecological Bases of Hormone-Beha-

vior Interactions«, *Brain, Behav and Evolution* 57 (2001): 239; M. Sobolewski et al., »Female Parity, Male Aggression, and the Challenge Hypothesis in Wild Chimpanzees«, *Primates* 54 (2013): 81; R. Sapolsky, »The Physiology of Dominance in Stable Versus Unstable Social Hierarchies«, in W. Mason und S. Mendoza (Hg.), *Primate Social Conflict*, New York 1993, S. 171; P. Bernhardt et al., »Testosterone Changes During Vicarious Experiences of Winning and Losing Among Fans at Sporting Events«, *Physiology & Behav* 65 (1998): 59.

16 M. Muller und R. Wrangham, »Dominance, Aggression and Testosterone in Wild Chimpanzees: A Test of the ›Challenge‹ Hypothesis«, *Animal Behav* 67 (2004): 113; J. Archer, »Testosterone and Human Aggression: An Evaluation of the Challenge Hypothesis«, *Nsci Biobehav Rev* 30 (2006): 319.

17 Fußnote: L. Gettler et al., »Longitudinal Evidence That Fatherhood Decreases Testosterone in Human Males«, *PNAS* 108 (2011): 16194; S. Van Anders et al., »Baby Cries and Nurturance Effect Testosterone in Men«, *Horm Behav* 61 (2012): 31; J. Mascaro et al., »Testicular Volume Is Inversely Correlated with Nurturing-Related Brain Activity in Human Fathers«, *PNAS* 110 (2013): 15746. Bei einigen Primaten ist die zeitliche Abfolge so geregelt, dass die Menschen ein gewisses Maß an Elternpflichten übernehmen, sich aber gleichzeitig in der kompetitiven Männerwelt behaupten, um ihren künftigen Reproduktionserfolg zu sichern. Die Dinge werden allerdings dadurch kompliziert, dass Vaterrolle und männliches Konkurrenzverhalten gegensätzliche Auswirkungen auf die Testosteronspiegel haben. In einer dieser Studien zur testosterongesteuerten Vaterrolle waren die Testosteronspiegel erhöht. P. Onyango et al., »Testosterone Positively Associated with Both Male Mating Effort and Paternal Behavior in Savanna Baboons (*Papio cynocephalus*)«, *Horm Behav* 63 (2012): 430.

18 J. Higley et al., »CSF Testosterone and 5-HIAA Correlate with Different Types of Aggressive Behaviors«, *BP* 40 (1996): 1067.

19 C. Eisenegger et al., »Prejudice and Truth About the Effect of Testosterone on Human Bargaining Behaviour«, *Nat* 463 (2010): 356.

20 M. Wibral et al., »Testosterone Administration Reduces Lying in Men«, *PLoS ONE* 7 (2012): e46774. Siehe auch J. Van Honk et al., »New Evidence on Testosterone and Cooperation«, *Nat* 485 (2012): E4.

21 Einige Forschungsüberblicke: O. Bosch und I. Neumann, »Both Oxytocin and Vasopressin Are Mediators of Maternal Care and Aggression in Rodents: From Central Release to Sites of Action«, *Horm Behav* 61 (2012): 293; R. Feldman, »Oxytocin and Social Affiliation in Humans«, *Horm Behav* 61 (2012): 380; A. Marsh et al., »The Influence of Oxytocin Administration on Responses to Infant Faces and Potential Moderation by OXTR Genotype«, *Psychopharmacology* (Berlin) 24 (2012): 469; M. J. Bakermans-Kranenburg und M. H. van Ijzendoorn, »Oxytocin Receptor (OXTR) and Serotonin Transporter (5-HTT) Genes Associated with Observed Parenting«, *SCAN* 3 (2008): 128. Die hypothalamische Bahn, die geschlechterspezifische Unterschiede aufweist: N. Scott et al., »A Sexually Dimorphic Hypothalamic Circuit Controls Maternal Care and Oxytocin Secretion«, *Nat* 525 (2016): 519.

22 Fußnote: D. Huber et al., »Vasopressin and Oxytocin Excite Distinct Neuronal Populations in the Central Amygdala«, *Sci* 308 (2005): 245; D. Viviani und R. Stoop, »Opposite Effects of Oxytocin and Vasopressin on the Emotional Expression of the Fear Response«, *Prog Brain Res* 170 (2008): 207.

23 Y. Kozorovitskiy et al., »Fatherhood Affects Dendritic Spines and Vasopressin V1a Receptors in the Primate Prefrontal Cortex«, *Nat Nsci* 9 (2006): 1094; Z. Wang et al., »Role of Septal Vasopressin Innervation in Paternal Behavior in Prairie Voles«, *PNAS* 91 (1994): 400.

24 A. Smith et al., »Manipulation of the Oxytocin System Alters Social Behavior and Attraction in Pair-Bonding Primates, Callithrix penicillata«, *Horm Behav* 57 (2010): 255; M. Jarcho

et al., »Intransal VP Affects Pair Bonding and Peripheral Gene Expression in Male *Callicebus cupreus*«, *Genes, Brain and Behav* 10 (2011): 375; C. Snowdon, »Variation in Oxytocin Is Related to Variation in Affiliative Behavior in Monogamous, Pairbonded Tamarins«, *Horm Behav* 58 (2010): 614.

25 Z. Donaldson und L. Young, »Oxytocin, Vasopressin, and the Neurogenetics of Sociality«, *Sci* 322 (2008): 900; E. Hammock und L. Young, »Microsatellite Instability Generates Diversity in Brain and Sociobehavioral Traits«, *Sci* 308 (2005): 1630; L. Young et al., »Increased Affiliative Response to Vasopressin in Mice Expressing the V1a Receptor from a Monogamous Vole«, *Nat* 400 (1999): 766; M. Lim et al., »Enhanced Partner Preference in a Promiscuous Species by Manipulating the Expression of a Single Gene«, *Nat* 429 (2004): 754.

26 E. Hammock und L. Young, »Microsatellite Instability Generates Diversity in Brain and Sociobehavioral Traits«, *Sci* 308 (2005): 1630.

27 I. Schneiderman et al., »Oxytocin at the First Stages of Romantic Attachment: Relations to Couples' Interactive Reciprocity«, *PNE* 37 (2012): 1277.

28 B. Ditzen et al., »Intranasal Oxytocin Increases Positive Communication and Reduces Cortisol Levels During Couple Conflict«, *BP* 65 (2009): 728; D. Scheele et al., »Oxytocin Modulates Social Distance Between Males and Females«, *J Nsci* 32 (2012): 16 074; H. Walum et al., »Genetic Variation in the Vasopressin Receptor 1a Gene Associates with Pair-Bonding Behavior in Humans«, *PNAS* 105 (2008): 14 153; H. Walum et al., »Variation in the Oxytocin Receptor Gene Is Associated with Pair-Bonding and Social Behavior«, *BP* 71 (2012): 419.

29 M. Nagasawa et al., »Oxytocin-Gaze Positive Loop and the Coevolution of Human-Dog Bonds«, *Sci* 348 (2015): 333.

30 M. Yoshida et al., »Evidence That Oxytocin Exerts Anxiolytic Effects via Oxytocin Receptor Expressed in Serotonergic Neurons in Mice«, *J Nsci* 29 (2009): 2259. Oxytocin-Wirkung in der Amygdala: D. Viviani et al., »Oxytocin Selectively Gates Fear Responses Through Distinct Outputs from the Central Nucleus«, *Sci* 333 (2011): 104; H. Knobloch et al., »Evoked Axonal Oxytocin Release in the Central Amygdala Attenuates Fear Response«, *Neuron* 73 (2012): 553; S. Rodrigues et al., »Oxytocin Receptor Genetic Variation Relates to Empathy and Stress Reactivity in Humans«, *PNAS* 106 (2009): 21 437; M. Bakermans-Kranenburg und M. van Ijzendoorn, »Oxytocin Receptor (OXTR) and Serotonin Transporter (5-HTT) Genes Associated with Observed Parenting«, *SCAN* 3 (2008): 128; G. Domes et al., »Oxytocin Attenuates Amygdala Responses to Emotional Faces Regardless of Valence«, *BP* 62 (2007): 1187; P. Kirsch, »Oxytocin Modulates Neural Circuitry for Social Cognition and Fear in Humans«, *J Nsci* 25 (2005): 11 489; I. Labuschagne et al., »Oxytocin Attenuates Amygdala Reactivity to Fear in Generalized Social Anxiety Disorder«, *Neuropsychopharmacology* 35 (2010): 2403; M. Heinrichs et al., »Social Support and Oxytocin Interact to Suppress Cortisol and Subjective Responses to Psychosocial Stress«, *BP* 54 (2003): 1389; K. Uvnas-Moberg, »Oxytocin May Mediate the Benefits of Positive Social Interaction and Emotions«, *PNE* 23 (1998): 819. Carter zitiert in P. S. Churchland und P. Winkielman, »Modulating Social Behavior with Oxytocin: How Does It Work? What Does It Mean?«, *Horm Behav* 61 (2012): 392. Auswirkungen von Oxytocin auf Aggression: M. Dhakar et al., »Heightened Aggressive Behavior in Mice with Lifelong Versus Postweaning Knockout of the Oxytocin Receptor«, *Horm Behav* 62 (2012): 86; J. Winslow et al., »Infant Vocalization, Adult Aggression, and Fear Behavior of an Oxytocin Null Mutant Mouse«, *Horm Behav* 37 (2005): 145.

31 M. Kosfeld et al., »Oxytocin Increases Trust in Humans«, *Nat* 435 (2005): 673; A. Damasio, »Brain Trust«, *Nat* 435 (2005): 571; S. Israel et al., »The Oxytocin Receptor (OXTR) Contributes to Prosocial Fund Allocations in the Dictator Game and the Social Value Orientations Task«, *PLoS ONE* 4 (2009): e5535; P. Zak et al., »Oxytocin Is Associated with Human Trust-

worthiness«, *Horm Behav* 48 (2005): 522; T. Baumgartner et al., »Oxytocin Shapes the Neural Circuitry of Trust and Trust Adaptation in Humans«, *Neuron* 58 (2008): 639; A. Theodoridou et al., »Oxytocin and Social Perception: Oxytocin Increases Perceived Facial Trustworthiness and Attractiveness«, *Horm Behav* 56 (2009): 128. Gescheiterte Wiederholung der Ergebnisse: C. Apicella et al., »No Association Between Oxytocin Receptor (OXTR) Gene Polymorphisms and Experimentally Elicited Social Preferences«, *PLoS ONE* 5 (2010): e11153. Die andere Wange hinhalten: J. Filling et al., »Effects of Intranasal Oxytocin and Vasopressin on Cooperative Behavior and Associated Brain Activity in Men«, *PNE* 37 (2012): 447.

32 A. Marsh et al., »Oxytocin Improves Specific Recognition of Positive Facial Expressions«, *Psychopharmacology* (Berlin) 209 (2010): 225; C. Unkelbach et al., »Oxytocin Selectively Facilitates Recognition of Positive Sex and Relationship Words«, *Psych Sci* 19 (2008): 102; J. Barraza et al., »Oxytocin Infusion Increases Charitable Donations Regardless of Monetary Resources«, *Horm Behav* 60 (2011): 148; A. Kogan et al., »Thin-Slice Study of the Oxytocin Receptor Gene and the Evaluation and Expression of the Prosocial Disposition«, *PNAS* 108 (2011): 19189; H. Tost et al., »A Common Allele in the Oxytocin Receptor Gene (OXTR) Impacts Prosocial Temperament and Human Hypothalamic-Limbic Structure and Function«, *PNAS* 107 (2010): 13936; R. Hurlemann et al., »Oxytocin Enhances Amygdala-Dependent, Socially Reinforced Learning and Emotional Empathy in Humans«, *J Nsci* 30 (2010): 4999.

33 P. Zak et al., »Oxytocin Is Associated with Human Trustworthiness«, *Horm Behav* 48 (2005): 522; J. Holt-Lunstad et al., »Influence of a ›Warm Touch‹ Support Enhancement Intervention Among Married Couples on Ambulatory Blood Pressure, Oxytocin, Alpha Amylase, and Cortisol«, *Psychosomatic Med* 70 (2008): 976; V. Morhenn et al., »Monetary Sacrifice Among Strangers Is Mediated by Endogenous Oxytocin Release After Physical Contact«, *EHB* 29 (2008): 375; C. Crockford et al., »Urinary Oxytocin and Social Bonding in Related and Unrelated Wild Chimpanzees«, *Proc Royal Soc B* 280 (2013): 20122765.

34 Z. Donaldson und L. Young, »Oxytocin, Vasopressin, and the Neurogenetics of Sociality«, *Sci* 322 (2008): 900; A. Guastella et al., »Oxytocin Increases Gaze to the Eye Region of Human Faces«, *BP* 63 (2008): 3; M. Gamer et al., »Different Amygdala Subregions Mediate Valence-Related and Attentional Effects of Oxytocin in Humans«, *PNAS* 107 (2010): 9400; C. Zink et al., »Vasopressin Modulates Social Recognition-Related Activity in the Left Temporoparietal Junction in Humans«, *Translational Psychiatry* 1 (2011): e3; G. Domes et al., »Oxytocin Improves ›Mind-Reading‹ in Humans«, *BP* 61 (2007): 731–733; U. Rimmele et al., »Oxytocin Makes a Face in Memory More Familiar«, *J Nsci* 29 (2009): 38; M. Fischer-Shofty et al., »Oxytocin Facilitates Accurate Perception of Competition in Men and Kinship in Women«, *SCAN* (2012).

35 C. Sauer et al., »Effects of a Common Variant in the CD38 Gene on Social Processing in an Oxytocin Challenge Study: Possible Links to Autism«, *Neuropsychopharmacology* 37 (2012): 1474.

36 E. Hammock und L. Young, »Oxytocin, Vasopressin and Pair Bonding: Implications for Autism«, *Philosophical Transactions of the Royal Soc of London B* 361 (2006): 2187; A. Meyer-Lindenberg et al., »Oxytocin and Vasopressin in the Human Brain: Social Neuropeptides for Translational Medicine«, *Nat Rev Nsci* 12 (2011): 524; H. Yamasue et al., »Integrative Approaches Utilizing Oxytocin to Enhance Prosocial Behavior: From Animal and Human Social Behavior to Autistic Social Dysfunction«, *J Nsci* 32 (2012): 14109.

37 Besprochen in: A. Graustella und C. MacLeod, »A Critical Review of the Influence of Oxytocin Nasal Spray on Social Cognition in Humans: Evidence and Future Directions«, *Horm Behav* 61 (2012): 410.

38 J. Bartz et al., »Social Effects of Oxytocin in Humans: Context and Person Matter«, *TICS* 15 (2011): 301.

39 G. Domes et al., »Effects of Intranasal Oxytocin on Emotional Face Processing in Women«, *PNE* 35 (2010): 83; G. De Vries, »Sex Differences in Vasopressin and Oxytocin Innervation in the Brain«, *Prog Brain Res* 170 (2008): 17; J. Bartz et al., »Effects of Oxytocin on Recollections of Maternal Care and Closeness«, *PNAS* 14 (2010): 107.

40 M. Mikolajczak et al., »Oxytocin Not Only Increases Trust When Money Is at Stake, But Also When Confidential Information Is in the Balance«, *BP* 85 (2010): 182.

41 H. Kim et al., »Culture, Distress, and Oxytocin Receptor Polymorphism (OXTR) Interact to Influence Emotional Support Seeking«, *PNAS* 107 (2010): 15717.

42 O. Bosch und I. Neumann, »Both Oxytocin and Vasopressin Are Mediators of Maternal Care and Aggression in Rodents: From Central Release to Sites of Action«, *Horm Behav* 61 (2012): 293.

43 C. Ferris und M. Potegal, »Vasopressin Receptor Blockade in the Anterior Hypothalamus Suppresses Aggression in Hamsters«, *Physiology & Behav* 44 (1988): 235; H. Albers, »The Regulation of Social Recognition, Social Communication and Aggression: Vasopressin in the Social Behavior Neural Network«, *Horm Behav* 61 (2012): 283; A. Johansson et al., »Alcohol and Aggressive Behavior in Men: Moderating Effects of Oxytocin Receptor Gene (OXTR) Polymorphisms«, *Genes, Brain and Behav* 11 (2012): 214; J. Winslow und T. Insel, »Social Status in Pairs of Male Squirrel Monkeys Determines the Behavioral Response to Central Oxytocin Administration«, *J Nsci* 11 (1991): 2032; J. Winslow et al., »A Role for Central Vasopressin in Pair Bonding in Monogamous Prairie Voles«, *Nat* 365 (1993): 545.

44 T. Baumgartner et al., »Oxytocin Shapes the Neural Circuitry of Trust and Trust Adaptation in Humans«, *Neuron* 58 (2008): 639; C. Declerk et al., »Oxytocin and Cooperation Under Conditions of Uncertainty: The Modulating Role of Incentives and Social Information«, *Horm Behav* 57 (2010): 368; S. Shamay-Tsoory et al., »Intranasal Administration of Oxytocin Increases Envy and Schadenfreude (Gloating)«, *BP* 66 (2009): 864.

45 C. De Dreu, »Oxytocin Modulates Cooperation Within and Competition Between Groups: An Integrative Review and Research Agenda«, *Horm Behav* 61 (2012): 419; C. De Dreu et al., »The Neuropeptide Oxytocin Regulates Parochial Altruism in Intergroup Conflict Among Humans«, *Sci* 328 (2011): 1408.

46 C. De Dreu et al., »Oxytocin Promotes Human Ethnocentrism«, *PNAS* 108 (2011): 1262.

47 Fußnote: S. Motta et al., »Ventral Premammillary Nucleus as a Critical Sensory Relay to the Maternal Aggression Network«, *PNAS* 110 (2013): 14438.

48 J. Lonstein und S. Gammie, »Sensory, Hormonal, and Neural Control of Maternal Aggression in Laboratory Rodents«, *Nsci Biobehav Rev* 26 (2002): 869; S. Parmigiani et al., »Selection, Evolution of Behavior and Animal Models in Behavioral Neuroscience«, *Nsci Biobehav Rev* 23 (1999): 957.

49 R. Gandelman und N. Simon, »Postpartum Fighting in the Rat: Nipple Development and the Presence of Young«, *Behav and Neural Biol* 29 (1980): 350; M. Erskine et al., »Intraspecific Fighting During Late Pregnancy and Lactation in Rats and Effects of Litter Removal«, *Behav Biol* 23 (1978): 206; K. Flannelly und E. Kemble, »The Effect of Pup Presence and Intruder Behavior on Maternal Aggression in Rats«, *Bull of the Psychonomic Soc* 25 (1988): 133.

50 B. Derntl et al., »Association of Menstrual Cycle Phase with the Core Components of Empathy«, *Horm Behav* 63 (2013): 97. Zu einer guten Besprechung siehe: C. Bodo und E. Rissman, »New Roles for Estrogen Receptor Beta in Behavior and Neuroendocrinology«, *Front Neuroendocrinology* 27 (2006): 217.

51 D. Reddy, »Neurosteroids: Endogenous Role in the Human Brain and Therapeutic Poten-

tials«, *Prog Brain Res* 186 (2010): 113; F. De Sousa et al., »Progesterone and Maternal Aggressive Behavior in Rats«, *Behavioural Brain Res* 212 (2010): 84; G. Pinna et al., »Neurosteroid Biosynthesis Regulates Sexually Dimorphic Fear and Aggressive Behavior in Mice«, *Neurochemical Res* 33 (2008): 1990; K. Miczek et al., »Neurosteroids, GABAA Receptors, and Escalated Aggressive Behavior«, *Horm Behav* 44 (2003): 242.

52 S. Hrdy, »The ›One Animal in All creation About Which Man Knows the Least‹«, *Philosophical Transactions of the Royal Soc B* 368 (2013): 20 130 072.

53 Dieser Übertragungseffekt wird vorgeschlagen in: E. Ketterson et al., »Testosterone in Females: Mediator of Adaptive Traits, Constraint on Sexual Dimorphism, or Both?«, *Am Naturalist* 166 (2005): 585.

54 C. Voigt und W. Goymann, »Sex-Role Reversal Is Reflected in the Brain of African Black Coucals (*Centropus grillii*)«, *Developmental Neurobiol* 67 (2007): 1560; M. Peterson et al., »Testosterone Affects Neural Gene Expression Differently in Male and Female Juncos: A Role for Hormones in Mediating Sexual Dimorphism and Conflict«, *PLoS ONE* 8 (2013): e61784.

55 A. Pusey und K. Schroepfer-Walker, »Female Competition in Chimpanzees«, *Philosophical Transactions of the Royal Soc B* 368 (2013): 20 130 077.

56 J. French et al., »The Influence of Androgenic Steroid Hormones on Female Aggression in ›Atypical‹ Mammals«, *Philosophical Transactions of the Royal Soc B* 368 (2013): 20 130 084; L. Frank et al., »Fatal Sibling Aggression, Precocial Development, and Androgens in Neonatal Spotted Hyenas«, *Sci* 252 (1991): 702; S. Glickman et al., »Androstenedione May Organize or Activate Sex-Reversed Traits in Female Spotted Hyenas«, *PNAS* 84 (1987): 3444.

57 W. Goymann et al., »Androgens and the Role of Female ›Hyperaggressiveness‹ in Spotted Hyenas«, *Horm Behav* 39 (2001): 83; S. Fenstemaker et al., »A Sex Difference in the Hypothalamus of the Spotted Hyena«, *Nat Nsci* 2 (1999): 943; G. Rosen et al., »Distribution of Vasopressin in the Forebrain of Spotted Hyenas«, *J Comp Neurol* 498 (2006): 80.

58 P. Chambers und J. Hearn, »Peripheral Plasma Levels of Progesterone, Oestradiol-17β, Oestrone, Testosterone, Androstenedione and Chorionic Gonadotrophin During Pregnancy in the Marmoset Monkey, *Callithrix jacchus*«, *J Reproduction Fertility* 56 (1979): 23; C. Drea, »Endocrine Correlates of Pregnancy in the Ring-Tailed Lemur (*Lemur catta*): Implications for the Masculinization of Daughters«, *Horm Behav* 59 (2011): 417; M. Holmes et al., »Social Status and Sex Independently Influence Androgen Receptor Expression in the Eusocial Naked Mole-Rat Brain«, *Horm Behav* 54 (2008): 278; L. Koren et al., »Elevated Testosterone Levels and Social Ranks in Female Rock Hyrax«, *Horm Behav* 49 (2006): 470; C. Kraus et al., »High Maternal Androstenedione Levels During Pregnancy in a Small Precocial Mammal with Female Genital Masculinisation« (Max Planck Institute for Demographic Research Working Paper WP 2008–017, April 2008); C. Kraus et al., »Spacing Behaviour and Its Implications for the Mating System of a Precocial Small Mammal: An Almost Asocial Cavy *Cavia magna*«, *Animal Behav* 66 (2003): 225; L. Koren und E. Geffen, »Androgens and Social Status in Female Rock Hyraxes«, *Animal Behav* 77 (2009): 233.

59 Fußnote: DHEA und lokale Erzeugung von Steroiden in Neuronen: K. Soma et al., »Novel Mechanisms for Neuroendocrine Regulation of Aggression«, *Front Neuroendocrinology* 29 (2008): 476; K. Schmidt et al., »Neurosteroids, Immunosteroids, and the Balkanization of Endo«, *General and Comp Endo* 157 (2008): 266; D. Pradhan et al., »Aggressive Interactions Rapidly Increase Androgen Synthesis in the Brain During the Non-breeding Season«, *Horm Behav* 57 (2010): 381.

60 T. Johnson, »Premenstrual Syndrome as a Western Culture-Specific Disorder«, *Culture, Med and Psychiatry* 11 (1987): 337; L. Cosgrove und B. Riddle, »Constructions of Femininity and Experiences of Menstrual Distress«, *Women & Health* 38 (2003): 37.

61 Für das Zitat im Text siehe M. Rodin, »The Social Construction of Premenstrual Syndrome«, *Soc Sci & Med* 35 (1992): 49. Für das Zitat in der Fußnote siehe A. Kleinman, »Depression, Somaticization, and the New ›Cross-Cultural Psychiatry‹«, *Social Science Med* 11 (1977): 3.

62 H. Rupp et al., »Neural Activation in the Orbitofrontal Cortex in Response to Male Faces Increases During Follicular Phase«, *Horm Behav* 56 (2009): 66; K. Mareckova et al., »Hormonal Contraceptives, Menstrual Cycle and Brain Responses to Faces, *SCAN* 9 (2012): 191.

63 A. Rapkin et al., »Menstrual Cycle and Social Behavior in Vervet Monkeys«, *PNE* 20 (1995): 289; E. García-Castells et al., »Changes in Social Dynamics Associated to the Menstrual Cycle in the Vervet Monkey (*Cercopithecus aethiops*)«, *Boletín de Estudios Médicos y Biológicos* 37 (1989): 11; G. Mallow, »The Relationship Between Aggressive Behavior and Menstrual Cycle Stage in Female Rhesus Monkeys (*Macaca mulatta*)«, *Horm Behav* 15 (1981): 259; G. Hausfater und B. Skoblic, »Perimenstrual Behavior Changes Among Female Yellow Baboons: Some Similarities to Premenstrual Syndrome (PMS) in Women«, *Animal Behav* 9 (1985): 165.

64 K. Dalton, »School Girls' Behavior and Menstruation«, *Brit Med J* 2 (1960): 1647; K. Dalton, »Menstruation and Crime«, *Brit Med J* 2 (1961): 1752; K. Dalton, »Cyclical Criminal Acts in Premenstrual Syndrome«, *Lancet* 2 (1980): 1070.

65 P. Easteal, »Women and Crime: Premenstrual Issues«, *Trends and Issues in Crime and Criminal Justice* 31 (1991): 1–8; J. Chrisler und P. Caplan, »The Strange Case of Dr. Jekyll and Ms. Hyde: How PMS Became a Cultural Phenomenon and a Psychiatric Disorder«, *Ann Rev of Sex Res* 13 (2002): 274.

66 Zu einem allgemeinen Überblick vgl. R. Sapolsky, *Warum Zebras keine Migräne kriegen*, München 1996.

67 R. Sapolsky, »Stress and the Brain: Individual Variability and the Inverted-U«, *Nat Nsci* 25 (2015): 1344.

68 K. Roelofs et al., »The Effects of Social Stress and Cortisol Responses on the Preconscious Selective Attention to Social Threat«, *BP* 75 (2007): 1; K. Tully et al., »Norepinephrine Enables the Induction of Associative Long-Term Potentiation at Thalamo-Amygdala Synapses«, *PNAS* 104 (2007): 14146; P. Putman et al., »Cortisol Administration Acutely Reduces Threat-Selective Spatial Attention in Healthy Young Men«, *Physiology & Behav* 99 (2010): 294; K. Bertsch et al., »Exogenous Cortisol Facilitates Responses to Social Threat Under High Provocation«, *Horm Behav* 59 (2011): 428.

69 J. Rosenkranz et al., »Chronic Stress Causes Amygdala Hyperexcitability in Rodents«, *BP* 67 (2010): 1128; S. Duvarci und D. Pare, »Glucocorticoids Enhance the Excitability of Principle Basolateral Amygdala Neurons«, *J Nsci* 27 (2007): 4482; A. Kavushansky und G. Richter-Levin, »Effects of Stress and Corticosterone on Activity and Plasticity in the Amygdala«, *J Nsci* Res 84 (2006): 1580; A. Kavushansky et al., »Activity and Plasticity in the CA1, the Dentate Gyrus, and the Amygdala Following Controllable Versus Uncontrollable Water Stress«, *Hippocampus* 16 (2006): 35; P. Rodríguez Manzanares et al., »Previous Stress Facilitates Fear Memory, Attenuates GABAergic Inhibition, and Increases Synaptic Plasticity in the Rat Basolateral Amygdala«, *J Nsci* 25 (2005): 8725; H. Lakshminarasimhan und S. Chattarji, »Stress Leads to Contrasting Effects on the Levels of Brain Derived Neurotrophic Factor in the Hippocampus and Amygdala«, *PLoS ONE* 7 (2012): e30481; S. Ghosh et al., »Functional Connectivity from the Amygdala to the Hippocampus Grows Stronger After Stress«, *J Nsci* 33 (2013): 7234.

70 B. Kolber et al., »Central Amygdala Glucocorticoid Receptor Action Promotes Fear-Associated CRH Activation and Conditioning«, *PNAS* 105 (2008): 12004; S. Rodrigues et al., »The Influence of Stress Hormones on Fear Circuitry«, *Ann Rev Nsci* 32 (2009): 289; L. Shin und I. Liberzon, »The Neurocircuitry of Fear, Stress, and Anxiety Disorders«, *Neuropsychopharmacology* 35, Nr. 1 (Januar 2010): 169.

71 M. Milad und G. Quirk, »Neurons in Medial Prefrontal Cortex Signal Memory for Fear Extinction«, *Nat* 420 (2002): 70; E. Phelps et al., »Extinction Learning in Humans: Role of the Amygdala and vmPFC«, *Neuron* 43 (2004): 897; J. Bremner et al., »Neural Correlates of Exposure to Traumatic Pictures and Sound in Vietnam Combat Veterans With and Without Posttraumatic Stress Disorder: A Positron Emission Tomography Study«, *BP* 45 (1999) 806; D. Knox et al., »Single Prolonged Stress Disrupts Retention of Extinguished Fear in Rats«, *Learning & Memory* 19 (2012): 43; M. Schmidt et al., »Stress-Induced Metaplasticity: From Synapses to Behavior«, *Nsci* 250 (2013): 112; J. Pruessner et al., »Deactivation of the Limbic System During Acute Psychosocial Stress: Evidence from Positron Emission Tomography and Functional Magnetic Resonance Imaging Studies«, *BP* 63 (2008): 234.

72 A. Young et al., »The Effects of Chronic Administration of Hydrocortisone on Cognitive Function in Normal Male Volunteers«, *Psychopharmacology* (Berlin) 145 (1999): 260; A. Barsegyan et al., »Glucocorticoids in the Prefrontal Cortex Enhance Memory Consolidation and Impair Working Memory by a Common Neural Mechanism«, *PNAS* 107 (2010): 16655; A. Arnsten et al., »Neuromodulation of Thought: Flexibilities and Vulnerabilities in Prefrontal Cortical Network Synapses«, *Neuron* 76 (2012): 223; B. Roozendaal et al., »The Basolateral Amygdala Interacts with the Medial Prefrontal Cortex in Regulating Glucocorticoid Effects on Working Memory Impairment«, *J Nsci* 24 (2004): 1385; C. Liston et al., »Psychosocial Stress Reversibly Disrupts Prefrontal Processing and Attentional Control«, *PNAS* 106 (2008): 912.

73 E. Dias-Ferreira et al., »Chronic Stress Causes Frontostriatal Reorganization and Affects Decision-Making«, *Sci* 325 (2009): 621; D. Lyons et al., »Stress-Level Cortisol Treatment Impairs Inhibitory Control of Behavior in Monkeys«, *J Nsci* 20 (2000): 7816; J. Kim et al., »Amygdala Is Critical for Stress-Induced Modulation of Hippocampal Long-Term Potentiation and Learning«, *J Nsci* 21 (2001): 5222; L. Schwabe und O. Wolf, »Stress Prompts Habit Behavior in Humans«, *J Nsci* 29 (2009): 7191; L. Schwabe und O. Wolf, »Socially Evaluated Cold Pressor Stress After Instrumental Learning Favors Habits over Goal-Directed Action«, *PNE* 35 (2010): 977; L. Schwabe und O. Wolf, »Stress-Induced Modulation of Instrumental Behavior: From Goal-Directed to Habitual Control of Action«, *BBR* 219 (2011): 321; L. Schwabe und O. Wolf, »Stress Modulates the Engagement of Multiple Memory Systems in Classification Learning«, *J Nsci* 32 (2012): 11042; L. Schwabe et al., »Simultaneous Glucocorticoid and Noradrenergic Activity Disrupts the Neural Basis of Goal-Directed Action in the Human Brain«, *J Nsci* 32 (2012): 10146.

74 V. Venkatraman et al., »Sleep Deprivation Biases the Neural Mechanisms Underlying Economic Preferences«, *J Nsci* 31 (2011): 3712; M. Brand et al., »Decision-Making Deficits of Korsakoff Patients in a New Gambling Task with Explicit Rules: Associations with Executive Functions«, *Neuropsychology* 19 (2005): 267; E. Masicampo und R. Baumeister, »Toward a Physiology of Dual-Process Reasoning and Judgment: Lemonade, Willpower, and Expensive Rule-Based Analysis«, *Psych Sci* 19 (2008): 255.

75 S. Preston et al., »Effects of Anticipatory Stress on Decision-Making in a Gambling Task«, *Behav Nsci* 121 (2007): 257; R. van den Bos et al., »Stress and Decision-Making in Humans: Performance Is Related to Cortisol Reactivity, Albeit Differently in Men and Women«, *PNE* 34 (2009): 1449; N. Lighthall et al., »Acute Stress Increases Sex Differences in Risk Seeking in the Balloon Analogue Risk Task«, *PLoS ONE* 4 (2009): e6002; N. Lighthall et al., »Gender Differences in Reward-Related Decision Processing Under Stress«, *SCAN* 7, Nr. 4 (April 2012): 476–484; P. Putman et al., »Exogenous Cortisol Acutely Influences Motivated Decision Making in Healthy Young Men«, *Psychopharmacology* 208 (2010): 257; P. Putman et al., »Cortisol Administration Acutely Reduces Threat-Selective Spatial Attention in Healthy Young

Men«, *Physiology & Behav* 99 (2010): 294; K. Starcke et al., »Anticipatory Stress Influences Decision Making Under Explicit Risk Conditions«, *Behav Nsci* 122 (2008): 1352.

76 E. Mikics et al., »Genomic and Non-genomic Effects of Glucocorticoids on Aggressive Behavior in Male Rats«, *PNE* 29 (2004): 618; D. Hayden-Hixson und C. Ferris, »Steroid-Specific Regulation of Agonistic Responding in the Anterior Hypothalamus of Male Hamsters«, *Physiology & Behav* 50 (1991): 793; A. Poole und P. Brain, »Effects of Adrenalectomy and Treatments with ACTH and Glucocorticoids on Isolation-Induced Aggressive Behavior in Male Albino Mice«, *Prog Brain Res* 41 (1974): 465; E. Mikics et al., »The Effect of Glucocorticoids on Aggressiveness in Established Colonies of Rats«, *PNE* 32 (2007): 160; R. Böhnke et al., »Exogenous Cortisol Enhances Aggressive Behavior in Females, But Not in Males«, *PNE* 35 (2010): 1034; K. Bertsch et al., »Exogenous Cortisol Facilitates Responses to Social Threat Under High Provocation«, *Horm Behav* 59 (2011): 428.

77 S. Levine et al., »The PNE of Stress: A Psychobiological Perspective«, in S. Levine und R. Brush (Hg.), *Psychoneuroendocrinology*, New York 1988, S. 181; R. Sapolsky und J. Ray, »Styles of Dominance and Their Physiological Correlates Among Wild Baboons«, *Am J Primat* 18 (1989): 1; J. C. Ray und R. Sapolsky, »Styles of Male Social Behavior and Their Endocrine Correlates Among High-Ranking Baboons«, *Am J Primat* 28 (1992): 231; C. E. Virgin und R. Sapolsky, »Styles of Male Social Behavior and Their Endocrine Correlates Among Low-Ranking Baboons«, *Am J Primat* 42 (1997): 25.

78 D. Card und G. Dahl, »Family Violence and Football: The Effect of Unexpected Emotional Cues on Violent Behavior«, *Quarterly J Economics* 126 (2011): 103.

79 Fußnote: Zu einer neurobiologischen Studie, die zeigt, wie uns Stress erschwert, gesunde Gewohnheiten beizubehalten, vgl. C. Cifani et al., »Medial Prefrontal Cortex Neuronal Activation and Synaptic Alterations After Stress-Induced Reinstatement of Palatable Food Seeking: A Study Using c-fos-GFP Transgenic Female Rats«, *J Nsci 32* (2012): 8480.

80 K. Starcke et al., »Does Everyday Stress Alter Moral Decision-Making?«, *PNE* 36 (2011): 210; F. Youssef et al., »Stress Alters Personal Moral Decision Making«, *PNE* 37 (2012): 491.

81 D. Langford et al., »Social Modulation of Pain as Evidence for Empathy in Mice«, *Sci* 312 (2006): 1967.

82 S. Taylor et al., »Biobehavioral Responses to Stress in Females: Tend-and-Befriend, Not Fight-or-Flight«, *Psych Rev* 107 (2000): 411.

83 B. Bushman, »Human Aggression While Under the Influence of Alcohol and Other Drugs: An Integrative Research Review«, *Curr Dir Psych Sci* 2 (1993): 148; L. Zhang et al., »The Nexus Between Alcohol and Violent Crime«, *Alcoholism: Clin and Exp Res* 21 (1997): 1264; K. Graham und P. West, »Alcohol and Crime: Examining the Link«, in N. Heather, T. J. Peters und T. Stockwell (Hg.), *International Handbook of Alcohol Dependence and Problems*, New York 2001; I. Quadros et al., »Individual Vulnerability to Escalated Aggressive Behavior by a Low Dose of Alcohol: Decreased Serotonin Receptor mRNA in the Prefrontal Cortex of Male Mice«, *Genes, Brain and Behav* 9 (2010): 110; A. Johansson et al., »Alcohol and Aggressive Behavior in Men: Moderating Effects of Oxytocin Receptor Gene (OXTR) Polymorphisms«, *Genes, Brain and Behav* 11 (2012): 214.

5 | TAGE BIS MONATE ZUVOR

1 D. O. Hebb, *The Organization of Behavior*, Hoboken, NJ, 1949.

2 U. Nicoll und K. Roche, »Long-Term Potentiation: Peeling the Onion«, *Neuropharmacology* 74 (2013): 18; J. MacDonald et al., »Hippocampal Long-Term Synaptic Plasticity and Signal Amplification of NMDA Receptors«, *Critical Rev in Neurobiol* 18 (2006): 71.

3 T. Sigurdsson et al., »Long-Term Potentiation in the Amygdala: A Cellular Mechanism of Fear Learning and Memory«, *Neuropharmacology* 52 (2007): 215; J. Kim und M. Jung, »Neural Circuits and Mechanisms Involved in Pavlovian Fear Conditioning: A Critical Review«, *Nsci Biobehav Rev* 30 (2006): 188; M. Wolf, »LTP May Trigger Addiction«, *Mol Interventions* 3 (2003): 248; M. Wolf et al., »Psychomotor Stimulants and Neuronal Plasticity«, *Neuropharmacology* 47, supp. 1 (2004): 61.

4 M. Foy et al., »17beta-estradiol Enhances NMDA Receptor-Mediated EPSPs and Long-Term Potentiation«, *J Neurophysiology* 81 (1999): 925; Y. Lin et al., »Oxytocin Promotes Long-Term Potentiation by Enhancing Epidermal Growth Factor Receptor-Mediated Local Translation of Protein Kinase Mζ«, *J Nsci* 32 (2012): 15 476; K. Tomizawa et al., »Oxytocin Improves Long-Lasting Spatial Memory During Motherhood Through MAP Kinase Cascade«, *Nat Nsci* 6 (2003): 384; V. Skucas et al., »Testosterone Depletion in Adult Male Rats Increases Mossy Fiber Transmission, LTP, and Sprouting in Area CA3 of Hippocampus«, *J Nsci* 33 (2013): 2338; W. Timmermans et al., »Stress and Excitatory Synapses: From Health to Disease«, *Nsci* 248 (2013): 626.

5 S. Rodrigues et al., »The Influence of Stress Hormones on Fear Circuitry«, *Ann Rev Nsci* 32 (2009): 289; X. Xu und Z. Zhang, »Effects of Estradiol Benzoate on Learning-Memory Behavior and Synaptic Structure in Ovariectomized Mice«, *Life Sci* 79 (2006): 1553; C. Rocher et al., »Acute Stress-Induced Changes in Hippocampal/Prefrontal Circuits in Rats: Effects of Antidepressants«, *Cerebral Cortex* 14 (2004): 224.

6 A. Holtmaat und K. Svoboda, »Experience-Dependent Structural Synaptic Plasticity in the Mammalian Brain«, *Nat Rev Nsci* 10 (2009): 647; C. Woolley et al., »Naturally Occurring Fluctuation in Dendritic Spine Density on Adult Hippocampal Pyramidal Neurons«, *J Nsci* 10 (1990): 4035; W. Kelsch et al., »Watching Synaptogenesis in the Adult Brain«, *Ann Rev of Nsci* 33 (2010): 131.

7 B. Leuner und T. Shors, »Stress, Anxiety, and Dendritic Spines: What Are the Connections?«, *Nsci* 251 (2013): 108; Y. Chen et al., »Correlated Memory Defects and Hippocampal Dendritic Spine Loss After Acute Stress Involve Corticotropin-Releasing Hormone Signaling«, *PNAS* 107 (2010): 13 123.

8 J. Cerqueira et al., »Morphological Correlates of Corticosteroid-Induced Changes in Prefrontal Cortex Dependent Behaviours«, *J Nsci* 25 (2005): 7792; A. Izquierdo et al., »Brief Uncontrollable Stress Causes Dendritic Retraction in Infralimbic Cortex and Resistance to Fear Extinction in Mice«, *J Nsci* 26 (2006): 5733; C. Liston et al., »Stress-Induced Alterations in Prefrontal Cortical Dendritic Morphology Predict Selective Impairments in Perceptual Attentional Set Shifting«, *J Nsci* 26 (2006): 7870; J. Radley, »Repeated Stress Induces Dendritic Spine Loss in the Rat Medial Prefrontal Cortex«, *Cerebral Cortex* 16 (2006): 313; A. Arnsten, »Stress Signaling Pathways That Impair Prefrontal Cortex Structure and Function«, *Nat Rev Nsci* 10 (2009): 410; C. Sandi und M. Loscertales, »Opposite Effects on NCAM Expression in the Rat Frontal Cortex Induced by Acute vs. Chronic Corticosterone Treatments«, *Brain Res* 828 (1999): 127; C. Wellman, »Dendritic Reorganization in Pyramidal Neurons in Medial Prefrontal Cortex After Chronic Corticosterone Administration«, *J Neurobiol* 49 (2001): 245; D. Knox et al., »Single Prolonged Stress Decreases Glutamate, Glutamine, and Creatine Concentrations in the Rat Medial Prefrontal Cortex«, Nsci Lett 480 (2010): 16.

9 E. Dias-Ferreira et al., »Chronic Stress Causes Frontostriatal Reorganization and Affects Decision-Making«, *Sci* 325 (2009): 621; M. Fuchikiami et al., »Epigenetic Regulation of BDNF Gene in Response to Stress«, *Psychiatry Investigation* 7 (2010): 251.

10 R. Mitra und R. Sapolsky, »Acute Corticosterone Treatment Is Sufficient to Induce Anxiety and Amygdaloid Dendritic Hypertrophy«, *PNAS* 105 (2008): 5573; A. Vyas et al., »Chronic Stress Induces Contrasting Patterns of Dendritic Remodeling in Hippocampal and Amygdaloid Neurons«, *J Nsci* 22 (2002): 6810; S. Bennur et al., »Stress-Induced Spine Loss in the Medial Amygdala Is Mediated by Tissue-Plasminogen Activator«, *Nsci* 144 (2006): 8; A. Govindarajan et al., »Transgenic Brain-Derived Neurotrophic Factor Expression Causes Both Anxiogenic and Antidepressant Effects«, *PNAS* 103 (2006): 13 208. Ausdehnung des BNST: A. Vyas et al., »Effects of Chronic Stress on Dendritic Arborization in the Central and Extended Amygdala«, *Brain Res* 965 (2003): 290; J. Pego et al., »Dissociation of the Morphological Correlates of Stress-Induced Anxiety and Fear«, *Eur J Nsci* 27 (2008): 1503.

11 A. Magarinos und B. McEwen, »Stress-Induced Atrophy of Apical Dendrites of Hippocampal CA3c Neurons: Involvement of Glucocorticoid Secretion and Excitatory Amino Acid Receptors«, *Nsci* 69 (1995): 89; A. Magarinos et al., »Chronic Psychosocial Stress Causes Apical Dendritic Atrophy of Hippocampal CA3 Pyramidal Neurons in Subordinate Tree Shrews«, *J Nsci* 16 (1996): 3534; B. Eadie et al., »Voluntary Exercise Alters the Cytoarchitecture of the Adult Dentate Gyrus by Increasing Cellular Proliferation, Dendritic Complexity, and Spine Density«, *J Comp Neurol* 486 (2005): 39.

12 M. Khan et al., »Estrogen Regulation of Spine Density and Excitatory Synapses in Rat Prefrontal and Somatosensory *Cerebral Cortex*«, Steroids 78 (2013): 614; B. McEwen, »Estrogen Actions Throughout the Brain«, *Recent Prog Hormone Res* 57 (2002): 357; B. Leuner und E. Gould, »Structural Plasticity and Hippocampal Function«, *Ann Rev Psych* 61 (2010): 111.

13 R. Hamilton et al., »Alexia for Braille Following Bilateral Occipital Stroke in an Early Blind Woman«, *Neuroreport* 11 (2000): 237; E. Striem-Amit et al., »Reading with Sounds: Sensory Substitution Selectively Activates the Visual Word Form Area in the Blind«, *Neuron* 76 (2012): 640.

14 S. Florence et al., »Large-Scale Sprouting of Cortical Connections After Peripheral Injury in Adult Macaque Monkeys«, *Sci* 282 (1998): 1117; C. Darian-Smith und C. Gilbert, »Axonal Sprouting Accompanies Functional Reorganization in Adult Cat Striate Cortex«, *Nat* 368 (1994): 737; M. Kossut und S. Juliano, »Anatomical Correlates of Representational Map Reorganization Induced by Partial Vibrissectomy in the Barrel Cortex of Adult Mice«, *Nsci* 92 (1999): 807; L. Merabet und A. Bascual-Leone, »Neural Reorganization Following Sensory Loss: The Opportunity of Change«, *Nat Rev Nsci* 11 (2010): 44; A. Pascual-Leone et al., »The Plastic Human Brain Cortex«, *Ann Rev Nsci* 28 (2005): 377; B. Becker et al., »Fear Processing and Social Networking in the Absence of a Functional Amygdala«, *BP* 72 (2012): 70; L. Colgin, »Understanding Memory Through Hippocampal Remapping«, *TINS* 31 (2008): 469; V. Ramirez-Amaya et al., »Spatial Longterm Memory Is Related to Mossy Fiber Synaptogenesis«, *J Nsci* 21 (2001): 7340; M. Holahan et al., »Spatial Learning Induces Presynaptic Structural Remodeling in the Hippocampal Mossy Fiber System of Two Rat Strains«, *Hippocampus* 16 (2006): 560; I. Galimberti et al., »Long-Term Rearrangements of Hippocampal Mossy Fiber Terminal Connectivity in the Adult Regulated by Experience«, *Neuron* 50 (2006): 749; V. De Paola et al., »Cell Type–Specific Structural plasticity of Axonal Branches and Boutons in the Adult Neocortex«, *Neuron* 49 (2006): 861; H. Nishiyama et al., »Axonal Motility and Its Modulation by Activity Are Branch-Type Specific in the Intact Adult Cerebellum«, *Neuron* 56 (2007): 472.

15 C. Pantev und S. Herholz, »Plasticity of the Human Auditory Cortex Related to Musical Training«, *Nsci Biobehav Rev* 35 (2011): 2140.

16 A. Pascual-Leone, »Reorganization of Cortical Motor Outputs in the Acquisition of New Motor Skills«, in J. Kinura und H. Shibasaki (Hg.), *Recent Advances in Clin Neurophysiology*, Amsterdam 1996, S. 304–308.

17 C. Xerri et al., »Alterations of the Cortical Representation of the Rat Ventrum Induced by Nursing Behavior«, *J Nsci* 14 (1994): 171; B. Draganski et al., »Neuroplasticity: Changes in Grey Matter Induced by Training«, *Nat* 427 (2004): 311.

18 J. Altman und G. Das, »Autoradiographic and Histological Evidence of Postnatal Hippocampal Neurogenesis in Rats«, *J Comp Neurol* 124 (1965): 319.

19 M. Kaplan, »Environmental Complexity Stimulates Visual Cortex Neurogenesis: Death of a Dogma and a Research Career«, *TINS* 24 (2001): 617.

20 S. Goldman und F. Nottebohm, »Neuronal Production, Migration, and Differentiation in a Vocal Control Nucleus of the Adult Female Canary Brain«, *PNAS* 80 (1983): 2390; J. Paton und F. Nottebohm, »Neurons Generated in the Adult Brain Are Recruited into Functional Circuits«, *Sci* 225 (1984): 4666; F. Nottebohm, »Neuronal Replacement in Adult Brain«, *ANYAS* 457 (1985): 143. Zu einer großartigen Darstellung der gesamten Neurogenese-Saga vgl.: M. Specter, »How the Songs of Canaries Upset a Fundamental Principle of Science«, *New Yorker*, 23. Juli 2001.

21 D. Kornack und P. Rakic, »Continuation of Neurogenesis in the Hippocampus of the Adult Macaque Monkey«, *PNAS* 96 (1999): 5768.

22 G. Ming und H. Song, »Adult Neurogenesis in the Mammalian Central Nervous System«, *Ann Rev Nsci* 28 (2005): 223; Austauschrate der Neuronen im Hippocampus: G. Kempermann et al., »More Hippocampal Neurons in Adult Mice Living in an Enriched Environment«, *Nat* 386 (1997): 493; H. Cameron und R. McKay, »Adult Neurogenesis Produces a Large Pool of New Granule Cells in the Dentate Gyrus«, *J Comp Neurol* 435 (2001): 406. Demonstration bei Menschen: P. Eriksson et al., »Neurogenesis in the Adult Human Hippocampus«, *Nat Med* 4 (1998): 1313. Modulatoren der Neurogenese: C. Mirescu et al., »Sleep Deprivation Inhibits Adult Neurogenesis in the Hippocampus by Elevating Glucocorticoids«, *PNAS* 103 (2006): 19 170. Die Funktion der neuen Neuronen in der Kognition: W. Deng et al., »New Neurons and New Memories: How Does Adult Hippocampal Neurogenesis Affect Learning and Memory?«, *Nat Rev Nsci* 11 (2010): 339; T. Shors et al., »Neurogenesis in the Adult Rat Is Involved in the Formation of Trace Memories«, *Nat* 410 (2001): 372; T. Shors et al., »Neurogenesis May Relate to Some But Not All Types of Hippocampal-Dependent Learning«, *Hippocampus* 12 (2002): 578.

23 S. Droste et al., »Effects of Long-Term Voluntary Exercise on the Mouse Hypothalamic-Pituitary-Adrenocortical Axis«, *Endo* 144 (2003): 3012; H. van Praag et al., »Running Enhances Neurogenesis, Learning, and Long-Term Potentiation in Mice«, *PNAS* 96 (1999): 13 427; G. Kempermann, »New Neurons for ›Survival of the Fittest‹«, *Nat Rev Nsci* 13 (2012): 727.

24 L. Santarelli et al., »Requirement of Hippocampal Neurogenesis for the Behavioral Effects of Antidepressants«, *Sci* 301 (2003): 80.

25 J. Altmann, »The Discovery of Adult Mammalian Neurogenesis«, in T. Seki, K. Sawamoto, J. Parent und A. Alvarez-Buylla (Hg.), *Neurogenesis in the Adult Brain I*, New York 2011.

26 C. Lord et al., »Hippocampal Volumes Are Larger in Postmenopausal Women Using Estrogen Therapy Compared to Past Users, Never Users and Men: A Possible Window of Opportunity Effect«, *Neurobiol of Aging* 29 (2008): 95; R. Sapolsky, »Glucocorticoids and Hippocampal Atrophy in Neuropsychiatric Disorders«, *AGP* 57 (2000): 925; A. Mutso et al., »Abnormalities in Hippocampal Functioning with Persistent Pain«, *J Nsci* 32 (2012): 5747; J. Pruessner et al., »Stress Regulation in the Central Nervous System: Evidence from Structural and Functional Neuroimaging Studies in Human Populations«, *PNE* 35 (2010): 179; J. Kuo

et al., »Amygdala Volume in Combat-Exposed Veterans With and Without Posttraumatic Stress Disorder: A Cross-sectional Study«, *AGP* 69 (2012): 1080.

27 E. Maguire et al., »Navigation-Related Structural Change in the Hippocampi of Taxi Drivers«, *PNAS* 97 (2000): 4398; K. Woollett und E. Maguire, »Acquiring ›the Knowledge‹ of London's Layout Drives Structural Brain Changes«, *Curr Biol* 21 (2011): 2109. Zu einer interessanten Erörterung der Frage, warum man einen größeren Hippocampus braucht, um Taxifahrer in London zu werden, und was die bekanntermaßen schwierige Taxifahrerprüfung damit zu tun hat, vgl.: J. Rosen, »The Knowledge, London's Legendary Taxi-Driver Test, Puts Up a Fight in the Age of GPS«, *New York Times Magazine*, 10. November 2014.

28 S. Mangiavacchi et al., »Long-Term Behavioral and Neurochemical Effects of Chronic Stress Exposure in Rats«, *J Neurochemistry* 79 (2001): 1113; J. van Honk et al., »Baseline Salivary Cortisol Levels and Preconscious Selective Attention for Treat: A Pilot Study«, *PNE* 23 (1998): 741; M. Fuxjager et al., »Winning Territorial Disputes Selectively Enhances Androgen Sensitivity in Neural Pathways Related to Motivation and Social Aggression«, *PNAS* 107 (2010): 12393; I. McKenzie et al., »Motor Skill Learning Requires Active Central Myelination«, *Sci* 346 (2014): 318; M. Bechler und C. French-Constant, »A New Wrap for Neuronal Activity?« *Sci* 344 (2014): 480; E. Gibson et al., »Neuronal Activity Promotes Oligodendrogenesis and Adaptive Myelination in the Mammalian Brain«, *Sci* 344 (2014): 487; J. Radley et al., »Reversibility of Apical Dendritic Retraction in the Rat Medial Prefrontal Cortex Following Repeated Stress«, *Exp Neurol* 196 (2005): 199; E. Bloss et al., »Interactive Effects of Stress and Aging on Structural Plasticity in the Prefrontal Cortex«, *J Nsci* 30 (2010): 6726.

29 N. Doidge, *Neustart im Kopf: Wie sich unser Gehirn selbst repariert*, Frankfurt am Main 2008; S. Begley, *Neue Gedanken, neues Gehirn: Die Wissenschaft der Neuroplastizität beweist, wie unser Bewusstsein das Gehirn verändert*, München 2007; J. Arden, *Rewire Your Brain. Think Your Way to a Better Life*, New York 2010.

6 | ADOLESZENZ

1 R. Knickmeyer et al., »A Structural MRI Study of Human Brain Development from Birth to 2 Years«, *J Nsci* 28 (2008): 12176.

2 M. Bucholtz, »Youth and Cultural Practice«, *Ann Rev Anthropology* 31 (2002): 525; S. Choudhury, »Culturing the Adolescent Brain: What Can Neuroscience Learn from Anthropology?« *SCAN* 5 (2010): 159.

3 J. Giedd, »The Teen Brain: Insights from Neuroimaging«, *J Adolescent Health* 42 (2008): 335. Studien an jugendlichen Affen, die eine verstärkte intrinsische Konnektivität der PCF-Neuronen nachweisen: X. Zhou et al., »Age-Dependent Changes in Prefrontal Intrinsic Connectivity«, *PNAS* 111 (2014): 3853; T. Singer, »The Neuronal Basis and Ontogeny of Empathy and Mind Reading: Review of Literature and Implications for Future Research«, *Nsci Biobehav Rev* 30 (2006): 855; P. Shaw et al., »Intellectual Ability and Cortical Development in Children and Adolescents«, *Nat* 440 (2006): 676.

4 D. Yurelun-Todd, »Emotional and Cognitive Changes During Adolescence«, *Curr Opinion in Neurobiol* 17 (2007): 251; B. Luna et al., »Maturation of Widely Distributed Brain Function Subserves Cognitive Development«, *Neuroimage* 13 (2001): 786; B. Schlaggar et al., »Functional Neuroanatomical Differences Between Adults and School-Age Children in the Processing of Single Words«, *Sci* 296 (2002): 1476.

5 A. Wang et al., »Developmental Changes in the Neural Basis of Interpreting Communicative Intent«, *SCAN* 1 (2006): 107.

6 T. Paus et al., »Maturation of White Matter in the Human Brain: A Review of Magnetic Resonance Studies«, *Brain Res Bull* 54 (2001): 255; A. Raznahan et al., »Patterns of Coordinated Anatomical Change in Human Cortical Development: A Longitudinal Neuroimaging Study of Maturational Coupling«, *Neuron* 72 (2011): 873; N. Strang et al., »Developmental Changes in Adolescents' Neural Response to Challenge«, *Developmental Cog Nsci* 1 (2011): 560.

7 C. Masten et al., »Neural Correlates of Social Exclusion During Adolescence: Understanding the Distress of Peer Rejection«, *SCAN* (2009): 143.

8 J. Perrin et al., »Growth of White Matter in the Adolescent Brain: Role of Testosterone and Androgen Receptor«, *J Nsci* 28 (2008): 9519; T. Paus et al., »Sexual Dimorphism in the Adolescent Brain: Role of Testosterone and Androgen Receptor in Global and Local Volumes of Grey and White Matter«, *Horm Behav* 57 (2010): 63; A. Arnsten und R. Shansky, »Adolescence: Vulnerable Period for Stress-Induced PFC Function?«, *ANYAS* 102 (2006): 143; W. Moore et al., »Facing Puberty: Associations Between Pubertal Development and Neural Responses to Affective Facial Displays«, *SCAN* 7 (2012): 35; R. Dahl, »Adolescent Brain Development: A Period of Vulnerabilities and Opportunities«, *ANYAS* 1021 (2004): 1.

9 R. Rosenfield, »Clinical Review: Adolescent Anovulation: Maturational Mechanisms and Implications«, *J Clin Endo and Metabolism* 98 (2013): 3572.

10 D. Yurelun-Todd, »Emotional and Cognitive Changes During Adolescence«, *Curr Opinion in Neurobiol* 17 (2007): 251; B. Schlaggar et al., »Functional Neuroanatomical Differences Between Adults and School-Age Children in the Processing of Single Words«, *Sci* 296 (2002): 1476.

11 W. Moore et al., »Facing Puberty: Associations Between Pubertal Development and Neural Responses to Affective Facial Displays«, *SCAN* 7 (2012): 35.

12 D. Gee et al., »A Developmental Shift from Positive to Negative Connectivity in Human Amygdala-Prefrontal Circuitry«, *J Nsci* 33 (2013): 4584.

13 K. McRae et al., »Association Between Trait Emotional Awareness and Dorsal Anterior Cingulate Activity During Emotion Is Arousal-Dependent«, *Neuroimage* 41 (2008): 648; W. Killgore et al., »Sex-Specific Developmental Changes in Amygdala Responses to Affective Faces«, *Neuroreport* 12 (2001): 427; W. Killgore und D. Yurgelun-Todd, »Unconscious Processing of Facial Affect in Children and Adolescents«, *Soc Nsci* 2 (2007): 28; T. Hare et al., »Biological Substrates of Emotional Reactivity and Regulation in Adolescence During an Emotional Go-Nogo Task«, *BP* 63 (2008): 927; T. Wager et al., »Prefrontal-Subcortical Pathways Mediating Successful Emotion Regulation«, *Neuron* 25 (2008): 1037; T. Hare et al., »Self-Control in Decision-Making Involves Modulation of the vmPFC Valuation System«, *Sci* 324 (2009): 646; C. Masten et al., »Neural Correlates of Social Exclusion During Adolescence: Understanding the Distress of Peer Rejection«, *SCAN* 4 (2009): 143. Fußnote: E. Shulman et al., »Sex Differences in the Developmental Trajectories of Impulse Control and Sensation-Seeking from Early Adolescence to Early Adulthood«, *J Youth and Adolescence* 44 (2013): 1

14 G. Laviola et al., »Risk-Taking Behavior in Adolescent Mice: Psychobiological Determinants and Early Epigenetic Influence«, *Nsci Biobehav Rev* 27 (2003): 19; V. Reyna und F. Farley, »Risk and Rationality in Adolescent Decision Making: Implications for Theory, Practice, and Public Policy«, *Psych Sci in the Public Interest* 7 (2006): 1; L. Steinberg, »Risk Taking in Adolescence: New Perspectives from Brain and Behavioral Science«, *Curr Dir Psych Res* 16 (2007): 55; L. Steinberg, *Age of Opportunity. Lessons from the New Science of Adolescence*, New York 2014; C. Moutsiana et al., »Human Development of the Ability to Learn from Bad News«, *PNAS* 110 (2013): 16396.

15 Besprochen in: A. R. Smith et al., »The Role of the Anterior Insula in Adolescent Decision Making«, *Developmental Nsci* 36 (2014): 196.

16 Fußnote: E. Shulman et al., »Sex Differences in the Developmental Trajectories of Impulse Control and Sensation-Seeking from Early Adolescence to Early Adulthood«, *J Youth and Adolescence* 44 (2013): 1.

17 R. Sapolsky, »Open Season«, *New Yorker*, 30. März 1998, S. 57.

18 D. Rosenberg und D. Lewis, »Changes in the Dopaminergic Innervation of Monkey Prefrontal Cortex During Late Postnatal Development: A Tyrosine Hydroxylase Immunohistochemical Study«, *BP* 36 (1994): 272.

19 B. Knutson et al., »FMRI Visualization of Brain Activity During a Monetary Incentive Delay Task«, *NeuroImage* 12 (2000): 20; E. Barkley-Levenson und A. Galvan, »Neural Representation of Expected Value in the Adolescent Brain«, *PNAS* 111 (2014): 1646; S. Schneider et al., »Risk Taking and the Adolescent Reward System: A Potential Common Link to Substance Abuse«, *Am J Psychiatry* 169 (2012): 39; S. Burnett et al., »Development During Adolescence of the Neural Processing of Social Emotion«, *J Cog Nsci* 21 (2008): 1; J. Bjork et al., »Developmental Differences in Posterior Mesofrontal Cortex Recruitment by Risky Rewards«, *J Nsci* 27 (2007): 4839; J. Bjork et al., »Incentive-Elicited Brain Activation in Adolescents: Similarities and Differences from Young Adults«, *J Nsci* 25 (2004): 1793; S. Blakemore et al., »Adolescent Development of the Neural Circuitry for Thinking About Intentions«, *SCAN* 2 (2007): 130.

20 A. Galvan et al., »Earlier Development of the Accumbens Relative to Orbitofrontal Cortex Might Underlie Risk-Taking Behavior in Adolescents«, *J Nsci* 26 (2006): 6885 (das ist auch die Quelle für die Abbildung im Text). Zum Nachweis, dass die dopaminerge Reaktion auf verschiedene Belohnungsgrößen bei Erwachsenen linearer und genauer ist, vgl.: J. Vaidya et al., »Neural Sensitivity to Absolute and Relative Anticipated Reward in Adolescents«, *PLoS ONE* 8 (2013): e58708.

21 A. R. Smith et al., »Age Differences in the Impact of Peers on Adolescents' and Adults' Neural Response to Reward«, *Developmental Cog Nsci* 11 (2015): 75; J. Chein et al., »Peers Increase Adolescent Risk Taking by Enhancing Activity in the Brain's Reward Circuitry«, *Developmental Sci* 14 (2011): F1; M. Gardner und L. Steinberg, »Peer Influence on Risk Taking, Risk Preference, and Risky Decision Making in Adolescence and Adulthood: An Experimental Study«, *Developmental Psych* 41 (2005): 625; L. Steinberg, »A Social Neuroscience Perspective on Adolescent Risk-Taking«, *Developmental Rev* 28 (2008): 78; M. Grosbras et al., »Neural Mechanisms of Resistance to Peer Influence in Early Adolescence«, *J Nsci* 27 (2007): 8040; A. Weigard et al., »Effects of Anonymous Peer Observation on Adolescents' Preference for Immediate Rewards«, *Developmental Science* 17 (2014): 71.

22 M. Madden et al., »Teens, Social Media, and Privacy«, Pew Research Center, 23. Mai 2013, www.pewinternet.org/Reports/2013/Teens-Social-Media-And-Privacy/Summary-of-Findings.aspx.

23 A. Guyer et al., »Amygdala and Ventrolateral Prefrontal Cortex Function During Anticipated Peer Evaluation in Pediatric Social Anxiety«, *AGP* 65 (2008): 1303; A. Guyer et al., »Probing the Neural Correlates of Anticipated Peer Evaluation in Adolescence«, *Child Development* 80 (2009): 1000; B. Gunther Moor et al., »Do You Like Me? Neural Correlates of Social Evaluation and Developmental Trajectories«, *Soc Nsci* 5 (2010): 461.

24 N. Eisenberger et al., »Does Rejection Hurt? An fMRI Study of Social Exclusion«, *Sci* 302 (2003): 290; N. Eisenberger, »The Pain of Social Disconnection: Examining the Shared Neural Underpinnings of Physical and Social Pain«, *Nat Rev Nsci* 3 (2012): 421.

25 C. Sebastian et al., »Development Influences on the Neural Bases of Responses to Social Rejection: Implications of Social Neuroscience for Education«, *Neuroimage* 57 (2011): 686; C. Masten et al., »Neural Correlates of Social Exclusion During Adolescence: Understanding

the Distress of Peer Rejection«, *SCAN* 4 (2009): 143; J. Pfeifer und S. Blakemore, »Adolescent Social Cognitive and Affective Neuroscience: Past, Present, and Future«, *SCAN* 7 (2012): 1.

26 J. Pfeifer et al., »Entering Adolescence: Resistance to Peer Influence, Risky Behavior, and Neural Changes in Emotion Reactivity«, *Neuron* 69 (2011): 1029; L. Steinberg und K. Monahan, »Age Differences in Resistance to Peer Influence«, *Developmental Psych* 43 (2007): 1531; M. Grosbras et al., »Neural Mechanisms of Resistance to Peer Influence in Early Adolescence«, *J Nsci* 27 (2007): 8040.

27 I. Almas et al., »Fairness and the Development of Inequality Acceptance«, *Sci* 328 (2010): 1176.

28 J. Decety und K. Michalska, »Neurodevelopmental Changes in the Circuits Underlying Empathy and Sympathy from Childhood to Adulthood«, *Developmental Sci* 13 (2010): 886.

29 N. Eisenberg et al., »The Relations of Emotionality and Regulation to Dispositional and Situational Empathy-Related Responding«, *JPSP* 66 (1994): 776; J. Decety et al., »The Developmental Neuroscience of Moral Sensitivity«, *Emotion Rev* 3 (2011): 305.

30 E. Finger et al., »Disrupted Reinforcement Signaling in the Orbitofrontal Cortex and Caudate in Youths with Conduct Disorder or Oppositional Defiant Disorder and a High Level of Psychopathic Traits«, *Am J Psychiatry* 168 (2011): 152; A. Marsh et al., »Reduced Amygdala-Orbitofrontal Connectivity During Moral Judgments in Youths with Disruptive Behavior Disorders and Psychopathic Traits«, *Psychiatry Res* 194 (2011): 279.

31 L. Steinberg, »The Influence of Neuroscience on US Supreme Court Decisions About Adolescents' Criminal Culpability«, *Nat Rev Nsci* 14 (2013): 513.

32 Roper v. Simmons, 543 U.S. 551 (2005).

33 J. Sallet et al., »Social Network Size Affects Neural Circuits in Macaques«, *Sci* 334 (2011): 697.

7 | ZURÜCK IN DIE WIEGE, ZURÜCK IN DEN SCHOSS

1 P. Yakovlev und A. Lecours, »The Myelogenetic Cycles of Regional Maturation of the Brain«, in A. Minkowski (Hg.), *Regional Development of the Brain in Early Life*, Oxford 1967; H. Kinney et al., »Sequence of Central Nervous System Myelination in Human Infancy: II. Patterns of Myelination in Autopsied Infants«, *J Neuropathology & Exp Neurol* 47 (1988): 217; S. Deoni et al., »Mapping Infant Brain Myelination with MRI«, *J Nsci* 31 (2011): 784; N. Baumann und D. Pham-Dinh, »Biology of Oligodendrocyte and Myelin in the Mammalian CNS«, *Physiological Rev* 81 (2001): 871.

2 Zum Vorhersagevermögen des Konnektivitätsgrades: N. Dosenbach et al., »Prediction of Individual Brain Maturity Using fMRI«, *Sci* 329 (2010): 1358.

3 N. Uesaka et al., »Retrograde Semaphorin Signaling Regulates Synapse Elimination in the Developing Mouse Brain«, *Sci* 344 (2014): 1020; R.C. Paolicelli et al., »Synaptic Pruning by Microglia Is Necessary for Normal Brain Development«, *Sci* 333 (2011): 1456; R. Buss et al., »Adaptive Roles of Programmed Cell Death During Nervous System Development«, *Ann Rev of Nsci* 29 (2006): 1; D. Nijhawan et al., »Apoptosis in Neural Development and Disease«, *Ann Rev of Nsci* 23 (2000): 73; C. Kuan et al., »Mechanisms of Programmed Cell Death in the Developing Brain«, *TINS* 23 (2000): 291.

4 J. Piaget, *Main Trends in Psychology*, London 1973; J. Piaget, *Sprechen und Denken des Kindes*, Düsseldorf 1982.

5 Andere Stufenmodelle: R. Selman et al., »Interpersonal Awareness in Children: Toward an Integration of Developmental and Clinical Child Psychology«, *Am J Orthopsychiatry* 47

(1977): 264; T. Singer, »The Neuronal Basis and Ontogeny of Empathy and Mind Reading: Review of Literature and Implications for Future Research«, *Nsci Biobehav Rev* 30 (2006): 855.

6 S. Baron-Cohen, »Precursors to a Theory of Mind: Understanding Attention in Others«, in A. Whiten (Hg.), *Natural Theories of Mind. Evolution, Development and Simulation of Everyday Mindreading*, Oxford 1991; J. Topal et al., »Differential Sensitivity to Human Communication in Dogs, Wolves, and Human Infants«, *Sci* 325 (2009): 1269; G. Lakatos et al., »A Comparative Approach to Dogs' (*Canis familiaris*) and Human Infants' Comprehension of Various Forms of Pointing Gestures«, *Animal Cog* 12 (2009): 621; J. Kaminski et al., »Domestic Dogs are Sensitive to a Human's Perspective«, *Behaviour* 146 (2009): 979.

7 S. Baron-Cohen et al., »Does the Autistic Child Have a ›Theory of Mind‹?«, *Cog* 21 (2985): 37.

8 L. Young et al., »Disruption of the Right Temporal Lobe Function with TMS Reduces the Role of Beliefs in Moral Judgments«, *PNAS* 107 (2009): 6753; Y. Moriguchi et al., »Changes of Brain Activity in the Neural Substrates for Theory of Mind During Childhood and Adolescence«, *Psychiatry and Clin Nsci* 61 (2007): 355; A. Saitovitch et al., »Social Cognition and the Superior Temporal Sulcus: Implications in Autism«, *Rev of Neurol* (Paris) 168 (2012): 762; P. Shaw et al., »The Impact of Early and Late Damage to the Human Amygdala on ›Theory of Mind‹ Reasoning«, *Brain* 127 (2004): 1535.

9 B. Sodian und S. Kristen, »Theory of Mind During Infancy and Early Childhood Across Cultures, Development of«, *Int Encyclopedia of the Soc & Behav Sci*, Amsterdam 2015, S. 268.

10 S. Nichols, »Experimental Philosophy and the Problem of Free Will«, *Sci* 331 (2011): 1401.

11 D. Premack und G. Woodruff, »Does the Chimpanzee Have a Theory of Mind?«, *BBS* 1 (1978): 515. Belege dagegen: D. Povinelli und J. Vonk, »Chimpanzee Minds: Suspiciously Human?«, *TICS* 7 (2003): 157. Belege dafür: B. Hare et al., »Do Chimpanzees Know What Conspecifics Know and Do Not Know?«, *Animal Behav* 61 (2001): 139.

12 J. Decety et al., »The Contribution of Emotion and Cognition to Moral Sensitivity: A Neurodevelopmental Study«, *Cerebral Cortex* 22 (2011): 209.

13 J. Decety et al., »Who Caused the Pain? An fMRI Investigation of Empathy and Intentionality in Children«, *Neuropsychologia* 46 (2008): 2607; J. Decety et al., »The Contribution of Emotion and Cognition to Moral Sensitivity: A Neurodevelopmental Study«, *Cerebral Cortex* 22 (2012): 209; J. Decety und K. Michalska, »Neurodevelopmental Changes in the Circuits Underlying Empathy and Sympathy from Childhood to Adulthood«, *Developmental Sci* 13 (2010): 886.

14 J. Decety et al., »The Contribution of Emotion and Cognition to Moral Sensitivity: A Neurodevelopmental Study«, *Cerebral Cortex* 22 (2012): 209; N. Eisenberg et al., »The Relations of Emotionality and Regulation to Dispositional and Situational Empathy-Related Responding«, *JPSP* 66 (1994): 776.

15 P. Blake et al., »The Ontogeny of Fairness in Seven Societies«, *Nat* 528 (2016): 258.

16 I. Almas et al., »Fairness and the Development of Inequality Acceptance«, *Sci* 328 (2010): 1176; E. Fehr et al., »Egalitarianism in Young Children«, *Nat* 454 (2008): 1079; K. Olson et al., »Children's Responses to Group-Based Inequalities: Perpetuation and Rectification«, *Soc Cog* 29 (2011): 270; M. Killen, »Children's Social and Moral Reasoning About Exclusion«, *Curr Dir Psych Sci* 16 (2007): 32.

17 D. Garz, *Lawrence Kohlberg. An Introduction*, Opladen u. a. 2009.

18 Friedrich Lienhard, *Wege nach Weimar*, Bd. 1, Stuttgart 1925; http://gutenberg.spiegel.de/buch/wege-nach-weimar-erster-band-2849/12.

19 C. Gilligan, *In a Different Voice. Psychological Theory and Women's Development*, Cambridge, MA, 1982.

20 N. Eisenberg, »Emotion, Regulation, and Moral Development«, *Ann Rev of Psych* 51 (2000):

665; J. Hamlin et al., »Social Evaluation by Preverbal Infants«, *Nat* 450 (2007): 557; M. Hoffman, *Empathy and Moral Development. Implications for Caring and Justice,* Cambridge 2001.

21 W. Mischel et al., »Cognitive and Attentional Mechanisms in Delay of Gratification«, *JPSP* 21 (1972): 204; W. Mischel, *The Marshmallow Test. Understanding Self-Control and How to Master It*, New York 2014; K. McRae et al., »The Development of Emotion Regulation: An fMRI Study of Cognitive Reappraisal in Children, Adolescents and Young Adults«, *SCAN* 7 (2012): 11; H. Palmeri und R. N. Aslin, »Rational Snacking: Young Children's Decision-Making on the Marshmallow Task is Moderated by Beliefs About Environmental Reliability«, *Cog* 126 (2013): 109.

22 B. J. Casey et al., »From the Cover: Behavioral and Neural Correlates of Delay of Gratification 40 Years Later«, *PNAS* 108 (2011): 14 998; N. Eisenberg et al., »Contemporaneous and Longitudinal Prediction of Children's Social Functioning from Regulation and Emotionality«, *Child Development* 68 (1997): 642; N. Eisenberg et al., »The Relations of Regulation and Emotionality to Resiliency and Competent Social Functioning in Elementary School Children«, *Child Development* 68 (1997): 295.

23 L. Holt, *The Care and Feeding of Children*, New York 1894. Zwischen 1894 und 1915 erlebte das Buch fünfzehn Auflagen.

24 Zu einer Geschichte des Hospitalismus vgl.: R. Sapolsky, »How the Other Half Heals«, *Discover*, April 1998, S. 46.

25 J. Bowlby, *Trennung. Psychische Schäden als Folge der Trennung von Mutter und Kind*, München 1976; J. Bowlby, *Bindung. Eine Analyse der Mutter-Kind-Beziehung*, München 1975; J. Bowlby, *Verlust. Trauer und Depression*, München 1983.

26 D. Blum, *Die Entdeckung der Mutterliebe,* Weinheim 1970. Aus dieser Veröffentlichung stammt auch das Harlow-Zitat.

27 R. Rosenfeld, »The Case of the Unsolved Crime Decline«, *Sci Am*, Februar 2004, S. 82; J. Donohue III und S. Levitt, »The Impact of Legalized Abortion on Crime«, *Quarterly J Economics* 116 (2001): 379.

28 G. Barr et al., »Transitions in Infant Learning Are Modulated by Dopamine in the Amygdala«, *Nat Nsci* 12 (2009): 1367; R. Sullivan et al., »Good Memories of Bad Events«, *Nat* 407 (2000): 38; S. Moriceau et al., »Dual Circuitry for Odor-Shock Conditioning During Infancy: Corticosterone Switches Between Fear and Attraction via Amygdala«, *J Nsci* 26 (2006): 6737; R. Sapolsky, »Any Kind of Mother in a Storm«, *Nat Nsci* 12 (2009): 1355.

29 R. Sapolsky und M. Meaney, »Maturation of the Adrenocortical Stress Response: Neuroendocrine Control Mechanisms and the Stress Hyporesponsive Period«, *Brain Res Rev* 11 (1986): 65.

30 L. M. Renner und K. S. Slack, »Intimate Partner Violence and Child Maltreatment: Understanding Intra- and Intergenerational Connections«, *Child Abuse & Neglect* 30 (2006): 599.

31 D. Maestripieri, »Early Experience Affects the Intergenerational Transmission of Infant Abuse in Rhesus Monkeys«, *PNAS* 102 (2005): 9726.

32 C. Hammen et al., »Depression and Sensitization to Stressors Among Young Women as a Function of Childhood Adversity«, *J Consulting Clin Psych* 68 (2000): 782; E. McCrory et al., »The Link Between Child Abuse and Psychopathology: A Review of Neurobiological and Genetic Research«, *J the Royal Soc of Med* 105 (2012): 151; K. Lalor und R. McElvaney, »Child Sexual Abuse, Links to Later Sexual Exploitation/High-Risk Sexual Behavior, and Prevention/Treatment Programs«, *Trauma Violence & Abuse* 11 (2010): 159; Y. Dvir et al., »Childhood Maltreatment, Emotional Dysregulation, and Psychiatric Comorbidities«, *Harvard Rev of Psychiatry* 22 (2014): 149; E. Mezzacappa et al., »Child Abuse and Performance Task Assessments of Executive Functions in Boys«, *J Child Psych and Psychiatry* 42 (2001): 1041; M.

Wichers et al., »Transition from Stress Sensitivity to a Depressive State: Longitudinal Twin Study«, *Brit J Psychiatry* 195 (2009): 498.

33 C. Heim et al., »Pituitary-Adrenal and Autonomic Responses to Stress in Women After Sexual and Physical Abuse in Childhood«, *JAMA* 284 (2000): 592; E. Binder et al., »Association of FKBP5 Polymorphisms and Childhood Abuse with Risk of Posttraumatic Stress Disorder Symptoms in Adults«, *JAMA* 299 (2008): 1291; C. Heim et al., »The Dexamethasone/Corticotropin-Releasing Factor Test in Men with Major Depression: Role of Childhood Trauma«, *BP* 63 (2008): 398; R. Lee et al., »Childhood Trauma and Personality Disorder: Positive Correlation with Adult CSF Corticotropin-Releasing Factor Concentrations«, *Am J Psychiatry* 162 (2005): 995; R. J. Lee et al., »CSF Corticotropin-Releasing Factor in Personality Disorder: Relationship with Self-Reported Parental Care«, *Neuropsychopharmacology* 31 (2006): 2289; L. Carpenter et al., »Cerebrospinal Fluid Corticotropin-Releasing Factor and Perceived Early-Life Stress in Depressed Patients and Healthy Control Subjects«, *Neuropsychopharmacology* 29 (2004): 777; T. Rinne et al., »Hyperresponsiveness of Hypothalamic-Pituitary-Adrenal Axis to Combined Dexamethasone/Corticotropin-Releasing Hormone Challenge in Female Borderline Personality Disorder Subjects with a History of Sustained Childhood Abuse«, *BP* 52 (2002): 1102; P. McGowan et al., »Epigenetic Regulation of the Glucocorticoid Receptor in Human Brain Associates with Childhood Abuse«, *Nat Nsci* 12 (2009): 342; M. Toth et al., »Post-weaning Social Isolation Induces Abnormal Forms of Aggression in Conjunction with Increased Glucocorticoid and Autonomic Stress Responses«, *Horm Behav* 60 (2011): 28.

34 S. Lupien et al., »Effects of Stress Throughout the Lifespan on the Brain, Behaviour and Cognition«, *Nat Rev Nsci* 10 (2009): 434; V. Carrion et al., »Stress Predicts Brain Changes in Children: A Pilot Longitudinal Study on Youth Stress, Posttraumatic Stress Disorder, and the Hippocampus«, *Pediatrics* 119 (2007): 509; F. L. Woon und D. W. Hedges, »Hippocampal and Amygdala Volumes in Children and Adults with Childhood Maltreatment-Related Posttraumatic Stress Disorder: A Meta-analysis«, *Hippocampus* 18 (2008): 729.

35 S. J. Lupien et al., »Effects of Stress Throughout the Lifespan on the Brain, Behaviour and Cognition«, *Nat Rev Nsci* 10 (2009): 434; D. Hackman et al., »Socioeconomic Status and the Brain: Mechanistic Insights from Human and Animal Research«, *Nat Rev Nsci* 11 (2010): 651; M. Sheridan et al., »The Impact of Social Disparity on Prefrontal Function in Childhood«, *PLoS ONE* 7 (2012): e35744; J. L. Hanson et al., »Structural Variations in Prefrontal Cortex Mediate the Relationship Between Early Childhood Stress and Spatial Working Memory«, *J Nsci* 32 (2012): 7917; M. Sweitzer et al., »Polymorphic Variation in the Dopamine D4 Receptor Predicts Delay Discounting as a Function of Childhood Socioeconomic Status: Evidence for Differential Susceptibility«, *SCAN* 8 (2013): 499; E. Tucker-Drob et al., »Emergence of a Gene X Socioeconomic Status Interaction on Infant Mental Ability Between 10 Months and 2 Years«, *Psych Sci* 22 (2011): 125; I. Liberzon et al., »Childhood Poverty Alters Emotional Regulation in Adulthood«, *SCAN* 10 (2015): 1596; K. G. Noble et al., »Family Income, Parental Education and Brain Structure in Children and Adolescents«, *Nat Nsci* 18 (2015): 773.

36 Fußnote: R. Nevin, »Understanding International Crime Trends: The Legacy of Preschool Lead Exposure«, *Environmental Res* 104 (2007): 315.

37 Besprochen in: R. Sapolsky, *Warum Zebras keine Migräne kriegen. Wie Streß die Menschen krank macht*, München 1996; Pavian-Beispiel: P. O. Onyango et al., »Persistence of Maternal Effects in Baboons: Mother's Dominance Rank at Son's Conception Predicts Stress Hormone Levels in Subadult Males«, *Horm Behav* 54 (2008): 319.

38 F. L. Woon und D. W. Hedges, »Hippocampal and Amygdala Volumes in Children and Adults with Childhood Maltreatment-Related Posttraumatic Stress Disorder: A Meta-analysis«, *Hippocampus* 18 (2008): 729; D. Gee et al., »Early Developmental Emergence of Hu-

man Amygdala-PFC Connectivity After Maternal Deprivation«, *PNAS* 110 (2013): 15638; A. K. Olsavsky et al., »Indiscriminate Amygdala Response to Mothers and Strangers After Early Maternal Deprivation«, *BP* 74 (2013): 853.

39 L. M. Oswald et al., »History of Childhood Adversity Is Positively Associated with Ventral Striatal Dopamine Responses to Amphetamine«, *Psychopharmacology* (Berlin) 23 (2014): 2417; E. Hensleigh und L. M. Pritchard, »Maternal Separation Increases Methamphetamine-Induced Damage in the Striatum in Male, But Not Female Rats«, *BBS* 295 (2014): 3; A. N. Karkhanis et al., »Social Isolation Rearing Increases Nucleus Accumbens Dopamine and Norepinephrine Responses to Acute Ethanol in Adulthood«, *Alcohol: Clin Exp Res* 38 (2014): 2770.

40 C. Anacker et al., »Early Life Adversity and the Epigenetic Programming of Hypothalamic-Pituitary-Adrenal Function«, *Dialogues in Clin Nsci* 16 (2014): 321.

41 S. L. Buka et al., »Youth Exposure to Violence: Prevalence, Risks, and Consequences«, *Am J Orthopsychiatry* 71 (2001): 298; M. B. Selner-O'Hagan et al., »Assessing Exposure to Violence in Urban Youth«, *J Child Psych and Psychiatry* 39 (1998): 215; P. T. Sharkey et al., »The Effect of Local Violence on Children's Attention and Impulse Control«, *Am J Public Health* 102 (2012): 2287; J. B. Bingenheimer et al., »Firearm Violence Exposure and Serious Violent Behavior«, *Sci* 308 (2005): 1323. Fußnote: I. Shaley et al., »Exposure to Violence During Childhood Is Associated with Telomere Erosion from 5 to 10 Years of Age: A Longitudinal Study«, *Mol Psychiatry* 18 (2013): 576.

42 Zu einer besonders gelungenen Rezension vgl.: L. Huesmann und L. Taylor, »The Role of Media Violence in Violent Behavior«, *Ann Rev of Public Health* 27 (2006): 393. Siehe auch J. D. Johnson et al., »Differential Gender Effects of Exposure to Rap Music on African American Adolescents' Acceptance of Teen Dating Violence«, *Sex Roles* 33 (1995): 597; J. Johnson et al., »Television Viewing and Aggressive Behavior During Adolescence and Adulthood«, *Sci* 295 (2002): 2468; J. Savage und C. Yancey, »The Effects of Media Violence Exposure on Criminal Aggression: A Meta-analysis«, *Criminal Justice and Behav* 35 (2008): 772; C. Anderson et al., »Violent Video Game Effects on Aggression, Empathy, and Prosocial Behavior in Eastern and Western Countries: A Meta-analytic Review«, *Psych Bull* 136, 151; C. J. Ferguson, »Evidence for Publication Bias in Video Game Violence Effects Literature: A Meta-analytic Review«, *Aggression and Violent Behavior* 12 (2007): 470; C. Ferguson, »The Good, the Bad and the Ugly: A Meta-analytic Review of Positive and Negative Effects of Violent Video Games«, *Psychiatric Quarterly* 78 (2007): 309.

43 W. Copeland et al., »Adult Psychiatric Outcomes of Bullying and Being Bullied by Peers in Childhood and Adolescence«, *JAMA Psychiatry* 70 (2013): 419; S. Woods und E. White, »The Association Between Bullying Behaviour, Arousal Levels and Behaviour Problems«, *J Adolescence* 28 (2005): 381; D. Jolliffe und D. P. Farrington, »Examining the Relationship Between Low Empathy and Bullying«, *Aggressive Behav* 32 (2006): 540; G. Gini, »Social Cognition and Moral Cognition in Bullying: What's Wrong?«, *Aggressive Behav* 32 (2006): 528; S. Shakoor et al., »A Prospective Longitudinal Study of Children's Theory of Mind and Adolescent Involvement in Bullying«, *J Child Psych and Psychiatry* 53 (2012): 254.

44 J. D. Unenever, »Bullies, Aggressive Victims, and Victims: Are They Distinct Groups?«, *Aggressive Behav* 31 (2005): 153; D. P. Farrington und M. M. Tofi, »Bullying as a Predictor of Offending, Violence and Later Life Outcomes«, *Criminal Behaviour and Mental Health* 21 (2011): 90; M. Tofi et al., »The Predictive Efficiency of School Bullying Versus Later Offending: A Systematic/Meta-analytic Review of Longitudinal Studies«, *Criminal Behaviour and Mental Health* 21 (2011): 80; T. R. Nansel et al., »Cross-National Consistency in the Relationship Between Bullying Behaviors and Psychosocial Adjustment«, *Arch Pediatrics & Adoles-*

cent Med 158 (2004): 730; J. A. Stein et al., »Adolescent Male Bullies, Victims, and Bully-Victims: A Comparison of Psychosocial and Behavioral Characteristics«, *J Pediatric Psych* 32 (2007): 273; P. W. Jansen et al., »Prevalence of Bullying and Victimization Among Children in Early Elementary School: Do Family and School Neighbourhood Socioeconomic Status Matter?«, *BMC Public Health* 12 (2012): 494; A. Sourander et al., »What Is the Early Adulthood Outcome of Boys Who Bully or Are Bullied in Childhood? The Finnish ›From a Boy to a Man‹ Study«, *Pediatrics* 120 (August 2007): 397; A. Sourander et al., »Childhood Bullies and Victims and Their Risk of Criminality in Late Adolescence«, *Arch Pediatrics & Adolescent Med* 161 (2007): 546; C. Winsper et al., »Involvement in Bullying and Suicide-Related Behavior at 11 Years: A Prospective Birth Cohort Study«, *J the Am Academy of Child and Adolescent Psychiatry* 51 (2012): 271; F. Elgar et al., »Income Inequality and School Bullying: Multilevel Study of Adolescents in 37 Countries«, *J Adolescent Health* 45 (2009): 351.

45 G. M. Glew et al., »Bullying, Psychosocial Adjustment, and Academic Performance in Elementary School«, *Arch Pediatrics & Adolescent Med* 159 (2005): 1026.

46 K. Appleyard et al., »When More Is Not Better: The Role of Cumulative Risk in Child Behavior Outcomes«, *J Child Psych and Psychiatry* 46 (2005): 235.

47 M. Sheridan et al., »Variation in Neural Development as a Result of Exposure to Institutionalization Early in Childhood«, *PNAS* 109 (2012): 12 927; M. Carlson and F. Earis, »Psychological and Neuroendocrinological Sequelae of Early Social Deprivation in Institutionalized Children in Romania«, *ANYAS* 15 (1997): 419; N. Tottenham, »Human Amygdala Development in the Absence of Species-Expected Caregiving«, *Developmental Psychobiology* 54 (2012): 598; M. A. Mehta et al., »Amygdala, Hippocampal and Corpus Callosum Size Following Severe Early Institutional Deprivation: The English and Romanian Adoptees Study Pilot«, *J Child Psych and Psychiatry* 50 (2009): 943; N. Tottenham et al., »Prolonged Institutional Rearing Is Associated with Atypically Large Amygdala Volume and Difficulties in Emotion Regulation«, *Developmental Sci* 13 (2010): 46; M. M. Loman et al., »The Effect of Early Deprivation on Executive Attention in Middle Childhood«, *J Child Psych and Psychiatry* 54 (2012): 37; T. Eluvathingal et al., »Abnormal Brain Connectivity in Children After Early Severe Socioemotional Deprivation: A Diffusion Tensor Imaging Study«, *Pediatrics* 117 (2006): 2093; H. T. Chugani et al., »Local Brain Functional Activity Following Early Deprivation: A Study of Postinstitutionalized Romanian Orphans«, *Neuroimage* 14 (2001): 1290.

48 Ihre Idee ist ansprechend zusammengefasst in dem Buch: M. Small, *Our Babies, Ourselves*, New York 1999.

49 H. Arendt, *The Origins of Totalitarianism*, New York 1951 (dt.: *Elemente und Ursprünge totaler Herrschaft*, Frankfurt 1959); T. Adorno et al., *The Authoritarian Personality*, New York 1950 (dt.: *Studien zum autoritären Charakter*, Frankfurt 1973 [Teilübersetzung]).

50 D. Baumrind, »Child Care Practices Anteceding Three Patterns of Preschool Behavior«, *Genetic Psych Monographs* 75 (1967): 43.

51 E. E. Maccoby und J. A. Martin, »Socialization in the Context of the Family: Parent-Child Interaction«, in P. Mussen (Hg.), *Handbook of Child Psychology*, New York 1983.

52 J. R. Harris, *Ist Erziehung sinnlos? Die Ohnmacht der Eltern*, Reinbek 2000.

53 J. Huizinga, *Homo Ludens, Vom Ursprung der Kultur im Spiel*, Reinbek 1956; A. Berghänel et al., »Locomotor Play Drives Motor Skill Acquisition at the Expense of Growth: A Life History Trade-off«, *Sci Advances* 1 (2015): 1; J. Panksepp und W. W. Beatty, »Social Deprivation and Play in Rats«, *Behav and Neural Biol* 39 (1980): 197; M. Bekoff und J. A. Byers, *Animal Play. Evolutionary, Comparative, and Ecological Perspectives*, Cambridge 1998; M. Spinka et al., »Mammalian Play: Training for the Unexpected«, *Quarterly Rev of Biol* 76 (2001): 141.

54 S. M. Pellis, »Sex Differences in Play Fighting Revisited: Traditional and Nontraditional Me-

chanisms of Sexual Differentiation in Rats«, *Arch Sexual Behav* 31 (2002): 17; B. Knutson et al., »Ultrasonic Vocalizations as Indices of Affective States in Rats«, *Psych Bull* 128 (2002): 961; Y. Delville et al., »Development of Aggression«, in R. Nelson (Hg.), *Biology of Aggression*, Oxford 2005.

55 J. Tsai, »Ideal Affect: Cultural Causes and Behavioral Consequences«, *Perspectives on Psych Sci* 2 (2007): 242; S. Kitayama und A. Uskul, »Culture, Mind, and the Brain: Current Evidence and Future Directions«, *Ann Rev of Psych* 62 (2011): 419.

56 C. Kobayashi et al., »Cultural and Linguistic Influence on Neural Bases of ›Theory of Mind‹: An fMRI Study with Japanese Bilinguals«, *Brain and Language* 98 (2006): 210; C. Lewis et al., »Social Influences on False Belief Access: Specific Sibling Influences or General Apprenticeship?« *Child Development* 67 (1996): 2930; J. Perner et al., »Theory of Mind Is Contagious: You Catch It from Your Sibs«, *Child Development* 65 (1994): 1228; D. Liu et al., »Theory of Mind Development in Chinese Children: A Meta-analysis of False-Belief Understanding Across Cultures and Languages«, *Developmental Psych* 44 (2008): 523.

57 C. Anderson et al., »Violent Video Game Effects on Aggression, Empathy, and Prosocial Behavior in Eastern and Western Countries: A Meta-analytic Review«, *Psych Bull* 136 (2010): 151.

58 R. E. Nisbett und D. Cohen, *Culture of Honor. The Psychology of Violence in the South*, Boulder, CO, 1996.

59 A. Kusserow, »De-homogenizing American Individualism: Socializing Hard and Soft Individualism in Manhattan and Queens«, *Ethos* 27 (1999): 210.

60 S. Ullal-Gupta et al., »Linking Prenatal Experience to the Emerging Musical Mind«, *Front Systems Nsci* 3 (2013): 48.

61 A. DeCasper und W. Fifer, »Of Human Bonding: Newborns Prefer Their Mothers' Voices«, *Sci* 6 (1980): 208; A. J. DeCasper und P. A. Prescott, »Human Newborns' Perception of Male Voices: Preference, Discrimination, and Reinforcing Value«, *Developmental Psychobiology* 17 (1984): 481; B. Mampe et al., »Newborns' Cry Melody Is Shaped by Their Native Language«, *Curr Biol* 19 (2009): 1994; A. DeCasper und M. Spence, »Prenatal Maternal Speech Influences Newborns' Perception of Speech Sounds«, *Infant Behav and Development* 9 (1986): 133.

62 J. P. Lecanuet et al., »Fetal Perception and Discrimination of Speech Stimuli: Demonstration by Cardiac Reactivity: Preliminary Results«, *Comptes rendus de l'Académie des sciences III* 305 (1987): 161; J. P. Lecanuet et al., »Fetal Discrimination of Low-Pitched Musical Notes«, *Developmental Psychobiology* 36 (2000): 29; C. Granier-Deferre et al., »A Melodic Contour Repeatedly Experienced by Human Near-Term Fetuses Elicits a Profound Cardiac Reaction One Month After Birth«, *PLoS ONE* 23 (2011): e17 304.

63 G. Kolata, »Studying Learning in the Womb«, *Sci* 225 (1984): 302; A. J. DeCasper und M. J. Spence, »Prenatal Maternal Speech Influences Newborns' Perception of Speech Sounds«, *Infant Behav and Development* 9 (1986): 133.

64 P. Y. Wang et al., »Müllerian Inhibiting Substance Contributes to Sex-Linked Biases in the Brain and Behavior«, *PNAS* 106 (2009): 7203; S. Baron-Cohen et al., »Sex Differences in the Brain: Implications for Explaining Autism«, *Sci* 310 (2005): 819.

65 R. Goy und B. McEwen, *Sexual Differentiation of the Brain*, Cambridge, MA, 1980.

66 J. Money, »Sex Hormones and Other Variables in Human Eroticism«, in: W. C. Young (Hg.), *Sex and Internal Secretions*, 3. Aufl., Baltimore, MD, 1963, S. 138.

67 G. M. Alexander und M. Hines, »Sex Differences in Response to Children's Toys in Nonhuman Primates (*Cercopithecus aethiops sabaeus*)«, *EHB* 23 (2002): 467. (Das ist die Quelle für die Abbildung im Text). J. M. Hassett et al., »Sex Differences in Rhesus Monkey Toy Preferences Parallel Those of Children«, *Horm Behav* 54 (2008): 359.

68 K. Wallen und J. M. Hassett, »Sexual Differentiation of Behavior in Monkeys: Role of Prenatal Hormones«, *J Neuroendocrinology* 21 (2009): 421; J. Thornton et al., »Effects of Prenatal Androgens on Rhesus Monkeys: A Model System to Explore the Organizational Hypothesis in Primates«, *Horm Behav* 55 (2009): 633.

69 M. Hines, *Brain Gender*, New York 2004; G. A. Mathews et al., »Personality and Congenital Adrenal Hyperplasia: Possible Effects of Prenatal Androgen Exposure«, *Horm Behav* 55 (2009): 285; R. W. Dittmann et al., »Congenital Adrenal Hyperplasia. I: Gender-Related Behavior and Attitudes in Female Patients and Sisters«, *PNE* 15 (1990): 401; A. Nordenstrom et al., »Sex-Typed Toy Play Correlates with the Degree of Prenatal Androgen Exposure Assessed by CYP21 Genotype in Girls with Congenital Adrenal Hyperplasia«, *J Clin Endo and Metabolism* 87 (2002): 5119; V. L. Pasterski et al., »Increased Aggression and Activity Level in 3- to 11-Year-Old Girls with Congenital Adrenal Hyperplasia«, *Horm Behav* 52 (2007): 368.

70 C. A. Quigley et al., »Androgen Receptor Defects: Historical, Clinical, and Molecular Perspectives«, *Endocrine Rev* 16 (1995): 271; N. P. Mongan et al., »Androgen Insensitivity Syndrome«, *Best Practice & Res: Clin Endo & Metabolism* 29 (2015): 569.

71 F. Brunner et al., »Body and Gender Experience in Persons with Complete Androgen Insensitivity Syndrome«, *Zeitschrift für Sexualforschung* 25 (2012): 26; F. Brunner et al., »Gender Role, Gender Identity and Sexual Orientation in CAIS (›XY-Women‹) Compared with Subfertile and Infertile 46,XX Women«, *J Sex Res* 2 (2015): 1; D. G. Zuloaga et al., »The Role of Androgen Receptors in the Masculinization of Brain and Behavior: What We've Learned from the Testicular Feminization Mutation«, *Horm Behav* 53 (2008): 613; H. F. L. Meyer-Bahlburg, »Gender Outcome in 46,XY Complete Androgen Insensitivity Syndrome: Comment on T'Sjoen et al.«, *Arch Sexual Behav* 39 (2010): 1221; G. T'Sjoen et al., »Male Gender Identity in Complete Androgen Insensitivity Syndrome«, *Arch Sexual Behav* 40 (2011): 635.

72 J. Hönekopp et al., »Second to Fourth Digit Length Ratio (2D:4D) and Adult Sex Hormone Levels: New Data and a Meta-analytic Review«, *PNE* 32 (2007): 313.

73 Befunde an Männern in Hinblick auf Aggression und Durchsetzungsvermögen: C. Joyce et al., »Second to Fourth Digit Ratio Confirms Aggressive Tendencies in Patients With Boxers Fractures«, *Injury* 44 (2013): 1636; M. Butovskaya et al., »Digit Ratio (2D:4D), Aggression, and Dominance in the Hadza and the Datoga of Tanzania«, *Am J Human Biology* 27 (2015): 620. ADHS und Autismus: D. McFadden et al., »Physiological Evidence of Hypermasculination in Boys With the Inattentive Subtype of ADHD«, *Clinical Neurosci Res* 5 (2005): 233; M. Martel et al., »Masculinized Finger-Length Ratios of Boys, but Not Girls, Are Associated With Attention-Deficit/Hyperactivity Disorder«, *Behavioral Neuroscience* 122 (208): 273; J. Manning et al., »The 2nd to 4th Digit Ratio and Autism«, *Development Medicine Child Neurology* 43 (2001): 160. Depression und Angststörungen: A. Bailey et al., »Depression in Men is Associated With More Feminine Finger Length Ratios«, *Pers Individ Diff* 39 (2005): 829; M. Evardone et al., »Anxiety, Sex-linked Behavior, and Digit Ratios«, *Arch Sex Behav* 38 (2009): 442–455. Dominanz: N. Neave et al., »Second to Fourth Digit Ratio, Testosterone and Perceived Male Dominance«, *Proc Royal Society B* 270 (2003): 2167. Handschrift: J. Beech et al., »Do Differences in Sex Hormones Affect Handwriting Style? Evidence From Digit Ratio and Sex Role Identity as Determinants of the Sex of Handwriting«, *Pers Individ Diff* 39 (2005): 459. Sexuelle Orientierung: K. Hirashi et al., »The Second to Fourth Digit Ratio in a Japanese Twin Sample: Heritability, Prenatal Hormone Transfer, and Association With Sexual Orientation«, *Arch Sex Behav* 41 (2012): 711; A. Churchill et al., »The Effects of Sex, Ethnicity, and Sexual Orientation on Self-Measured Digit Ratio«, *Arch Sex Behav* 36 (2007): 251. Befunde an Frauen in Hinblick auf Autismus: J. Manning et al., »The 2nd to 4th Digit Ratio and Autism«, *Dev Med Child Neurol* 43 (2001): 160. Anorexie: S. Quinton et

al., »The 2nd to 4th Digit Ratio and Eat Disorder Diagnosis in Women«, *Pers Individ Diff* 51 (2011): 402. Händigkeit: B. Fink et al., »Second to Fourth Digit Ratio and Hand Skill in Austrian Children«, *Biol Psychology* 67 (2004): 375. Sexuelle Orientierung und Sexualverhalten: T. Grimbos et al., »Sexual Orientation and the Second to Fourth Finger Length Ratio: A Meta-Analysis in Men and Women«, *Behav Neurosci* 124 (2010): 278; W. Brown et al., »Differences in Finger Length Ratios Between Self-Identified ›Butch‹ and ›Femme‹ Lesbians«, *Arch Sex Behav* 31 (2002): 123.

74 Fußnote: A. Lamminmaki et al., »Testosterone Measured in Infancy Predicts Subsequent Sex-Typed Behavior in Boys and in Girls«, *Horm Behav* 61 (2012): 611; G. Alexander und J. Saenz, »Early Androgens, Activity Levels and Toy Choices of Children in the Second Year of Life«, *Horm Behav* 62 (2012): 500.

75 B. Heijmans et al., »Persistent Epigenetic Differences Associated With Prenatal Exposure to Famine in Humans«, *PNAS* 105 (2008): 17 046.

76 Zu einer fabelhaften Besprechung vgl.: D. Moore, *The Developing Genome. An Introduction to Behavioral Genetics*, Oxford 2015.

77 I. Weaver et al., »Epigenetic Programming by Maternal Behavior«, *Nature Neurosci* 7 (2004): 847; R. Sapolsky, »Mothering Style and Methylation«, *Nature Neurosci* 7 (2004): 791; D. Francis et al., »Nongenomic Transmission Across Generations of Maternal Behavior and Stress Response in the Rat«, *Science* 286 (2004): 1155.

78 N. Provencal et al., »The Signature of Maternal Rearing in the Methylome in Rhesus Macaque Prefrontal Cortex and T Cells«, *J Neurosci* 32 (2012): 15 626; T. L. Roth et al., »Lasting Epigenetic Influence of Early-Life Adversity on the BDNF Gene«, *BP* 65 (2009): 760; E. C. Braithwaite et al., »Maternal Prenatal Depressive Symptoms Predict Infant NR3C1 1F and BDNF IV DNA Methylation«, *Epigenetics* 10 (2015): 408; C. Murgatroyd et al., »Dynamic DNA Methylation Programs Persistent Adverse Effects of Early-Life Stress«, *Nat Nsci* 12 (2009): 1559; M. J. Meaney und M. Szyf, »Environmental Programming of Stress Responses Through DNA Methylation: Life at the Interface Between a Dynamic Environment and a Fixed Genome«, *Dialogues in Clin Neuroscience* 7 (2005): 103; P. O. McGowan et al., »Broad Epigenetic Signature of Maternal Care in the Brain of Adult Rats«, *PLoS ONE* 6 (2011): e14739; D. Liu et al., »Maternal Care, Hippocampal Glucocorticoid Receptors, and Hypothalamic-Pituitary-Adrenal Responses to Stress«, *Sci* 277 (1997): 1659; T. Oberlander et al., »Prenatal Exposure to Maternal Depression, Neonatal Methylation of Human Glucocorticoid Receptor Gene (NR3C1) and Infant Cortisol Stress Responses«, *Epigenetics* 3 (2008): 97; F. A. Champagne, »Epigenetic Mechanisms and the Transgenerational Effects of Maternal Care«, *Front Neuroendocrinology* 29 (2008): 386; J. P. Curley et al., »Transgenerational Effects of Impaired Maternal Care on Behaviour of Offspring and Grandoffspring«, *Animal Behav* 75 (2008): 1551; J. P. Curley et al., »Social Enrichment During Postnatal Development Induces Transgenerational Effects on Emotional and Reproductive Behavior in Mice«, *Front Behav Nsci* 3 (2009): 1; F. A. Champagne, »Maternal Imprints and the Origins of Variation«, *Horm Behav* 60 (2011): 4; F. A. Champagne und J. P. Curley, »Epigenetic Mechanisms Mediating the Long-Term Effects of Maternal Care on Development«, *Nsci Biobehav Rev* 33 (2009): 593; F. A. Champagne et al., »Maternal Care Associated with Methylation of the Estrogen Receptor-alpha1b Promoter and Estrogen Receptor-Alpha Expression in the Medial Preoptic Area of Female Offspring«, *Endo* 147 (2006): 2909; F. A. Champagne und J. P. Curley, »How Social Experiences Influence the Brain«, *Curr Opinion in Neurobiol* 15 (2005): 704.

8 | ZURÜCK ZU DER ZEIT, ALS SIE NOCH EINE BEFRUCHTETE EIZELLE WAREN

1 Fußnote: E. Suhay und T. Jayaratne, »Does Biology Justify Ideology? The Politics of Genetic Attribution«, *Public Opinion Quarterly* (2012): doi:10 1093/poq/nfs049. Siehe auch M. Katz, »The Biological Inferiority of the Undeserving Poor«, *Social Work and Soc* 11 (2013): 1.

2 E. Uhlmann et al., »Blood Is Thicker: Moral Spillover Effects Based on Kinship«, *Cog* 124 (2012): 239.

3 E. Pennisi, »ENCODE Project Writes Eulogy for Junk DNA«, *Sci* 337 (2012): 1159.

4 M. Bastepe, »The GNAS Locus: Quintessential Complex Gene Encoding Gsa, XLas, and Other Imprinted Transcripts«, *Curr Genomics* 8 (2007): 398.

5 Y. Gilad et al., »Expression Profiling in Primates Reveals a Rapid Evolution of Human Transcription Factors«, *Nat* 440 (2006): 242.

6 D. Moore, *The Developing Genome: An Introduction to Behavioral Genetics*, Oxford 2015; H. Wang et al., »Histone Deacetylase Inhibitors Facilitate Partner Preference Formation in Female Prairie Voles«, *Nat Nsci* 16 (2013): 919.

7 I. Weaver et al., »Epigenetic Programming by Maternal Behavior«, *Nat Nsci* 7 (2004): 847.

8 Y. Wei et al., »Paternally Induced Transgenerational Inheritance of Susceptibility to Diabetes in Mammals«, *PNAS* 111 (2014): 1873; M. Anway et al., »Epigenetic Transgenerational Actions of Endocrine Disruptors and Male Fertility«, *Sci* 308 (2005): 1466; K. Siklenka et al., »Disruption of Histone Methylation in Developing Sperm Impairs Offspring Health Transgenerationally«, *Sci* 350 (2016): 651. Zu der Kontroverse vgl.: J. Kaiser, »The Epigenetics Heretic«, *Sci* 343 (2014): 361.

9 E. Jablonka und M. Lamb, *Epigenetic Inheritance and Evolution: The Lamarckian Dimension*, Oxford 1995.

10 E. T. Wang et al., »Alternative Isoform Regulation in Human Tissue Transcriptomes«, *Nat* 456 (2008): 470; Q. Pan et al., »Deep Surveying of Alternative Splicing Complexity in the Human Transcriptome by High-Throughput Sequencing«, *Nat* Gen, 40 (2008): 1413.

11 A. Muotri et al., »Somatic Mosaicism in Neuronal Precursor Cells Mediated by L1 Retrotransposition«, *Nat* 435 (2005): 903; P. Perrat et al., »Transposition-Driven Genomic Heterogeneity in the *Drosophila* Brain«, *Sci* 340 (2013): 91; G. Vogel, »Do Jumping Genes Spawn Diversity?«, *Sci* 332 (2011): 300; J. Baillie et al., »Somatic Retrotransposition Alters the Genetic Landscape of the Human Brain«, *Nat* 479 (2011): 534.

12 A. Eldar und M. Elowitz, »Functional Roles for Noise in Genetic Circuits«, *Nat* 467 (2010): 167; C. Finch und T. Kirkwood, *Chance, Development, and Aging*, Oxford 2000.

13 Einige der frühen, klassischen Adoptionsstudien: L. L. Heston, »Psychiatric Disorders in Foster Home Reared Children of Schizophrenic Mothers«, *Brit J Psychiatry* 112 (1966): 819; S. Kety et al., »Mental Illness in the Biological and Adoptive Families of Adopted Schizophrenics«, *Am J Psychiatry* 128 (1971): 302; D. Rosenthal et al., »The Adopted-Away Offspring of Schizophrenics«, *Am J Psychiatry* 128 (1971): 307.

14 Zu einem außergewöhnlichen Beispiel für die Trennung solcher Babys kurz nach der Geburt und die Folgen vgl.: S. Dominus, »The Mixed-Up Brothers of Bogotá«, *New York Times Magazine*, 9. Juli 2015, www.nytimes.com/2015/07/12/magazine/the-mixed-up-brothers-of-bogota.html.

15 R. Ebstein et al., »Genetics of Human Social Behavior«, *Neuron* 65 (2008): 831; S. Eisen et al., »Familial Influence on Gambling Behavior: An Analysis of 3359 Twin Pairs«, *Addiction* 93 (1988): 1375. Fußnote: W. Hopkins et al., »Chimpanzee Intelligence Is Heritable«, *Curr Biol* 24 (2014): 1649.

16 T. Bouchard und M. McGue, »Genetic and Environmental Influences on Human Psychological Differences«, *J Neurobiol* 54 (2003): 4; D. Cesarini et al., »Heritability of Cooperative Behavior in the Trust Game«, *PNAS* 105 (2008): 3721; S. Zhong et al., »The Heritability of Attitude Toward Economic Risk«, *Twin Res and Hum Genetics* 12 (2009): 103; D. Cesarini et al., »Genetic Variation in Financial Decision-Making«, *J the Eur Economic Association* 7 (2010): 617.

17 K. Verweij et al., »Shared Aetiology of Risky Sexual Behaviour and Adolescent Misconduct: Genetic and Environmental Influences«, *Genes, Brain and Behav* 8 (2009): 107; K. Verweij et al., »Genetic and Environmental Influences on Individual Differences in Attitudes Toward Homosexuality: An Australian Twin Study«, *Behav Genetics* 38 (2008): 257.

18 K. Verweij et al., »Evidence for Genetic Variation in Human Mate Preferences for Sexually Dimorphic Physical Traits«, *PLoS ONE* 7 (2012): e49 294; K. Smith et al., »Biology, Ideology and Epistemology: How Do We Know Political Attitudes Are Inherited and Why Should We Care?«, *Am J Political Sci* 56 (2012): 17; K. Arceneaux et al., »The Genetic Basis of Political Sophistication«, *Twin Res and Hum Genetics* 15 (2012): 34; J. Fowler und D. Schreiber, »Biology, Politics, and the Emerging Science of Human Nature«, *Sci* 322 (2008): 912.

19 J. Ray et al., »Heritability of Dental Fear«, *J Dental Res* 89 (2010): 297; G. Miller et al., »The Heritability and Genetic Correlates of Mobile Phone Use: Twin Study of Consumer Behavior«, *Twin Res and Hum Genetics* 15 (2012): 97.

20 L. Littvay et al., »Sense of Control and Voting: A Genetically-Driven Relationship«, *Soc Sci Quarterly* 92 (2011): 1236; J. Harris, *Ist Erziehung sinnlos? Warum Kinder so werden, wie sie sind*, Reinbek 1998; A. Seroczynski et al., »Etiology of the Impulsivity/Aggression Relationship: Genes or Environment?«, *Psychiatry Res* 86 (1999): 41; E. Coccaro et al., »Heritability of Aggression and Irritability: A Twin Study of the Buss-Durkee Aggression Scales in Adult Male Subjects«, *BP* 41 (1997): 273.

21 E. Hayden, »Taboo Genetics«, *Nat* 502 (2013): 26.

22 Einige sehr kritische Einwände gegen die Zwillings- und Adoptionsstudien: R. Rose, »Genes and Human Behavior«, *Ann Rev Psych* 467 (1995): 625; J. Joseph, »Twin Studies in Psychiatry and Psychology: Science or Pseudoscience?«, *Psychiatric Quarterly* 73 (2002): 71; K. Richardson und S. Norgate, »The Equal Environments Assumption of Classical Twin Studies May Not Hold«, *Brit J Educational Psych* 75 (2005): 339; R. Fosse et al., »A Critical Assessment of the Equal-Environment Assumption of the Twin Method for Schizophrenia«, *Front Psychiatry* 6 (2015): 62; A.V. Horwitz et al., »Rethinking Twins and Environments: Possible Social Sources for Assumed Genetic Influences in Twin Research«, *J Health and Soc Behav* 44 (2003): 111.

23 Einige Arbeiten der prominentesten Verteidiger der Methoden: Kenneth Kendler: K. S. Kendler, »Twin Studies of Psychiatric Illness: An Update«, *AGP* 58 (2001): 1005; K. S. Kendler et al., »A Test of the Equal-Environment Assumption in Twin Studies of Psychiatric Illness«, *Behav Genetics* 23 (1993): 21; K. S. Kendler und C. O. Gardner Jr., »Twin Studies of Adult Psychiatric and Substance Dependence Disorders: Are They Biased by Differences in the Environmental Experiences of Monozygotic and Dizygotic Twins in Childhood and Adolescence?«, *Psych Med* 8 (1998): 625; K. S. Kendler et al., »A Novel Sibling-Based Design to Quantify Genetic and Shared Environmental Effects: Application to Drug Abuse, Alcohol Use Disorder and Criminal Behavior«, *Psych Med* 46 (2016): 1639; K. S. Kendler et al., »Genetic and Familial Environmental Influences on the Risk for Drug Abuse: A National Swedish Adoption Study«, *AGP* 69 (2012): 690; K. S. Kendler et al., »Tobacco Consumption in Swedish Twins Reared Apart and Reared Together«, *AGP* 57 (2000): 886. Thomas Bouchard: Y. Hur und T. Bouchard, »Genetic Influences on Perceptions of Childhood Family Environment: A

Reared Apart Twin Study«, *Child Development* 66 (1995): 330; M. McGue und T. J. Bouchard, »Genetic and Environmental Determinants of Information Processing and Special Mental Abilities: A Twin Analysis«, in R. J. Sternberg (Hg.), *Advances in the Psychology of Hum Intelligence*, Bd. 5, Hillsdale, NJ, 1989, S. 7–45; T. J. Bouchard et al., »Sources of Human Psychological Differences: The Minnesota Study of Twins Reared Apart«, *Sci* 250 (1990): 223. Robert Plomin: R. Plomin et al., *Behavioral Genetics*, 5. Aufl., New York 2008; K. Hardy-Brown et al., »Selective Placement of Adopted Children: Prevalence and Effects«, *J Child Psych and Psychiatry* 21 (1980) 143; N. L. Pedersen et al., »Genetic and Environmental Influences for Type A-Like Measures and Related Traits: A Study of Twins Reared Apart and Twins Reared Together«, *Psychosomatic Med* 51 (1989): 428; N. L. Pedersen et al., »Neuroticism, Extraversion, and Related Traits in Adult Twins Reared Apart and Reared Together«, *JPSP* 55 (1988): 950. Außerdem: E. Coccaro et al., »Heritability of Aggression and Irritability: A Twin Study of the Buss-Durkee Aggression Scales in Adult Male Subjects«, *BP* 41 (1997): 273; A. Bjorklund et al., »The Origins of Intergenerational Associations: Lessons from Swedish Adoption Data«, *Quarterly J Economics* 121 (2006): 999; E. P. Gunderson et al., »Twins of Mistaken Zygosity (TOMZ): Evidence for Genetic Contributions to Dietary Patterns and Physiologic Traits«, *Twin Res and Hum Genetics* 9 (2006): 540; B. N. Sánchez et al., »A Latent Variable Approach to Study Gene-Environment Interactions in the Presence of Multiple Correlated Exposures«, *Biometrics* 68 (2012): 466.

24 Belege dafür, dass der chorionische Status eine sinnvolle Variable ist: M. Melnick et al., »The Effects of Chorion Type on Variation in IQ in the NCPP Twin Population«, *Am J Hum Genetics* 30 (1978): 425; N. Jacobs et al., »Heritability Estimates of Intelligence in Twins: Effect of Chorion Type«, *Behav Genetics* 31 (2001): 209; M. Melnick et al., »The Effects of Chorion Type on Variation in IQ in the NCPP Twin Population«, *Am J Hum Genetics* 30 (1978): 425; R. J. Rose et al., »Placentation Effects on Cognitive Resemblance of Adult Monozygotes«, in L. Gedda et al. (Hg.), *Twin Research 3: Epidemiological and Clinical Studies*, New York 1981, S. 35; K. Beekmans et al., »Relating Type of Placentation to Later Intellectual Development in Monozygotic (MZ) Twins (Abstract)«, *Behav Genetics* 23 (1993): 547; M. Carlier et al., »Manual Performance and Laterality in Twins of Known Chorion Type«, *Behav Genetics* 26 (1996): 409. Gemischte Evidenz: L. Gutknecht et al., »Long-Term Effect of Placental Type on Anthropometrical and Psychological Traits Among Monozygotic Twins: A Follow Up Study«, *Twin Res* 2 (1999): 212; D. K. Sokol et al., »Intrapair Differences in Personality and Cognitive Ability Among Young Monozygotic Twins Distinguished by Chorion Type«, *Behav Genetics* 25 (1996): 457; A. C. Bogle et al., »Replication of Asymmetry of a-b Ridge Count and Behavioral Discordance in Monozygotic Twins«, *Behav Genetics* 24 (1994): 65; J. O. Davis et al., »Prenatal Development of Monozygotic Twins and Concordance for Schizophrenia«, *Schizophrenia Bull* 21 (1995): 357. Belege dagegen: Y. M. Hur, »Effects of the Chorion Type on Prosocial Behavior in Young South Korean Twins«, *Twin Res and Hum Genetics* 10 (2007): 773; M. C. Wichers et al., »Chorion Type and Twin Similarity for Child Psychiatric Symptoms«, *AGP* 59 (2002): 562; P. Welch et al., »Placental Type and Bayley Mental Development Scores in 18 Month Old Twins«, in L. Gedda et al. (Hg.), *Twin Research: Psychology and Methodology*, New York 1978, S. 34–41. Zitat aus: C. A. Prescott et al., »Chorion Type as a Possible Influence on the Results and Interpretation of Twin Study Data«, *Twin Res* 2 (1999): 244.

25 R. Simon und H. Alstein, *Adoption, Race and Identity: From Infancy to Young Adulthood*, New Brunswick, NJ, 2002; Child Welfare League of America, Standards of Excellence: *Standards of Excellence for Adoption Services*, rev. Ausg., Washington, D. C., 2000; M. Bohman, *Adopted Children and Their Families: A Follow-up Study of Adopted Children, Their Background, Environment and Adjustment*, Stockholm 1970.

26 L. J. Kamin und A. S. Goldberger, »Twin Studies in Behavioral Research: A Skeptical View«, *Theoretical Population Biol* 61 (2002): 83.

27 M. Stoolmiller, »Correcting Estimates of Shared Environmental Variance for Range Restriction in Adoption Studies Using a Truncated Multivariate Normal Model«, *Behav Gen* 28 (1998) 429; M. Stoolmiller, »Implications of Restricted Range of Family Environments for Estimates of Heritability and Nonshared Environment in Behavior-Genetic Adoption Studies«, *Psych Bull* 125 (1999): 392; M. McGue et al., »The Environments of Adopted and Non-adopted Youth: Evidence on Range Restriction from the Sibling Interaction and Behavior Study (SIBS)«, *Behav Gen* 37 (2007): 449.

28 R. Ebstein et al., »Genetics of Human Social Behavior«, *Neuron* 65 (2008): 831.

29 Dieses Beispiel findet sich in N. Block, »How Heritability Misleads About Race«, *Cog* 56 (1995): 99–128.

30 D. Moore, *The Dependent Gene: The Fallacy of »Nature Versus Nurture«*, New York 2001; M. Ridley, *Nature Via Nurture*, New York 2003; A. Tenesa und C. Haley, »The Heritability of Human Disease: Estimation, Uses and Abuses«, *Nat Rev Genetics* 14 (2013): 139; P. Schonemann, »On Models and Muddles of Heritability«, *Genetica* 99 (1997): 97.

31 T. Bouchard und M. McGue, »Genetic and Environmental Influences on Human Psychological Differences«, *J Neurobiol* 54 (2003): 4.

32 L. E. Duncan und M. C. Keller, »A Critical Review of the First 10 Years of Candidate Gene-by-Environment Interaction Research in Psychiatry«, *Am J Psychiatry* 168 (2011): 1041; S. Manuck und J. McCaffery, »Gene-Environment Interaction«, *Ann Rev of Psych* 65 (2014): 41.

33 A. Caspi et al., »Influence of Life Stress on Depression: Moderation by a Polymorphism in the 5-HTT Gene«, *Sci* 297 (2002): 851.

34 A. Caspi et al., »Moderation of Breastfeeding Effects on the IQ by Genetic Variation in Fatty Acid Metabolism«, *PNAS* 104 (2007): 18 860; B. K. Lipska und D. R. Weinberger, »Genetic Variation in Vulnerability to the Behavioral Effects of Neonatal Hippocampal Damage in Rats«, *PNAS* 92 (1995): 8906.

35 J. Crabbe et al., »Genetics of Mouse Behavior: Interactions with Laboratory Environment«, *Sci* 284 (1999): 1670.

36 Ein hübsches Beispiel für einen doppelten Umwelteinfluss: N. P. Daskalakis et al., »The Three-Hit Concept of Vulnerability and Resilience: Toward Understanding Adaptation to Early-Life Adversity Outcome«, *PNE* 38 (2013): 1858.

37 E. Turkheimer et al., »Socioeconomic Status Modifies Heritability of IQ in Young Children«, *Psych Sci* 14 (2003): 623; E. M. Tucker-Drob et al., »Emergence of a Gene x Socioeconomic Status Interaction on Infant Mental Ability Between 10 Months and 2 Years«, *Psych Sci* 22 (2010): 125; M. Rhemtulla und E. M. Tucker-Drob, »Gene-by-Socioeconomic Status Interaction on School Readiness«, *Behav Genetics* 42 (2012): 549; D. Reiss et al., »How Genes and the Social Environment Moderate Each Other«, *Am J Public Health* 103 (2013): S111; S. A. Hart et al., »Expanding the Environment: Gene × School-Level SES Interaction on Reading Comprehension«, *J Child Psych and Psychiatry* 54 (2013): 1047; J. R. Koopmans et al., »The Influence of Religion on Alcohol Use Initiation: Evidence for Genotype × Environment Interaction«, *Behav Genetics* 29 (1999): 445.

38 S. Nielsen et al., »Prevalence of Alcohol Problems Among Adult Somatic Inpatients of a Copenhagen Hospital«, *Alcohol and Alcoholism* 29 (1994): 583; S. Manuck et al., »Aggression and Anger-Related Traits Associated with a Polymorphism of the Tryptophan Hydroxylase Gene«, *BP* 45 (1999): 603; J. Hennig et al., »Two Types of Aggression Are Differentially Related to Serotonergic Activity and the A779C TPH Polymorphism«, *Behav Nsci* 119

(2005): 16; A. Strobel et al., »Allelic Variation in 5-HT1A Receptor Expression Is Associated with Anxiety- and Depression-Related Personality Traits«, *J Neural Transmission* 110 (2003): 1445; R. Parsey et al., »Effects of Sex, Age, and Aggressive Traits in Man on Brain Serotonin 5-HT1A Receptor Binding Potential Measured by PET Using [C-11]WAY-100 635«, *Brain Res* 954 (2002): 173; A. Benko et al., »Significant Association Between the C(-1019)G Functional Polymorphism of the HTR1A Gene and Impulsivity«, *Am J Med Genetics, Part B, Neuropsychiatric Genetics* 153 (2010): 592, M. Soyka et al., »Association of 5-HT1B Receptor Gene and Antisocial Behavior and Alcoholism«, *J Neural Transmission* 111 (2004): 101; L. Bevilacqua et al., »A Population-Specific HTR2B Stop Codon Predisposes to Severe Impulsivity«, *Nat* 468 (2010): 1061; C. A. Ficks und I. D. Waldman, »Candidate Genes for Aggression and Antisocial Behavior: A Meta-analysis of Association Studies of the 5HTTLPR and MAOA-uVNTR«, *Behav Genetics* 44 (2014): 427; I. Craig und K. Halton, »Genetics of Human Aggressive Behavior«, *Hum Genetics* 126 (2009): 101.

39 H. Brunner et al., »Abnormal Behavior Associated with a Point Mutation in the Structural Gene for Monoamine Oxidase A«, *Sci* 262 (1993): 578; H. G. Brunner et al., »X-Linked Borderline Mental Retardation with Prominent Behavioral Disturbance: Phenotype, Genetic Localization, and Evidence for Disturbed Monoamine Metabolism«, *Am J Hum Genetics* 52 (1993): 1032.

40 O. Cases et al., »Aggressive Behavior and Altered Amounts of Brain Serotonin and Norepinephrine in Mice Lacking MAOA«, *Sci* 268 (1995): 1763; J. J. Kim et al., »Selective Enhancement of Emotional, But Not Motor, Learning in Monoamine Oxidase A-Deficient Mice«, *PNAS* 94 (1997): 5929.

41 J. Buckholtz und A. Meyer-Lindenberg, »MAOA and the Neurogenetic Architecture of Human Aggression«, *TINS* 31 (2008): 120; A. Meyer-Lindenberg et al., »Neural Mechanisms of Genetic Risk for Impulsivity and Violence in Humans«, *PNAS* 103 (2006): 6269; J. Fan et al., »Mapping the Genetic Variation of Executive Attention onto Brain Activity«, *PNAS* 100 (2003): 7406; L. Passamonti et al., »Monoamine Oxidase-A Genetic Variations Influence Brain Activity Associated with Inhibitory Control: New Insight into the Neural Correlates of Impulsivity«, *BP* 59 (2006): 334; N. Eisenberger et al., »Understanding Genetic Risk for Aggression: Clues from the Brain's Response to Social Exclusion«, *BP* 61 (2007): 1100.

42 O. Cases et al., »Aggressive Behaviour and Altered Amounts of Brain Serotonin and Norepinephrine in Mice Lacking MAOA«, *Sci* 268 (1995): 1763; J. S. Fowler et al., »Evidence That Brain MAO A Activity Does Not Correspond to MAO A Genotype in Healthy Male Subjects«, *BP* 62 (2007): 355.

43 Das »Krieger-Gen« in der wissenschaftlichen Literatur: C. Holden, »Parsing the Genetics of Behavior«, *Sci* 322 (2008): 892; D. Eccles et al., »A Unique Demographic History Exists for the MAO-A Gene in Polynesians«, *J Hum Genetics* 57 (2012): 294; E. Feresin, »Lighter Sentence for Murder with ›Bad Genes‹«, *Nat News* (30. Oktober 2009); P. Hunter, »The Psycho Gene«, *EMBO Rep* 11 (2010): 667. Kritik an den verantwortlichen Forschern der Maori-Studie, weil sie die Bedeutung ihrer Ergebnisse übertrieben haben: D. Wensley und M. King, »Scientific Responsibility for the Dissemination and Interpretation of Genetic Research: Lessons from the ›Warrior Gene‹ Controversy«, *J Med Ethics* 34 (2008): 507; S. Halwani und D. Krupp, »The Genetic Defense: The Impact of Genetics on the Concept of Criminal Responsibility«, *Health Law J* 12 (2004): 35.

44 A. Caspi et al., »Influence of Life Stress on Depression: Moderation by a Polymorphism in the 5-HTT Gene«, *Sci* 297 (2002): 851.

45 J. Buckholtz und A. Meyer-Lindenberg, »MAOA and the Neurogenetic Architecture of Human Aggression«, *TINS* 31 (2008): 120.

46 J. Kim-Cohen et al., »MAOA, Maltreatment, and Gene Environment Interaction Predicting Children's Mental Health: New Evidence and a Meta-analysis«, *Mol Psychiatry* 11 (2006): 903; A. Byrd und S. Manuck, »MAOA, Childhood Maltreatment and Antisocial Behavior: Meta-analysis of a Gene-Environment Interaction«, *BP* 75 (2013): 9; G. Frazzetto et al., »Early Trauma and Increased Risk for Physical Aggression During Adulthood: The Moderating Role of MAOA Genotype«, *PLoS ONE* 2 (2007): e486; C. Widom und L. Brzustowicz, »MAOA and the ›Cycle of Violence‹: Childhood Abuse and Neglect, MAOA Genotype, and Risk for Violent and Antisocial Behavior«, *BP* 60 (2006): 684; R. McDermott et al., »MAOA and Aggression: A Gene-Environment Interaction in Two Populations«, *J Conflict Resolution* 1 (2013): 1043; T. Newman et al., »Monoamine Oxidase A Gene Promoter Variation and Rearing Experience Influences Aggressive Behavior in Rhesus Monkeys«, *BP* 57 (2005): 167; X. Ou et al., »Glucocorticoid and Androgen Activation of Monoamine Oxidase A Is Regulated Differently by R1 and Sp1«, *J Biol Chemistry* 281 (2006): 21512. Replikation: D. L. Foley et al., »Childhood Adversity, Monoamine Oxidase A Genotype, and Risk for Conduct Disorder«, *AGP* 61 (2004): 738; D. M. Fergusson et al., »MAOA, Abuse Exposure and Antisocial Behaviour: 30-Year Longitudinal Study«, *Brit J Psychiatry* 198 (2011): 457. Schwächerer Effekt bei Mädchen: E. C. Prom-Wormley et al., »Monoamine Oxidase A and Childhood Adversity as Risk Factors for Conduct Disorder in Females«, *Psych Med* 39 (2009): 579. Replikation der Ergebnisse für Weiße, aber nicht für Schwarze: C. S. Widom und L. M. Brzustowicz, »MAOA and the ›Cycle of Violence‹: Childhood Abuse and Neglect, MAOA Genotype, and Risk for Violent and Antisocial Behavior«, *BP* 60 (2006): 684. Gescheiterte Replikation: D. Huizinga et al., »Childhood Maltreatment, Subsequent Antisocial Behavior, and the Role of Monoamine Oxidase A Genotype«, *BP* 60 (2006): 677; S. Young et al., »Interaction Between MAO-A Genotype and Maltreatment in the Risk for Conduct Disorder: Failure to Confirm in Adolescent Patients«, *Am J Psychiatry* 163 (2006): 1019.

47 R. Sjoberg et al., »A Non-additive Interaction of a Functional MAO-A VNTR and Testosterone Predicts Antisocial Behavior«, *Neuropsychopharmacology* 33 (2008): 425; R. McDermott et al., »Monoamine Oxidase A Gene (MAOA) Predicts Behavioral Aggression Following Provocation«, *PNAS* 106 (2009): 2118; D. Gallardo-Pujol et al., »MAOA Genotype, Social Exclusion and Aggression: An Experimental Test of a Gene-Environment Interaction«, *Genes, Brain and Behav* 12 (2013): 140; A. Reif et al., »Nature and Nurture Predispose to Violent Behavior: Serotonergic Genes and Adverse Childhood Environment«, *Neuropsychopharmacology* 32 (2007): 2375.

48 A. Rivera et al., »Cellular Localization and Distribution of Dopamine D4 Receptors in the Rat *Cerebral Cortex* and Their Relationship with the Cortical Dopaminergic and Noradrenergic Nerve Terminal Networks«, *Nsci* 155 (2008): 997; O. Schoots und H. Van Tol, »The Human Dopamine D4 Receptor Repeat Sequences Modulate Expression«, *Pharmacogenomics J* 3 (2003): 343; C. Broeckhoven und S. Gestel, »Genetics of Personality: Are We Making Progress?«, *Mol Psychiatry* 8 (2003): 840; M. R. Munafò et al., »Association of the Dopamine D4 Receptor (DRD4) Gene and Approach-Related Personality Traits: Meta-analysis and New Data«, *BP* 63 (2007): 197; R. Ebstein et al., »Dopamine D4 Receptor (D4DR) Exon III Polymorphism Associated with the Human Personality Trait of Novelty Seeking«, *Nat Genetics* 12 (1996): 78; J. Carpenter et al., »Dopamine Receptor Genes Predict Risk Preferences, Time Preferences, and Related Economic Choices«, *J Risk and Uncertainty* 42 (2011): 233; J. Garcia et al., »Associations Between Dopamine D4 Receptor Gene Variation with Both Infidelity and Sexual Promiscuity«, *PLoS ONE* 5 (2010): e14162; D. Li et al., »Meta-analysis Shows Significant Association Between Dopamine System Genes and Attention Deficit Hyperactivity Disorder (ADHD)«, *Human Mol Genetics* 15 (2006): 2276; L. Ray et al., »The

Dopamine D4 Receptor (DRD4) Gene Exon III Polymorphism, Problematic Alcohol Use and Novelty Seeking: Direct and Mediated Genetic Effects«, *Addiction Biol* 14 (2008): 238; A. Dreber et al., »The 7R Polymorphism in the Dopamine Receptor D4 Gene (DRD4) Is Associated with Financial Risk-Taking in Men«, *EHB* 30 (2009): 85; D. Eisenberg et al., »Polymorphisms in the Dopamine D4 and D2 Receptor Genes and Reproductive and Sexual Behaviors«, *Evolutionary Psych* 5 (2007): 696; A. N. Kluger et al., »A Meta-analysis of the Association Between DRD4 Polymorphism and Novelty Seeking«, *Mol Psychiatry* 7 (2002): 712; S. Zhong et al., »Dopamine D4 Receptor Gene Associated with Fairness Preference in Ultimatum Game«, *PLoS ONE* 5 (2010): e13765.

49 M. Bakermans-Kranenburg und M. van Ijzendoorn, »Differential Susceptibility to Rearing Environment Depending on Dopamine-Related Genes: New Evidence and a Meta-analysis«, *Development Psychopathology* 23 (2011): 39; J. Sasaki et al., »Religion Priming Differentially Increases Prosocial Behavior Among Variants of the Dopamine D4 Receptor (DRD4) Gene«, *SCAN* 8 (2013): 209; M. Sweitzer et al., »Polymorphic Variation in the Dopamine D4 Receptor Predicts Delay Discounting as a Function of Childhood Socioeconomic Status: Evidence for Differential Susceptibility«, *SCAN* 8 (2013): 499.

50 F. Chang et al., »The World-wide Distribution of Allele Frequencies at the Human Dopamine D4 Receptor Locus«, *Hum Genetics* 98 (1996): 91; C. Chen et al., »Population Migration and the Variation of Dopamine D4 Receptor (DRD4) Allele Frequencies Around the Globe«, *EHB* 20 (1999): 309.

51 M. Reuter und J. Hennig, »Association of the Functional Catechol-O-Methyltransferase VAL158MET Polymorphism with the Personality Trait of Extraversion«, *Neuroreport* 16 (2005): 1135; T. Lancaster et al., »COMT val158met Predicts Reward Responsiveness in Humans«, *Genes, Brain and Behav* 11 (2012): 986; A. Caspi et al., »A Replicated Molecular-Genetic Basis for Subtyping Antisocial Behavior in ADHD«, *AGP* 65 (2007): 203; N. Perroud et al., »COMT But Not Serotonin-Related Genes Modulates the Influence of Childhood Abuse on Anger Traits«, *Genes, Brain and Behav* 9 (2010): 193. COMT-Varianten, die auch mit kognitivem Verhalten assoziiert sind: F. Papaleo et al., »Genetic Dissection of the Role of Catechol-O-Methyltransferase in Cognition and Stress Reactivity in Mice«, *J Nsci* 28 (2008): 8709; F. Papaleo et al., »Effects of Sex and COMT Genotype on Environmentally Modulated Cognitive Control in Mice«, *PNAS* 109 (2012): 20160; F. Papaleo et al., »Epistatic Interaction of COMT and DTNBP1 Modulates Prefrontal Function in Mice and in Humans«, *Mol Psychiatry* 19 (2013): 311.

52 D. Enter et al., »Dopamine Transporter Polymorphisms Affect Social Approach-Avoidance Tendencies«, *Genes, Brain and Behav* 11 (2012): 671; G. Guo et al., »Dopamine Transporter, Gender, and Number of Sexual Partners Among Young Adults«, *Eur J Hum Genetics* 15 (2007): 279; S. Lee et al., »Association of Maternal Dopamine Transporter Genotype with Negative Parenting: Evidence for Gene X Environment Interaction with Child Disruptive Behavior«, *Mol Psychiatry* 15 (2010): 548; M. van Ijzendoorn et al., »Dopamine System Genes Associated with Parenting in the Context of Daily Hassles«, *Genes, Brain and Behav* 7 (2008): 403.

53 D. Gothelf et al., »Biological Effects of Catechol-O-Methyltransferase Haplotypes and Psychosis Risk in 22q11.2 Deletion Syndrome«, *BP* 75 (2013): 406.

54 M. Dadds et al., »Polymorphisms in the Oxytocin Receptor Gene Are Associated with the Development of Psychopathy«, *Development Psychopathology* 26 (2014): 21; A. Malik et al., »The Role of Oxytocin and Oxytocin Receptor Gene Variants in Childhood-Onset Aggression«, *Genes, Brain and Behav* 11 (2012): 545; H. Walum et al., »Variation in the Oxytocin Receptor Gene Is Associated with Pair-Bonding and Social Behavior«, *BP* 71 (2012): 419.

55 S. Rajender et al., »Reduced CAG Repeats Length in Androgen Receptor Gene Is Associated with Violent Criminal Behavior«, *Int J Legal Med* 122 (2008): 367; D. Cheng et al., »Association Study of Androgen Receptor CAG Repeat Polymorphism and Male Violent Criminal Activity«, *PNE* 31 (2006): 548; A. Raznahan et al., »Longitudinally Mapping the Influence of Sex and Androgen Signaling on the Dynamics of Human Cortical Maturation in Adolescence«, *PNAS* 107 (2010): 16988; H. Vermeersch et al., »Testosterone, Androgen Receptor Gene CAG Repeat Length, Mood and Behaviour in Adolescent Males«, *Eur J Endo* 163 (2010): 319; S. Manuck et al., »Salivary Testosterone and a Trinucleotide (CAG) Length Polymorphism in the Androgen Receptor Gene Predict Amygdala Reactivity in Men«, *PNE* 35 (2010): 94; J. Roney et al., »Androgen Receptor Gene Sequence and Basal Cortisol Concentrations Predict Men's Hormonal Responses to Potential Mates«, *Proc Royal Soc B* 277 (2010): 57.

56 D. Comings et al., »Multivariate Analysis of Associations of 42 Genes in ADHD, ODD and Conduct Disorder«, *Clin Genetics* 58 (2000): 31; Z. Prichard et al., »Association of Polymorphisms of the Estrogen Receptor Gene with Anxiety-Related Traits in Children and Adolescents: A Longitudinal Study«, *Am J Med Genetics* 114 (2002): 169; H. Tiemeier et al., »Estrogen Receptor Alpha Gene Polymorphisms and Anxiety Disorder in an Elderly Population«, *Mol Psychiatry* 10 (2005): 806; D. Crews et al., »Litter Environment Affects Behavior and Brain Metabolic Activity of Adult Knockout Mice«, *Front Behav Nsci* 3 (2009): 1.

57 R. Bogdan et al., »Mineralocorticoid Receptor Iso/Val (rs5522) Genotype Moderates the Association Between Previous Childhood Emotional Neglect and Amygdala Reactivity«, *Am J Psychiatry* 169 (2012): 515; L. Bevilacqua et al., »Interaction Between FKBP5 and Childhood Trauma and Risk of Aggressive Behavior«, *AGP* 69 (2012): 62; E. Binder et al., *JAMA* 299 (2008): 1291; M. White et al., »FKBP5 and Emotional Neglect Interact to Predict Individual Differences in Amygdala Reactivity«, *Genes, Brain and Behav* 11 (2012): 869.

58 L. Schmidt et al., »Evidence for a Gene-Gene Interaction in Predicting Children's Behavior Problems: Association of Serotonin Transporter Short and Dopamine Receptor D4 Long Genotypes with Internalizing and Externalizing Behaviors in Typically Developing 7-Year-Olds«, *Developmental Psychopathology* 19 (2007): 1105; M. Nobile et al., »Socioeconomic Status Mediates the Genetic Contribution of the Dopamine Receptor D4 and Serotonin Transporter Linked Promoter Region Repeat Polymorphisms to Externalization in Preadolescence«, *Developmental Psychopathology* 19 (2007): 1147.

59 M. J. Arranz et al., »Meta-analysis of Studies on Genetic Variation in 5-HT2A Receptors and Clozapine Response«, *Schizophrenia Res* 32 (1998): 93.

60 H. Lango Allen et al., »Hundreds of Variants Clustered in Genomic Loci and Biological Pathways Affect Human Height«, *Nat* 467 (2010): 832.

61 E. Speliotes et al., »Association Analyses of 249,796 Individuals Reveal 18 New Loci Associated with Body Mass Index«, *Nat Genetics* 42 (2010): 937; J. Perry et al., »Parent-of-Origin-Specific Allelic Associations Among 106 Genomic Loci for Age at Menarche«, *Nat* 514 (2014): 92; S. Ripke et al., »Biological Insights from 108 Schizophrenia-Associated Genetic Loci«, *Nat* 511 (2014): 421; F. Flint und M. Munafo, »Genesis of a Complex Disease«, *Nat* 511 (2014): 412; J. Tennessen et al., »Evolution and Functional Impact of Rare Coding Variation from Deep Sequencing of Human Exomes«, *Sci* 337 (2012): 64; F. Casals und J. Bertranpetit, »Human Genetic Variation, Shared and Private«, *Sci* 337 (2012): 39.

62 C. Rietveld et al., »GWAS of 126,559 Individuals Identifies Genetic Variants Associated with Educational Attainment«, *Sci* 340 (2013): 1467; J. Flint und M. Munafo, »Herit-Ability«, *Sci* 340 (2013): 1416.

63 S. Cole et al., »Social Regulation of Gene Expression in Human Leukocytes«, *Genome Biol* 8 (2007): R189.

64 C. Chabris et al., »The Fourth Law of Behavior Genetics«, *Curr Dir Psych Sci* 24 (2015): 304; K. Haddley et al., »Behavioral Genetics of the Serotonin Transporter«, *Curr Topics in Behav Nsci* 503 (2012): 503; F. S. Neves et al., »Is the Serotonin Transporter Polymorphism (5-HTTLPR) a Potential Marker for Suicidal Behavior in Bipolar Disorder Patients?«, *J Affective Disorders* 125 (2010): 98; T. Y. Wang et al., »Bipolar: Gender-Specific Association of the SLC6A4 and DRD2 Gene Variants in Bipolar Disorder«, *Int J Neuropsychopharmacology* 17 (2014): 211; P. R. Moya et al., »Common and Rare Alleles of the Serotonin Transporter Gene, SLC6A4, Associated with Tourette's Disorder«, *Movement Disorders* 28 (2013): 1263.

65 E. Turkheimer, »Three Laws of Behavior Genetics and What They Mean«, *Curr Dir Psych Sci* 9 (2000): 160.

9 | JAHRHUNDERTE BIS JAHRTAUSENDE ZUVOR

1 L. Guiso et al., »Culture, Gender, and Math«, *Sci* 320 (2008): 1164.

2 R. Fisman und E. Miguel, »Corruption, Norms, and Legal Enforcement: Evidence from Diplomatic Parking Tickets«, *J Political Economics* 115 (2007): 1020; M. Gelfand et al., »Differences Between Tight and Loose Cultures: A 33-Nation Study«, *Sci* 332 (2011): 1100; A. Alesina et al., »On the Origins of Gender Roles: Women and the Plough«, *Quarterly J Economics* 128 (2013): 469.

3 Zu einer aufschlussreichen Erörterung vgl. A. Norenzayan, »Explaining Human Behavioral Diversity«, *Sci* 332 (2011): 1041.

4 E. Tylor, *Primitive Culture*, 1871; Reprint New York 1920.

5 A. Whitten, »Incipient Tradition in Wild Chimpanzees«, *Nat* 514 (2014): 178; R. O'Malley et al., »The Cultured Chimpanzee: Nonsense or Breakthrough?«, *J Curr Anthropology* 53 (2012): 650; J. Mercader et al., »4,300-Year-Old Chimpanzee Sites and the Origins of Percussive Stone Technology«, *PNAS* 104 (2007): 3043; E. van Leeuwen et al., »A Group-Specific Arbitrary Tradition in Chimpanzees (*Pan troglodytes*)«, *Animal Cog* 17 (2014): 1421. Hieraus stammen die Bilder im Text.

6 J. Mann et al., »Why Do Dolphins Carry Sponges?«, *PLoS ONE* 3 (2008): e3868; M. Krutzen et al., »Cultural Transmission of Tool Use in Bottlenose Dolphins«, *PNAS* 102 (2005): 8939; M. Möglich und G. Alpert, »Stone Dropping by *Conomyrma bicolor* (Hymenoptera: Formicidae): A New Technique of Interference Competition«, *Behav Ecology and Sociobiology* 2 (1979): 105.

7 M. Pagel, »Adapted to Culture«, *Nat* 482 (2012): 297; C. Kluckhohn et al., *Culture: A Critical Review of Concepts and Definitions*, Chicago 1952; C. Geertz, *The Interpretation of Cultures*, New York 1973.

8 D. Brown, *Human Universals*, New York 1991; D. Smail, *On Deep History and the Brain*, Oakland 2008.

9 U. S. Central Intelligence Agency, »Life Expectancy at Birth«, in *The World Factbook*, https://cia.gov/library/publications/the-world-factbook/rankorder/2102rank.html; W. Lutz und S. Scherbov, *Global Age-Specific Literacy Projections Model (GALP): Rationale, Methodology and Software*, Montreal (UNESCO Institute for Statistics Adult Education and Literacy Statistics Programme) 2006, www.uis.unesco.org/Library/Documents/GALP2006_en.pdf; U. S. Central Intelligence Agency, »Infant Mortality Rate«, in *The World Factbook*, https://cia.gov/library/publications/the-world-factbook/rankorder/2091rank.html; International Monetary Fund, *World Economic Outlook Database*, Oktober 2015.

10 Mord: United Nations Office on Drugs and Crime, *Global Study on Homicide* 2013 (April

2014); K. Devries, »The Global Prevalence of Intimate Partner Violence Against Women«, *Sci* 340 (2013): 1527. Daten zu Vergewaltigung: NationMaster, »Rape Rate: Countries Compared«, www.nationmaster.com/country-info/stats/Crime/Rape-rate; L. Melhado, »Rates of Sexual Violence are High in Democratic Republic of the Congo«, *Int Perspectives on Sexual and Reproductive Health* 36 (2010): 210; K. Johnson et al., »Association of Sexual Violence and Human Rights Violations with Physical and Mental Health in Territories of the Eastern Democratic Republic of the Congo«, *JAMA* 304 (2010): 553. Daten zu Mobbing: F. Elgar et al., »Income Inequality and School Bullying: Multilevel Study of Adolescents in 37 Countries«, *J Adolescent Health* 45 (2009): 351.

11 B. Snyder, »The Ten Best Countries for Women«, *Fortune*, 27. Oktober 2014, http://fortune.com/2014/10/27/best-countries-for-women/. Der Global Gender Gap Report wurde 2006 zuerst vom World Economic Forum veröffentlicht. Inter-Parliamentary Union, »Women in National Parliaments«, IPU.org, 1. August 2016, www.ipu.org/wmn-e/classif.htm; U.S. Central Intelligence Agency, »Maternal Mortality Rate«, in *The World Factbook*, https://cia.gov/library/publications/the-world-factbook/rankorder/2223rank.html.

12 Gallup Poll International, »Do You Feel Loved?«, Februar 2013; J. Henrich et al., »The Weirdest People in the World?«, *BBS* 33 (2010): 61; M. Morris et al., »Culture, Norms and Obligations: Cross-National Differences in Patterns of Interpersonal Norms and Felt Obligations Toward Coworkers«, *The Practice of Social Influence in Multiple Cultures* 84107 (2001).

13 H. Markus und S. Kitayama, »Culture and Self: Implications for Cognition, Emotion, and Motivation«, *Psych Rev* 98 (1991): 224; S. Kitayama und A. Uskul, »Culture, Mind, and the Brain: Current Evidence and Future Directions«, *Ann Rev of Psych* 62 (2011): 419; J. Sui und S. Han, »Self-Construal Priming Modulates Neural Substrates of Self-Awareness«, *Psych Sci* 18 (2007): 861; B. Park et al., »Neural Evidence for Cultural Differences in the Valuation of Positive Facial Expressions«, *SCAN* 11 (2016): 243.

14 H. Katchadourian, *Guilt: The Bite of Conscience*, Palo Alto 2011; J. Jacquet, *Scham. Die politische Kraft eines unterschätzten Gefühls*, Frankfurt am Main 2015; B. Cheon et al., »Cultural Influences on Neural Basis of Intergroup Empathy«, *Neuroimage* 57 (2011): 642; A. Cuddy et al., »Stereotype Content Model Across Cultures: Towards Universal Similarities and Some Differences«, *Brit J Soc Psych* 48 (2009): 1.

15 R. Nisbett, *The Geography of Thought. How Asians and Westerners Think Differently ... And Why*, New York 2003.

16 T. Hedden et al., »Cultural Influences on Neural Substrates of Attentional Control«, *Psych Sci* 19 (2008): 12; S. Han und G. Northoff, »Culture-Sensitive Neural Substrates of Human Cognition: A Transcultural Neuroimaging Approach«, *Nat Rev Nsci* 9 (2008): 646; T. Masuda und R. E. Nisbett, »Attending Holistically vs. Analytically: Comparing the Context Sensitivity of Japanese and Americans«, *JPSP* 81 (2001): 922.

17 J. Chiao, »Cult. Neuroscience: A Once and Future Discipline«, *Prog Brain Res* 178 (2009): 287.

18 Y. Ogihara et al., »Are Common Names Becoming Less Common? The Rise in Uniqueness and Individualism in Japan«, *Front Psych* 6 (2015): 1490.

19 A. Mesoudi et al., »How Do People Become W.E.I.R.D.? Migration Reveals the Cultural Transmission Mechanisms Underlying Variation in Psychological Processes«, *PLoS ONE* 11 (2016): e0147162.

20 A. Terrazas und J. Batalova, *Frequently Requested Statistics on Immigrants in the United States*, Migration Policy Institute 2009; J. DeParle, »Global Migration: A World Ever More on the Move«, *New York Times*, 25. Juni 2010; Pew Research Center, »Second-Generation Americans: A Portrait of the Adult Children of Immigrants«, 7. Februar 2013, www.pewsocialtrends.org/2013/02/07/second-generation-americans/.

21 J. Lansing, »Balinese ›Water temples‹ and the Management of Irrigation«, *Am Anthropology* 89 (1987): 326.

22 T. Talhelm et al., »Large-Scale Psychological Differences Within China Explained by Rice Versus Wheat Agriculture«, *Sci* 344 (2014): 603.

23 A. Uskul et al., »Ecocultural Basis of Cognition: Farmers and Fishermen Are More Holistic than Herders«, *PNAS* 105 (2008): 8552.

24 Z. Dershowitz, »Jewish Subcultural Patterns and Psychological Differentiation«, *Int J Psych* 6 (1971): 223.

25 Y. Ding et al., »Evidence of Positive Selection Acting at the Human Dopamine Receptor D4 Gene Locus«, *PNAS* 99 (2002): 309. Hieraus stammt die Abbildung im Text. H. Harpending und G. Cochran, »In Our Genes«, *PNAS* 99 (2002): 10; F. Chang et al., »The World-wide Distribution of Allele Frequencies at the Human Dopamine D4 Receptor Locus«, *Hum Genetics* 98 (1996): 891; K. Kidd et al., »An Historical Perspective on ›The World-wide Distribution of Allele Frequencies at the Human Dopamine D4 Receptor Locus,‹« *Hum Genetics* 133 (2014): 431; C. Chen et al., »Population Migration and the Variation of Dopamine D4 Receptor (DRD4) Allele Frequencies Around the Globe«, *EHB* 20 (1999): 309.

26 C. Ember und M. Ember, »Warfare, Aggression, and Resource Problems: Cross-Cultural Codes«, *Behav Sci Res* 26 (1992): 169; R. Textor, *A Cross Cultural Summary. Human Relations Area Files*, New Haven 1967; H. People und F. Marlowe, »Subsistence and the Evolution of Religion«, *Hum Nat* 23 (2012): 253.

27 R. McMahon, *Homicide in Pre-famine and Famine Ireland*, Liverpool 2013.

28 R. Nisbett und D. Cohen, *Culture of Honor. The Psychology of Violence in the South*, Boulder 1996.

29 W. Borneman, *Polk. The Man Who Transformed the Presidency and America*, New York 2008; B. Wyatt-Brown, *Southern Honor: Ethics and Behavior in the Old South*, Oxford 1982.

30 F. Stewart, *Honor*, Chicago 1994.

31 D. Fischer, *Albion's Seed*, Oxford 1989.

32 P. Chesler, »Are Honor Killings Simply Domestic Violence?«, *Middle East Quarterly*, Spring 2009, S. 61–69, www.meforum.org/2067/are-honor-killings-simply-domestic-violence.

33 M. Borgerhoff Mulder et al., »Intergenerational Wealth Transmission and the Dynamics of Inequality in Small-Scale Societies«, *Sci* 326 (2009): 682.

34 P. Turchin, *War and Peace and War. The Rise and Fall of Empires*, New York 2006; D. Rogers et al., »The Spread of Inequality«, *PLoS ONE* 6 (2011): e24683.

35 R. Wilkinson, *Mind the Gap. Hierarchies, Health and Human Evolution*, London 2000.

36 F. Elgar et al., »Income Inequality, Trust and Homicide in 33 Countries«, *Eur J Public Health* 21, 241; F. Elgar et al., »Income Inequality and School Bullying: Multilevel Study of Adolescents in 37 Countries«, *J Adolescent Health* 45 (2009): 351; B. Hermann et al., »Antisocial Punishment Across Societies«, *Sci* 319 (2008): 1362.

37 F. Durante et al., »Nations' Income Inequality Predicts Ambivalence in Stereotype Content: How Societies Mind the Gap«, *Brit J Soc Psych* 52 (2012): 726.

38 N. Adler et al., »Relationship of Subjective and Objective Social Status with Psychological and Physiological Functioning: Preliminary Data in Healthy White Women«, *Health Psych* 19 (2000): 586; N. Adler und J. Ostrove, »SES and Health: What We Know and What We Don't«, *ANYAS* 896 (1999): 3; I. Kawachi et al., »Crime: Social Disorganization and Relative Deprivation«, *Soc Sci and Med* 48 (1999): 719; I. Kawachi und B. Kennedy, *The Health of Nations: Why Inequality Is Harmful to Your Health*, New York 2002; J. Lynch et al., »Income Inequality, the Psychosocial Environment, and Health: Comparisons of Wealthy Nations«, *Lancet* 358 (2001): 194; G. A. Kaplan et al., »Inequality in Income and Mortality in the United

States: Analysis of Mortality and Potential Pathways«, *Brit Med J* 312 (1996): 999; J. R. Dunn et al., »Income Distribution, Public Services Expenditures, and All Cause Mortality in US States«, *J Epidemiology and Community Health* 59 (2005): 768; C. R. Ronzio et al., »The Politics of Preventable Deaths: Local Spending, Income Inequality, and Premature Mortality in US Cities«, *J Epidemiology and Community Health* 58 (2004): 175.

39 R. Evans et al., *Why Are Some People Healthy and Others Not? The Determinants of Health of Populations*, New York 1994.

40 D. Chon, »The Impact of Population Heterogeneity and Income Inequality on Homicide Rates: A Cross-National Assessment«, *Int J Offender Therapy and Comp Criminology* 56 (2012): 730; F. J. Elgar und N. Aitken, »Income Inequality, Trust and Homicide in 33 Countries«, *Eur J Public Health* 21 (2010): 241; C. Hsieh und M. Pugh, »Poverty, Income Inequality, and Violent Crime: A Meta-analysis of Recent Aggregate Data Studies«, *Criminal Justice Rev* 18 (1993): 182; M. Daly et al., »Income Inequality and Homicide Rates in Canada and the United States«, *Canadian J Criminology* 32 (2001): 219.

41 K. A. DeCellesa und M. I. Norton, »Physical and Situational Inequality on Airplanes Predicts Air Rage«, *PNAS* 113 (2016): 5588.

42 M. Balter, »Why Settle Down? The Mystery of Communities«, *Sci* 282 (1998): 1442; P. Richerson, »Group Size Determines Cultural Complexity«, *Nat* 503 (2013): 351; M. Derex et al., »Experimental Evidence for the Influence of Group Size on Cultural Complexity«, *Nat* 503 (2013): 389; A. Gibbons, »How We Tamed Ourselves – and Became Modern«, *Sci* 346 (2014): 405.

43 F. Lederbogen et al., »City Living and Urban Upbringing Affect Neural Social Stress Processing in Humans«, *Nat* 474 (2011): 498; D. P. Kennedy und R. Adolphs, »Stress and the City«, *Nat* 474 (2011): 452; A. Abbott, »City Living Marks the Brain«, *Nat* 474 (2011): 429.

44 J. Henrich et al., »Markets, Religion, Community Size, and the Evolution of Fairness and Punishment«, *Sci* 327 (2010): 1480.

45 A. Norenzayan, *Big Gods. How Religions Transformed Cooperation and Conflict*, Princeton, NJ, 2015.

46 L. R. Florizno et al., »Differences Between Tight and Loose Cultures: A 33-Nation Study«, *Sci* 332 (2011): 1100.

47 J. B. Calhoun, »Population Density and Social Pathology«, *Sci Am* 306 (1962): 139; E. Ramsden, »From Rodent Utopia to Urban Hell: Population, Pathology, and the Crowded Rats of NIMH«, *Isis* 102 (2011): 659; J. L. Freedman et al., »Environmental Determinants of Behavioral Contagion«, *Basic and Applied Soc Psych* 1 (1980): 155; O. Galle et al., »Population Density and Pathology: What Are the Relations for Man?«, *Sci* 176 (1972): 23.

48 A. Parkes, »The Future of Fertility Control«, in J. Meade (Hg.): *Biological Aspects of Social Problems*, New York 1965.

49 M. Lim et al., »Global Pattern Formation and Ethnic/Cultural Violence«, *Sci* 317 (2007): 1540; A. Rutherford et al., »Good Fences: The Importance of Setting Boundaries for Peaceful Coexistence«, *PLoS ONE* 9 (2014): e95660.

50 L. R. Florizno et al., »Differences Between Tight and Loose Cultures: A 33-Nation Study«, *Sci* 332 (2011): 1100.

51 Die folgenden Arbeiten untersuchen, wie sich Wetterschwankungen, Wetterextreme und globale Erwärmung auf eine Vielzahl sozialer Phänomene auswirken: J. Brashares et al., »Wildlife Decline and Social Conflict«, *Sci* 345 (2014): 376; S. M. Hsiang et al., »Civil Conflicts Are Associated with the Global Climate«, *Nat* 476 (2011): 438; A. Solow, »Climate for Conflict«, *Nat* 476 (2011): 406; S. Schiermeier, »Climate Cycles Drive Civil War«, *Nat* 476 (2011): 406; E. Miguel et al., »Economic Shocks and Civil Conflict: An Instrumental Variables Approach«, *J Political Economy* 112 (2004): 725; M. Burke et al., »Warming Increases Risk of Civil War in

Africa«, *PNAS* 106 (2009): 20 670; J. P. Sandholt und K. S. Gleditsch, »Rain, Growth, and Civil War: The Importance of Location«, *Defence and Peace Economics* 20 (2009): 359; H. Buhaug, »Climate Not to Blame for African Civil Wars«, *PNAS* 107 (2010): 16 477; D. D. Zhang et al., »Global Climate Change, War and Population Decline in Recent Human History«, *PNAS* 104 (2007): 19 214; R. S. J. Tol und S. Wagner, »Climate Change and Violent Conflict in Europe over the Last Millennium«, *Climatic Change* 99 (2009): 65; A. Solow, »A Call for Peace on Climate and Conflict«, *Nat* 497 (2013): 179; J. Bohannon, »Study Links Climate Change and Violence, Battle Ensues«, *Sci* 341 (2013): 444; S. M. Hsiang et al., »Quantifying the Influence of Climate on Human Conflict«, *Sci* 341 (2013): 1212.

52 R. Sapolsky, »Endocrine and Behavioral Correlates of Drought in the Wild Baboon«, *Am J Primat* 11 (1986): 217.

53 J. Bohannon, »Study Links Climate Change and Violence, Battle Ensues«, *Sci* 341 (2013): 444.

54 E. Culotta, »On the Origins of Religion«, *Sci* 326 (2009): 784 (hieraus stammt das Zitat); C. A. Botero et al., »The Ecology of Religious Beliefs«, *PNAS* 111 (2014): 16 784; A. Shariff und A. Norenzayan, »God Is Watching You: Priming God Concepts Increases Prosocial Behavior in an Anonymous Economic Game«, *Psych Science* 18 (2007): 803; R. Wright, *The Evolution of God*, Boston 2009.

55 L. Keeley, *War Before Civilization. The Myth of the Peaceful Savage*, Oxford 1996.

56 S. Pinker, *Gewalt. Eine neue Geschichte der Menschheit*, Frankfurt am Main 2011.

57 G. Milner, »Nineteenth-Century Arrow Wounds and Perceptions of Prehistoric Warfare«, *Am Antiquity* 70 (2005): 144.

58 Siehe den gesamten folgenden Band: D. Fry, *War, Peace, and Human Nature. The Convergence of Evolutionary and Cultural Views*, Oxford 2015. Siehe darin insbesondere folgende Kapitel: R. Ferguson, »Pinker's List: Exaggerating Prehistoric War Mortality«, S. 112; R. Sussman, »Why the Legend of the Killer Ape Never Dies: The Enduring Power of Cultural Beliefs to Distort Our View of Human Nature«, S. 92; und R. Kelly, »From the Peaceful to the Warlike: Ethnographic and Archeological Insights into Hunter-Gatherer Warfare and Homicide«, S. 151.

59 F. Wendorf, *The Prehistory of Nubia*, Dallas 1968.

60 R. A. Marlar et al., »Biochemical Evidence of Cannibalism at a Prehistoric Puebloan Site in Southwestern Colorado«, *Nat* 407 (2000): 74; M. Balter, »Did Neandertals Dine In?«, *Sci* 326 (2009): 1057.

61 N. Chagnon, *Die Yanomamö. Leben und Sterben der Indianer am Orinoco*, Berlin 1994; N. A. Chagnon, »Life Histories, Blood Revenge, and Warfare in a Tribal Population«, *Sci* 239 (1988): 985.

62 A. Lawler, »The Battle over Violence«, *Sci* 336 (2012): 829.

63 G. Benjamin et al., »Violence: Finding Peace«, *Sci* 338 (2012): 327; S. Pinker, »Violence: Clarified«, *Sci* 338 (2012): 327.

64 A. R. Ramos, »Reflecting on the Yanomami: Ethnographic Images and the Pursuit of the Exotic«, *Cultural Anthropology* 2 (1987): 284; R. Ferguson, *Yanomami Warfare. A Political History*, Santa Fe 1995; E. Eakin, »How Napoleon Chagnon Became Our Most Controversial Anthropologist«, *New York Times Magazine*, 2013, S. 13; D. Fry, *Beyond War. The Human Potential for Peace*, Oxford 2009.

65 L. Glowacki und R. Wrangham, »Warfare and Reproductive Success in a Tribal Population«, *PNAS* 112 (2015): 348; zu ähnlichen Ergebnissen vgl.: J. Moore, »The Reproductive Success of Cheyenne War Chiefs: A Contrary Case to Chagnon's Yanomamo«, *Curr Anthropology* 31 (1990): 322; S. Beckerman et al., »Life Histories, Blood Revenge and Reproductive Success Among the Waorani of Ecuador«, *PNAS* 106 (2009): 8134.

66 Die von Pinker und Fry zitierte ursprüngliche Forschung: K. Hill und A. Hurtado, *Ache Life History. The Ecology and Demography of a Foraging People*, New York 1996.

67 S. Corry, »The Case of the ›Brutal Savage‹: Poirot or Clouseau? Why Steven Pinker, Like Jared Diamond, Is Wrong«, London: Survival International Website, 2013.

68 K. Lorenz, *Das sogenannte Böse. Zur Naturgeschichte der Aggression*, Wien 1963; R. Ardrey, *Adam und sein Revier. Weder Hunger noch Liebe sind die Grundlage unserer Existenz*, Wien u. a. 1968; R. Wrangham und D. Peterson, *Bruder Affe. Menschenaffen und die Ursprünge menschlicher Gewalt*, Kreuzlingen 2001.

69 C. H. Boehm, *Hierarchy in the Forest. The Evolution of Egalitarian Behavior*, Cambridge, MA, 1999; K. Hawkes et al., »Hunting Income Patterns Among the Hadza: Big Game, Common Goods, Foraging Goals, and the Evolution of the Human Diet«, *Philosophical Transactions of the Royal Soc of London B* 334 (1991): 243; B. Chapais, »The Deep Social Structure of Humankind«, *Sci* 331 (2011): 1276; K. Hill et al., »Co-residence Patterns in Hunter-Gatherer Societies Show Unique Human Social Structure«, *Sci* 331 (2011): 1286; K. Endicott, »Peace Foragers: The Significance of the Batek and Moriori for the Question of Innate Human Violence«, in Fry, *War, Peace, and Human Nature*, S. 243; M. Butovskaya, »Aggression and Conflict Resolution Among the Nomadic Hadza of Tanzania as Compared with Their Pastoralist Neighbors«, in Fry, *War, Peace, and Human Nature*, S. 278.

70 C. Apicella et al., »Social Networks and Cooperation in Hunter-Gatherers«, *Nat* 481 (2012): 497; J. Henrich, »Hunter-Gatherer Cooperation«, *Nat* 481 (2012): 449.

71 E. Thomas, *Meine Freunde, die Buschmänner*, Berlin 1962; M. Shostak, *Nisa erzählt. Das Leben einer Nomadenfrau in Afrika*, Reinbek 2001; R. Lee, *The !Kung San. Men, Women and Work in a Foraging Society*, Cambridge 1979.

72 C. Ember, »Myths About Hunter-Gatherers«, *Ethnology* 17 (1978): 439.

73 Ferguson 1995 op cit; Fry 2009 op cit; R. B. Lee, »Hunter-Gatherers on the Best-Seller List: Steven Pinker and the ›Bellicose School's‹ Treatment of Forager Violence«, *J Aggression, Conflict and Peace Res* 6 (2014): 216; M. Guenther, »War and Peace Among Kalahari San«, *J Aggression, Conflict and Peace Res* 6 (2014): 229; D. P. Fry und P. Soderberg, »Myths About Hunter-Gatherers Redux: Nomadic Forager War and Peace«, *J Aggression, Conflict and Peace Res* 6 (2014): 255; R. Kelley, *Warless Societies and the Evolution of War*, Ann Arbor 2000.

74 M. M. Lahr et al., »Inter-group Violence Among Early Holocene Hunter-Gatherers of West Turkana, Kenya«, *Nat* 529 (2016): 394.

75 C. Boehm, *Moral Origins. The Evolution of Virtue, Altruism, and Shame*, New York 2012.

76 M. C. Stiner et al., »Cooperative Hunting and Meat Sharing 400–200 kya at Qesem Cave, Israel«, *PNAS* 106 (2009): 13 207.

77 P. Wiessner, »The Embers of Society: Firelight Talk Among the Ju/'hoansi Bushmen«, *PNAS* 111 (2014): 14 013; P. Wiessner, »Norm Enforcement Among the Ju/'hoansi Bushmen: A Case of Strong Reciprocity?«, *Hum Nat* 16 (2004): 115.

10 | DIE EVOLUTION DES VERHALTENS

1 T. Dobzhansky, »Nothing in Biology Makes Sense Except in the Light of Evolution«, *Am Biol Teacher* 35 (1973): 125.

2 A. J. Carter und A. Q. Nguyen, »Antagonistic Pleiotropy as a Widespread Mechanism for the Maintenance of Polymorphic Disease Alleles«, *BMC Med Genetics* 12 (2011): 160.

3 J. Gratten et al., »Life History Trade-offs at a Single Locus Maintain Sexually Selected Genetic Variation«, *Nat* 502 (2013): 93.

4 A. Brown, *The Darwin Wars. The Scientific Battle for the Soul of Man*, New York 1999.

5 V. C. Wynne-Edwards, *Evolution Through Group Selection*, London 1986.

6 W. D. Hamilton, »The Genetical Evolution of Social Behavior«, *J Theoretical Biol* 7 (1964): 1; G. C. Williams, *Adaptation and Natural Selection*, Princeton, NJ, 1966. Siehe auch: E. O. Wilson, *Sociobiology. The New Synthesis*, Cambridge, MA, 1975; und R. Dawkins, *Das egoistische Gen*, Berlin u. a. 1978.

7 S. B. Hrdy, *The Langurs of Abu. Female and Male Strategies of Reproduction*, Cambridge, MA, 1977.

8 Argument der Krankhaftigkeit: P. Dolhinow, »Normal Monkeys?«, *Am Scientist* 65 (1977): 266. Nur ein Überschuss an männlicher Aggression: R. Sussman et al., »Infant Killing as an Evolutionary Strategy: Reality or Myth?«, *Evolutionary Anthropology* 3 (1995): 149.

9 Primaten: G. Hausfater und S. Hrdy, *Infanticide. Comparative and Evolutionary Perspectives*, New York 1984; M. Hiraiwa-Hasegawa, »Infanticide in Primates and a Possible Case of Male-Biased Infanticide in Chimpanzees«, in J. L. Brown und J. Kikkawa (Hg.), *Animal Societies. Theories and Facts*, Tokyo 1988, S. 125–139; S. Hrdy, »Infanticide Among Mammals: A Review, Classification, and Examination of the Implications for the Reproductive Strategies of Females«, *Ethology and Sociobiology* 1 (1979): 13. Nager, Löwen: G. Perrigo et al., »Social Inhibition of Infanticide in Male House Mice«, *Ecology Ethology and Evolution* 5 (1993): 181; A. Pusey und C. Packer, »Infanticide in Carnivores«, in Hausfater und Hrdy, *Infanticide*; S. Gursky-Doyen, »Infanticide by a Male Spectral Tarsier (*Tarsius spectrum*)«, *Primates* 52 (2011): 385. Siehe auch: D. Lukas und E. Huchard, »The Evolution of Infanticide by Males in Mammalian Societies«, *Sci* 346 (2014): 841.

10 J. Berger, »Induced Abortion and Social Factors in Wild Horses«, *Nat* 303 (1983): 59; E. Roberts et al., »A Bruce Effect in Wild Geladas«, *Sci* 335 (2012): 1222; H. Bruce, »An Exteroceptive Block to Pregnancy in the Mouse«, *Nat* 184 (1959): 105.

11 A. Pusey und K. Schroepfer-Walker, »Female Competition in Chimpanzees«, *Philosophical Transactions of the Royal Soc of London B* 368 (2013): 1471.

12 D. Fossey, »Infanticide in Mountain Gorillas (*Gorilla gorilla beringei*) with Comparative Notes on Chimpanzees«, in Hausfater und Hrdy, *Infanticide*.

13 L. Fairbanks, »Reciprocal Benefits of Allomothering for Female Vervet Monkeys«, *Animal Behav* 40 (1990): 553.

14 V. Baglione et al., »Kin Selection in Cooperative Alliances of Carrion Crows«, *Sci* 300 (2003): 1947.

15 J. Buchan et al., »True Paternal Care in a Multi-male Primate Society«, *Nat* 425 (2003): 179.

16 D. Cheney und R. Seyfarth, *Wie Affen die Welt sehen. Das Denken einer anderen Art*, München 1994.

17 D. Cheney und R. Seyfarth, »Recognition of Other Individuals' Social Relationships by Female Baboons«, *Animal Behav* 58 (1999): 67; R. Wittig et al., »Kin-Mediated Reconciliation Substitutes for Direct Reconciliation in Female Baboons«, *Proc Royal Soc B* 274 (2007): 1109.

18 T. Bergman et al., »Hierarchical Classification by Rank and Kinship in Baboons«, *Sci* 203 (2003): 1234.

19 H. Fisher und H. Hoekstra, »Competition Drives Cooperation Among Closely Related Sperm of Deer Mice«, *Nat* 463 (2010): 801.

20 J. Hoogland, »Nepotism and Alarm Calling in the Black-Tailed Prairie Dog (*Cynomys ludovicianus*)«, *Animal Behav* 31 (1983): 472; G. Schaller, *The Serengeti Lion. A Study of Predator-Prey Relations*, Chicago 1972; P. Sherman, »Recognition Systems«, in J. R. Krebs und N. B. Davies (Hg.), *Behavioural Ecology*, Oxford 1997; C. Packer et al., »A Molecular Genetic Analysis of Kinship and Cooperation in African Lions«, *Nat* 351 (1991): 6327; A. Pusey und

C. Packer, »Non-offspring Nursing in Social Carnivores: Minimizing the Costs«, *Behav Ecology* 5 (1994): 362.

21 Fußnote: G. Alvarez et al., »The Role of Inbreeding in the Extinction of a European Royal Dynasty«, *PLoS ONE* 4 (2009): e5174.

22 Theoretisches Modell: B. Bengtsson, »Avoiding Inbreeding: At What Cost?«, *J Theoretical Biol* 73 (1978): 439.

23 Insekten: S. Robinson et al., »Preference for Related Mates in the Fruit Fly, *Drosophila melanogaster*«, *Animal Behav* 84 (2012): 1169. Eidechsen: M. Richard et al., »Optimal Level of Inbreeding in the Common Lizard«, *Proc Royal Soc of London B* 276 (2009): 2779. Fische und verwandte Eltern investierten mehr in Brutpflege: T. Thünken et al., »Active Inbreeding in a Cichlid Fish and Its Adaptive Significance«, *Curr Biol* 17 (2007): 225. Zahlreiche Vögel: P. Bateson, »Preferences for Cousins in Japanese Quail«, *Nat* 295 (1982): 236; L. Cohen und D. Dearborn, »Great Frigatebirds, Fregata minor, Choose Mates That Are Genetically Similar«, *Animal Behav* 68 (2004): 1129; N. Burley et al., »Social Preference of Zebra Finches for Siblings, Cousins and Non-kin«, *Animal Behav* 39 (1990): 775. Vögel, die sich heimlich außerhalb der Monogamie paaren: O. Kleven et al., »Extrapair Mating Between Relatives in the Barn Swallow: A Role for Kin Selection?«, *Biol Lett* 1 (2005): 389; C. Wang und X. Lu, »Female Ground Tits Prefer Relatives as Extra-pair Partners: Driven by Kin-Selection?«, *Mol Ecology* 20 (2011): 2851. Ich gehe davon aus, dass niemand diesen Satz jemals lesen wird. Sollten Sie es tun, würde ich mich freuen, wenn Sie sich bei mir melden würden, damit ich Ihnen zu Ihren außerordentlich gründlichen Lesegewohnheiten gratulieren kann – sapolsky@stanford.edu. Nager: S. Sommer, »Major Histocompatibility Complex and Mate Choice in a Monogamous Rodent«, *Behav Ecology and Sociobiology* 58 (2005): 181; C. Barnard und J. Fitzsimons, »Kin Recognition and Mate Choice in Mice: The Effects of Kinship, Familiarity and Interference on Intersexual Selection«, *Animal Behav* 36 (1988): 1078; M. Peacock und A. Smith, »Nonrandom Mating in Pikas *Ochotona princeps*: Evidence for Inbreeding Between Individuals of Intermediate Relatedness«, *Mol Ecology* 6 (1997): 801.

24 A. Helgason et al., »An Association Between the Kinship and Fertility of Human Couples«, *Sci* 319 (2008): 813; S. Jacob et al., »Paternally Inherited HLA Alleles Are Associated with Women's Choice of Male Odor«, *Nat Genetics* 30 (2002): 175.

25 T. Shingo et al., »Pregnancy-Stimulated Neurogenesis in the Adult Female Forebrain Mediated by Prolactin«, *Sci* 299 (2003): 117; C. Larsen und D. Grattan, »Prolactin, Neurogenesis, and Maternal Behaviors«, *Brain, Behav and Immunity* 26 (2012): 201.

26 W. D. Hamilton, »The Genetical Evolution of Social Behaviour«, *J Theoretical Biol* 7 (1964): 1.

27 S. West und A. Gardner, »Altruism, Spite and Greenbeards«, *Sci* 327 (2010): 1341.

28 S. Smukalla et al., »FLO1 Is a Variable Green Beard Gene That Drives Biofilm-like Cooperation in Budding Yeast«, *Cell* 135 (2008): 726; E. Queller et al., »Single-Gene Greenbeard Effects in the Social Amoeba *Dictyostelium discoideum*«, *Sci* 299 (2003): 105.

29 B. Kerr et al., »Local Dispersal Promotes Biodiversity in a Real-Life Game of Rock-Paper-Scissors«, *Nat* 418 (2002): 171; J. Nahum et al., »Evolution of Restraint in a Structured Rock-Paper-Scissors Community«, *PNAS* 108 (2011): 10831.

30 G. Wilkinson, »Reciprocal Altruism in Bats and Other Mammals«, *Ethology and Sociobiology* 9 (1988): 85; G. Wilkinson, »Reciprocal Food Sharing in the Vampire Bat«, *Nat* 308 (1984): 181.

31 W. D. Hamilton, »Geometry for the Selfish Herd«, *J Theoretical Biol* 31 (1971): 295.

32 R. Trivers, »The Evolution of Reciprocal Altruism«, *Quarterly Rev of Biol* 46 (1971): 35.

33 R. Seyfarth und D. Cheney, »Grooming, Alliances and Reciprocal Altruism in Vervet Monkeys«, *Nat* 308 (1984): 541.

34 R. Axelrod und W. D. Hamilton, »The Evolution of Cooperation«, *Sci* 211 (1981): 1390.

35 M. Nowak und K. Sigmund, »Tit for Tat in Heterogeneous Populations«, *Nat* 355 (1992): 250; R. Boyd, »Mistakes Allow Evolutionary Stability in the Repeated Prisoner's Dilemma Game«, *J Theoretical Biol* 136 (1989): 4756.

36 M. Nowak und R. Highfield, *Kooperative Intelligenz. Das Erfolgsgeheimnis der Evolution*, München 2013.

37 E. Fischer, »The Relationship Between Mating System and Simultaneous Hermaphroditism in the Coral Reef Fish, *Hypoplectrus nigricans* (Serranidae)«, *Animal Behav* 28 (1980): 620.

38 M. Milinski, »Tit for Tat in Sticklebacks and the Evolution of Cooperation«, *Nat* 325 (1987): 433.

39 C. Packer et al., »Egalitarianism in Female African Lions«, *Sci* 293 (2001): 690; M. Scantlebury et al., »Energetics Reveals Physiologically Distinct Castes in a Eusocial Mammal«, *Nat* 440 (2006): 795; R. Heinsohn und C. Packer, »Complex Cooperative Strategies in Group-Territorial African Lions«, *Sci* 269 (1995): 1260.

40 R. Trivers, »Parent-Offspring Conflict«, *Am Zoologist* 14 (1974): 249.

41 D. Maestripieri, »Parent-Offspring Conflict in Primates«, *Int J Primat* 23 (2002): 923.

42 D. Haig, »Genetic Conflicts in Human Pregnancy«, *Quartery Rev of Biol* 68 (1993): 495; R. Sapolsky, »The War Between Men and Women«, *Discover*, Mai 1999, S. 56.

43 S. J. Gould, »Altruistische Gruppen und egoistische Gene«, in: *Der Daumen des Panda. Betrachtungen zur Naturgeschichte*, Basel 1987, S. 94.

44 S. Okasha, *Evolution and the Levels of Selection*, Oxford 2006.

45 P. Bijma et al., »Multilevel Selection 1: Quantitative Genetics of Inheritance and Response to Selection«, *Genetics* 175 (2007): 277. Zu einem ähnlichen Beispiel, nur mit Spinnen statt Hühnern, vgl.: J. Pruitt und C. Goodnight, »Site-Specific Group Selection Drives Locally Adapted Group Compositions«, *Nat* 514 (2014): 359.

46 S. Bowles, »Conflict: Altruism's Midwife«, *Nat* 456 (2008): 326.

47 D. S. Wilson und E. O. Wilson, »Rethinking the Theoretical Foundation of Sociobiology«, *Quarterly Rev of Biol* 82 (2008): 327.

48 F. de Waal, *Der Affe in uns*, München 2006; I. Parker, »Swingers: Bonobos Are Celebrated as Peace-Loving, Matriarchal, and Sexually Liberated. Are They?«, *New Yorker*, 30. Juli 2007, S. 48; R. Wrangham und D. Peterson, *Demonic Males. Apes and the Origins of Human Violence*, New York 1996; R. Wrangham et al., »Comparative Rates of Violence in Chimpanzees and Humans«, *Primates* 47 (2006): 14.

49 D. Falk et al., »Brain Shape in Human Microcephalics and *Homo floresiensis*«, *PNAS* 104 (2007): 2513. Die gegenteilige Auffassung: M. Henneberg et al., »Evolved Developmental Homeostasis Disturbed in LB1 from Flores, Indonesia, Denotes Down Syndrome and Not Diagnostic Traits of the Invalid Species *Homo floresiensis*«, *PNAS* 111 (2014): 11 967.

50 K. Prufer et al., »The Bonobo Genome Compared with the Chimpanzee and Human Genomes«, *Nat* 486 (2012): 527; W. Enard et al., »Intra- and Interspecific Variation in Primate Gene Expression Patterns«, *Sci* 296 (2002): 340.

51 D. Barash und J. Lipton, *The Myth of Monogamy. Fidelity and Infidelity in Animals and People*, New York 2002; B. Chapais, *Primeval Kinship. How Pair-Bonding Gave Birth to Human Society*, Cambridge, MA, 2008.

52 T. Zerjal et al., »The Genetic Legacy of the Mongols«, *Am J Hum Genetics* 72 (2003): 713.

53 M. Daly und M. Wilson, »Evolutionary Social Psychology and Family Homicide«, *Sci* 242 (1988): 519. Replikation: V. Weekes-Shackelford und T. K. Shackelford, »Methods of Filicide: Stepparents and Genetic Parents Kill Differently«, *Violence and Victims* 19 (2004): 75. Fehlgeschlagene Replikation in Schweden: H. Temrin et al., »Step-Parents and Infanticide: New Data Contradict Evolutionary Predictions«, *Proc Royal Soc B* 267 (2000): 943; M. Van Ijzen-

doorn et al., »Elevated Risk of Child Maltreatment in Families with Stepparents But Not with Adoptive Parents«, *Child Maltreatment* 14 (2009): 369.; J. Nordlund und H. Temrin, »Do Characteristics of Parental Child Homicide in Sweden Fit Evolutionary Predictions?«, *Ethology* 113 (2007): 1029.

54 K. Hill et al., »Co-residence Patterns in Hunter-Gatherer Societies Show Unique Human Social Structure«, *Sci* 331 (2011): 1286.

55 R. Topolski et al., »Choosing Between the Emotional Dog and the Rational Pal: A Moral Dilemma with a Tail«, *Anthrozoös* 26 (2013): 253.

56 B. Thomas et al., »Harming Kin to Save Strangers: Further Evidence for Abnormally Utilitarian Moral Judgments After Ventromedial Prefrontal Damage«, *J Cog Nsci* 23 (2011): 2186.

57 R. Sapolsky, »Would You Break That Law for Your Family?«, *Los Angeles Times*, 17. November 2013.

58 J. Persico, *My Enemy, My Brother. Men and Days of Gettysburg*, Cambridge, MA, 1996.

59 R. MacMahon, *Homicide in Pre-famine and Famine Ireland*, Liverpool 2014. Cheeseburger-Mord: J. Berlinger und T. Marco, »Man Kills Brother in Argument over Cheeseburger, Police Say«, *CNN.com*, 9. Mai 2016, www.cnn.com/2016/05/08/us/man-allegedly-kills-brother-over-cheeseburger/index.html.

60 Fußnote: »MP Comes to the Aid of 5 Year Old Girl at Risk of Being Sold«, *Kenya Daily Nation*, 13. Oktober 2014, www.nation.co.ke/video/-/1951480/2484684/-/gditgq/-/index.html.

61 S. Friedman und P. Resnick, »Child Murder by Mothers: Patterns and Prevention«, *World Psychiatry* 6 (2007): 137; S. West et al., »Fathers Who Kill Their Children: An Analysis of the Literature«, *J Forensic Sci* 54 (2009): 463; S. B. Hrdy, *Mutter Natur. Die weibliche Seite der Evolution*, Berlin 2002.

62 J. Shepher, »Mate Selection Among Second Generation Kibbutz Adolescents and Adults: Incest Avoidance and Negative Imprinting«, *Arch Sexual Behav* 1 (1971): 293; A. Wolf, *Sexual Attraction and Childhood Association. A Chinese Brief for Edward Westermarck*, Palo Alto 1995.

63 K. Hill et al., »Co-residence Patterns in Hunter-Gatherer Societies Show Unique Human Social Structure«, *Sci* 331 (2011): 1286.

64 N. Eldredge und S. J. Gould, »Punctuated Equilibria: An Alternative to Phyletic Gradualism«, in T. J. M. Schopf (Hg.), *Models in Paleobiology*, San Francisco 1972, S. 82.

65 J. Goldman, »Man's New Best Friend? A Forgotten Russian Experiment in Fox Domestication«, *Sci Am*, September 2010; D. Belyaev und L. Trut, »Behaviour and Reproductive Function of Animals. II: Correlated Changes Under Breeding for Tameness«, *Bull Moscow Soc of Naturalists B Series* (auf Russisch) 69 (1964): 5.

66 S. Sternthal, »Moscow's Stray Dogs«, *Financial Times*, 16. Januar 2010.

67 Fußnote: M. Carneiro et al., »Rabbit Genome Analysis Reveals a Polygenic Basis for Phenotypic Change During Domestication«, *Sci* 345 (2014): 1074.

68 S. Fisher und M. Ridley, »Culture, Genes, and the Human Revolution«, *Sci* 340 (2013) 929; D. Swallow, »Genetics of Lactase Persistence and Lactose Intolerance«, *Ann Rev of Genetics* 37 (2003): 197; J. Troelsen, »Adult-Type Hypolactasia and Regulation of Lactase Expression«, *Biochimica et Biophysica Acta* 1723 (2005): 19.

69 N. Mekel-Bobrov et al., »Ongoing Adaptive Evolution of ASPM, a Brain Size Determinant in Homo sapiens«, *Sci* 309 (2005): 1720.

70 J. Weiner, *Der Schnabel des Finken oder Der kurze Atem der Evolution*, München 1994; J. Neel, »Diabetes Mellitus: A ›Thrifty‹ Genotype Rendered Detrimental by ›Progress‹?«, *Am J Hum Genetics* 14 (1962): 353; J. Diamond, »Sweet Death«, *Natural History*, Februar 1992. Amerikaner und Mexikaner: P. Kopelman, »Obesity as a Medical Problem«, *Nat* 404 (2000): 635.

Identifizierte Gene: C. Ezzell, »Fat Times for Obesity Research«, *J NIH Research* 7 (1995): 39; C. Holden, »Race and Medicine«, *Sci* 302 (2003): 594; J. Diamond, »The Double Puzzle of Diabetes«, *Nat* 423 (2003): 599.

71 E. Pennisi, »The Man Who Bottled Evolution«, *Sci* 342 (2013): 790.

72 S. J. Gould und N. Eldredge, »Punctuated Equilibria: The Tempo and Mode of Evolution Reconsidered«, *Paleobiology* 3 (1977): 115.

73 P. W. Andrews et al., »Adaptationism – How to Carry Out an Exaptationist Program«, *BBS* 25 (2002): 489; S. J. Gould und E. S. Vrba, »Exaptation – a Missing Term in the Science of Form«, *Paleobiology* 8 (1982): 4; A. Figueredo und S. Berry, »›Just Not So Stories‹: Exaptations, Spandrels, and Constraints«, *BBS* 25 (2002): 517; J. Roney und D. Maestripieri, »The Importance of Comparative and Phylogenetic Analyses in the Study of Adaptation«, *BBS* 25 (2002): 525.

74 A. Brown, *The Darwin Wars. The Scientific Battle for the Soul of Man*, New York 1999.

75 S. J. Gould und R. Lewontin, »The Spandrels of San Marco and the Panglossian Paradigm: A Critique of the Adaptationist Programme«, *Proc Royal Soc of London B* 205 (1979): 581.

76 D. Barash und J. Lipton, »How the Scientist Got His Ideas«, *Chronicle of Higher Education*, 3. Januar 2010.

11 | WIR GEGEN SIE

1 D. Hofstede, *Planet of the Apes. An Unofficial Companion*, Toronto 2001.

2 T. A. Ito und G. R. Urland, »Race and Gender on the Brain: Electrocortical Measures of Attention to the Race and Gender of Multiply Categorizable Individuals«, *JPSP* 85 (2003): 616; T. Ito und B. Bartholow, »The Neural Correlates of Race«, *TICS* 13 (2009): 524.

3 A. Greenwald et al., »Measuring Individual Differences in Implicit Cognition: The Implicit Association Test«, *JPSP* 74 (1998): 1464.

4 N. Mahajan et al., »The Evolution of Intergroup Bias: Perceptions and Attitudes in Rhesus Macaques«, *JPSP* 100 (2011): 387.

5 H. Tajfel, »Social Psychology of Intergroup Relations«, *Ann Rev of Psych* 33 (1982): 1; H. Tajfel, »Experiments in Intergroup Discrimination«, *Sci Am* 223 (1970): 96.

6 E. Losin et al., »Own-Gender Imitation Activates the Brain's Reward Circuitry«, *SCAN* 7 (2012): 804; B. C. Müller et al., »Prosocial Consequences of Imitation«, *Psych Rep* 110 (2012): 891.

7 S. B. Flagel et al., »A Selective Role for Dopamine in Stimulus-Reward Learning«, *Nat* 469 (2011): 53–57.

8 A. S. Baron und M. R. Banaji, »The Development of Implicit Attitudes: Evidence of Race Evaluations from Ages 6, 10, and Adulthood«, *Psych Sci* 17 (2006): 53; F. E. Aboud, *Children and Prejudice*, New York 1988; R. S. Bigler et al., »Social Categorization and the Formation of Intergroup Attitudes in Children«, *Child Development* 68 (1997): 530; L. A. Hirschfeld, »Natural Assumptions: Race, Essence and Taxonomies of Human Kinds«, *Soc Res* 65 (1998): 331; R. S. Bigler et al., »Developmental Intergroup Theory: Explaining and Reducing Children's Social Stereotyping and Prejudice«, *Curr Dir Psych Sci* 16 (2007): 162; P. Bronson und A. Merryman, »See Baby Discriminate«, *Newsweek*, 14. September 2009, S. 53 (aus ihrem Buch *Nurture Shock* [*10 schockierende Wahrheiten über Erziehung*, München 2010]).

9 K. D. Kinzler et al., »The Native Language of Social Cognition«, *PNAS* 104 (2007); 12 577; S. Sangrigoli und S. De Schonen, »Recognition of Own-Race and Other-Race Faces by Three-Month-Old Infants«, *J Child Psych and Psychiatry* 45 (2004): 1219.

10 S. Sangrigoli et al., »Reversibility of the Other-Race Effect in Face Recognition During Childhood«, *Psych Sci* 16 (2005): 440.

11 R. Bigler und L. Liben, »Developmental Intergroup Theory: Explaining and Reducing Children's Social Stereotyping and Prejudice«, *Curr Dir Psych Sci* 16 (2007): 162.

12 A. J. Cuddy et al., »Stereotype Content Model Across Cultures: Towards Universal Similarities and Some Differences«, *Brit J Soc Psych* 48 (2009): 1; H. Bernhard et al., »Parochial Altruism in Humans«, *Nat* 442 (2006): 912.

13 M. Levine et al., »Self-Categorization and Bystander Non-intervention: Two Experimental Studies«, *J Applied Soc Psych* 32 (2002): 1452; J. M. Engelmann und E. Hermann, »Chimpanzees Trust Their Friends«, *Curr Biol* 26 (2016): 252.

14 M. Levine et al., »Identity and Emergency Intervention: How Social Group Membership and Inclusiveness of Group Boundaries Shape Helping Behavior«, *PSPB* 31 (2005): 443.

15 H. A. Hornstein et al., »Effects of Sentiment and Completion of a Helping Act on Observer Helping: A Case for Socially Mediated Zeigarnik Effects«, *JPSP* 17 (1971): 107.

16 L. Gaertner und C. Insko, »Intergroup Discrimination in the Minimal Group Paradigm: Categorization, Reciprocation, or Fear?«, *JPSP* 79 (2000): 77; T. Wildschut et al., »Intragroup Social Influence and Intergroup Competition«, *JPSP* 82 (2002): 975; C. A. Insko et al., »Interindividual-Intergroup Discontinuity as a Function of Trust and Categorization: The Paradox of Expected Cooperation«, *JPSP* 88 (2005): 365.

17 M. Cikara et al., »Us Versus Them: Social Identity Shapes Neural Responses to Intergroup Competition and Harm«, *Psych Sci* 22 (2011): 306; E. R. de Bruijn et al., »When Errors Are Rewarding«, *J Nsci* 29 (2009): 12183; J. J. Van Bavel et al., »Modulation of the Fusiform Face Area Following Minimal Exposure to Motivationally Relevant Faces: Evidence of In-group Enhancement (not Out-group Disregard)«, *J Cog Nsci* 223 (2011): 3343; Fußnote: M. Cikar et al., »Their Pain Gives Us Pleasure: How Intergroup Dynamics Shape Empathic Failures and Counter-empathic Responses«, *JESP* 55 (2014) 110.

18 T. Singer et al., »Empathic Neural Responses Are Modulated by the Perceived Fairness of Others«, *Nat* 439 (2006): 466; H. Takahashi et al., »When Your Gain Is My Pain and Your Pain Is My Gain: Neural Correlates of Envy and Schadenfreude«, *Sci* 323 (2009): 937.

19 G. Hertel und N. L. Kerr, »Priming In-group Favoritism: The Impact of Normative Scripts in the Minimal Group Paradigm«, *JESP* 37 (2001): 316.

20 J. N. Gutsell und M. Inzlicht, »Intergroup Differences in the Sharing of Emotive States: Neural Evidence of an Empathy Gap«, *SCAN* 7 (2012): 596; J. Y. Chiao et al., »Cultural Specificity in Amygdala Response to Fear Faces«, *J Cog Nsci* 20 (2008): 2167.

21 P. K. Piff et al., »Me Against We: In-group Transgression, Collective Shame, and In-group-Directed Hostility«, *Cog & Emotion* 26 (2012): 634.

22 W. Barrett, »Thug Life: The Shocking Secret History of Harold Giuliani, the Mayor's Ex-Convict Dad«, *Village Voice*, 5. Juli 2000; D. Strober und G. Strober, *Giuliani. Flawed or Flawless?*, New York 2007.

23 J. A. Lukas, »Judge Hoffman Is Taunted at Trial of the Chicago 7 After Silencing Defense Counsel«, *New York Times*, 6. Februar 1970.

24 S. Svonkin, *Jews Against Prejudice. American Jews and the Fight for Civil Liberties*, New York 1997.

25 D. A. Stanley et al., »Implicit Race Attitudes Predict Trustworthiness Judgments and Economic Trust Decisions«, *PNAS* 108 (2011): 7710; Y. Dunham, »An Angry = Outgroup Effect«, *JESP* 47 (2011): 668; D. Maner et al., »Functional Projection: How Fundamental Social Motives Can Bias Interpersonal Perception«, *JPSP* 88 (2005): 63; K. Hugenberg und G. Bodenhausen, »Facing Prejudice: Implicit Prejudice and the Perception of Facial Threat«, *Psych*

Sci 14 (2003): 640; A. Rattan et al., »Race and the Fragility of the Legal Distinction Between Juveniles and Adults«, *PLoS ONE* 7 (2012): e36 680; Y. J. Xiao und J. J. Van Bavel, »See Your Friends Close and Your Enemies Closer: Social Identity and Identity Threat Shape the Representation of Physical Distance«, *PSPB* 38 (2012): 959; B. Reiek et al., »Intergroup Threat and Outgroup Attitudes: A Meta-analytic Review«, *PSPR* 10 (2006): 336; H. A. Korn et al., »Neurolaw: Differential Brain Activity for Black and White Faces Predicts Damage Awards in Hypothetical Employment Discrimination Cases«, *Soc Nsci* 7 (2012): 398. Aktivierung des Insellappens bei Interaktion mit Fremdgruppe im Spiel: J. Rilling et al., »Social Cognitive Neural Networks During In-group and Out-group Interactions«, *NeuroImage* 41 (2008): 1447.

26 P. Rozin et al., »From Oral to Moral«, *Science* 323 (2009): 1179.

27 G. Hodson und K. Costello, »Interpersonal Disgust, Ideological Orientations, and Dehumanization as Predictors of Intergroup Attitudes«, *Psych Sci* 18 (2007): 691.

28 G. Hodson et al., »A Joke Is Just a Joke (Except When It Isn't): Cavalier Humor Beliefs Facilitate the Expression of Group Dominance Motives«, *JPSP* 99 (2010): 460.

29 D. Berreby, *Us and Them. The Science of Identity*, Chicago 2008.

30 J. Leyens et al., »The Emotional Side of Prejudice: The Attribution of Secondary Emotions to Ingroups and Outgroups«, *PSPR* 4 (2000): 186; K. Wailoo, *Pain. A Political History*, Baltimore 2014.

31 J. T. Jost und O. Hunyad, »Antecedents and Consequences of System-Justifying Ideologies«, *Curr Dir Psych Sci* 14 (2005): 260; G. E. Newman und P. Bloom, »Physical Contact Influences How Much People Pay at Celebrity Auctions«, *PNAS* 111 (2013): 3705.

32 J. Greenberg et al., »Evidence for Terror Management II: The Effects of Mortality Salience on Reactions to Those Who Threaten or Bolster the Cultural Worldview«, *JPSP* 58 (1990): 308.

33 J. Haidt, »The Emotional Dog and Its Rational Tail: A Social Intuitionist Approach to Moral Judgment«, *Psych Rev* 108 (2001): 814; J. Haidt, *The Righteous Mind. Why Good People Are Divided by Politics and Religion*, New York 2012.

34 Berreby, *op. cit.*

35 W. Cunningham et al., »Implicit and Explicit Ethnocentrism: Revisiting the Ideologies of Prejudice«, *PSPB* 30 (2004): 1332.

36 Fußnote: M. J. Wood et al. »Dead and Alive: Beliefs in Contradictory Conspiracy Theories«, *Social Psych and Personality Sci* 3 (2012): 767.

37 C. Zogmaister et al., »The Impact of Loyalty and Equality on Implicit Ingroup Favoritism«, *Group Processes & Intergroup Relations* 11 (2008): 493.

38 C. D. Navarrete et al., »Race bias tracks conception risk across the menstrual cycle«, *Psych Sci* 20 (2009): 661; C. D. Navarrete et al., »Fertility and race perception predict voter preference for Barack Obama«, *EHB* 31 (2010): 391.

39 G. E. Newman und P. Bloom, »Physical Contact Influences How Much People Pay at Celebrity Auctions«, *PNAS* 111 (2013): 3705; R. Sapolsky, »Magical Thinking and the Stain of Madoff's Sweater«, *Wall Street Journal*, 12. Juli 2014.

40 Fußnote: S. Boria, *Animals in the Third Reich. Pets, Scapegoats, and the Holocaust*, Providende, RI, 2000.

41 A. Rutland und R. Brown, »Stereotypes as Justification for Prior Intergroup Discrimination: Studies of Scottish National Stereotyping«, *Eur J Soc Psych* 31 (2001): 127.

42 C. S. Crandall et al., »Stereotypes as Justifications of Prejudice«, *PSPB* 37 (2011): 1488.

43 R. Niebuhr, *The Nature and Destiny of Man*, Bd. 1, London 1941; B. P. Meier und V. B. Hinsz, »A Comparison of Human Aggression Committed by Groups and Individuals: An Interindividual Intergroup Discontinuity«, *JESP* 40 (2004): 551; T. Wildschut et al., »Beyond the

Group Mind: A Quantitative Review of the Interindividual-Intergroup Discontinuity Effect«, *Psych Bull* 129 (2003): 698.

44 T. Cohen et al., »Group morality and Intergroup Relation: Cross-Cultural and Experimental Evidence«, *PSPB* 32 (2006): 1559; T. Wildschut et al., »Intragroup Social Influence and Intergroup Competition«, *JPSP* 82 (2002): 975.

45 S. Bowles, »Conflict: Altruism's Midwife«, *Nat* 456 (2008): 326.

46 M. Shih et al., »Stereotype Susceptibility: Identity Salience and Shifts in Quantitative Performance«, *Psych Sci* 10 (1999): 80; T. Harada et al., »Dynamic Social Power Modulates Neural Basis of Math Calculation«, *Front Hum Nsci* 6 (2012): 350; J. Van Bavel und W. Cunningham, »Self-Categorization with a Novel Mixed-Race Group Moderates Automatic Social and Racial Biases«, *PSPB* 35 (2009): 321; G. Bohner et al., »Situational Flexibility of In-group-Related Attitudes: A Single Category IAT Study of People with Dual National Identity«, *Group Processes & Intergroup Relations* 11 (2008): 301.

47 N. Jablonski, *Skin. A Natural History*, Oakland, CA, 2006; A. Gibbons, »Shedding Light on Skin Color«, *Sci* 346 (2014): 934.

48 R. Hahn, »Why Race Is Differentially Classified on U.S. Birth and Infant Death Certificates: An Examination of Two Hypotheses«, *Epidemiology* 10 (1999): 108.

49 C.D. Navarrete et al., »Fear Extinction to an Out-group Face: The Role of Target Gender«, *Psych Sci* 20 (2009): 155; J.P. Mitchell et al., »Contextual Variations in Implicit Evaluation«, *J Exp Psych: General* 132 (2003): 455; in diesem Artikel geht es um Politiker und Sportler.

50 R. Kurzban et al., »Can Race Be Erased? Coalitional Computation and Social Categorization«, *PNAS* 98 (2001): 15387.

51 M.E. Wheeler und S.T. Fiske, »Controlling Racial Prejudice: Social-Cognitive Goals Affect Amygdala and Stereotype Activation«, *Psych Sci* 16 (2005): 56; J.P. Mitchell et al., »The Link Between Social Cognition and Self-Referential Thought in the Medial Prefrontal Cortex«, *J Cog Nsci* 17 (2005): 1306.

52 M.A. Halleran, *The Better Angels of Our Nature. Freemasonry in the American Civil War*, Tuscaloosa, AL, 2010.

53 T. Kennealy, *The Great Shame. And the Triumph of the Irish in the English-Speaking World*, New York 2000.

54 »Patrick Leigh Fermor obituary«, *Daily Telegraph*, 11. Juni 2011. Zu einem Video der Zusammenkunft mit Kreipe vgl. »Η ΑΠΑΓΩΓΗ ΤΟΥ ΣΤΡΑΤΗΓΟΥ ΚΡΑΙΠΕ«, hochgeladen von Idomeneas Kanakakis am 21. Oktober 2010, www.youtube.com/watch?v=8zlUhJwddFU. Zu einem Dokumentarfilm über die Entführung und die Reise vgl. »The Abduction of General Kreipe.avi«, hochgeladen von Nico Mastorakis am 25. Februar 2012, www.youtube.com/watch?v=vN1qrghgCqI.

55 E. Krusemark und W. Li, »Do All Threats Work the Same Way? Divergent Effects of Fear and Disgust on Sensory Perception and Attention«, *J Nsci* 31 (2011): 3429.

56 Fußnote: M. Plitt et al., »Are Corporations People Too? The Neural Correlates of Moral Judgments About Companies and Individuals«, *Social Nsci* 10 (2015): 113.

57 S. Fiske et al., »A Model of (Often Mixed) Stereotype Content: Competence and Warmth Respectively Follow from Perceived Status and Competition«, *JPSP* 82 (2002): 878; L.T. Harris und S.T. Fiske, »Dehumanizing the Lowest of the Low: Neuroimaging Responses to Extreme Out-groups«, *Psych Sci* 17 (2006): 847; L.T. Harris und S.T. Fiske, »Social Groups That Elicit Disgust Are Differentially Processed in mPFC«, *SCAN* 2 (2007): 45. Siehe auch: S. Morrison et al., »The Neuroscience of Group Membership«, *Neuropsychologia* 50 (2012): 2114.

58 T. Ashworth, *Trench Warfare. 1914–1918*, London 1980.

59 K.B. Clark und M.P. Clark, »Racial Identification and Preference Among Negro Children«,

in E. L. Hartley (Hg.), *Readings in Social Psychology*, New York 1947; K. Clark und C. Mamie, »The Negro Child in the American Social Order«, *J Negro Education* 19 (1950): 341; J. Jost et al., »A Decade of System Justification Theory: Accumulated Evidence of Conscious and Unconscious Bolstering of the Status Quo«, *Political Psych* 25 (2004): 881; J. Jost et al., »Nonconscious Forms of System Justification: Implicit and Behavioral Preferences for Higher Status Groups«, *JESP* 38 (2002): 586.

60 S. Lehrman, »The Implicit Prejudice«, *Sci Am* 294 (2006): 32.

61 K. Kawakami et al., »Mispredicting Affective and Behavioral Responses to Racism«, *Sci* 323 (2009): 276; B. Nosek, »Implicit-Explicit Relations«, *Curr Dir Psych Sci* 16 (2007): 65; L. Rudman und R. Ashmore, »Discrimination and the Implicit Association Test«, *Group Processes & Intergroup Relations* 10 (2007): 359; J. Dovidio et al., »Implicit and Explicit Prejudice and Interracial Interaction«, *JPSP* 82 (2002): 62. Zu einem weiteren Ansatz für die Entdeckung impliziter Vorurteile vgl.: I. Blair, »The Malleability of Automatic Stereotypes and Prejudice«, *PSPR* 6 (2002): 242.

62 W. Cunningham et al., »Separable Neural Components in the Processing of Black and White Faces«, *Psych Sci* 15 (2004): 806; W. A. Cunningham et al., »Neural Correlates of Evaluation Associated with Promotion and Prevention Regulatory Focus«, *Cog, Affective & Behav Nsci* 5 (2005): 202; K. M. Knutso et al., »Neural Correlates of Automatic Beliefs About Gender and Race«, *Hum Brain Mapping* 28 (2007): 915.

63 B. K. Payne, »Conceptualizing Control in Social Cognition: How Executive Functioning Modulates the Expression of Automatic Stereotyping«, *JPSP* 89 (2005): 488.

64 J. Dovidio et al., »Why Can't We Just Get Along? Interpersonal Biases and Interracial Distrust«, *Cultural Diversity & Ethnic Minority Psych* 8 (2002): 88.

65 J. Richeson et al., »An fMRI Investigation of the Impact of Interracial Contact on Executive Function«, *Nat Nsci* 12 (2003): 1323; J. Richeson und J. Shelton, »Negotiating Interracial Interactions: Cost, Consequences, and Possibilities«, *Curr Dir Psych Sci* 16 (2007): 316.

66 J. N. Shelton et al., »Expecting to Be the Target of Prejudice: Implications for Interethnic Interactions«, *PSPB* 31 (2005): 1189.

67 P. M. Herr, »Consequences of Priming: Judgment and Behavior«, *JPSP* 51 (1986): 1106; N. Dasgupta und A. Greenwald, »On the Malleability of Automatic Attitudes: Combating Automatic Prejudice with Images of Admired and Disliked Individuals«, *JPSP* 81 (2001): 800.

68 W. A. Cunningham et al., »Rapid Social Perception Is Flexible: Approach and Avoidance Motivational States Shape P100 Responses to Other-Race Faces«, *Front Hum Nsci* 6 (2012): 140.

69 A. D. Galinsky und G. B. Moskowitz, »Perspective-Taking: Decreasing Stereotype Expression, Stereotype Accessibility, and In-group Favoritism«, *JPSP* 78 (2000): 708; I. Blair et al., »Imagining Stereotypes Away: The Moderation of Implicit Stereotypes Through Mental Imagery«, *JPSP* 81 (2001): 828; T. J. Allen et al., »Social Context and the Self-Regulation of Implicit Bias«, *Group Processes & Intergroup Relations* 13 (2010): 137; J. Fehr und K. Sassenberg, »Willing and Able: How Internal Motivation and Failure Help to Overcome Prejudice«, *Group Processes & Intergroup Relations* 13 (2010): 167.

70 C. Macrae et al., »The Dissection of Selection in Person Perception: Inhibitory Processes in Social Stereotyping«, *JPSP* 69 (1995): 397.

71 T. Pettigrew und L. A. Tropp, »A Meta-analytic Test of Intergroup Contact Theory«, *JPSP* 90 (2006): 751.

72 A. Rutherford et al., »Good Fences: The Importance of Setting Boundaries for Peaceful Coexistence«, *PLoS ONE* 9 (2014): e95 660; L. G. Babbitt und S. R. Sommers, »Framing Matters: Contextual Influences on Interracial Interaction Outcomes«, *PSPB* 37 (2011): 1233.

73 M.J. Williams und J.L. Eberhardt, »Biological Conceptions of Race and the Motivation to Cross Racial Boundaries«, *JPSP* 94 (2008): 1033.

74 G. Hodson et al., »A Joke Is Just a Joke (Except When It Isn't): Cavalier Humor Beliefs Facilitate the Expression of Group Dominance Motives«, *JPSP* 99 (2010): 460; F. Pratto und M. Shih, »Social Dominance Orientation and Group Context in Implicit Group Prejudice«, *Psych Sci* 11 (2000): 515; F. Pratto et al., »Social Dominance Orientation and the Legitimization of Inequality Across Cultures«, *J Cross-Cultural Psych* 31 (2000); 369; F. Durante et al., »Nations' Income Inequality Predicts Ambivalence in Stereotype Content: How Societies Mind the Gap«, *Brit J Soc Psych* 52 (2012): 726; A.C. Kay und J.T. Jost, »Complementary Justice: Effects of ›Poor but Happy‹ and ›Poor but Honest‹ Stereotype Exemplars on System Justification and Implicit Activation of the Justice Motive«, *JPSP* 85 (2003): 823; A. Kay et al., »Victim Derogation and Victim Enhancement as Alternate Routes to System Justification«, *Psych Sci* 16 (2005): 240.

75 C. Sibley und J. Duckitt, »Personality and Prejudice: A Meta-analysis and Theoretical Review«, *PSPR* 12 (2008): 248.

76 J. Dovidio et al., »Commonality and the Complexity of ›We‹: Social Attitudes and Social Change«, *PSPR* 13 (2013): 3; E. Hehman et al., »Group Status Drives Majority and Minority Integration Preferences«, *Psych Sci* 23 (2011): 46.

77 Zu dem Phänomen, dass eine Belohnung, die man mit einem Mitglied der Eigengruppe teilt, die dopaminergen Belohnungsbahnen stärker aktiviert, als es die gleiche Belohnung vermag, wenn man sie mit einem Fremden teilt: J.B. Freeman und D. Fareri et al., »Social Network Modulation of Reward-Related Signals«, *J Nsci* 32 (2012): 9045.

12 | HIERARCHIE, GEHORSAM UND WIDERSTAND

1 J. Freeman et al., »The Part: Social Status Cues Shape Race Perception«, *PLoS ONE* 6 (2011): e25107.

2 Fußnote: R. George, »Faith and Toilets«, *Sci Am*, 19. November 2015.

3 R.I. Dunbar und S. Shultz, »Evolution in the Social Brain«, *Sci* 317 (2007): 1344; R.I. Dunbar, »The Social Brain Hypothesis and Its Implications for Social Evolution«, *Ann Hum Biol* 36 (2009): 562; F.J. Pérez-Barbería et al., »Evidence for Coevolution of Sociality and Relative Brain Size in Three Orders of Mammals«, *Evolution* 61 (2007): 2811; J. Powell et al., »Orbital Prefrontal Cortex Volume Predicts Social Network Size: An Imaging Study of Individual Differences in Humans«, *Proc Royal Soc B: Biol Sci* 279 (2012): 2157; P.A. Lewis et al., »Ventromedial Prefrontal Volume Predicts Understanding of Others and Social Network Size«, *Neuroimage* 57 (2011): 1624; J.L. Powell et al., »Orbital Prefrontal Cortex Volume Correlates with Social Cognitive Competence«, *Neuropsychologia* 48 (2010): 3554; J. Lehmann und R.I. Dunbar, »Network Cohesion, Group Size and Neocortex Size in Female-Bonded Old World Primates«, *Proc Royal Soc B: Biol Sci* 276 (2009): 4417; J. Sallet et al., »Social Network Size Affects Neural Circuits in Macaques«, *Sci* 334 (2011): 697.

4 F. Amici et al., »Fission-Fusion Dynamics, Behavioral Flexibility, and Inhibitory Control in Primates«, *Curr Biol* 18 (2008): 1415; A.B. Bond et al., »Serial Reversal Learning and the Evolution of Behavioral Flexibility in Three Species of North American Corvids (*Gymnorhinus cyanocephalus, Nucifraga columbiana, Aphelocoma californica*)«, *JCP* 121 (2007): 372; A. Bond et al., »Social Complexity and Transitive Inference in Corvids«, *Animal Behav* 65 (2003): 479.

5 J. Lehmann und R.I. Dunbar, »Network Cohesion, Group Size and Neocortex Size in Female-Bonded Old World Primates«, *Proc Royal Soc B: Biol Sci* 276 (2009): 4417.

6 J. Powell et al., »Orbital Prefrontal Cortex Volume Predicts Social Network Size: An Imaging Study of Individual Differences in Humans«, *Proc Royal Soc B: Biol Sci* 279 (2012): 2157; P. A. Lewis et al., »Ventromedial Prefrontal Volume Predicts Understanding of Others and Social Network Size«, *Neuroimage* 57 (2011): 1624; J. L. Powell et al., »Orbital Prefrontal Cortex Volume Correlates with Social Cognitive Competence«, *Neuropsychologia* 48 (2010): 3554; K. C. Bickart et al., »Amygdala Volume and Social Network Size in Humans«, *Nat Nsci* 14 (2011): 163; R. Kanai et al., »Online Social Network Size Is Reflected in Human Brain Structure«, *Proc Royal Soc B: Biol Sci* 279 (2012): 1327.

7 F. Elgar et al., »Income Inequality and School Bullying: Multilevel Study of Adolescents in 37 Countries«, *J Adolescent Health* 45 (2009): 351.

8 E. González-Bono et al., »Testosterone, Cortisol and Mood in a Sports Team Competition«, *Horm Behav* 35 (2009): 55; E. González-Bono et al., »Testosterone and Attribution of Successful Competition«, *Aggressive Behav* 26 (2000): 235.

9 N. O. Rule et al., »Perceptions of Dominance Following Glimpses of Faces and Bodies«, *Perception* 41 (2012): 687.

10 L. Thomsen et al., »Big and Mighty: Preverbal Infants Mentally Represent Social Dominance«, *Sci* 331 (2011): 477.

11 S. V. Shepherd et al., »Social Status Gates Social Attention in Monkeys«, *Curr Biol* 16 (2006): R119; J. Massen et al., »Ravens Notice Dominance Reversals Among Conspecifics Within and Outside Their Social Group«, *Nat Communications* 5 (2013); 3679.

12 M. Karafin et al., »Dominance Attributions Following Damage to the Ventromedial Prefrontal Cortex«, *J Cog Nsci* 16 (2004): 1796; L. Mah et al., »Impairment of Social Perception Associated with Lesions of the Prefrontal Cortex«, *Am J Psychiatry* 161 (2004): 1247; T. Farrow et al., »Higher or Lower? The Functional Anatomy of Perceived Allocentric Social Hierarchies«, *Neuroimage* 57 (2011): 1552; C. F. Zink et al., »Know Your Place: Neural Processing of Social Hierarchy in Humans«, *Neuron* 58 (2008): 273.

13 A. A. Marsh et al., »Dominance and Submission: The Ventrolateral Prefrontal Cortex and Responses to Status Cues«, *J Cog Nsci* 21 (2009): 713; T. Allison et al., »Social Perception from Visual Cues: Role of the STS Region«, *TICS* 4 (2000): 267; J. B. Freeman et al., »Culture Shapes a Mesolimbic Response to Signals of Dominance and Subordination That Associates with Behavior«, *Neuroimage* 47 (2009): 353.

14 M. Nader et al., »Social Dominance in Female Monkeys: Dopamine Receptor Function and Cocaine Reinforcement«, *BP* 72 (2012): 414; M. P. Noonan et al., »A Neural Circuit Covarying with Social Hierarchy in Macaques«, *PLoS Biol* 12 (2014): e1001940; F. Wang et al., »Bidirectional Control of Social Hierarchy by Synaptic Efficacy in Medial Prefrontal Cortex«, *Sci* 334 (2011): 693.

15 M. Rushworth et al., »Are There Specialized Circuits for Social Cognition and Are They Unique to Humans?«, *PNAS* 110 (2013): 10806.

16 Zum Beispiel: J. C. Beehner et al., »Testosterone Related to Age and Life-History Stages in Male Baboons and Geladas«, *Horm Behav* 56 (2009): 472.

17 J. Brady et al., »Avoidance Behavior and the Development of Duodenal Ulcers«, *J the Exp Analysis of Behav* 1 (1958): 69; J. Weiss, »Effects of Coping Responses on Stress«, *J Comp Physiological Psych* 65 (1968): 251.

18 R. Sapolsky, »The Influence of Social Hierarchy on Primate Health«, *Sci* 308 (2005): 648; H. Uno et al., »Hippocampal Damage Associated with Prolonged and Fatal Stress in Primates«, *J Nsci* 10 (1989): 1705; R. Sapolsky et al., »Hippocampal Damage Associated with Prolonged Glucocorticoid Exposure in Primates«, *J Nsci* 10 (1990): 2897; siehe auch E. Archie et al., »Social Status Predicts Wound Healing in Wild Baboons«, *PNAS* 109 (2012): 9017.

19 R. Sapolsky, »The Physiology of Dominance in Stable Versus Unstable Social Hierarchies«, in W. Mason und S. Mendoza (Hg.), *Primate Social Conflict*, New York 1993.

20 L. R. Gesquiere et al., »Life at the Top: Rank and Stress in Wild Baboons«, *Sci* 333 (2011): 357; R. Sapolsky, »Sympathy for the CEO«, *Sci* 333 (2011): 293. Hieraus stammt die Grafik im Text.

21 D. Abbott et al., »Are Subordinates Always Stressed? A Comparative Analysis of Rank Differences in Cortisol Levels Among Primates«, *Horm Behav* 43 (2003): 67.

22 R. Sapolsky und J. Ray, »Styles of Dominance and Their Physiological Correlates Among Wild Baboons«, *Am J Primat* 18 (1989): 1; J. C. Ray und R. Sapolsky, »Styles of Male Social Behavior and Their Endocrine Correlates Among High-Ranking Baboons«, *Am J Primat* 28 (1992): 231; C. E. Virgin und R. Sapolsky, »Styles of Male Social Behavior and Their Endocrine Correlates Among Low-Ranking Baboons«, *Am J Primat* 42 (1997): 25.

23 J. Chiao et al., »Neural Basis of Preference for Human Social Hierarchy Versus Egalitarianism«, *ANYAS* 1167 (2009): 174; J. Sidanius et al., »You're Inferior and Not Worth Our Concern: The Interface Between Empathy and Social Dominance Orientation«, *J Personality* 81 (2012): 313.

24 G. Sherman et al., »Leadership Is Associated with Lower Levels of Stress«, *PNAS* 109 (2012): 17 903; R. Sapolsky, »Importance of a Sense of Control and the Physiological Benefits of Leadership«, *PNAS* 109 (2012): 17 730.

25 N. Adler und J. Ostrove, »SES and Health: What We Know and What We Don't«, *ANYAS* 896 (1999): 3; R. Wilkinson, *Mind the Gap. Hierarchies, Health and Human Evolution*, London 2000; I. Kawachi und B. Kennedy, *The Health of Nations. Why Inequality Is Harmful to Your Health*, New York 2002; M. Marmot, *The Status Syndrome. How Social Standing Affects Our Health and Longevity*, New York 2015.

26 A. Todorov et al., »Inferences of Competence from Faces Predict Election Outcomes«, *Sci* 308 (2005): 1623.

27 T. Tsukiura und R. Cabeza, »Shared Brain Activity for Aesthetic and Moral Judgments: Implications for the Beauty-Is-Good Stereotype«, *SCAN* 6 (2011): 138.

28 K. Dion et al., »What Is Beautiful Is Good«, *JPSP* 24 (1972): 285.

29 N. K. Steffens und S. A. Haslam, »Power Through ›Us‹: Leaders' Use of We-Referencing Language Predicts Election Victory«, *PLoS ONE* 8 (2013): e77 952.

30 B. R. Spisak et al., »Warriors and Peacekeepers: Testing a Biosocial Implicit Leadership Hypothesis of Intergroup Relations Using Masculine and Feminine Faces«, *PLoS ONE* 7 (2012): e30 399; B. R. Spisak, »The General Age of Leadership: Older-Looking Presidential Candidates Win Elections During War«, *PLoS ONE* 7 (2012): e36 945; B. R. Spisak et al., »A Face for All Seasons: Searching for Context-Specific Leadership Traits and Discovering a General Preference for Perceived Health«, *Front Hum Nsci* 8 (2014): 792.

31 J. Antonakis und O. Dalgas, »Predicting Elections: Child's Play!«, *Sci* 323 (2009): 1183.

32 K. Smith et al., »Linking Genetics and Political Attitudes: Reconceptualizing Political Ideology«, *Political Psych* 32 (2011): 369.

33 G. Hodson und M. Busseri, »Bright Minds and Dark Attitudes: Lower Cognitive Ability Predicts Greater Prejudice Through Right-Wing Ideology and Low Intergroup Contact«, *Psych Sci* 32 (2012): 187; C. Sibley und J. Duckitt, »Personality and Prejudice: A Meta-analysis and Theoretical Review«, *PSPR* 12 (2008): 248.

34 L. Skitka et al., »Dispositions, Ideological Scripts, or Motivated Correction? Understanding Ideological Differences in Attributions for Social Problems«, *JPSP* 83 (2002): 470; L. J. Skitka, »Ideological and Attributional Boundaries on Public Compassion: Reactions to Individuals and Communities Affected by a Natural Disaster«, *PSPB* 25 (1999): 793; L. J. Skitka

und P.E. Tetlock, »Providing Public Assistance: Cognitive and Motivational Processes Underlying Liberal and Conservative Policy Preferences«, *JPSP* (1993): 65, 1205; G.S. Morgan et al., »When Values and Attributions Collide: Liberals' and Conservatives' Values Motivate Attributions for Alleged Misdeeds«, *PSPB* 36 (2010): 1241; J.T. Jost und M. Krochik, »Ideological Differences in Epistemic Motivation: Implications for Attitude Structure, Depth of Information Processing, Susceptibility to Persuasion, and Stereotyping«, *Advances in Motivation Sci* 1 (2014): 181.

35 S. Eidelman et al., »Low-Effort Thought Promotes Political Conservatism«, *PSPB* 38 (2012): 808; H. Thórisdóttir und J.T. Jost, »Motivated Closed-Mindedness Mediates the Effect of Threat on Political Conservatism«, *Political Psych* 32 (2011): 785.

36 B. Briers et al., »Hungry for Money: The Desire for Caloric Resources Increases the Desire for Financial Resources and Vice Versa«, *Psych Sci* 17 (2006): 939; S. Danziger et al., »Extraneous Factors in Judicial Decisions«, *PNAS* 108 (2011): 6889. Die vorstehende Veröffentlichung ist die Quelle der Abbildung im Text. C. Schein und K. Gray, »The Unifying Moral Dyad«, *PSPB* 41 (2015): 1147.

37 S.J. Thoma, »Estimating Gender Differences in the Comprehension and Preference of Moral Issues«, *Developmental Rev* 6 (1986): 165; S.J. Thoma, »Research on the Defining Issues Test«, in M. Killen und J. Smetana (Hg.), *Handbook of Moral Development*, New York 2006, S. 67; N. Mahwa et al., »The Distinctiveness of Moral Judgment«, *Educational Psych Rev* 11 (1999): 361; E. Turiel, *The Development of Social Knowledge. Morality and Convention*, Cambridge 1983; N. Kuyel und R.J. Clover, »Moral Reasoning and Moral Orientation of U.S. and Turkish University Students«, *Psych Rep* 107 (2010): 463.

38 J. Haidt, »The New Synthesis in Moral Psychology«, *Sci* 316 (2007): 998; G.L. Baril und J.C. Wright, »Different Types of Moral Cognition: Moral Stages Versus Moral Foundations«, *Personality and Individual Differences* 53 (2012): 468.

39 N. Shook und R. Fazio, »Political Ideology, Exploration of Novel Stimuli, and Attitude Formation«, *JESP* 45 (2009): 995; M.D. Dodd et al., »The Political Left Rolls with the Good and the Political Right Confronts the Bad: Connecting Physiology and Cognition to Preferences«, *Philosophical Transactions of the Royal Soc B* 640 (2012): 640; K. Bulkeley, »Dream Content and Political Ideology«, *Dreaming* 12 (2002): 61; J. Vigil, »Political Leanings Vary with Facial Expression Processing and Psychosocial Functioning«, *Group Processes & Intergroup Relations* 13 (2011): 547; J. Jost et al., »Political Conservatism as Motivated Social Cognition«, *Psych Bull* 129 (2003): 339; L. Castelli und L. Carraro, »Ideology Is Related to Basic Cognitive Processes Involved in Attitude Formation«, *JESP* 47 (2011): 1013; L. Carraro et al., »Implicit and Explicit Illusory Correlation as a Function of Political Ideology«, *PLoS ONE* 9 (2014): e96312; J.R. Hibbing et al., »Differences in Negativity Bias Underlie Variations in Political Ideology«, *BBS* 37 (2014): 297.

40 Zu einer interessanten Analyse der Beziehung zwischen Wagen, Stabilität und Risikoscheu vgl. J. Jordan et al., »Something to Lose and Nothing to Gain: The Role of Stress in the Interactive Effect of Power and Stability on Risk Taking«, *Administrative Sci Quarterly* 56 (2011): 530. Diskutiert in: J. Jost et al., »Political Conservatism as Motivated Social Cognition«, *Psych Bull* 129 (2003): 339.

41 P. Nail et al., »Threat Causes Liberals to Think Like Conservatives«, *JESP* 45 (2009): 901; J. Greenberg et al., »The Causes and Consequences of the Need for Self-Esteem: A Terror Management Theory«, in R. Baumeister (Hg.), *Public Self and Private Self*, New York 1986; T. Pyszczynski et al., »A Dual Process Model of Defense Against Conscious and Unconscious Death-Related Thoughts: An Extension of Terror Management Theory«, *Psych Rev* 106 (1999): 835.

42 J.L. Napier und J.T. Jost, »Why Are Conservatives Happier Than Liberals?«, *Psych Sci* 19 (2008): 565.

43 J. Block und J. Block, »Nursery School Personality and Political Orientation Two Decades Later«, *J Res in Personality* 40 (2006): 734; siehe auch: M.R. Tagar et al., »Heralding the Authoritarian? Orientation Toward Authority in Early Childhood«, *Psych Sci* 25 (2014): 883; R.C. Fraley et al., »Developmental Antecedents of Political Ideology: A Longitudinal Investigation from Birth to Age 18 Years«, *Psych Sci* 23 (2012): 1425.

44 Y. Inbar et al., »Disgusting Smells Cause Decreased Liking of Gay Men«, *Emotion* 12 (2012): 23; T. Adams et al., »Disgust and the Politics of Sex: Exposure to a Disgusting Odorant Increases Politically Conservative Views on Sex and Decreases Support for Gay Marriage«, *PLoS ONE* 9 (2014): e95572; H.A. Chapman und A.K. Anderson, »Things Rank and Gross in Nature: A Review and Synthesis of Moral Disgust«, *Psych Bull* 139 (2013): 300.

45 G. Hodson und K. Costello, »Interpersonal Disgust, Ideological Orientations, and Dehumanization as Predictors of Intergroup Attitudes«, *Psych Sci* 18 (2007): 691; K. Smith et al., »Disgust Sensitivity and the Neurophysiology of Left-Right Political Orientations«, *PLoS ONE* 6 (2011): e2552.

46 J. Lee et al., »Emotion Regulation as the Foundation of Political Attitudes: Does Reappraisal Decrease Support for Conservative Policies?«, *PLoS ONE* 8 (2013): e83143; M. Feinberg et al., »Gut Check: Reappraisal of Disgust Helps Explain Liberal-Conservative Differences on Issues of Purity«, *Emotion* 14 (2014): 513.

47 J. Haidt, *The Righteous Mind. Why Good People Are Divided by Politics and Religion*, New York 2012; L. Kass, »The Wisdom of Repugnance: Why We Should Ban the Cloning of Human Beings«, *New Republic*, 2. Juni 1997.

48 R. Kanai et al., »Political Orientations Are Correlated with Brain Structure in Young Adults«, *Curr Biol* 21 (2011): 677; D. Schreiber et al., »Red Brain, Blue Brain: Evaluative Processes Differ in Democrats and Republicans«, *PLoS ONE* 8 (2013): e52970; W. Ahn et al., »Nonpolitical Images Evoke Neural Predictors of Political Ideology«, *Curr Biol* 24 (2014): 2693. Zu einem allgemeinen Überblick vgl. J. Hibbing et al., »The Deeper Source of Political Conflict: Evidence from the Psychological, Cognitive, and Neurosciences«, *TICS* 18 (2014): 111.

49 J. Settle et al., »Friendships Moderate an Association Between a Dopamine Gene Variant and Political Ideology«, *J Politics* 72 (2010): 1189; K. Smith et al., »Linking Genetics and Political Attitudes: Reconceptualizing Political Ideology«, *Political Psych* 32 (2011): 369; L. Buchen, »The Anatomy of Politics«, *Nat* 490 (2012): 466. Einige Artikel über die Genetik der politischen Orientierung und Mitwirkung: Zwillingsstudien: N.G. Martin et al., »Transmission of Social Attitudes«, *PNAS* 83 (1986): 4364; R.I. Lake et al., »Further Evidence Against the Environmental Transmission of Individual Differences in Neuroticism from a Collaborative Study of 45,850 Twins and Relatives on Two Continents«, *Behav Genetics* 30 (2000): 223; J.R. Alford et al., »Are Political Orientations Genetically Transmitted«, *Am Political Sci Rev* 99 (2005): 153. Genomweite Assoziationsstudien: P. Hatemi et al., »A Genome-wide Analysis of Liberal and Conservative Political Attitudes«, *J Politics* 73 (2011): 1; D. Amodio et al., »Neurocognitive Correlates of Liberalism and Conservatism«, *Nat Nsci* 10 (2007): 1246.

50 T. Kameda und R. Hastie, »Herd Behavior: Its Biological, Neural, Cognitive and Social Underpinnings«, in R. Scott und S. Kosslyn (Hg.), *Emerging Trends in the Social and Behavioral Sciences*, Hoboken, NJ, 2015; H. Kelman, »Compliance, Identification, and Internalization: Three Processes of Attitude Change«, *J Conflict Resolution* 2 (1958): 51.

51 B.O. McGonigle und M. Chalmers, »Are Monkeys Logical?«, *Nat* 267 (1977): 694; D.J. Gillian, »Reasoning in the Chimpanzee: II. Transitive Inference«, *J Exp Psych: Animal Behav Processes* 7 (1981): 87; H. Davis, »Transitive Inference in Rats (*Rattus norvegicus*)«, *J Com-*

parative Psych 106 (1992): 342; W. Roberts und M. Phelps, »Transitive Inference in Rats: A Test of the Spatial Coding Hypothesis«, *Psych Sci* 5 (1994): 368; L. von Fersen et al., »Transitive Inference Formation in Pigeons«, *J Exp Psych: Animal Behav Processes* 17 (1991): 334; J. Stern et al., »Transitive Inference in Pigeons: Simplified Procedures and a Test of Value Transfer Theory«, *Animal Learning & Behav* 23 (1995): 76; A. B. Bond et al., »Social Complexity and Transitive Inference in Corvids«, *Animal Behav* 65 (2003): 479; L. Grosenick et al., »Fish Can Infer Social Rank by Observation Alone«, *Nat* 445 (2007): 429.

52 C. Watson und C. Caldwell, »Neighbor Effects in Marmosets: Social Contagion of Agonism and Affiliation in Captive *Callithrix jacchus*«, *Am J Primat* 72 (2010): 549; K. Baker und F. Aureli, »The Neighbor Effect: Other Groups Influence Intragroup Agonistic Behavior in Captive Chimpanzees«, *Am J Primat* 40 (1996): 283.

53 L. A. Dugatkin, »Animals Imitate, Too«, *Sci Am* 283 (2000): 67.

54 K. Bonnie et al., »Spread of Arbitrary Conventions Among Chimpanzees: A Controlled Experiment«, *Proc Royal Soc of London B* 274 (2007): 367; M. Dindo et al., »In-group Conformity Sustains Different Foraging Traditions in Capuchin Monkeys (*Cebus apella*)«, *PLoS ONE* 4 (2009): e7858; D. Fragaszy und E. Visalberghi, »Socially Biased Learning in Monkeys«, *Learning Behav* 32 (2004): 24; L. Aplin et al., »Experimentally-Induced Innovations Lead to Persistent Culture via Conformity in Wild Birds«, *Nat* 518 (2014): 538. Eine Studie, in der es nicht gelang, die grundlegenden Ergebnisse von de Waal zu replizieren: E. Van Leeuwen et al., »Chimpanzees (*Pan troglodytes*) Flexibly Adjust Their Behaviour in Order to Maximize Payoffs, Not to Conform to Majorities«, *PLoS ONE* 8 (2013): e80 945.

55 E. van de Waal et al., »Potent Social Learning and Conformity Shape a Wild Primate's Foraging Decisions«, *Sci* 340 (2013): 483.

56 A. Shestakova et al., »Electrophysiolog. Precursors of Soc. Conformity«, *SCAN* 8 (2013): 756.

57 H. Tajfel und J. C. Turner, »The Social Identity Theory of Intergroup Behaviour«, in S. Worchel und W. G. Austin (Hg.), *Psychology of Intergroup Relations*, Chicago 1986, S. 7–24; E. A. Losin et al., »Own-Gender Imitation Activates the Brain's Reward Circuitry«, *SCAN* 7 (2012): 804; R. Yu und S. Sun, »To Conform or Not to Conform: Spontaneous Conformity Diminishes the Sensitivity to Monetary Outcomes«, *PLoS ONE* 28 (2013): e64 530.

58 R. Huber et al., »Neural Correlates of Informational Cascades: Brain Mechanisms of Social Influence on Belief Updating«, *Neuroimage* 249 (2010): 2687; G. Berns et al., »Neural Mechanisms of the Influence of Popularity on Adolescent Ratings of Music«, *BP* 58 (2005): 245; M. Edelson et al., »Following the Crowd: Brain Substrates of Long-Term Memory Conformity«, *Sci* 333 (2011): 108; H. L. Roediger und K. B. McDermott, »Remember When?«, *Sci* 333 (2011): 47; J. Chen et al., »ERP Correlates of Social Conformity in a Line Judgment Task«, *BMC Nsci* 13 (2012): 43; K. Izuma, »The Neural Basis of Social Influence and Attitude Change«, *Curr Opinion in Neurobiol* 23 (2013): 456.

59 J. Zaki et al., »Social Influence Modulates the Neural Computation of Value«, *Psych Sci* 22 (2011): 894.

60 V. Klucharev et al., »Downregulation of the Posterior Medial Frontal Cortex Prevents Social Conformity«, *J Nsci* 31 (2011): 11 934; siehe auch: A. Shestakova et al., »Electrophysiological Precursors of Social Conformity«, *SCAN* 8 (2013): 756; V. Klucharev et al., »Reinforcement Learning Signal Predicts Social Conformity«, *Neuron* 61 (2009): 140.

61 G. Berns et al., »Neurobiological Correlates of Social Conformity and Independence During Mental Rotation«, *BP* 58 (2005): 245.

62 S. Asch, »Opinions and Social Pressure«, *Sci Am* 193 (1955): 35; S. Asch, »Studies of Independence and Conformity: A Minority of One Against a Unanimous Majority«, *Psych Monographs* 70 (1956): 1.

63 S. Milgram, *Das Milgram-Experiment. Zur Gehorsamsbereitschaft gegenüber Autorität*, Reinbek 1974.

64 C. Haney et al., »Study of Prisoners and Guards in a Simulated Prison«, *Naval Research Rev* 9 (1973): 1; C. Haney et al., »Interpersonal Dynamics in a Simulated Prison«, *Int J Criminology and Penology* 1 (1973): 69.

65 M. Banaji, »Ordinary Prejudice«, *Psych Sci Agenda* 8 (2001): 8.

66 Fußnote: C. Hofling et al., »An Experimental Study of Nurse-Physician Relationships«, *J Nervous and Mental Disease* 141 (1966): 171.

67 S. Fiske et al., »Why Ordinary People Torture Enemy Prisoners«, *Sci* 306 (2004): 1482.

68 P. Zimbardo, *Der Luzifer-Effekt. Die Macht der Umstände und die Psychologie des Bösen*, Heidelberg 2008.

69 Alexander Solschenizyn, *Der Archipel Gulag*, Bern 1974, S. 167.

70 P. Zimbardo, *Der Luzifer-Effekt.*

71 G. Perry, *Behind the Shock Machine. The Untold Story of the Notorious Milgram Psych Experiments*, New York 2013.

72 T. Carnahan und S. McFarland, »Revisiting the Stanford Prison Experiment: Could Participant Self-Selection Have Led to the Cruelty?«, *PSPB* 33 (2007): 603; S. H. Lovibond et al., »Effects of Three Experimental Prison Environments on the Behavior of Non-convict Volunteer Subjects«, *Psychologist* 14 (1979): 273.

73 S. Reicher und S. A. Haslam, »Rethinking the Psychology of Tyranny: The BBC Prison Study«, *Brit J Soc Psych* 45 (2006): 1; S. A. Haslam und S. D. Reicher, »When Prisoners Take Over the Prison: A Social Psychology of Resistance«, *PSPR* 16 (2012): 154.

74 P. Zimbardo, »On Rethinking the Psychology of Tyranny: The BBC Prison Study«, *Brit J Soc Psych* 45 (2006): 47.

75 A. Abbott, »How the Brain Responds to Orders«, *Nat* 530 (2016): 394.

76 Vgl. B. Müller-Hill, *Tödliche Wissenschaft. Die Aussonderung von Juden, Zigeunern und Geisteskranken 1933–1945*, Reinbek 1984.

77 S. Asch, »Opinions and Social Pressure«, *Sci Am* 193 (1955): 35.

78 R. Sapolsky, »Measures of Life«, *Sciences*, März/April 1994, S. 10.

79 R. Watson, »Investigation into Deindividuation Using a Cross-Cultural Survey Technique«, *JPSP* 25 (1973): 342.

80 A. Bandura et al., »Disinhibition of Aggression Through Diffusion of Responsibility and Dehumanization of Victims«, *J Res in Personality* 9 (1975): 253.

81 L. Bègue et al., »Personality Predicts Obedience in a Milgram Paradigm«, *J Personality* 83 (2015): 299; V. Zeigler-Hill et al., »Neuroticism and Negative Affect Influence the Reluctance to Engage in Destructive Obedience in the Milgram Paradigm«, *J Soc Psych* 153 (2013): 161; T. Blass, »Right-Wing Authoritarianism and Role as Predictors of Attributions About Obedience to Authority«, *Personality and Individual Differences* 1 (1995): 99; P. Burley und J. McGuinnes, »Effects of Social Intelligence on the Milgram Paradigm«, *Psych Rep* 40 (1977): 767.

82 A. H. Eagly und L. L. Carli, »Sex of Researchers and Sex-Typed Communications as Determinants of Sex Differences in Influenceability: A Meta-analysis of Social Influence Studies«, *Psych Bull* 90 (1981): 1; S. Ainsworth und J. Maner, »Sex Begets Violence: Mating Motives, Social Dominance, and Physical Aggression in Men«, *JPSP* 103 (2012): 819; H. Reitan und M. Shaw, »Group Membership, Sex-Composition of the Group, and Conformity Behavior«, *J Soc Psych* 64 (1964): 45.

83 S. Milgram, »Nationality and Conformity«, *Sci Am* 205 (1961): 45.

13 | MORAL UND DAS RECHTE TUN, SOBALD SIE HERAUSGEFUNDEN HABEN, WAS DAS IST

1 A. Shenhav und J. D. Greene, »Moral Judgments Recruit Domain-General Valuation Mechanisms to Integrate Representations of Probability and Magnitude«, *Neuron* 67 (2010): 667; P.N. Tobler et al., »The Role of Moral Utility in Decision Making: An Interdisciplinary Framework«, *Cog, Affective & Behav Nsci* 8 (2008): 390; B. Harrison et al., »Neural Correlates of Moral Sensitivity in OCD«, *AGP* 69 (2012): 741.

2 L. Young et al., »The Neural Basis of the Interaction Between Theory of Mind and Moral Judgment«, *PNAS* 104 (2007): 8235; L. Young und R. Saxe, »Innocent Intentions: A Correlation Between Forgiveness for Accidental Harm and Neural Activity«, *Neuropsychologia* 47 (2009): 2065; L. Young et al., »Disruption of the Right Temporoparietal Junction with TMS Reduces the Role of Beliefs in Moral Judgments«, *PNAS* 107 (2009): 6753; L. Young und R. Saxe, »An fMRI Investigation of Spontaneous Mental State Inference for Moral Judgment«, *J Cog Nsci* 21 (2009): 1396.

3 J. Knobe, »Intentional Action and Side Effects in Ordinary Language Analysis«, *Analysis* 63 (2003): 190; J. Knobe, »Theory of Mind and Moral Cognition: Exploring the Connections«, *TICS* 9 (2005): 357.

4 J. Knobe, »Theory of Mind and Moral Cognition: Exploring the Connections«, *TICS* 9 (2005): 357.

5 P. Singer, »Sidgwick and Reflective Equilibrium«, *Monist* 58 (1974), Nachdruck in H. Kulse (Hg.), *Unsatisfying Human Life*, Oxford 2002.

6 J. Haidt, »The Emotional Dog and Its Rational Tail: A Social Intuitionist Approach to Moral Judgment«, *Psych Rev* 108 (2001): 814; J. Haidt, »The New Synthesis in Moral Psychology«, *Sci* 316 (2007): 996.

7 J. S. Borg et al., »Infection, Incest, and Iniquity: Investigating the Neural Correlates of Disgust and Morality«, *J Cog Nsci* 20 (2008): 1529.

8 M. Haruno und C. D. Frith, »Activity in the Amygdala Elicited by Unfair Divisions Predicts Social Value Orientation«, *Nat Nsci* 13 (2010): 160; C. D. Batson, »Prosocial Motivation: Is It Ever Truly Altruistic?«, *Advances in Exp Soc Psych* 20 (1987): 65; A. G. Sanfey et al., »The Neural Basis of Economic Decision-Making in the Ultimatum Game«, *Sci* 300 (2003): 1755.

9 J. Van Bavel et al., »The Importance of Moral Construal: Moral Versus Non-moral Construal Elicits Faster, More Extreme, Universal Evaluations of the Same Actions«, *PLoS ONE* 7 (2012): e48 693.

10 G. Miller, »The Roots of Morality«, *Sci* 320 (2008): 734.

11 Für den gesamten Abschnitt über die Grundlagen der Moral bei Kleinkindern siehe das ausgezeichnete Werk von P. Bloom, *Jedes Kind kennt Gut und Böse. Wie das Gewissen entsteht*, München 2014. Diese Quelle gilt für die nachfolgenden sechs Absätze.

12 S. F. Brosnan und F. B. M. de Waal, »Monkeys Reject Unequal Pay«, *Nat* 425 (2003): 297.

13 F. Range et al., »The Absence of Reward Induces Inequity Aversion in Dogs«, *PNAS* 106 (2009): 340; C. Wynne,»Fair Refusal by Capuchin Monkeys«, *Nat* 428 (2004): 140; D. Dubreuil et al., »Are Capuchin Monkeys (*Cebus apella*) Inequity Averse?«, *Proc Royal Soc of London B* 273 (2006): 1223.

14 S. F. Brosnan und F. B. M. de Waal, »Evolution of Responses to (un)Fairness«, *Sci* 346 (2014): 1 251 776; S. F. Brosnan et al., »Mechanisms Underlying Responses to Inequitable Outcomes in Chimpanzees, *Pan troglodytes*«, *Animal Behav* 79 (2010): 1229; M. Wolkenten et al., »Inequity Responses of Monkeys Modified by Effort«, *PNAS* 104 (2007): 18 854.

15 K. Jensen et al., »Chimpanzees Are Rational Maximizers in an Ultimatum Game«, *Sci* 318

(2007): 107; D. Proctor et al., »Chimpanzees Play the Ultimatum Game«, *PNAS* 110 (2013): 2070

16 V. R. Lakshminarayanan und L. R. Santos, »Capuchin Monkeys Are Sensitive to Others' Welfare«, *Curr Biol* 17 (2008): 21; J. M. Burkart et al., »Other-Regarding Preferences in a Non-human Primate: Common Marmosets Provision Food Altruistically«, *PNAS* 104 (2007): 19 762; J. B. Silk et al., »Chimpanzees Are Indifferent to the Welfare of Unrelated Group Members«, *Nat* 437 (2005): 1357; K. Jensen et al., »What's in It for Me? Self-Regard Precludes Altruism and Spite in Chimpanzees«, *Proc Royal Soc B* 273 (2006): 1013; J. Vonk et al., »Chimpanzees Do Not Take Advantage of Very Low Cost Opportunities to Deliver Food to Unrelated Group Members«, *Animal Behav* 75 (2008): 1757.

17 F. de Waal und S. Macedo, *Primaten und Philosophen. Wie die Evolution die Moral hervorbrachte*, München 2011.

18 B. Thomas et al., »Harming Kin to Save Strangers: Further Evidence for Abnormally Utilitarian Moral Judgments After Ventromedial Prefrontal Damage«, *J Cog Nsci* 23 (2011): 2186.

19 J. Greene et al., »An fMRI Investigation of Emotional Engagement in Moral Judgment«, *Sci* 293 (2001): 2105; J. Greene et al., »The Neural Bases of Cognitive Conflict and Control in Moral Judgment«, *Neuron* 44 (2004): 389; J. Greene, *Moral Tribes. Emotion, Reason and the Gap Between Us and Them*, New York 2014.

20 D. Ariely, *Predictably Irrational. The Hidden Forces That Shape Our Decisions*, New York 2010.

21 P. Singer, »Famine, Affluence, and Morality«, *Philosophy and Public Affairs* 1 (1972): 229.

22 D. A. Smalia et al., »Sympathy and Callousness: The Impact of Deliberative Thought on Donations Identifiable and Statistical Victims«, *Organizational Behav and Hum Decision Processes* 102 (2007): 143; L. Petrinovich und P. O'Neill, »Influence of Wording and Framing Effects on Moral Intuitions«, *Ethology and Sociobiology* 17 (1996): 145; L. Petrinovich et al., »An Empirical Study of Moral Intuitions: Toward an Evolutionary Ethics«, *JPSP* 64 (1993): 467; R. E. O'Hara et al., »Wording Effects in Moral Judgments«, *Judgment and Decision Making* 5 (2010): 547.

23 A. Cohn et al., »Business Culture and Dishonesty in the Banking Industry«, *Nat* 516 (2014): 86. Siehe auch M. Villeval, »Professional Identity Can Increase Dishonesty«, *Nat* 516 (2014): 48.

24 R. Zahn et al., »The Neural Basis of Human Social Values: Evidence from Functional MRI«, *Cerebral Cortex* 19 (2009): 276.

25 K. Starcke et al., »Does Stress Alter Everyday Moral Decision-Making?«, *PNE* 36 (2011): 210; F. Youssef et al., »Stress Alters Personal Moral Decision Making«, *PNE* 37 (2012): 491.

26 E. Pronin, »How We See Ourselves and How We See Others«, *Sci* 320 (2008): 1177.

27 R. M. N. Shweder et al., »The ›Big Three‹ of Morality and the ›Big Three‹ Explanations of Suffering«, in A. M. B. P. Rozin (Hg.), *Morality and Health*, Oxford 1997.

28 M. Shermer, *The Science of Good and Evil*, New York 2004.

29 F. W. Marlowe et al., »More ›Altruistic‹ Punishment in Larger Societies«, *Sci* (2006): 1767; J. Henrich et al., »Economic Man in Cross-Cultural Perspective: Behavial Experiments in 15 Small-Scale Societies«, *BBS* 28 (2005): 795.

30 R. Benedict, *The Chrysanthemum and the Sword*, Nanjing 1946; H. Katchadourian, *Guilt. The Bite of Conscience*, Palo Alto 2011; J. Jacquet, *Scham. Die politische Kraft eines unterschätzten Gefühls*, Frankfurt am Main 2015.

31 C. Berthelsen, »College Football: 9 Enter Pleas in U. C. L. A. Parking Case«, *New York Times*, 29. Juli 1999, www.nytimes.com/1999/07/29/sports/college-football-9-enter-pleas-in-ucla-parking-case.html.

32 J. Bakan, *Das Ende der Konzerne. Die selbstzerstörerische Kraft der Unternehmen*, Hamburg u. a. 2005.

33 Greene, *Moral Tribes*, op. cit.

34 D.G. Rand et al., »Spontaneous Giving and Calculated Greed«, *Nat* 489 (2012): 427.

35 S. Bowles, »Policies Designed to Self-Interested Citizens May Undermine ›The Moral Sentiments‹: Evidence from Economic Experiments«, *Sci* 320 (2008): 1605; E. Fehr und B. Rockenbach, »Detrimental Effects of Sanctions on Human Altruism«, *Nat* 422 (2003): 137.

36 M.M. Littlefield et al., »Being Asked to Tell an Unpleasant Truth About Another Person Activates Anterior Insula and Medial Prefrontal Cortex«, *Front Hum Nsci* 9 (2015): 553.

37 Zum Täuschen bei Tieren siehe: B.C. Wheeler, »Monkeys Crying Wolf? Tufted Capuchin Monkeys Use Anti-predator Calls to Usurp Resources from Conspecifics«, *Proc Royal Soc B Biol Sci* 276 (2009): 3013; F. Amici et al., »Variation in Withholding of Information in Three Monkey Species«, *Proc Royal Soc B Biol Sci* 276 (2009): 3311; A. le Roux et al., »Evidence for Tactical Concealment in a Wild Primate«, *Nat Communications* 4 (2013): 1462; A. Whiten und R.W. Byrne, »Tactical Deception in Primates«, *BBS* 11 (1988): 233; F. de Waal, *Chimpanzee Politics. Power and Sex Among Apes*, Baltimore, MD, 1982; G. Woodruff und D. Premack, »Intentional Communication in the Chimpanzee: The Development of Deception«, *Cog* 7 (1979): 333; R.W. Byrne und N. Corp, »Neocortex Size Predicts Deception Rate in Primates«, *Proc Royal Soc B Biol Sci* 271 (2004): 693; C.A. Ristau, »Language, Cognition, and Awareness in Animals?«, *ANYAS* 406 (1983): 170; T. Bugnyar und K. Kotrschal, »Observational Learning and the Raiding of Food Caches in Ravens, *Corvus corax*: Is It ›Tactical‹ Deception?«, *Animal Behav* 64 (2002): 185; J. Bro-Jorgensen und W.M. Pangle, »Male Topi Antelopes Alarm Snort Deceptively to Retain Females for Mating«, *Am Nat* 176 (2010): E33; C. Brown et al., »It Pays to Cheat: Tactical Deception in a Cephalopod Social Signalling System«, *Biol Lett* 8 (2012): 729; T. Flower, »Fork-Tailed Drongos Use Deceptive Mimicked Alarm Calls to Steal Food«, *Proc Royal Soc B Biol Sci* 278 (2011): 1548.

38 K.G. Volz et al., »The Neural Basis of Deception in Strategic Interactions«, *Front Behav Nsci* 9 (2015): 27.

39 Y. Yang et al., »Prefrontal White Matter in Pathological Liars«, *Br J Psychiatry* 187 (2005): 325; Y. Yang et al., »Localisation of Increased Prefrontal White Matter in Pathological Liars«, *Br J Psychiatry* 190 (2007): 174.

40 D.D. Langleben et al., »Telling Truth from Lie in Individual Subjects with Fast Event-Related fMRI«, *Hum Brain Mapping* 26 (2005): 262; J.M. Nunez et al., »Intentional False Responding Shares Neural Substrates with Response Conflict and Cognitive Control«, *Neuroimage* 25 (2005): 267; G. Ganis et al., »Neural Correlates of Different Types of Deception: An fMRI Investigation«, *Cerebral Cortex* 13 (2003): 830; K.L. Phan et al., »Neural Correlates of Telling Lies: A Functional Magnetic Resonance Imaging Study at 4 Tesla«, *Academic Radiology* 12 (2005): 164; N. Abe et al., »Dissociable Roles of Prefrontal and Anterior Cingulate Cortices in Deception«, *Cerebral Cortex* 16 (2006): 192; N. Abe, »How the Brain Shapes Deception: An Integrated Review of the Literature«, *Neuroscientist* 17 (2011): 560.

41 A. Priori et al., »Lie-Specific Involvement of Dorsolateral Prefrontal Cortex in Deception«, *Cerebral Cortex* 18 (2008): 451; L. Zhu et al., »Damage to Dorsolateral Prefrontal Cortex Affects Tradeoffs Between Honesty and Self-Interest«, *Nat Nsci* 17 (2014): 1319.

42 T. Baumgartner et al., »The Neural Circuitry of a Broken Promise«, *Neuron* 64 (2009): 756.

43 Fußnote: F. Sellal et al., »›Pinocchio Syndrome‹: A Peculiar Form of Reflex Epilepsy?«, *J Neurol, Neurosurgery and Psychiatry* 56 (1993): 936.

44 J.D. Greene und J.M. Paxton, »Patterns of Neural Activity Associated with Honest and Dishonest Moral Decisions«, *PNAS* 106 (2009): 12506.

45 L. Pascual et al., »How Does Morality Work in the Brain? A Functional and Structural Perspective of Moral Behavior«, *Front Integrative Nsci* 7 (2013): 65.

46 D. G. Rand und Z. G. Epstein, »Risking Your Life Without a Second Thought: Intuitive Decision-Making and Extreme Altruism«, *PLoS ONE* 9, no. 10 (2014): e109 687; R. W. Emerson, *Essays, First Series. Heroism* (1841).

14 | DEN SCHMERZ EINES ANDEREN FÜHLEN, DEN SCHMERZ EINES ANDEREN VERSTEHEN, DEN SCHMERZ EINES ANDEREN LINDERN

1 Großartiger Lesestoff zu diesem allgemeinen Thema von führenden Wissenschaftlern auf dem Gebiet: D. Keltner et al., *The Compassionate Instinct. The Science of Human Goodness*, New York 2010; R. Davidson und S. Begley, *The Emotional Life of Your Brain*, New York 2012.

2 G. Hein et al., »The Brain's Functional Network Architecture Reveals Human Motives«, *Sci* 351 (2016): 1074. Siehe auch S. Gluth und L. Fontanesi, »Wiring the Altruistic Brain«, *Sci* 351 (2016): 1028.

3 A. Whiten et al., »Imitative Learning of Artificial Fruit Processing in Children (*Homo sapiens*) and Chimpanzees (*Pan troglodytes*)«, *JCP* 110 (1996): 3; V. Horner und A. Whiten, »Causal Knowledge and Imitation/Emulation Switching in Chimpanzees (*Pan troglodytes*) and Children (*Homo sapiens*)«, *Animal Cog* 8 (2005): 164.

4 D. Jeon et al., »Observational Fear Learning Involves Affective Pain System and Ca1.2. CA2 Channels in ACC«, *Nat Nsci* 13 (2010): 482.

5 B. L. Warren et al., »Neurobiological Sequelae of Witnessing Stressful Events in Adult Mice«, *BP* 73 (2012): 7.

6 D. J. Langford et al., »Social Modulation of Pain as Evidence for Empathy in Mice«, *Sci* 312 (2006): 1967.

7 M. Tomasello und V. Amrisha, »Origins of Human Cooperation and Morality«, *Ann Rev Psych* 64 (2013): 231; D. Povinelli et al., Rezension von A. E. Russon et al. (Hg.), *Reaching into Thought. The Minds of the Great Apes*, *TICS* 2 (1998): 158.

8 F. de Waal und A. van Roosmalen, »Reconciliation and Consolation Among Chimpanzees«, *Behav Ecology and Sociobiology* 5 (1979): 55; E. Palagi und G. Cordoni, »Postconflict Third-Party Affiliation in *Canis lupus*: Do Wolves Share Similarities with the Great Apes?«, *Animal Behav* 78 (2009): 979; A. Cools et al., »Canine Reconciliation and Third-Party-Initiated Postconflict Affiliation: Do Peacemaking Social Mechanisms in Dogs Rival Those of Higher Primates?«, *Ethology* 14 (2008): 53; O. Fraser und T. Bugnyar, »Do Ravens Show Consolation? Responses to Distressed Others«, *PLoS ONE* 5, Nr. 5 (2010), doi:10 1371/journal.pone.0 010 605; A. Seed et al., »Postconflict Third-Party Affiliation in Rooks, *Corvus frugilegus*«, *Curr Biol* 2 (2006): 152; J. Plotnik und F. de Waal, »Asian Elephants (*Elephas maximus*) Reassure Others in Distress«, *Peer J* 2 (2014), doi:10 7717/peerj.278; Z. Clay und F. de Waal, »Bonobos Respond to Distress in Others: Consolation Across the Age Spectrum«, *PLoS ONE* 8 (2013): e55 206.

9 J. P. Burkett et al., »Oxytocin-Dependent Consolation Behavior in Rodents«, *Sci* 351 (2016): 375.

10 G. E. Rice und P. Gainer, »›Altruism‹ in the Albino Rat«, *J Comp and Physiological Psych* 55 (1962): 123; J. S. Mogil, »The Surprising Empathic Abilities of Rodents«, *TICS* 16 (2012): 143; I. Ben-Ami Bartal et al., »Empathy and Pro-social Behavior in Rats«, *Sci* 334 (2011): 1427–1430.

11 I. B. A. Bartal et al., »Pro-social Behavior in Rats is Modulated by Social Experience«, *eLife* 3 (2014): e01 385.

12 C. Lamm et al., »Meta-analytic Evidence for Common and Distinct Neural Networks Asso-

ciated with Directly Experienced Pain and Empathy for Pain«, *Neuroimage* 54 (2011): 2492; B.C. Bernhardt und T. Singer, »The Neural Basis of Empathy«, *Ann Rev Nsci* 35 (2012): 1.

13 A. Craig, »How Do You Feel? Interoception: The Sense of the Physiological Condition of the Body«, *Nat Rev Nsci* 3 (2002): 655; J. Kong et al., »A Functional Magnetic Resonance Imaging Study on the Neural Mechanisms of Hyperalgesic Nocebo Effect«, *J Nsci* 28 (2008): 13 354.

14 B. Vogt, »Pain and Emotion Interactions in Subregions of the Cingulate Gyrus«, *Nat Rev Nsci* 6 (2005): 533; K. Ochsner et al., »Your Pain or Mine? Common and Distinct Neural Systems Supporting the Perception of Pain in Self and Other«, *SCAN* 3 (2008): 144; hieraus stammt das Ochsner-Zitat.

15 N. Eisenberger et al., »Does Rejection Hurt? An fMRI Study of Social Exclusion«, *Sci* 302 (2003): 290; D. Pizzagalli, »Frontocingulate Dysfunction in Depression: Toward Biomarkers of Treatment Response«, *Neuropsychopharmacology* 36 (2011): 183.

16 C. Lamm et al., »The Neural Substrate of Human Empathy: Effects of Perspective-Taking and Cognitive Appraisal«, *J Cog Nsci* 19 (2007): 42; P. Jackson et al., »Empathy Examined Through the Neural Mechanisms Involved in Imagining How I Feel Versus How You Feel Pain«, *Neuropsychologia* 44 (2006): 752; M. Saarela et al., »The Compassionate Brain: Humans Detect Intensity of Pain from Another's Face«, *Cerebral Cortex* 17 (2007): 230; N. Eisenberg et al., »The Relations of Emotionality and Regulation to Dispositional and Situational Empathy-Related Responding«, *JPSP* 66 (1994): 776; J. Burkett et al., »Oxytocin-Dependent Consolation Behavior in Rodents«, *Sci* 351 (2016): 6271; M. Botvinick et al., »Viewing Facial Expressions of Pain Engages Cortical Areas Involved in the Direct Experience of Pain«, *Neuroimage* 25 (2005): 312; C. Lamm et al., »The Neural Substrate of Human Empathy: Effects of Perspective-Taking and Cognitive Appraisal«, *J Cog Nsci* 19 (2007): 42; C. Lamm et al., »What Are You Feeling? Using Functional Magnetic Resonance Imaging to Assess the Modulation of Sensory and Affective Responses During Empathy for Pain«, *PLoS ONE* 2 (2007): e1292.

17 D. Jeon et al., »Observational Fear Learning Involves Affective Pain System and Ca(v)1.2 Ca2+ Channels in ACC«, *Nat Nsci* 13 (2010): 482.

18 A. Craig, »How Do You Feel – Now? The Anterior Insula and Human Awareness«, *Nat Rev Nsci* 10 (2009): 59; B. King-Casas et al., »The Rupture and Repair of Cooperation in Borderline Personality Disorder«, *Sci* 321 (2008): 806; M.H. Immordino-Yang et al., »Neural Correlates of Admiration and Compassion«, *PNAS* 106 (2009): 8021.

19 J. Decety und K. Michalska, »Neurodevelopmental Changes in the Circuits Underlying Empathy and Sympathy from Childhood to Adulthood«, *Developmental Sci* 13 (2009): 886; J. Decety, »The Neuroevolution of Empathy«, *ANYAS* 1231 (2011): 35; aus dieser zweiten Quelle stammt das Zitat.

20 E. Bruneau et al., »Distinct Roles of the ›Shared Pain‹ and ›Theory of Mind‹ Networks in Processing Others' Emotional Suffering«, *Neuropsychologia* 50 (2012): 219; C. Lamm et al., »How Do We Empathize with Someone Who Is Not Like Us? A Functional Magnetic Resonance Imaging Study«, *J Cog Nsci* 22 (2010): 362; C. Keysers et al., »Somatosensation in Social Perception«, *Nat Rev Nsci* 11 (2010): 417.

21 L. Harris und S. Fiske, »Dehumanizing the Lowest of the Low: Neuroimaging Responses to Extreme Outgroups«, *Psych Sci* 17 (2006): 847.

22 I. Konvalinka et al., »Synchronized Arousal Between Performers and Related Spectators in a Fire-Walking Ritual«, *PNAS* 108 (2011): 8514; Y. Cheng et al., »Love Hurts: An fMRI Study«, *Neuroimage* 51 (2010): 923.

23 A. Avenanti et al., »Transcranial Magnetic Stimulation Highlights the Sensorimotor Side of Empathy for Pain«, *Nat Nsci* 8 (2005): 955; X. Xu et al., »Do You Feel My Pain? Racial Group Membership Modulates Empathic Neural Responses«, *J Nsci* 29 (2009): 8525; V. Mathur et al.,

»Neural Basis of Extraordinary Empathy and Altruistic Motivation«, *Neuroimage* 51 (2010): 1468; G. Hein et al., »Neural Responses to Ingroup and Outgroup Members' Suffering Predict Individual Differences in Costly Helping«, *Neuron* 68 (2010): 149; E. Bruneau et al., »Social Cognition in Members of Conflict Groups: Behavioural and Neural Responses in Arabs, Israelis and South Americans to Each Other's Misfortunes«, *Philosophical Transactions of the Royal Soc B* 367 (2012): 717; E. Bruneau und R. Saxe, »Attitudes Towards the Outgroup are Predicted by Activity in the Precuneus in Arabs and Israelis«, *Neuroimage* 52 (2010): 1704; J. Gutsell und M. Inzlicht, »Intergroup Differences in the Sharing of Emotive States: Neural Evidence of an Empathy Gap«, *SCAN* 10 (2011): 1093; J. Freeman et al., »The Neural Origins of Superficial and Individuated Judgments About Ingroup and Outgroup Members«, *Hum Brain Mapping* 31 (2010): 150.

24 K. Wailoo, *Pain. A Political History*, Baltimore, MD, 2014.

25 C. Oveis et al., »Compassion, Pride, and Social Intuitions of Self-Other Similarity«, *JPSP* 98 (2010): 618; M. W. Kraus et al., »Social Class, Contextualism, and Empathic Accuracy«, *Psych Sci* 21 (2012): 1716; J. Stellar et al., »Class and Compassion: Socioeconomic Factors Predict Responses to Suffering«, *Emotion* 12 (2012): 449; P. Piff et al., »Higher Social Class Predicts Increased Unethical Behavior«, *PNAS* 109 (2012): 4086.

26 J. Gutsell und M. Inzlicht, »Intergroup Differences in the Sharing of Emotive States: Neural Evidence of an Empathy Gap«, *SCAN* 10 (2011): 1093; H. Takahasi et al., »When Your Gain Is My Pain and Your Pain Is My Gain: Neural Correlates of Envy and Schadenfreude«, *Sci* 323 (2009): 890; T. Singer et al., »Empathic Neural Responses Are Modulated by the Perceived Fairness of Others«, *Nat* 439 (2006): 466; S. Preston und F. de Waal, »Empathy: Its Ultimate and Proximate Bases«, *BBS* 25 (2002): 1.

27 C. N. Dewall et al., »Depletion Makes the Heart Grow Less Helpful: Helping as a Function of Self-Regulatory Energy and Genetic Relatedness«, *PSPB* 34 (2008): 1653. Mutter Teresa wird zitiert in: P. Slovic, »›If I Look At the Mass, I Will Never Act‹: Psychic Numbing and Genocide«, *Judgment and Decision Making* 2 (2007): 1. Das Zitat ist Stalin oft zugeschrieben worden, u. a. in: »Looseleaf Notebook«, *The Washington Post*, 30. Januar 1947.

28 A. Jenkins und J. Mitchell, »Medial Prefrontal Cortex Subserves Diverse Forms of Self-Reflection«, *Soc Nsci* 6 (2011): 211.

29 G. Di Pellegrino et al., »Understanding Motor Events: A Neurophysiological Study«, *Exp Brain Res* 91 (1992): 176; G. Rizzolatti et al., »Premotor Cortex and the Recognition of Motor Actions«, *Cog Brain Res* 3 (1996): 131; siehe auch P. Ferrari et al., »Mirror Neurons Responding to the Observation of Ingestive and Communicative Mouth Actions in the Ventral Premotor Cortex«, *Eur J Nsci* 17 (2003): 1703; G. Rizzolatti und L. Craighero, »The Mirror-Neuron System«, *Ann Rev Nsci* 27 (2004): 169.

30 Fußnote: P. Molenberghs et al., »Is the Mirror Neuron System Involved in Imitation? A Short Review and Meta-analysis«, *Nsci and Biobehavioral Reviews* 33 (2009): 975.

31 MRT-Studien am Menschen: V. Gazzola und C. Keysers, »The Observation and Execution of Actions Share Motor and Somatosensory Voxels in All Tested Subjects: Single-Subject Analyses of Unsmoothed fMRI Data«, *Cerebral Cortex* 19 (2009): 1239; M. Iacoboni et al., »Cortical Mechanisms of Human Imitation«, *Sci* 286 (1999): 2526. Einzelableitungen beim Menschen: C. Keysers und V. Gazzola, »Social Neuroscience: Mirror Neurons Recorded in Humans«, *Curr Biol* 20 (2010): R353; J. Kilner und A. Neal, »Evidence of Mirror Neurons in Human Inferior Frontal Gyrus«, *J Nsci* 29 (2009): 10153.

32 M. Rochat et al., »The Evolution of Social Cognition: Goal Familiarity Shapes Monkeys' Action Understanding«, *Curr Biol* 18 (2008): 227; M. Iacoboni, »Grasping the Intentions of Others with One's Own Mirror Neuron System«, *PLoS Biol* 3 (2005): e79.

33 C. Catmur et al., »Sensorimotor Learning Configures the Human Mirror System«, *Curr Biol* 17 (2007): 1527.

34 G. Hickok, »Eight Problems for the Mirror Neuron Theory of Action Understanding in Monkeys and Humans«, *J Cog Nsci* 7 (2009): 1229.

35 V. Gallese und A. Goldman, »Mirror Neurons and the Simulation Theory«, *TICS* 2 (1998): 493.

36 V. Caggiano et al., »Mirror Neurons Differentially Encode the Peripersonal and Extrapersonal Space of Monkeys«, *Sci* 324 (2009): 403.

37 V. Gallese et al., »Mirror Neurons«, *Perspectives on Psych Sci* 6 (2011): 369.

38 Eine Stichprobe aus einigen einschlägigen Aufsätzen: L. Oberman et al., »EEG Evidence for Mirror Neuron Dysfunction in Autism Spectrum Disorders«, *Brain Res: Cog Brain Res* 24 (2005): 190; M. Dapretto et al., »Understanding Emotions in Others: Mirror Neuron Dysfunction in Children with Autism Spectrum Disorders«, *Nat Nsci* 9 (2006): 28; I. Dinstein et al., »A Mirror Up to Nature«, *Curr Biol* 19 (2008): R13; A. Hamilton, »Reflecting on the Mirror Neuron System in Autism: A Systematic Review of Current Theories«, *Developmental Cog Nsci* 3 (2013): 91.

39 G. Hickok, *Warum wir verstehen, was andere fühlen. Der Mythos der Spiegelneuronen*, München 2015.

40 D. Freedberg und V. Gallese, »Motion, Emotion and Empathy in Esthetic Experience«, *TICS* 11 (2007): 197; S. Preston und F. de Waal, »Empathy: Its Ultimate and Proximate Bases«, *BBS* 25 (2002); 1; J. Decety und P. Jackson, »The Functional Architecture of Human Empathy«, *Behav and Cog Nsci* Rev 3 (2004): 71.

41 J. Pfeifer et al., »Mirroring Others' Emotions Relates to Empathy and Interpersonal Competence in Children«, *Neuroimage* 39 (2008): 2076; V. Gallese, »The ›Shared Manifold‹ Hypothesis: From Mirror Neurons to Empathy«, *J Consciousness Studies* 8 (2001): 33.

42 J. Kaplan und M. Iacoboni, »Getting a Grip on Other Minds: Mirror Neurons, Intention Understanding, and Cognitive Empathy«, *Soc Nsci* 1 (2006): 175.

43 Center for Building a Culture of Empathy, »Mirror Neurons«, http://cultureofempathy.com/, ohne Datum, http://cultureofempathy.com/References/Mirror-Neurons.htm; J. Marsh, »Do Mirror Neurons Give Us Empathy?«, *Greater Good Newsletter*, 29. März 2012; V. Ramachandran, »Mirror Neurons and Imitation Learning as the Driving Force Behind ›the Great Leap Forward‹ in Human Evolution«, *Edge*, 31. Mai 2000.

44 Grayling wird zitiert in C. Jarrett, »Mirror Neurons: The Most Hyped Concept in Neuroscience?«, *Psychology Today*, 10. Dezember 2012, www.psychologytoday.com/blog/brain-myths/201212/mirror-neurons-the-most-hyped-concept-in-neuroscience; C. Buckley, »Why Our Hero Leapt onto the Tracks and We Might Not«, *New York Times*, 7. Januar 2007.

45 Alle Zitate aus Hickok, 2015, op. cit. Zu einer weitergehenden Analyse der Skepsis vgl. C. Jarrett, »A Calm Look at the Most Hyped Concept in Neuroscience: Mirror Neurons«, *Wired*, 13. Dezember 2013; D. Dobbs, »Mirror Neurons: Rock Stars or Backup Singers?«, *News Blog*, ScientificAmerican.com, 8. Dezember 2007; B. Thomas, »What's So Special About Mirror Neurons?«, *Guest Blog*, ScientificAmerican.com, 6. November 2012; A. Gopnik, »Cells That Read Minds?«, *Slate*, 26. April 2007; und »A Mirror to the World«, *Economist*, 12. Mai 2005, www.economist.com/node/3960516.

46 L. Jamison, »Forum: Against Empathy«, *Boston Review*, 10. September 2014.

47 C. Lamm et al., »The Neural Substrate of Human Empathy: Effects of Perspective-Taking and Cognitive Appraisal«, *J Cog Nsci* 19 (2007): 42.

48 N. Eisenberg et al., »The Relations of Emotionality and Regulation to Dispositional and Situational Empathy-Related Responding«, *JPSP* 66 (1994): 776; G. Carlo et al., »The Altruistic Personality: In What Contexts Is It Apparent?«, *JPSP* 61 (1991): 450.

49 B. Briers et al., »Hungry for Money: The Desire for Caloric Resources Increases the Desire for Financial Resources and Vice Versa?«, *Psych Sci* 17 (2006): 939; J. Twenge et al., »Social Exclusion Decreases Prosocial Behavior«, *JPSP* 92 (2007): 56; L. Martin et al., »Reducing Social Stress Elicits Emotional Contagion of Pain in Mouse and Human Strangers«, *Curr Biol* 25 (2015): 326.

50 R. Davidson und S. Begley, *The Emotional Life of Your Brain*, New York 2012; M. Ricard et al., »Mind of the Meditator«, *Sci Am* 311 (2014): 39.

51 A. Lutz et al., »Long-Term Meditators Self-Induce High-Amplitude Gamma Synchrony During Mental Practice«, *PNAS* 101 (2004): 16369; T. Singer und M. Ricard (Hg.), *Mitgefühl in der Wirtschaft. Ein bahnbrechender Forschungsbericht*, München 2015; O. Klimecki et al., »Functional Neural Plasticity and Associated Changes in Positive Affect After Compassion Training«, *Cerebral Cortex* 23 (2013): 1552.

52 P. Bloom, »Against Empathy«, *Boston Review*, 10. September 2014; B. Oakley, *Cold-Blooded Kindness*, Amherst, NY, 2011; Y. Cheng et al., »Expertise Modulates the Perception of Pain in Others«, *Curr Biol* 17 (2007): 1708; Davidson und Begley, op. cit.; hieraus stammt das Zitat.

53 K. Izuma et al., »Processing of the Incentive for Social Approval in the Ventral Striatum During Charitable Donation«, *J Cog Nsci* 22 (2010): 621; K. Izuma et al., »Processing of Social and Monetary Rewards in the Human Striatum«, *Neuron* 58 (2008): 284; E. Dunn et al., »Spending Money on Others Promotes Happiness«, *Sci* 319 (2008): 1687.

54 B. Purzycki et al., »Moralistic Gods, Supernatural Punishment and the Expansion of Human Sociality«, *Nat* 530 (2016): 327.

55 L. Penner et al., »Prosocial Behavior: Multilevel Perspectives«, *Ann Rev Psych* 56 (2005): 365.

56 W. Harbaugh et al., »Neural Responses to Taxation and Voluntary Giving Reveal Motives for Charitable Donations«, *Sci* 316 (2007): 1622.

57 E. Tricomi et al., »Neural Evidence for Inequality-Averse Social Preferences«, *Nat* 463 (2010): 1089.

15 | METAPHERN, MIT DENEN WIR TÖTEN

1 »Fighting and Dying for the Colors at Gettysburg«, HistoryNet.com, 7. Juni 2007, www.historynet.com/fighting-and-dying-for-the-colors-at-gettysburg.htm.

2 Die Tötung von Tavin Prince: Brainuser1, »Mentally Challenged Teen Shot Dead for Wearing Wrong Color Shoes«, EurThisNThat.com, 22. September 2016, www.eurthisnthat.com/2015/06/03/mentally-challenged-teen-shot-dead-for-wearing-wrong-color-shoes/comment-page-1/. Irische Hungerstreikende: »1981 Irish Hunger Strike«, Wikipedia.com, https://en.wikipedia.org/wiki/1981_Irish_hunger_strike#First_hunger_strike. Tötungsdelikte im Zusammenhang mit »My Way«: N. Onishi, »Sinatra Song Often Strikes Deadly Chord«, *New York Times*, 7. Februar 2010.

3 Fußnote: T. Appenzeller, »Old Masters«, *Nat* 497 (2013): 302.

4 R. Hughes, *The Shock of the New*, New York 1991. Die folgende Literaturangabe hat nur den Zweck, den Eindruck zu erwecken, ich hätte dieses Buch tatsächlich gelesen: M. Foucault, *Dies ist keine Pfeife*, München 1974.

5 T. Deacon, *The Symbolic Species. The Coevolution of Language and the Brain*, New York 1997.

6 Fußnote: L. Boroditsky, »How Language Shapes Thought«, *Sci Am*, Februar 2011.

7 G. Lakoff und M. Johnson, *Leben in Metaphern. Konstruktion und Gebrauch von Sprachbildern*, Heidelberg 1998; G. Lakoff, *Auf leisen Sohlen ins Gehirn. Politische Sprache und ihre heimliche Macht*, Heidelberg 2008.

8 T. Singer und C. Frith, »The Painful Side of Empathy«, *Nat Nsci* 8 (2005): 845.

9 M. Kramer et al., »Distinct Mechanism for Antidepressant Activity by Blockade of Central Substance P Receptors«, *Sci* 281 (1998): 1640; B. Bondy et al., »Substance P Serum Levels are Increased in Major Depression: Preliminary Results«, *BP* 53 (2003): 538; G.S. Berns et al., »Neurobiological Substrates of Dread«, *Sci* 312 (2006): 754.

10 H. Takahasi et al., »When Your Gain Is My Pain and Your Pain Is My Gain: Neural Correlates of Envy and Schadenfreude«, *Sci* 323 (2009): 890.

11 P. Ekman und W. Friesen, *Unmasking the Face. A Guide to Recognizing Emotions from Facial Cues*, Upper Saddle River, NJ, 1975.

12 M. Hsu et al., »The Right and the Good: Distributive Justice and Neural Encoding of Equity and Efficiency«, *Sci* 320 (2008): 1092; F. Sambataro et al., »Preferential Responses in Amygdala and Insula During Presentation of Facial Contempt and Disgust«, *Eur J Nsci* 24 (2006): 2355; P.S. Russell und R. Giner-Sorolla, »Bodily Moral Disgust: What It Is, How It Is Different from Anger, and Why It Is an Unreasoned Emotion«, *Psych Bull* 139 (2013): 328; H.A. Chapman und A.K. Anderson, »Things Rank and Gross in Nature: A Review and Synthesis of Moral Disgust«, *Psych Bull* 139 (2013): 300; H. Chapman et al., »In Bad Taste: Evidence for the Oral Origins of Moral Disgust«, *Sci* 323 (2009): 1222; P. Rozin et al., »From Oral to Moral«, *Sci* 323 (2009): 1179.

13 C. Chan et al., »Moral Violations Reduce Oral Consumption«, *J Consumer Psych* 24 (2014): 381; K.J. Eskine et al., »The Bitter Truth About Morality: Virtue, Not Vice, Makes a Bland Beverage Taste Nice«, *PLoS ONE* 7 (2012): e41 159.

14 E.J. Horberg et al., »Disgust and the Moralization of Purity«, *JPSP* 97 (2009): 963.

15 K. Smith et al., »Disgust Sensitivity and the Neurophysiology of Left-Right Political Orientations«, *PLoS ONE* 6 (2011): e2552; G. Hodson und K. Costello, »Interpersonal Disgust, Ideological Orientations, and Dehumanization as Predictors of Intergroup Attitudes«, *Psych Sci* 18 (2007): 691; M. Landau et al., »Evidence That Self-Relevant Motives and Metaphoric Framing Interact to Influence Political and Social Attitudes«, *Psych Sci* 20 (2009): 1421.

16 A. Sanfey et al., »The Neural Basis of Economic Decision-Making in the Ultimatum Game«, *Sci* 300 (2003): 1755.

17 T. Wang et al., »Is Moral Beauty Different from Facial Beauty? Evidence from an fMRI Study«, *SCAN* 10 (2015): 814.

18 S. Lee und N. Schwarz, »Washing Away Postdecisional Dissonance«, *Sci* 328 (2010): 709.

19 S. Schnall et al., »With a Clean Conscience: Cleanliness Reduces the Severity of Moral Judgments«, *Psych Sci* 19 (2008): 1219; K. Kaspar et al., »Hand Washing Induces a Clean Slate Effect in Moral Judgments: A Pupillometry and Eye-Tracking Study«, *Sci Rep* 5 (2015): 10 471.

20 C.B. Zhong und K. Liljenquist, »Washing Away Your Sins: Threatened Morality and Physical Cleansing«, *Sci* 313 (2006): 1451; L.N. Harkrider et al., »Threats to Moral Identity: Testing the Effects of Incentives and Consequences of One's Actions on Moral Cleansing«, *Ethics & Behav* 23 (2013): 133.

21 M. Schaefer et al., »Dirty Deeds and Dirty Bodies: Embodiment of the Macbeth Effect Is Mapped Topographically onto the Somatosensory Cortex«, *Sci Rep* 5 (2015): 18 051. Siehe auch C. Denke et al., »Lying and the Subsequent Desire for Toothpaste: Activity in the Somatosensory Cortex Predicts Embodiment of the Moral-Purity Metaphor«, *Cerebral Cortex* 26 (2016): 477. Eine Debatte über diese Ergebnisse: D. Johnson et al., »Does Cleanliness Influence Moral Judgments? A Direct Replication of Schnall, Benton, and Harvey (2008)«, *Soc Psych* 45 (2014): 209; J.L. Huang, »Does Cleanliness Influence Moral Judgments? Response Effort Moderates the Effect of Cleanliness Priming on Moral Judgments«, *Front Psych* 5 (2014): 1276.

22 S. W. Lee et al., »A Cultural Look at Moral Purity: Wiping the Face Clean«, *Front Psych* 6 (2015): 577.

23 H. Xu et al., »Washing the Guilt Away: Effects of Personal Versus Vicarious Cleansing on Guilty Feelings and Prosocial Behavior«, *Front Hum Nsci* 8 (2014): 97.

24 J. Ackerman et al., »Incidental Haptic Sensations Influence Social Judgments and Decisions«, *Sci* 328 (2010): 1712; siehe auch: M. V. Day und D. R. Bobocel, »The Weight of a Guilty Conscience: Subjective Body Weight as an Embodiment of Guilt«, *PLoS ONE* 8 (2013): e69 546.

25 L. Williams und J. Bargh, »Experiencing Physical Warmth Promotes Interpersonal Warmth«, *Sci* 322 (2008): 606; Y. Kang et al., »Physical Temperature Effects on Trust Behavior: The Role of Insula«, *SCAN* 6 (2010): 507.

26 B. Briers et al., »Hungry for Money: The Desire for Caloric Resources Increases the Desire for Financial Resources and Vice Versa«, *Psych Sci* 17 (2006): 939; X. Wang und R. Dvorak, »Sweet Future: Fluctuating Blood Glucose Levels Affect Future Discounting«, *Psych Sci* 21 (2010): 183.

27 M. Anderson, »Neural Reuse: A Fundamental Organizational Principle of the Brain«, *BBS* 245 (2014): 245; G. Lakoff, »Mapping the Brain's Metaphor Circuitry: Metaphorical Thought in Everyday Reason«, *Front Hum Nsci* (2014), doi:10 3389/fnhum.2014.00 958.

28 P. Gourevitch, *Wir möchten Ihnen mitteilen, daß wir morgen mit unseren Familien umgebracht werden. Berichte aus Ruanda*, Berlin 1999; R. Guest, *The Shackled Continent*, Washington, D. C., 2004; G. Stanton, »The Rwandan Genocide: Why Early Warning Failed«, *J African Conflicts and Peace Studies* 1 (2009): 6; R. Lemarchand, »The 1994 Rwandan Genocide«, in S. Totten und W. Parsons, *Century of Genocide*, 3. Aufl., Abingdon 2009, S. 407.

29 S. Atran et al., »Sacred Barriers to Conflict Resolution«, *Sci* 317 (2007): 1039.

30 Hussein-Zitat von *CNN*, 6. November 1995.

31 D. Thornton, »Peter Robinson and Martin McGuinness Shake Hands for the First Time«, *Irish Central*, 18. Januar 2010, www.irishcentral.com/news/peter-robinson-and-martin-mcguinness-shake-hands-for-the-first-time-81 957 747–237 681 071.html.

32 J. Carlin, *Playing the Enemy. Nelson Mandela and the Game That Made a Nation*, New York 2008; D. Cruywagen, *Brothers in War and Peace. Constand and Abraham Viljoen and the Birth of the New South Africa*, Kapstadt 2014.

16 | BIOLOGIE, STRAFJUSTIZSYSTEM UND – JA, WARUM NICHT? – DER FREIE WILLE

1 Innocence Project, »DNA Exonerations in the United States«, www.innocenceproject.org/dna-exonerations-in-the-united-states/.

2 N. Schweitzer und M. Saks, »*Neuroimage* Evidence and the Insanity Defense«, *Behav Sci & the Law* 29 (2011): 4; A. Roskies et al., »Neuroimages in Court: Less Biasing Than Feared«, *TICS* 17 (2013): 99.

3 J. Marks, »A Neuroskeptic's Guide to Neuroethics and National Security«, *Am J Bioethics: Nsci* 1 (2010): 4; A. Giridharadas, »India's Use of Brain Scans in Courts Dismays Critics«, *New York Times*, 15. September 2008; A. Madrigal, »MRI Lie Detection to Get First Day in Court«, *Wired*, 16. März 2009.

4 S. Reardon, »Smart Enough to Die?«, *Nat* 506 (2014): 284.

5 J. Monterosso et al., »Explaining Away Responsibility: Effects of Scientific Explanation on Perceived Culpability«, *Ethics & Behav* 15 (2005): 139; S. Aamodt, »Rise of the Neurocrats«, *Nat* 498 (2013): 298.

6 J. Rosen, »The Brain on the Stand«, *New York Times Magazine*, 11. März 2007.

7 Fußnote: S. Lucas, »Free Will and the Anders Breivik Trial«, *Humanist*, Sept./Okt. 2012, S. 36; J. Greene und J. Cohen, »For the Law, Neuroscience Changes Nothing and Everything«, *Philosophical Transactions of the Royal Soc B, Biol Sci* 359 (2004): 1775.

8 D. Robinson, *Wild Beasts and Idle Humours. The Insanity Defense from Antiquity to the Present*, Cambridge, MA, 1996.

9 S. Kadri, *The Trial. Four Thousand Years of Courtroom Drama*, New York 2006.

10 J. Quen, »An Historical View of the M'Naghten Trial«, *Bull of the History of Med* 42 (1968): 43.

11 Die widersprüchlichen Meinungen von O'Connor und Scalia werden zitiert in: *Roper v. Simmons*, 545 U.S. 551 (2005).

12 L. Buchen, »Arrested Development«, *Nat* 484 (2012): 304.

13 Rosen, »Brain on the Stand«, op. cit.

14 L. Mansnerus, »Damaged Brains and the Death Penalty«, *New York Times*, 21. Juli 2001, S. B9; M. Brower und B. Price, »Neuropsychiatry of Frontal Lobe Dysfunction in Violent and Criminal Behaviour: A Critical Review«, *J Neurol, Neurosurgery and Psychiatry* 71 (2001): 720.

15 M. Gazzaniga, »Free Will Is an Illusion, But You're Still Responsible for Your Actions«, *Chronicle of Higher Education*, 18. März 2012; M. Gazzaniga, *Die Ich-Illusion. Wie Bewusstsein und freier Wille entstehen*, München 2012.

16 L. Steinberg et al., »Are Adolescents Less Mature Than Adults? Minors' Access to Abortion, the Juvenile Death Penalty, and the Alleged APA ›Flip-flop‹«, *Am Psychologist* 64 (2009): 583.

17 S. Morse, »Brain and Blame«, *Georgetown Law J* 84 (1996): 527.

18 B. Libet, »Can Conscious Experience Affect Brain Activity?«, *J Consciousness Studies* 10 (2003): 24; B. Libet et al., »Time of Conscious Intention to Act in Relation to Onset of Cerebral Activity (Readiness-Potential)«, *Brain* 106 (1983): 623.

19 V. S. Ramachandran, *Die Frau, die Töne sehen konnte. Über den Zusammenhang von Geist und Gehirn*, Reinbek 2013.

20 C. Dweck, *Mindset. How You Can Fulfill Your Potential*, London 2012; C. Dweck, »Motivational Processes Affecting Learning«, *Am Psychologist* 41 (1986): 1040; S. Levy und C. Dweck, »Trait-Focused and Process-Focused Social Judgment«, *Soc Cog* (1998): 151; C. Mueller und C. Dweck, »Intelligence Praise Can Undermine Motivation and Performance«, *JPSP* 75 (1998): 33–52.

21 J. Cantor, »Do Pedophiles Deserve Sympathy?«, *CNN.com*, 21. Juni 2012.

22 S. Morse, »Neuroscience and the Future of Personhood and Responsibility«, in J. Rosen und B. Wittes (Hg.), *Constitution 3.0. Freedom and Technological Change*, Washington, D. C., 2011; J. Rosen, »Brain on the Stand«, *New York Times*, 11. März 2007; S. Morse, »Brain Overclaim Syndrome and Criminal Responsibility: A Diagnostic Note«, *Ohio State J Criminal Law* 397 (2006): 397; hieraus stammen Morses Zitate in den nachfolgenden Absätzen.

23 H. Bok, »Want to Understand Free Will? Don't Look to Neuroscience«, *Chronicle Review*, 23. März 2012.

24 Morse, »Neuroscience and the Future of Personhood«; S. Nichols, »Experimental Philosophy and the Problem of Free Will«, *Sci* 331 (2011): 1401.

25 Morse, 2011 op. cit.

26 M. Minsky, zitiert in J. Coyne, »You Don't Have Free Will«, *Chronicle Review*, 23. März 2012.

27 Fußnote: J. Kaufman et al., »Brain-Derived Neurotrophic Factor-5-HTTLPR Gene Interactions and Environmental Modifiers of Depression in Children«, *BP* 59 (2006): 673.

28 J. Russell, *Witchcraft in the Middle Ages*, Ithaca, NY, 1972.

29 D. Dennett, *Elbow Room. The Varieties of Free Will Worth Wanting*, Cambridge, MA, 1984.

30 Greene und Cohen, »For the Law, Neuroscience Changes Nothing«.

31 M. Hoffman, *The Punisher's Brain: The Evolution of Judge and Jury*, Cambridge, MA, 2014.

32 K. Gospic et al., »Limbic Justice: Amygdala Involvement in Immediate Rejections in the Ultimatum Game«, *PLoS ONE* 9 (2011): e1001054; Buckholtz, »Neural Correlates of Third-Party Punishment«.

33 D. de Quervain et al., »The Neural Basis of Altruistic Punishment«, *Sci* 305 (2004): 1254; B. Knutson, »Sweet Revenge?«, *Sci* 305 (2004): 1246.

34 Fußnote: J. Bonnefon et al., »The Social Dilemma of Autonomous Vehicles«, *Sci* 352 (2016): 1573; J. Greene, »Our Driverless Dilemma«, *Sci* 352 (2016): 1514.

17 | KRIEG UND FRIEDEN

1 M. Fisher, »The Country Where Slavery Is Still Normal«, *Atlantic*, 28. Juni 2011; C. Welzel, *Freedom Rising. Human Empowerment and the Quest for Emancipation*, Cambridge 2013.

2 S. Pinker, *Gewalt. Eine neue Geschichte der Menschheit*, Frankfurt am Main 2011.

3 N. Elias, *Über den Prozess der Zivilisation*, Bd. 1 und 2, Frankfurt am Main 1983; W. Yang, »Nasty, Brutish, and Long«, *New York*, 16. Oktober 2011.

4 S. Herman und D. Peterson, »Steven Pinker on the Alleged Decline of Violence«, *Int Socialist Rev*, November/Dezember 2012.

5 R. Douthat, »Steven Pinker's History of Violence«, *New York Times*, 17. Oktober 2011; J. Gray, »Delusions of Peace«, *Prospect*, Oktober 2011; E. Kolbert, »Peace in Our Time: Steven Pinker's History of Violence«, *New Yorker*, 3. Oktober 2011; T. Cowen, »Steven Pinker on Violence«, *Marginal Revolution*, 7. Oktober 2011.

6 C. Apicella et al., »Social Networks and Cooperation in Hunter-Gatherers«, *Nat* 481 (2012): 497.

7 S. Huntington, »Democracy for the Long Haul«, *J Democracy* 7 (1996): 3; T. Friedman, *Globalisierung verstehen. Zwischen Marktplatz und Weltmarkt*, München 2000.

8 L. Rhue und A. Sundararajan, »Digital Access, Political Networks and the Diffusion of Democracy«, *Soc Networks* 36 (2014): 40.

9 M. Inzlicht et al., »Neural Markers of Religious Conviction«, *Psych Sci* 20 (2009): 385; M. Anastasi und A. Newberg, »A Preliminary Study of the Acute Effects of Religious Ritual on Anxiety«, *J Alternative and Complementary Med* 14 (2008): 163.

10 U. Schjoedt et al., »Reward Prayers«, *Nsci Letters* 433 (2008): 165; N. P. Azari et al., »Neural Correlates of Religious Experience«, *Eur J Nsci* 13 (2001): 1649; U. Schjoedt et al., »Highly Religious Participants Recruit Areas of Social Cognition in Personal Prayer«, *SCAN* 4 (2009): 199; A. Norenzayan und W. Gervais, »The Origins of Religious Disbelief«, *TICS* 17 (2013): 20; U. Schjoedt et al., »The Power of Charisma: Perceived Charisma Inhibits the Frontal Executive Network of Believers in Intercessory Prayer«, *SCAN* 6 (2011): 119.

11 L. Galen, »Does Religious Belief Promote Prosociality? A Critical Examination«, *Psych Bull* 138 (2012): 876; S. Georgianna, »Is a Religious Neighbor a Good Neighbor?«, *Humboldt J Soc Relations* 11 (1994): 1; J. Darley und C. Batson, »From Jerusalem to Jericho: A Study of Situational and Dispositional Variables in Helping Behavior«, *JPSP* 27 (1973): 100; L. Penner et al., »Prosocial Behavior: Multilevel Perspectives«, *Ann Rev Psych* 56 (2005): 365.

12 C. Batson et al., *Religion and the Individual. A Social-Psychological Perspective*, Oxford 1993; D. Malhotra, »(When) Are Religious People Nicer? Religious Salience and the ›Sunday Effect‹ on Pro-social Behavior«, *Judgment and Decision Making* 5 (2010): 138.

13 A. Norenzayan und A. Shariff, »The Origin and Evolution of Religious Prosociality«, *Sci* 422 (2008): 58.

14 A. Shariff und A. Norenzayan, »God Is Watching You: Priming God Concepts Increases Prosocial Behavior in an Anonymous Economic Game«, *Psych Sci* 18 (2007): 803; W. Gervais, »Like a Camera in the Sky? Thinking About God Increases Public Self-Awareness and Socially Desirable Responding«, *JESP* 48 (2012): 298; siehe auch: I. Pichon et al., »Nonconscious Influences of Religion on Prosociality: A Priming Study«, *Eur J Soc Psych* 37 (2007): 1032; M. Bateson et al., »Cues of Being Watched Enhance Cooperation in Real-World Setting«, *Biol Lett* 2 (2006): 412.

15 S. Jones, »Defeating Terrorist Groups«, RAND Corporation, CT-314 (testimony presented before the House Armed Services Committee, Subcommittee on Terrorism and Unconventional Threats and Capabilities), 18. September 2008; P. Shadbolt, »Karma Chameleons: What Happens When Buddhists Go to War«, *CNN.com*, 22. April 2013.

16 J. LaBouff et al., »Differences in Attitudes Toward Outgroups in Religious and Nonreligious Contexts in a Multinational Sample: A Situational Context Priming Study«, *Int J for the Psych of Religion* 22 (2011): 1; B. J. Bushman et al., »When God Sanctions Killing: Effect of Scriptural Violence on Aggression«, *Psych Sci* 18 (2007): 204. Hieraus stammt die Abbildung im Text. H. Ledford, »Scriptural Violence Can Foster Aggression«, *Nat* 446 (2007): 114.

17 J. Ginges et al., »Religion and Support for Suicide Attacks«, *Psych Sci* 20 (2009): 224.

18 G. Allport, *The Nature of Prejudice*, Boston 1954.

19 T. Pettigrew und L. Tropp, »A Meta-analytic Test of Intergroup Contact Theory«, *JPSP* 90 (2006): 751.

20 A. Al Ramiah und M. Hewstone, »Intergroup Contact as a Tool for Reducing, Resolving, and Preventing Intergroup Conflict: Evidence, Limitations, and Potential«, *Am Psychologist* 68 (2013): 527; Y. Yablon und Y. Katz, »Internet-Based Group Relations: A High School Peace Education Project in Israel«, *Educational Media Int* 38 (2001): 175; L. Goette und S. Meier, »Can Integration Tame Conflicts?«, *Sci* 334 (2011): 1356; M. Alexander und F. Christia, »Context Modularity of Human Altruism«, *Sci* 334 (2011): 1392; M. Kalman, »Israeli/Palestinian Camps Don't Work«, *San Francisco Chronicle*, 19. Oktober 2008.

21 I. Beah, *A Long Way Gone*, New York 2007.

22 R. Weierstall et al., »Relations Among Appetitive Aggression, Post-traumatic Stress and Motives for Demobilization: A Study in Former Colombian Combatants«, *Conflict and Health* 7 (2012): 9; N. Boothby, »What Happens When Child Soldiers Grow Up? The Mozambique Case Study«, *Intervention* 4 (2006): 244.

23 J. Arthur, »Remember Nayirah, Witness for Kuwait?«, *New York Times*, 6. Januar 1992; J. Macarthur, »Kuwaiti Gave Consistent Account of Atrocities; Retracted Testimony«, *New York Times*, 24. Januar 1992; »Deception on Capitol Hill« (Leitartikel), *New York Times*, 15. Januar 1992; T. Regan, »When Contemplating War, Beware of Babies in Incubators«, *Christian Science Monitor*, 6. September 2002; R. Sapolsky, »›Pseudokinship‹ and Real War«, *San Francisco Chronicle*, 2. März 2003. Zu Nayirahs tatsächlicher Aussage vgl.: www.youtube.com/watch?v=LmfVs3WaE9Y.

24 E. Queller et al., »Single-Gene Greenbeard Effects in the Social Amoeba *Dictyostelium discoideum*«, *Sci* 299 (2003): 105; M. Nowak, »Five Rules for the Evolution of Cooperation«, *Sci* 314 (2006): 1560.

25 C. Camerer und E. Fehr, »When Does Economic Man Dominate Social Behavior?«, *Sci* 311 (2006): 47; J. McNamara et al., »Variation in Behaviour Promotes Cooperation in the Prisoner's Dilemma Game«, *Nat* 428 (2004): 745; C. Hauert und M. Doebeli, »Spatial Structure Often Inhibits the Evolution of Cooperation in the Snowdrift Game«, *Nat* 428 (2004): 643.

26 M. Milinski et al., »Reputation Helps Solve the ›Tragedy of the Commons‹«, *Nat* 415 (2002): 424.

27 M. Nowak et al., »Fairness Versus Reason in the Ultimatum Game«, *Sci* 289 (2000): 1773; G. Vogel, »The Evolution of the Golden Rule«, *Sci* 303 (2004): 1128.

28 J. Henrich et al., »Costly Punishment Across Human Societies«, *Sci* 312 (2006): 1767; B. Vollan und E. Olstrom, »Cooperation and the Commons«, *Sci* 330 (2010): 923; D. Rustagi et al., »Conditional Cooperation and Costly Monitoring Explain Success in Forest Commons Management«, *Sci* 330 (2010): 961.

29 S. Gachter et al., »The Long-Run Benefits of Punishment«, *Sci* 322 (2008): 1510.

30 B. Knutson, »Sweet Revenge?«, *Sci* 305 (2004): 1246; D. de Quervain et al., »The Neural Basis of Altruistic Punishment«, *Sci* 305 (2004): 1254; E. Fehr und S. Gachter, »Altruistic Punishment in Humans«, *Nat* 415 (2002): 137; E. Fehr und B. Rockenbach, »Detrimental Effects of Sanctions on Human Altruism«, *Nat* 422 (2003): 137; C. T. Dawes et al., »Egalitarian Motives in Humans«, *Nat* 446 (2007): 794.

31 E. Fehr und U. Fischbacher, »The Nature of Human Altruism«, *Nat* 425 (2003): 785; M. Janssen et al., »Lab Experiments for the Study of Social-Ecological Systems«, *Sci* 328 (2010): 613; R. Boyd et al., »Coordinated Punishment of Defectors Sustains Cooperation and Can Proliferate When Rare«, *Sci* 328 (2010): 617.

32 J. Jordan et al., »Third-Party Punishment as a Costly Signal of Trustworthiness«, *Nat* 530 (2016): 473.

33 A. Gneezy et al., »Shared Social Responsibility: A Field Experiment in Pay-What-You-Want Pricing and Charitable Giving«, *Sci* 329 (2010): 325; S. DellaVigna, »Consumers Who Care«, *Sci* 329 (2010): 287.

34 J. McNamara et al., »The Coevolution of Choosiness and Cooperation«, *Nat* 451 (2008): 189.

35 IDASA, National Elections Survey, August 1994, Kapstadt 1994; Human Science Research Council, *Omnibus*, Mai 1995, Pretoria 1995; B. Hamber et al., »›Telling It Like It Is …‹: Understanding the Truth and Reconciliation Commission from the Perspective of Survivors«, *Psych in Soc* 26 (2000): 18.

36 D. Filkins, »Atonement: A Troubled Iraq Veteran Seeks Out the Family he Harmed«, *New Yorker*, 29. Oktober 2012; D. Margolick, *Elizabeth and Hazel. Two Women of Little Rock*, New Haven 2011.

37 R. Fehr und M. Gelfand, »When Apologies Work: How Matching Apology Components to Victims' Self-Construals Facilitates Forgiveness«, *Organizational Behav and Hum Decision Processes* 113 (2010): 37.

38 M. McCullough, *Beyond Revenge. The Evolution of the Forgiveness Instinct*, Hoboken, New Jersey 2008.

39 M. Berman, »›I Forgive You.‹ Relatives of Charleston Church Shooting Victims Address Dylann Roof«, *Washington Post*, 9. Juni 2015.

40 J. Thompson-Cannino et al., *Picking Cotton. Our Memoir of Injustice and Redemption*, New York 2010.

41 L. Toussaint et al., »Effects of Lifetime Stress Exposure on Mental and Physical Health in Young Adulthood: How Stress Degrades and Forgiveness Protects Health«, *J Health Psych* 21 (2014): 1004; K. A. Lawler et al., »A Change of Heart: Cardiovascular Correlates of Forgiveness in Response to Interpersonal Conflict«, *J Behav Med* 26 (2003): 373; M. C. Whited et al., »The Influence of Forgiveness and Apology on Cardiovascular Reactivity and Recovery in Response to Mental Stress«, *J Behav Med* 33 (2010): 293; C. van Oyen Witvliet et al., »Granting Forgiveness or Harboring Grudges: Implications for Emotion, Physiology, and Health«, *Psych Sci* 12 (2001): 117; P. A. Hannon et al., »The Soothing Effects of Forgiveness on Victims' and Perpetrators' Blood Pressure«, *Personal Relationships* 19 (2011): 27; G. L. Reed und R. D.

Enright, »The Effects of Forgiveness Therapy on Depression, Anxiety, and Posttraumatic Stress for Women After Spousal Emotional Abuse«, *J Consulting Clin Psych* 74 (2006): 920.

42 D. Kahneman und J. Renshon, »Why Hawks Win«, *Foreign Policy*, Januar/Februar 2007.

43 D. Laitin, »Confronting Violence Face to Face«, *Sci* 320 (2008): 51.

44 D. Grossman, *On Killing. The Psychological Cost of Learning to Kill in War and Society*, New York 1995.

45 M. Power, »Confessions of a Drone Warrior«, *GQ*, 22. Oktober 2013; J. L. Otto und B. J. Webber, »Mental Health Diagnoses and Counseling Among Pilots of Remotely Piloted Aircraft in the United States Air Force«, *MSMR* 20 (2013): 3; J. Dao, »Drone Pilots Are Found to Get Stress Disorders Much as Those in Combat Do«, *New York Times*, 22. Februar 2013.

46 J. Altmann et al., »Body Size and Fatness of Free-Living Baboons Reflect Food availability and Activity Level«, *Am J Primat* 30 (1993): 149; J. Kemnitz et al., »Effects of Food Availability on Insulin and Lipid Levels in Free-Ranging Baboons«, *Am J Primat* 57 (2002): 13; W. Banks et al., »Serum Leptin Levels as a Marker for a Syndrome X-Like Condition in Wild Baboons«, *J Clin Endo and Metabolism* 88 (2003): 1234.

47 R. Tarara et al., »Tuberculosis in Wild Baboon (Papio cynocephalus) in Kenya«, *J Wildlife Diseases* 21 (1985): 137; R. Sapolsky und J. Else, »Bovine Tuberculosis in a Wild Baboon Population: Epidemiological Aspects«, *J Med Primat* 16 (1987): 229.

48 R. Sapolsky und L. Share, »A Pacific Culture Among Wild Baboons, Its Emergence and Transmission«, *PLoS Biol* 2 (2004): E106; R. Sapolsky, »Culture in Animals, and a Case of a Non-human Primate Culture of Low Aggression and High Affiliation«, *Soc Forces* 85 (2006): 217; R. Sapolsky, »Social Cultures in Non-human Primates«, *Curr Anthropology* 47 (2006): 641; R. Sapolsky, »A Natural History of Peace«, *Foreign Affairs* 85 (2006): 104.

49 I. DeVore, *Primate Behavior. Field Studies of Monkeys and Apes*, New York 1965.

50 A. McAvoy, »Pearl Harbor Vets Reconcile in Hawaii«, *Associated Press*, 6. Dezember 2006; R. Ohira, »Zenji Abe, the Enemy Who Became a Friend«, *Honolulu Advertiser*, 12. April 2007.

51 N. Rhee, »Why US Veterans Are Returning to Vietnam«, *Christian Science Monitor*, 10. November 2013.

52 K. Sim und M. Bilton, »Remember My Lai«, (PBS Video, 1989); G. Eckhardt, *My Lai. An American Tragedy*, Kansas City (*Kansas City Law Review*), Sommer 2000; M. Bilton und K. Sim, *Four Hours in My Lai*, New York 1993; hieraus stammt das Zitat von Varnado Simpson; T. Angers, *The Forgotten Hero of My Lai. The Hugh Thompson Story*, Lafayette 1999; hieraus stammt das Zitat von Hugh Thompson.

53 Fußnote: M. Bilton und K. Sim, *Four Hours in My Lai*, New York 1993.

54 A. Hochschild, *Bury the Chains. The British Struggle to Abolish Slavery*, Basingstoke 2005; E. Metaxas, *Amazing Grace. William Wilberforce and the Heroic Campaign to End Slavery*, New York 2007.

55 G. Bell, *Rough Notes by an Old Soldier: During Fifty Years' Service, from Ensign G. B. to Major-General C. B.*, London 1867.

56 M. Seidman, »Quiet Fronts in the Spanish Civil War«, libcom.org, Sommer 1999; F. Robinson, *Diary of the Crimean War* (1856); E. Costello, *The Adventures of a Soldier* (1841); BiblioLife, 2013; J. Persico, *My Enemy, My Brother. Men and Days of Gettysburg*, Cambridge, MA, 1996.

57 S. Weintraub, *Silent Night. The Story of the World War I Christmas Truce*, New York 2002.

58 T. Ashworth, *Trench Warfare, 1914–1918. The Live And Let Live System*, London 1980. Leben und leben lassen wird ebenfalls analysiert in: R. Axelrod, *The Evolution of Cooperation*, New York 2006.

59 E. Jones, »One War Is Enough«, *Atlantic*, Februar 1946.

BILDNACHWEIS

44 mit frdl. Gen. von Chickensaresocute/CC BY-SA 3.0
252 Photo Researchers, Inc./ Science Source
266 mit frdl. Gen. von Angela Catlin
351 AFP/Getty Images
351 Zoonar GmbH/Alamy
354 Katherine Cronin und Edwin van Leeuwen/ Chimfunshi Wildlife Orphanage Trust
365 mit frdl. Gen. von Yulin Jia/Dale Bumpers National Rice Research Center/U. S. Department of Agriculture/ CC BY 2.0
399 (rechts) Augustin Ochsenreiter/Südtiroler Archäologiemuseum
399 (links) Eurac/ Samadelli/Staschitz/ Südtiroler Archäologiemuseum
415 mit frdl. Gen. von Mopane Game Safaris/ CC BY-SA 4.0
460 (unten) SD Dirk/ Wikimedia Commons
467 mit frdl. Gen. von Liz Schulze
489 Vincent J. Musi/ National Geographic Creative
501 ZUMA Press, Inc./Alamy
611 (oben rechts) Jacob Halls/Alamy
611 (unten) Walt Disney Studios Motion Pictures/Lucasfilm Ltd.
717 Dennis Hallinan/ Alamy
718 mit frdl. Gen. von © 2016 C. Herscovici/ Artists Rights Society (ARS), New York
742 Moshe Milner/Israel's Government Press Office/Flickr
810 mit frdl. Gen. von © 2013 Marcus Bleasdale/VII for Human Rights Watch
811 (links) mit frdl. Gen. von Pierre Holtz/ UNICEF CAR/ CC BY-SA 2.0
811 (rechts) Bjorn Svensson/Alamy
839 Chris Belsten/Flickr
841 (links) NA (Public Domain)
841 (rechts) mit frdl. Gen. von Maureen Monte
845 (links) mit frdl. Gen. von Jim Andreotta
845 (rechts) mit frdl. Gen. von Susan T. Kummer
858 Ralph Crane/ The LIFE Images Collection/Getty Images
859 War posters/Alamy
873 (oben) mit frdl. Gen. von BruceBlaus/ CC BY 3.0
873 (unten) mit frdl. Gen. von MethoxyRoxy/ CC BY-SA 2.5
880 Deco Images/Alamy
899 (oben) Keystone Pictures USA/Alamy
899 (unten) mit frdl. Gen. von Doc. RNDr. Josef Reischig, CSc./CC BY SA 3.0
900 mit frdl. Gen. von Blacknick and Nataliia Skrypnyk, Taras Shevchenko National University of Kyiv/ CC BY-SA 4.0
901 (links) mit frdl. Gen. von Livet, Sanes, and Lichtman/Harvard University
901 (rechts) mit frdl. Gen. von Rajalakshmi L. Nair et al./CC BY 2.0

REGISTER

B

C

D

H

I

J

K

L

M

N

O

T

Y

Z